全国中医药行业高等教育"十四五"规划教材

全国高等中医药院校规划教材（第十一版）

内科学

（新世纪第五版）

（供中医学、针灸推拿学、中西医临床医学、护理学等专业用）

主　编　潘　涛　戴爱国

U0364318

中国中医药出版社

·北　京·

图书在版编目（CIP）数据

内科学 / 潘涛，戴爱国主编 . —5 版 . —北京：中国中医药出
版社，2021.6（2024.5重印）

全国中医药行业高等教育"十四五"规划教材

ISBN 978 - 7 - 5132 - 6789 - 2

Ⅰ . ①内… Ⅱ . ①潘… ②戴… Ⅲ . ①内科学—中医学院—教材

Ⅳ . ① R5

中国版本图书馆 CIP 数据核字（2021）第 053572 号

融合出版数字化资源服务说明

全国中医药行业高等教育"十四五"规划教材为融合教材，各教材相关数字化资源（电子教材、PPT 课件、
视频、复习思考题等）在全国中医药行业教育云平台"医开讲"发布。

资源访问说明

扫描右方二维码下载"医开讲 APP"或到"医开讲网站"（网址：www.e-lesson.cn）注
册登录，输入封底"序列号"进行账号绑定后即可访问相关数字化资源（注意：序列号
只可绑定一个账号，为避免不必要的损失，请您刮开序列号立即进行账号绑定激活）。

资源下载说明

本书有配套 PPT 课件，供教师下载使用，请到"医开讲网站"（网址：www.e-lesson.cn）认证教师身份后，
搜索书名进入具体图书页面实现下载。

中国中医药出版社出版

北京经济技术开发区科创十三街 31 号院二区 8 号楼

邮政编码 100176

传真 010-64405721

保定市西城胶印有限公司印刷

各地新华书店经销

开本 889×1194 1/16 印张 40.5 字数 1086 千字

2021 年 6 月第 5 版 2024 年 5 月第 4 次印刷

书号 ISBN 978 - 7 - 5132 - 6789 - 2

定价 139.00 元

网址 www.cptcm.com

服 务 热 线 010-64405510 微信服务号 zgzyycbs

购 书 热 线 010-89535836 微商城网址 https://kdt.im/LIdUGr

维 权 打 假 010-64405753 天猫旗舰店网址 https://zgzyycbs.tmall.com

如有印装质量问题请与本社出版部联系（010-64405510）

全国中医药行业高等教育"十四五"规划教材
全国高等中医药院校规划教材（第十一版）

《内科学》
编 委 会

全国中医药行业高等教育"十四五"规划教材
全国高等中医药院校规划教材（第十一版）

专家指导委员会

名誉主任委员

余艳红（国家卫生健康委员会党组成员，国家中医药管理局党组书记、局长）

王永炎（中国中医科学院名誉院长、中国工程院院士）

陈可冀（中国中医科学院研究员、中国科学院院士、国医大师）

主任委员

张伯礼（天津中医药大学教授、中国工程院院士、国医大师）

秦怀金（国家中医药管理局副局长、党组成员）

副主任委员

王　琦（北京中医药大学教授、中国工程院院士、国医大师）

黄璐琦（中国中医科学院院长、中国工程院院士）

严世芸（上海中医药大学教授、国医大师）

高　斌（教育部高等教育司副司长）

陆建伟（国家中医药管理局人事教育司司长）

委　员（以姓氏笔画为序）

丁中涛（云南中医药大学校长）

王　伟（广州中医药大学校长）

王东生（中南大学中西医结合研究所所长）

王维民（北京大学医学部副主任、教育部临床医学专业认证工作委员会主任委员）

王耀献（河南中医药大学校长）

牛　阳（宁夏医科大学党委副书记）

方祝元（江苏省中医院党委书记）

石学敏（天津中医药大学教授、中国工程院院士）

田金洲（北京中医药大学教授、中国工程院院士）

仝小林（中国中医科学院研究员、中国科学院院士）

宁　光（上海交通大学医学院附属瑞金医院院长、中国工程院院士）

匡海学（黑龙江中医药大学教授、教育部高等学校中药学类专业教学指导委员会主任委员）

吕志平（南方医科大学教授、全国名中医）

吕晓东（辽宁中医药大学党委书记）

朱卫丰（江西中医药大学校长）

朱兆云（云南中医药大学教授、中国工程院院士）

刘　良（广州中医药大学教授、中国工程院院士）

刘松林（湖北中医药大学校长）

刘叔文（南方医科大学副校长）

刘清泉（首都医科大学附属北京中医医院院长）

李可建（山东中医药大学校长）

李灿东（福建中医药大学校长）

杨　柱（贵州中医药大学党委书记）

杨晓航（陕西中医药大学校长）

肖　伟（南京中医药大学教授、中国工程院院士）

吴以岭（河北中医药大学名誉校长、中国工程院院士）

余曙光（成都中医药大学校长）

谷晓红（北京中医药大学教授、教育部高等学校中医学类专业教学指导委员会主任委员）

冷向阳（长春中医药大学校长）

张忠德（广东省中医院院长）

陆付耳（华中科技大学同济医学院教授）

阿吉艾克拜尔·艾萨（新疆医科大学校长）

陈　忠（浙江中医药大学校长）

陈凯先（中国科学院上海药物研究所研究员、中国科学院院士）

陈香美（解放军总医院教授、中国工程院院士）

易刚强（湖南中医药大学校长）

季　光（上海中医药大学校长）

周建军（重庆中医药学院院长）

赵继荣（甘肃中医药大学校长）

郝慧琴（山西中医药大学党委书记）

胡　刚（江苏省政协副主席、南京中医药大学教授）

侯卫伟（中国中医药出版社有限公司董事长）

姚　春（广西中医药大学校长）

徐安龙（北京中医药大学校长、教育部高等学校中西医结合类专业教学指导委员会主任委员）

高秀梅（天津中医药大学校长）

高维娟（河北中医药大学校长）

郭宏伟（黑龙江中医药大学校长）

唐志书（中国中医科学院副院长、研究生院院长）

彭代银（安徽中医药大学校长）

董竞成（复旦大学中西医结合研究院院长）

韩晶岩（北京大学医学部基础医学院中西医结合教研室主任）

程海波（南京中医药大学校长）

鲁海文（内蒙古医科大学副校长）

翟理祥（广东药科大学校长）

秘书长（兼）

陆建伟（国家中医药管理局人事教育司司长）

侯卫伟（中国中医药出版社有限公司董事长）

办公室主任

周景玉（国家中医药管理局人事教育司副司长）

李秀明（中国中医药出版社有限公司总编辑）

办公室成员

陈令轩（国家中医药管理局人事教育司综合协调处处长）

李占永（中国中医药出版社有限公司副总编辑）

张岠宇（中国中医药出版社有限公司副总经理）

芮立新（中国中医药出版社有限公司副总编辑）

沈承玲（中国中医药出版社有限公司教材中心主任）

编审专家组

组　长

余艳红（国家卫生健康委员会党组成员，国家中医药管理局党组书记、局长）

副组长

张伯礼（天津中医药大学教授、中国工程院院士、国医大师）

秦怀金（国家中医药管理局副局长、党组成员）

组　员

陆建伟（国家中医药管理局人事教育司司长）

严世芸（上海中医药大学教授、国医大师）

吴勉华（南京中医药大学教授）

匡海学（黑龙江中医药大学教授）

刘红宁（江西中医药大学教授）

翟双庆（北京中医药大学教授）

胡鸿毅（上海中医药大学教授）

余曙光（成都中医药大学教授）

周桂桐（天津中医药大学教授）

石　岩（辽宁中医药大学教授）

黄必胜（湖北中医药大学教授）

前　言

为全面贯彻《中共中央 国务院关于促进中医药传承创新发展的意见》和全国中医药大会精神，落实《国务院办公厅关于加快医学教育创新发展的指导意见》《教育部 国家卫生健康委 国家中医药管理局关于深化医教协同进一步推动中医药教育改革与高质量发展的实施意见》，紧密对接新医科建设对中医药教育改革的新要求和中医药传承创新发展对人才培养的新需求，国家中医药管理局教材办公室（以下简称"教材办"）、中国中医药出版社在国家中医药管理局领导下，在教育部高等学校中医学类、中药学类、中西医结合类专业教学指导委员会及全国中医药行业高等教育规划教材专家指导委员会指导下，对全国中医药行业高等教育"十三五"规划教材进行综合评价，研究制定《全国中医药行业高等教育"十四五"规划教材建设方案》，并全面组织实施。鉴于全国中医药行业主管部门主持编写的全国高等中医药院校规划教材目前已出版十版，为体现其系统性和传承性，本套教材称为第十一版。

本套教材建设，坚持问题导向、目标导向、需求导向，结合"十三五"规划教材综合评价中发现的问题和收集的意见建议，对教材建设知识体系、结构安排等进行系统整体优化，进一步加强顶层设计和组织管理，坚持立德树人根本任务，力求构建适应中医药教育教学改革需求的教材体系，更好地服务院校人才培养和学科专业建设，促进中医药教育创新发展。

本套教材建设过程中，教材办聘请中医学、中药学、针灸推拿学三个专业的权威专家组成编审专家组，参与主编确定，提出指导意见，审查编写质量。特别是对核心示范教材建设加强了组织管理，成立了专门评价专家组，全程指导教材建设，确保教材质量。

本套教材具有以下特点：

1.坚持立德树人，融入课程思政内容

将党的二十大精神进教材，把立德树人贯穿教材建设全过程、各方面，体现课程思政建设新要求，发挥中医药文化育人优势，促进中医药人文教育与专业教育有机融合，指导学生树立正确世界观、人生观、价值观，帮助学生立大志、明大德、成大才、担大任，坚定信念信心，努力成为堪当民族复兴重任的时代新人。

2.优化知识结构，强化中医思维培养

在"十三五"规划教材知识架构基础上，进一步整合优化学科知识结构体系，减少不同学科教材间相同知识内容交叉重复，增强教材知识结构的系统性、完整性。强化中医思维培养，突出中医思维在教材编写中的主导作用，注重中医经典内容编写，在《内经》《伤寒论》等经典课程中更加突出重点，同时更加强化经典与临床的融合，增强中医经典的临床运用，帮助学生筑牢中医经典基础，逐步形成中医思维。

3.突出"三基五性",注重内容严谨准确

坚持"以本为本",更加突出教材的"三基五性",即基本知识、基本理论、基本技能,思想性、科学性、先进性、启发性、适用性。注重名词术语统一,概念准确,表述科学严谨,知识点结合完备,内容精炼完整。教材编写综合考虑学科的分化、交叉,既充分体现不同学科自身特点,又注意各学科之间的有机衔接;注重理论与临床实践结合,与医师规范化培训、医师资格考试接轨。

4.强化精品意识,建设行业示范教材

遴选行业权威专家,吸纳一线优秀教师,组建经验丰富、专业精湛、治学严谨、作风扎实的高水平编写团队,将精品意识和质量意识贯穿教材建设始终,严格编审把关,确保教材编写质量。特别是对 32 门核心示范教材建设,更加强调知识体系架构建设,紧密结合国家精品课程、一流学科、一流专业建设,提高编写标准和要求,着力推出一批高质量的核心示范教材。

5.加强数字化建设,丰富拓展教材内容

为适应新型出版业态,充分借助现代信息技术,在纸质教材基础上,强化数字化教材开发建设,对全国中医药行业教育云平台"医开讲"进行了升级改造,融入了更多更实用的数字化教学素材,如精品视频、复习思考题、AR/VR 等,对纸质教材内容进行拓展和延伸,更好地服务教师线上教学和学生线下自主学习,满足中医药教育教学需要。

本套教材的建设,凝聚了全国中医药行业高等教育工作者的集体智慧,体现了中医药行业齐心协力、求真务实、精益求精的工作作风,谨此向有关单位和个人致以衷心的感谢!

尽管所有组织者与编写者竭尽心智,精益求精,本套教材仍有进一步提升空间,敬请广大师生提出宝贵意见和建议,以便不断修订完善。

国家中医药管理局教材办公室

中国中医药出版社有限公司

2023 年 6 月

编写说明

　　《内科学》是全国中医药行业高等教育"十四五"规划教材之一，由全国21所高等院校教学经验丰富的专家共同编写而成。

　　本教材的编写旨在培养医学生在全面掌握中医学理论和技能的基础上，能学习与系统地掌握内科学的基本理论、基本知识和基本技能，掌握内科常见病、多发病的流行病学特点、诊断、病情评估与治疗，熟悉内科常见急危重症的诊断、治疗原则与治疗措施，从而有利于学生在今后的临床工作中能够做到西为中用，更好地发挥中医药优势，促进中医及中西医结合事业的发展。同时，本教材突出健康教育与人文关怀内容，使学生除了具备良好的业务素质和高尚的医德之外，还应具备丰富的人文知识和为人类健康服务的高尚品德，充分体现立德树人的教材建设宗旨。

　　本教材编写框架的搭建，是基于国家"中医、中西医执业医师考试大纲"的基本要求，并结合中医与中西医结合专业人才的岗位胜任力，以及临床医学的发展趋势，总体形式与上一版教材各临床专科分篇章的构架基本相同，同时坚持以基本知识、基本理论和基本技能的"三基原则"为出发点，以中医药院校学生应知应会的临床实用教学内容为重点，每个系统疾病的编写重点放在常见病及严重危害人类健康的疾病，凸显其作为中医药院校本科生教材的定位要求，同时能够满足作为学生毕业后参加执业医师考试及临床工作的参考用书需要。

　　本教材在内容上力求推陈出新，文字上删繁就简，体现与时俱进的新面貌。与上一版教材相比，本教材具有以下特点：①覆盖了最新"国家中医、中西结合执业医师考试大纲"中对内科学所属疾病的全部要求。②注重内容的更新，及时反映新理论、新知识和新技术在临床中的应用。③经过调研并结合各院校教学实际需要，删除了"传染病"部分内容。④本版教材增加了配套的数字化内容，故删除了原教材中的部分图片，以便更好地呈现在数字化内容中。

　　本教材除绪论外，分为呼吸系统疾病、循环系统疾病、消化系统疾病、泌尿系统疾病、血液系统疾病、内分泌及代谢疾病、风湿性疾病、神经系统疾病、理化损伤性疾病，共九篇、65章。根据每位编委会成员的学科专业，本次编写的具体分工如下：绪论由潘涛、戴爱国编写，第1~4、6章由戴爱国编写；第5、11~12章由司秋菊编写；第7~9章由刘丽杰编写；第13、15~16章由潘涛编写；第14、51~52章由文红艳编写；第17~18章由吴玉涛编写；第19~20章由刘彤编写；第10、25、30章由李志刚编写；第21、28~29章由杜正光编写；第22、26~27章由陈斌编写；第23~24章由徐毅编写；第31~32章由胡运莲编写；第33、36~37章由付滨编写；第34~35章由高燕鲁编写；第38、40、43章由吴晓勇编写；第

39、41~42、44 章由呼永华编写；第 45、49~50 章由李征锋编写；第 46~48 章由张泉编写；第 53~55 章由佟颖编写；第 56 章及第 57 章第一、二节由郑艳编写；第 57 章第三、四节及第 65 章由宋丽娟编写；第 58~60 章由赵卿编写；第 61~64 章由房莉编写。书稿由司秋菊、刘彤、胡运莲、张泉、吴晓勇、文艳红、付滨、郑艳分别完成各系统疾病书稿的初审工作，潘涛、戴爱国负责最后的审稿工作，文红艳、刘丽娜担任编写秘书。

　　本教材数字化工作由潘涛、戴爱国负责，张泉、刘彤协助，编委会成员共同参与完成。

　　本教材在编写过程中，尽管各位编者竭尽心智，精益求精，但仍感心中忐忑，敬请使用本教材的师生及专家、学者提出宝贵意见，以便再版时修订提高。

《内科学》编委会

2021 年 4 月

目　录

绪 论

内科学是研究内科疾病的病因、发生发展规律、诊断方法和防治措施的一门临床医学学科，是临床医学所属的二级学科。内科学所阐述的内容是现代临床医学各学科的基础，涉及面广、整体性强，并与中医各临床学科密切相关。

高等中医药院校开设内科学之目的是培养新世纪的中医专业人才，在全面掌握中医药理论和技能的基础上，能系统地掌握内科学的基础理论、基本知识及基本技能，培养学生对常见病、多发病的诊断和防治能力；熟悉内科常见急症的处理原则及方法，以利于学生在今后的中医药临床、教学及科研工作中，能够西为中用，更好地发挥中医药优势，促进中医药学及中西医结合医学的发展。

一、内科学的范围和内容

临床医学是现代医学的一级学科，而内科学是临床医学一级学科分支中最重要的二级学科之一，是整个临床医学中的基本课程。内科学是与外科学相对而言，其特点是诊治疾病的措施多为非创伤性，或仅有轻微的创伤性（如介入疗法等）。20世纪50年代后，随着临床医学的迅速发展，内科学分划出众多的三级学科，即专业学科，如呼吸内科、心血管内科、消化内科、血液病学等专业。根据中医药院校人才培养目标及教学计划的要求，为适应中医各专业人才培养的实际需要，本教材除包括内科学各系统疾病的内容外，增加了神经系统疾病和理化损伤性疾病的内容，分为呼吸系统疾病、循环系统疾病、消化系统疾病、泌尿系统疾病、血液系统疾病、内分泌及代谢疾病、风湿性疾病、神经系统疾病和理化损伤性疾病，共9篇、56个病种。每个病种的具体内容分别包括概述、病因和发病机制、病理、临床表现、并发症、辅助检查、诊断与鉴别诊断、病情评估、治疗（包括预防）、健康教育与人文关怀等模块。编写内容力求反映近年来公认的专业进展，编写深度和广度力求符合中医药人才的岗位胜任力及实际需要，编写指导思想力求贯彻基础理论与临床实际相结合的原则。

二、内科学进展

（一）医学模式的转变

传统医学模式是"生物医学模式"，即以生物学为基础，重点在于诊断及防治疾病，并已取得了很大成就。然而，随着社会的发展，人类疾病谱的变化及对疾病认识的不断深化，人们发现在患病和治疗过程中，心理和社会因素的影响极为重要，而且与疾病的发生率和死亡率密切相关。因此，新的更科学的医学模式被提出，即"生物-心理-社会医学模式"（bio-psycho-social model）。疾病防治的重点不仅仅是"病"，而是处于社会环境中的"人"；严重危害人类健康的疾病除了传染病，更重要的是与心理、社会和环境因素密切相关的非传染性疾病（如冠状动脉粥样硬化性心脏病、高血压病、糖尿病、恶性肿瘤等）；防治疾病的最终目标是使人们的身心处于更加良好的健康状态。因此，新的现代医学模式的转变，使治疗疾病的指导思想进展为从医病到医人，从局部到整体，从个体防治到群体防治，从治疗到预防、保健、健康教育的综合性防治。

（二）循证医学的指导

循证医学（evidence-based medicine，EBM）强调临床医生要慎重、准确而明智地应用目前所能获得的最佳证据，将个人的临床经验与外部提供的客观资料相结合，为自己所面对的具体患者做出相对正确的处理决策。在过去的数十年中，循证医学的发展对临床医学产生了巨大的影响。循证医学的思想已被医学界、患者、各级政府及卫生部门所肯定。目前，越来越多的系统评价（systematic review，SR）和大规模、多中心、盲法的随机对照试验（randomized controlled trial，RCT）为临床实践提供了可靠的依据，从而使循证医学成为临床医生对患者做出合理诊治方案的临床指导。近年来，国内外有关权威机构对许多常见病（如慢性阻塞性肺疾病、支气管哮喘、慢性心力衰竭、高血压病、冠状动脉粥样硬化性心脏病、慢性肾脏病、糖尿病、血脂异常和脑血管病等）制定了相应的防治指南，并进行持续性的更新修订，"指南"集中反映了循证医学的观点，指导临床医师更科学地防治相关疾病。

（三）各专业学科的蓬勃发展

由于遗传学、细胞生物学、分子生物学、物质代谢、免疫学、内分泌学等学科的快速发展，很多疾病的病因和发病机制得以进一步阐明，并已深入到分子和基因水平。例如，近年来已从染色体基因异常探讨再生障碍性贫血、白血病和 1 型糖尿病的发病机制。目前已发现数百种由于基因缺陷，导致酶或其他蛋白质异常或缺乏而引发的遗传性疾病。对自身免疫性疾病、原发性和获得性免疫缺陷及免疫调节异常疾病的发病机制有了进一步认识，如恶性肿瘤、部分慢性活动性肝炎、肾小球疾病、Graves 病、风湿性疾病等。另外，生物-心理-社会医学模式进一步促进了临床多学科的联合，对疾病的整体观认识使临床诊疗日趋科学化、精准化，同时重视了综合性防治措施的应用。

随着对疾病本质的认识不断深化，很多疾病的诊断标准、分型和分期得以更新修订，如慢性阻塞性肺疾病、高血压病、心力衰竭、糖尿病、血脂异常及血液系统疾病等。由于医用生物化学、医用物理学、细胞生物学、分子生物学、现代免疫学、医学遗传学及计算机技术的渗透，内科学的实验室诊断方法亦随之迅速发展。酶学检查、酶联免疫吸附试验（ELISA）、基因诊断技术等的应用，提高了检验的准确性和特异性，并问世了许多诊断疾病的实验室检查"金指标"。心、肺、脑、血压的电子监护系统的使用，使医生能及时准确地掌握危重患者的病情变化。利用电子内镜技术，能直接观察、录像、采集标本（组织及脱落细胞），进行病理学检查以明确诊断，并能够同步进行内镜下微创治疗，明显提高了某些恶性肿瘤的早发现及早治疗率。影像医学的快速发展，应用三维立体成像和多普勒彩色血流显像的超声诊断技术、高精密度螺旋电子计算机 X 线体层显像（CT）、磁共振体层显影（MRI）、数字减影血管造影及放射性核素检查等，均能帮助我们提高内科疾病的诊断水平；血管内超声显像能显示血管壁结构的变化，可弥补血管造影的不足。

新的有效的药物不断涌现。受体学说的提出及受体阻滞和神经介质的深入研究，基于发病机制研制的新药不断问世，如 β 受体阻滞剂、H_2 受体阻滞剂、钙通道阻滞剂、血管紧张素转化酶抑制剂和血管紧张素 II 受体阻滞剂、质子泵阻滞剂等。对微生物致病机制和耐药性的深入研究，使碳青霉烯类、喹诺酮类、抗病毒药物拉米夫定等药物得以问世及临床广泛应用，为抗感染治疗增加了生力军。应用基因重组技术生产的促红细胞生成素、胰岛素、组织纤溶酶原激活剂、干扰素等已广泛应用于临床，显著提高了有关疾病的疗效。临床药理学的发展及与临床的多学科研究，逐步完善了许多疾病的治疗方案，如静脉内溶栓疗法、根除幽门螺杆菌方案、白血病及淋巴瘤的化疗方案等，均已被广大内科医生所采用，提高了临床治愈率。

新的治疗技术，如人工膜肺、心脏电复律、人工心脏起搏、埋藏式自动心脏起搏复律除颤、带球囊心导管心脏瓣膜扩张术等，经心导管的电能、射频、激光消融术和血管内置入支架（包括药物性支架、主动脉修补支架等），血液净化技术，器官移植术等的临床应用，内镜下止血、切除组织和取石及在挽救垂危患者的生命过程中，显著降低了患者的创伤与痛苦。

对于免疫相关性疾病发病机制的深入探讨，按照其免疫应答机制和类型的不同，研发与合理使用免疫抑制剂或免疫增强剂。由基因突变而引发的许多疾病，可通过对缺陷基因进行修复、更换或采用基因调控等基因疗法进行治疗。精准医疗计划的实施意味着精准研发和使用药物时代的到来，正越来越多地用于治疗血液病、肿瘤和心血管系统等疾病。

此外，对疾病综合防治的理念越来越受到重视，人文关怀、治疗性生活方式干预、合理膳食等防治疾病的重要作用，逐渐被纳入疾病的治疗体系中。

三、如何学好内科学

（一）温故而知新

内科学的学习需要基础医学知识的支撑，在学习内科学知识的过程中，经常复习有关基础医学的相关知识，尤其是病理生理学、药理学及诊断学知识，强化基本功训练，方能熟练运用已掌握的基础知识，理解与掌握内科学的知识与技能。

（二）理论与实践并重

内科学是一门临床课程，学习中应坚持理论联系实际，临床见（实）习与课堂讲授同样重要。在理论学习的基础上，通过临床实践，认真采集病史，详细全面地进行规范的体格检查，结合已知的实验室及其他检查知识对辅助检查结果进行分析判读，然后综合分析，才能做出准确的初步诊断，制订合理的诊疗方案，并在临床实践中不断修正，逐渐掌握对疾病的系统认识及诊疗方法，不断提高自身的临床逻辑思维能力。

（三）正确对待辅助检查

先进而繁多的检测方法，需由医生科学合理地进行选择，而不是依赖撒网式进行检查。病史采集、规范的体格检查和科学的临床逻辑思维，任何时候都是医生诊断疾病不可缺少的基本要素。众多疾病的临床表现不具有特质性，而且常常千变万化，这就需要医生运用所学到的理论知识联系实际，有的放矢地选择辅助检查项目，使诊断不走弯路，并避免延误病情，浪费卫生经济资源，增加患者的负担和痛苦。

（四）把握疾病的本质

内科学范畴应学习与掌握的疾病，在学习过程中应注重把握对疾病本质的理解与掌握。一般同类本质的疾病，无论发生在哪个系统，具有一定的共性，如感染性疾病、恶性肿瘤、临床综合征等，在学习过程中应善于总结归类，寻找同类疾病的共性特点及诊断与治疗的思路，能够事半功倍，举一反三，更好地理解与掌握内科学疾病的知识，并能培养良好的临床思维能力。

（五）中西医融会贯通

主动联系已学过的中医药知识，尤其是中医内科学知识，力求在西医辨病的基础上，结合中医的辨证论治，强化运用中医思维的自觉性，达到中西医融会贯通，养成西为中用的临床行为习惯，为继承发扬中医学遗产做出自己的努力。

第一篇

呼吸系统疾病

第一章

概　论

扫一扫，查阅本章数字资源，含PPT、音视频、图片等

　　呼吸系统疾病是我国的常见病、多发病，其城乡居民的患病率、住院人数长期居第 1 位。由于我国人口老龄化、吸烟人口基数大及空气污染等因素，呼吸系统疾病的防治任务日益严峻。根据最新我国部分城市及农村前 10 位主要疾病死亡原因的统计数据，呼吸系统疾病（不包括肺癌）在城市的死亡病因中占第 4 位（13.1%），在农村占第 3 位（16.4%）。肺癌已是我国肿瘤排名第 1 位的疾病，肺结核为我国排名第 1 位的传染病。近 20 年来，重症急性呼吸综合征（severe acute respiratory syndrome，SARS）、新型冠状病毒肺炎（corona virus disease 2019，COVID-19）成为我国乃至全世界最为突出的公共卫生问题和医疗难题。

　　本篇学习重点是不同呼吸系统疾病的发生发展过程，掌握呼吸系统疾病的常见症状与体征，诊断标准与鉴别诊断，相关辅助检查的合理选择；掌握常见呼吸系统疾病的治疗原则和急诊救治方案；了解呼吸系统疾病的管理和预防。

　　呼吸系统结构包括气管-支气管、肺与胸膜。气管在胸骨角后方对应的胸腔内，分支为左、右主支气管。右主支气管粗短，分为上叶和中间段支气管，中间段支气管分为中叶和下叶支气管。左主支气管分为上叶和下叶支气管。右肺分为上、中、下三叶，左肺分为上、下两叶。脏层胸膜与壁层胸膜构成一个呈负压状态的密闭的腔，即胸膜腔。

　　实现气体交换是呼吸系统最重要的功能。气管-支气管直接与外界环境相通，各种颗粒、粉尘、病原微生物等均可进入，从而引起呼吸系统疾病，故呼吸系统的防御功能对人体非常重要。呼吸系统的防御功能包括物理防御功能（如喷嚏、咳嗽）、化学防御功能（如溶菌酶）、细胞吞噬功能（如肺泡巨噬细胞）及免疫激活防御等。

　　肺脏有两套血液循环系统：肺循环的动脉和静脉为气体交换的场所，肺循环的特点是低压、低阻、高容。当发生心肺疾病时，易出现肺血管压力增高及肺水肿。肺部的血液和淋巴循环与全身相通，故肺部的病变易向全身扩散；同时，其他脏器的疾病尤其是恶性肿瘤也易转移到肺脏。另外，全身的免疫系统疾病也易累及肺部。

一、呼吸系统疾病分类

根据呼吸系统的结构和生理功能特点，呼吸系统疾病分为以下几类。

1. 气流受限性肺疾病　如支气管哮喘、支气管扩张症、慢性阻塞性肺疾病等。

2. 限制性通气功能障碍性肺疾病　如间质性肺疾病、弥漫性实质性肺疾病、肺纤维化，以及神经-肌肉和胸膜疾病等。

3. 肺血管疾病　如肺栓塞、肺动脉高压症等。

4. 其他　包括睡眠呼吸暂停综合征，感染（如肺炎、肺结核）和肿瘤（如支气管肺癌）等，

而呼吸衰竭是绝大多数呼吸系统疾病的结局。

二、呼吸系统疾病的发病因素

1. 大气污染及吸烟 流行病学调查证实，呼吸系统疾病的增加与空气污染、吸烟密切相关，当空气中降尘或二氧化硫超过 $1000\mu g/m^3$ 时，慢性支气管炎急性发作明显增多；其他粉尘如二氧化硅、煤尘、棉尘等可刺激呼吸系统引起各种肺尘埃沉着症；工业废气中致癌物质污染大气，是肺癌发病率增加的重要原因。近年来，大气细颗粒物，又称 $PM_{2.5}$，对呼吸系统的影响受到关注。

吸烟是小环境的主要污染源，也是慢性阻塞性肺疾病和肺癌发病率增加的重要因素，吸烟者较非吸烟者，慢性支气管炎的发病率高 2~4 倍，肺癌的发病率高 4~10 倍（重度吸烟者可高 20 倍）。目前，我国年青人吸烟人数增多，是呼吸系统疾病发病率增加的重要因素。

2. 感染性病原微生物 目前，感染性疾病仍然是呼吸系统疾病的主要原因，虽然自广泛应用抗生素以来，细菌性肺炎的病死率显著下降，但老年患者病死率仍高，且肺炎的发病率未见降低。在医院获得性肺炎中，产超广谱 β 内酰胺酶细菌、耐甲氧西林的细菌明显增加；社区获得性肺炎除肺炎链球菌和流感嗜血杆菌外，还有军团菌、支原体、衣原体、病毒等。此外，免疫低下或免疫缺陷者的呼吸系统感染，则应重视特殊病原菌如真菌、肺孢子菌及非典型分枝杆菌感染。由于至今尚未有治疗病毒的特效方法，故病毒感染性疾病的发病率未明显降低。有关调查研究显示，2019 年中国结核病新发患者数居全球第 3 位，2019 年全国报告肺结核患者 775764 例，发病率为 55.5/10 万，肺结核的病原学阳性率为 45%，与国际病原学诊断监测还有一定差距。

3. 吸入性变应原 随着我国工业化和经济的发展，变应原的种类及数量增多，如地毯、窗帘的广泛应用使室内尘螨数量增多，宠物饲养（鸟、狗、猫）导致动物毛变应原增加，空调中的真菌，都市绿化的某些花粉孢子，有机或无机化工原料、药物及食品添加剂等，导致哮喘、鼻炎等变应性疾病患病率增加。

三、呼吸系统疾病的诊断思路

周密、详尽的病史和体格检查是诊断的基础，胸部影像学检查对诊断肺部病变具有重要作用，还应结合常规化验及其他特殊检查结果，进行全面综合分析，力求做出病因、解剖、病理和功能诊断。

1. 病史 了解与肺部传染性疾病患者（如活动性肺结核）的密切接触史，对诊断十分重要；了解是否从事产生对肺部有毒物质的职业和有毒物质的个人接触史，如接触各种无机粉尘、有机粉尘、发霉的干草，吸入粉尘、花粉，或进食某些食物时出现打喷嚏、胸闷，剧烈运动后出现胸闷、气紧等，可提示肺部变应性疾病；询问吸烟史时，应有年、包、数的定量记载；是否曾使用可导致肺部病变的某些药物，如博来霉素、胺碘酮可引起肺纤维化，血管紧张素转化酶抑制剂可引起顽固性咳嗽，β 受体阻滞剂可引起支气管痉挛等。

2. 症状

（1）咳嗽 常年咳嗽，秋、冬季加重，提示慢性支气管炎和慢性阻塞性肺疾病；发作性干咳，尤其是夜间规律发作，可能是咳嗽变异型哮喘；持续而逐渐加重的刺激性咳嗽伴有气促，则考虑特发性肺纤维化或细支气管肺泡癌。

（2）咳痰 痰的性状、量及气味对诊断有一定帮助。痰由白色泡沫或黏液状转为脓性多为细菌感染，大量黄脓痰常见于肺脓肿或支气管扩张症，铁锈色痰多见于肺炎链球菌感染，红棕色胶冻样痰多见于肺炎克雷伯杆菌感染；肺水肿时，则咳粉红色稀薄泡沫痰。

（3）咯血 痰中带血是肺结核、肺癌的常见症状。咯鲜血多见于支气管扩张症，也可见于肺结核、急性支气管炎、肺炎和肺血栓栓塞症等。

（4）呼吸困难 急性气促伴胸痛常提示肺炎、气胸和胸腔积液；左心衰竭可出现夜间阵发性呼吸困难；慢性进行性气促见于慢性阻塞性肺疾病、弥漫性肺纤维化；支气管哮喘发作时，出现呼气性呼吸困难，且伴有哮鸣音，缓解后可消失。

（5）胸痛 胸痛伴高热应考虑肺炎；肺癌侵及壁层胸膜或骨，出现隐痛且持续加剧，甚至呈刀割样痛；突然胸痛伴咯血和（或）呼吸困难，应考虑肺血栓栓塞症；自发性气胸可在剧咳或屏气时突然发生剧痛。

3. 体征 气管、支气管病变以干、湿啰音为主；肺部炎症有呼吸音性质、音调和强度的改变；特发性肺纤维化可在双肺出现吸气相高调爆裂音（Velero 啰音）；胸腔积液、气胸或肺不张可出现相应的体征，并可伴有气管的移位。

4. 辅助检查

（1）血液检查 呼吸系统感染，外周血中性粒细胞增加，还可伴有中毒颗粒；嗜酸性粒细胞增加提示过敏、曲霉菌或寄生虫感染。荧光抗体、对流免疫电泳、酶联免疫吸附试验（ELISA）等对病毒、支原体和细菌感染的诊断均有一定的价值。另外，红细胞沉降率（ESR）、C反应蛋白均能反映炎症的活动期。

（2）抗原皮肤试验 哮喘的变应原皮肤试验阳性有助于变应体质的确定和相应抗原的脱敏治疗；结核菌素试验（PPD）阳性或真菌呈阳性的皮肤反应，仅说明已受感染，并不能肯定患病。

（3）痰液检查 痰涂片在低倍镜视野里上皮细胞<10个，白细胞>25个，为相对污染少的痰标本；定量培养菌量≥10^7cfu/mL可判为致病菌。反复做痰脱落细胞检查，有助于肺癌的诊断。

（4）胸腔积液检查和胸膜活检 常规胸腔积液检查可明确渗出性或漏出性积液；胸液的溶菌酶、腺苷脱氨酶、癌胚抗原检查及染色体分析，有助于结核性与恶性积液的鉴别；脱落细胞和胸膜活检对明确肿瘤或结核有诊断价值。

（5）影像学检查 胸部X线透视配合正侧位胸片，可发现被心、纵隔等掩盖的病变，并能观察膈、心血管活动情况；胸部CT能进一步明确病变部位、性质及有关气道通畅程度；MRI对诊断纵隔疾病和肺血栓栓塞症有较大的帮助；肺血管造影用于肺血栓栓塞症和各种先天性或获得性血管病变的诊断；支气管动脉造影对咯血有较好诊断价值。对于肺部肿瘤而言，X线检查为常规检查方法，如检查发现块状阴影，可进一步选用高电压摄片、体层摄片、MRI、单光子发射计算机断层显像（SPECT）和正电子发射型计算机断层显像（PET）等检查。CT对发现早期隐蔽性病灶极有帮助；高分辨CT或螺旋CT能显示肺内病变的细微结构，适用于间质性肺疾病和肺部微小结节的检查；MRI对了解肺癌与心脏大血管、支气管、胸壁的关系极有帮助；SPECT检查方法简便、无创，可进行肿瘤定位、定性和骨转移诊断。

（6）支气管镜和胸腔镜检查 支气管镜能深入亚段支气管，直接窥视黏膜水肿、充血、溃疡、肉芽肿、新生物和异物等，做黏膜的刷检或钳检，进行组织学检查；并可经镜做支气管肺泡灌洗，灌洗液的微生物、细胞学、免疫学、生物化学等检查，有助于明确病原和病理诊断；胸腔镜已广泛应用于胸膜活检、肺活检。

（7）放射性核素扫描 对肺区域性通气/灌注情况、肺血栓栓塞症和血液缺损及占位病变的诊断有帮助，PET可以较准确地发现肺部阴影及肺癌有无纵隔淋巴结转移等。

（8）肺活体组织检查 是疾病确诊的重要手段。经支气管镜做病灶活检，可反复取材，有利于诊断和随访疗效；近胸壁的肿块等病灶，可在胸透、B超或CT引导下定位做经胸穿刺肺活检；

对于肺部纵隔部位的肿物及肿大的淋巴结，亦可通过支气管镜在 CT 引导下从气管或支气管腔内对肿物进行穿刺取材，必要时可做开胸肺活检。

（9）超声检查 可进行胸腔积液及肺外周肿物的定位，指导穿刺抽液及穿刺活检。

（10）肺功能检测 可了解肺功能损害的性质及程度，对某些肺部疾病的早期诊断具有重要价值，如慢性阻塞性肺疾病表现为阻塞性通气功能障碍，而肺纤维化、胸廓畸形、胸腔积液、胸膜增厚或肺切除术后均显示限制性通气功能障碍。测定通气与血流在肺内的分布、右心系统静脉血向左侧分流及弥散功能，有助于明确换气功能损害的情况，对确定特发性肺纤维化及弥散性肺泡癌的弥散功能损害情况尤为重要。

肺功能检查中通气功能测定的指标包括用力肺活量（forced vital capacity，FVC）和第 1 秒用力呼气容积（forced expiratory volume in one second，FEV_1），以慢性阻塞性肺疾病为代表的疾病符合阻塞性通气功能障碍。而限制性通气功能障碍，如肺纤维化、胸廓畸形等，主要影响肺活量（vital capacity，VC），残气量（residual volume，RV），肺总量（total lung capacity，TLC）等指标。

四、呼吸系统疾病的治疗

呼吸系统疾病的治疗包括药物治疗（支气管扩张剂、抗炎药、止咳祛痰药、抗生素、肺癌化疗与靶向治疗）；呼吸支持治疗和氧疗；呼吸介入治疗；肺移植；呼吸康复锻炼；呼吸疾病的一级、二级、三级预防。

五、呼吸系统疾病的管理和诊治进展

1. 多学科建立相互交融的现代学科体系 随着呼吸学科地位重要性的突显，我国呼吸系统疾病的管理和诊治越来越规范和精细。目前呼吸系统疾病与危重病医学协同发展，推进专科医师的培训，并与多学科建立相互交融的现代学科体系，共同提升临床服务水平。同时，在基层和社区医疗机构推行慢病管理和转诊制度，建立病患个人档案，推动呼吸疾病康复锻炼。强调并推行建立呼吸疾病的一级（减少发病的诱因和病因），二级（早发现、早治疗，规范干预病情的发展，提高生活质量），三级预防体系（临床预防，规范治疗，降低死亡率，改善预后）。

2. 借助影像技术做到早诊断 随着科学技术和医学事业的发展，疾病的预防重于诊治，因而疾病的早期诊断十分重要。定期进行胸部 X 线摄片，对某些早期外周型肺癌的发现是有价值的。随着高分辨螺旋 CT 的广泛使用，对肺部小病灶的发现及诊断更准确。CT 肺动脉造影已成为肺血栓栓塞症的一线诊断方法。PET 对肺部阴影小病灶及纵隔淋巴结的定位，提供了更精确的方法。PET/CT 融合显像已越来越多地用于肺部良性、恶性病变的鉴别。定期进行肺通气功能的检查有助于诊断早期慢性阻塞性肺疾病，特别是对吸烟人群更有意义；人体体积描记仪能更全面发现肺功能的变化；强迫振荡技术更适宜对幼儿和老年人进行肺部功能测定；聚合酶链反应技术的应用对肺结核、军团菌肺炎及支原体、肺孢子菌和病毒感染等的诊断有一定的价值；分子遗传学分析可确定遗传性 α-抗胰蛋白酶缺乏症、肺囊性纤维化等。

3. 制定呼吸系统疾病防治指南 目前，我国已制定许多呼吸系统疾病（如慢性阻塞性肺疾病、支气管哮喘、肺血栓栓塞症、间质性肺疾病、医院获得性肺炎、社区获得性肺炎等）的防治指南以规范、指导疾病的防治。

新一代的各种抗生素（如四代头孢菌素、新一代喹诺酮类、碳青霉烯类等）对产超广谱 β内酰胺酶的阴性杆菌具有更强的治疗作用。新型噁唑烷酮类及糖肽类抗生素对耐甲氧西林金黄色葡萄球菌的疗效与万古霉素相似，副作用更少。新一代的抗真菌药物，对各类真菌感染疗效更佳，副作用更少。

4. 呼吸支持技术广泛应用　由于呼吸生理和重症监护医学包括仪器设备的创新，以及重症监护病房组织及管理系统的建立，特别是呼吸支持技术的发展与完善，极大地丰富了重症患者呼吸衰竭抢救的理论与实践，降低了病死率。各种通气模式的改进可对不同的病因引起的呼吸衰竭进行有针对性的治疗。由于非创伤性面（鼻）罩通气的推广，能预防一些疾病（如慢性阻塞性肺疾病、神经肌肉疾病）发展为呼吸衰竭，并使部分患者避免气管插管或切开。对睡眠状态的全套临床生理学检测和无创正压通气为睡眠呼吸暂停综合征的诊断和治疗提供了全面的技术手段。

总而言之，呼吸系统疾病在我国的防治取得了一定的进步，但长期以来其学科发展相对滞后，从业人员数量或质量仍欠缺，呼吸系统疾病防控体系或平台建设，都尚不适应呼吸疾病的严峻形势。

思考题

1. 呼吸系统疾病的发病因素有哪些？
2. 简述呼吸系统疾病的常见症状。
3. 呼吸系统疾病的诊疗进展有哪些？

第二章
急性气管-支气管炎

扫一扫，查阅本章数字资源，含PPT、音视频、图片等

急性气管-支气管炎（acute tracheo-bronchitis）是由感染，物理、化学刺激或过敏等因素引起的气管-支气管黏膜的急性炎症，多呈散发，无流行倾向，年老体弱者易感。本病的主要临床症状为咳嗽和咳痰，常见于寒冷季节或气温突然变冷时，也可由上呼吸道感染迁延而来。本病多数可痊愈，少数病情迁延，可发展为慢性支气管炎。

【病因和发病机制】

1. 感染　引起本病的病毒有呼吸道合胞病毒、副流感病毒、腺病毒、流感病毒、鼻病毒、冠状病毒等；细菌有流感嗜血杆菌、肺炎链球菌、链球菌、葡萄球菌等。在受凉、疲劳等诱因下，病毒直接感染气管-支气管，也可先侵犯上呼吸道，继而引起本病。本病在病毒感染的基础上可继发细菌感染。近年来由支原体和衣原体引起本病者亦逐渐增多。

2. 物理、化学刺激　吸入冷空气、粉尘、刺激性气体或烟雾（如二氧化硫、二氧化氮、氨气、氯气、臭氧）等。

3. 过敏反应　常见过敏原包括花粉、有机粉尘、细菌的蛋白质、真菌孢子，以及在肺内移行的钩虫、蛔虫的幼虫等。

【病理】

本病的主要病理改变有气管、支气管黏膜充血、水肿；纤毛细胞损伤、脱落；黏液腺体增生、肥大；并有淋巴细胞和中性粒细胞浸润。病情缓解后，以上结构及其功能可恢复正常。

【临床表现】

（一）症状

本病起病较急，常以鼻塞、咽喉疼痛等上呼吸道感染症状先发，全身症状较轻，可有发热。初为干咳或咳少量黏液痰，随后痰量逐渐增多，有时痰中带血，咳嗽和咳痰可延续2~3周才消失，通常不超过1个月。如发生支气管痉挛，可出现程度不等的胸闷、气急。全身症状一般不严重，发热常为低至中等度热，多在3~5天降至正常。

（二）体征

本病可无明显体征或两肺呼吸音粗糙，并可闻及散在干、湿啰音，部位不固定，咳嗽后减少或消失。

【辅助检查】

1. 血常规检查　血白细胞计数和分类多无明显改变，少数细菌感染严重的患者白细胞总数和中性粒细胞增多。

2. 痰液检查　涂片和培养可发现致病菌。

3. 胸部 X 线检查　多数表现为肺纹理增粗，少数无异常发现。不推荐胸部 X 线检查作为本病常规检查，若患者出现咯血、呼吸困难等症状时，应及时给予胸部 X 线检查。

【诊断与鉴别诊断】

（一）诊断依据

根据病史、症状和体征，并结合外周血象和胸部 X 线检查结果即可做出诊断。痰液涂片和细菌培养等检查有助于病因诊断。

（二）鉴别诊断

1. 急性上呼吸道感染　鼻咽部症状较为突出，咳嗽、咳痰一般不明显，肺部无异常体征，胸部 X 线检查无异常发现。

2. 流行性感冒　呼吸道症状较轻，全身中毒症状较重，如高热、全身肌肉酸痛、头痛、乏力等，常有流行病史，须根据病毒分离和血清学检查结果确诊。

3. 过敏性鼻炎　以发作性喷嚏、流涕和鼻塞为主要症状，通常因鼻后滴漏引起咳嗽。

4. 肺炎　发热明显，体温多高于急性气管-支气管炎患者，局部及全身症状较重，肺部听诊可闻及啰音。不同病原体所引起的肺炎影像学差异较大，胸部 X 线检查发现肺实质浸润灶是诊断肺炎的重要依据。

5. 支气管哮喘　有哮喘、湿疹、过敏、鼻炎等个人史或家族史，症状常因一定诱因而突然发作，伴喘息。血常规见嗜酸性粒细胞升高，胸部 X 线检查显示正常或过度通气。支气管扩张剂治疗有效。

6. 原发性肺癌　发病持续时间长，常大于 30 天，伴咯血或体重减轻、食欲减退等。胸部影像学检查可见肺部占位性病变。

7. 百日咳　多见于小儿，出现"鸡鸣"样吸气性吼声有助于鉴别。

【病情评估】

急性气管-支气管炎为呼吸系统常见病与多发病，病情轻重与年龄、基础共患病情况，以及患者发病前机体状态密切相关，但本病自身一般不出现危重状态。年老体弱或伴有呼吸系统、心血管系统、代谢内分泌系统共患病的患者，可因本病控制不佳而出现肺部感染，引起全身炎症反应综合征等全身性病理改变而出现危重状态。

【治疗】

本病以病毒感染的患者居多，治疗上以缓解症状为主，应结合患者年龄、咳嗽咳痰特点、职业、肝肾功能等多方面因素选择治疗方案。

（一）一般治疗

注意休息，多饮水，注意保暖，避免刺激性气体或者粉尘。

（二）对症治疗

1. 止咳　咳嗽较剧，影响生活、睡眠，且无痰的患者，可选用右美沙芬（每次 30mg 口服，每 6~8 小时 1 次），喷托维林（每次 25mg 口服，每日 3~4 次）等镇咳剂。可待因等强力镇咳药不宜用于有痰的患者，以免影响痰液排出，且不适用于从事白天工作需要高度精神集中的职业（如司机）。痰稠不易咳出时，可用复方甘草合剂。

2. 祛痰　常用祛痰药有溴己新（每次 8~16mg 口服，每日 2~3 次），N-乙酰-L-半胱氨酸（每次 600mg 口服，每日 2 次），盐酸氨溴索（每次 30mg 口服，每日 3 次）等，也可选用雾化祛痰及中成药祛痰。

3. 解痉、抗过敏　伴有胸闷、喘息等支气管痉挛者可选用氨茶碱、沙丁胺醇和马来酸氯苯那敏等药物，以解痉、平喘、抗过敏。吸入用沙丁胺醇溶液，每次 2.5mg 雾化吸入，需要时每4~6小时 1 次；马来酸氯苯那敏片每次 4~8mg 口服，每日 2~3 次。

（三）抗菌治疗

一般选用青霉素类、大环内酯类（罗红霉素、阿奇霉素）、氟喹诺酮类（环丙沙星、左氧氟沙星）、头孢菌素类等抗生素，多数患者口服即可，症状较重者肌内注射或静脉滴注。考虑到抗菌药物的不良反应及耐药性，单纯急性气管-支气管炎患者不建议常规使用此类药物。

（四）预防

患者症状缓解及消失后，可随访。尤其是老龄患者、孕妇及免疫功能下降人群。症状持续时间长的患者应进一步评估，进行鉴别诊断，不应该反复使用抗菌药物。

（五）健康教育与人文关怀

加强对患者关于本病的知识宣教，指导患者加强防护、锻炼，增强体质，清除鼻、咽、喉等部位的病灶，提高呼吸道的抵抗力，避开诱因，如吸烟、反复受凉、过度疲劳，同时应该改善生活环境，避免环境中的污染物和过敏原诱发疾病的发生。

思考题

1. 简述急性气管-支气管炎的病因。
2. 急性气管-支气管炎与流行性感冒如何鉴别？

第三章

慢性支气管炎、慢性阻塞性肺疾病

扫一扫，查阅本章数字资源，含PPT、音视频、图片等

第一节　慢性支气管炎

慢性支气管炎（chronic bronchitis）是指气管、支气管黏膜及其周围组织的慢性非特异性炎症，临床上以慢性反复发作性的咳嗽、咳痰或伴有喘息为特征，发作时间每年不少于3个月，连续发作不少于两年。本病为我国的常见病、多发病，吸烟者的患病率高达10%~20%，远高于不吸烟者；北方患病率高于南方，大气污染严重的工矿地区患病率高于一般城市。本病早期可控制，且不影响工作和学习；部分患者有发展成慢性阻塞性肺疾病的趋势，甚至导致慢性肺心病，则预后不良。

【病因和发病机制】

本病的病因尚不完全清楚，可能是多种因素长期相互作用的结果。

1. 吸烟　是最主要的发病因素。吸烟可导致支气管上皮纤毛变短、不规则，纤毛运动障碍，气管净化能力减弱；支气管黏膜充血、水肿，杯状细胞增生，黏液分泌增加，黏液积聚，支气管易发生阻塞；平滑肌收缩，引起支气管痉挛，增加气道阻力；较非吸烟者，呼吸道巨噬细胞、中性粒细胞和弹性蛋白酶增多，易导致肺泡壁间隔破坏。这些因素均会降低局部抵抗力，使支气管容易受到细菌、病毒的感染。

2. 空气污染　空气中的刺激性烟雾和一些有害气体，如氯、二氧化氮、二氧化硫等能直接刺激支气管黏膜，并产生细胞毒作用。二氧化硫能刺激腺体分泌，增加痰量，二氧化氮可诱导实验动物的小气道阻塞。空气中的烟尘或二氧化硫超过 $1000\mu g/m^3$ 时，慢性支气管炎的发病显著增多。

3. 感染　是慢性支气管炎发生、发展的重要因素。慢性支气管炎急性发作期呼吸道病毒感染的发生率为7%~64%。感染的病毒主要有鼻病毒、流感病毒、副流感病毒、腺病毒及呼吸道合胞病毒。呼吸道上皮因病毒感染造成损害，又容易继发细菌感染，常见的细菌为肺炎链球菌、流感嗜血杆菌、甲型链球菌和卡他莫拉菌。

4. 其他

（1）寒冷空气　冷空气刺激呼吸道，引起呼吸道防御功能降低，支气管平滑肌收缩，局部血液循环障碍，有可能诱发慢性支气管炎急性发作。

（2）过敏因素　喘息型慢性支气管炎与过敏因素有一定的关系，过敏反应造成支气管收缩痉挛、组织细胞损害和炎症反应，引起慢性支气管炎。

（3）内在因素　慢性支气管炎的发生还可能有机体内在因素的参与：①自主神经功能失调，副交感神经功能亢进，气道反应增高。②年老体弱，呼吸道防御功能下降，喉头反射减弱。③维生素 A、维生素 C 等营养物质的缺乏，影响支气管黏膜上皮的修复功能。④遗传因素等。

【病理】

本病的主要病理改变包括支气管黏膜上皮细胞变性、坏死、增生及鳞状上皮化生，纤毛变短、粘连、倒伏、参差不齐或脱落，杯状细胞增生，黏膜下腺体增生肥大，黏液腺分泌亢进，浆液腺及混合腺相应减少，黏膜下炎性细胞浸润，毛细血管充血、水肿，并逐渐蔓延至周围组织。晚期，支气管平滑肌和气管周围纤维组织增生，肺细小动脉壁硬化，软骨退变、骨化，管腔狭窄或局部扩张，弹性减退，进而发生阻塞性肺气肿和间质纤维化。

【病理生理】

本病的早期病变主要发生在内径<2mm 的小气道，出现闭合气量增大，但常规肺功能检测大多正常。当炎症蔓延至较大的支气管时，导致气道狭窄，通气阻力增加，常规通气功能检测指标如最大通气量、第 1 秒用力呼气容积、最大呼气中期流速均轻度减低，残气量轻度增加，但肺活量多正常。

【临床表现】

（一）症状

本病起病缓慢，病程较长，反复发作，病情逐渐加重。起初多于寒冷季节出现症状，晨起尤为显著，气候转暖则症状自然缓解。本病随病程进展，可终年发病。

1. 咳嗽　咳嗽的主要原因是支气管黏膜充血、水肿及分泌物在支气管腔内的积聚。咳嗽的特征是白天程度较轻，早晨较重，临睡前出现阵发性咳嗽或排痰。

2. 咳痰　常以清晨较多。痰液一般呈白色黏液或浆液泡沫状，黏稠不易咳出，量不多，偶可带血丝。在伴有急性呼吸道感染时，痰液常呈黏液脓性，同时症状加剧，痰量增多，黏稠度增加。

3. 喘息　部分患者有喘息且伴有哮鸣音。多数患者早期无气促现象，随着病情发展，可伴有不同程度的气短或呼吸困难，并逐渐加重。

（二）体征

本病的早期多无异常体征。急性发作期有时在肺底部可闻及散在的湿啰音和干啰音，咳嗽后可以减少或消失。喘息型慢性支气管炎患者在咳嗽或深吸气后可听到哮鸣音，急性发作期可有广泛湿啰音和哮鸣音，哮鸣音持续时间较长，不易完全消失。

【并发症】

1. 慢性阻塞性肺气肿　是多数慢性支气管炎患者发病数年或数十年后的主要并发症，具体内容见"慢性阻塞性肺疾病"一节。

2. 支气管肺炎　患者易合并急性支气管肺炎，而肺部感染又是患者病情加重进入急性发作期的最常见诱因。

3. 支气管扩张症　久病患者因支气管及其周围组织的炎症性损伤及重构，可继发支气管扩张症，具体内容见"支气管扩张症"一章。

【辅助检查】

1. 胸部 X 线检查　是本病诊断与病情评估、治疗随访的常规检查项目。早期非急性发作期患者可无明显异常改变，症状明显的患者可见两下肺纹理增粗、紊乱，呈网状或条索状、斑点状阴影。根据需要及条件可选用胸部 X 线平片或胸部 CT。

2. 肺功能检测　是本病的常规检查，主要用于辅助诊断及病情评估。早期可无异常，患者可出现闭合容量增加，最大呼气流速-容积曲线在 75% 和 50% 肺容量时，流量明显降低，提示有小气道阻塞。

3. 血常规检查　可反映是否发生急性呼吸道感染及感染的类别，指导临床用药。细菌感染时白细胞计数及中性粒细胞比值增高。

4. 痰液检查　有助于急性感染期病原学诊断及抗生素的选择。合并急性呼吸道感染时，可培养出致病菌，涂片可发现革兰阳性菌或革兰阴性菌，或大量中性粒细胞、破坏的杯状细胞。

【诊断与鉴别诊断】

（一）诊断依据

慢性支气管炎主要根据病史及临床表现，结合辅助检查结果综合做出诊断，诊断中应注意病史采集，以确定其慢性特征。反复发作的咳嗽、咳痰或伴喘息，每年发病持续或累计至少 3 个月，并连续 2 年或以上者，排除其他心、肺疾患（如肺结核、尘肺、支气管哮喘、支气管扩张症、肺癌、心脏病等），诊断即可成立。如每年发病持续不足 3 个月，而有明确的客观检查依据提示存在广泛小气道阻塞的病理改变（如 X 线、肺功能等），亦可诊断。

（二）鉴别诊断

1. 支气管哮喘　起病年龄较轻，多数患者自幼起病，常有个人或家族过敏史，发病的季节性强，一般无慢性咳嗽、咳痰史，临床上以发作性喘息为特征，两肺满布哮鸣音；而喘息型慢性支气管炎多见于中老年人，一般以慢性反复性咳嗽、咳痰伴喘息、散在哮鸣音为主要表现，喘息在感染控制后多可缓解，但肺部哮鸣音可持续存在。咳嗽变异型哮喘是以刺激性咳嗽为特征，灰尘、油烟、冷空气等容易诱发咳嗽，常有家族或个人过敏疾病史，抗生素治疗无效，支气管激发试验或扩张试验呈阳性可鉴别。

2. 肺结核　活动性肺结核患者常有结核中毒症状或局部症状，如低热、乏力、盗汗、咯血等，X 线检查可发现肺部病灶，痰结核菌检查阳性。老年肺结核的中毒症状不明显，常被慢性支气管炎的症状所掩盖，应特别注意。

3. 支气管扩张症　多继发于儿童或青年期麻疹、肺炎或百日咳后，有反复咳嗽、咳大量脓痰和咯血症状，病变一侧肺部可听到部位固定的湿啰音，并可见杵状指（趾）。胸部 X 线检查常见病变部位肺纹理粗乱，严重者可见卷发状阴影，肺部 CT 有助于鉴别诊断。

4. 原发性肺癌　多见于 40 岁以上长期吸烟者，咳嗽性质发生改变，出现刺激性干咳，持续性痰中带血，胸部 X 线检查肺部有块影或阻塞性肺炎，经正规抗菌治疗未能完全消散，应考虑肺癌的可能，痰脱落细胞、肺部 CT 或支气管镜检查一般可以明确诊断。

5. 特发性肺纤维化　临床经过缓慢，开始仅有咳嗽、咳痰，偶有气短，听诊可闻及爆裂音，血气分析示动脉血氧分压降低，而二氧化碳分压可不升高，肺部 CT 结合病史有助于做出鉴别诊断。

【病情评估】

（一）分型

根据患者的发病特点及临床表现是否出现喘息及弥漫性哮鸣音，本病分为单纯型和喘息型。

1. 单纯型　主要表现为反复咳嗽、咳痰，不伴有喘息。

2. 喘息型　除有咳嗽、咳痰外，尚伴有喘息、哮鸣音，喘鸣在阵发性咳嗽时加剧，睡眠时明显。

（二）分期

根据病情进展，本病分为 3 期。

1. 急性发作期　指在 1 周内出现脓性或黏液脓性痰，痰量明显增加，或伴有发热等炎症表现，或"咳""痰""喘"等症状任何一项明显加剧。

2. 慢性迁延期　指有不同程度的"咳""痰""喘"症状，迁延 1 个月以上者。

3. 临床缓解期　指经过治疗或临床缓解，症状基本消失或偶有轻微咳嗽，少量咳痰，保持 2 个月以上者。

【治疗】

治疗原则：本病是慢性、渐进性疾病，病情进展与反复呼吸道感染等因素关系密切，具有急性发作、临床缓解交替进展的特征，故应采用防治结合、分期治疗、综合性治疗、治疗与康复结合、加强疾病防治指导与健康教育的原则。

（一）急性发作期及慢性迁延期

1. 控制感染　是急性发作期患者的关键性治疗措施。抗生素的选择应根据感染的主要致病菌及感染的严重程度，结合患者以往的抗生素用药史，必要时可进行药物敏感试验。常用的抗生素有氨苄西林、阿莫西林、头孢菌素类、喹诺酮类和新大环内酯类等，如阿莫西林 2~4g/d，分 2~4 次口服；头孢呋辛 1g/d，分 2 次口服；左氧氟沙星 0.4g，每日 1 次，病情严重者须静脉联合用药。

2. 祛痰、止咳　可用盐酸氨溴索 30mg，每日 3 次口服，或溴己新、棕色合剂（又名复方甘草合剂）等，均有一定的祛痰作用。除少数刺激性干咳外，一般不宜单纯使用镇咳药物，以免影响痰液排出，抑制呼吸中枢，加重呼吸道阻塞，使病情加重。

3. 解痉、平喘　可扩张支气管平滑肌，改善症状，尤其适用于喘息型慢性支气管炎患者。气喘者常选用解痉平喘药物，如氨茶碱、特布他林、沙丁胺醇、复方氯喘片等。如支气管扩张剂使用后效果不明显，气道仍有持续阻塞，必要时可试用适量的糖皮质激素。

4. 气雾疗法　常用吸入型支气管扩张剂有特布他林、沙丁胺醇或异丙托溴铵；用超声雾化吸入，可稀释气管内的分泌物，有利于排痰。

（二）临床缓解期

免疫调节剂如卡介菌多糖核酸注射液、胸腺肽和克雷伯杆菌提取的糖蛋白等对预防继发感染、减少发作可能有一定的效果。

（三）预防

1. 戒烟　吸烟不仅是慢性支气管炎的重要发病原因，烟雾对周围人群也会带来危害。戒烟是慢性支气管炎的病因治疗措施。

2. 改善居住环境　应改善环境卫生，合理处理"三废"，消除大气污染，避免有害气体对呼吸道的刺激。要求家人戒烟或不在居室内吸烟。

3. 做好个人保护　加强体育、呼吸和耐寒锻炼，增强体质，注意保暖，预防感冒。

（四）健康教育与人文关怀

对不同病期的患者进行多种形式的有关慢性支气管炎知识的宣教，增强治疗疾病与康复的信心，指导患者改善居住环境、加强个人防护，强调个人乱用抗生素的危害，指导患者合理就诊。

第二节　慢性阻塞性肺疾病

慢性阻塞性肺疾病（chronic obstructive pulmonary disease，COPD）简称慢阻肺，是一种常见的、可预防和治疗的慢性气道疾病。本病是以持续存在的气流受限为特征的肺部疾病，气流受限不完全可逆，呈进行性发展，主要累及肺部，也可引起肺外各器官的损害。

COPD 是一种严重危害人类健康的常见病，患病率和病死率均居高不下。近年来，我国关于慢阻肺患病率的调查显示，20 岁及以上成人患病率为 8.6%，40 岁以上人群患病率高达 13.7%，估算我国患者数近 1 亿。该病因肺功能进行性减退，严重影响患者的劳动力和生活质量，造成巨大的社会和经济负担。根据全球疾病负担调查，慢阻肺是我国 2016 年第 5 大死亡原因，2017 年第 3 大伤残调整寿命年的主要原因。由于吸烟率、人口老龄化等因素，世界卫生组织（WHO）预测慢阻肺的患病率将继续上升，至 2060 年，本病死亡人数将超过每年 540 万人。

【病因和发病机制】

（一）环境因素

1. 吸烟　是慢阻肺最重要的环境致病因素。烟龄越长，吸烟量越大，COPD 患病率越高。被动吸烟也可能导致呼吸道症状及慢阻肺的发生。

2. 燃料烟雾　柴、草、动物粪便、煤炭燃烧后产生大量含有有害成分的烟雾，如碳氧化物、氮氧化物等，其所产生的室内空气污染与吸烟具有协同作用。

3. 职业粉尘　接触职业粉尘及过敏原等，浓度过高或时间过长时，均可导致慢阻肺的发生，是不吸烟人群发生慢阻肺的重要原因。

4. 空气污染　空气中有害气体物质，如二氧化硫、二氧化氮、臭氧和一氧化碳等，以及空气污染物中的颗粒物质，均可损伤气道黏膜上皮，使纤毛清除功能下降，黏液分泌增加，为细菌感染创造条件，使慢阻肺的患病危险度明显增加。

5. 感染因素 呼吸道病毒和（或）细菌感染是慢阻肺发病和加剧的重要因素之一。

6. 社会经济地位 个体长期的生活环境如室内外空气污染程度不同，以及个体营养状况与经济水平的差异，可能与发病有一定联系。

（二）个体因素

1. 遗传因素 慢阻肺有遗传易感性，有研究认为，α_1-抗胰蛋白酶缺乏与非吸烟者的肺气肿形成有关。

2. 年龄和性别 年龄越大，慢阻肺患病率越高；男女患病率差异报道不一致，也有文献报道女性对烟草烟雾的危害更敏感。

3. 其他 肺的发育不良、低体重指数、支气管哮喘及气道高反应性均是慢阻肺的危险因素。

【病理】

慢阻肺的主要病理改变发生在气道、肺实质和肺血管。支气管黏膜上皮细胞变性、坏死，溃疡形成；纤毛倒伏、变短、不齐、粘连、部分脱落；杯状细胞数目增多肥大，分泌亢进，腔内分泌物潴留；基底膜变厚坏死；支气管腺体增生肥大；各级支气管壁均有多种炎症细胞浸润，以巨噬细胞、中性粒细胞、B细胞和T细胞为主。炎症导致气管壁的损伤-修复过程反复发生，进而引起固定性气道阻塞和气管壁结构重建；进展至肺气肿时可见肺过度膨胀，弹性减退，外观呈灰白或苍白色，表面可见大小不一的大疱。肺实质破坏、呼吸性细支气管扩张和破坏，肺泡间隔破坏，维持开放小气道的力量下降。这些病理改变是慢阻肺气流受限的主要病理基础。另外，在慢阻肺早期就开始出现肺血管的改变，如血管内膜增厚、平滑肌增殖、血管壁炎症细胞浸润等。

【病理生理】

慢阻肺主要病理生理学改变包括气流受限、气道陷闭和气体交换异常。慢阻肺病理生理的核心特征是进行性发展的不可逆的气流受限。早期一般反映大气道功能的检查如第1秒用力呼气容积（FEV_1）、最大通气量、最大呼气中期流速多为正常，但有些患者小气道功能（直径<2mm的气道）已发生异常。随着病情加重，气道狭窄，阻力增加，FEV_1/FVC（用力肺活量）及FEV_1降低。气流受限使呼气时气体陷闭于肺内，致肺过度充气和胸内压增高，导致肺泡通气量下降及心室充盈异常，进而引起劳力性呼吸困难和活动耐量的下降。同时，气流受限降低吸气肌的力量，气道阻力增加导致呼吸负荷增加，两者的共同作用可导致呼吸负荷与肌肉力量之间的失衡，通气驱动力减弱，使肺泡通气量明显下降。随着肺实质的破坏，通气/血流比率失调，气体交换进一步恶化，出现低氧血症，常同时伴有高碳酸血症。随着病情进展，这一系列的病理生理改变在慢阻肺急性加重时会进一步紊乱，严重者可合并肺动脉高压、慢性肺源性心脏病和呼吸衰竭。

【临床表现】

（一）病史

全面采集病史，包括症状、危险因素暴露史、既往史（如哮喘史、过敏史等）、家族史、发病规律、发病时年龄及与季节的关系。本病的病史特点是多为中年以后发病，秋冬季节症状明显，缓慢进展，常伴有反复呼吸道感染和急性加重史。

（二）症状

本病起病缓慢，病程较长。疾病早期咳嗽、咳痰症状较为常见，而后期则以呼吸困难为主。

1. 慢性咳嗽　随着病程发展可终身不愈，常晨间咳嗽明显，夜间有阵咳或排痰。

2. 咳痰　一般为白色黏液或浆液泡沫状痰，偶可带血丝，清晨排痰较多。急性发作时痰量增多，可有脓性痰。

3. 气短或呼吸困难　是慢阻肺的典型症状。早期在劳力时出现，后逐渐加重，以至于在日常活动甚至休息时也感到气短。

4. 喘息和胸闷　部分患者特别是重度患者或急性加重时出现喘息。

5. 其他　晚期可出现体重下降、食欲减退等。

（三）体征

早期可无异常，随着疾病进展出现以下体征：桶状胸，呼吸变浅，频率增快，语颤减弱，叩诊呈过清音，心浊音界缩小，肺下界和肝浊音界下降，呼吸音减弱，呼气延长，部分患者可闻及湿啰音和（或）干啰音。

【并发症】

1. 慢性呼吸衰竭　常在 COPD 急性加重时发生，出现缺氧和二氧化碳潴留的表现。

2. 自发性气胸　如有突然加重的呼吸困难，并伴有明显的发绀，患侧肺部叩诊为鼓音，听诊呼吸音减弱或消失，应考虑自发性气胸的可能，通过 X 线检查可以确诊。

3. 慢性肺源性心脏病　由于长期 COPD 引起肺血管床减少及缺氧，使肺动脉痉挛，血管重构，导致肺动脉高压，右心室肥厚扩大，最终发生右心功能不全。

【辅助检查】

1. 肺功能检测　是判断气流受限的主要客观指标，是慢阻肺诊断的"金标准"，对慢阻肺诊断、严重度评估、疾病进展、预后及治疗反应等有重要意义。慢阻肺的肺功能检查包括常规的肺通气功能检测，如 FEV_1、FEV_1 与 FVC 的比值（FEV_1/FVC），还包括容量和弥散功能测定等项目。诊断慢阻肺的肺功能标准是判断是否存在持续气流受限。

2. 胸部 X 线检查　慢阻肺早期可无变化，以后可出现肺纹理增粗、紊乱等非特异性改变，也可出现肺气肿改变，主要 X 线征象为肺过度充气，表现为肺野透亮度增高，双肺外周纹理纤细稀少，胸腔前后径增大，肋骨走向变平，横膈位置低平，心脏悬垂狭长，严重者常合并肺大疱的影像学改变。X 线胸片改变对慢阻肺诊断的特异性不高，主要用于确定肺部并发症及排除其他肺部疾病。

3. 胸部 CT 检查　高分辨 CT 可计算肺气肿指数、气道壁厚度、功能性小气道病变等指标，对慢阻肺的早期诊断与疑难病例的鉴别诊断有一定意义。

4. 脉搏氧饱和度（SpO_2）监测和动脉血气分析　对确定是否发生呼吸衰竭及其类型有重要意义。如果 $SpO_2 < 92\%$，应该进行动脉血气分析检查。

5. 心电图和超声心动图检查　对于慢阻肺晚期及急性加重期的诊断、鉴别诊断具有一定意义。

6. 血常规检查 部分患者长期低氧血症，其外周血红细胞、血红蛋白和红细胞压积可明显增高，出现继发性红细胞增多症。部分患者可表现为贫血。

【诊断与鉴别诊断】

1. 诊断标准 主要根据吸烟等高危因素史、临床症状、体征及肺功能等综合分析确定。不完全可逆的气流受限是慢阻肺诊断的必备条件。吸入支气管扩张剂后第 1 秒用力呼气量/用力肺活量（FEV_1/FVC）<70%，即可诊断。

2. 鉴别诊断 慢阻肺首先应与支气管哮喘鉴别，见表 3-1；其他还需与肺结核、支气管扩张症和充血性心力衰竭等疾病进行鉴别，见表 3-2。

表 3-1 慢阻肺与支气管哮喘鉴别表

鉴别要点	慢阻肺	支气管哮喘
起病方式	多于中年后起病	多在儿童或青少年期起病
病程进展	症状缓慢进展，逐渐加重	症状起伏大，时重时轻，甚至突然恶化
病史	多有长期吸烟史和（或）有害气体、颗粒接触史	常伴过敏体质、过敏性鼻炎和（或）湿疹等，部分患者有哮喘家族史
气流受限情况	气流受限基本为不可逆性，少数患者伴有气道高反应性，气流受限部分可逆	多为可逆性，但部分病程长者已发生气道重塑，气流受限不能完全逆转
支气管激发试验和支气管扩张试验	阴性	阳性
最大呼气流量（PEF）昼夜变异率	<20%	≥20%
特殊情况	在少部分患者中，这两种疾病可重叠存在	

表 3-2 慢阻肺与其他疾病的鉴别诊断要点

疾病	鉴别诊断要点
慢阻肺	中年发病，症状缓慢进展，长期吸烟史或其他烟雾接触史
肺结核	所有年龄均可发病，X 线胸片示肺浸润性病灶或结节状、空洞样改变，病原学检查可确诊，流行地区高发
支气管扩张症	反复咳大量脓痰或咯血，常伴有细菌感染，粗湿啰音，杵状指，X 线胸片或胸部 CT 示支气管扩张、管壁增厚
充血性心力衰竭	X 线胸片示心脏扩大、肺水肿，肺功能检查提示有限制性通气障碍而非气流受限

【病情评估】

1. 症状评估 呼吸困难问卷可对呼吸困难严重程度进行评估，综合症状可采用慢阻肺患者自我评估测试进行评估。根据改良版英国医学研究委员会（modified British medical research council, mMRC）呼吸困难问卷，呼吸困难严重程度分为 5 级，见表 3-3。慢阻肺患者自我评估测试（COPD assessment test, CAT）包括 8 个方面的评估：咳嗽、咳痰、胸闷、爬楼情况、从事家庭活动情况、是否有信心外出、睡眠及精神等，见表 3-4。

表 3-3　改良版英国医学研究委员会（mMRC）呼吸困难问卷

呼吸困难评价等级	呼吸困难严重程度
0 级	只有在剧烈活动时才感到呼吸困难
1 级	在平地快步行走或步行爬小坡时出现气短
2 级	由于气短，平地行走时比同龄慢或需要停下来喘气
3 级	在平地行走 100m 左右或数分钟后需要停下来喘气
4 级	因严重呼吸困难以至于不能离开家，或在穿衣服、脱衣服时出现呼吸困难

表 3-4　慢阻肺患者自我评估测试（CAT）

序号	症状	评分	症状
1	我从不咳嗽	0　1　2　3　4　5	我总是咳嗽
2	我肺里一点痰都没有	0　1　2　3　4　5	我有很多痰
3	我一点也没有胸闷的感觉	0　1　2　3　4　5	我有很严重的胸闷感觉
4	当我在爬坡或爬一层楼梯时没有喘不过气的感觉	0　1　2　3　4　5	当我上坡或爬一层楼时，会感觉严重喘不上气
5	我在家里的任何活动都不受到慢阻肺的影响	0　1　2　3　4　5	我在家里的任何活动都很受慢阻肺的影响
6	尽管有肺病，我仍有信心外出	0　1　2　3　4　5	因为我有肺病，我没有信心外出
7	我睡得好	0　1　2　3　4　5	因为有肺病，我睡得不好
8	我精力旺盛	0　1　2　3　4　5	我一点精力都没有

2. 肺功能评估　根据气流受限严重程度对肺功能进行评估，见表 3-5。

表 3-5　COPD 气流受限严重程度的肺功能分级

分级及严重程度	特征
GOLD1 级（轻度）	$FEV_1/FVC<70\%$，$FEV_1 \geq 80\%$预计值，有或无慢性咳嗽、咳痰症状
GOLD2 级（中度）	$FEV_1/FVC<70\%$，$80\%>FEV_1 \geq 50\%$预计值，有或无慢性咳嗽、咳痰症状
GOLD3 级（重度）	$FEV_1/FVC<70\%$，$50\%>FEV_1 \geq 30\%$预计值，有或无慢性咳嗽、咳痰症状
GOLD4 级（极重度）	$FEV_1/FVC<70\%$，$FEV_1\%<30\%$预计值；或 $FEV_1\%<50\%$预计值，伴呼吸衰竭或心衰

注：基本条件为使用支气管扩张剂后 $FEV_1/FVC<70\%$

3. 急性加重风险评估　患者上一年急性加重次数是评估依据，诊断主要依靠患者突发起病的过程，急性恶化超出日常表现。主要症状为呼吸困难加重、咳嗽加剧，常伴有喘息、胸闷、心悸、痰多且黏度改变等，也可出现发热、全身不适、意识障碍等症状。慢阻肺急性加重时仅需要短效支气管扩张剂治疗为轻度，使用短效支气管扩张剂并加用抗生素和（或）口服糖皮质激素治疗为中度，需要住院或急诊、ICU 治疗为重度。

4. 稳定期慢阻肺综合评估　根据肺功能分级和急性加重风险的情况，需对慢阻肺患者的稳定期病情进行综合评估。患者的症状和肺功能损害不一致时，应扩大评价范围。

5. 慢阻肺合并症的评估　需关注患者多种合并症，如心血管系统疾病、内分泌系统疾病等。

【治疗】

（一）急性加重期

治疗原则在于根据急性加重程度和合并症情况而进行分级治疗。治疗时首先治疗低氧血症，尽快完成评估，根据本次加重是否危及生命而决定后续治疗方案和场所。

1. 应用支气管扩张剂 是慢阻肺急性加重的一线基础治疗，患者首选雾化吸入给药。短效 β_2 肾上腺素受体激动剂较适用于慢阻肺急性加重期的治疗。若效果不显著，建议加用抗胆碱药物（如异丙托溴铵、噻托溴铵等）。对于较为严重的慢阻肺加重者，可考虑静脉滴注茶碱类药物。

2. 抗感染治疗 细菌感染是导致慢阻肺急性加重最重要的原因，即使初期是由病毒感染引起，亦很快因并发细菌感染而病情加重，故临床选择使用敏感抗生素是关键性治疗措施。治疗应根据慢阻肺严重程度及相应的细菌分层情况，结合当地常见致病菌类型及耐药流行趋势和药敏情况尽早选择敏感抗生素。如对初始治疗方案反应欠佳，应及时根据细菌培养及药敏试验结果调整抗生素。

3. 应用糖皮质激素 住院患者宜在应用支气管扩张剂基础上，口服或静脉滴注糖皮质激素，口服泼尼松 30~40mg/d，连续 7~10 天后逐渐减量停药；也可以静脉给予甲泼尼龙 40mg，每日 1 次，3~5 天后改为口服。

4. 呼吸支持 控制性氧疗是住院患者的基础治疗，可采用鼻导管吸氧或者文丘里面罩的方式，应避免高氧浓度引起的二氧化碳潴留，一般控制氧浓度为 25%~30%。氧流量调节应以改善患者的低氧血症、保证 SpO_2 88%~92% 为目标。SpO_2 达到目标范围后，应及时进行动脉血气分析，以确定氧合满意且未引起二氧化碳潴留和（或）呼吸性酸中毒进一步加重。其他呼吸支持方式有经鼻高流量湿化氧疗、无创机械通气及有创通气。

5. 其他对症治疗、并发症和合并症的防治处理 包括祛痰、呼吸衰竭及急性心血管事件和肺栓塞等，详见相关章节。

（二）稳定期

治疗原则在于症状的控制和缓解，以及降低未来急性加重的风险。医务人员做好教育与危险因素管理，如戒烟，有助于维持病情稳定，提高生活质量。

1. 应用支气管扩张剂

（1）β_2 肾上腺素受体激动剂 短效 β_2 受体激动剂主要有沙丁胺醇和特布他林气雾剂，每次 100~200μg（1~2 喷）定量吸入，疗效持续 4~5 小时，24 小时内使用不超过 8~12 喷；沙美特罗、福莫特罗属长效 β_2 肾上腺素受体激动剂，作用持续时间 12 小时以上，每日仅需吸入 2 次。

（2）抗胆碱药物 主要有短效抗胆碱药物异丙托溴铵气雾剂，维持 6~8 小时，剂量为 40~80μg（每喷 20μg），每日 3~4 次。噻托溴铵为长效抗胆碱药，作用长达 24 小时以上，吸入剂量为 18μg，每日 1 次。

（3）茶碱类药物 口服缓释型或控释型茶碱 0.2g，每日 2 次；或氨茶碱 0.1g，每日 3 次。

2. 应用糖皮质激素 不推荐对稳定期慢阻肺患者使用单一糖皮质激素治疗。根据症状和体征、急性加重风险等综合因素，在使用 1~2 种长效支气管扩张剂的基础上可以考虑联合糖皮质激素治疗。目前有布地奈德加福莫特罗、氟替卡松加沙美特罗两种联合制剂。

3. 其他药物 祛痰药及抗氧化剂；免疫调节剂；α-1 抗胰蛋白酶强化治疗；磷酸二酯酶 4（PDE-4）抑制剂；中医治疗。

4. 非药物干预 包括患者管理、呼吸康复治疗、家庭氧疗、家庭无创通气、注射疫苗、气道内介入治疗、外科治疗等，均属于非药物干预，是慢阻肺治疗必不可少的环节，与药物治疗起到非常重要的协同作用。呼吸康复治疗可减轻患者呼吸困难和精神焦虑症状，提高运动耐力，从而改善生活质量，减少急性加重再住院的风险。长期氧疗可以提高静息状态下严重低氧血症患者的生存率，具体指征：①PaO_2 ≤55mmHg 或动脉血氧饱和度（SaO_2）≤88%，有或没有高碳酸血症。②PaO_2 55~60mmHg，或 SaO_2<89%，并有肺动脉高压、心力衰竭水肿或红细胞增多症（红细胞比积>55%）。一般经鼻导管吸入氧气，流量 1~2L/min，吸氧持续时间>15h/d。长期氧疗的目的是使患者在静息状态下，达到 PaO_2≥60mmHg 和（或）使 SaO_2升至90%。

（三）预防

本病的预防主要是避免发病的高危因素、急性加重的诱发因素及增强机体免疫力。

1. 戒烟 是预防慢阻肺最重要也是最简单易行的措施。

2. 控制职业和环境污染 改善生活环境，避免污染刺激。

3. 接种疫苗 积极防治婴幼儿和儿童期的呼吸系统感染，流感疫苗、肺炎链球菌疫苗等对防止慢阻肺患者反复感染可能有益。

4. 随访 对所有慢阻肺患者，都应建立"评估-回顾-调整"长期随访的管理流程。给予初始治疗后，应注意观察患者对治疗的反应，重点评估呼吸困难和急性加重发生情况是否改善，然后根据情况调整治疗方案。

（四）健康教育与人文关怀

及时干预患者的情绪和精神状态也是促使患者康复的重要环节。指导患者加强体育锻炼，增强体质，提高机体免疫力，可帮助改善机体一般状况。此外，应定期对高危因素的人群进行肺功能检测，以尽可能早期发现慢阻肺并及时予以干预。

思考题

1. 如何诊断慢性支气管炎？
2. 慢性支气管炎患者的病情评估有哪些内容？
3. 临床上如何诊断慢阻肺？
4. 慢阻肺如何进行临床分级？
5. 简述慢阻肺与支气管哮喘的鉴别要点。

第四章
慢性肺源性心脏病

扫一扫，查阅本章数字资源，含PPT、音视频、图片等

慢性肺源性心脏病（chronic pulmonary heart disease）简称慢性肺心病，是指慢性肺、胸廓疾病或肺血管病变所引起的肺循环阻力增加、肺动脉高压，进而引起右心室肥厚、扩大，甚至发生右心衰竭的心脏病。本病是我国比较常见的一种心脏病，多见于40岁以上的患者。在我国北方寒冷地带居民患病率高于南方温暖地带；农村地区由于吸烟者比例高，其患病率高于城市；吸烟者患病率远高于不吸烟者，男女无明显差异，冬春季易发作。本病绝大多数是从慢性支气管炎、慢性阻塞性肺疾病发展而来，多在冬季由于呼吸道感染而发病。慢性肺心病常反复急性加重，随着肺功能的损害病情逐渐加重，多数患者预后不良，病死率在10%～15%，但经积极治疗可延长寿命，提高患者生活质量。

【病因】

1. 支气管、肺疾病 以慢性阻塞性肺疾病最常见，其次为支气管哮喘、重症肺结核、支气管扩张症、尘肺、慢性弥漫性肺间质纤维化、结节病和结缔组织病等。

2. 严重的胸廓畸形 较少见，如严重的脊椎后、侧凸，脊椎结核，强直性脊柱炎，广泛胸膜增厚粘连和胸廓成形术后造成的严重胸廓或脊柱畸形等，导致肺功能受损，反复感染，产生并发症。

3. 肺血管疾病 甚少见，如原因不明的原发性肺动脉高压、广泛或反复发作的多发性肺小动脉栓塞和肺小动脉炎，以及原发性肺动脉血栓形成等。

4. 神经肌肉疾病 罕见，如脊髓灰质炎、肌营养不良症和肥胖通气不良综合征等。

【发病机制】

肺循环阻力增加→肺动脉高压→右心负荷增加→右心室肥厚扩大→最后引起右心衰竭，是不同病因发展至慢性肺心病的共同机制。

（一）肺动脉高压

肺动脉高压（pulmonary hypertension，PH）是多种因素导致的肺动脉压异常升高的一种血流动力学状态，同时合并不同程度的右心功能衰竭。诊断标准：在海平面和静息状态下，右心导管测量平均肺动脉压≥25mmHg。在《中国肺高血压诊断和治疗指南（2021版）》中，肺动脉高压分为5大类：①动脉性PH（pulmonary arterial hypertension，PAH）。②左心疾病所致PH。③肺部疾病和（或）低氧所致PH。④慢性血栓栓塞性PH（chronic thromboembolic pulmonary hypertension，CTEPH）和（或）其他肺动脉阻塞性病变所致PH。⑤未明和（或）多因素所致

PH。本章讨论的类型主要是由第三种病因所致。

肺动脉高压的发生主要与以下因素有关。

1. 肺血管器质性改变 长期反复发作的慢性支气管炎及其周围炎可累及邻近肺细小动脉，引起管壁炎症，管壁增厚，管腔狭窄或纤维化，甚至完全闭塞，导致肺泡内压增高，压迫肺泡壁毛细血管，使肺泡壁毛细血管床减少，肺循环阻力上升。严重慢阻肺出现明显肺气肿时，肺泡过度充气，使多数肺泡的间隔破裂融合，也可导致肺泡壁毛细血管床减少。如其减少程度较轻、范围较小，则肺动脉压力升高不明显；当其减少超过 70% 时，则肺循环阻力增大，肺动脉压力明显升高，促使肺动脉高压发生。

2. 肺血管功能性改变 由于慢阻肺及其他病因使肺的呼吸功能发生障碍，引起缺氧和呼吸性酸中毒，使肺细小动脉痉挛，导致肺动脉高压。

（1）体液因素 肺部炎症可激活炎症细胞，释放一系列炎症介质，引起肺血管收缩。

（2）组织因素 缺氧可直接引起肺血管收缩。肺泡气二氧化碳分压（$PaCO_2$）上升，可引起局部肺血管收缩和支气管舒张。

（3）神经因素 缺氧和高碳酸血症可刺激颈动脉窦和主动脉体化学感受器，反射性地通过交感神经兴奋，儿茶酚胺分泌增加，使肺动脉收缩。

3. 肺血管重构 指在缺氧等刺激因子作用下，肺血管在结构上发生的一系列变化，主要表现在无肌层肺小动脉出现明显的肌层，肌层肺小动脉中层增厚，内膜纤维增生，内膜下出现纵行肌束，以及弹力纤维和胶原纤维性基质增多，结果使肺血管变硬，阻力增加。

4. 血栓形成 尸检发现，部分慢性肺心病急性发作期患者存在多发性肺微小动脉原位血栓形成。

5. 血容量增多和血液黏稠度增加 慢性缺氧，导致促红细胞生长素分泌增加，继发性红细胞生成增多，肺血管阻力增高。缺氧还会导致醛固酮分泌增多，肾血流量减少，发生水钠潴留。慢阻肺患者还存在肺毛细血管床面积减少和肺血管顺应性下降等因素，血管容积的代偿性扩大明显受限，因而肺血流量增加时，引起肺动脉高压。

（二）右心功能的改变

肺动脉压力升高后，肺循环阻力增加，右心室发挥其代偿功能，以克服肺动脉压力升高的阻力而发生右心室肥大。肺动脉高压早期，右心室尚能代偿，舒张末期压仍正常。随着病情的进展，特别是在急性呼吸道-肺感染发作时，肺动脉高压持续存在且较严重，超过右心室的负荷，右心功能失代偿，右心室排血量下降，收缩终末期残余血量增加，舒张末期压增高，发生右心衰竭。

【病理】

1. 肺部主要原发性病变 绝大多数为慢性支气管炎和慢性阻塞性肺疾病的病理变化。

2. 肺血管的病变 肺动脉血管的管壁增厚和管腔狭窄或闭塞；肺泡壁毛细血管床的破坏和减少；肺广泛纤维化、瘢痕组织收缩；严重肺气肿压迫肺血管使其变形、扭曲；肺血管重构。

3. 心脏病变 主要病变为心脏重量增加、右心肥大、右心室肌肉增厚、心室腔扩大、肺动脉圆锥膨隆。

【临床表现】

本病发展缓慢，分为代偿期和失代偿期两个阶段，临床上除原有慢性肺、胸疾病的各种症状和体征外，主要是逐渐出现肺、心功能不全及其他器官受损的征象。

（一）肺、心功能代偿期（包括缓解期）

1. 症状　长期慢性咳嗽、咳痰或喘息病史，逐渐出现乏力、呼吸困难，活动后心悸、气促加重。

2. 体征

（1）肺部原发病表现　①肺气肿体征。②由于肺或支气管病变，肺部听诊常有干、湿啰音。

（2）肺动脉高压表现　肺动脉瓣区第二心音亢进。

（3）右心室肥大表现　①三尖瓣区出现收缩期杂音或剑突下的心脏收缩期搏动，多提示有右心室肥厚、扩大。②部分病例因严重肺气肿使胸腔内压升高，上腔静脉回流受阻，可出现颈静脉充盈。又因膈肌下降，肝下缘可在肋下触及，酷似右心功能不全的体征，但此时静脉压无明显升高，肝脏无淤血，且无压痛，可予鉴别。

（二）肺、心功能失代偿期

此期多由急性呼吸道感染所诱发，也可见于应用镇静剂不当时。除上述症状加重外，相继出现呼吸衰竭和心力衰竭。

1. 呼吸衰竭　主要表现为缺氧和二氧化碳潴留症状。

（1）症状　①低氧血症：除胸闷、心悸、发绀外，严重者可出现头晕、头痛、烦躁不安、谵妄、抽搐和昏迷等肺性脑病的症状。②二氧化碳潴留：头痛，多汗，失眠，睡眠颠倒（夜间不眠，日间嗜睡），重症患者出现幻觉、神志恍惚、烦躁不安、精神错乱和昏迷等精神、神经症状，甚至发生死亡。

（2）体征　明显出现皮肤潮红或发绀，球结膜充血，视网膜血管扩张和视乳头水肿等颅内高压的体征；腱反射减弱或消失，病理反射阳性。

2. 心力衰竭　以右心衰竭为主。

（1）症状　心悸、呼吸困难及发绀进一步加重，上腹胀痛，食欲不振，少尿。

（2）体征　颈静脉怒张，肝肿大伴有压痛，肝颈静脉反流征阳性，下肢水肿明显，并可出现腹水。因右心室肥大使三尖瓣相对关闭不全，在三尖瓣区可听到收缩期杂音，严重者可出现舒张期奔马律，也可出现各种心律失常，特别是房性心律失常。病情严重者可发生休克。少数患者亦可出现急性肺水肿或全心衰竭的体征。

【并发症】

1. 肺性脑病　指慢性肺、胸疾病伴有呼吸功能衰竭，出现缺氧、二氧化碳潴留而引起精神障碍、神经症状的一种综合征，为肺心病死亡的首要原因。其临床表现有神志淡漠、肌肉震颤、间歇抽搐、嗜睡、昏睡、昏迷等表现，神经系统检查可出现腱反射减弱或消失、锥体束征阳性等体征。

2. 酸碱平衡失调及电解质紊乱　呼吸衰竭时，由于动脉血二氧化碳分压升高，血液碳酸浓度增加，普遍存在呼吸性酸中毒，为最常见的酸碱失衡类型，常因体内代偿情况的不同或并存其他疾病的影响，出现各种不同类型的酸碱平衡失调及电解质紊乱，如慢性肺心病急性加重期，治疗前往往是呼吸性酸中毒合并代谢性酸中毒及高钾血症，治疗后又易迅速转为呼吸性酸中毒合并代谢性碱中毒及低钾、低氯血症而加重神经系统症状，多与应用利尿剂不当等因素有关。

3. 心律失常 多表现为房性早搏及阵发性室上性心动过速，也可有心房扑动及心房颤动。少数病例由于急性严重心肌缺氧，可出现心室颤动以至心脏骤停。

4. 休克 是慢性肺心病较常见的严重并发症及致死原因之一。其发生原因：①中毒性休克：由于严重呼吸道-肺感染、细菌毒素所致的微循环障碍引起。②心源性休克：由严重心力衰竭、心律失常或心肌缺氧性损伤所致的心排血量锐减引起。③失血性休克：由上消化道出血引起。

5. 消化道出血 缺氧、高碳酸血症及循环淤滞可使上消化道黏膜糜烂、坏死，发生弥漫性渗血；或因高碳酸血症时，胃壁细胞碳酸酐酶的活性增加，使氢离子释出增多，产生应激性溃疡而出血。

6. 其他 可出现功能性肾衰竭、弥散性血管内凝血等。

【辅助检查】

1. 胸部 X 线检查 可获得肺动脉高压及右心室肥大的客观证据，并可了解原发病及肺部感染情况。除肺、胸原发疾病及肺部感染的特征外，尚有肺动脉高压及右心室肥大的征象，出现右下肺动脉干扩张，其横径≥15mm，此横径与气管横径比≥1.07；肺动脉段明显突出或其高度≥3mm；肺动脉圆锥部高度≥7mm；"残根征"即中心肺动脉扩张而外周分支纤细；右心室肥大。

2. 心电图检查 主要出现右室肥大的改变：电轴右偏，额面平均电轴≥+90°，$RV_1+SV_5≥$1.05mV，$RV_1≥$1mV 及肺型 P 波；重度顺钟向转位 V_5导联 R/S≤1，V_1导联 R/S≥1；也可见右束支传导阻滞及低电压图形。在 V_1、V_2甚至 V_3导联出现酷似陈旧性心肌梗死图形的 QS、Qr 波，乃膈肌降低及心脏极度顺钟向转位所致。心电图对慢性肺心病的诊断价值较高，满足以上 1 个条件即可诊断。

3. 超声心动图和肺动脉压力测定 超声心动图作为疑诊 PH 患者首选的无创性检查，可显示右室内径增大（≥20mm），右室流出道增宽（≥30mm），右心室流出道与左心房内径比值>1.4，肺动脉内径增大（≥18mm），右室前壁厚度增加（≥5mm）或搏动幅度增强，左右心室内径比值<2。三尖瓣峰值流速>3.4m/s 或肺动脉收缩压>50mmHg 诊断为肺动脉高压。

4. 右心导管检查 右心漂浮导管检查是确定肺动脉高压的金标准检查，右心导管检查测定平均肺动脉压≥25mmHg 可确诊肺动脉高压。

5. 血气分析 呼吸衰竭时，PaO_2<60mmHg，$PaCO_2$>50mmHg。pH 因机体对酸、碱失衡代偿情况不同而异，可正常、降低或升高。

6. 血液检查 血液流变学检查可了解红细胞变形性、血液高凝状态；血电解质测定可了解是否存在电解质紊乱；血常规检查可见红细胞、血红蛋白升高，合并感染时，白细胞总数和中性粒细胞升高。

7. 其他 肺功能检查可用于患病早期评价，痰液检查可帮助选择抗生素。

【诊断与鉴别诊断】

（一）诊断依据

1. 病史 有慢性支气管炎、慢阻肺或其他慢性胸肺疾病病史（如特发性肺动脉高压、栓塞性肺动脉高压）。

2. 症状 存在劳力性呼吸困难、乏力和劳动耐力下降。

3. 体征 颈静脉怒张、P2>A2、剑突下心脏搏动增强、肝颈静脉反流征阳性、下肢水肿等，提示肺动脉压增高、右心室增大或右心功能不全的可能。

4. 其他辅助检查 心电图、X 线胸片有提示肺心病的征象。

5. 超声心动图 有肺动脉增宽和右心室增大、肥厚的征象。

符合 1~4 条中的任一条，同时满足第 5 条，并排除其他可能导致右心功能代偿或失代偿改变的疾病（如风湿性心脏病、心肌病、先天性心脏病），即可诊断为慢性肺心病。若出现呼吸困难、发绀，或神经精神症状，为肺心病呼吸衰竭的表现；如有颈静脉怒张、下肢或全身水肿、腹胀、肝区疼痛，提示肺心病右心衰竭。

（二）鉴别诊断

1. 冠状动脉粥样硬化性心脏病（简称冠心病） 冠心病与肺心病同样多见于中老年患者，两者均可出现心脏增大、肝肿大、下肢水肿及紫绀，而肺心病患者的心电图 $V_1 \sim V_3$ 可呈 QS 型，又酷似心肌梗死的心电图改变，但冠心病患者多有心绞痛或心肌梗死病史，心脏增大主要为左心室，心尖区可闻及收缩期杂音；X 线检查显示心左缘向左下扩大；心电图显示缺血型 ST 段、T 波改变，如 ST 段明显压低或下垂型，T 波深倒，或异常 Q 波。值得注意的是，肺心病伴发冠心病者临床并非罕见，应详细询问病史、体格检查和有关的心、肺功能检测，加以鉴别。

2. 慢性心脏瓣膜病 风湿性心脏病二尖瓣狭窄所致的肺动脉高压、右心室肥大，常并发肺部感染，易与肺心病混淆。但该病多见于青少年，有风湿活动史，二尖瓣区有舒张中、晚期隆隆样杂音，X 线表现为左心房扩大为主，超声心动图检查可示左房室瓣"城墙样"的改变，其他瓣膜如主动脉瓣常有病变。而慢性肺心病好发于 40 岁以上患者，常有慢性肺、胸疾患和阻塞性肺气肿、右心室肥厚体征，X 线检查左心房不大；心电图在 Ⅱ、Ⅲ、aVF 导联上常出现肺型 P 波；多普勒超声心动图显示三尖瓣反流和右室收缩压增高，肺动脉压力>20mmHg。

3. 原发性扩张型心肌病 该病右心衰竭与肺心病相似，尤其是伴有呼吸道感染者，容易误诊为肺心病。但该病心脏大多呈普遍性增大，多见于中青年，无明显慢性呼吸道感染史及显著肺气肿体征，无突出的肺动脉高压征，心电图无明显顺钟向转位及电轴右偏，而以心肌劳损多见，超声心动图检查可鉴别。

【病情评估】

（一）临床分期

1. 急性加重期（肺心功能失代偿期） 多由急性呼吸道感染所诱发，有明显的呼吸衰竭和心力衰竭表现。

2. 稳定期（肺心功能代偿期） 病情相对稳定，除慢性肺部原发疾病表现外，同时有肺动脉高压和右心室肥大的体征。

（二）病情危重的识别

慢性肺心病急性加重期病情差异较大，患者老龄，伴有严重而复杂的肺部感染，出现肺性脑病、严重电解质及酸碱平衡紊乱，并发心房颤动甚至室性心律失常、各种机制导致的休克等，提示病情危重，急性期死亡风险较高。

【治疗】

（一）急性加重期（肺心功能失代偿期）

此期推荐住院治疗。治疗原则为积极抗炎，控制呼吸衰竭、心力衰竭，控制心律失常等并发症。

1. 控制感染　呼吸道感染是呼吸衰竭与心力衰竭的常见原因，因此，控制感染是治疗急性加重期慢性肺心病的关键措施。慢性肺心病并发的感染多为混合性感染，故应采取联合用药，一般可首选青霉素类、氨基糖苷类、氟喹诺酮类及头孢菌素类等。根据痰培养和药物敏感试验结果选用抗生素更为合理。本病控制感染多为静脉用药。长期应用抗菌素要注意防止真菌感染。一旦真菌成为肺部感染的主要病原菌，应调整或停用抗菌素，给予抗真菌治疗。

2. 改善呼吸功能　采取综合措施，包括扩张支气管、清除痰液、通畅呼吸道、持续低浓度给氧、应用呼吸中枢兴奋剂等，必要时施行无创或有创正压通气治疗。

3. 纠正心力衰竭　在积极控制感染、改善呼吸功能后，一般患者心功能常能改善，尿量增多，水肿消退，肝肿大可缩小或恢复正常，不需使用利尿剂和强心剂。但较重患者或经以上治疗无效者，可适当选用利尿剂和强心剂。使用利尿剂是改善右心功能状态的推荐治疗方案，尤其是肺血管疾病患者。

（1）利尿剂　通过抑制肾脏钠、水重吸收而消除水肿，减少血容量，减轻心脏前负荷。但过多利尿，易导致低钾、低氯性碱中毒，产生神经精神症状，增加氧耗，加重病情；还可以使痰液黏稠不易排出，加重呼吸衰竭；又可使血液浓缩，增加循环阻力，且易发生弥散性血管内凝血。因此，宜短疗程、小剂量、间歇联合使用排钾和保钾利尿剂。一般可用氢氯噻嗪 25mg，每日 1~3 次，合用螺内酯 40mg，每日 1~2 次。使用期间，常规监测患者尿量和电解质变化。

（2）强心剂　应用指征：①感染已被控制，呼吸功能已改善，利尿剂不能取得良好疗效而反复水肿的心力衰竭患者。②合并室上性快速心律失常，如室上性心动过速、心房颤动（心室率>100 次/分）者。③以右心衰竭为主要表现而无明显急性感染的患者。④出现急性左心衰竭者。肺心病患者由于慢性缺氧及感染，对洋地黄类药物耐受性很低，疗效差，且易引起中毒，强心剂的剂量宜小，为常规剂量的 1/2~2/3，同时选用作用快、排泄快的强心剂。用药期间应注意纠正缺氧，防治低钾血症，以免发生药物不良反应。低氧血症、感染等均可使心率增快，故不宜以心率减慢作为衡量强心剂的疗效指征。强心剂不推荐为常规使用方案。

（3）血管扩张剂的应用　可减轻心脏前、后负荷，降低心肌耗氧量，增加心肌收缩力，对部分顽固性心衰有一定效果，但并不像治疗其他心脏病那样效果明显。血管扩张剂在扩张肺动脉的同时也扩张体动脉，往往造成体循环血压下降，反射性产生心率增快、氧分压下降、二氧化碳分压上升等不良反应，因而限制了血管扩张剂在慢性肺心病的临床应用。临床上，前列环素类药物、磷酸二酯酶-5 抑制剂及内皮素受体拮抗剂不建议用于慢性肺部疾患所致的肺动脉高压和肺心病。

4. 控制心律失常　房性异位心律随着病情好转多可迅速消失。如经治疗仍不能消失时，未经洋地黄制剂治疗者，可在密切观察下选用小量毛花苷 C 或地高辛治疗；对频发室性早搏、室性心动过速者，可选用利多卡因、丙吡胺等药物；洋地黄中毒所致的心律失常，则按洋地黄中毒处理。另外，还要注意避免应用普萘洛尔等 β 受体阻滞剂，以免引起支气管痉挛。

5. 应用糖皮质激素　可解除支气管痉挛，改善通气，降低肺泡内压力，减轻右心负担。在有效控制感染的情况下，可短期应用大剂量糖皮质激素，有利于呼吸衰竭和心力衰竭的治疗。

6. 抗凝治疗　应用普通肝素或低分子肝素防止肺微小动脉原位血栓形成。

7. 并发症的处理

（1）肺性脑病　发生呼吸衰竭后，缺氧和二氧化碳潴留的发生导致神经精神障碍综合征，诊断时需与感染中毒性脑病、电解质紊乱、脑血管疾病相鉴别。发现脑水肿时可快速静脉滴注20%甘露醇250mL，必要时6~8小时重复1次；并发肺性脑病患者出现兴奋、躁动时，应慎用镇静剂，治疗详见"呼吸衰竭"章节。

（2）酸碱平衡失调和电解质紊乱　应密切注意纠正酸碱平衡失调和电解质紊乱。呼吸性酸中毒应纠正缺氧和二氧化碳潴留；呼吸性酸中毒合并代谢性酸中毒需要静脉补碱，如 pH<7.2 时，给予5%碳酸氢钠100mL静脉注射，再通过血气分析观察病情变化；防治低钾、低氯导致的代谢性碱中毒。

（3）静脉血栓栓塞症　慢性肺心病患者急性加重住院者，需常规预防性应用抗凝药物，以防范静脉血栓栓塞症，临床上常用低分子肝素皮下注射，每日1次。

（4）消化道出血　呼吸衰竭和心力衰竭导致胃肠道淤血及消化道黏膜受损，应用糖皮质激素治疗常易导致消化道出血。一旦发生消化道出血，对症治疗的同时积极查找出血原因，进行预防性治疗。

（5）休克　临床不多见，发生则预后不良。其常见原因有严重感染、失血过多（消化道出血）、心律失常及心力衰竭等，细致分析休克的发生机制，积极进行抗休克治疗并针对发生机制给予相关治疗。

（6）其他　如肾衰竭、弥散性血管内凝血等，给予相应治疗。

（二）稳定期（肺心功能代偿期）

1. 延缓病情进展　气流明显受限的患者应规律接受吸入性糖皮质激素+长效 β 受体激动剂和（或）长效 M 受体阻断剂吸入，通过积极的治疗，改善疾病的发作，延缓疾病的进展。

2. 呼吸康复治疗　呼吸康复的定义是"在全面评估基础上，为患者提供个体化的综合干预措施，包括但不限于运动锻炼、教育和行为改变，目的是改善慢性呼吸疾病患者的生理及心理状况，并促进健康行为的长期保持"。呼吸康复可减轻患者呼吸困难症状，提高运动耐力，改善生活质量，减轻焦虑和抑郁症状，减少急性加重后4周内的再住院风险。对于有呼吸困难症状的患者，呼吸康复应作为常规推荐。规律的运动训练是呼吸康复的核心内容。

3. 增强机体免疫力　加强营养支持。积极提高肺心病缓解期患者的免疫力，对延长缓解期，减少急性发作次数具有重要的意义。常用药物有转移因子、胸腺素、干扰素、人体丙种球蛋白等。通过接种疫苗预防感染，如每年接种流感疫苗、肺炎疫苗等，对于预防流感病毒、肺炎链球菌感染可能有一定的意义。

4. 家庭长期氧疗　长期氧疗是指每日氧疗时间>15小时，或者家庭无创呼吸机治疗，适用于PaO_2<60mmHg 的患者。

5. 避免接触诱因　对于吸烟患者来说，戒烟是至关重要的举措；避免或减少有害粉尘、烟雾或气体吸入；改善生活环境，治理环境污染。

（三）预防

1. 随访与评估　对慢性肺心病稳定期患者的随访应保持每月进行1次。随访内容包括以下方面。

（1）慢性肺心病的基础疾病情况：如慢性支气管炎、支气管扩张症和肺气肿等疾病的控制情况。

（2）体格检查：包括心率、血压、体重，以及水肿情况、颈静脉怒张、肝颈静脉反流征等。

（3）戒烟：吸烟患者是否已戒烟。

（4）气道吸入剂使用：包括规律的使用吸入剂及正确的使用吸入剂配套装置。

（5）氧疗：包括氧疗的时间和频率、控制氧流量、使用无创呼吸机及监测 SpO_2。

（6）常用口服药物使用及指导：重点为利尿剂、强心剂的使用指导及监测等。

（7）康复锻炼情况。

（8）疾病的心理影响：及时发现和预防患者焦虑或抑郁程度，并提供治疗。

（9）转诊：一旦发现患者出现右心功能不全的表现，基层医院应积极处理，做好转上级医院的准备。紧急转诊的患者应符合以下情况：①高度怀疑为急性肺栓塞导致的急性加重。②患者意识状态改变，如出现嗜睡、谵妄或昏迷。③无法纠正的呼吸衰竭，如经皮血氧饱和度（SpO_2）＜90％，或呼吸困难持续不缓解。④存在持续性症状性心律失常，药物治疗无法改善。⑤循环血流动力学不稳定，如低血压状态用药后不改善。

2. 分级预防

（1）一级预防　从病因和诱因上避开刺激因素，缓解疾病的进展。改变不良生活方式，远离烟草；控制有害气体或有害颗粒的吸入；接种疫苗预防反复呼吸道感染，防止呼吸道疾病的反复急性加重。

（2）二级预防　积极治疗引起肺心病的基础疾病，如支气管、肺和肺血管等相关疾病，减少基础疾病的加重；远离烟草有助于延缓肺心病的进展；定期监测肺功能；坚持呼吸康复锻炼，增强体质；接种疫苗预防反复呼吸道感染，防止慢性肺心病反复急性加重。

（3）三级预防　对于已经存在慢性肺心病的患者，注意防止发生呼吸衰竭和心力衰竭。避免感染、劳累、环境缺氧等诱发心力衰竭的因素。坚持规律服药，坚持进行运动康复，改善心脏功能，防止心力衰竭的反复出现。

（四）健康教育与人文关怀

慢性肺心病稳定期纳入社区慢病管理，经患者知情同意后签约，建立健康档案。定期对患者进行健康教育，督促其接受评估和随访，鼓励患者正确面对疾病的发生和发展。

思考题

1. 简述肺动脉高压的形成机制。
2. 慢性肺心病有哪些并发症？
3. 如何诊断慢性肺心病？
4. 慢性肺心病急性加重期的治疗原则有哪些？
5. 慢性肺心病急性加重期强心剂的应用指征及注意事项是什么？

扫一扫，查阅本章数字资源，含PPT、音视频、图片等

第五章
肺栓塞

肺栓塞（pulmonary embolism）是以各种栓子阻塞肺动脉或其分支为发病原因的一组疾病或临床综合征的总称，包括肺血栓栓塞症（pulmonary thromboembolism，PTE）、脂肪栓塞综合征、羊水栓塞、空气栓塞等。

肺血栓栓塞症为肺栓塞最常见的类型，是来自静脉系统或右心的血栓阻塞肺动脉或其分支所导致的以肺循环和呼吸功能障碍为主要临床表现和病理生理特征的疾病。引起PTE的血栓主要来源于深静脉血栓形成（deep venous thrombosis，DVT）。DVT与PTE实质上为一种疾病过程在不同部位、不同阶段的表现，两者合称为静脉血栓栓塞症（venous thromboembo-lism，VTE），具有相同的易患因素。PTE具有高发病率、高病死率、高致残率和低检出率的特点，未曾经过治疗的PTE病死率达到25%~30%，是严重威胁人类健康的重大医疗问题。

近年来，我国VTE的诊断例数迅速增加，已引发医学界的广泛关注。急性PTE的临床表现缺乏特异性，临床上容易被漏诊和误诊。轻度的肺栓塞会造成患者大汗、呼吸困难；重度肺栓塞会出现休克、心力衰竭，甚至发生急性呼吸衰竭，增加患者的死亡风险。DVT在急性期，如果有血栓脱落会引发肺栓塞风险；慢性期DVT会引发血栓后综合征的表现。少数患者经过充分评估，仍然有部分患者找不到危险因素，通常称为特发性VTE。

【病因和发病机制】

（一）病因

1. 血栓 70%~90%是由于深静脉血栓脱落后随血液循环进入肺动脉及其分支，以下肢深静脉血栓为主。盆腔静脉血栓是女性肺栓塞的重要来源，其他栓子有脂肪、气体、转移性癌、菌栓、心脏赘生物等。极少数栓子来自右心腔。

2. 高龄 年龄是独立的危险因素，随年龄增长发病率逐渐增高，≥40岁者较年轻者风险增高，其风险大约每10年增加1倍。

3. 遗传因素 常引起反复发生的动、静脉血栓形成和栓塞。

4. 危险因素 任何导致静脉血流淤滞、静脉血管内皮损伤或血液高凝状态的疾病，均可诱发静脉血栓形成，即Virchow三要素。下肢静脉的血栓、手术、骨折、妊娠、久坐、肥胖，均可诱发肺动脉的栓塞，具体分为遗传性和获得性两类（表5-1）。

表 5-1　静脉血栓栓塞症常见危险因素

遗传性危险因素	获得性危险因素		
	血液高凝状态	血管内皮损伤	静脉血流淤滞
抗凝血酶缺乏	高龄	手术（多见于全髋关节或膝关节置换）	瘫痪
蛋白 S 缺乏	恶性肿瘤		长途航空或乘车旅行
蛋白 C 缺乏	抗磷脂抗体综合征	创伤/骨折（多见于髋部骨折和脊髓损伤）	急性内科疾病
V 因子 Leiden 突变（活性蛋白 C 抵抗）	口服避孕药		住院
	妊娠/产褥期	中心静脉置管或起搏器	居家养老护理
凝血酶原 20210A 基因变异（罕见）	静脉血栓个人史/家族史	吸烟	
	肥胖	高同型半胱氨酸血症	
XII 因子缺乏	炎症性肠病	肿瘤静脉内化疗	
纤溶酶原缺乏	肝素诱导血小板减少症		
纤溶酶原不良血症	肾病综合征		
血栓调节蛋白异常	真性红细胞增多症		
纤溶酶原激活物抑制因子过量	巨球蛋白血症		
非 "0" 血型	植入人工假体		

（二）发病机制

引起 PTE 的栓子可以来源于下腔静脉径路、上腔静脉径路或右心腔，其中大部分来源于下肢深静脉，特别是从腘静脉到髂静脉的下肢近端深静脉（占 50%~90%）。

【病理】

肺动脉血栓栓塞可以是单一部位的，也可以是多部位的。病理检查发现多部位或双侧性的血栓栓塞更为常见。影像学发现栓塞多易发生于右侧和下肺叶。PTE 发生后，栓塞局部可能继发血栓形成，参与发病过程。

【临床表现】

（一）PTE 的症状与体征

1. 症状　PTE 的症状多样，缺乏特异性，可以从无症状、隐匿到血流动力学不稳定，甚或发生猝死，易与其他心血管疾病混淆。PTE 最典型症状是同时出现呼吸困难、胸痛及咯血，称为PTE "三联征"。

（1）呼吸困难　不明原因的胸闷、气促，尤以活动后明显，为 PTE 最常见的症状。

（2）胸痛　由相邻胸膜发生纤维素性炎症引起胸痛，胸膜受累可放射至肩部或腹部，易与心绞痛发作混淆。

（3）晕厥　可作为 PTE 的唯一或首发症状。

（4）咯血　常为小量咯血，大咯血少见。

（5）其他　可出现咳嗽、心悸、烦躁不安、惊恐，甚至濒死感等。

2. 体征

（1）呼吸系统体征　呼吸急促最常见，可有发绀，肺部闻及哮鸣音和（或）细湿啰音，或有胸腔积液的体征。

（2）循环系统体征 出现心动过速，血压下降，严重时甚至发生休克。颈静脉充盈或搏动，肺动脉瓣区第二音亢进（$P_2>A_2$）或分裂，三尖瓣区可闻及收缩期杂音，或有室上性心律失常。

（3）其他 可伴发热，多为低热，少数患者可有38℃以上的中度发热。

（二）DVT 的症状与体征

1. 症状

（1）疼痛与压痛 静脉内的血栓引起炎症反应，造成患肢发生持续性疼痛；血栓堵塞静脉，下肢静脉回流受阻则产生胀痛，表现为患肢肿胀，站立时疼痛加重，栓塞部位肢体肿胀、皮肤张力高，按压时疼痛明显。

（2）发热 急性期由于局部炎症反应和血栓吸收，可导致患者出现低热。

（3）血栓形成后综合征（PTS） 慢性期 DVT 会引发 PTS，主要表现为患肢沉重，可伴有间歇性跛行，皮肤色素沉着，皮肤增厚、瘙痒，湿疹性皮炎，甚至形成反复发作或经久不愈的慢性溃疡。

2. 体征
通过测量双侧下肢周径评价是否有差别。大腿、小腿周径的测量点分别为髌骨上缘以上 15cm 处，髌骨下缘以下 10cm 处。双侧相差>1cm 有临床意义。

【辅助检查】

1. 心电图 急性 PTE 的心电图表现无特异性，可表现为窦性心动过速、完全性右束支传导阻滞、房性心律失常，尤其心房颤动比较多见，或出现肺动脉高压、右心室增大改变。

2. 血浆 D-二聚体 为特异性的纤溶标志物，对血栓形成具有很高的敏感性。急性 PTE 时 D-二聚体升高，敏感性高达 92%~100%。但因特异性差，对 PTE 无诊断价值，其含量<500μg/L 时，可基本排除急性 PTE。

3. 动脉血气分析 常表现为低氧血症、低碳酸血症，肺泡-动脉血氧分压差 $[P_{(A-a)}O_2]$ 增大，部分患者的血气结果可以正常。

4. X 线胸片 ①肺动脉阻塞征：区域性肺纹理稀疏或消失，肺野透亮度增加。②肺动脉高压征及右心扩大征：右下肺动脉干增宽或伴截断征，肺动脉段突出及右心室扩大。③肺组织继发改变：肺野局部片状阴影，尖端指向肺门的楔形阴影，肺不张或膨胀不全，肺不张侧可见横膈抬高，有时合并少至中量胸腔积液。

5. CT 肺动脉造影（CTPA） 是 PTE 的一线确诊手段，可以准确发现段以上肺动脉内的血栓：①直接征象：肺动脉内的低密度充盈缺损，部分或完全包围在不透光的血流之间（轨道征），或者呈完全充盈缺损，远端血管不显影。②间接征象：肺野楔形密度增高影，条带状高密度区或盘状肺不张，中心肺动脉扩张及远端血管分支减少或消失。

6. 放射性核素肺通气/血流灌注（V/Q）显像 是 PTE 的重要诊断方法。典型征象是呈肺段分布的肺血流灌注缺损，并与通气显像不匹配。V/Q 显像对于远端肺栓塞诊断价值更高，且可用于肾功能不全和碘造影剂过敏患者。

7. 肺动脉造影（pulmonary angiography） 是 PTE 诊断的"金标准"。其敏感性约为 98%，特异性为 95%~98%。直接征象有充盈缺损，伴或不伴轨道征的血流阻断；间接征象有造影剂流动缓慢、局部低灌注、静脉回流延迟或消失等。肺动脉造影是一种有创性检查，应严格掌握适应证。

8. 超声心动图　对提示 PTE、除外其他心血管疾病及进行急性 PTE 危险度分层有重要价值。

【诊断与鉴别诊断】

（一）急性 PTE 的诊断

诊断 PTE 的关键是增强意识，需要综合临床信息做出诊断。

1. 易发因素　高龄、血栓性静脉炎、静脉曲张、慢性心肺疾病特别是心房颤动伴心力衰竭、各种创伤、肿瘤、长期卧床、孕产妇、口服避孕药、糖尿病、肥胖、脱水、凝血与纤溶系统异常等。

2. 临床表现　突发性呼吸困难、胸痛、咯血、晕厥，可有呼吸急促、发绀，以及急性肺动脉高压、右心功能不全和左心搏出量急剧下降体征。

3. 辅助检查　X 线胸片示肺动脉阻塞征，血浆 D-二聚体升高，CTPA 及肺动脉造影显示低密度充盈缺损。

4. 下肢深静脉检查　无论是否有 DVT 症状，均应进行下肢深静脉加压超声等检查，明确是否存在 DVT。

（二）慢性血栓栓塞性肺动脉高压的诊断

慢性血栓栓塞性肺动脉高压（CTEPH）常表现为呼吸困难、乏力、运动耐量下降；临床表现呈慢性、进行性发展的肺动脉高压，后期出现右心衰竭；影像学检查呈多部位、广泛的肺动脉阻塞，可见肺动脉内贴血管壁、环绕或偏心分布、有钙化倾向的团块状物等慢性血栓栓塞征象；超声心动图检查示右心室壁增厚，符合慢性肺源性心脏病的诊断标准。CTEPH 的诊断需满足以下两个条件：①右心导管检查示静息肺动脉平均压≥25mmHg。②肺灌注扫描至少 1 个肺段灌注缺损，或 CTPA 或肺动脉造影发现肺动脉闭塞。核素肺通气/血流灌注（V/Q）显像是诊断 CTEPH 的首选影像学检查。

（三）鉴别诊断

1. 冠心病　一部分 PTE 患者因血流动力学变化，产生冠状动脉供血不足，心肌缺氧，表现为胸闷、心绞痛样胸痛，心电图有心肌缺血的改变，极易误诊为冠心病所致心绞痛或心肌梗死。冠心病行冠脉造影可见冠状动脉粥样硬化、管腔阻塞的证据，心肌梗死时心电图和心肌酶水平有相应的特征性动态变化。需注意 PTE 与冠心病有时可合并存在。

2. 肺炎　当 PTE 有咳嗽、咯血、呼吸困难、胸膜炎样胸痛，出现肺不张，尤其同时合并发热时，易误诊为肺炎。肺炎有相应肺部及全身感染的表现，如咳脓性痰伴寒战、高热、外周血白细胞和中性粒细胞比例增加等，抗生素治疗有效。

3. 主动脉夹层　PTE 可表现胸痛，需与主动脉夹层相鉴别。后者多有高血压，疼痛较剧烈，胸片常显示纵隔增宽，心血管超声和胸部 CT 造影检查可见主动脉夹层征象。

4. CTEPH 的鉴别　CTEPH 有肺动脉高压，伴右心肥厚和右心衰竭，需与特发性肺动脉高压等相鉴别。

【病情评估】

急性肺血栓栓塞症为临床急危重症，应进行病情评估以指导确立治疗策略。

1. 高危 PTE 血液动力学不稳定，临床上以休克和低血压为主要表现。此型患者病情变化快、预后差，病死率达 15%，需积极予以治疗。

2. 中危 PTE 血液动力学稳定，可有心肌损伤和右心功能不全表现，心电图 ST 段升高或压低，或 T 波倒置；cTNI 升高（>0.4ng/mL）或 cTNT 升高（>0.1ng/mL）。超声心动图提示右心室功能障碍，或脑钠肽（BNP）升高（>90pg/mL）。此型患者可能出现病情恶化，故需严密监测病情变化。

3. 低危 PTE 血液动力学稳定，无心肌损伤和右心功能不全表现。

【治疗】

治疗原则：急性肺栓塞的处理原则是早期诊断，早期治疗。由于部分患者缺乏典型表现，如有易患因素，应对患者进行详细检查以免漏诊。一旦诊断明确，根据患者的危险度分层选择合适的治疗方案和治疗疗程。对于高危患者给予血液动力学和呼吸支持，强调积极早期再灌注治疗。针对无溶栓禁忌的患者全身溶栓是高危 PTE 患者治疗的最佳选择；有溶栓禁忌或溶栓失败伴血液动力学不稳定的患者，可行经皮抽吸导管介入治疗；对溶栓有禁忌或溶栓失败者、经皮导管介入无效者行肺动脉血栓摘除术。对中低危患者，建议给予抗凝治疗。CTEPH 治疗仍以肺动脉血栓内膜剥脱术为首选。

（一）一般处理

对高度疑诊或确诊 PTE 的患者，应严密监测呼吸、心率、血压、心电图及血气分析的变化。绝对卧床休息，保持大便通畅，避免用力，避免血栓脱落；可给予对症治疗，包括镇静、止痛、镇咳等；采用鼻导管或面罩吸氧，严重者给予机械通气；胸痛剧烈者给予吗啡 5~10mg 皮下注射；对于出现右心功能不全并血压下降者，可应用多巴胺和多巴酚丁胺等血管活性药物；纠正心律失常。

（二）抗凝治疗

抗凝治疗为 PTE 和 DVT 的基本治疗方法，排除活动性出血、凝血功能障碍、未予控制的严重高血压等抗凝的禁忌证后，均应给予抗凝治疗，可以有效防止血栓再形成和复发，降低死亡率。

抗凝治疗的持续时间因人而异。一般口服华法林的疗程至少为 3 个月；对于栓子来源不明的首发病例，需至少给予 6 个月的抗凝治疗；对复发性 VTE 或危险因素长期存在者，抗凝治疗的时间应延长，达 12 个月或以上，甚至终身抗凝治疗。抗凝治疗的主要并发症是出血，临床应用中需要注意监测。

1. 普通肝素 给予 2000~5000U 或 80U/kg 静脉注射，继之以 18U/（kg·h）持续静脉滴注，或按 250U/kg 的剂量每 12 小时皮下注射 1 次。初始 24 小时内需每 4~6 小时测定 APTT 1 次，并根据 APTT 调整普通肝素的剂量，尽快使 APTT 达到并维持于正常值的 1.5~2.5 倍。肝素有诱导血小板减少症的风险，注意监测血小板。若出现血小板迅速或持续降低达 50% 以上，和（或）出现动、静脉血栓的征象，应停用肝素。

2. 低分子量肝素 必须根据体重给药，每日 1~2 次，皮下注射。对于大多数病例，不需监测 APTT 和调整剂量，但对孕妇宜监测血浆抗 Xa 因子活性，注射后 4 小时测定，并据此调整剂量。

3. 磺达肝癸钠　是选择性 Xa 因子抑制剂，可用于 VTE 的初始治疗。应用方法：7.5mg（体重 50~100kg）、10mg（体重>100kg），皮下注射，每日 1 次，无须监测。应用此药有出血的风险，严重肾功能不全的患者禁用。

4. 华法林　最为常用的口服抗凝药，是维生素 K 拮抗剂。初始通常与普通肝素、低分子量肝素或磺达肝癸钠联用，至少需要应用 5 天才能发挥全部作用。在肝素或磺达肝癸钠开始应用后的第 1 天即可加用口服抗凝剂华法林，初始剂量为 1~3mg；当国际标准化比值（INR）达到 2~3 并持续至少 2 天，方可停用肝素，单独用华法林抗凝治疗。

5. 新型口服抗凝药物　直接作用于凝血因子，抗凝活性不依赖其他辅助因子（如抗凝血酶），不能用于严重肾功能损害患者。常用药物有直接凝血酶抑制剂达比加群 150mg，每日 2 次。直接 Xa 因子抑制剂利伐沙班 15mg，每日 2 次，3 周以后 20mg，每日 1 次。阿哌沙班 10mg，每日 2 次，7 天以后 5mg，每日 2 次。这些直接口服抗凝药可以替代华法林用于初始抗凝治疗，不需要常规检测凝血指标，应用更为方便。达比加群需联合肝素或磺达肝癸钠治疗，利伐沙班和阿哌沙班可作为单药治疗，但急性期治疗的前 3 周（利伐沙班）或前 7 天（阿哌沙班）需增加口服剂量。

（三）溶栓治疗

溶栓治疗主要适用于高危 PTE 病例（有明显呼吸困难、胸痛、低氧血症等），可溶解血栓，恢复栓塞区肺组织再灌注，减少肺动脉阻力，降低肺动脉高压，改善右心功能，并降低死亡率和复发率。对于血流动力学稳定，无右心室运动障碍及循环血流障碍者不主张溶栓治疗。

1. 溶栓时间窗　一般定为 14 天以内，但若近期有新发 PTE 征象可适当延长。溶栓应尽可能在 PTE 确诊的前提下慎重进行。对有明确溶栓指征的病例宜尽早开始溶栓。

2. 溶栓治疗适应证　①大面积肺栓塞，栓塞面积超过 2 个肺叶者。②PTE 伴休克。③原有心脏疾病，次大块 PTE 导致循环衰竭。

3. 溶栓治疗禁忌证

（1）绝对禁忌证　活动性内出血和近期自发性颅内出血。

（2）相对禁忌证　①2 周内的大手术、分娩、有创检查如器官活检或不能压迫止血部位的血管穿刺。②10 天内的胃肠道出血，15 天内的严重创伤。③1 个月内的神经外科或眼科手术。④难以控制的重度高血压（收缩压>180mmHg，舒张压>110mmHg）。⑤3 个月内的缺血性脑卒中。⑥创伤性心肺复苏。⑦血小板计数<$100×10^9$/L。⑧抗凝过程中（如正在应用华法林）。⑨心包炎或心包积液；⑩妊娠；⑪细菌性心内膜炎；⑫严重肝、肾功能不全；⑬糖尿病出血性视网膜病变；⑭高龄（年龄>75 岁）。对于致命性大面积 PTE，上述绝对禁忌证亦应被视为相对禁忌证。

4. 并发症　出血是溶栓治疗的主要并发症，最严重的是颅内出血，发生率为 1%~2%，发生者近半数死亡。

5. 常用的溶栓药物及用法　我国临床上常用的溶栓药物有尿激酶（UK）和重组组织型纤溶酶原激活剂阿替普酶（rt-PA）：①尿激酶：按 20000U/kg 剂量，持续静脉滴注 2 小时；另可考虑负荷量 4400U/kg，静脉注射 10 分钟，随后以 2200U/（kg·h）持续静脉滴注 12 小时。②rt-PA：50~100mg 持续静脉滴注 2 小时，体重<65kg 的患者给药总剂量不应超过 1.5mg/kg。

6. 溶栓治疗注意事项　①用药前应充分评估出血的危险性，必要时应做好输血准备。②溶栓前宜留置外周静脉套管针，以方便溶栓中取血监测，避免反复穿刺血管。③溶栓前应行常规检查：血常规、血型、APTT、肝肾功能、动脉血气分析、超声心动图、胸片、心电图等作为基线资料，用以判断溶栓疗效。④使用尿激酶溶栓期间勿同时使用普通肝素，rt-PA 溶栓时可继续应用普通肝素。⑤使用 rt-PA 溶栓时，在溶栓开始后每 30 分钟做 1 次心电图，复查动脉血气分析，严密观察患者的生命体征。⑥溶栓治疗后，每 2~4 小时测定 1 次 APTT，当其水平降至正常值的 2 倍（<80 秒）时，开始启动规范的肝素治疗。

（四）经皮抽吸导管介入治疗

经皮抽吸导管介入治疗可去除肺动脉及主要分支内的血栓，促进右心室功能恢复，改善症状和存活率，适用于肺动脉主干或主要分支的高危 PTE，并存在以下情况者：溶栓治疗禁忌；经溶栓或积极的内科治疗无效；或在溶栓起效前（在数小时内）很可能会发生致死性休克。

（五）肺动脉血栓摘除术

本治疗方法风险大，病死率高，需要较高的技术条件，仅适用于经积极的内科治疗或导管介入治疗无效的紧急情况。

（六）放置腔静脉滤器

对于急性 PTE 合并抗凝禁忌的患者，为防止 DVT 血栓再次脱落阻塞肺动脉，经审慎评估后可考虑放置下腔静脉滤器，但不推荐 PTE 患者常规植入下腔静脉滤器。

（七）CTEPH 的治疗

CTEPH 的治疗包括抗凝、利尿和吸氧。长期口服华法林抗凝治疗，根据 INR 调整剂量，维持 INR 2~3。若阻塞部位处于肺动脉近端，首选肺动脉血栓内膜剥脱术治疗。无法手术治疗的患者可考虑行肺动脉球囊扩张术介入治疗，或应用鸟苷酸环化酶激动剂、靶向药物降低肺动脉高压，缓解症状。

（八）预防

1. 防止 VTE　早期识别危险因素并进行预防是防止 VTE 发生的关键。避免长时间坐卧，长途乘车、飞机。应至少 4 小时活动肢体 1 次，以防血栓形成。有静脉曲张患者可穿加压弹力袜，久坐后抬高双下肢，有利于血液回流。必要时可在医生监护下预防性抗凝治疗。

2. 改善生活方式　戒烟限酒，避免油腻食物，饮食宜选择易消化、低盐、低糖、低脂、富含维生素、高纤维素的食物，以防损伤消化道黏膜，引起消化道出血。保证疾病恢复期的营养。

（九）健康教育与人文关怀

静脉血栓栓塞发生率高，发现率低，一定要增强防范意识。采取有效的预防措施，积极控制高血压、糖尿病等原发病，适当增加液体摄入，防止血液浓缩。对于存在血栓形成的高危患者应使用抗凝剂。保持环境舒适安静，空气新鲜，注意保暖。急性期 2~3 周应有效制动，绝对卧床休息，尽量减少搬动，保持大便通畅，并限制探视。注意自我观察有无出血现象，保证按医嘱服药。

思考题

1. 简述产生肺栓塞的常见危险因素。
2. 简述临床诊断肺栓塞的辅助检查及"金标准"。
3. 试述肺栓塞溶栓治疗的适应证和禁忌证。

第六章
支气管哮喘

支气管哮喘（bronchial asthma）简称哮喘，是一种由肥大细胞、嗜酸性粒细胞、淋巴细胞等多种炎症细胞介导的慢性气道炎症性疾病。本病常存在气道高反应性（airway hyperresponsiveness，AHR）和广泛的、可逆性气流阻塞，随着病情发展可发生气道重塑。本病临床以反复发作的喘息、呼气性呼吸困难、胸闷或咳嗽为特征，常在夜间和（或）清晨发作。本病患者预后大多良好，少数患者可并发肺气肿和慢性肺源性心脏病，预后较差。

根据 2015 年有关普查结果，我国 20 岁以上人群的哮喘患病率为 4.2%，20 岁以上的哮喘患者已达 4570 万，其中 26.2% 的哮喘患者已经存在气流受限。近年来，哮喘的患病率和病死率均呈上升趋势，"全球哮喘防治建议"（global initiative for asthma，GINA）2006 年提出"哮喘控制"概念，2019 年再次提出"哮喘的总体控制"，即症状控制和未来风险的控制，但我国乃至全球的控制现状仍不理想。目前 GINA 拟定的相关标准和分级已成为防治哮喘的重要指南。

【病因和发病机制】

支气管哮喘病因众多，发病机制十分复杂。

支气管哮喘是一种多基因遗传性疾病，其病因包括遗传因素与环境激发因素两个方面。目前已明确 YLK40、IL6R、PDE4D 及 IL33 等为哮喘易感基因。

环境激发因素：①变应原性因素：如尘螨、动物羽毛、花粉、油漆、蛋白质食物（鱼虾）、药物（阿司匹林、抗生素）等。②非变应原性因素：环境污染、吸烟、超重与肥胖、运动、内分泌变化等。

1. 变态反应　外源性变应原刺激机体，产生特异性的 IgE 抗体，吸附在肥大细胞和嗜碱性粒细胞表面。当变应原再次进入体内并与 IgE 抗体结合后，导致肥大细胞脱颗粒，释放多种炎症介质。炎症介质使支气管平滑肌痉挛、微血管渗漏、黏膜水肿、腺体分泌增多，致支气管腔狭窄，引起速发相哮喘反应的发生。Ⅰ型变态反应通常在几分钟内发生，持续 1 个多小时，常见变应原有尘螨、花粉、真菌等。

2. 气道炎症　是最重要的哮喘发病机制，是导致哮喘患者气道高反应性和气道弥漫性、可逆性阻塞的病理基础。炎症发生的机制主要在于外源性变应原使肥大细胞脱颗粒，释放炎性介质，引起多种炎症细胞从外周循环血液聚集到气道，炎症细胞又活化，再次释放许多炎性介质，使气道黏膜上皮破坏、微血管渗漏、黏膜水肿、腺体分泌增加，导致迟发相哮喘反应的发生。而 T 淋巴细胞的免疫调节作用失常（Th1 功能不足，Th2 功能亢进，Th1/Th2 比值低于正常）与炎症的发生密切相关。重要的炎症介质和细胞因子有嗜酸性粒细胞释放的嗜酸性粒细胞阳离子蛋白（ECP）、嗜酸性粒细胞趋化因子（ECT）、主要碱性蛋白（MBP）、白三烯（LTs）、血小板活化因子（PAF）、白细胞介素-3（IL-3）、白细胞介素-4（IL-4）、白细胞介素-5（IL-5）和粒细胞巨噬细胞集落刺激因子（GM-CSF）等。

3. 神经-受体失衡　被认为是哮喘发病的重要环节。肾上腺素能神经的 α 受体、胆碱能神经的 M_1、M_3 受体和非肾上腺素能非胆碱能神经的 P 物质受体功能增强，肾上腺素能神经的 β 受体、胆碱能神经的 M_2 受体和非肾上腺素能神经的血管活性肠肽（VIP）受体功能不足，均可使气道对各种刺激因子的反应性增高，引起气道平滑肌收缩、痉挛。

4. 其他　支气管哮喘属于多基因遗传疾病，先天遗传因素和后天环境因素在支气管哮喘的发病中均起着重要作用。约 2/3 的支气管哮喘患者有家族遗传病史。哮喘的发生与呼吸道的病毒感染、服用某些解热镇痛药（如阿司匹林、普萘洛尔）和含碘造影剂、运动过程中的过度换气、胃-食管反流、心理因素、遗传等也有一定的关系。

【病理】

本病主要病理特征是大量嗜酸性粒细胞在气道内的浸润。早期病理改变大多为可逆性的，表现为支气管黏膜肿胀、充血，分泌物增多，气道内炎症细胞浸润，气道平滑肌痉挛等，病情缓解后基本恢复正常。随着哮喘的反复发作，病理改变的可逆性逐渐减小，支气管呈现慢性炎症性改变，表现为柱状上皮细胞纤毛倒伏、脱落，上皮细胞坏死，黏膜上皮层杯状细胞增多，支气管黏膜层大量炎症细胞浸润、黏液腺增生，支气管管腔内可见黏液栓。若哮喘长期反复发作，表现为支气管平滑肌肌层肥厚，气道上皮细胞下纤维化、基底膜增厚等，出现气道重构现象。

【临床表现】

（一）症状

多数哮喘患者在发作前有一定的前驱症状，如突然出现的鼻和咽部发痒，打喷嚏，流鼻涕，继而出现胸闷、咳嗽等。持续几秒钟到几分钟后出现典型表现。

1. 呼吸困难　表现为发作性喘息，伴有哮鸣音，吸气短促，呼气相对延长，以呼气性呼吸困难为主，严重者可出现端坐呼吸。多于夜间或凌晨突然发作，短则持续数分钟，长则持续数小时甚至数天，可自行缓解或经治疗后缓解。

2. 胸闷　患者胸部有紧迫感，严重者甚至有窒息感，胸闷与呼吸困难可同时存在，也可仅有胸闷。

3. 咳嗽　哮喘发作前多为刺激性干咳，发作时咳嗽反而有所减轻，若无合并感染，多咳白色泡沫痰。咳嗽可与胸闷、呼吸困难同时存在，也可以是哮喘的唯一症状。如咳嗽变异性哮喘，其特点是仅有干咳或少量痰液，使用抗生素治疗无效，此类患者常易误诊或漏诊。

（二）体征

1. 哮鸣音　为哮喘患者最具有特征性的体征，因气流通过狭窄的气道产生，两肺可闻及广泛的哮鸣音。当哮喘发作严重，支气管极度狭窄，哮鸣音反而减弱甚至消失，称为"沉默肺"，是危重哮喘的表现。

2. 肺过度充气体征　哮喘发作，尤其是严重发作时，可出现明显的肺过度充气体征，表现为患者胸廓的前后径扩大，肋间隙增宽，发作缓解后肺过度充气体征明显改善或消失。

3. 其他体征　哮喘发作严重时，患者口唇及四肢末梢发绀，辅助呼吸肌收缩加强，出现三凹征等。持续严重发作可引起呼吸肌疲劳，进而导致呼吸衰竭。重度哮喘发作时常有奇脉，危重时还可出现胸腹矛盾运动。

哮喘的症状和体征多呈一过性，经治疗病情缓解（或自行缓解）后，可完全消失，病史较长的患者有些体征可持续存在。

【并发症】

急性发作时可并发自发性气胸、纵隔气肿、肺不张；长期发作可并发 COPD、慢性肺源性心脏病、支气管扩张症和肺纤维化等。

【辅助检查】

1. 可变气流受限的客观检查　肺功能检查中，通气功能检测第 1 秒用力呼气容积（FEV$_1$）和 1 秒率（FEV$_1$/FVC%）及最大呼气流速（PEF）是判断支气管哮喘病情严重度的 3 项重要的指标。哮喘发作期呼吸功能明显受到影响，有关指标均显著下降。缓解期各项指标可部分或全部恢复正常。

（1）支气管舒张试验　吸入支气管扩张剂后，第 1 秒用力呼气容积（FEV$_1$）增幅 12% 以上，或 FEV$_1$ 绝对值增加 200mL 以上称为支气管舒张试验阳性。

（2）支气管激发试验　呼吸功能基本正常的患者，吸入组胺、乙酰甲胆碱或过敏原后，FEV$_1$ 下降大于 20% 时为阳性。阳性患者存在气道高反应性。

（3）呼气流量峰值（PEF）变化　基础肺功能检查正常，但平均每日昼夜变异率>10%，或周变异率>20%，具有诊断价值。

2. 痰嗜酸性粒细胞计数　该指标可评价哮喘气道炎性状态及对激素治疗反应性的敏感程度。多数患者痰嗜酸性粒细胞计数高于 2.5%。

3. 血常规检查　部分患者可有嗜酸性粒细胞增多，可作为诱导痰嗜酸性粒细胞的替代观察指标；并发感染者，白细胞总数和中性粒细胞增多。

4. 免疫学和过敏原检测　缓解期血清中特异性 IgE 和嗜酸性粒细胞阳离子蛋白（ECP）含量的测定有助于哮喘的诊断。哮喘患者 IgE 可较正常人升高 2 倍以上。过敏原特异性 IgE 增高是过敏性哮喘的重要指标。皮肤过敏原测试用于指导避免过敏原接触和脱敏治疗，临床较为常用。

5. 胸部 X 线检查　发作期两肺透亮度增加，呈过度充气状态，非急性发作期多无明显改变。

6. 动脉血气分析　PaO$_2$ 和 PaCO$_2$ 正常或轻度下降表明哮喘发作程度较轻，PaO$_2$ 下降而 PaCO$_2$ 正常可能是中度哮喘发作，重度哮喘发作者 PaO$_2$ 明显下降而 PaCO$_2$ 超过正常，并可能出现呼吸性酸中毒和（或）代谢性酸中毒。

7. 呼出气一氧化氮测定　哮喘发作时升高，激素治疗后降低，故可作为评估哮喘控制水平的指标，同时反映激素治疗的效果。

【诊断与鉴别诊断】

（一）诊断依据

1. 反复发作喘息、气急、胸闷或咳嗽，多与接触变应原、冷空气、物理、化学性刺激、病毒性上呼吸道感染、运动等有关。

2. 发作时在双肺可闻及散在或弥漫性、以呼气相为主的哮鸣音，呼气相延长。

3. 上述症状可经治疗缓解或自行缓解。

4. 除外其他疾病所引起的喘息、气急、胸闷和咳嗽。

5. 临床表现不典型者（如无明显喘息或体征）应有下列 3 项中至少 1 项阳性：①支气管激发试验阳性。②支气管舒张试验阳性。③PEF 昼夜变异率>10%，或 PEF 周变异率>20%。符合以上 1 至 4 项的临床表现，或符合第 4 项与第 5 项中任意 1 条，即可诊断为哮喘。

（二）不典型哮喘的诊断

临床上仅咳嗽、胸闷及相关呼吸道症状，但不伴有喘息和哮鸣音时，还需考虑咳嗽变异性哮喘、胸闷变异性哮喘和隐匿性哮喘。

1. 咳嗽变异性哮喘（cough variant asthma，CVA） 咳嗽作为唯一或主要症状，无喘息、气促等典型哮喘的症状和体征，同时具备可变气流受限客观检查中的任何 1 条，除外其他疾病所引起的咳嗽，按哮喘治疗有效。CVA 的主要表现为刺激性干咳，通常咳嗽较剧烈，夜间咳嗽为其重要特征。部分患者有季节性。在剧烈咳嗽时可伴有呼吸不畅、胸闷、呼吸困难等表现，常伴发过敏性鼻炎。感冒、异味、油烟和冷空气容易诱发或加重咳嗽，但此临床特点不具诊断价值。支气管激发试验阳性是诊断 CVA 最重要的条件。绝大部分 CVA 患者诱导痰嗜酸性粒细胞增加，少部分显著增加，但总体增高比例不如典型哮喘。诱导痰嗜酸性粒细胞较高者发展为典型哮喘的概率更高。

2. 胸闷变异性哮喘（chest tightness variant asthma，CTVA） 胸闷作为唯一或主要症状，无喘息、气促等典型哮喘的症状和体征，同时具备可变气流受限客观检查中的任何 1 条，除外其他疾病所引起的胸闷。这类患者以中青年多见，起病隐匿，胸闷可在活动后诱发，部分患者夜间发作较为频繁，没有反复发作的喘息、气促等典型的哮喘表现，常伴有焦虑。肺部听诊没有哮鸣音，具有气道高反应性、可逆性气流受限及典型哮喘的病理生理特征，并对糖皮质激素及联合治疗有效。

3. 隐匿性哮喘 指无反复发作喘息、气促、胸闷或咳嗽的表现，但长期存在气道反应性增高者。随访发现，有 14%~58% 的无症状气道反应性增高者可发展为有症状的哮喘。

（三）鉴别诊断

1. 心源性哮喘 由于左心衰竭引起肺血管外液体量过度增多，甚至渗入肺泡而产生的哮喘。临床表现为呼吸困难、发绀、咳嗽、咳白色或粉红色泡沫痰，与支气管哮喘症状相似。但心源性哮喘多有高血压、冠状动脉粥样硬化性心脏病、风心病二尖瓣狭窄等病史和体征，两肺不仅可闻及哮鸣音，尚可闻及广泛的水泡音；左心界扩大，心率增快，心尖部可闻及奔马律；影像学表现为以肺门为中心的蝶状或片状模糊阴影。鉴别困难者，可先静脉注射氨茶碱或雾化吸入 β₂ 肾上腺素受体激动剂，待症状缓解后再做进一步的检查；忌用肾上腺素和吗啡，以免抑制呼吸，加重心力衰竭，造成生命危险。

2. COPD 详见"慢性阻塞性肺疾病"章节。

3. 原发性支气管肺癌 中央型肺癌肿瘤压迫支气管，引起支气管狭窄，或伴有感染时，亦可出现喘鸣音或哮喘样呼吸困难。但肺癌的呼吸困难及喘鸣症状呈进行性加重，常无明显诱因，咳嗽咳痰，痰中带血。痰找癌细胞，胸部 CT、MRI 或支气管镜检查可明确诊断。

4. 肺嗜酸性粒细胞浸润症 包括热带性嗜酸性粒细胞增多症、肺嗜酸性粒细胞增多性浸润症、外源性变态反应性肺泡炎和变态反应性支气管肺曲菌病等。患者临床症状较轻，哮喘伴有发热，胸部 X 线检查可见多发性、此起彼伏的淡薄斑片浸润影，临床表现可自行消失或再发，寄生虫、原虫、花粉、真菌、化学药品、职业粉尘等为常见的致病原，大多有致病原接触史，肺组织活检有助于鉴别诊断。

【病情评估】

（一）临床分级

1. 严重程度的分级　见表 6-1。

表 6-1　支气管哮喘病情严重程度的分级

分级	临床特点
间歇状态（第 1 级）	症状<每周 1 次 短暂出现 夜间哮喘症状≤每月 2 次 FEV_1占预计值%≥80%或 PEF≥80%个人最佳值，PEF 变异率<20%
轻度持续（第 2 级）	症状≥每周 1 次，但<每日 1 次 可能影响活动和睡眠 夜间哮喘症状>每月 2 次，但<每周 1 次 FEV_1占预计值%≥80%或 PEF≥80%个人最佳值，PEF 变异率为 20%~30%
中度持续（第 3 级）	每日有症状 影响活动和睡眠 夜间哮喘症状≥每周 1 次 FEV_1占预计值%为 60%~79%或 PEF 为 60%~79%个人最佳值，PEF 变异率>30%
重度持续（第 4 级）	每日有症状 频繁出现 经常出现夜间哮喘症状 体力活动受限 FEV_1占预计值%<60%或 PEF<60%个人最佳值，PEF 变异率>30%

2. 哮喘急性发作时的病情严重程度分级　见表 6-2。

表 6-2　哮喘急性发作时病情严重程度的分级

临床特点	轻度	中度	重度	危重
气短	步行，上楼时	稍事活动	休息时	休息时，明显
体位	可平卧	喜坐位	端坐呼吸	端坐呼吸或平卧
讲话方式	连续成句	单句	单词	不能讲话
精神状态	可有焦虑，尚安静	时有焦虑或烦躁	常有焦虑、烦躁	嗜睡或意识模糊
出汗	无	有	大汗淋漓	大汗淋漓
呼吸频率	轻度增加	增加	常每分钟>30 次	常每分钟>30 次
辅助呼吸肌活动及三凹征	常无	可有	常有	胸腹矛盾呼吸
哮鸣音	呼吸末期，散在	响亮、弥漫	响亮、弥漫	减弱，乃至无
脉率	每分钟<100 次	每分钟 100~120 次	每分钟>120 次	慢或不规则
奇脉	无	可有	常有	无，提示呼吸肌疲劳

续表

临床特点	轻度	中度	重度	危重
最初支气管舒张剂治疗后 PEF 占预计值或个人最佳值%	>80%	60%~80%	<60% 或绝对值 <100L/min 或作用时间<2 小时	无法完成检测
PaO_2（吸空气）	正常	降低但≥60mmHg	<60mmHg	<60mmHg
$PaCO_2$	<45mmHg	≤45mmHg	>45mmHg	>45mmHg
SaO_2（吸空气）	>95%	91%~95%	≤90%	≤90%
pH	正常	正常	正常或降低	降低

注：只要符合某一严重程度的指标≥4 项，即可提示为该级别的急性发作。

（二）临床分期

1. 急性发作期　因接触变应原或感染，气喘、咳嗽、气促、胸闷症状突然发生或加重，伴呼气流量降低。

2. 非急性发作期（慢性持续期）　哮喘患者即使没有急性发作，但在相当长的时间内仍有不同频度和（或）不同程度地出现症状（喘息、咳嗽、胸闷等），肺通气功能下降。

3. 临床缓解期　患者持续 3 个月以上无气喘、咳嗽、气促、胸闷症状，1 年内病情稳定无急性发作。

【治疗】

（一）哮喘慢性持续期的治疗

1. 治疗目标和原则　治疗目标以控制哮喘症状为主，使患者能够正常生活，减少哮喘的急性发作、肺的不可逆损害及死亡的风险。治疗原则为在群体策略中兼顾患者的个体差异，以患者的严重程度为基础制订相应的治疗方案。

2. 脱离变应原　部分患者能找到引起哮喘发作的变应原或其他非特异刺激因素，立即使患者脱离变应原的接触是防治哮喘最有效的方法。

3. 药物治疗　吸入疗法具有用药剂量少、见效快、使用方便和副作用少等优点，已成为防治哮喘病的主要给药方式。

（1）糖皮质激素　具有抑制气道炎症、抗过敏、抗微血管渗漏和间接松弛气道平滑肌等作用，是最有效的控制气道炎症的药物，不仅能有效控制症状，还可减少发作频率，降低死亡率，并可作为缓解期的预防用药。给药途径为吸入和口服，首选吸入途径给药。常用药物有二丙酸倍氯米松（BDP）吸入剂、布地奈德（BUD）吸入剂、丙酸氟替卡松（FP）吸入剂等。BDP 气雾剂一般用量为每次 100~200μg，每日 3~4 次；BUD 吸入剂的一般用量为每次 200μg，每日 2 次。主要副作用有咽部不适、声音嘶哑和念珠菌感染等局部反应。为减少吸入大剂量糖皮质激素的不良反应，可与长效 β_2 肾上腺素受体激动剂、茶碱类药物或白三烯调节剂联合使用。

（2）β_2 肾上腺素受体激动剂　主要作用机制是兴奋 β_2 受体，激活腺苷酸环化酶，增加细胞内环磷酸腺苷（cAMP）的合成，扩张支气管平滑肌，稳定肥大细胞膜。作用特点是扩张支气管作用强，平喘作用迅速，不良反应小。常用制剂：①短效-速效 β_2 肾上腺素受体激动剂：数分钟起效并维持数小时，如沙丁胺醇和特布他林气雾剂，每次吸入 1~2 喷，适用于控制哮喘急性发作，为缓解轻中度哮喘急性症状的首选药物。②短效-迟效 β_2 肾上腺素受体激动剂：半小时内起效，维持 4~8 小时，如沙丁胺醇和特布他林片剂，每次 1~2 片，每日 3 次口服，适用于治疗日间哮喘。控释剂作用时间较长，可达 8~12 小时，班布特罗为特布他林前体药，可维持 24 小时，适用于夜间哮喘。③长效-迟效 β_2 肾上腺素受体激动剂：如沙美特罗气雾剂，用于防治夜间哮喘。④长效-速效 β_2 肾上腺素受体激动剂：如福莫特罗干粉吸入剂，既可用于防治夜间哮喘，也适用于控制哮喘急性发作。沙美特罗、福莫特罗常与吸入激素联合使用。

（3）糖皮质激素联合长效 β_2 肾上腺素受体激动剂复合制剂　具备抗炎和平喘的双重作用，适合中重度哮喘长期治疗，依从性好，不良反应减少。我国目前常用的有丙酸氟替卡松-沙美特罗干粉剂、布地奈德-福莫特罗干粉剂和糠酸氟替卡松-维兰特罗干粉剂等。

（4）白三烯调节剂　通过调节白三烯（LT）的生物活性而发挥抗炎作用，同时可扩张支气管平滑肌，可作为控制轻度哮喘的治疗药物。常用半胱氨酸 LT 受体拮抗剂，如孟鲁司特 10mg，每日 1 次，或扎鲁司特 20mg，每日 2 次。不良反应较轻微，主要是胃肠道症状，少数有皮疹、血管性水肿、转氨酶升高，停药后可恢复正常。

（5）茶碱（黄嘌呤）类药物　作用机制不明确，可能与其抗炎作用、抑制磷酸二酯酶（PDE）的活性、拮抗腺苷、刺激内源性儿茶酚胺分泌、抑制细胞内 Ca^{2+} 的释放等有关，具有扩张支气管平滑肌、强心、兴奋呼吸中枢的作用。临床常用茶碱缓释片或控释片，每次 0.1~0.2g，每日 1~2 次。由于其半衰期长，服药次数少，患者的依从性好，同时血药浓度稳定，既可保证疗效，又可避免不良反应，适合夜间哮喘的治疗。应当注意，氨茶碱静脉注射应缓慢进行，速度一般为每小时 0.5mg/kg，若注射速度过快，可能造成严重的心律失常，甚至死亡。氨茶碱血药浓度个体差异大，可以监测血清或唾液中茶碱浓度，及时调整茶碱的用量。

（6）抗胆碱药物　短效抗胆碱药物如异丙托溴铵，为胆碱能受体（M 受体）拮抗剂，可以阻断节后迷走神经通路，降低迷走神经兴奋性而起到扩张支气管的作用，并有减少痰液分泌的作用。与 β_2 肾上腺素受体激动剂联合吸入有协同作用，尤其适用于夜间哮喘及多痰的患者，每日 3 次，每次 25~75μg，或用 100~150μg/mL 的溶液持续雾化吸入，约 10 分钟起效，维持 4 ~ 6 小时。不良反应少，少数患者有口苦或口干感。雾化吸入异丙托溴铵与沙丁胺醇复合制剂是治疗哮喘急性发作的常用药物。选择性 M_1、M_2 受体拮抗剂如噻托溴铵作用更强，为长效抗胆碱药物，持续时间可达 24 小时，不良反应少。

（7）其他药物　其他用于防治支气管哮喘的药物有钙通道阻滞剂（维拉帕米、硝苯地平等），可治疗运动性哮喘；甲磺司特对过敏性哮喘有效；口服抗变态反应药物曲尼司特、色甘酸钠主要用于哮喘的预防；抗组胺药物氯雷他定、氮卓斯丁适用于伴过敏性鼻炎的哮喘患者；靶向药物用于重度哮喘患者的治疗；过敏原特异性免疫疗法适用于过敏原明确却控制不良的哮喘患者。

4. 制订和调整治疗方案　哮喘的诊断确立以后，早控制、规律用药是取得最佳疗效的关键。治疗过程中，根据症状控制水平和风险因素给出阶梯式治疗方案，GINA 目前推荐方案含 5 级治疗，同时需对患者持续进行评估，观察治疗的效果，随时调整方案予以升级或降级治疗。各级别方案均以控制哮喘症状为基础。开始治疗后，建议患者 2 至 4 周复查 1 次，每月或者每季度要进行随访。

（1）第 1 级治疗　仅限用于偶有短暂的白天症状（每月少于 2 次，每次持续数小时），没有夜间症状，无急性发作风险，肺功能正常的患者。推荐治疗方案：按需低剂量糖皮质激素+福莫特罗吸入剂。

（2）第2级治疗　低剂量控制性药物加按需使用缓解药物。推荐治疗方案：低剂量糖皮质激素加按需使用缓解药物。低剂量糖皮质激素+福莫特罗按需使用可以作为第2级哮喘治疗的首选方案之一。

（3）第3级治疗　推荐治疗方案：低剂量糖皮质激素+长效 β_2 肾上腺素受体激动剂复合制剂作为维持治疗。低剂量糖皮质激素+福莫特罗按需治疗或短效 β_2 肾上腺素受体激动剂按需治疗。糠酸氟替卡松-维兰特罗可以每日1次吸入给药，能够更有效地控制症状，改善肺功能，减少急性发作的风险。

（4）第4级治疗　推荐治疗方案：中等剂量糖皮质激素+长效 β_2 肾上腺素受体激动剂复合制剂维持治疗。

（5）第5级治疗　推荐进行临床表型评估和考虑附加药物治疗。采用第4级治疗，且吸入技术正确，依从性良好，而仍有持续哮喘症状或有急性发作的患者，需要转诊到哮喘专科按重度哮喘处理。推荐治疗方案：高剂量糖皮质激素+长效 β_2 肾上腺素受体激动剂复合制剂，根据哮喘临床表型评估再附加药物治疗。

升级治疗是指当目前级别的治疗方案不能控制哮喘即症状持续和（或）发生急性发作，应给予升级治疗，选择更高级别的治疗方案直至哮喘达到控制为止。降级治疗是指当哮喘症状得到控制并维持至少3个月，且肺功能恢复正常并维持平稳状态，可考虑降级治疗。

（二）哮喘急性发作期的治疗

治疗目标与治疗原则：①治疗目标：尽快缓解临床症状，解除气流受限与低氧血症，预防再次急性发作。②治疗原则：严密监护病情及对治疗的反应，积极进行支气管扩张治疗，早期使用全身性糖皮质激素，合理氧疗，必要时实施机械通气。

1. 轻中度哮喘发作的处理　部分患者可居家自我处理。短效抗胆碱药物是最有效的缓解哮喘症状的药物。若自我治疗1~2天后效果不佳，或持续加重，应及时前往医院就诊。反复使用吸入性短效抗胆碱药物是治疗急性发作最有效的方法，如初始治疗可在第1小时，每20分钟吸入4~10喷，后根据反应调整，并配以雾化或口服激素治疗，如泼尼松 0.5~1mg/kg。

2. 中重度急性发作的处理　自我处理的同时紧急前往医院求治。扩张支气管药物首选吸入性短效抗胆碱药物。尽早使用激素，口服和静脉给药均可考虑。对有低氧血症（氧饱和度<90%）和呼吸困难的患者可给予控制性氧疗，维持其氧饱和度在93%~95%。如发现感染证据，可考虑使用抗菌药物。

3. 急性重度和危重哮喘的处理

（1）氧疗与辅助通气　出现低氧血症，应经鼻导管吸入较高浓度的氧气，以纠正缺氧。如缺氧严重，应经面罩或鼻罩给氧，使 $PaO_2>60mmHg$。如患者全身情况进行性恶化，神志异常，意识模糊，呼吸肌疲劳，$PaO_2<60mmHg$，$PaCO_2 \geqslant 45mmHg$，宜及时行气管插管或气管切开，实施机械通气治疗。

（2）解痉平喘　①β_2 肾上腺素受体激动剂：可用持续雾化吸入，或皮下或静脉注射 β_2 肾上腺素受体激动剂。老年人心律不齐或心动过速者慎用。②氨茶碱：静脉滴注每小时 0.3~0.4mg/kg，维持有效血药浓度。③抗胆碱药物：可以同时雾化吸入异丙托溴铵与 β_2 肾上腺素受体激动剂，两者有协同作用。

（3）纠正水、电解质及酸碱平衡紊乱　①补液：纠正脱水，避免痰液黏稠导致气道堵塞。

②纠正酸中毒：可用5%碳酸氢钠静脉滴注或缓慢静脉注射，但应避免形成碱血症，如导致氧离曲线左移不利于血氧在组织中的释放。③纠正电解质紊乱：及时纠正低血钾、低血钠等电解质紊乱。

（4）控制感染　酌情选用广谱抗生素，静脉滴注。

（5）应用糖皮质激素　大剂量、短疗程静脉滴注糖皮质激素，常用琥珀酸氢化可的松、甲泼尼龙琥珀酸钠或地塞米松。

（6）其他　重度哮喘发作的患者哮鸣音突然减少或消失，但其紫绀和呼吸困难更为严重时，称为"沉默肺"，应引起警惕，及时查明原因，并采取有效的对症处理措施。

（三）重度持续哮喘的处理

患者过去一年的治疗中，使用GINA建议的第4级或第5级药物才能控制或仍未控制的哮喘，称为重度持续哮喘。首先应对患者进行教育管理，提高依从性，同时识别诱发因素，避免接触并治疗共患疾病。

（1）药物治疗　使用大剂量的糖皮质激素，如每日二丙酸倍氯米松>1000μg，可同时加用口服激素，如泼尼松片0.5~0.8mg/（kg·d）。

（2）生物靶向治疗　近年来用于重度哮喘的新型药物，包括抗IgE单克隆抗体、抗IL-5单克隆抗体、抗IL-5受体（IL5R）单克隆抗体、抗IL-4R单克隆抗体及阿奇霉素。

（3）支气管热成形术　为非药物治疗技术，在支气管镜下操作，减少气道平滑肌数量，改善哮喘控制水平，还可减少药物使用。该技术远期疗效还有待观察。

（四）预防

对于哮喘患者的教育管理是哮喘防治工作不可缺少的部分，是保证疗效、提高患者生活质量、减少发作、降低病死率的重要保障。

1. 哮喘患者管理

（1）管理目标　控制症状和降低未来风险是管理的主要目标，建立良好的医患合作关系是管理的有效途径。鼓励患者主动参与自身的个性化治疗方案的管理，持续对治疗效果进行评估和反馈，达到"整体控制"。

（2）哮喘指南的推广　医务人员加强对国际及国内哮喘相关指南和共识的学习，不断更新知识，加强认知水平，实施规范化哮喘诊治流程。

2. 哮喘的预防　哮喘被认为与基因和环境的因素关联较大，这些危险因素应告知患者，指导患者从以下方面进行干预。

（1）营养　有研究认为，孕期母亲的饮食、体重增加、母乳喂养时间过短、婴儿进食固体食物的时间过早、维生素D缺乏可能增加哮喘的风险。

（2）过敏原　避免过敏原的暴露是哮喘治疗的关键。尘螨过敏是公认的哮喘发生的危险因素。

（3）药物　对乙酰氨基酚可能与成人和儿童哮喘相关。

（4）污染物　产前或产后的烟草暴露对儿童影响大。交通相关的空气污染物（如NO_2、SO_2），燃烧后污染物及$PM_{2.5}$，也会增加哮喘的发生。

（5）微生物　微生物群可能有利于哮喘的预防。比如农村儿童哮喘患病率低于城市儿童，剖宫产儿童哮喘患病率高于自然分娩儿童。

（6）社会心理因素　主动了解患者情绪与压力，精神因素与本病的发生也存在一定联系。

（五）健康教育与人文关怀

1. 用药依从性的指导　有研究显示，患者依从性高低和哮喘的转归密切相关。而哮喘患者由于需要长期规范化用药，难度较大，治疗依从性只有50%左右。因此，加强患者自我管理、医患沟通教育、完整的社区管理慢病模式都是提高患者依从性的途径。

2. 正确使用吸入装置的培训　大部分哮喘药物的使用依靠吸入装置，患者是否能正确使用对治疗效果有明显影响。医务人员应正确指导患者如何使用装置，如实物演示−患者练习，使用视频的播放等。

3. 哮喘科普教育　通过线下交流或新媒体将哮喘常识教育内容推广给广大患者，教育内容应涉及本病的病因、诊断、基本治疗方案、药物选择的差别、不良反应、急性发作的识别和求治、有何并发症及如何预防，也可组织患者通过建群等多种形式，分享和讨论自身抗病经验与体会。

4. 病情的自我监控　患者自我控制与管理是控制哮喘症状的关键。医务人员应积极指导患者自我管理，结合人工智能设备和技术，实施具体的哮喘行动计划，开展自我症状监控和疗效的周期性评估，准确记录哮喘日记均有助于医生总结和分析患者哮喘的程度和方案的有效性。

5. 医务人员定期评估　运用门诊复诊、电话随访、信息化管理程序，评估患者的哮喘控制情况和治疗存在的问题，及时予以解决。

思考题

1. 试述支气管哮喘的诊断标准。
2. 支气管哮喘和心源性哮喘如何鉴别？
3. 简述支气管哮喘的药物治疗。
4. 危重哮喘如何处理？

第一节　肺炎概述

肺炎（pneumonia）是指终末气道、肺泡及肺间质的急性炎症，可由多种因素引起，如细菌、病毒、支原体、衣原体、真菌、寄生虫等多种病原微生物及理化因素，其中以细菌性肺炎最为常见。抗菌药物的出现及发展一度使细菌性肺炎病死率明显下降，但近年来由于常见病原体的变迁、抗菌药物耐药性等问题，肺炎的病死率又有所上升。

【病因和发病机制】

通常所说的肺炎是指各种病原体感染引起的肺炎，不包括理化因素所致的肺炎。肺炎发生与否取决于病原体和宿主两方面因素。正常的呼吸道免疫防御机制可使下呼吸道免除病原体的感染。如果病原体数量多、毒力大和（或）宿主呼吸道免疫防御系统被破坏，即可发生肺炎。病原体可通过空气吸入、血行播散、邻近感染部位蔓延、上呼吸道定植菌的误吸等多种途径侵入下呼吸道，引起肺炎。

【分类】

肺炎按照解剖学、病因学及患病环境进行分类。

（一）解剖学分类

1. 大叶性（肺泡性）肺炎　病原体首先在肺泡引起炎症，然后经肺泡间孔向周围肺泡扩散，引起一个或几个肺段甚至整个肺叶的炎症，病变并不累及支气管。X线表现为沿肺段或肺叶分布的实变影。常见致病菌为肺炎链球菌。

2. 小叶性（支气管性）肺炎　病原体由支气管入侵，引起细支气管、终末细支气管及肺泡的炎症，X线表现为沿着肺纹理分布的不规则斑片状阴影。常见病原体为肺炎链球菌、葡萄球菌、病毒、肺炎支原体及军团菌等。

3. 间质性肺炎　炎症以肺间质为主，有肺泡壁增生及间质水肿，并累及支气管壁和支气管周围组织。X线多表现为磨玻璃状、网格状阴影。常见病原体为细菌、支原体、衣原体、病毒或肺孢子菌等。

（二）病因学分类

1. 细菌性肺炎　常见肺炎链球菌、金黄色葡萄球菌、肺炎克雷伯杆菌、流感嗜血杆菌肺炎等。

2. 非典型病原体所致肺炎 常见支原体、衣原体肺炎等。

3. 病毒性肺炎 常见冠状病毒、腺病毒、呼吸道合胞病毒、流感病毒等引起的肺炎。

4. 肺真菌病 常见念珠菌、曲霉、隐球菌等引起的肺炎。

5. 其他病原体所致肺炎 常见立克次体、肺吸虫等引起的肺炎。

6. 理化因素所致肺炎 常见放射性肺炎、化学性肺炎等。

（三）患病环境分类

1. 社区获得性肺炎（community acquired pneumonia，CAP） 是指在医院外罹患的感染性肺实质（含肺泡壁，即广义的肺间质）炎症，包括具有明确潜伏期的病原体感染在入院后于潜伏期内发病的肺炎。常见病原体为肺炎链球菌、支原体、衣原体、流感嗜血杆菌、呼吸道病毒等。

2. 医院内获得性肺炎与呼吸机相关性肺炎 医院内获得性肺炎（hospital acquired pneumonia，HAP）是指患者住院期间没有接受有创机械通气，未处于病原感染的潜伏期，且入院48小时后在医院内新发生的肺炎。呼吸机相关性肺炎（ventilator associated pneumonia，VAP）是指气管插管或气管切开患者，接受机械通气48小时后发生的肺炎及机械通气撤机、拔管后48小时内出现的肺炎。我国HAP或VAP常见病原体为鲍曼不动杆菌、铜绿假单胞菌、肺炎克雷伯杆菌、大肠埃希菌、金黄色葡萄球菌等。

【临床表现】

本病的症状和体征不一，可轻可重，决定于病原体特性和宿主的状态。

（一）症状

本病常见症状为发热、咳嗽、咳痰，病变范围大者可有呼吸困难，胸膜受累可出现胸痛。严重感染者可并发感染性休克，出现休克性肺炎。

（二）体征

早期肺部可无明显体征，肺泡内渗出较多时可闻及湿啰音，肺实变时可有典型的肺实变体征，如病变部位叩诊呈浊音、语颤增强和闻及病理性支气管呼吸音等。重症患者者可有呼吸频率增快、鼻翼扇动、发绀等。并发胸膜炎、胸腔积液及感染性休克者，可出现相应体征。

【辅助检查】

1. 胸部X线检查 不同病原体所引起的肺炎影像学差异较大，发现肺实质浸润灶是诊断肺炎的重要依据，也是与上呼吸道感染、气管-支气管炎鉴别的重要依据。

2. 血常规检查 外周血白细胞计数>10×10⁹/L 或<4×10⁹/L。细菌性肺炎如肺炎链球菌肺炎、金黄色葡萄球菌肺炎常见外周血白细胞计数明显升高，严重感染时反而出现降低。肺炎支原体肺炎多正常或稍高，病毒性肺炎可正常、稍高或降低。

3. 病原学检查 首选痰涂片与痰培养，有助于确定病原菌。留痰或病原检出困难者可经支气管镜或人工气道吸引、经支气管镜用防污染毛刷刷洗、支气管肺泡灌洗留取标本。病情严重者可采用血培养寻找致病菌；合并胸腔积液，可进行胸腔积液培养。对抗菌药物经验性治疗无效或其他检查不能确定，必要时可考虑经皮细针吸检和开胸肺活检。肺炎支原体、衣原体、嗜肺军团菌和病毒性肺炎常需进行血清学检查，测定特异性抗体有助于诊断。

【诊断与鉴别诊断】

（一）诊断

1. CAP

（1）社区发病。

（2）临床表现：①新近出现的咳嗽、咳痰或原有呼吸道疾病症状加重并出现脓性痰，伴或不伴胸痛/呼吸困难/咯血。②发热。③肺实变体征和（或）闻及湿啰音。④外周血 WBC>10×10⁹/L 或<4×10⁹/L，伴或不伴中性粒细胞核左移。

（3）胸部影像学检查显示片状、斑片状浸润性阴影或间质性改变，伴或不伴胸腔积液。

符合①、③及②中任何 1 项，并除外其他肺部浸润病变，即可诊断。

2. HAP 与 VAP　胸部 X 线或 CT 显示新出现或进展性的浸润影、实变影、磨玻璃影，加上下列 3 个临床症状中的两个或以上：①发热，体温>38℃。②脓性气道分泌物。③外周血白细胞计数>10×10⁹/L 或<4×10⁹/L。

（二）鉴别诊断

1. 与其他肺部疾病相鉴别

（1）肺结核　多有午后低热、盗汗、乏力、消瘦等全身中毒症状。X 线见病变多在肺尖或锁骨上下，密度不均，部分可形成空洞或肺内播散。一般抗菌治疗疗效不佳。痰查结核分枝杆菌有助于鉴别。

（2）肺癌　同一部位再次出现肺炎或抗菌药物治疗效果不好，需警惕肺癌可能，尤其有吸烟史、年龄大于 40 岁以上男性，晚期可伴有消瘦等恶病质表现。胸部 CT、MRI、支气管镜和痰液脱落细胞等检查，有助于鉴别。

（3）肺血栓栓塞症　多表现为突发胸痛、咳嗽、咯血、呼吸困难，常有下肢深静脉血栓的危险因素，如血栓性静脉炎、心肺疾病、创伤、手术和肿瘤等。D-二聚体、CT 肺动脉造影、MRI 等检查有助于鉴别。

（4）非感染性肺部浸润　需排除非感染性肺部疾病，如肺水肿、肺不张等。

2. 常见不同病原体所致肺炎的鉴别　见表 7-1。

表 7-1　常见不同病原体所致肺炎的鉴别

病原体	临床表现	X 线表现
肺炎链球菌	急性起病，寒战、高热、咳铁锈色痰、胸痛、呼吸困难，肺实变体征	肺叶或肺段实变影
金黄色葡萄球菌	多有基础疾病，寒战、高热、胸痛，脓痰或脓血痰，可早期出现循环衰竭	肺叶或肺段实变，易早期形成空洞，脓胸，病灶易变性
肺炎克雷伯杆菌	多见于年老体弱者，起病突然，寒战、高热、咳棕红色胶冻状痰，易发生全身衰竭	肺叶或肺段实变，蜂窝状脓肿，叶间隙下坠
支原体	可小流行，多见于儿童和青少年，多为阵发性干咳、乏力、肌痛、头痛明显，一般为中等程度发热，胸部体征多不明显	肺部多种形态浸润影，节段状分布，多见于下肺

续表

病原体	临床表现	X线表现
念珠菌	大量使用抗生素、激素或免疫抑制剂，免疫缺陷病病史，畏寒、高热、多咳白色泡沫黏痰	X线影像无特征性，支气管肺炎或大片浸润
病毒	病毒流行季节发病，发热、头痛、肌痛等全身症状突出，小儿或老年人易发生重症肺炎	肺纹理增多，磨玻璃状阴影小片状浸润或广泛浸润实变

【治疗】

治疗原则：肺炎通常是由病原体引起，故抗感染治疗是肺炎治疗的关键环节。一旦确诊为肺炎，应尽快给予抗生素治疗，其他治疗包括止咳、化痰等对症治疗和针对并发症的治疗。

（一）抗感染治疗

抗感染治疗包括经验性治疗和针对病原体治疗。前者主要根据患者病史、临床表现、影像学特征、患病环境及本地区肺炎病原体流行病学资料，选择抗生素；后者则根据病原学的培养及药敏试验结果，选择敏感的抗菌药物。不同的病原体感染首选的抗生素不同，如肺炎链球菌肺炎首选青霉素；肺炎支原体肺炎首选大环内酯类药物；耐甲氧西林金黄色葡萄球菌肺炎首选万古霉素；肺念珠菌病首选氟康唑、伊曲康唑；病毒性肺炎首选利巴韦林、阿昔洛韦等。

（二）对症治疗

咳嗽剧烈者，咳痰量少时，可适当给予镇咳治疗；痰液黏稠不易咯出者给予化痰治疗，可采取口服、雾化吸入或静脉滴注等方式；胸痛明显，可适当镇痛治疗；体温明显升高时予以适当降温对症处理；紫绀、呼吸困难明显，应给予吸氧；部分重症病例需要呼吸机辅助呼吸治疗。

（三）并发症治疗

并发感染性休克等并发症时，应予以积极纠正休克等治疗。

（四）预防

1. 增强抵抗力　加强锻炼，增强体质，戒烟，注意营养。

2. 避免诱因　避免受凉，注意添减衣物，防止感冒；积极治疗原发病。定期病房消毒和环境监测、医护人员及时手消毒等，对防止院内获得性感染有重要作用。

3. 良好的卫生习惯　注意室内通风，流感季节避免前往人群聚集区域，注意佩戴口罩。保持手、鼻卫生，喷嚏、咳嗽时用衣物、纸巾遮挡口鼻，减少病原体播散。

4. 接种疫苗　流感疫苗可减少病毒性肺炎和病毒性肺炎继发细菌性肺炎的发生率；肺炎链球菌疫苗可显著减少肺炎链球菌肺炎的发生。

（五）健康教育及人文关怀

指导患者出现高热、咳嗽或呼吸困难等症状时，应及时到医院进行正规检查、治疗，经验性病原学的判断及病原学检查对治疗至关重要。早期合理使用抗生素对肺炎的预后有重要作用，但是不用或滥用抗生素都可能导致病情加重。

第二节　肺炎链球菌肺炎

肺炎链球菌肺炎（pneumococcal pneumonia）是由肺炎链球菌引起的肺炎，约占 CAP 的半数，多急骤起病，典型临床特征为寒战、高热、咳嗽、咳铁锈色痰、胸痛、呼吸困难和肺实变体征，胸部影像学检查表现为肺段或肺叶的大片实变影。近年来由于抗生素的广泛使用，本病的起病方式及临床特征均不典型。

【病因和发病机制】

肺炎链球菌为革兰阳性球菌，常成对或成链排列，菌体外有荚膜，荚膜多糖具有抗原特性。根据其荚膜多糖的抗原性不同，肺炎链球菌可分为 86 个血清型。成人致病菌多属 1~9 型及 12 型，以第 3 型毒力最强。肺炎链球菌在干燥痰中能存活数月，但阳光直射 1 小时或加热至 52℃ 10 分钟，即可杀灭，对石炭酸等消毒剂亦甚敏感。

人体免疫功能正常时，肺炎链球菌是寄居在口腔及鼻咽部的一种正常菌群，其带菌率常随年龄、季节及免疫状态的变化而有差异。机体免疫功能受损时，有毒力的肺炎链球菌入侵人体下呼吸道而致病。

上呼吸道感染、吸入麻醉、受寒、疲劳、醉酒等，使呼吸道黏膜受损；年老、体弱、慢性心肺疾病、长期卧床者及长期使用免疫抑制剂等，导致全身免疫功能低下，均易引起肺炎链球菌进入下呼吸道，在肺泡内繁殖而发病。肺炎链球菌不产生毒素，不引起原发性组织坏死或形成空洞。其致病力主要和荚膜对组织的侵袭力有关，首先引起肺泡壁水肿，出现白细胞与红细胞渗出，之后含菌的渗出液经肺泡间孔向其他肺泡扩散，使炎症扩大，甚至累及几个肺段或整个肺叶，亦易累及胸膜，引起渗出性胸膜炎。

【病理】

本病典型的病理变化可分为 4 期：①早期为充血期，肺泡毛细血管扩张、充血。②中期为红肝变期，肺泡腔有较多的红细胞渗出，病变部位的肺组织色红而饱满。③后期为灰肝变期，肺泡腔有大量白细胞和纤维素性渗出，肺泡壁受压贫血，病变部位的肺组织灰白而充实。④最后进入消散期，纤维蛋白渗出物溶解、吸收，肺泡内重新充气。在应用抗生素后，此种典型的病理分期已很少见。病变消散后肺组织结构多无损坏，不留纤维瘢痕。极个别患者肺泡内纤维蛋白吸收不完全，甚至有成纤维细胞形成，形成机化性肺炎。若未及时治疗，5%~10% 的患者可能并发脓胸，15%~20% 的患者因细菌经淋巴管、胸导管进入血循环，引起脑膜炎、心包炎、心内膜炎、关节炎、中耳炎等肺外感染。

红肝变期肺泡腔有较多红细胞渗出，患者可咳血性痰，肺泡腔内红细胞被破坏，释放出铁血黄素，可出现铁锈色痰，为肺炎链球菌肺炎的特征性表现；肺组织实变，影响肺泡通气和换气功能，出现呼吸困难。炎症累及胸膜，引起胸膜性疼痛。

【临床表现】

本病多数起病急骤，常有受凉淋雨、劳累、酗酒及病毒感染等诱因，冬季与初春多见；多有上呼吸道感染的前驱症状，病程一般 7~14 天。

（一）症状

1. 寒战、高热　典型病例以突然寒战起病，继之高热，体温可高达39℃~40℃甚至更高，呈稽留热型，常伴有头痛、全身肌肉酸痛、食量减少。抗生素使用后热型可不典型，年老体弱者可仅有低热或不发热。

2. 咳嗽、咳痰　初期为刺激性干咳，继而咳出白色黏液痰或带血丝痰，发病1~2天后，可咳出黏液血性痰或铁锈色痰，也可呈脓性痰，进入消散期痰量增多，痰黄而稀薄。

3. 胸痛　多有患侧剧烈胸痛，常呈针刺样，随着咳嗽或深呼吸而加剧，可放射至肩或腹部。如为下叶肺炎可刺激膈胸膜引起剧烈腹痛，易被误诊为急腹症。

4. 呼吸困难　肺实变时多表现为混合性呼吸困难，呼吸快而浅。病情严重时可出现皮肤黏膜发绀。

5. 其他症状　少数患者有恶心、呕吐、腹胀或腹泻等胃肠道症状。严重感染者可出现神志模糊、烦躁、嗜睡、谵妄、昏迷等。

（二）体征

多数患者呈急性热病容，呼吸浅速，面颊绯红，皮肤灼热，部分患者有鼻翼扇动，口唇单纯疱疹。早期肺部多无明显体征，或仅有少量湿啰音、呼吸音减低及胸膜摩擦音等。典型的肺实变体征表现为患侧呼吸运动减弱、触觉语颤增强、叩诊呈浊音、听诊呼吸音减低或消失，并可出现病理性支气管呼吸音，消散期可闻及湿啰音。重症患者可有肠胀气，上腹部压痛多与炎症累及膈胸膜有关。少数重症患者可出现休克。

本病自然病程7~14周，发病5~10天，体温可自行骤降或逐渐下降；使用有效的抗菌药物后可使体温在1~3天内恢复正常，一般情况改善，症状减轻，肺实变体征消失，但局部的湿啰音及X线的肺部改变可持续1周以上。

【并发症】

1. 感染性休克　肺炎链球菌肺炎的并发症近年来已很少见。毒血症患者易发生感染性休克，尤其是老年人。其表现为发病急骤伴高热，但亦有体温不升者，血压下降甚至测不到，脉搏细数或不可触及，呼吸急促，口唇及肢体末梢发绀，皮肤湿冷，多汗，表情淡漠或烦躁不安，甚至昏迷，少尿或无尿。

2. 其他并发症　有胸膜炎、脓胸、心肌炎、脑膜炎、关节炎等。

【辅助检查】

1. 血常规检查　有助于诊断细菌性感染的存在。血白细胞计数多在（10~20）×10⁹/L，中性粒细胞百分比多在80%以上，并有核左移，或细胞内可见中毒颗粒。年老体弱、酗酒、免疫功能低下者白细胞计数可不增高，但中性粒细胞的百分比仍高。

2. 病原学检查　为病原学诊断的主要客观依据。痰直接涂片革兰染色及荚膜染色镜检，如发现典型的革兰染色阳性、带荚膜的双球菌，即可初步做出病原学诊断。痰培养24~48小时可确定病原体。PCR检测及荧光标记抗体检测可提高病原学诊断率。对病情危重者，应争取在使用抗生素前做血培养。

3. 胸部X线检查　有助于肺炎链球菌肺炎的诊断及与其他肺炎的鉴别诊断。早期仅见肺纹理增粗。肺实变期呈大叶、肺段分布的密度均匀阴影，并在实变阴影中可见支气管气道征，肋膈角可有少量胸腔积液征。消散期显示实变阴影密度逐渐减低，变为散在的、大小不等的片状阴影，多数病例起病 3~4 周后才能完全消散，老年患者病灶消散较慢，亦可能遗留机化性肺炎。

【诊断与鉴别诊断】

（一）诊断

本病根据典型症状与体征，结合胸部 X 线检查，可做出初步诊断；对于临床表现不典型者，需认真加以鉴别；确诊有赖于病原菌检测。

（二）鉴别诊断

1. 干酪性肺炎　急性干酪性肺炎的临床表现与肺炎链球菌肺炎相似，X 线亦有肺实变。但结核病常有低热乏力，痰中容易找到结核菌，X 线显示病变多在肺尖或锁骨上下，密度不均，经久不消散，且可形成空洞和肺内播散，抗结核治疗有效。而肺炎链球菌肺炎经青霉素治疗 3~5 天，体温多能恢复正常，肺内炎症也较快吸收。

2. 其他病原体引起的肺炎

（1）金黄色葡萄球菌肺炎　常发生于儿童或年老体弱者，中毒症状严重，身体其他部位有化脓性病灶，如疖、痈等；咳脓性痰或脓血痰；肺部 X 线检查具有特征性，常为多发性病灶，且在短期内变化很大，常迅速扩展，可并发气胸、脓胸；痰培养可发现凝固酶阳性的金黄色葡萄球菌。

（2）肺炎克雷伯杆菌肺炎　多见于年老体弱者，起病急骤，中毒症状重，咳棕红色胶冻样痰；严重者可有谵妄、黄疸、肺水肿、休克、呼吸衰竭等；X 线表现为肺叶实变，其中有蜂窝状透亮区，叶间隙下坠，痰涂片或培养可找到肺炎克雷伯杆菌。

（3）其他革兰阴性杆菌肺炎　多发生于年老体弱、慢性心肺疾病或免疫缺陷患者，常为院内获得性感染，通过临床观察和细菌学检查，鉴别诊断一般不难。

（4）支原体肺炎　儿童和青少年多见，有一定的流行性；起病较为缓慢，多有数天至 1 周的无症状期，继而出现咳嗽、头痛、乏力、咽痛、肌肉酸痛，多为中等程度发热，持久的阵发性剧咳是支原体肺炎较为典型的临床表现；胸部体征多不明显，血清支原体抗体、冷凝集试验等有助于鉴别。

（5）病毒性肺炎　多有明显的季节流行性特点，发热、头痛、全身肌肉酸痛等全身症状突出，抗菌治疗无效，部分可发展为重症，呼吸困难明显；X 线表现为磨玻璃状阴影小片状浸润或广泛浸润实变；相应病毒学抗体检查等有助于鉴别。

3. 原发性肺癌　患者年龄多较大，起病缓慢，常有刺激性咳嗽和少量咯血，无明显全身中毒症状，血白细胞计数不高，若痰中发现癌细胞可以确诊。原发性肺癌可伴发阻塞性肺炎，若经有效抗生素治疗后肺部炎症迟迟不消散，或暂时消散后又复出现者，应密切随访，必要时进一步行 CT、MRI、支气管镜检查、痰脱落细胞检查等，以免贻误诊断。

4. 急性肺脓肿　早期临床表现与肺炎球菌肺炎相似，但随着病程进展，咳大量脓臭痰为肺脓肿的特征；X 线检查显示脓腔及液平面。

5. 其他疾病　肺炎伴剧烈胸痛时，应与渗出性胸膜炎、肺梗死鉴别，相关的体征及 X 线影像有助鉴别。肺梗死常有静脉血栓形成的高危因素，咯血较多见，很少出现口角疱疹。下叶肺炎可能出现腹部症状，应通过 X 线、B 超等与急性胆囊炎、膈下脓肿、阑尾炎等进行鉴别。

【病情评估】

本病预后大多良好。随着新的抗生素的不断研发和广泛应用，本病的病死率已从 20 世纪 60 年代的 30% 下降到目前的 6% 左右，死亡病例以年老且有并发症者居多。

【治疗】

治疗原则：抗感染治疗是关键，早期有针对性的抗菌治疗可明显改善患者症状、缩短病程，避免出现各种并发症，一经临床诊断即应给予抗生素治疗，不必等待细菌培养结果。

（一）一般治疗

卧床休息，体温低时注意保暖，多饮水，给予易消化食物。高热、食欲不振者应静脉补液，注意补充足够蛋白质、热量及维生素。密切观察呼吸、脉搏、血压等变化，防止休克发生。

（二）对症治疗

高热者可采用物理降温，不用阿司匹林或其他解热药，以免过度出汗及干扰真实热型。呼吸困难、发绀者应吸氧。咳嗽、咳痰不易者可给予祛痰药。剧烈胸痛者，可热敷或酌用小量镇痛药。如有腹胀、鼓肠可用腹部热敷或肛管排气。如有麻痹性肠梗阻，应暂时禁食、禁饮、肠胃减压。烦躁不安、谵妄者酌情使用镇静药，禁用具有明显抑制呼吸作用的镇静药。

（三）抗菌药物治疗

肺炎链球菌肺炎首选青霉素 G，用药途径及剂量视患者病情轻重及有无并发症而定。轻者用青霉素 240 万 U/d，分 3 次肌内注射；病情稍重者，宜用青霉素 G240 万 ~ 480 万 U/d，静脉滴注，每 6~8 小时 1 次；重症及并发脑膜炎者，每日剂量可增至 1000 万 ~3000 万 U，分 4 次静脉滴注。滴注时每次量尽可能在 1 小时内滴完，以维持有效血浓度。对青霉素过敏者，可用红霉素或阿奇霉素静脉滴注；亦可用林可霉素肌内注射或静脉滴注。重症患者可选用氟喹诺酮类（如莫西沙星）、头孢菌素类（如头孢唑啉、头孢曲松等）。多重耐药菌株感染者可用万古霉素、替考拉宁。疗程通常为 5~7 天，或在退热后 3 天可由静脉用药改为口服，维持数日。

（四）感染性休克的处理

1. 一般处理　平卧，体温低时注意保暖，高热者予以物理降温，吸氧。保持呼吸道通畅，密切观察血压、脉搏、呼吸及尿量。

2. 补充血容量　是抢救感染性休克的重要措施。只有当血容量得到适当补充后，血管活性药物的作用才能有效发挥。补液量和速度视病情而定。一般先给右旋糖酐 40、复方氯化钠溶液等，以维持有效血容量，减低血液黏滞度，防止弥散性血管内凝血的发生。血压、尿量、尿比重、血细胞比容及患者的全身情况，可作为调整输液的指标，并应监测中心静脉压。

3. 纠正水、电解质和酸碱平衡紊乱　输液不宜过快，以免发生心力衰竭与肺水肿。随时监测和纠正钾、钠、氯紊乱及酸、碱平衡紊乱。并发感染性休克时常出现代谢性酸中毒，可酌情用少量 5% 碳酸氢钠静脉滴注。纠正酸中毒后，血压常可回升。

4. 糖皮质激素的应用　对病情危重、全身毒血症症状明显的患者，可短期（3~5 天）静脉滴注氢化可的松或泼尼松。

5. 血管活性药物的应用 一般不作为首选药物，多在经上述处理后血压仍不回升时使用。紧急情况下亦可在输液的同时使用，以保证重要器官的血液供应。可根据病情酌情给予异丙肾上腺素、多巴胺或间羟胺等静脉滴注；同时密切观察血压，调整药物浓度。

6. 积极抗感染 诊断明确者，可加大青霉素剂量，400万~1000万U/d静脉滴注；或用第三代、四代头孢菌素；或碳青霉烯类。最好根据血培养药物敏感试验结果选用有效抗生素。

7. 防治心肾功能不全 有心功能不全者，应减慢输液速度，控制入液量，酌用毒毛花苷K或毛花苷C静脉注射。若血容量已补足而24小时尿量<400mL、比重<1.018时，应考虑合并急性肾功能衰竭，应紧急处理。

（五）预防

1. 避免诱因 避免淋雨、受寒、疲劳、醉酒等诱发因素，防止上呼吸道感染。积极治疗原发病如慢性心肺疾病、糖尿病等。

2. 增强抵抗力 锻炼身体，增加机体抵抗力；预防接种肺炎链球菌疫苗可减少特定人群肺炎链球菌发病率，如慢性肺病、糖尿病、器官移植或脾切除者。

（六）健康教育与人文关怀

肺炎链球菌肺炎早期就诊、及时应用抗生素，多预后良好，应鼓励患者积极配合治疗，注意休息，加强营养。有慢性基础疾患的老年人应尽量避免去人口密集场所，注意口腔卫生，佩戴口罩，避免误吸。

第三节 肺炎支原体肺炎

肺炎支原体肺炎（mycoplasmal pneumonia）是由肺炎支原体引起的肺部急性炎症，常同时伴有咽炎、支气管炎，以儿童和青少年多见。肺炎支原体（MP）也是我国成人CAP的重要致病原，占所有CAP病原体的5%~30%。MP可由口、鼻分泌物经空气传播，终年散发并可引起呼吸道感染的小流行。肺炎支原体肺炎大多症状轻，预后较好，少数可引起重症肺炎和肺外并发症（如脑膜炎、心肌炎、溶血性贫血、肾炎等）而导致死亡。

【病因和发病机制】

MP是一种介于细菌和病毒之间的微生物，无细胞壁结构，兼性厌氧，能独立生存。健康人因吸入患者咳嗽、打喷嚏时喷出的口、鼻分泌物而感染。肺炎支原体肺炎患者以儿童及青年人居多，发病前2~3天至病愈数周，均可在其呼吸道分泌物中检出MP。病原体入侵呼吸道后，通过细胞膜上的神经氨酸受体位点，黏附于宿主呼吸道上皮细胞表面，通常存在于纤毛的基底部位，抑制纤毛运动，破坏支气管、细支气管黏膜层，并累及间质、肺泡壁。其致病性除MP的直接致病作用外，尚存在复杂的免疫机制。MP感染后患者血清可产生特异性IgM、IgG和IgA，呼吸道局部也可产生相应的分泌性抗体。MP感染后可出现IgE介导的超敏反应，促使哮喘急性发作。MP感染后还可产生多种非特异性抗体，可能与患者肺外并发症的发生有关。

【病理】

肺部病变主要为支气管肺炎、间质性肺炎和细支气管炎。支气管黏膜充血，上皮细胞肿胀、坏死和脱落。肺泡内可含少量渗出液，还可发生灶性肺不张。肺泡壁与间隔见中性粒细胞、单核细胞、淋巴细胞及浆细胞浸润。胸腔可有纤维蛋白渗出和少量渗出液。还可引起闭塞性细支气管炎伴机化性肺炎。

【临床表现】

（一）症状

本病起病缓慢，多有数天至 1 周的无症状期，继而出现咳嗽、头痛、乏力、咽痛、肌肉酸痛，多为发作性干咳。持久的阵发性剧咳是支原体肺炎较为典型的临床表现，多为中等度发热，也可以不发热，可伴有鼻咽部和耳部的疼痛，也可伴有气促或呼吸困难。

（二）体征

胸部体征不明显，常与肺部病变程度不相符，部分可闻及鼾音、哨笛音及湿啰音，也有在整个病程中均无任何阳性体征者；很少出现肺实变体征；可有咽部和鼓膜充血，颈部淋巴结肿大；10%~20% 患者可出现皮疹，如斑丘疹或多形红斑等。

【辅助检查】

1. 血常规   血白细胞总数正常或略增高，以中性粒细胞为主。

2. 胸部 X 线检查   可以协助做出诊断及鉴别诊断。肺部多种形态的浸润影，呈节段性分布，以肺下野多见，部分从肺门附近向外伸展。病变一般经 3~4 周自行消散。少数患者可出现少量胸腔积液。

3. 病原学检测   为诊断的主要客观指标。

（1）冷凝集试验   约 2/3 的患者在起病两周后，可出现冷凝集试验阳性（滴度≥1∶32），滴度逐步升高更有诊断价值。

（2）血清支原体抗体检测   血清支原体 IgM 抗体≥1∶64，或恢复期抗体滴度增高 4 倍以上，可进一步确诊。

（3）肺炎支原体抗原检测   直接检测呼吸道分泌物中的 MP 抗原，用于早期快速诊断。

（4）肺炎支原体分离培养   呼吸道分泌物中分离出 MP 是诊断的可靠依据。

（5）其他   单克隆抗体免疫印迹法、核酸杂交技术及 PCR 技术等具有高效、特异而敏感等优点，但一般不作为临床常规检查。

【诊断与鉴别诊断】

（一）诊断

一般需综合临床表现、X 线影像特征及病原学检查结果做出诊断。发作性干咳伴有头痛、咽痛、全身肌肉酸痛，有小流行的特点，胸部体征与 X 线影像病变程度不符，应首先考虑本病。培养分离出肺炎支原体可确诊，但其检出率较低，技术条件要求高，所需时间长。血清学检查尤其是血清支原体抗体升高 4 倍以上，有一定诊断价值，但多用于回顾性诊断。

（二）鉴别诊断

1. 病毒性肺炎   好发于病毒流行季节，与支原体肺炎症状相似，但起病急，发热、头痛、全身酸痛、乏力等症状明显，小儿或老年人易发生重症肺炎；外周血白细胞计数正常、稍高或偏低，病毒特异性抗体或核酸检测有助于鉴别。

2. 军团菌肺炎　急性起病，夏末秋初多见，主要发生于免疫功能低下人群；高热，肌痛，相对缓脉，咳嗽，可有咯血，肺外表现突出，如消化系统症状、肝功能异常、精神神经症状等；X 线检查肺下叶斑片状浸润，进展迅速；血清抗体、尿抗原检测等有助于鉴别。

3. 其他　咳嗽变异性哮喘多有反复发作的病史，多于接触变应原后出现，有家族遗传倾向，支气管舒张或激发试验阳性。肺嗜酸性粒细胞浸润症外周血嗜酸性粒细胞数明显升高，可资鉴别。

【病情评估】

本病具有自限性，多数病例不经治疗也可自愈，预后良好。积极治疗可明显缩短病程。

【治疗】

治疗原则：抗感染治疗是关键，一经临床诊断即应积极抗感染治疗。肺炎支原体肺炎患者多咳嗽明显，应予适当镇咳，避免咳嗽剧烈而出现并发症。

（一）一般治疗

注意休息，发热、食欲不振者适当静脉补液，注意补充足够蛋白质、热量及维生素。

（二）对症治疗

剧烈呛咳可适当给予镇咳药。呼吸困难者可予吸氧。疼痛明显时可适当给予镇痛治疗。

（三）抗生素治疗

早期使用适当抗生素可减轻症状及缩短病程。首选大环内酯类抗生素，如红霉素每日 0.75~2g，分 3~4 次口服；罗红霉素每次 150mg，每日 2 次，或每次 300mg，每日 1 次；阿奇霉素每日 500mg，每日 1 次，连用 3 天，或第 1 天服用 500mg，第 2~5 天每日 250mg，每日 1 次。对大环内酯类抗生素不敏感者可选用氟喹诺酮类，如左氧氟沙星、莫西沙星等，也可选用四环素类。MP 无细胞壁，青霉素或头孢菌素类等抗生素无效。本病疗程一般 2~3 周。

（四）预防

1. 增强抵抗力　锻炼身体，增强抵抗力。
2. 培养良好的卫生习惯　注意勤洗手，注意室内通风、消毒。冬春季小流行时，外出戴口罩，避免前往人群聚集场所。

（五）健康教育与人文关怀

肺炎支原体肺炎好发于儿童和青少年，良好的卫生习惯可明显减少感染的概率。从小培养孩子健康的生活习惯，均衡饮食，作息规律，注意手、鼻卫生。肺炎支原体肺炎发生剧烈咳嗽，应用大环内酯类药物治疗引起恶心等胃肠道反应，均会给患者带来明显不适，除积极对症治疗外，应鼓励患者配合治疗。

思考题

1. 社区获得性肺炎和医院内获得性肺炎各有何特点?
2. 试述常见不同病原体肺炎的鉴别。
3. 简述肺炎链球菌肺炎的临床表现。
4. 肺炎链球菌肺炎并发感染性休克如何治疗?
5. 简述肺炎支原体肺炎的临床表现。
6. 简述肺炎支原体肺炎的治疗措施。

扫一扫，查阅本章数字资源，含PPT、音视频、图片等

支气管扩张症（bronchiectasis）是由各种病因引起反复发生的化脓性感染，导致中小支气管反复损伤和（或）阻塞，支气管壁结构破坏，引起支气管异常和持久性扩张，临床表现为慢性咳嗽、咳大量脓痰和（或）反复咯血等。近年来，随着急、慢性呼吸道感染的有效治疗，本病的发病率有下降趋势。随着 CT 的普及，尤其是高分辨 CT 的使用，一些晚期慢阻肺患者也发现了一定比例的支气管扩张症。

【病因和发病机制】

本病可分为先天性和继发性，先天性者较少见。

1. 下呼吸道感染　尤其是婴幼儿时期的呼吸道感染，是支气管扩张症最常见的病因，常见如细菌性肺炎、百日咳、支原体及呼吸道病毒感染。

2. 支气管和肺结核　也是我国支气管扩张症的常见原因。

3. 非结核分枝杆菌感染　也可引起支气管扩张症。

4. 其他　如变态反应性支气管肺曲菌病也是诱发支气管扩张症的重要原因之一；下气道异物或肿瘤常与局部支气管扩张有关；某些先天或后天性免疫功能缺陷、先天性气道解剖结构异常、某些结缔组织疾病、炎症性肠病等与支气管扩张症的发生也具有一定的相关性。

另外，部分患者无明显病因。

本病的主要发病机制为支气管感染和支气管阻塞，两者互相影响，促使支气管扩张的发生和发展。肺段和亚段以下的小支气管管壁支架组织薄弱，管径小，容易发生痰液潴留和阻塞，而导致支气管扩张。一般炎症性支气管扩张多见于下叶。由于左侧总支气管较细长，与气管的交叉角度近于直角，故痰液排出比右侧困难，特别是舌叶和下叶基底段更易发生引流不畅，导致继发感染，故左肺支气管扩张较右肺多见。发生于右肺者，多见于右中叶，与右中叶开口细长，并被 3 组淋巴结环绕，引流不畅有关。结核引起的支气管扩张多位于上叶尖后段或下叶背段。

【病理】

支气管壁明显增厚，伴有不同程度的变形，管腔可呈囊状、柱状或梭状扩张。扩张的管腔内常有黏液充塞、黏膜有明显炎症及溃疡形成，支气管壁有不同程度的破坏及纤维组织增生。反复发作可有气道病原微生物定植，常见如流感嗜血杆菌、铜绿假单胞菌。细菌定植进一步加重感染概率，加重气道阻塞和破坏。反复发生的支气管扩张症可引起肺动脉高压，少部分可发展为慢性肺心病。

【临床表现】

慢性咳嗽、咳大量脓痰，伴或不伴有咯血是支气管扩张症的主要特征。部分患者以反复咯血为唯一症状，称为"干性支气管扩张症"。

（一）症状

1. 咳嗽、咳痰　慢性咳嗽，多伴有咳痰，痰液呈黏液性、黏液脓性或脓性。合并感染时痰量明显增多，可呈黄绿色脓痰，重症者一日痰量可达数百毫升，痰液静置后分层。引起感染的常见病原体为铜绿假单胞菌、金黄色葡萄球菌、流感嗜血杆菌、肺炎链球菌和卡他莫拉菌。若有厌氧菌混合感染则痰液有臭味。

2. 反复咯血　见于 50%～70% 的患者。咯血可反复发生，程度不等，从小量痰血至大量咯血。咯血量与病情严重程度和病变范围有时并不一致。

3. 呼吸困难　广泛的支气管扩张或有潜在的慢性阻塞性肺疾病时，常出现喘息、呼吸困难。

4. 其他　合并急性感染时多伴有发热。支气管扩张症病史较长者常伴有乏力、食欲减退、消瘦、贫血等表现。

（二）体征

取决于病变范围及扩张程度。早期或干性支气管扩张症可无明显体征，病变重或合并感染时常可闻及固定而持久的局限性粗湿啰音，多见于下胸部及背部。部分患者可闻及干啰音。部分严重者可见杵状指（趾）、发绀。合并慢性肺源性心脏病时可出现相应体征。

【辅助检查】

1. 胸部 X 线平片检查　敏感性和特异度较差，逐渐被胸部 CT 等检查替代。囊状支气管扩张可表现为典型的囊腔，其内可见气液平面。特征性的支气管扩张、气道壁增厚在 X 线平片上可显示为"双轨征"或"环形阴影"。

2. 胸部高分辨 CT（HRCT）　可清楚地显示扩张的支气管。本法由于无创、易重复、易被患者接受，现已成为支气管扩张症的主要诊断方法。主要表现为支气管囊状或柱状改变，气道壁增厚、黏液阻塞、树枝发芽征及马赛克征。扫描层面与扩张支气管平行时，呈"双轨征"或"串珠状"；垂直时，则呈环形透亮影，与伴行的肺动脉形成"印戒征"。

3. 血常规检查　协助诊断有无合并肺部感染。细菌感染急性加重时，常出现白细胞计数和中性粒细胞比例升高。

4. 痰液检查　常显示含有丰富的中性粒细胞及定植或感染的多种微生物，痰涂片染色及痰细菌培养结果可指导抗生素的合理使用。

5. 肺功能检测　有助于判断是否存在弥漫性支气管扩张或相关的阻塞性肺病导致的气流受限。

6. 动脉血气分析　对于重症患者，有助于判断是否合并低氧血症和高碳酸血症。

7. 支气管镜检查　当支气管扩张呈局灶性且位于段支气管以上时，该检查可发现弹坑样改变；还可通过支气管镜进行病原学检查。

8. 其他　血清免疫球蛋白测定可帮助判断是否有免疫功能缺陷；怀疑变态反应性肺曲霉菌病、结缔组织疾病、炎症性肠病应行相关检查。

【诊断与鉴别诊断】

（一）诊断

患者反复咳嗽、咳脓痰和（或）咯血，结合既往存在诱发支气管扩张的呼吸道感染病史，HRCT 显示支气管扩张的异常影像学改变，即可明确诊断。支气管扩张症诊断明确后，应进一步结合病史及相关辅助检查明确病因，有助于针对性地采取治疗措施。

（二）鉴别诊断

1. 慢性支气管炎 多见于中老年人，冬、春季好发，咳嗽、咳痰症状明显，痰为白色黏液泡沫状，一般无反复咯血；听诊双肺可闻及散在干、湿啰音，X 线检查可见肺纹理增粗、紊乱，可合并肺气肿。

2. 肺结核 多有午后低热、盗汗、乏力、消瘦等全身中毒症状；咳嗽多痰量不多，可伴有咯血，空洞型肺结核患者痰液可呈黏液样或脓性；病变多发生于上肺；痰检查多能检出结核分枝杆菌，X 线检查有特征性改变。

3. 肺脓肿 起病急，畏寒、高热、咳嗽、咳大量黄或黄绿色脓痰；病变部位叩诊可呈浊音，呼吸音减低，可有湿啰音；X 线检查可见带有液平的空洞，周围可见浓密的炎性阴影；抗菌药物治疗有效。

4. 原发性支气管肺癌 干性支气管扩张症以咯血为主，尤其要与肺癌鉴别。支气管肺癌多见于 40 岁以上，尤其是吸烟男性，多表现为痰中带血，较少出现大咯血。胸部 X 线检查、CT、纤维支气管镜及痰细胞学检查等可进行鉴别。

5. 先天性肺囊肿 是先天性疾病，未合并感染可无明显症状。肺部 X 检查可见多个边缘清楚、壁较薄的椭圆形或圆形阴影，周围无浸润病变；胸部 CT 有助于诊断。

【病情评估】

支气管扩张本身为不可逆性病理变化，预后取决于病变的范围和有无并发症。病变范围局限者，积极治疗很少对生命质量和寿命产生影响。若病变范围广泛，反复感染，或反复大咯血者，则预后很差。

【治疗】

治疗原则：支气管扩张症是慢性、渐进性疾病，反复呼吸道感染导致病情进行性加重，呼吸功能进行性下降。临床治疗应以确定及祛除病因阻止疾病进展、减少急性加重次数、维持和改善肺功能、改善患者生活质量为原则。

1. 控制感染 若出现痰量增加及脓性痰、发热等急性加重征象时，需使用抗菌药物。最好根据痰培养及药物敏感试验的结果选择抗菌药。但在开始时常需给予经验性抗菌治疗，急性加重多由定植菌群引起。无铜绿假单胞菌感染高危因素的患者应选用对流感嗜血杆菌有效的抗菌药物，如阿莫西林/克拉维酸、氨苄西林/舒巴坦、头孢曲松钠、头孢噻肟、左氧氟沙星、莫西沙星等。存在铜绿假单胞菌感染高危因素时，可选用头孢他啶、哌拉西林/他唑坦、头孢哌酮/舒巴坦、氟喹诺酮类、氨基糖苷类或碳青霉烯类（如亚胺培南）。铜绿假单胞菌感染高危因素：①近期住院。②每年 4 次以上或近 3 个月以内使用抗生素。③FEV_1<30%预计值。④最近 2 周每日口

服泼尼松>2 周。至少符合以上 2 条。

2. 清除气道分泌物 物理排痰和使用化痰药物。物理排痰方法有体位引流、震动拍击、主动呼吸训练等。雾化吸入生理盐水、短时雾化吸入高张盐水均可以促进排痰。雾化吸入、口服或静脉使用祛痰药。

3. 支气管扩张剂 雾化吸入短效 β_2 肾上腺素受体激动剂，可提高祛痰效果。吸入长效支气管舒张剂对改善患者气流受限有一定疗效。

4. 咯血的处理 咯血量少时，可对症处理或适当口服肾上腺色腙片、云南白药等。大咯血需紧急抢救：①保持呼吸道通畅，避免窒息，嘱患者取侧卧位。若有窒息征象，应立即取头低脚高体位，轻拍背部，引流血块排出，并尽快挖出口、咽、喉、鼻部积血。②垂体后叶素 8~10U 静脉滴注，伴有冠状动脉粥样硬化性心脏病、肺源性心脏病、心力衰竭、高血压及孕妇禁用。③应用促凝血药，如氨基己酸、氨甲苯酸、血凝酶等。④经支气管镜压迫或填塞止血，或镜下局部应用凝血酶。⑤无效时应积极行支气管动脉栓塞术或手术治疗。

5. 外科治疗 指征：①病变为局限性，且经充分内科治疗仍反复发作者。②大咯血来自增生的支气管动脉，病变局限，经休息和抗生素等保守治疗不能缓解者。

6. 预防

（1）减少诱因 戒烟，避免受凉、呼吸道感染。

（2）增强抵抗力 肺炎链球菌疫苗和流感疫苗可在一定程度上预防和减少急性加重次数。一些免疫调节剂如卡介菌多糖核酸，可增强抵抗力，减少感染次数。

7. 健康教育与人文关怀 支气管扩张症病程迁延、反复，应帮助患者正确认识和对待疾病，和患者共同制订长期防治的计划，指导患者学会自我监测病情，学会正确的排痰方式。不滥用抗生素及止咳药。在加强营养，病情允许的情况下适当锻炼。

思考题

1. 简述支气管扩张症的临床表现。
2. 简述大咯血的抢救处理措施。

扫一扫，查阅本章数字资源，含 PPT、音视频、图片等

肺结核（pulmonary tuberculosis）是指发生在肺组织、气管、支气管和胸膜的结核感染，是一种由结核分枝杆菌引起的慢性呼吸系统传染性疾病，占各器官结核病总数的 80%~90%。本病在临床上多呈慢性病程，常有低热、盗汗、乏力、消瘦、咳嗽、咯血、胸痛、呼吸困难等症状。

20 世纪 50 年代初，由于异烟肼等抗结核化疗药物相继问世，全球结核病疫情不同程度地得到控制。但是，20 世纪 80 年代以来，全球结核病疫情出现回升和全球恶化的趋势。当前结核病的发病率和死亡率虽有缓慢下降，但由于耐多药结核菌的出现和增多、人类免疫缺陷病毒和结核菌的双重感染等问题，结核病仍是危害人类健康的重大公共卫生问题。

WHO 的报告显示，2019 年全球结核病潜伏感染人群接近 20 亿，新发结核病患者约 996 万，发病率为 130/10 万。我国估算新发患者数 83.3 万，估算结核发病率为 58/10 万，在世界范围内，仍属于结核病高发病率国家。全球新发结核病患者中，约有 3.3% 的新患者和 18% 的复治患者对利福平耐药，其中耐多药结核病约占 78%。估算我国利福平耐药结核病患者数达 6.5 万，占全球利福平耐药结核病患者数的 14%，居世界第 2 位。我国防治结核病的工作仍任重道远。

【病因和发病机制】

（一）病原学

结核病的病原菌为结核分枝杆菌复合群，包括结核分枝杆菌、牛分枝杆菌、非洲分枝杆菌和田鼠分枝杆菌。人类肺结核 90% 以上由结核分枝杆菌引起。典型的结核分枝杆菌的生物学特性如下：①多形性：典型的结核杆菌形态细长而稍弯，两端呈圆形，痰标本中可呈现 T、V、Y 形或丝状、球状、棒状等形态。②抗酸性：抗酸染色呈红色，可抵抗盐酸、酒精的脱色作用，故称为抗酸杆菌。③生长缓慢：增殖一代需 14~20 小时，培养需 2~8 周。④抵抗力强：阴暗潮湿环境中能生存数月，在痰内可存活 6~8 个月。对紫外线较敏感，阳光直射下 2~7 小时，或 75% 酒精接触 2 分钟，或煮沸 1 分钟，可被杀灭。环境或物品杀菌一般用 10W 紫外线灯照射 30 分钟以上，含菌痰常用直接焚烧灭菌。⑤菌体成分复杂：含有类脂质、蛋白质、多糖类等。类脂质与变态反应有关，能促进人体单核细胞、上皮样细胞和淋巴细胞浸润而形成结核结节，参与组织坏死、干酪液化、空洞形成等病理过程。蛋白质是结核菌素的主要成分，可引起皮肤变态反应；多糖则参与免疫应答。⑥变异性：是结核分枝杆菌重要的生物学特性。结核分枝杆菌在繁殖过程中由于染色体基因突变而产生耐药性，称为天然耐药。另外，药物与结核分枝杆菌接触后，有些菌发生诱导变异，逐渐适应，能在含药环境中继续生存，称为继发耐药。耐药性变异直接关系到治疗的成败。

（二）流行病学

1. 传染源　主要是肺结核痰菌阳性患者。传染性的大小取决于患者痰内菌量的多少。结核分枝杆菌潜伏感染者、非活动性肺结核患者不具有传染性。

2. 传播途径　含结核分枝杆菌的微粒通过患者咳嗽、打喷嚏、大笑、大声谈话等方式被排到空气中，从而引起结核菌传播。飞沫传播是肺结核最重要的传播途径，经消化道和皮肤等其他途径传播现已罕见。

3. 易感人群　吸入结核分枝杆菌后是否发病，除与痰菌量的多少和毒力有关外，还与人体的免疫力相关。机体对结核分枝杆菌的自然抵抗力，除遗传因素外，还包括生活贫困、居住拥挤、营养不良等社会因素。细胞免疫系统不完善的婴幼儿、老年人、HIV 感染者、长期使用糖皮质激素和免疫抑制剂者、糖尿病与尘肺等慢性疾病患者，都是结核病的易感人群。

（三）发病机制

人体对结核分枝杆菌的自然（先天）免疫力是非特异性的。接种卡介苗或经过结核分枝杆菌感染后所获得的（后天）免疫力具有特异性，但两者对于防止结核病发生的作用都是相对的。一旦人体免疫力减弱，就容易受感染而发病，或使原已稳定的病灶重新活动。在结核病高发病率的国家或地区，人们常受到结核分枝杆菌的感染，成为结核分枝杆菌潜伏感染者。

1. 原发感染　人体首次吸入含有结核分枝杆菌的微粒，当吸入菌数量多、毒力强或肺内巨噬细胞固有的吞噬杀菌能力弱，就可能引起结核分枝杆菌感染。结核分枝杆菌的类脂质成分可帮助其抵抗溶酶体的破坏和肺泡巨噬细胞的吞噬溶解，使其能在肺泡巨噬细胞内外存活并生长繁殖，其所在的这部分肺组织就可出现炎性病变，称为原发病灶。原发病灶中的结核分枝杆菌可由肺内淋巴管引流到肺门淋巴结，引起淋巴结肿大。原发病灶和肿大的气管、支气管、淋巴结一起称为"原发综合征"。原发病灶中的结核分枝杆菌可直接或经血流播散到邻近器官。

人体可通过细胞免疫作用，使结核分枝杆菌停止繁殖，原发炎性病灶迅速吸收或仅留下少量钙化灶，肿大淋巴结缩小、纤维化或钙化，播散到全身的结核分枝杆菌大部分被杀灭，是结核分枝杆菌原发感染最常见的良性过程。少量结核分枝杆菌不能被消灭，长期处于休眠期，成为日后继发性肺结核的重要来源。

2. 结核病免疫与迟发型变态反应　结核病的免疫保护机制主要是细胞免疫。人体受结核分枝杆菌感染后，首先是巨噬细胞分泌大量细胞因子（如白介素-1、白介素-6、肿瘤坏死因子等），促使 T 淋巴细胞和单核细胞聚集到结核分枝杆菌入侵部位，逐渐形成结核性肉芽肿，限制结核菌扩散并杀灭结核分枝杆菌。1890 年，Koch 发现，用结核分枝杆菌注入未受感染的豚鼠体内，10~14 天后注射局部发生红肿，形成溃疡，局部淋巴结肿大，终因结核分枝杆菌大量繁殖造成全身播散而死亡，表明豚鼠对结核分枝杆菌无免疫力。如果用同量结核分枝杆菌注入 3~6 周前已受少量结核分枝杆菌感染的豚鼠体内，注射 2~3 天后局部反应剧烈，迅速形成表浅溃疡，但较快愈合，无淋巴结肿大及全身播散，亦不发生死亡。这种初感染和再感染表现不同的现象，称为 Koch 现象。再感染时局部较快的发生红肿和表浅溃疡是迟发型变态反应的表现，很快愈合、无淋巴结肿大和全身播散是免疫力的表现，但二者具体关系非常复杂，目前尚不十分清楚。Koch 现象从动物实验的角度解释了临床上原发性与继发性肺结核不同表现的机制。

3. 继发性肺结核　继发性肺结核的发病有两种方式：一是原发型肺结核感染时期潜伏下来

的结核分枝杆菌重新繁殖而发生，称为内源性复发；另有部分患者是由于再次受到结核分枝杆菌的感染而发病，称为外源性感染。据统计，约有10%的潜伏感染者会在一生的某个时期发生继发性肺结核。

继发性肺结核的表现有两种：一种起病隐匿，临床症状轻，病变多发生于肺尖或锁骨下，痰涂片阴性，多预后良好。一种起病迅速，病变广泛，几周内迅速出现空洞和播散，痰涂片检查多阳性。后者多发生于营养不良、免疫功能受损、抵抗力差的人群。

【病理】

（一）基本病变

结核病的基本病理改变是炎性渗出、增生及干酪样坏死。3种病理改变可以1种为主，亦可同时存在，并互相转化。

1. 渗出 表现为充血水肿、粒细胞浸润和纤维蛋白渗出等，病灶中结核菌数量较多，常出现在结核炎症早期、病灶恶化时。若人体免疫力强，病灶可完全吸收或演变为增生病变。

2. 增生 典型的增生病变为结核结节，发生在菌量较少而致敏T淋巴细胞数量多时，病灶中央为巨噬细胞衍生而来的朗罕巨细胞，周围由类上皮细胞、淋巴细胞、浆细胞和纤维细胞组成，常出现在机体抵抗力较强、疾病恢复阶段。

3. 干酪样坏死 多发生在结核分枝杆菌数量多、毒力较强、变态反应较强、机体抵抗力低下者。在渗出或增殖病变的基础上，发生组织凝固性坏死，坏死物呈浅黄色块状物，类脂质含量多，状似干酪，故称为干酪样坏死。坏死病灶中常有大量结核分枝杆菌。

（二）病理转归

1. 转向愈合

（1）吸收、消散 渗出性病灶多可完全吸收，一些较小的干酪性病灶和增生性病灶经积极治疗，也可吸收缩小。

（2）纤维化、纤维包裹及钙化 小的干酪性病灶和增生性病灶经治疗，在吸收的同时可逐渐纤维化，并形成瘢痕愈合。较大的干酪样坏死灶周围纤维组织增生，将坏死物包裹，坏死物逐渐干燥浓缩，并有钙盐沉着，钙化的结核灶常有少量结核分枝杆菌残留。

2. 转向恶化

（1）浸润进展 病灶周围出现渗出性病灶，病灶范围不断扩大，并继发干酪样坏死。

（2）溶解播散 干酪性坏死物液化，局部可形成空洞，含有大量结核分枝杆菌的液化物可经支气管播散到对侧肺或同侧肺其他部位，引起新病灶。另外，结核分枝杆菌还可沿淋巴管、血液循环播散到全身其他部位。

结核病的转归取决于结核杆菌的毒力和人体免疫力的关系。人体抵抗力增强时，病变转向愈合；反之，恶化进展。

【临床表现】

本病的临床表现多种多样，不同的症状、体征多与临床分型有关。轻者可无症状，仅在X线检查时被动发现，部分老年人、慢性病患者，症状、体征常被其他疾病所掩盖。

（一）症状

1. 呼吸系统症状

（1）咳嗽、咳痰　一般咳嗽较轻，干咳或有少量黏液痰，支气管结核多为刺激性咳嗽。合并其他细菌感染时，痰可呈脓性；结核空洞形成时，痰量增多。咳嗽、咳痰持续 2 周以上伴有痰中带血，是肺结核常见的可疑症状。

（2）咯血　多为痰中带血或小量咯血，少数可出现大咯血。痰中带血是病灶炎症累及毛细血管所致；小血管受损或空洞的血管瘤破裂，则引起咯血，甚至大咯血。咯血是引起结核病灶播散的原因之一。大咯血时可发生休克或窒息。

（3）胸痛　炎症累及胸膜时可引起相应部位的刺痛，随呼吸运动和咳嗽而加重。

（4）呼吸困难　重症肺结核时肺功能严重受损，或胸膜广泛粘连、大量胸腔积液，导致胸廓活动受限，可出现呼吸困难。

2. 全身症状　全身中毒症状中最常见的是发热，表现为长期低热，多见于午后，伴乏力、盗汗、食欲减退、体重减轻、面颊潮红等，妇女可出现月经失调等。肺部病灶急剧进展播散时，可有高热。

（二）体征

早期病灶小而局限，多无异常体征。若病变范围扩大，局部叩诊呈浊音，听诊可闻及支气管呼吸音和细湿啰音。因肺结核好发于上叶尖后段和下叶背段，故锁骨上下、肩胛间区闻及湿啰音，对诊断有较大的意义。空洞性病变位置表浅而引流支气管通畅时，有支气管呼吸音或伴湿啰音；巨大空洞可出现带金属调的空瓮音。病变广泛纤维化或胸膜增厚粘连时，可出现患侧胸廓下陷、肋间隙变窄、气管移向患侧，健侧可有代偿性肺气肿等体征。

少数患者可出现风湿热样表现，四肢大关节疼痛伴结节性红斑或环形红斑，称为结核性风湿症。

【辅助检查】

1. 痰结核分枝杆菌检查　是确诊肺结核的主要方法。

（1）痰涂片查抗酸杆菌　快捷、简便、易行，但敏感性不足。对怀疑肺结核者，可多次查痰，以提高阳性率。非结核性分枝杆菌感染也可表现阳性，但本病少见，故痰涂片检查阳性对肺结核诊断具有重要意义。

（2）痰结核分枝杆菌培养　更为精确，特异性高，常作为肺结核诊断的"金标准"。除了解有无结核分枝杆菌生长外，还能做药物敏感试验和菌型鉴定，但比较费时。结核分枝杆菌生长缓慢，使用改良罗氏培养法，一般需 2~8 周。采用液体培养基和测定细菌代谢产物法，10 天可报出结果。有条件时痰涂片与培养均应进行。

（3）其他　PCR 法、核酸探针检测特异性 DNA 片段、色谱技术、免疫学方法、基因芯片法等。

2. 影像学检查　胸部 X 线检查是诊断肺结核的首选常规检查方法，可以发现早期轻微的结核病变，有助于确定病变的范围、部位、形态及与周围组织的关系，对判断病变的性质、有无活动性、有无结核空洞形成有重要的临床意义，同时常用于引导肺部病变穿刺、引流、介入等诊疗操作。胸部 CT 能提高分辨率，有助于发现微小的或隐蔽区域的病变。肺结核的常见 X 线表现如下：①渗出性病灶表现为云雾状或片絮状，密度较淡，边缘模糊。②干酪性病灶表现为密度较高，浓淡不一，边缘清晰。③空洞病灶表现为环形边界的透光区。④纤维化、钙化、硬结病灶表现为斑点、条索、结节状，密度较高，边缘清晰。肺结核病灶好发于肺上部、肺下叶上部，存在时间较长，且有多种形态病灶混合存在。

3. 结核菌素（简称结素）试验　主要用于检出有无结核分枝杆菌感染，而非检出肺结核。皮内注射纯蛋白衍化物（PPD）5IU，48~72 小时观察皮肤硬结大小，皮肤硬结直径≥5mm 为阳性反应，10~14mm 为中度阳性，≥15mm 或局部水疱为强阳性。

成人结核菌素试验阳性仅说明曾有过结核分枝杆菌感染，目前并不一定患病；接种卡介苗建立免疫机制后也可呈阳性。强阳性或 3 岁以下儿童的阳性反应和新近转阳者，常提示有活动性肺结核的可能。阴性有下列情况：①没有结核菌感染。②结核菌感染后需 4~6 周才建立充分变态反应，而在此前可呈阴性。③应用皮质激素等免疫抑制药物者，或患有营养不良、麻疹、百日咳等疾病的患者，结素反应亦可暂时消失。④重症结核病及各种危重症患者对结素无反应，或仅出现弱阳性，与人体免疫力及变态反应暂时受抑有关，待病情好转，可转为阳性反应。⑤其他细胞免疫功能缺陷病如白血病、淋巴瘤、结节病、艾滋病等患者，或年老体弱者。

4. 支气管镜检查　主要用于临床表现不典型的肺结核及气管支气管结核的诊断。直接病灶部位取活检或支气管肺泡灌洗液进行结核分枝杆菌涂片和培养。

5. γ-干扰素释放试验（IGRA）　是一种检测结核分枝杆菌感染的新方法。机体感染结核分枝杆菌后，外周血会存在特异性效应 T 细胞，将结核分枝杆菌特异性抗原早期分泌抗原 6（ESAT-6）和培养滤液蛋白 10（CFP-10）与感染者外周血细胞共同孵育，可产生 γ-干扰素。所以，通过该试验方法测定 γ-干扰素水平，以判断是否存在结核菌感染。IGRA 结果不受卡介苗接种和非结核分枝杆菌感染的影响。

6. 其他检查

（1）血液一般检查　结核病患者可无明显异常，严重病例可有继发性贫血；急性血行播散型肺结核可有白细胞总数减低或类白血病反应；活动性肺结核可出现红细胞沉降率增快，但对诊断无特异性。

（2）胸腔积液检查　以大量胸腔积液为主要表现者，行胸水常规、生化、胸水涂片和培养查结核分枝杆菌等，可协助诊断。

【诊断与鉴别诊断】

（一）诊断

本病可根据临床表现（慢性咳嗽、咯血、长期低热、盗汗等）、影像学检查及痰结核菌检查等综合做出诊断。结核患者密切接触史尤其是痰菌阳性患者接触史，对诊断具有重要意义。轻症病例常缺少特异性症状而早期诊断困难。诊断肺结核后，还需明确是否活动、是否排菌、是否耐药等情况。

完整的肺结核诊断应包括临床类型、痰结核分枝杆菌检查和化学治疗状况、病变范围及部位。

1. 分类诊断　详见肺结核分类。

2. 痰结核分枝杆菌检查　痰菌阳性或阴性，分别以涂（+）、涂（-）、培（+）、培（-）表示。患者无痰或未查痰时，注明"无痰"或未查痰。

3. 耐药情况　根据药物敏感性试验确定是否耐药；单耐药、多耐药、耐多药结核病（MDR-TB），还是广泛耐药结核病（XDR-TB）等。

4. 化学治疗状况　明确是初治还是复治。初治为新发现未经抗结核药物治疗、规则抗结核治疗未满疗程或不规则治疗未满 1 个月者；复治为初治失败和复发患者、不理想或不规则治疗超过 1 个月患者。

5. 病变范围及部位　范围按左侧、右侧，每侧以上、中、下肺野划分。

6. 记录方式　按照肺结核类型、病变部位、细菌学检查结果、抗结核药物敏感性试验结果、治疗史等顺序书写。例如：急性血行播散型肺结核，双肺，涂（-），培（未做），初治；空洞型肺结核，左上肺，涂（+），培（+），耐多药（耐异烟肼、利福平等），复治。

（二）肺结核分类

我国目前采用结核病分类标准（WS196-2017）。结核病分为结核分枝杆菌潜伏感染者、活动性结核病、非活动性结核病。

结核分枝杆菌潜伏感染者是指机体有感染结核分枝杆菌的证据，但没有发生临床结核病，没有临床细菌学或者影像学方面活动结核的证据。

活动性结核病是指具有结核病相关的临床症状和体征，结核分枝杆菌病原学、病理学、影像学等检查提示有活动性结核的证据，按病变部位分为肺结核和肺外结核。

非活动性结核病也包括非活动性肺结核病和非活动性肺外结核病，是指无活动性结核相关临床症状和体征，病原学检查阴性，影像学检查发现以下特征：①钙化病灶（孤立性或多发性）。②索条状病灶（边缘清晰）。③硬结性病灶。④净化空洞。⑤胸膜增厚、粘连或伴钙化。影像学符合以上 1 项或多项表现，并排除其他原因所致。

肺结核（活动性肺结核）按病变部位可分为 5 类。

1. 原发型肺结核　是指初次感染而发病的肺结核，多见于儿童，也可见于山区、农村初次进入城市的成人。原发病灶多发生于通气良好的肺部，如上叶底部、下叶上部，与随后引起的淋巴管炎和肺门淋巴结炎，统称为原发综合征。原发型肺结核临床症状轻，预后良好，绝大多数病灶可吸收、消散或钙化。少数肺门淋巴结结核经久不愈，甚至扩展至附近淋巴结，称为支气管淋巴结结核。偶可形成干酪性坏死，出现空洞，造成结核播散。X 线检查可见肺部原发灶、相应的淋巴管增粗和肺门淋巴结肿大。

2. 血行播散型肺结核　为干酪样病灶液化，结核分枝杆菌侵入肺血管广泛播散所致，多由原发型肺结核发展而来，儿童较多见，成人则多由潜伏菌重新繁殖而发病。

（1）急性血行播散型肺结核　为大量结核分枝杆菌一次或在短时间内侵入血循环引起的，可以全身性播散，或仅局限于肺内。本病常急骤起病，全身毒血症状重，可有高热、呼吸困难等，可并发结核性脑膜炎；早期病灶 X 线检查不明显，常致漏诊、误诊，通常在起病 3~4 周后，X 线胸片显示双肺满布边缘整齐、大小 1~3mm 的粟粒样致密阴影。

（2）亚急性或慢性血行播散型肺结核　在人体具有一定免疫力的基础上，由少量结核分枝杆菌间歇多次进入血循环所引起。本病病情进展缓慢，临床表现不典型，可无显著的中毒症状，具有反复性和阶段性特点；X 线检查示大小不等、新旧不一的病灶，密度和分布均不一致，多在两肺上、中野。

3. 继发型肺结核　是成人肺结核的最常见类型，病程长，易反复。肺内病变多为含有大量结核分枝杆菌的早期渗出病变，易进展，病灶可形成干酪样坏死、液化，演变为空洞和支气管播散，同时又多出现病变周围纤维组织增生，使病变局限化和瘢痕形成。X线检查表现呈多态性，好发于上叶尖后段和下叶背段。痰结核分枝杆菌检查常为阳性。根据病理特点和X线表现可分为以下几型。

（1）浸润性肺结核　多发生于肺尖和锁骨下，X线检查多呈小片状或斑点状阴影。渗出性病变易吸收，而纤维增殖病变吸收很慢，可长期无改变。

（2）空洞型肺结核　空洞形态不一，大多由干酪渗出性病变溶解形成洞壁不明显、多个空腔的虫蚀样空洞。本病临床症状明显，多有发热、咳嗽、咳痰和咯血等，痰菌多为阳性。本病在有效的化学治疗后，出现空洞不闭合，但长期多次查痰阴性，空洞壁由纤维组织或上皮细胞覆盖，称为"净化空洞"。

（3）结核球　多由干酪样病变吸收和周边纤维包裹，成干酪空洞阻塞性愈合而形成。结核球直径多为2~3cm，内有钙化灶或液化坏死形成空洞，同时80%以上结核球有卫星灶，可作为诊断和鉴别诊断的参考。

（4）干酪样肺炎　多发生在机体免疫力低下和体质衰弱，又受到大量结核分枝杆菌感染的患者；或有淋巴结支气管瘘，淋巴结中的大量干酪样物质经支气管进入肺内而发生。大叶性干酪样肺炎的X线检查呈大叶性密度均匀磨玻璃状阴影，逐渐出现溶解区，呈虫蚀样空洞，可出现播散病灶，痰中能查到结核分枝杆菌。小叶性干酪样肺炎的症状和体征较轻，X线检查呈小叶斑片播散病灶，多发生在双肺中下部。

（5）纤维空洞型肺结核　多因肺结核失治或误治，空洞迁延不愈，洞壁逐渐变厚并广泛纤维化，随着机体免疫力高低，病灶可吸收、修复与恶化、进展交替发生。病灶常有反复的支气管播散，痰中结核分枝杆菌阳性，为结核病的重要传染源。X线检查可见一侧或两侧单个或多个厚壁空洞，多伴有支气管播散病灶及明显的胸膜增厚，肺纹理呈垂柳状，纵隔向病侧移位，健侧可有代偿性肺气肿。

4. 气管–支气管结核　发生在气管–支气管黏膜层、黏膜下层、平滑肌、软骨和外膜。气管–支气管不规则增厚，管腔狭窄或阻塞，可出现继发性肺实变或不张、支气管扩张等。

5. 结核性胸膜炎　为胸膜感染结核分枝杆菌或对结核分枝杆菌的过敏反应所致，常见于青壮年，临床上分为干性及渗出性胸膜炎两种：①干性胸膜炎：主要表现为胸膜性疼痛，胸膜摩擦感，X线检查无明显异常。②渗出性胸膜炎：表现为不同程度的胸腔积液。胸水量较多时X线检查显示患侧为均匀一致的阴影，外侧上缘呈弧形升高。

（三）鉴别诊断

1. 肺癌　多见于40岁以上患者，可有长期吸烟史，常有刺激性咳嗽、明显胸痛和进行性消瘦等症状；X线检查可有特征性改变。痰脱落细胞、支气管镜检查及病灶活组织检查有助于鉴别诊断。

2. 慢性支气管炎　多中老年起病，慢性反复咳嗽、咳痰，冬春季好发，多有吸烟史，很少咯血；痰液检查无结核分枝杆菌，X线检查仅见肺纹理改变，一般抗感染治疗有效。老年肺结核患者常与之共存，应注意鉴别。

3. 肺炎链球菌肺炎　发病急骤，以高热、寒战、咳嗽、胸痛等表现为主，咳铁锈色痰为其特征性表现，X线检查可见以肺段或肺叶为范围的密度均匀一致的阴影，血白细胞计数及中性粒细胞增多，痰涂片检查可见肺炎链球菌，青霉素等抗菌素治疗有效，病程较短。

4. 支气管扩张症　以慢性咳嗽、咳痰和反复咯血为特征，痰结核分枝杆菌阴性，轻者X线检查无异常或仅见肺纹理增粗，典型者可见卷发样改变。胸部高分辨 CT 检查可发现支气管腔扩大。

5. 肺脓肿　起病较急，高热、咳大量脓臭痰，痰中无结核分枝杆菌，血白细胞计数及中性粒细胞增多，一般抗生素治疗有效。

【病情评估】

肺结核的病情严重程度和预后取决于结核分枝杆菌的毒力、患者抵抗力强弱、治疗依从性等多种因素。患者抵抗力强、治疗依从性好，病灶容易局限、愈合，不易复发；患者抵抗力差、合并基础疾病、治疗依从性低、结核分枝杆菌毒力强、耐药性和多重耐药性结核分枝杆菌等可使患者病程迁延，容易复发加重，预后差。

【治疗】

（一）化学治疗

1. 治疗原则　早期、规律、全程、适量、联合。完整的治疗包括强化和巩固两个阶段。

（1）早期　对所有检出和确诊患者均应立即给予化学治疗，早期化学治疗有利于迅速杀菌，促使病变吸收和减少传染性。

（2）规律　严格遵照医嘱要求规律用药，不漏服，不停药，以避免耐药性的产生。

（3）全程　保证完成规定的治疗期是提高治愈率和减少复发率的重要措施。

（4）适量　严格遵照适当的药物剂量用药。药物剂量过低不能达到有效的血浓度，影响疗效和易产生耐药性；剂量过大易发生药物毒副反应。

（5）联合　指同时采用多种抗结核药物治疗，可提高疗效，同时通过交叉杀菌减少或防止耐药性的产生。

2. 化学治疗作用

（1）杀菌　迅速杀死病灶中大量有繁殖能力的结核分枝杆菌，使患者由传染源转为非传染源，减轻肺组织破坏，缩短治疗时间，客观指标为痰菌迅速阴转。

（2）防止耐药菌产生　防止获得性耐药变异菌的出现是保证治疗成功的重要措施，耐药变异菌的发生不仅会造成治疗失败和复发，而且会造成耐药菌的传播。

（3）灭菌　彻底杀灭结核病变中半静止或代谢缓慢的结核分枝杆菌，是化学治疗的最终目的，以降低完成规定疗程治疗后的复发率。

3. 化学治疗的生物学机制　病灶中菌群常包括多种不同生长速度的结核菌群：A 群多存在于早期浸润性病灶和空洞内，为细胞外菌，生长繁殖旺盛，致病力强，传染性大，也易被抗结核药物所杀灭；B 群处于半静止状态，多存在于巨噬细胞内酸性环境中和空洞壁坏死组织中；C 群为偶然繁殖菌，存在于包裹的干酪坏死灶内，仅对少数药物如利福平敏感；D 群为休眠菌，无致病力和传染性。抗结核药物对不同菌群的作用各异，对 A 群作用由强至弱依次为异烟肼>链霉素>利福平>乙胺丁醇；对 B 群作用由强至弱依次为吡嗪酰胺>链霉素>利福平>异烟肼；对 C 群作用由强至弱依次为利福平>异烟肼。通常大多数抗结核药物可以作用于 A 群菌，异烟肼和利福平具有早期杀菌作用，即在 48 小时内迅速杀菌，使菌群数量明显减少，传染性减小或消失，痰菌转阴，对防止获得性耐药的产生有重要作用。B 和 C 群菌由于处于半静止状态，抗结核药物的作用相对较差，有"顽固菌"之称，杀灭 B 和 C 群菌可以防止复发。抗结核药物对 D 群菌无作用。

4. 常用抗结核药物 一线抗结核药物有异烟肼、利福平、吡嗪酰胺、乙胺丁醇、链霉素，为首选抗结核药物。一线抗结核药物除乙胺丁醇外，均为杀菌药。二线抗结核药物有左氧氟沙星、莫西沙星、阿米卡星、卷曲霉素、环丝氨酸、卡那霉素、环丝氨酸、利奈唑胺等。

（1）异烟肼（H 或 INH） 杀菌力强，不受周围环境 pH 的影响，且相对低毒，能迅速穿透组织与病变，能通过血脑屏障，杀灭细胞内外代谢旺盛或代谢缓慢的结核分枝杆菌。其抗菌机制是抑制结核分枝杆菌细胞壁的主要成分（分枝菌酸）的合成。成人每日 300mg，1 次口服。对结核性脑膜炎和急性血型播散型肺结核，剂量可加倍，症状缓解后改常规量，可予气管内或胸腔内给药。不良反应偶见周围神经炎、中枢神经系统中毒及肝脏损害等。

（2）利福平（R 或 RFP） 为广谱抗生素。其杀灭结核分枝杆菌的机制是抑制菌体的 RNA 聚合酶，从而阻碍 mRNA 的合成。对 A、B、C 菌群均有作用，常与 INH 联合应用。成人口服 450~600mg，每日 1 次。不良反应轻微，可有过敏反应、转氨酶升高等。另有长效利福类衍生物如利福喷汀，每周口服 1 次，疗效与每日服用利福平相仿。

（3）吡嗪酰胺（Z 或 PZA） 能进入细胞内，特别是巨噬细胞内酸性环境中杀灭结核分枝杆菌，对减少远期复发率有重要作用。每日 1.5~2g，分 3 次口服。不良反应有高尿酸血症、关节痛、胃肠道反应和肝损害。

（4）链霉素（S 或 SM） 为广谱氨基苷类抗生素，对结核分枝杆菌有杀菌作用，能干扰结核分枝杆菌的酶活性，阻碍蛋白质合成。对细胞内的结核分枝杆菌作用较小。成人每日肌内注射 0.75~1g。间歇疗法为每周 2 次，每次肌内注射 1g。妊娠妇女慎用，肾功能减退者不宜使用，不良反应有第 8 对颅神经损害，过敏反应较少见。不良反应显著时必须及时停药。

（5）乙胺丁醇（E 或 EMB） 为抑菌药，可延缓结核分枝杆菌对其他抗结核药物的耐药性的出现。成人 25mg/kg，每日 1 次口服，8 周后改为每日 15mg/kg。该药不良反应很少，剂量过大时可引起球后视神经炎、视力减退等，停药后能恢复。

5. 标准化疗方案 目前主要应用短程化疗方案，联用异烟肼、利福平等两种以上杀菌剂，疗程 6~9 个月。

（1）初治活动性肺结核（含痰涂片阴性或阳性） 通常选用 2HRZE/4HR 方案，强化期 H、R、Z、E，每日 1 次，共 2 个月；巩固期 H、R，每日 1 次，共服 4 个月。

（2）复治活动性肺结核（含痰涂片阴性或阳性） 常用方案为 2HRZSE/6HRE，3HRZE/6HR，2HRZSE/1HRZE/5HRE。对复治活动性肺结核患者，一定要进行药敏试验，结合药敏试验选择治疗方案。

6. 耐药肺结核的防治策略 耐药结核病，特别是耐多药结核病（MDR-TB，是指至少耐异烟肼和利福平的结核病）和广泛耐多药结核病（XDR-TB，是指除耐异烟肼和利福平外，还耐二线抗结核药物的结核病）的治愈率低，死亡率高，特别是发生在 HIV 感染的病例，治疗费用昂贵，传染性强，危害性大。我国为耐多药结核病的高发国家之一。WHO 根据药物的有效性和安全性将治疗 MDR-TB 的药物分为 A、B、C、D 4 组，A 组为氟喹诺酮类；B 组为二线注射类药物，包括阿米卡星、链霉素等；C 组包括乙硫异烟胺、环丝氨酸等；D 组包括吡嗪酰胺、乙胺丁醇等。其中 A、B、C 组为核心二线药物，D 组为非核心的附加药物。耐药结核治疗的强化期应包含至少 5 种有效抗结核药物，如吡嗪酰胺及 4 个核心二线抗结核药物。

（二）对症治疗

1. 发热 以卧床休息及使用抗结核药物为主，不需特殊处理，但高热时可给小量退热药口服或物理降温。

2. 咳嗽、咳痰 一般情况下不需用药处理，剧烈干咳时可适当使用可待因等镇咳药治疗。

3. 咯血 可参考本篇第八章支气管扩张症咯血的处理。

（三）其他治疗

1. 应用糖皮质激素 一般情况下不用糖皮质激素治疗，因其能抑制机体免疫力，单独应用可促使结核病变扩散。若毒性症状过于严重，可在使用有效抗结核药物的同时，加用糖皮质激素，以减轻炎症和变态反应，促使渗液吸收，减少纤维组织形成和胸膜粘连的发生。一般泼尼松每日 20~30mg 顿服 1~2 周，之后递减。

2. 手术治疗 适用于肺组织有严重破坏，经长期内科治疗未能促使其复原的病灶，如一侧或一叶肺广泛破坏、较大的结核球、单侧纤维厚壁空洞、严重的支气管扩张并反复咯血等，可做肺叶或全肺切除。结核性脓胸和（或）支气管胸膜瘘必要时可做肺叶胸膜切除术。

（四）预防

1. 全程督导化疗 结核病的全程督导化疗是指患者在治疗过程中，每次用药都必须在专业医务人员或经规范培训的家庭督导员的直接监督下进行，因任何原因未及时用药时，必须采取补救措施，以保证按个体化治疗方案规律用药。

2. 病例报告和管理 主动查找无症状患者，如居民的定期胸部 X 线检查等。因多数患者是在就诊时发现，临床医生应提高对结核病诊断的敏感性，避免漏诊和误诊。所查出病例及时登记、报告。

3. 卡介苗接种 卡介苗（BCG）是一种无毒牛型结核杆菌活菌疫苗，接种后可使人体产生对结核杆菌的获得性免疫力，以保护未被感染者。接种对象是未受感染的人，主要是新生儿、儿童或结素试验阴性的青少年。

4. 预防性化疗 主要用于受结核分枝杆菌感染易发病的高危人群，包括 HIV 感染者、密切接触涂阳肺结核患者人群，矽肺、糖尿病、长期应用糖皮质激素者，吸毒人群，营养不良者，儿童和青少年结素试验阳性者。服药方法：异烟肼成人 300mg，每日 1 次口服，连用 6~9 个月；儿童 4~8mg/kg，每日 1 次口服，连用 3 个月。

（五）健康教育与人文关怀

肺结核治疗周期长，治疗中尚可能存在诸多不良反应，应对患者加强人文关怀，鼓励患者增强战胜疾病的信心，增强其检查治疗的依从性。同时，肺结核为传染性疾病，对活动性肺结核患者应指导其正确的隔离、污染物的处理，针对患者的心理问题及时加以疏导。

思考题

1. 简述肺结核的临床表现。
2. 简述肺结核化学治疗的原则。常用抗结核药物有哪些？
3. 简述活动性肺结核的病变部位分类。

第十章
原发性支气管肺癌

扫一扫，查阅本章数字资源，含PPT、音视频、图片等

原发性支气管肺癌（primary bronchogenic carcinoma），简称原发性肺癌，是原发于各级支气管黏膜或腺体的肺部恶性肿瘤。根据 2018 年 WHO 公布的资料显示，原发性肺癌年发患者数 210 万及年死亡人数 180 万，均居全球癌症的首位。我国原发性肺癌已成为癌症死亡的首位病因。与以往数据相比，近十年来国内外肺癌的发病率和死亡率均呈逐年上升趋势。原发性肺癌的预后取决于早发现、早诊断、早治疗。由于早期诊断不足以使原发性肺癌的预后差，86% 的患者在确诊后 5 年内死亡；只有 15% 的患者在确诊时病变局限，这些患者的 5 年生存率可达 50%。所以，要提高患者的总体疗效和生存率就必须重视早期诊断和规范化治疗。

【病因和发病机制】

本病病因尚未明确，目前认为与下列因素有关。

1. 吸烟　目前公认长期吸烟是原发性肺癌发生与死亡率增加的首要原因。吸烟与原发性肺癌的发生呈正相关，且与吸烟量呈正比。吸烟年限越长、量越多，开始吸烟的年龄越小，其发病率与死亡率越高。与不吸烟者比较，吸烟者发生原发性肺癌的危险性平均高 4~10 倍，重度吸烟者可达 10~25 倍。被动吸烟也可引起原发性肺癌。纸烟中主要含有尼古丁、一氧化碳、苯并芘、亚硝胺及放射性元素钋等多种致癌物质，其中苯并芘为主要的致癌物质。

2. 空气污染　包括室内小环境和室外大环境的空气污染。室内小环境污染有被动吸烟、燃料燃烧和烹调加热所释放出的油烟雾等。室外大环境污染包括汽车尾气、工业废气等。据统计，城市原发性肺癌发病率明显高于农村，工业发达国家高于工业落后国家，可能与工业废气和致癌物质（主要是苯并芘）污染空气有关。

3. 职业致癌因子　如石棉、无机砷化合物、铬及某些化合物、镍、铍、二氯甲醚、芥子体、氯乙烯；放射性物质如铀、镭衰变过程中产生的氡及氡子体；煤烟、焦油和石油中的多环芳烃、烟草的加热产物，以及长期接触与吸入粉尘等，均可诱发原发性肺癌。

4. 电离辐射　大剂量电离辐射与原发性肺癌发病有关。

5. 其他　近年认为原发性肺癌的发生与某些癌基因的活化及抗癌基因的丢失密切相关。此外，病毒感染、天然 β 胡萝卜素和维生素 A 缺乏、机体免疫功能低下、内分泌失调及家族遗传等因素对原发性肺癌的发生可能起综合性作用。

【病理和分类】

（一）按照解剖学部位分类

1. 中央型肺癌　生长在段支气管以上位于肺门附近者，称为中央型肺癌，约占肺癌的 3/4，

以鳞状上皮细胞癌和小细胞肺癌较常见。

2. 周围型肺癌 生长在段支气管及其分支以下者，称为周围型肺癌，约占肺癌的 1/4，以腺癌较为常见。

（二）按照组织病理学分类

1. 非小细胞肺癌 （non-small cell lung cancer, NSCLC）

（1）鳞状上皮细胞癌（简称鳞癌） 最常见，占原发性肺癌的 40%~50%，多见于老年男性，多有吸烟史，以中央型肺癌多见。其早期导致管腔狭窄，出现肺不张和阻塞性肺炎；癌组织易变性、坏死，形成空洞或脓肿。鳞癌生长缓慢，转移晚，手术切除的机会相对较大。典型的鳞癌细胞大，呈多形性，胞浆丰富，有角化倾向，核畸形，染色深，细胞间桥多见，常呈鳞状上皮样排列。

（2）腺癌 女性多见，与吸烟关系不大，与肺组织炎性瘢痕关系密切。本型常在肺边缘部形成直径 2~4cm 的肿块，多表现为周围型。腺癌细胞多呈腺体或乳头样结构，圆形或椭圆形，胞浆丰富，核大，常有核仁，核膜较清楚。腺癌富含血管，故局部浸润和血行转移较鳞癌早，易转移至肝、脑和骨骼，易累及胸膜。

（3）大细胞癌 可发生在肺门附近或肺边缘的亚段支气管，由大小不一的多角形或不规则形细胞组成，呈实性巢状排列，常有大片出血、坏死和空洞形成；癌细胞胞浆丰富，细胞核大，核仁明显，核分裂多见，可分为巨细胞型和透明细胞型。本型转移较小细胞癌晚，手术切除机会较大。

（4）其他 有腺鳞癌、类癌、肉瘤样癌等。

2. 小细胞肺癌 （small cell lung cancer, SCLC） 恶性程度最高，患者年龄较轻，多有吸烟史；多发生于肺门附近的大支气管，常侵犯管外肺实质，易与肺门、纵隔淋巴结融合成团块；癌细胞体积小，呈类圆形或梭形，胞浆少，类似淋巴细胞，且生长快，侵袭力强，远处转移早，确诊时多有血管受侵或转移，常转移至淋巴结、脑、肝、骨和肾上腺等。本型对放射治疗和化学药物治疗敏感。

【临床表现】

本病依据肿瘤部位、类型、大小、发展阶段、有无并发症或转移情况而临床表现不同。早期基本无症状，通常因体检发现，尤其是周围型肺癌。

（一）原发肿瘤表现

1. 咳嗽、咳痰 为常见的早期症状，常呈刺激性干咳，或伴少量黏液痰；如肿瘤导致远端支气管狭窄，表现为持续性咳嗽，呈高音调金属音，为特征性阻塞性咳嗽；如继发感染时，则咳脓性痰。

2. 咯血 癌组织血管丰富，痰内常间断或持续带血，如侵及大血管可导致大咯血。

3. 喘鸣 如肿瘤引起支气管部分阻塞，可引起局限性喘鸣，并可有胸闷、气急等。

4. 全身表现 体重下降、发热等为常见的全身症状，疾病晚期多出现恶病质。

（二）胸内转移表现

1. 胸痛 肿瘤侵犯胸膜或纵隔，可产生不规则的钝痛；侵入胸壁、肋骨或压迫肋间神经时可致胸痛剧烈，且有定点或局部压痛，呼吸、咳嗽时加重。

2. 呼吸困难　如肿瘤压迫大气道，可出现吸气性呼吸困难。

3. 吞咽困难　如肿瘤侵及或压迫食管，可表现为咽下困难，尚可引起支气管-食管瘘。

4. 声音嘶哑　如癌肿或转移性肿大的淋巴结压迫喉返神经（左侧多见），则出现声音嘶哑。

5. 上腔静脉阻塞综合征　如肿瘤侵犯纵隔，压迫阻塞上腔静脉回流，导致上腔静脉阻塞综合征，表现为头、颈、前胸部及上肢的淤血、水肿，颈静脉扩张等，查体可见前胸壁静脉扩张迂曲。

6. Horner 综合征　肺尖部肺癌又称肺上沟瘤（Pancoast 瘤），可压迫颈部交感神经，引起同侧眼睑下垂、眼球内陷、瞳孔缩小、额部少汗等一组表现，称为 Horner 综合征。

（三）胸外转移表现

如肺癌转移至脑、肝、骨骼、肾上腺、皮肤等，可出现相应的表现。锁骨上淋巴结是肺癌常见的转移部位，多位于前斜角肌区，无痛感，固定而坚硬，逐渐增大并融合，以右侧多见。

（四）副癌综合征

副癌综合征是指与原发性肺癌发生发展相关的非转移性的胸外表现，包括内分泌、神经肌肉、结缔组织、血液系统和血管的异常改变，可出现在肺癌发现的前后，以 SCLC 多见，可表现为先发症状或复发的首发征象。部分情况下，本征的病理生理学是清楚的，如激素分泌异常，但大多数机制尚不明确，如厌食、恶病质、体重减轻、发热和免疫抑制。常见的表现如下：①杵状指（趾）和肥大性骨关节病，以长骨远端多见。②高钙血症，与发生骨转移或生成过多的甲状旁腺相关蛋白有关，常见于鳞癌。③分泌促性腺激素：引起男性乳房发育。④分泌促肾上腺皮质激素样物质，引起 Cushing 综合征，多见于小细胞肺癌。⑤分泌抗利尿激素，引起稀释性低钠血症。⑥神经肌肉综合征，包括小脑皮质变性、脊髓小脑变性、周围神经病变、重症肌无力和肌病等，多见于小细胞肺癌。⑦类癌综合征，表现为支气管痉挛性喘息、阵发性心动过速、水样腹泻、皮肤潮红伴感觉异常等。⑧其他表现可有硬皮症、栓塞性静脉炎、血小板减少性紫癜等。

【辅助检查】

1. 影像学检查　X 线检查为常规检查方法，如检查发现块影或可疑肿块阴影，可进一步选用高电压摄片、体层摄片、CT、MRI、单光子发射计算机断层显像（SPECT）和正电子发射型计算机断层显像（PET）等检查。CT 对发现气管、主动脉周围、脊柱旁沟和肺门附近等早期隐蔽性病灶极有帮助，还能辨别肺门和纵隔淋巴结是否肿大；高分辨 CT 或螺旋 CT 能发现大于 3mm 的病灶；MRI 对了解原发性肺癌与心脏大血管、支气管胸壁的关系极有帮助，但对肺内病灶的显示方面不及 CT；SPECT 方法简便、无创，利用肿瘤细胞摄取放射性核素与正常细胞之间的差异，进行肿瘤定位、定性和骨转移诊断；PET 用于原发性肺癌及淋巴结转移的定位诊断，诊断原发性肺癌骨转移的价值优于 SPECT。

原发性肺癌的影像表现：①中央型肺癌：多表现为一侧边缘毛糙的肺门类圆形阴影，或单侧性不规则的肺门肿块等。②周围型肺癌：早期表现为边缘不清的局限性小斑片状阴影，如动态观察可呈密度增高且边缘清楚的圆形或类圆形影。③细支气管-肺泡细胞癌：有结节型和弥漫型两种类型。

2. 痰脱落细胞检查　是简单而有效的早期诊断手段之一，并能进行组织学检查，3 次以上的系列痰标本检查可提高中央型肺癌的诊断率。痰细胞学检查的阳性率的高低与标本是否合格、检查技术水平、肿瘤类型及送检次数（以 3~4 次为宜）等因素有关，非小细胞肺癌的阳性率较小细胞肺癌高，可达 70%~80%。

3. 支气管镜检查　是确诊原发性肺癌的重要检查方法，能直接窥视支气管内的癌肿或浸润，可在透视下做肺组织活检，或吸取支气管深部痰液或肺泡灌洗液送检。其刷检诊断率可达 92%，活检诊断率可达 93%。支气管镜检查的并发症有喉痉挛、气胸、低氧血症及出血等。受检查方法的限制，对中央型肺癌诊断意义较大。

4. 肿瘤标志物检测　目前认为癌胚抗原（CEA）、神经特异性烯醇酶（NSE）、细胞角蛋白 19 片段（CYFRA21-1）及胃泌素释放肽前体（ProGRP）联合检测，对诊断原发性肺癌及进行病情监测有一定的临床价值。

5. 肺针吸活检　包括浅表淋巴结针吸细胞学检查、经支气管镜针吸细胞学检查和经皮针吸细胞学检查等方法，可提高原发性肺癌的诊断率。

6. 分子分型　目前原发性肺癌的分型进一步细分为驱动基因的分子亚型，亚裔人群和我国的肺腺癌患者表皮生长因子受体（EGFR）基因敏感突变阳性率为 40%~50%。所有 NSCLC 尤其是含腺癌成分的 NSCLC 都应常规进行 EGFR 突变和间变性淋巴瘤激酶（ALK）融合分子检测。EGFR 突变检测涵盖 EGFR 18、19、20、21 外显子，即外显子 19 缺失突变、外显子 21 点突变、外显子 18 点突变和外显子 20 插入突变。ALK 阳性 NSCLC 的发生率为 3%~7%，中国人群腺癌 ALK 阳性率为 5.1%。我国 EGFR 和 KRAS 均为野生型的腺癌患者中 ALK 融合基因的阳性率高达 30%~42%。对于表皮生长因子受体-酪氨酸激酶抑制剂（EGFR-TKI）耐药者建议二次活检进行继发耐药 EGFR T790M ARMS 检测，对于不能获取组织的患者，可行血液循环肿瘤细胞检测（ctDNA）、EGFR T790M 检测。

7. 其他检查　胸膜活检、纵隔镜活检、开胸活检等，均可根据具体情况采用。

【诊断与鉴别诊断】

（一）诊断

原发性肺癌可按下列步骤进行定位、定性及分型诊断。

1. 影像学诊断　有临床症状或放射学征象怀疑原发性肺癌的患者先行 CT 检查，发现肿瘤的原发部位、纵隔淋巴结侵犯和其他解剖部位的播散情况。

2. 组织病理学诊断　怀疑原发性肺癌的患者必须获得组织学标本诊断。肿瘤组织多可通过微创技术获取，如支气管镜、胸腔镜。但不推荐痰细胞学确诊肺癌。浅表可扪及的淋巴结或皮肤转移也应活检。如怀疑远处转移病变，也应获得组织标本，如软组织肿块、溶骨性病变、骨髓、胸膜或肝转移灶。胸腔积液则应获得足量的细胞团或胸腔镜检查。

3. 分子病理学诊断　有条件者应在病理学确诊的同时检测肿瘤组织的 EGFR 基因突变、ALK 融合基因和 ROS1 融合基因等，NSCLC 也可考虑检测 PD-L1 的表达水平，以利于制订个体化的治疗方案。

（二）鉴别诊断

原发性肺癌常与某些肺部疾病共存，或其影像学表现与某些疾病相类似，故常易误诊或漏诊，临床应与下列疾病鉴别。

1. 肺结核　多见于青壮年，病程长，常有持续性发热及全身中毒症状，可有反复的咯血，痰液可检出结核分枝杆菌，X 线检查有结核病变的特征，抗结核治疗有效。

2. 肺炎链球菌肺炎　多见于青壮年，急性起病，寒战高热，咳铁锈色痰，外周血白细胞增高，抗生素治疗有效。若起病缓慢，无毒血症状，抗生素治疗效果不明显，或在同一部位反复发生的肺炎等，应注意原发性肺癌的可能。

3. 肺脓肿　起病急，中毒症状明显，伴咳大量脓臭痰，外周血白细胞和中性粒细胞增高，胸部 X 线呈薄壁空洞，内壁光整，内有液平，周围有炎症改变。而癌性空洞常先有肿瘤症状，然后出现继发感染的症状。支气管镜等可以鉴别。

4. 结核性胸膜炎　胸腔积液多透明，呈草黄色，有时为血性，而癌性胸水增长迅速，以血性多见，并结合胸水 CEA、腺苷酸脱氨酶（ADA），能否找到癌细胞及抗结核治疗疗效等进行鉴别。

【病情评估】

非小细胞肺癌采用 AJCC/UICC 第 8 版（2017 年）TNM 分期系统，对于接受外科手术的局限期小细胞肺癌患者也可采用 UICC 第 8 版（2017 年）分期标准。

（一）TNM 分期

TNM 分期见表 10-1。

表 10-1　肺癌的 TNM 分期

原发肿瘤（T）	
T_X	未发现原发肿瘤，或通过痰细胞学或支气管灌洗发现癌细胞，但影像学及支气管镜无法发现
T_0	无原发肿瘤的证据
Tis	原位癌
T_1	肿瘤最大径≤3cm，周围包绕肺组织及脏层胸膜，支气管镜见肿瘤侵及叶支气管，未侵及主支气管
T_{1a}	肿瘤最大径≤1cm
T_{1b}	肿瘤最大径 1~2cm
T_{1c}	肿瘤最大径 2~3cm
T_2	肿瘤最大径 3~5cm；侵犯主支气管（不常见的表浅扩散型肿瘤，不论体积大小，侵犯限于支气管壁时，虽可能侵犯主支气管，仍为 T_1），但未侵及隆突；侵及脏层胸膜；有阻塞性肺炎或者部分或全肺不张。符合以上任何 1 个条件即归为 T_2
T_{2a}	肿瘤最大径 3~4cm
T_{2b}	肿瘤最大径 4~5cm
T_3	肿瘤最大径 5~7cm；直接侵及以下任何 1 个器官，包括胸壁（包含肺上沟瘤）、膈神经、心包；全肺肺不张肺炎；同一肺叶出现孤立性癌结节。符合以上任何 1 个条件即归为 T_3
T_4	肿瘤最大径>7cm；无论大小，侵及以下任何 1 个器官，包括纵隔、心脏、大血管、隆突、喉返神经、主气管、食管、椎体、膈肌；同侧不同肺叶内出现孤立癌结节
区域淋巴结（N）	
N_x	区域淋巴结无法评估
N_0	无区域淋巴结转移
N_1	同侧支气管周围及（或）同侧肺门淋巴结及肺内淋巴结转移，包括原发肿瘤直接侵及的肺内淋巴结
N_2	同侧纵隔内及（或）隆突下淋巴结转移
N_3	对侧纵隔、对侧肺门、同侧或对侧前斜角肌及锁骨上淋巴结转移

续表

远处转移（M）	
M_x	远处转移无法评估
M_0	无远处转移
M_1	远处转移
M_{1a}	局限于胸腔内，包括胸膜播散（恶性胸腔积液、心包积液或胸膜结节）及对侧肺叶出现癌结节
M_{1b}	远处器官单发转移灶
M_{1c}	多个或单个器官多处转移

（二）临床分期

原发性肺癌根据 TNM 分期的结果进行临床分期，见表 10-2。临床上一般将 0~Ⅲa 期肺癌称为早中期肺癌，Ⅲb 期及Ⅳ期肺癌称为晚期肺癌。

表 10-2　肺癌的临床分期

临床分期	TNM 分期
隐性癌	$T_X N_0 M_0$
0 期	$T_{is} N_0 M_0$
ⅠA 期：ⅠA1	$T_{1a} N_0 M_0$
ⅠA2	$T_{1b} N_0 M_0$
ⅠA3	$T_{1c} N_0 M_0$
ⅠB 期	$T_{2a} N_0 M_0$
ⅡA	$T_{2b} N_0 M_0$
ⅡB	$T_3 N_0 M_0$；$T_{1a\sim 2b} N_2 M_0$
ⅢA	$T_4 N_0 M_0$；$T_{3\sim 4} N_1 M_0$；$T_{1a\sim 2b} N_2 M_0$
ⅢB	$T_{3\sim 4} N_2 M_0$；$T_{1a\sim 2b} N_3 M_0$
ⅢC	$T_{3\sim 4} N_2 M_0$
ⅣA	$T_{1\sim 4} N_{0\sim 3} M_{1a\sim 1b}$
ⅣB	$T_{1\sim 4} N_{0\sim 3} M_{1c}$

（三）体力状况分级

体力状况分级见表 10-3。

表 10-3　体力状况分级表

体力状况	分级
正常活动	0
症状轻，生活自在，能从事轻体力活动	1
能耐受肿瘤的症状，生活自理，但白天卧床时间不超过 50%	2
肿瘤症状严重，白天卧床时间超过 50%，但还能起床站立，部分生活自理	3
病重卧床不起	4
死亡	5

【治疗】

（一）治疗原则

治疗方案主要根据患者的机体状况、组织病理及分子学类型、临床分期及既往治疗情况制订，采取多学科综合治疗模式，强调个体化治疗策略。有计划、合理地应用手术、化疗、介入、生物靶向和放射治疗等手段，中医药治疗应全程参与、辨证施治，以期达到根治或最大程度控制肿瘤、提高治愈率、改善患者的生活质量、延长生存期的目的。

根据肺癌的生物学特点及预后，大多数临床肿瘤学家将肺癌分为非小细胞肺癌（包括鳞癌、腺癌、大细胞癌）和小细胞肺癌两大类。非小细胞肺癌与小细胞肺癌的具体治疗原则不同：①非小细胞肺癌：早期患者以手术治疗为主，可切除的局部晚期患者可采取新辅助化疗+手术治疗±放疗；不可切除的局部晚期患者可采取化疗与放疗联合治疗，远处转移的晚期患者以姑息治疗为主。②小细胞肺癌：以化疗为主，辅以手术和（或）放疗。

（二）治疗方法

1. 手术治疗 是早期肺癌的最佳治疗方法，分根治性与姑息性手术，应力求根治性切除，以期达到切除肿瘤，减少肿瘤转移和复发的目的，并可进行 pTNM 分期，指导术后综合治疗。

（1）NSCLC 根治性手术切除是 Ⅰ 期及 Ⅱ 期患者首选的治疗手段，T_3N_1 和 $T_{1-3}N_2$ 的 ⅢA 期患者需通过多学科讨论采取综合治疗的方法，包括手术治疗联合术后化疗或序贯放化疗，或同步放化疗等。除了 Ⅰ 期外，Ⅱ~Ⅲ 期肺癌根治性手术后需术后辅助化疗。术前化疗（新辅助化疗）可使原先不能手术的患者降低 TNM 分期而可以手术。根据患者最终病理术后 TNM 分期（pTNM）、切缘情况，选择再次手术、术后辅助化疗或放疗。对不能耐受肺叶切除的患者也可考虑行楔形切除。

（2）SCLC 90%以上就诊时已有胸内或远处转移，一般不推荐手术治疗。如经纵隔镜、纵隔切开术等检查证实纵隔淋巴结阴性的 $T_{1-2}N_0$ 的患者，可考虑肺叶切除和淋巴结清扫，单纯手术无法根治 SCLC，故所有术后的 SCLC 患者均需采用含铂的两药化疗方案化疗 4~6 个疗程。

2. 药物治疗 主要包括化疗和靶向治疗，用于肺癌晚期或复发患者的治疗。化疗还可用于术后患者的辅助化疗、术前新辅助化疗及联合放疗的综合治疗等。

化疗应当严格掌握适应证，充分考虑患者的疾病分期、体力状况、自身意愿、药物不良反应、生活质量等，避免治疗过度或治疗不足。如患者体力状况评分≤2 分，重要脏器功能可耐受者可给予化疗。化疗常用的药物包括铂类（顺铂、卡铂、奈达铂、洛铂）、吉西他滨、培美曲塞、紫杉类（紫杉醇、多西他赛、白蛋白紫杉醇）、长春瑞滨、依托泊苷和喜树碱类似物（伊立替康）等。目前一线化疗推荐含铂的两药联合方案，二线化疗推荐多西他赛或培美曲塞单药治疗。一般每治疗 2 个周期后评估疗效，密切监测及防治不良反应，并酌情调整药物和（或）剂量。

靶向治疗是以肿瘤组织或细胞的驱动基因变异，以及肿瘤相关信号通路的特异性分子为靶点，利用分子靶向药物特异性阻断该靶点的生物学功能，选择性地从分子水平逆转肿瘤细胞的恶性生物学行为，从而达到抑制肿瘤生长甚至使肿瘤消退的目的。目前，靶向治疗主要应用于非小细胞肺癌中的腺癌患者，如以 EGFR 突变阳性为靶点 EGFR-酪氨酸激酶抑制剂（EGFR-TKI）的吉非替尼（gefitinib）、埃克替尼（icotinib）、阿法替尼（afatinib）、奥希替尼（osimertinib），ALK 重排阳性为靶点的克唑替尼（crizotinib）、艾乐替尼（alectinib）、色瑞替尼（ceritinib）等和

ROS1 重排阳性为靶点的克唑替尼，可用于一线治疗或化疗后的维持治疗，对不适合根治性治疗局部晚期和转移的 NSCLC 有显著的治疗作用，并可延长患者的生存期。多靶点的受体酪氨酸激酶抑制剂安罗替尼（anlotinib）可用于所有病理类型的 EGFR 无突变且 ALK 阴性的肺癌患者，对于存在 EGFR 基因突变或 ALK 阳性的患者，在开始本品治疗前应接受相应的标准靶向药物治疗后进展，且至少接受过 2 种系统化疗后出现进展或复发。此外，以肿瘤血管生成为靶点的贝伐珠单抗（bevacizumab）、重组人血管内皮抑制素（endostatin）联合化疗，能明显提高晚期 NSCLC 的化疗效果并延长肿瘤中位进展时间。采用针对程序性死亡配体 1（PD-L1）的单克隆抗体可抑制程序性死亡受体 1（PD-1）与肿瘤细胞表面的 PD-L1 结合，产生一系列抗肿瘤的免疫作用，也有一定的治疗效果（表 10-4）。

表 10-4 常用靶向药物剂量与用法

药物	剂量	用法	用药时间
吉非替尼	250mg	P. o.	qd
厄洛替尼	150mg	P. o.	qd
埃克替尼	125mg	P. o.	tid
阿法替尼	40mg	P. o.	qd
奥希替尼	80mg	P. o.	qd
克唑替尼	250mg	P. o.	qd
安罗替尼	12/10/8mg	P. o.	d1~14, q21d
贝伐珠单抗	15mg/kg	i. v. gtt	q3w
派姆单抗	2mg/kg	i. v. gtt	q3w
纳武单抗	3mg/kg	i. v.	q2w
阿特珠单抗	1200mg	i. v. gtt	q3w

（1）NSCLC 对化疗的反应较差，晚期和复发 NSCLC 患者联合化疗方案可缓解症状及提高生活质量，提高生存率，30%~40% 的部分缓解率，近 5% 的完全缓解率，中位生存期 9~10 个月，1 年生存率为 30%~40%。目前一线化疗推荐含铂两药联合化疗，如卡铂或顺铂加上紫杉醇、长春瑞滨、吉西他滨、培美曲塞或多西他赛等，治疗 4~6 个周期。对于化疗之后肿瘤缓解或疾病稳定而没有发生进展的患者，可给予维持治疗。一线治疗失败者，推荐多西他赛或培美曲赛单药二线化疗。对 EGFR 突变阳性的IV期 NSCLC，一线给予 EGFR-TKI（厄洛替尼、吉非替尼和阿法替尼）治疗较一线含铂的两药化疗方案，其治疗反应、无进展生存率（PFS）更具优势，且毒性反应更低；也可用于化疗无效的二线或三线口服治疗。如发生耐药（一般在治疗后 9~13 个月）或疾病进展，如 T790M 突变，可使用三线 TKI 奥希替尼。对于 ALK 和 ROS1 重排阳性的患者可选择克唑替尼治疗。对于IV期非鳞状细胞癌的 NSCLC，若患者无咯血及脑转移，可考虑在化疗基础上联合抗肿瘤血管药物如贝伐珠单抗。对于 PD-L1 表达阳性且无 EGFR 突变或 ALK 重排者，或经铂类化疗方案后仍出现疾病进展的，可使用 PD-1 免疫抑制剂，如派姆单抗（pembroli-zumab）、纳武单抗（nivolumab）和阿特珠单抗（atezolizumab）等，用于联合化疗或单药的一线治疗（表 10-5）。

表 10-5　非小细胞肺癌（NSCLC）化疗方案

方案	药物	剂量	用法	用药时间	周期
TP	紫杉醇	$135 \sim 175mg/m^2$	i. v.	d1	q21d×4
	顺铂	$75mg/m^2$	i. v.	d1	
	或卡铂	$AUC = 5 \sim 6$	i. v.	d1	
GP	吉西他滨	$1000mg/m^2$	i. v.	d1、d8	q21d×4
	顺铂	$75mg/m^2$	i. v.	d1	
	或卡铂	$AUC = 5 \sim 6$	i. v.	d1	
DP	多西他赛	$75mg/m^2$	i. v.	d1	q21d×4
	顺铂	$75mg/m^2$	i. v.	d1	
	或卡铂	$AUC = 5 \sim 6$	i. v.	d1	
PC	培美曲塞	$500mg/m^2$	i. v.	d1	q21d×4
	顺铂	$75mg/m^2$	i. v.	d1	
	或卡铂	$AUC = 5 \sim 6$	i. v.	d1	
NP	长春瑞滨	$25mg/m^2$	i. v.	d1、d8	q21d×4
	顺铂	$80mg/m^2$	i. v.	d1	

（2）SCLC　对化疗敏感，是治疗的基本方案。一线化疗药物包括依托泊苷或伊立替康联合铂类，共 4~6 个周期。手术切除的患者推荐辅助化疗。对于局限期 SCLC（Ⅰ~Ⅱ期）推荐放、化疗为主的综合治疗。对于广泛期患者则采用以化疗为主的综合治疗，广泛期和脑转移患者，取决于患者是否有神经系统症状，可在全脑放疗之前或之后给予化疗。大多数局限期和几乎所有的广泛期 SCLC 都将会复发。复发 SCLC 患者根据复发类型选择二线化疗方案或一线方案再次使用（表 10-6）。

表 10-6　小细胞肺癌（SCLC）化疗方案

方案	药物	剂量	用法	用药时间	周期
EP	依托泊苷	$100mg/m^2$	i. v.	d1~3	q21d×（4~6）
	顺铂	$80mg/m^2$	i. v.	d1	
EC	依托泊苷	$100mg/m^2$	i. v.	d1~3	q21d×（4~6）
	卡铂	$AUC = 5 \sim 6$	i. v.	d1	
IP	伊立替康	$60mg/m^2$	i. v.	d1、d8、d15	q28d×（4~6）
	顺铂	$60mg/m^2$	i. v.	d1	

3. 放射治疗　简称放疗，分为根治性和姑息性两种。根治性放疗用于病灶局限、因解剖原因不便手术或患者不愿意手术者，若结合化疗可提高疗效。姑息性放疗的目的在于抑制肿瘤的发展，延迟肿瘤扩散和缓解症状，常用于控制骨转移性疼痛、骨髓压迫、上腔静脉压迫综合征和支气管阻塞及脑转移引起的症状。放疗对 SCLC 效果较好，其次为鳞癌和腺癌，放射剂量以腺癌最大，小细胞癌最小。

4. 介入治疗

（1）支气管动脉灌注化疗　适用于失去手术指征，全身化疗无效的晚期患者。此方法毒副作用小，可缓解症状，减轻患者痛苦。

（2）经支气管镜介入治疗　①血卟啉染料激光治疗和 YAG 激光切除治疗：切除气道腔内肿

瘤，解除气道阻塞和控制出血，可延长患者的生存期。②经支气管镜行腔内放疗：可缓解肿瘤引起的阻塞和咯血症状。③超声引导下的介入治疗：可直接将抗癌药物等注入肿瘤组织内。

5. 中医药治疗　中医学认为"肺为娇脏"，肺癌的主要病机与肺气虚弱、痰热瘀毒等有关，辨证治疗当遵循扶正祛邪的原则，根据患者不同病期及证型分证论治。中西医结合可以取长补短，充分发挥各种治疗方法在癌病各阶段治疗的作用，可减少患者化放疗时的不良反应，提高病灶控制效果，改善临床症状，促进机体抵抗力的恢复。

（三）预防

加强政策的落实：①提高医务人员对肺癌诊断的警觉性及敏感性，做到早发现、早诊断、早治疗。②积极宣介医保政策：新的临床检测方法及治疗药物不断纳入医保，彰显了党和国家以人为本的治理理念，使更多的肺癌患者受益。

（四）健康教育与人文关怀

应积极宣传和采取有效措施减少或避免吸入含有致癌物质污染的空气和粉尘，加强环境暴露时的防护，治理室内小环境及室外大环境的污染等，注意选择符合防护要求的口罩及正确佩戴方法，养成日常化佩戴习惯；宣传吸烟的危害，大力提倡戒烟，公共场合禁止吸烟；对重点人群进行周期性普查，普及肺癌的基础知识。

思考题

1. 原发性肺癌的病因有哪些？
2. 原发性肺癌按照解剖学及组织病理学如何分类？
3. 简述原发性肺癌的临床表现。
4. 当前如何进行原发性肺癌的临床分期？
5. 原发性肺癌的治疗原则是什么？有哪些治疗方法？

第十一章
特发性间质性肺炎

扫一扫，查阅本章数字资源，含PPT、音视频、图片等

间质性肺疾病（interstitial lung discase, ILD）是一组主要累及肺间质和肺泡，导致肺泡-毛细血管功能单位减损的弥漫性肺疾病。间质性肺疾病包括 200 多个病种，尽管每一种疾病的临床表现、实验室和病理学改变有各自的特点，然而它们具有一些共同的呼吸病理生理学改变、临床表现和胸部 X 线特征，表现为渐进性、劳力性气促，限制性通气功能障碍伴弥散功能降低，低氧血症和双肺弥漫性影像学改变。本病多缓慢进展，逐渐丧失肺泡-毛细血管功能单位，最终发展为弥漫性肺纤维化和蜂窝肺，导致呼吸衰竭而死亡。

特发性间质性肺炎（idiopathic interstitial pneumonia, IIP）是一组原因不明、具有不同病理类型的间质性肺疾病，以弥漫性肺泡炎和肺泡结构紊乱最终导致肺纤维化为特征，主要累及肺间质，部分患者可同时伴有肺实质、肺血管及气道受累。本病可发生于任何年龄，以中老年较多，见于 40~60 岁之间，男性多于女性；主要临床表现为进行性呼吸困难，肺通气功能障碍，X 线两肺弥漫性网状结节状阴影。本病目前尚无有效治疗措施，常因呼吸衰竭和心力衰竭而死亡，预后较差。

特发性肺间质纤维化（idiopathic pulmonary fibrosis, IPF）是最常见也是病情最严重的 IIP 类型，基本病理表现为普通型间质性肺炎（usual interstitial pneumonia, UIP），早期肺部病变较局限，逐渐引起弥漫性肺纤维化，最终导致肺功能损害。患者可在疾病相对稳定的过程中突然发生急性加重，是影响 IPF 预后和导致患者死亡的一个重要因素。

【病因和发病机制】

IIP 的发病机制尚不清楚，发病的危险因素有吸烟、接触金属粉尘或木尘等，亦与胃食管反流病、病毒感染、自身免疫等因素有关。遗传因素对发病过程可能有一定的影响。

【病理】

IIP 时，肺泡腔及肺泡壁可发生炎症反应，肺泡壁中的成纤维细胞增殖、聚集，肺泡壁增厚，胶原组织增生、紊乱、修复，进而导致肺间质纤维化并形成瘢痕。病灶可累及细支气管、毛细血管基底膜、胸膜等。病变肺组织内分布不均一，可见正常肺组织、间质炎症、纤维增生和蜂窝肺的变化，主要累及胸膜下肺腺泡或肺小叶。2013 年，美国胸科学会/欧洲呼吸学会（ATS/ERS）将 IIP 病理分型归纳为 3 大类：①主要的特发性间质性肺炎：特发性肺纤维化、非特异性间质性肺炎、隐源性机化性肺炎、急性间质性肺炎、呼吸性细支气管炎间质性肺病、脱屑性间质性肺炎。②罕见的特发性间质性肺炎：特发性胸膜肺弹力纤维增生症、特发性淋巴性间质性肺炎。③不能分类的特发性间质性肺炎。

【临床表现】

依据病理分型，IIP 的临床表现不尽相同，其中特发性肺间质纤维化急性加重（AE-IPF）临床表现相对较重。

（一）IIP 临床表现

1. 病史 一般于 50 岁以上发病，起病隐匿。

2. 症状 劳力性气促，进行性加重，伴干咳；一般不出现全身性表现，也可有乏力、体重减轻等不典型表现。

3. 体征 因长期缺氧，部分患者出现杵状指（趾），典型患者可闻及肺底部吸气性 Velcro 啰音，疾病晚期因肺功能低下可出现发绀、右心功能不全等体征。

（二）AE-IPF 临床表现

1. 症状 为数天到几周之内出现的呼吸困难或运动耐力降低，可伴有咳嗽，多为干咳或咳少许白色痰，当合并感染时可出现痰量增多或黄色脓性痰，部分患者可出现发热和流感样症状；病程通常在 1 个月之内；病情往往进展迅速，很快出现 I 型呼吸衰竭。

2. 体征 表现为呼吸急促、四肢末端和口唇发绀；若合并右心功能不全，可出现颈静脉怒张、双下肢浮肿等。

【辅助检查】

1. 胸部 X 线检查 稳定期患者胸片显示双肺弥漫的网格状或网络小结节状浸润影，以双下肺和外周（胸膜下）明显，通常伴有肺容积减小。个别早期患者胸片可基本正常或呈磨玻璃样（GGO）变化。随着病情进展，可出现直径多在 3~15mm 大小的多发性囊状透光影（蜂窝肺）。高分辨率 CT（HRCT）是诊断 IPF 的重要方法，有利于发现早期病变，表现为肺内不规则线条网格样改变，伴有囊性小气腔形成，较早在胸膜下出现，小气道互相连接可形成胸膜下线等。AE-IPF 患者 HRCT 出现新增异常 GGO 阴影（可表现为 3 种类型：弥漫型、多灶型和周边型）和（或）实变影。

2. 肺功能检测 表现为限制性通气功能障碍和弥散量减少，伴有低氧血症和 I 型呼吸衰竭。

3. 实验室检查 可有血沉加快、血乳酸脱氢酶（LDH）和免疫球蛋白增高；10%~26% 的患者类风湿因子和抗核抗体阳性。

4. 外科肺活检 经高分辨率 CT 诊断仍不确定者，没有手术禁忌证时应考虑外科肺活检。肺组织病理改变是普通型间质性肺炎，诊断标准：①明显纤维化或结构异常，伴或不伴有蜂窝肺，胸膜下、间质分布。②斑片肺实质纤维化。③成纤维细胞灶。

【诊断与鉴别诊断】

（一）诊断

主要根据临床特征、胸部影像学改变、肺功能异常，并排除其他已知原因导致的 ILD，结合病理活检，综合做出 IIP 诊断，并确定稳定期和急性加重期。根据是否有外科肺活检的结果，IIP 有两种确诊标准。

1. IIP 确诊标准一

（1）外科肺活检显示组织学符合普通型间质性肺炎的改变。

（2）同时具备下列条件：①排除其他已知的可引起 ILD 的疾病，如药物中毒、职业环境性接触和结缔组织病等。②肺功能检测有限制性通气功能障碍伴弥散功能下降。③常规 X 线胸片或 HRCT 显示双下肺和胸膜下分布为主的网状改变或伴蜂窝肺，可伴有少量磨玻璃样阴影。

2. IIP 确诊标准二 无外科肺活检时，需要符合下列所有 4 条主要指标和 3 条以上的次要指标。

（1）主要指标 ①除外已知原因的 ILD，如某些药物毒性作用、职业环境接触史和结缔组织病等。②肺功能表现异常，包括限制性通气功能障碍。③胸部 HRCT 表现为双下肺和胸膜下分布为主的网状改变或伴蜂窝肺，可伴有极少量磨玻璃样阴影。④经支气管镜肺活检或支气管肺泡灌洗液检查不支持其他疾病的诊断。

（2）次要指标 ①年龄>50 岁。②隐匿起病或无明确原因的进行性呼吸困难。③病程≥3 个月。④双肺听诊可闻及吸气性 Velero 啰音。

3. AE-IPF 诊断标准 参照国际标准，对于已经诊断或当前诊断 IIP 者，如果满足以下条件，则可做出 AE-IPF 诊断：①通常在 1 个月内出现了临床上显著的急性呼吸困难加重。②胸部 HRCT 证实在原来普通型间质性肺炎改变基础上双肺新出现 GGO 阴影和（或）实变影。③排除心力衰竭或液体负荷过重导致的呼吸功能恶化或急性肺水肿。

（二）鉴别诊断

IIP 主要与过敏性肺泡炎、胶原血管病、家族性间质性肺炎等进行鉴别诊断。当 IIP 患者出现急性呼吸困难恶化时，传统的胸部 X 线即可识别是否合并气胸及胸腔积液等原因。临床上需要与 AE-IPF 鉴别的疾病包括静脉血栓栓塞症、感染、心力衰竭及肺动脉高压等。

【病情评估】

（一）病情严重度评估

根据临床表现、胸部影像学特征、肺功能及 6 分钟步行试验等做出病情严重度评估。若患者有显著的呼吸困难，Ⅰ型呼吸衰竭，HRCT 已存在显著纤维化及蜂窝样改变，6 分钟步行试验 $SpO_2<88\%$，提示病情较重，死亡风险大。

（二）预后评估

因本病目前除肺移植外，尚无有效治疗措施，故预后差。病情进展速度有明显的个体差异，经过数月至数年发展为呼吸衰竭和慢性肺心病，起病后平均存活时间为 2~3 年。

【治疗】

治疗原则：目前尚无有效的药物治疗方法，非手术治疗效果有限；治疗目的为控制症状，延缓病情进展，改善生活质量，延长患者生存期。主要采用糖皮质激素或联合细胞毒药物治疗，使用剂量和疗程视患者的具体病情而定。

（一）药物治疗

本病目前尚没有循证医学证据的药物治疗方案，N-乙酰半胱氨酸或吡非尼酮（TNF-α 抑制剂）可在一定程度上延缓肺功能的恶化，降低急性加重的频率。ATS/ERS 推荐靶向药物尼达尼布作为 IPF 的治疗药物。

1. 糖皮质激素   IPF 急性加重患者推荐使用激素治疗，可应用大剂量糖皮质激素。常用泼尼松 0.5mg/（kg·d）口服，或静脉滴注甲泼尼龙（500~1000mg/d、连用 3 天），待症状缓解后减为泼尼松或等效剂量激素，应用 4~8 周逐步减至维持量，并且要密切随访，防止复发。稳定期避免使用激素有利于延长自然病程。对临床上已经使用激素治疗的 IIP 患者，应考虑使用复方新诺明预防机会性肺孢子菌感染。

2. 抗肺纤维化治疗   两种新型抗纤维化制剂吡非尼酮和尼达尼布，可延缓 IIP 患者肺功能的下降，尤其尼达尼布可显著降低急性加重的发生风险。尼达尼布作为小分子酪氨酸激酶抑制剂，可同时阻断血小板源性生长因子受体、血管内皮生长因子受体和成纤维细胞生长因子受体，发挥靶向治疗的作用，但对 AE-IPF 是否有治疗作用，目前尚不清楚。其他治疗药物包括环磷酰胺、硫唑嘌呤、γ-干扰素、秋水仙碱、青霉胺等，但临床疗效有待于进一步论证。

3. 姑息性治疗   对于 AE-IPF 患者，需要明确治疗目标，由患者本人及直系家属共同参与决定治疗方案。姑息性治疗对于减轻患者的呼吸困难和咳嗽的症状、缓解患者及家属的压力非常重要，包括放松技巧及使用苯二氮䓬类镇静药，使用无创通气可明显减轻呼吸困难。咳嗽也是 AE-IPF 患者的主要症状之一，必要时可使用阿片类药物。

（二）非药物治疗

1. 肺康复训练   在长期氧疗的情况下，可以适当进行锻炼，如慢步行走、深呼吸等呼吸操训练。

2. 氧疗   存在明显低氧血症的患者，应实施长程氧疗。AE-IPF 患者通常需要高浓度吸氧来维持脉搏氧饱和度（SpO_2）在 90% 以上。标准的经鼻导管吸氧通常很难满足 AE-IPF 患者吸氧流量的需求，对这些急性缺氧性呼吸衰竭不伴有高碳酸血症的患者来说，可采用经鼻导管的高流量氧疗来维持动脉血氧饱和度，改善患者呼吸困难症状，必要时可选择面罩供氧和（或）无创呼吸机吸入纯氧。

（三）肺移植

肺移植为目前治疗 IIP 最有效的方法。当患者肺功能严重不全、低氧血症迅速恶化，但不伴有严重的心、肝、肾病变，年龄小于 60 岁者，可考虑进行肺移植。

（四）中医药治疗

活血化瘀药物能够有效预防肺纤维化。中药辨证施治，可减少糖皮质激素用量，降低激素副作用。也可以采用中医特色康复疗法，如太极拳、膏方、针刺等。

（五）其他

其他治疗方法包括缓解咳嗽、积极治疗胃食管反流病等。

（六）预防

1. 戒烟   大多数 IIP 患者是吸烟者，吸烟与疾病的发生具有一定的相关性。对于吸烟患者，必须劝导和帮助其戒烟，尤其是鼓励患者在接受尼达尼布治疗前停止吸烟。

2. 预防呼吸道感染　注射流感病毒和肺炎疫苗被认为是预防呼吸道感染的重要措施，应该尽量避免反复的空气污染等情况。

3. 饮食　注意调剂饮食，增加营养，减少胃食管反流。

4. 增强体质　加强体育锻炼，增强抗病能力，冬季应注意保暖。

（七）健康教育与人文关怀

规范诊治流程，早期诊断。本病由于缺乏有效的治疗措施，采取积极措施预防 AE-IPF 的发生比任何治疗更为有效。应指导患者在病情稳定阶段尽量避免使用激素和（或）免疫抑制剂，以减少感染机会。解除患者的焦虑情绪，允许患者表达心理感受，积极配合治疗，减少 AE-IPF 事件的发生，对于降低 IIP 患者潜在病死率、延长患者生存期、减轻患者经济负担具有重要意义。

思考题

1. 何谓间质性肺疾病？何谓特发性间质性肺炎？
2. 简述 AE-IPF 的临床表现。
3. 如何诊断特发性间质性肺炎？
4. 简述特发性间质性肺炎的治疗措施。

呼吸衰竭（respiratory failure）是指外呼吸（通气和换气）功能严重障碍，不能进行有效的气体交换，导致缺氧，伴或不伴二氧化碳潴留，引起的一系列生理功能和代谢紊乱的临床综合征。其临床表现缺乏特异性，明确诊断有赖于动脉血气分析：在海平面、静息状态下呼吸室内空气，动脉血氧分压（PaO_2）低于 60mmHg，伴或不伴动脉二氧化碳分压（$PaCO_2$）高于 50mmHg，即为呼吸衰竭。呼吸衰竭往往累及其他重要脏器，如若患者合并肺部感染、肺性脑病、低血压休克及严重水电解质紊乱、酸碱失衡等并发症，则病情危重，预后不良。

【分类】

本病按照病因、起病急缓及原有呼吸功能正常与否，分为急性呼吸衰竭和慢性呼吸衰竭；按照病理生理和动脉血气分析结果，分为 I 型呼吸衰竭和 II 型呼吸衰竭；按照发病机制分为泵衰竭和肺衰竭。

（一）按照发病急缓分类

本病分为急性呼吸衰竭和慢性呼吸衰竭，后者又分为代偿性和失代偿性慢性呼吸衰竭。

1. 急性呼吸衰竭　指原有肺功能正常，由于某些突发的致病因素，如严重肺疾病、溺水、创伤、休克、电击伤、毒物中毒、急性重症感染等，导致突然发生的呼吸功能衰竭，常在数秒或数小时内发生，病情多危重，需要紧急抢救。

2. 慢性呼吸衰竭　由于慢性疾病呼吸功能损害，病情逐渐加重，最终发展为呼吸衰竭，如慢阻肺、肺结核、间质性肺疾病、神经肌肉病变等，其中以慢阻肺最常见。由于发病过程缓慢，早期虽有低氧血症或伴高碳酸血症，但机体通过代偿适应，生理功能障碍和代谢紊乱较轻，仍保持一定的生活活动能力，动脉血气分析 pH 在正常范围（7.35~7.45），称为代偿性慢性呼吸衰竭；若是在慢性胸肺疾病的基础上，因合并呼吸系统感染、气道痉挛或并发气胸等情况，加重呼吸功能损害，在短时间内出现 PaO_2 显著下降和（或）$PaCO_2$ 显著升高，发生失代偿，则称为失代偿性慢性呼吸衰竭，临床上既有慢性呼吸衰竭特点又兼有急性呼吸衰竭的特点，在慢性呼吸衰竭处理上还要兼顾急性呼吸衰竭的治疗。

（二）按照动脉血气分类

1. I 型呼吸衰竭　即低氧性呼吸衰竭，多由于换气功能障碍所致，仅有缺氧，不伴有二氧化碳潴留。血气分析特点是 $PaO_2<60mmHg$，$PaCO_2$ 降低或正常，主要发生机制为通气/血流比例失调、弥散功能损害、肺动-静脉分流等，多见于严重肺部感染性疾病、间质性肺疾病、急性肺栓

塞等。

2. Ⅱ型呼吸衰竭 即高碳酸血症性呼吸衰竭，常由于通气功能障碍所致，缺氧同时伴有二氧化碳潴留。血气分析特点是 $PaO_2 < 60mmHg$，同时伴有 $PaCO_2 > 50mmHg$，系肺泡通气不足所致。单纯通气不足，低氧血症和高碳酸血症的程度是平行的；若伴有换气功能障碍，则低氧血症更为严重，如慢阻肺。

（三）按照发病机制分类

本病可分为通气性呼吸衰竭和换气性呼吸衰竭，也可分为泵衰竭和肺衰竭。

1. 泵衰竭（pump failure） 驱动或调控呼吸运动的中枢神经系统、外周神经系统、神经肌肉组织（包括神经-肌肉接头和呼吸肌）及胸廓，统称为呼吸泵，这些部位的功能障碍引起的呼吸衰竭称为泵衰竭。通常泵衰竭主要引起通气功能障碍，表现为Ⅱ型呼吸衰竭。

2. 肺衰竭（lung failure） 气道阻塞、肺组织和肺血管病变造成的呼吸衰竭，称为肺衰竭。肺实质和肺血管病变常引起换气功能障碍，表现为Ⅰ型呼吸衰竭；严重的气道阻塞性疾病（如慢阻肺）影响通气功能，造成Ⅱ型呼吸衰竭。

【病因和发病机制】

（一）病因

完整的呼吸过程由相互衔接且同时进行的外呼吸、气体运输和内呼吸3个环节组成。参与外呼吸（即肺通气和肺换气）的任何1个环节的严重病变都可导致呼吸衰竭。

1. 气道阻塞性病变 气管-支气管的炎症、痉挛、肿瘤、异物、纤维化瘢痕等均可引起气道阻塞，如慢阻肺、哮喘急性加重时可引起气道痉挛、炎性水肿、分泌物阻塞气道等，导致肺通气不足或通气/血流比例失调，发生缺氧和（或）二氧化碳潴留，发生呼吸衰竭。

2. 肺组织病变 各种累及肺泡和（或）肺间质的病变，如肺炎、肺气肿、严重肺结核、弥漫性肺纤维化、肺水肿、硅沉着病（矽肺）等，均可使气体有效弥散面积减少、肺顺应性降低、通气/血流比例失调，导致缺氧或合并二氧化碳潴留。

3. 肺血管疾病 肺栓塞、肺血管炎等可引起通气/血流比例失调，或部分静脉血未经氧合直接流入肺静脉，导致呼吸衰竭。

4. 器质性心脏病 各种缺血性心脏疾病、严重心脏瓣膜病、心肌病、心包疾病、严重心律失常等，均可导致通气和换气功能障碍，从而导致缺氧和（或）二氧化碳潴留。

5. 胸廓与胸膜病变 胸部外伤所致的连枷胸、严重的自发性或外伤性气胸、严重的脊柱畸形、大量胸腔积液、胸膜肥厚与粘连、强直性脊柱炎等，均可限制胸廓活动和肺扩张，导致通气不足及吸入气体分布不均，从而发生呼吸衰竭。

6. 神经-肌肉疾病 脑血管疾病、颅脑外伤、脑炎及镇静催眠剂中毒，可直接或间接抑制呼吸中枢；脊髓颈段或高位胸段损伤（肿瘤或外伤）、脊髓灰质炎、多发性神经炎、重症肌无力、有机磷杀虫药中毒、破伤风及严重的钾代谢紊乱等，均可累及呼吸肌，造成呼吸肌无力、疲劳、麻痹，因呼吸动力下降而发生肺通气不足。

（二）发病机制

1. 肺泡通气不足 中枢神经系统疾病使呼吸抑制，或阻塞性肺疾病并发感染使气道阻塞加重时，肺泡通气量减少，氧和二氧化碳不能有效交换，引起缺氧和二氧化碳潴留。两者的程度平行，临床表现为低氧血症伴高碳酸血症。

2. 通气/血流比例（V/Q）失调　正常成人静息状态下，肺泡每分钟的通气量为4.2L，流经肺泡毛细血管的血流量是5L，故通气/血流比例为0.84。V/Q失调的原因：①部分肺泡血流不足：肺血管病变如肺栓塞引起栓塞部位血流减少，通气/血流比例增大，进入肺泡的部分气体不能与血流进行充分交换，造成无效通气，V/Q大于0.84，引起缺氧。②肺部病变引起病变部位的肺泡通气不足：如气道阻塞、肺炎、肺不张、肺水肿等，由于通气/血流比例变小，流经肺泡周围的静脉血不能充分进行氧合而进入动脉，造成生理性静-动脉分流，V/Q小于0.84，发生缺氧。

3. 弥散障碍　氧和二氧化碳等气体通过肺泡膜进行交换的物理弥散过程发生障碍。肺泡膜对氧和二氧化碳的通透能力相差很大，前者仅为后者的1/20，故在病理情况下，弥散功能障碍主要影响氧的交换，临床表现以低氧血症为主。

4. 机体氧耗量增加　机体氧耗增加是加重呼吸衰竭患者缺氧的原因之一，常见于患者有发热、寒战、呼吸用力和抽搐等。另外，在气道阻塞，通气功能障碍的情况下，不合理应用呼吸兴奋剂，亦会显著增加氧耗而加重缺氧，应予重视。

【病理生理】

呼吸衰竭的主要病理生理改变是缺氧，可伴或不伴有高碳酸血症。低氧血症和高碳酸血症能够影响全身各系统脏器的代谢、功能甚至使组织结构发生变化。呼吸衰竭初期，机体一般发生一系列代偿性兴奋，随着病情加重，机体发生失代偿，表现为系统脏器功能抑制，最终可发生呼吸功能衰竭。

（一）缺氧

1. 中枢神经系统　大脑皮质对缺氧最敏感，缺氧最易引起脑功能障碍。缺氧可使脑血管扩张，脑血流增加，当缺氧加重时，引起细胞内和间质性水肿，导致颅内压升高，从而压迫血管，使脑血流减少，加重缺氧性脑损害。供氧停止4~5分钟可发生不可逆的脑损害。当PaO_2降至60mmHg时，可出现注意力不集中、智力和视力轻度减退；当PaO_2迅速降至40~50mmHg或以下时，会引起一系列神经精神症状，如头痛、烦躁不安、定向力与记忆力障碍、精神错乱、嗜睡；PaO_2低于30mmHg时，出现神志丧失乃至昏迷。

2. 循环系统　心肌对缺氧十分敏感。轻度缺氧使心率加快，心肌收缩力增强和心排血量增加；急性严重缺氧时由于发生心肌损伤、坏死等，心肌收缩力减弱和心排血量减少，使心率变慢或导致心室颤动或心脏骤停。缺氧对血管的影响按照部位不同而异，脑和冠状血管扩张，皮肤和腹腔内脏血管收缩，肺小动脉痉挛，使肺动脉压升高。长期肺动脉高压，引起右心室肥厚，甚至发生右心衰竭。

3. 呼吸系统　呼吸中枢对缺氧的敏感性远较二氧化碳低，故仅于明显缺氧时才出现通气量增加。低PaO_2（<60mmHg）作用于颈动脉体和主动脉体的化学感受器，可反射性兴奋呼吸中枢，增强呼吸运动，使呼吸频率增快。当缺氧程度缓慢加重时，这种反射性兴奋呼吸中枢的作用将变得迟钝。缺氧对呼吸中枢的直接作用是抑制作用，当PaO_2<30mmHg时，可抑制呼吸中枢。

4. 肝、肾功能及消化系统　缺氧可损害肝、肾功能，使转氨酶升高、尿量减少和氮质潴留，多为功能性改变，可随着病情好转而恢复。严重缺氧可增强胃壁细胞碳酸酐酶活性，使胃酸分泌增多，故可出现胃黏膜糜烂、坏死、出血与溃疡形成。

5. 细胞代谢和电解质 在持续或严重缺氧时，患者体内组织细胞能量代谢的中间过程受到抑制，使能量生成减少。由于无氧酵解增加，乳酸产生增多，最终导致代谢性酸中毒。同时由于能量代谢不足，钠泵功能障碍，氢离子和钠离子进入细胞内，钾离子移向细胞外，引起转移性高钾血症。

（二）二氧化碳潴留

1. 中枢神经系统 少量二氧化碳潴留可兴奋呼吸中枢，但超过一定浓度，则起抑制作用。脑血管扩张、血流量增加是二氧化碳潴留早期的代偿现象；晚期则颅内压升高，并出现脑水肿。当 $PaCO_2$ 增至正常的 2 倍以上时，患者逐渐进入昏迷状态。由于呼吸衰竭导致低氧血症和高碳酸血症而出现的各种神经精神症状的临床综合征，称为肺性脑病（pulmonary encephalopathy，PE）。引起肺性脑病的常见原因有高碳酸血症、低氧血症、酸碱平衡失调等，而呼吸道感染、使用镇静剂或给氧不当等常为其发生的诱发因素。

2. 循环系统 二氧化碳潴留对循环系统最突出的影响是血管扩张，如周围皮肤血管、脑血管、冠状动脉血管扩张等。严重的 $PaCO_2$ 潴留，可直接抑制心血管中枢，造成心脏活动抑制和血管扩张、血压下降、心律失常等。

3. 呼吸系统 二氧化碳是强有力的呼吸中枢兴奋剂，当 $PaCO_2$ 急骤升高时，呼吸加深加快；长时间严重的二氧化碳潴留会造成中枢化学感受器对二氧化碳的刺激作用发生适应。当 $PaCO_2$ 超过 80mmHg 时，会对呼吸中枢产生抑制和麻醉效应，此时呼吸中枢的兴奋性主要依靠缺氧刺激颈动脉体及主动脉体化学感受器来维持。慢性呼吸衰竭患者如吸入高浓度氧，解除了低氧对呼吸中枢的刺激作用，可导致呼吸抑制而加重病情，此为临床控制性氧疗的重要原因。

4. 酸碱平衡和电解质 除了呼吸性酸中毒和代谢性酸中毒以外，由于患病时间较长，食物热量摄入不足和治疗中使用利尿剂、糖皮质激素等原因，常可引起低钾血症。

5. 肾功能 轻度二氧化碳潴留可扩张肾血管，增加肾血流，使尿量增加；但如果呼吸性酸中毒失代偿，pH 明显下降时，肾血管痉挛，肾血流量明显减少。

第一节 急性呼吸衰竭

【病因】

1. 气道阻塞 各种感染、异物等物理化学性因子所引起的黏膜充血、水肿，造成上呼吸道急性梗阻，如喉炎、喉水肿、气道异物等，是引起急性呼吸衰竭的重要原因。

2. 引起肺实质浸润的疾病 各种感染、误吸、淹溺及药物等因素引起的肺实质病变，是导致发生急性呼吸衰竭的主要病因。

3. 肺间质及实质渗出水肿 ①各种严重心脏病、心力衰竭、液体管理失衡等引起的急性心源性肺水肿。②非心源性肺水肿，如创伤、重症胰腺炎、急性高山病、复张性肺水肿等引起的急性呼吸窘迫综合征（acute respiratory distress syndrome，ARDS）。

4. 肺血管疾患 如肺血栓、脂肪栓塞等，是引起急性呼吸衰竭的重要病因。

5. 胸壁胸膜疾患 如胸壁外伤、自发性气胸或创伤性气胸、大量胸腔积液等，均有可能引起急性呼吸衰竭。

6. 神经肌肉系统疾患 颅脑外伤、脊髓损伤、重症肌无力、脊髓灰质炎、颈髓外伤及有机磷杀虫药中毒等，损伤神经-肌肉传导系统，导致急性呼吸衰竭。

【临床表现】

急性呼吸衰竭的临床表现主要是低氧血症所致的呼吸困难和多脏器功能障碍。

1. 呼吸困难 是呼吸衰竭最早出现的症状。多数患者有明显的呼吸困难，可表现为呼吸频率、节律和幅度的改变。较早表现为呼吸频率增快，病情加重时出现呼吸困难，辅助呼吸肌活动加强，三凹征阳性。中枢性疾病或中枢神经抑制性药物所致的呼吸衰竭，表现为呼吸节律改变，如潮式呼吸、间停呼吸等。

2. 发绀 是缺氧的典型表现，当动脉血氧饱和度低于 90% 时，可在口唇、指甲等处出现发绀。另应注意，因发绀的程度与还原型血红蛋白含量相关，故红细胞增多者发绀更明显，贫血者则不明显或不出现发绀。因严重休克等引起末梢循环障碍的患者，即使动脉血氧分压尚正常，也可出现发绀，称外周性发绀；由于动脉血氧饱和度降低引起的发绀，称中央性发绀。发绀还受皮肤色素及心功能的影响。

3. 精神神经症状 急性缺氧可出现精神错乱、躁狂、昏迷、抽搐等症状。如合并急性二氧化碳潴留，可出现嗜睡、淡漠、扑翼样震颤，甚至呼吸骤停。

4. 循环系统表现 多数患者有心动过速；严重低氧血症和酸中毒可导致心肌损害，亦可引起周围循环衰竭、血压下降、心律失常、心脏骤停。

5. 消化和泌尿系统表现 严重呼吸衰竭对肝、肾功能都有影响。部分病例可出现丙氨酸氨基转移酶与血尿素氮升高，个别病例尿中可出现蛋白、红细胞和管型。因胃肠道黏膜屏障功能受损，胃酸分泌增多，导致胃肠道黏膜充血水肿、糜烂渗血或发生应激性溃疡，引起消化道出血。

【辅助检查】

1. 动脉血气分析 对诊断呼吸衰竭和酸碱失衡的严重程度及指导治疗具有重要意义。pH 可反映机体的代偿状况，有助于急性和慢性呼吸衰竭的鉴别。当 $PaCO_2$ 升高，pH 正常时，称为代偿性呼吸性酸中毒；若 $PaCO_2$ 升高，pH<7.35，称为失代偿性呼吸性酸中毒。需要指出，由于血气分析受年龄、海拔高度、氧疗等多种因素的影响，在具体分析时一定要具体结合临床情况做出判断。

2. 肺功能检测 通过肺功能检测可判断通气功能障碍的性质（阻塞性、限制性或混合性）及是否合并换气功能障碍，并对通气和换气功能障碍的严重程度进行判断。重症患者肺功能检测受到限制，不宜强行检查。

3. 胸部影像学检查 包括普通 X 线胸片、胸部 CT 和放射性核素肺通气/灌注扫描、肺血管造影及超声检查等，有助于了解原发病的诊断及严重程度，有无合并肺部感染。

4. 支气管镜检查 对于明确气道疾病和取得病理学证据具有重要意义。

【诊断和鉴别诊断】

（一）诊断

除原发疾病、低氧血症及二氧化碳潴留所致的临床表现外，呼吸衰竭的诊断主要依靠血气分析，即 PaO_2<60mmHg，伴或不伴 $PaCO_2$>50mmHg，结合肺功能、胸部影像学和支气管镜、病理学等检查，对于明确呼吸衰竭的病因诊断至关重要。

（二）鉴别诊断

1. 与不同病因所致急性呼吸衰竭的鉴别　可借助病史、临床表现和多种辅助检查手段确诊，积极治疗原发疾病。

2. 慢性呼吸衰竭　多见于慢性呼吸系统疾病，如慢性阻塞性肺疾病、重度肺结核等，常有缺氧或伴二氧化碳潴留，可以表现为代偿性慢性呼吸衰竭或失代偿性慢性呼吸衰竭。两者的鉴别主要依据患者的基础呼吸功能状态，急性呼吸衰竭患者原有的呼吸功能多正常。

【治疗】

治疗原则：控制或解除引起呼吸衰竭的病因和诱因；保持呼吸道通畅，纠正缺氧和改善通气（包括应用机械通气治疗）；一般支持治疗及对其他重要脏器功能的监测。

（一）保持呼吸道通畅

保持呼吸道通畅对任何类型的呼吸衰竭均是最基本、最重要的治疗措施。气道不畅使呼吸阻力增加，呼吸功耗增多，会加重呼吸肌疲劳；气道阻塞致分泌物排出困难将加重感染，同时也可能发生肺不张，使气体交换面积减少；如气道发生急性完全阻塞，则发生窒息，短时间内致患者死亡。

1. 开放气道　若患者处于昏迷状态，应使其处于仰卧位，头部后仰，托起下颌并将口打开。

2. 清除呼吸道分泌物　可用棉签或负压吸引装置（吸痰器）清除气道内分泌物及异物。雾化吸入，降低痰液黏度，使痰容易咳出。

3. 解除支气管痉挛　若患者出现支气管痉挛，应积极使用支气管扩张药物，可选用 β_2 肾上腺素受体激动剂、抗胆碱药、糖皮质激素或茶碱类药物等。在急性呼吸衰竭时，主要经静脉给药。

4. 建立人工气道　必要时应建立人工气道。人工气道的建立一般有 3 种方法，即简便人工气道、气管插管及气管切开，后两者属气管内导管。简便人工气道主要有口咽通气道、鼻咽通气道和喉罩，是气管内导管的临时替代方式，在病情危重不具备插管条件时应用，待病情允许后再行气管插管或气管切开。气管内导管是重建呼吸通道最可靠的方法。

（二）氧疗

氧疗是指通过不同吸氧装置增加吸入氧浓度，提高肺泡内氧分压以纠正机体缺氧状态的治疗方法。适量吸氧可以纠正缺氧，提高动脉血氧分压和氧饱和度的水平，促进细胞能量代谢。

1. 吸氧浓度　确定吸氧浓度的原则是在保证 PaO_2 迅速提高到 60mmHg 以上或脉搏血氧饱和度（SpO_2）达 90% 以上的前提下，尽量降低吸氧浓度。Ⅰ型呼吸衰竭的主要病理改变为氧合功能障碍而通气功能基本正常，较高浓度（>35%）吸氧可以迅速缓解低氧血症而不会引起二氧化碳潴留。但对于伴有高碳酸血症的Ⅱ型急性呼吸衰竭，往往需要将吸氧浓度设定在满足基本氧合目标的最低值。吸入氧浓度与氧流量的关系：吸入氧浓度（FiO_2）（%）＝ 21＋4×氧流量（L/min）。

2. 给氧方式

（1）**鼻导管或鼻塞**　鼻导管法是将一导管插入鼻腔顶端吸氧。鼻塞法是鼻塞放于一侧鼻前庭内，并与鼻腔紧密接触吸氧。高流量给氧时对局部鼻黏膜有刺激，氧流量不能大于 7L/min。

（2）面罩　将面罩掩盖患者口鼻吸氧，主要包括简单面罩、带储气囊非重复呼吸面罩和文丘里（Venturi）面罩。此法吸氧浓度相对稳定，可按需调节，且对鼻黏膜刺激小，但会影响患者咳痰和进食。

（3）经鼻高流量氧疗（high flow nasal cannula，HFNC）　近年来出现的一种新型的呼吸支持技术，通过吸入比一般氧气更高流量、更高浓度的氧气，能增加呼气末肺容积，改善气体交换和降低呼吸功耗，提高患者肺泡有效通气量，减少生理死腔，改善通气效率，提高氧合水平，并可加强气道湿化，促进纤毛黏液系统的痰液清除能力和改善患者治疗的耐受性。HFNC 可以实现气体流量和氧气浓度单独调节，一般要求输送的最大流量至少达到 60L/min，FiO_2 调节范围 0.21 ~ 1，37℃下可达到 100% 湿化效果，患者闭嘴呼吸时拥有呼吸末正压效应（PEEP 效应），减低生理无效腔。HFNC 系统因其独特的生理学效应，越来越多的用于预防或者治疗拔管后呼吸衰竭的患者。拔管后应用高流量氧疗可以减少呼吸衰竭的发生和降低再插管率，在大量新型冠状病毒肺炎患者的临床治疗实践中证明其是有效的。

（三）正压机械通气

借助人工辅助通气装置（呼吸机）改善通气和（或）换气功能，即为机械通气。当机体出现严重的通气和（或）换气功能障碍时，以人工辅助通气装置（有创或无创正压呼吸机）改善通气和（或）换气功能，即为正压机械通气。机械通气能维持必要的肺泡通气量，降低 $PaCO_2$，改善肺的气体交换效能，使呼吸肌得以休息，有利于恢复呼吸肌功能。

1. 有创正压机械通气　是经气管插管进行的正压机械通气。

（1）气管插管　当通过常规氧疗或无创正压通气不能维持满意通气及氧合，或呼吸道分泌物增多，咳嗽和吞咽反射明显减弱甚至消失时，应行气管插管使用机械通气。机械通气过程中应根据血气分析和临床资料调整呼吸机参数。

（2）机械通气的主要并发症　①通气过度，造成呼吸性碱中毒。②通气不足，加重原有的呼吸性酸中毒和低氧血症。③血压下降、心输出量下降、脉搏增快等循环功能障碍。④气道压力过高或潮气量过大导致气压伤，如气胸、纵隔气肿或间质性肺气肿。⑤人工气道长期存在可并发呼吸机相关性肺炎（ventilator associated pneumonia，VAP）。

2. 无创正压通气（non-invasive positive pressure ventilation，NIPPV）　无须建立有创人工气道，经鼻/面罩进行的无创正压通气。此法简便易行，与机械通气相关的严重并发症发生率低，但患者应具备以下基本条件：①清醒能够合作。②血流动力学稳定。③不需要气管插管保护（即患者无误吸、严重消化道出血、气道分泌物过多且排痰不利等情况）。④无影响使用鼻/面罩的面部创伤。⑤能够耐受鼻/面罩。

（四）体外膜式氧合

体外膜式氧合（extracorporeal membrane oxygenation，ECMO）作为一种重要的体外生命支持技术，能够为患者提供有效的气体交换，临床上主要用于心脏功能不全和（或）呼吸功能不全的支持，目前已经成为治疗难以控制的严重心力衰竭和呼吸衰竭的关键技术。ECMO 是严重呼吸衰竭的终极呼吸支持方式，主要目的是部分或全部替代心肺功能，让其充分休息，减少呼吸机相关性肺损伤的发生，为原发病的治疗争取更多的时间。

1. ECMO 的类型　工作原理是将静脉血从体内引流到体外，经膜式氧合器氧合和二氧化碳排出后再用离心泵将血液注入体内，承担气体交换和血液循环功能。按照治疗方式和目的，ECMO 可分为静脉-静脉方式 ECMO（VV-ECMO）和静脉-动脉方式 ECMO（VA-ECMO）两种。VV-ECMO 是指将经过体外氧合后的静脉血重新输回静脉，故仅用于呼吸功能支持；而 VA-ECMO 是指将经过体外氧合后的静脉血输至动脉，因减少了回心血量，VA-ECMO 可以同时达到呼吸和心脏功能支持的目的。

2. ECMO 适应证

（1）VV-ECMO 适应证　VV-ECMO 是各种原因所致的急性呼吸衰竭患者的首选治疗方法，主要适应证包括 ARDS 患者、肺移植患者，支气管哮喘、肺栓塞、大气道阻塞、慢阻肺等原因引起的严重急性呼吸衰竭者。

（2）VA-ECMO 适应证　VA-ECMO 是各种急性双心室功能衰竭合并呼吸功能衰竭患者的首选治疗方法，主要适应证：①各种原因引起的心脏骤停和心源性休克。②急性右心功能衰竭。③顽固性室性心律失常。

（五）应用呼吸兴奋剂

由于正压通气的广泛应用，呼吸兴奋剂的应用不断减少，近年来常应用多沙普仑对于镇静催眠药过量引起的呼吸抑制有显著的呼吸兴奋效果，主要适用于以中枢抑制为主、通气量不足引起的呼吸衰竭。

使用原则：①保持气道通畅，避免呼吸肌疲劳，加重二氧化碳潴留。②脑缺氧、脑水肿未纠正而出现频繁抽搐者慎用。③患者的呼吸肌功能基本正常。④不可突然停药。

（六）病因治疗

引起急性呼吸衰竭的原发疾病多种多样，明确并针对不同病因采取适当的治疗措施十分必要，是治疗呼吸衰竭的根本所在。

（七）一般治疗

呼吸衰竭患者由于摄入不足或代谢失衡，往往存在营养不良，需保证充足的营养及热量供给。加强液体管理，防止血容量不足和液体负荷过大，保证血细胞比容（Hct）在一定水平，对于维持氧输送能力和防止肺水过多具有重要意义。

（八）并发症的治疗

呼吸衰竭往往累及其他重要脏器，加强对重要脏器功能的监测与支持，预防和治疗电解质紊乱和酸碱平衡失调、肾功能不全、消化道功能障碍和弥散性血管内凝血（DIC）等影响呼吸衰竭治疗效果的并发症，非常必要。

（九）预防

1. 防治原发病及祛除诱因　针对引起呼吸衰竭的原发疾病进行预防，或在发病后及时进行积极处理：①积极防治肺炎和各种感染性疾病。②积极防止发生各种意外。③防止药物中毒或其他中毒。祛除诱因，避免吸入高浓度氧、输注库存血或输液过量等，以免诱发急性呼吸窘迫综合征。

2. 密切监护生命体征，防治并发症　要对急性呼吸衰竭患者的呼吸系统、心血管系统的状态进行密切监测，包括一般情况，观察患者的呼吸频率、节律类型，细心观察心率、节律、血压和血气分析结果等；注意纠正酸碱平衡紊乱与水电解质紊乱；维持心、脑、肾等重要器官的功能；防治常见的严重并发症。

3. 预防感染　注意保持周围环境清洁，避免交叉感染。鼻导管给氧的患者，定时更换吸氧湿化水，保持鼻腔清洁，以防感染。带有气管插管者应按需吸痰，及时清除分泌物，防止痰液阻塞气道形成肺不张。吸痰操作时应严格无菌术。加强护理，为患者定时翻身拍背，勤改换体位，防止压疮，预防皮肤感染。

（十）健康教育与人文关怀

指导患者坚持锻炼，每日做呼吸体操，增强呼吸肌的活动功能。帮助患者树立治疗信心，对患者进行全面、多层次的人文关怀。实施人文关怀有助于降低有创机械通气给呼吸衰竭患者带来的焦虑、抑郁等不良情绪，缩短患者 ICU 住院时间，提高患者心理、生理的舒适度及医护操作配合度，改善患者呼吸功能。

第二节　慢性呼吸衰竭

【病因】

1. 支气管-肺疾病　主要有慢性阻塞性肺疾病、支气管哮喘、慢性肺心病、重症肺结核、广泛肺纤维化和尘肺等，其中慢性阻塞性肺疾病是最为常见的病因。

2. 肺血管疾病　肺栓塞、肺血管炎、肺动-静脉瘘等。

3. 胸廓与胸膜病变　严重的气胸、大量胸腔积液、胸部手术、外伤、广泛胸膜增厚粘连及脊柱严重的后凸、侧凸等。

4. 神经-肌肉疾病　脑部疾病（炎症、肿瘤、外伤、药物麻醉或中毒等）损及延髓呼吸调节中枢；颈胸段脊髓炎、多发性神经根炎、肌萎缩侧索硬化症、重症肌无力等。

【临床表现】

除具有原发疾病的临床表现外，慢性呼吸衰竭的临床表现还包括缺氧和二氧化碳潴留所引起的各系统脏器损害的表现。两者表现虽各有不同，但常同时存在，故难以明确区分。

1. 呼吸困难　是最早出现的症状，轻者仅感呼吸费力，重者呼吸窘迫、大汗淋漓，甚至窒息。病情不同，呼吸可浅速或深缓，呈潮式呼吸、间停或抽泣样节律异常等。中枢性呼吸衰竭的患者，呼吸困难主要表现为节律和频率的异常；呼吸器官病变引起的呼吸困难，因辅助呼吸肌参与活动，表现为点头或抬肩呼吸。呼吸衰竭并不一定有呼吸困难，如中枢神经药物中毒时，呼吸匀缓，表情淡漠或昏睡；严重肺气肿并发呼吸衰竭或肺性脑病，进入二氧化碳麻醉阶段，也可没有明显的呼吸困难表现。

2. 发绀　是缺氧的典型体征。血流淤积，毛细血管及静脉血氧饱和度偏低，容易出现发绀。发绀的轻重主要取决于缺氧的程度，也受血红蛋白量、皮肤色素及心功能状态的影响。当动脉血氧饱和度（SaO_2）低于 90% 时，可在唇甲出现发绀。贫血者发绀一般不明显。

3. 精神神经症状　轻度缺氧可有注意力不集中、定向障碍；严重缺氧者特别是伴有二氧化碳潴留时，随着病情变化可出现头痛、兴奋、嗜睡、抽搐、意识丧失甚至昏迷。慢性胸肺疾患引起的呼吸衰竭急性加重时，低氧血症和二氧化碳潴留发生迅速，常并发肺性脑病。

4. 循环系统表现　缺氧和二氧化碳潴留早期，可出现心率增快、血压上升和肺动脉压升高；急性严重心肌缺氧，可出现心律失常，甚至心跳骤停；严重或长期缺氧，可出现血压下降，最后导致循环衰竭。

5. 消化系统和泌尿系统表现　肝细胞缺氧发生变性坏死或肝脏淤血，可见血清丙氨酸转氨酶增高。严重缺氧和二氧化碳潴留常有消化道出血，其原因可能是胃肠道黏膜充血、水肿、糜烂，或形成应激性溃疡所引起。部分患者发生肾功能不全，出现少尿、蛋白尿、管型尿及氮质血症。

【诊断】

慢性呼吸衰竭以基础原发病为前提，结合缺氧及二氧化碳潴留的临床表现、动脉血气分析结果等，综合做出诊断。诊断要点如下。

1. 病史　有 COPD 或其他导致呼吸功能障碍的慢性支气管-肺、胸廓胸膜原发疾病病史；近期内有促使肺功能恶化的诱因，如肺部感染等。

2. 临床表现　有缺氧和二氧化碳潴留的临床表现。

3. 动脉血气分析　诊断标准：①Ⅰ型呼吸衰竭：海平面平静呼吸空气的条件下，$PaO_2 <$ 60mmHg 同时 $PaCO_2$ 正常或下降。②Ⅱ型呼吸衰竭：海平面平静呼吸空气的条件下，$PaO_2 <$ 60mmHg 同时 $PaCO_2 > 50mmHg$。

【病情评估】

（一）呼吸泵衰竭和肺衰竭

由中枢神经系统疾病、外周神经系统疾病、神经肌肉组织疾病及胸廓疾病导致的呼吸泵衰竭，多表现为Ⅰ型呼吸衰竭，针对病因的治疗及呼吸功能支持治疗为重要的治疗措施。由气道阻塞、肺组织病变及肺血管疾病导致肺衰竭，其中因气道阻塞引起的多为Ⅱ型呼吸衰竭，治疗以改善通气功能结合氧疗为主；因肺组织病变及肺血管疾病引起的多为Ⅰ型呼吸衰竭，应以病因治疗及氧疗为主。

（二）严重度及预后评估

根据患者病史、临床表现、动脉血气分析结果及并发症情况，判断其严重度及预后。高龄患者，病史长久的患者，合并严重肺部感染、肺性脑病、低血压休克及严重水电解质紊乱、酸碱失衡的患者，病情危重，预后不良。

【治疗】

治疗原则：积极针对病因和诱发因素治疗，保持呼吸道通畅，纠正缺氧和改善通气，同时积极防治并发症，纠正酸碱平衡失调和电解质紊乱。

（一）保持呼吸道通畅

1. 清除呼吸道分泌物　应用祛痰剂如溴己新、氨溴索、舍雷肽酶或桃金娘油等，亦可用 α-糜蛋白酶 5mg 加入生理盐水 10mL 雾化吸入，降低痰液黏度而使痰容易咳出。咳痰无力的患者，可采用体位引流等措施帮助排痰。咽喉部和气管内痰液，可用吸痰器抽吸。痰液干结、有脱水表现者，应适当补液，稀释痰液，以利于排痰。

2. 解除支气管痉挛　积极使用支气管扩张药物，可选用β_2肾上腺素受体激动剂、抗胆碱药、糖皮质激素或茶碱类药物等。

3. 建立人工气道　必要时可考虑做气管插管或气管切开，建立人工气道，便于改善通气功能及氧疗。

（二）氧疗

氧疗可纠正低氧血症，保证组织细胞供氧，防止重要器官的缺氧损害，解除肺细小动脉痉挛，降低肺动脉压力，减轻右心负荷，改善心脏功能，是慢性呼吸衰竭的重要治疗方法。

1. 吸氧浓度　保证PaO_2迅速提高到60mmHg或血氧饱和度达90%以上，在满足基本氧疗目标的同时，尽量减低吸氧浓度。

2. 氧疗原则　慢性呼吸衰竭应采用控制性氧疗，吸氧浓度控制在25%~30%。Ⅰ型呼吸衰竭患者吸氧浓度可适当提高，尽快使$PaO_2>60mmHg$，但一般吸氧浓度也不超过40%。Ⅱ型呼吸衰竭患者，吸氧宜从低浓度开始，逐渐提高浓度，一般不超过33%。

3. 给氧方式　慢性呼吸衰竭患者临床上最常用、简便的给氧方法是经鼻导管或面罩吸氧，氧流量1~2L/min。

（三）增加通气量，减少二氧化碳潴留

1. 应用呼吸兴奋剂　肺性脑病或Ⅱ型呼吸衰竭$PaCO_2>75mmHg$时，即使无意识障碍也可酌情使用呼吸兴奋剂。呼吸兴奋剂可刺激呼吸中枢或主动脉体、颈动脉窦化学感受器，在气道通畅的前提下提高通气量，从而纠正缺氧并促进二氧化碳的排出；此外，尚能使患者清醒，有利于咳嗽、排痰。呼吸兴奋剂需与氧疗、抗感染、解痉和排痰等措施配合应用，方能更好地发挥作用，常用洛贝林或尼可刹米静脉滴注，也可服用阿米三嗪50~100mg，每日2次。该药作用于颈动脉化学感受器，兴奋呼吸，从而加强肺泡-毛细血管的气体交换，增加动脉氧分压和血氧饱和度。

2. 机械通气　根据病情选用无创或有创机械通气，维持必要的肺泡通气量，降低$PaCO_2$，改善肺的气体交换效能。在COPD患者急性加重期，早期给予无创机械通气可以防止呼吸功能不全加重，缓解呼吸肌疲劳，减少后期气管插管率，改善预后。

（四）控制感染

感染是慢性呼吸衰竭急性加重的常见诱因，病原菌大多为革兰阴性杆菌、耐甲氧西林金黄色葡萄球菌（MHSA）和厌氧菌，并且细菌的耐药性明显增高，多以三代或四代头孢菌素为主，静脉途径联合用药。有条件者应尽快行痰培养及药物敏感试验，以便合理选用敏感有效的抗生素。

（五）纠正酸碱平衡失调和电解质紊乱

1. 呼吸性酸中毒　积极改善肺泡通气，促进排出体内潴留的二氧化碳。

2. 呼吸性酸中毒合并代谢性酸中毒　提高通气量以纠正二氧化碳潴留，并治疗引起代谢性酸中毒的病因及诱因。当pH<7.25时，可考虑静脉补碱，否则有加重二氧化碳潴留的危险。

3. 呼吸性碱中毒　发生于机械通气量过大、二氧化碳排出过多时，应降低机械通气量。

4. 呼吸性酸中毒合并代谢性碱中毒 常发生于使用利尿剂或糖皮质激素不当、进食减少、呕吐频发之后。患者多为低钾低氯性碱中毒，应补充钾盐和氯离子，同时继续改善通气，并分析、去除低钾原因。如无肾功能障碍及少尿，氯化钾每日 3 次，每次 1g，口服；或氯化钾缓释片 0.5~1g，口服，每日 2 次，必要时用 1~1.5g 加入 5%~10% 葡萄糖液 500mL 中静脉滴注，每小时不超过 1g，每日可静脉滴注 3g。纠正低钾一般需经 1~2 周，遵循"见尿补钾，多尿多补，少尿少补，无尿不补"的原则。低氯严重者，可用氯化铵每日 3 次，每次 0.3~2g 口服，或用精氨酸每日 10g，稀释后静脉滴注。

（六）应用糖皮质激素

糖皮质激素具有扩张支气管、抗炎、抗过敏和减轻脑水肿的作用，常用氢化可的松 100~300mg，或甲泼尼龙 80~160mg，或地塞米松 10~20mg，每日 1 次静脉滴注，一般应用 3~5 天。

（七）防治消化道出血

慢性呼吸衰竭患者应常规给予西咪替丁或雷尼替丁口服，亦可口服奥美拉唑等质子泵抑制剂，预防消化道出血。若出现大量呕血或柏油样便，根据出血量评估结果，考虑输注新鲜全血，同时胃内灌入去甲肾上腺素冰水，并给予质子泵抑制剂静脉注射。防治消化道出血的关键在于纠正缺氧和二氧化碳潴留。

（八）防治休克

引起休克的原因复杂，包括酸碱平衡失调和电解质紊乱、严重感染、消化道出血、心力衰竭及机械通气使用压力过高等，应详细分析发生休克的主要原因，针对病因采取相应措施。经治疗未见好转，应给予升压药，如多巴胺、间羟胺等。

（九）其他

患者精神症状明显时，可给予小量地西泮肌内注射，或水合氯醛保留灌肠，但应密切观察病情变化，防治因呼吸中枢抑制而病情加重。禁用对呼吸中枢有抑制作用的吗啡、哌替啶、巴比妥类、氯丙嗪或异丙嗪等药物。有心力衰竭和水肿者，可酌情使用利尿剂、强心剂，加强护理及营养支持。

（十）预防

1. 防寒保暖 确诊患者平时适当增加保暖衣服，提高起居室内温度，适当进行体育锻炼及抗寒锻炼，增强御寒能力和机体抗病能力，防治感冒和呼吸道感染，改善心、肺功能。

2. 家庭长期氧疗 积极防治慢性阻塞性肺疾病、肺结核、尘肺等慢性呼吸系统疾病，有条件的患者，应进行家庭长期氧疗，氧疗时间每日大于 15 小时，对慢性呼吸衰竭可起到预防作用。

3. 预防感染 避免吸入有害气体，如雾霾天气时尽量少出门，避免吸入过敏原，避免病毒、细菌、支原体等病原体感染。

（十一）健康教育与人文关怀

采取多种形式为患者进行呼吸系统疾病相关知识的宣教。首先建议患者戒烟，指导患者改善居住环境，避免粉尘或颗粒物吸入呼吸道；其次，强调要合理使用抗生素，减少疾病诱发因素。对于反复发作患者要帮助其树立治疗疾病与康复的信心，对于末期患者应给予身体、心理、社会、精神方面的整体照护，最大限度地减轻不适症状，提高生活质量。

思考题

1. 何谓呼吸衰竭、急性呼吸衰竭、慢性呼吸衰竭、Ⅰ型呼吸衰竭、Ⅱ型呼吸衰竭、泵衰竭、肺衰竭？
2. 简述呼吸衰竭的发病机制。
3. 如何诊断急性呼吸衰竭？
4. 简述急性呼吸衰竭的氧疗方式。
5. 体外膜式氧合适应证有哪些？
6. 如何诊断慢性呼吸衰竭？
7. 慢性呼吸衰竭的治疗原则及治疗措施是什么？
8. 如何制订慢性呼吸衰竭的氧疗方案？
9. 慢性呼吸衰竭的病情评估内容有哪些？

第二篇
循环系统疾病

循环系统由心脏、血管和调节血液循环的神经、体液等组成，其功能是为全身组织器官运输血液，调节心血管生理功能，保证人体正常新陈代谢。循环系统疾病包含心脏疾病和血管疾病，合称为心血管病，其中以心脏疾病多见。《中国心血管健康与疾病报告2019》指出，我国心血管病患病率处于持续上升阶段，推算心血管病现患人数3.3亿，其中脑卒中患者1300万、冠心病1100万、肺源性心脏病500万、心力衰竭890万、风湿性心脏病250万、先天性心脏病200万、下肢动脉疾病4530万、高血压2.45亿。心血管病死亡率仍居首位，在农村和城市，心血管病分别占死因的45.91%和43.56%。心血管病有较高的病死率与病残率。

一、循环系统疾病的分类诊断

　　1. 病因诊断　包括先天性、动脉粥样硬化性、高血压性、肺源性、风湿性、感染性、血液病性、内分泌病性、心脏神经症、营养代谢性、药物性、原因不明性等。

　　2. 病理解剖诊断　①心肌病变：如心肌缺血、心肌炎、心脏扩大、心肌梗死、心肌硬化、心脏破裂、乳头肌或腱索断裂、心室壁瘤等。②心内膜病变：如心内膜炎、心内膜纤维增生、心瓣膜病（狭窄、关闭不全、脱垂、撕裂等）。③心包疾病：如心包炎、积液、积血、积脓、缩窄等。④心脏和大血管疾病畸形。⑤冠状动脉病变：如血栓形成、栓塞、粥样硬化、炎症等。⑥心脏肿瘤。⑦血管病变：如动脉瘤、夹层分离、静脉炎等。

　　3. 病理生理诊断　包括休克、心力衰竭、心包填塞、心绞痛、高动力循环状态、乳头肌功能不全、心律失常、Adams-Stokes综合征等。

　　循环系统病的完整诊断应包括病因、病理解剖和病理生理3个方面，如风湿性心脏病的诊断信息应包括风湿性心脏病（病因诊断）；二尖瓣狭窄（病理解剖诊断），左心房肥大、右心室肥大（病理解剖诊断）；心房颤动（病理生理诊断），心力衰竭（病理生理诊断）。

二、循环系统疾病的诊断思路

　　循环系统疾病的诊断需要依据病史、临床症状和体征、实验室检查及器械检查等资料进行综合分析。根据疾病的性质与临床特点不同，诊断依据不同，但详细询问病史及客观诊断依据，是避免误诊与漏诊的最重要的临床诊断信息。目前我国已经颁布部分重要的心血管疾病的防治建议/指南，在学习过程中和临床工作中，应按照已颁布的最新的国内或国际的防治建议/指南指导临床实践。

（一）病史与常见症状

　　1. 病史　某些循环系统疾病往往有特定的病史，但不是做出临床诊断必备的依据，如冠心病常有长期高血压、血脂异常、糖尿病等病史；风湿性心脏病多有自幼确诊的风湿热、风湿性关节炎病史；原发性高血压、原发性心肌病等常有明确的家族史；急性病毒性心肌炎常有近几周的上呼吸道感染病史等。详细询问病史，有助于做出正确诊断。既往史中应注意风湿热、咽炎、扁桃体炎、慢性支气管炎等病史，还应了解过去是否发现有心脏病及其诊断和处理经过。家族史中需注意有无高血压病、动脉粥样硬化等遗传病史。

2. 症状 循环系统疾病常见的症状来源于循环系统疾病导致的系统功能异常及相关系统（呼吸系统）功能异常，当循环系统功能发生严重障碍而导致血流动力学异常时，病理变化可影响全身各系统生理功能或刺激机体代偿，出现多系统症状。常见症状有呼吸困难、胸痛或胸部不适、心悸、咳嗽、咳痰、咯血、头痛、眩晕、晕厥等。

（1）呼吸困难 是机体缺氧的表现，常见于可以导致心功能不全的循环系统疾病如冠心病、慢性肺心病、心肌炎、心肌病及心脏瓣膜病等，以及心包填塞、低血压休克及严重的心律失常等。

（2）胸痛及胸闷 无论静息状态下还是体力活动后出现的胸闷、胸痛，最常见于发生心肌缺血时，应尽快根据胸痛的特点及性质，排除急性心肌缺血事件的发生，排除急性冠状动脉综合征；也可见于急性心肌炎、急性心包炎、心肌病、急性肺栓塞等。具有特征性质的胸痛对循环系统疾病的诊断具有重要的临床意义，如压榨性、紧缩性的胸骨后疼痛多提示心肌缺血，是冠心病心绞痛的重要临床表现；左心前区局限性撕裂样胸痛应考虑急性心包炎；胸部持续性剧烈疼痛应尽早排除主动脉夹层动脉瘤破裂的可能性；部位不定、持续时间不定且无心肌缺血证据的胸痛，应考虑为心脏神经症。

（3）心悸 导致心悸的病因复杂，其中以心律失常最常见，其他如功能性因素、心肌收缩力增强等也可出现心悸。临床上，心悸应区分是疾病的本源性还是代偿性，机体发生缺氧、低血压等病理改变时，均可因代偿性心动过速及心肌收缩力增强而出现心悸症状。

（4）咳嗽、咳痰与咯血 多见于循环系统疾病导致肺淤血、肺水肿或肺动脉高压等病理情况下，常见于心力衰竭、心脏瓣膜病、先天性心脏病等。

（5）头痛、眩晕 常见于出现血压异常的患者，包括血压的异常升高及降低，应及时监测血压，并了解有无面部五官及颈椎疾病。伴有肢体运动功能异常时，应及时排除颅脑疾病如急性脑血管病等。

（6）晕厥 为脑组织急性缺血、缺氧的表现，由心血管疾病引起的晕厥多为心源性脑缺血，最常见于心源性脑缺血综合征，即 Adams-Stokes 综合征；见于急性心肌缺血事件如急性心肌梗死、急性左心衰竭，以及严重的心律失常如室性心动过速、高度或完全性房室传导阻滞、严重的病态窦房结综合征、心室颤动等导致的心源性脑缺血综合征。

（7）水肿、少尿 心血管疾病引起的心源性水肿，一般水肿由低垂部位开始，呈压陷性水肿。下肢水肿伴有尿量减少一般见于右心衰竭患者，因体循环淤血导致肾脏淤血而发生。另外，各种原因引起左心房压力升高、左心衰竭的早期，因利钠肽分泌增加可出现尿量增加，但显著的心力衰竭患者因肾脏灌注减少而尿量减少，多仅有水肿的表现。

（二）常见体征

循环系统疾病常见的体征有心脏扩大、心脏杂音、心包摩擦音、异常心音、心律失常、周围血管征、颈静脉充盈、肝肿大、下肢水肿、紫绀等。

某些体征对做出临床诊断具有直接诊断的价值，如两颧呈紫红色伴有口唇发绀的二尖瓣面容，有助于二尖瓣狭窄和肺动脉高压的诊断；发绀和杵状指（趾）有助于右至左分流的先心病的诊断；皮肤黏膜的淤点、Osler 结节、Janeway 点、脾大等有助于感染性心内膜炎的诊断；舒张期、连续性杂音可直接做出心脏瓣膜病变及先天性心脏病的初步诊断；第二心音固定分裂应考虑房间隔缺损；周围血管征阳性提示脉压增大，应考虑主动脉瓣关闭不全等诊断。

（三）实验室检查

实验室检查主要有血常规、尿常规、生化、微生物和免疫学检查等，如风心病时予抗"O"、血沉、C 反应蛋白等检查；感染性心脏病时进行微生物培养、血液细菌、病毒核酸及抗体等检查；动脉粥样硬化时做各种脂质检查及内分泌疾病的有关测定；急性心肌梗死时行血肌钙蛋白、肌红蛋白和心肌酶的测定是实验室诊断的"金标准"；利钠肽是诊断与评估心力衰竭的实验室检查的"金标准"。另外，实验室检查还包括肝肾功能、电解质测定等。

（四）器械检查

常规器械检查有动脉血压测定、心电图检查、心脏 X 线透视等。近年来新的检查方法主要有两大类：①有创性检查，包括心血管造影、心内膜心肌活组织检查，各种临床心脏电生理检查及心血管内镜检查，心脏和血管腔内超声显像等。②无创性检查，包括各种心电检查如超声心动图，24 小时动态血压监测，实时心肌声学造影，多层螺旋 CT（MDCT）和 CT 血管造影（CTA），MRI 及磁共振血管造影（MRA）等。

三、循环系统疾病的防治

（一）病因防治

1. 消除病因 如积极防治链球菌感染和风湿活动，可使儿童风湿性心脏病的发病率大幅减少。积极防治慢性阻塞性肺疾病可减少或延缓慢性肺源性心脏病的发生。

2. 综合干预 各种危险因素除年龄、性别外，大多数可控，如吸烟、肥胖、血脂异常、糖代谢异常、高血压等。从改变不良生活方式入手，认真积极地干预各种危险因素，可有效降低冠心病、高血压及其并发症的发生率和死亡率。

（二）病理解剖的治疗

外科手术或介入治疗可以根治大多数先天性心脏病及某些心脏瓣膜病。血管病变进行局部介入手术治疗，如粥样斑块的激光或超声消融、旋磨或旋切消除，腔内球囊扩张、支架安置等；或运用自体血管或人造血管旁路移植术、动脉内膜剥脱术等外科手术治疗。对引起心律失常的一些病理解剖变化，可施行射频、激光、冷冻、化学等介入消融治疗。对病变特别严重者，可进行心脏移植、心肺联合移植或人造心脏替代等治疗。

（三）病理生理的治疗

病理生理异常改变是心血管病常见的临床问题，对诸如休克、心律失常、急性心力衰竭等所引起的迅速而严重的病理生理变化，只要采取紧急合理的措施，就可最大限度地纠正这种变化，挽救患者的生命。对诸如高血压、慢性心力衰竭等疾病的针对性长期治疗可达到缓解病情、延长寿命的目的。有时需要采取非药物治疗方法，如多腔起搏、埋藏式自动心脏复律除颤器（ICD）

及人工心脏起搏、机械辅助循环、心脏再同步化治疗（CRT）、心室减容术、动力性心肌成形术、心脏移植术等。

（四）心脏康复

心脏康复是心血管病治疗的重要组成部分，需根据患者的心脏病变与功能状况，并结合年龄、体力、身体素质等情况，动静结合，弛张有度，可在恢复期甚至某些急性阶段即进行适当的体力活动，对恢复心脏的功能，改善患者生存质量，促使身体机能康复是有益的；同时，应注意心理康复，以健康心态面对疾病。

循环系统疾病的研究一直受到广泛重视，从基础到临床，甚至大规模的循证医学的研究，不断改变有关心血管病的防治理念，也使我们需要特别重视各种防治指南的临床指导作用，不断提高防治心血管病的水平。

思考题

1. 简述循环系统疾病的诊断分类。
2. 循环系统疾病有哪些常见症状与体征？
3. 简述循环系统疾病的防治。

第十四章

心力衰竭

扫一扫，查阅本章数字资源，含PPT、音视频、图片等

心力衰竭（heart failure，HF）是由于多种原因导致心脏结构和（或）功能异常改变，使心室收缩和（或）舒张功能发生障碍，从而引起的一组临床综合征。其主要临床表现为呼吸困难和乏力（活动耐量受限），以及液体潴留（肺淤血、体循环淤血及外周水肿）。发达国家流行病学调查资料显示，人群中心力衰竭的患病率为1.5%~2%，70岁及以上人群患病率≥10%。心力衰竭住院患者的30天、1年、5年病死率分别为10.4%、22%、42.3%，心力衰竭患者的5年生存率与一些恶性肿瘤相当。国内对住院心力衰竭患者死亡原因调查，依次为左心衰竭（59%）、心律失常（13%）及心脏性猝死（13%）。心力衰竭的发病率高、死亡率高，已成为21世纪最重要的心血管疾病之一。

心力衰竭按照病因及病程发展速度，分为急性心力衰竭与慢性心力衰竭两大类；按照发生病理改变的部位，分为左心衰竭、右心衰竭与全心衰竭。临床以慢性心力衰竭最常见。

第一节　急性心力衰竭

急性心力衰竭（acute heart failure，AHF）是指由于急性发作或加重的心脏病变引起心收缩力明显下降、舒张受限或心脏负荷加重，造成心排血量显著、急骤降低，导致肺循环压力突然升高，急性肺淤血、肺水肿，组织器官灌注不足的临床综合征，临床上以急性左心衰竭较常见，主要表现为急性肺水肿，重者伴心源性休克。急性右心衰竭较少见，可发生于急性右心室心肌梗死及大面积肺栓塞等。

【病因和发病机制】

任何心脏解剖或功能的突发异常，使心排血量急剧而显著地降低和肺静脉压突然升高，均可发生急性左心衰竭。常见的病因如下。

1. 急性弥漫性心肌损害，如重症心肌炎、广泛性前壁心肌梗死等。

2. 急性的机械性阻塞，如严重的瓣膜狭窄、心室流出道梗阻、心房内球瓣样血栓或黏液瘤嵌顿二尖瓣口、肺动脉总干或大分支栓塞等。

3. 心脏容量负荷急剧加重，如外伤、急性心肌梗死或感染性心内膜炎引起的瓣膜穿孔、腱索断裂所致的瓣膜性急性反流，室间隔破裂穿孔、主动脉窦瘤破入心室等而使心室容量负荷突然剧增；另外还有输液、输血过多或过快等。

4. 心脏后负荷急剧增加，如高血压危象等。

5. 严重的心律失常，如室性心动过速等。

6. 主动脉夹层。

7. 慢性心力衰竭急性失代偿，如感染、血压升高、心律失常、COPD 急性加重、围手术期、肾功能恶化、甲状腺功能异常、分娩等诱发。

【病理】

本病主要的病理生理基础为心脏收缩力突然严重减弱，心排血量急剧减少，或左室瓣膜性急性反流，左室舒张末压（LVEDP）迅速升高，肺静脉回流受阻，肺静脉压快速升高，肺毛细血管楔压（PCWP）随之升高，使血管内液体渗入肺间质和肺泡内，形成急性肺水肿。

【临床表现】

1. 症状　急性左心衰竭发病急骤，主要表现为急性肺水肿，突发严重呼吸困难，呼吸频率多在 30~40 次/分，强迫端坐位，频繁咳嗽，咳粉红色泡沫样痰，面色灰白、发绀，大汗，烦躁，极重者可因脑缺氧而意识模糊。

2. 体征　急性肺水肿早期可因交感神经激活，血压一过性升高。随着病情的持续进展，血管反应减弱，血压下降。听诊两肺满布湿啰音和哮鸣音，心率增快，心尖区第一心音减弱，可有舒张早期奔马律，肺动脉瓣区第二心音亢进。急性肺水肿如不能及时纠正，可出现心源性休克或窒息。

【辅助检查】

急性心力衰竭尤其是急性左心衰竭属于临床急危重症，一般根据病史及临床表现即可做出判断，一旦诊断应立即开展救治，必要时可监测心脏指数（CI）及 PCWP，以指导治疗。血浆利钠肽测定有助于诊断及排除诊断。其他辅助检查一般在患者病情平稳后方可进行，目的在于明确及评估基础原发病与心功能状态。

【诊断与鉴别诊断】

（一）诊断

根据典型症状与体征，结合基础心脏病史和（或）诱因，即可做出急性心力衰竭的诊断。

（二）鉴别诊断

1. 支气管哮喘　心源性哮喘患者有心脏病史，多见于老年人，有心脏病症状及体征，发作时呈强迫端坐位，咳粉红色泡沫痰，两肺以湿啰音为主，可伴有干啰音，心脏扩大，心尖区闻及舒张期奔马律；支气管哮喘多年轻起病，有过敏史或家族史，既往有反复发作史，咳白色黏痰，肺部听诊两肺满布哮鸣音。测定血浆脑钠肽（BNP）水平对于两者的鉴别有较重要的参考价值。

2. 休克　急性左心衰竭常合并心源性休克，表现有急性肺水肿的临床特征，有器质性心脏病病史及导致病情加重的诱因而有别于其他原因的休克。

另外，急性左心衰竭还需要与慢性阻塞性肺疾病、急性呼吸窘迫综合征所致的呼吸困难相鉴别。

【病情评估】

（一）急性心力衰竭的临床分型

1. "干暖"型　机体容量状态和外周组织灌注尚可，只要调整口服药物即可。

2. "干冷"型　机体处于低血容量状态，外周组织灌注不足，首选适当扩容，如低灌注仍无法纠正，可给予正性肌力药。

3. "湿暖"型　分为血管型和心脏型，前者由液体再分布引起，高血压为主要表现，首选血管扩张剂；后者由液体潴留引起，淤血为主要表现，首选利尿剂，其次为血管扩张剂，如利尿剂抵抗可行超滤治疗。

4. "湿冷"型　最为危重的类型，机体容量负荷重且外周组织灌注差，如收缩压≥90mmHg，则给予血管扩张剂、利尿剂，若治疗效果欠佳，可考虑使用正性肌力药；如收缩压<90mmHg，则首选正性肌力药，若无效可考虑使用血管收缩剂，低灌注纠正后再使用利尿剂。对药物治疗无反应的患者，可行机械循环支持治疗。心源性休克患者应积极寻找病因，如由急性冠状动脉综合征（ACS）引起，一旦确诊，应行直接急诊冠脉造影，争取及早进行冠状动脉血运重建术。

（二）严重程度分级

由急性心肌梗死等引起的急性心力衰竭的严重度分级，可采用 Killip 分级。

Ⅰ级：有 AHF。

Ⅱ级：AHF，表现为肺部中下肺野可闻及湿啰音，心脏奔马律，X 线胸片可见肺淤血。

Ⅲ级：严重 AHF，表现为严重肺水肿，双肺满布湿啰音。

Ⅳ级：伴有心源性休克。

【治疗】

治疗原则：减轻心脏前后负荷，改善心脏收缩和舒张功能，积极治疗诱因和病因。急性心力衰竭危及生命，对疑诊急性心力衰竭的患者，应尽量缩短确诊及开始治疗的时间。

（一）一般处理

1. 体位　患者取半卧位或坐位，双腿下垂，减少静脉回流。

2. 吸氧　适用于低氧血症和明显呼吸困难者。

（1）鼻导管吸氧　低氧流量（1~2L/min）开始，如仅为低氧血症，动脉血气分析无 CO_2 潴留，可高流量给氧，流量为 4~6L/min。

（2）面罩吸氧　适用于伴呼吸性碱中毒患者。

（3）无创正压通气（NIPV）　如患者呼吸窘迫、呼吸性酸中毒和（或）低氧血症持续存在，优先使用。

3. 镇静　首选吗啡 3~10mg 静脉注射或肌内注射，可迅速扩张静脉、减少静脉回心血量，降低外周动脉阻力，减轻心脏后负荷，增加心输出量，同时可镇静，使呼吸深度减小，频率减慢，从而缓解焦虑紧张情绪，改善通气和换气。必要时每隔 15 分钟重复使用 1 次，共 2~3 次。年老体弱者减量使用。由于该药有抑制呼吸中枢等不良反应，伴有持续低血压、休克、COPD、颅内出血、意识障碍等患者禁用，急性肺水肿者慎用。也可使用苯二氮䓬类药物，为较安全的抗焦虑和镇静剂，如地西泮等。

（二）容量管理

容量管理是急性心力衰竭治疗中的关键环节之一。肺淤血、体循环淤血及水肿明显者，应严格限制饮水量和静脉输液速度。无明显低血容量因素（大出血、严重脱水、大汗等）者，每日摄入液体量一般应在 1500mL 以内，不应超过 2000mL。严重肺水肿者，水负平衡为 1000~2000mL/d，甚至 3000~4000mL/d，以减少水钠潴留，缓解症状。如肺水肿明显消退，应减少水负平衡，逐渐过渡到出入量大体平衡。水负平衡下应注意防止低血容量、低血钾及低血钠。在急性心力衰竭患者中 95% 存在肺水肿和（或）体循环明显淤血，但也有 5% 患者表现正常血容量或低血容量（"干"）。这类患者应慎用利尿剂。

（三）快速利尿

呋塞米 20~40mg 快速静脉注射，30 分钟左右可出现利尿效果，1~2 小时达最大效果，如果初始药物效果不明显，2 小时后可倍增剂量使用。呋塞米除有利尿作用外，还有扩张静脉的作用，有利于肺水肿的缓解，伴有低灌注的急性心力衰竭患者，在充分灌注后再使用。其他快速利尿药物常用托拉塞米 10~20mg 或布美他尼 10~40mg，静脉注射；托伐普坦适用于常规利尿剂效果不佳，伴有低钠血症、肾功能损害者。

（四）应用血管活性药

1. 扩张血管药物 血管扩张药物能降低心室负荷，从而缓解肺淤血，但应控制药物剂量和速度，合适的剂量应使平均动脉血压降低 10mmHg 左右，需防止血压过度下降；收缩压<90mmHg 患者禁用；有明显二尖瓣或主动脉瓣狭窄的患者慎用。常用药物：①硝普钠：可扩张动、静脉，静脉注射后 2~5 分钟起效，初始剂量为 0.2~0.3μg/（kg·min），每 5~10 分钟调整 1 次，最大剂量为 5μg/（kg·min），根据血压调整用量，维持量 50~100μg/min。因其含有氰化物，连续用药不宜超过 24 小时。该药适用于严重心力衰竭、后负荷增加及伴有肺淤血或肺水肿的患者。②硝酸甘油：扩张小静脉和动脉，降低心脏前后负荷，使 LVEDP 和 PCWP 降低，改善冠脉血流，降低心脏耗氧。先以 5~10μg/min 开始，每 10 分钟调整 1 次，每次增加 5~10μg。应注意该药的耐受量个体差异很大。③重组人脑利钠肽（rhBNP）：与人体内产生的 BNP 相同，可扩张静脉和动脉，并兼具多重作用，如促进钠排泄，有一定的利尿作用，还可抑制 RAAS 等，因而可改善急性心力衰竭患者的临床症状和血流动力学状态。目前有奈西立肽，首先以 1.5μg/kg 静脉注射后，以 0.0075~0.01μg/（kg·min）的速度连续静脉滴注。常见不良反应为低血压，其他可见头痛、恶心、血清肌酐升高等。④乌拉地尔：为 α 受体阻断剂，可有效降低血管阻力，增加心排血量，用于高血压合并急性心力衰竭、主动脉夹层合并急性心力衰竭患者，一般以 100~400μg/min 缓慢静脉注射，严重高血压可用至 12.5~25mg。收缩压<90mmHg、主动脉瓣狭窄、肥厚梗阻型心肌病患者禁用。

2. 收缩血管药物 对外周动脉有显著收缩作用的药物如去甲肾上腺素、肾上腺素等，适用于应用正性肌力药物后仍出现心源性休克或合并显著低血压的患者，可升高血压，维持重要脏器的灌注。常用药物：①去甲肾上腺素：心源性休克时首选，用量 0.2~1μg/（kg·min）静脉滴注维持。②肾上腺素：对 α₁ 受体和 β₁ 受体均有很强的激动作用，能显著升高血压、增快心率。心脏复苏时可予 1mg 静脉注射，效果不佳时可每 3~5 分钟重复用药。其不良反应有心律失常、心肌缺血及其他器官损害。血管收缩药物使用过程中，应密切监测血压、心律、心率、血流动力学及临床状态的变化，当器官灌注恢复和（或）循环淤血减轻时应尽快停用。

（五）应用正性肌力药

1. 洋地黄类药物 常用毛花苷C（西地兰）首剂0.2~0.4mg缓慢静脉注射，2小时后可酌情再给0.2~0.4mg；适用于低血压（收缩压<90mmHg）和（或）组织灌注不足的患者，最适用于房颤伴快速心室率，并有心室扩大者。

2. 其他正性肌力药 必要时可酌情选用以下药物：①多巴胺：具有选择性扩张肾动脉作用，提高利尿剂利尿效果。②多巴酚丁胺：轻度降低全身血管阻力和PCWP，增加每搏心输出量和心排血量，改善外周灌注，缓解心力衰竭症状，但连续静脉应用可能增加死亡风险。③左西孟旦：是一种钙增敏剂，通过结合心肌细胞上的肌钙蛋白C促进心肌收缩，具有血管扩张和轻度抑制磷酸二酯酶的作用，急性心力衰竭患者应用可增加心排量，降低PCWP等。④磷酸二酯酶抑制剂：使细胞内的cAMP浓度升高，促进Ca^{2+}内流增加，心肌收缩力增强，临床应用的制剂有米力农，0.75mg/kg稀释后静脉注射，继以0.5μg/（kg·min）静脉滴注。不主张长期或间歇静脉滴注，仅限短期应用于心脏手术后心肌抑制所致的急性收缩性心力衰竭、难治性心力衰竭及心脏移植前的终末期心力衰竭患者。

（六）氨茶碱

氨茶碱可扩张支气管，有一定的正性肌力及扩血管利尿作用。0.25g稀释后缓慢静脉注射，继以0.5mg/（kg·h）维持，12小时后减至0.1mg/（kg·h）。

（七）抗凝治疗

由于急性心力衰竭患者活动受限，属静脉血栓栓塞症的高危人群，无抗凝禁忌证者，应选用用低剂量普通肝素、低分子肝素、磺达肝癸钠等预防静脉血栓栓塞症。

（八）非药物治疗

1. 血液净化 包括血液超滤、血液透析、连续血液净化和血液灌流等，适用于高容量负荷的心力衰竭患者：①肺水肿或严重外周水肿。②肾功能进行性减退，血肌酐>500μmol/L。③低钠血症，血钠<110mmol/L且有肺水肿，肌张力降低，意识障碍等。

2. 其他 对极危重患者，必要时可采用主动脉内球囊反搏（IABP）、体外膜式氧合（ECMO）、可植入式电动左心室辅助泵（LVAD）进行辅助治疗。

（九）病因治疗

本病在急性症状缓解后，应针对诱因及基本病因进行积极有效的治疗。

（十）预防

有基础器质性心脏病的患者，在急性期过后心功能恢复，应尽量避免诱发与加重心力衰竭的各种因素，包括各类感染尤其是肺部感染、急剧的血压变化、过度疲劳，以及饮食不节尤其是进食钠盐过多、饮酒等，并积极治疗原发病，病情变化及时就诊。

第二节 慢性心力衰竭

慢性心力衰竭是由各种慢性器质性心脏病引起心肌与心脏结构发生渐进性病理改变，导致心脏收缩或（和）舒张功能发生障碍，心功能不全进入失代偿期的临床综合征，是绝大多数器质性心血管疾病的最终结局与主要死亡原因。慢性心力衰竭较急性心力衰竭常见，包括慢性左心衰竭及慢性右心衰竭。其病程长，常因各种诱因出现病情反复加重，经治疗后可缓解症状，在一定程度上改善心功能。

【病因】

近年来，冠心病、高血压心脏病及心肌病已成为我国慢性左心衰竭的主要病因；慢性肺心病、慢性心脏瓣膜病及高原性心脏病是慢性右心衰竭的常见病因。

（一）基本病因

1. 原发性心肌损害 ①缺血性心脏病：冠状动脉粥样硬化性心脏病所致心肌缺血和（或）心肌梗死是引起心力衰竭的最常见原因之一。②心肌炎和心肌病：各种类型的心肌炎及心肌病均可导致心力衰竭，以扩张型心肌病、病毒性心肌炎最常见。③内分泌代谢及免疫损害：以糖尿病性心肌病最为常见，其他如甲状腺功能亢进症、甲状腺功能减退症、系统性红斑狼疮等。④心肌毒性损害：如酒精和毒品滥用，铜、铅等中毒，肿瘤放射治疗，抗肿瘤药物（蒽环类抗生素和曲妥珠单抗）等。⑤其他：肿瘤浸润、心肌淀粉样变性等。

2. 心脏负荷异常

（1）压力负荷（后负荷）过重 高血压、主动脉瓣狭窄、肺动脉高压、肺动脉瓣狭窄等造成左、右心室收缩期射血阻力增高。

（2）容量负荷（前负荷）过重 ①心脏瓣膜关闭不全，如主动脉瓣关闭不全、二尖瓣关闭不全等。②左、右心或动静脉分流性先天性心血管病，如房间隔缺损、室间隔缺损、动脉导管未闭等。③伴有全身血容量增多或循环血量增多的疾病，如长期贫血造成代偿性血容量增加，肾衰竭、妊娠等。

（3）其他 二尖瓣狭窄、三尖瓣狭窄、限制型心肌病、心包积液或缩窄性心包炎等，因左心室和（或）右心室充盈不足，心排血量下降，心房扩大，体、肺循环淤血。

（二）诱发因素

有基础心脏病的患者，增加心脏负荷的因素均可诱发心力衰竭。

1. 感染 呼吸道感染是最常见、最重要的诱因，其次为风湿热、泌尿系统感染及感染性心内膜炎等，并常因感染隐匿而易漏诊。

2. 心律失常 各种类型的快速性心律失常及严重的缓慢性心律失常均可诱发心力衰竭，其中以心房颤动最常见。

3. 血容量增加 如摄入过多钠盐，静脉输液过多、过快等。

4. 过度劳累或情绪激动 妊娠后期及分娩过程、暴怒等；日常生活中的情绪激动、过度体力活动等。

5. 药物治疗不当 不当使用 β 受体阻滞剂、钙通道阻滞剂等药物，不恰当地停用降血压药物、利尿剂、抗风湿药物，洋地黄类药物用量不足或过量等。

6. 原有心脏疾病加重或并发其他疾病　如风湿性心脏病出现风湿活动，冠心病发生心肌梗死或合并贫血、肺栓塞或甲状腺功能亢进症等。

【发病机制与病理】

因心功能不全引发心排血量下降时，激发机体产生多种代偿机制，使心功能在一定的时间内维持在相对正常的水平，当病理因素的作用超过代偿能力，发生失代偿，出现心力衰竭的相应临床表现。同时，这些代偿机制也引发诸多有害于心脏的变化，单独或相互作用，逐渐导致心室重构，心肌能量代谢障碍，进一步加重心脏损害。

1. 机体的代偿机制　包括 Frank-Starling 机制、神经-体液代偿、心肌肥厚等机制。

（1）Frank-Starling 机制　随着心脏前负荷的增加，回心血量增加，从而增加心排血量。但回心血量增多使舒张末压力增高，相应地增加心房压、静脉压，当达到一定程度时，出现肺静脉或体循环静脉淤血。

（2）神经-体液代偿机制　主要有交感神经张力增加、RAAS 激活等，由此所产生的活性物质（儿茶酚胺、血管紧张素、醛固酮等）使心肌收缩力增强，周围血管收缩，以保证心、脑等重要脏器的血供。但去甲肾上腺素分泌增加亦参与心室重塑，并加速心肌细胞凋亡；醛固酮分泌增加，增加水、钠潴留；血管紧张素Ⅱ增加，导致血压升高，并使新的收缩蛋白合成增加。这些因素均增加心脏负担，并导致进一步的心肌损害，促进心力衰竭的进展。

（3）心肌肥厚　心脏后负荷增加时，心肌代偿性肥厚，以增强心肌收缩力，克服后负荷阻力。但心肌肥厚降低了心肌顺应性，使舒张功能降低，同时，心肌肥厚使心肌耗氧量增加，心肌能量供给不足，终使心肌纤维化甚至心肌细胞凋亡，有功能的心肌细胞逐渐减少，心力衰竭恶化。

2. 体液因子的改变　心力衰竭时因机体代偿等原因，出现一些体液因子的变化。这些因子参与水、钠平衡和全身血管舒缩功能的调节，同时也参与心室及血管的重构，参与心力衰竭的恶化进程。

（1）心钠肽（ANP）和脑钠肽（BNP）　ANP 主要由心房分泌，心房压升高增加 ANP 的分泌；BNP 主要由心室肌分泌，二者具有扩张血管、促进排钠、抑制 RAAS 的作用。心力衰竭时，ANP 和 BNP 分泌增加，其增高的程度与心力衰竭的严重程度呈正相关，临床常作为评定心力衰竭的进程和判断预后的指标。

（2）内皮素（ET）　由血管内皮释放，有很强的收缩血管的作用。心力衰竭时，血浆内皮素水平升高，使血管收缩，参与心脏与血管的重构。

（3）血管加压素（AVP）　由垂体分泌，具有抗利尿和收缩周围血管的作用。心力衰竭时，AVP 分泌增多，使全身血管收缩，水潴留，加重心脏的压力负荷及容量负荷。在心力衰竭早期，AVP 通过增加心排血量起到一定的代偿作用，但长期血浆 AVP 水平增加，可促使心力衰竭进一步恶化。

3. 心脏重构和心肌损害　心脏重构（remodeling）是心力衰竭发生的最关键的病理生理机制，心力衰竭时由心室壁增加的机械信号、α_1、β 受体受刺激和血管紧张素Ⅱ受体受刺激后的化学信号及各种肽类生长因子所触发，心脏前后负荷增加，心肌及其间质为适应增加的心脏负荷，细胞结构、功能、数量及遗传表型等方面发生了适应性增生性的变化，主要包括结构重构和电重构。结构重构在器官水平表现为心脏的增大或缩小，在组织水平表现为心肌胶原沉积和纤维化加剧及新生血管的增加或减少；在细胞水平表现为心肌细胞排列紊乱、单个心肌细胞肥大和凋亡、成纤维细胞增殖转变及胶原分泌增多；在亚细胞水平表现为心肌重构相关信号通路的激活或抑制。电重构表现为离子通道改变、缝隙连接的分布改变和连接蛋白分布的不均一，导致静息电位与动作电位改变，引起心肌电活动不均一，致使心律失常。心脏重构在初始阶段起到有益的代偿作用，但是随着重构的加剧，心肌细胞的大量减少使心肌整体收缩力下降，纤维化的增加使心室壁顺应性下降，最终发展为不可逆性心肌损害。

4. 心脏舒张功能不全　心脏舒张功能不全的机制，一般来说可分为两大类：一类指心脏主动舒张功能障碍，由于这一主动舒张的过程需要能量的消耗，如冠心病有明显心肌缺血时，随着心肌的能量供应出现障碍，以致在心脏收缩功能障碍前即可出现舒张功能障碍。另一类是由于心室肌的顺应性减退及充盈障碍所致，常见于心室肥厚患者。这时左室舒张末压过高，以致肺循环表现为高压和淤血的状态，亦即心脏舒张性功能不全，而心肌的收缩功能仍在正常范围，心脏左室的射血分数亦正常，故又称为 LVEF 保留的心力衰竭。此情况既可发生于肥厚性心肌病，更常见于高血压及冠心病这类多发病，故心脏舒张功能不全越来越受到普遍的重视。

慢性心力衰竭的病理改变包括心脏本身的代谢性病理改变，如心肌肥厚和心腔扩大等；长期静脉压增高所引起的器官淤血性病理改变；心房、心室附壁血栓，静脉血栓形成。心腔附壁血栓常见于左、右心耳，左心室心尖部，左心附壁血栓脱落可引起脑、肾、四肢、脾等梗死，下肢血栓脱落可引起肺梗死。

【**临床表现**】

临床上，慢性心力衰竭以左心衰竭较常见，多见于高血压心脏病、冠状动脉粥样硬化性心脏病、二尖瓣及主动脉瓣关闭不全等。单纯右心衰竭较少见，可见于肺源性心脏病、肺动脉瓣狭窄、房间隔缺损等。右心衰竭常继发于左心衰竭后的肺动脉高压，导致全心衰竭。严重而广泛的心肌病可发生全心衰竭。

（一）左心衰竭

左心衰竭以肺淤血及心排血量降低表现为主。

1. 症状

（1）**呼吸困难**　①劳力性呼吸困难：是左心衰竭最早出现的症状，因运动使回心血量增加，左心房压力升高，肺淤血加重。②端坐呼吸：肺淤血达到一定程度时，患者卧位时呼吸困难加重，被迫采取高枕、半卧或坐位以解除或减轻呼吸困难的状态。重者即使坐位仍有呼吸困难。③夜间阵发性呼吸困难：患者熟睡后突然憋醒，可伴阵咳，呼吸急促，咳粉红色泡沫样痰或呈哮喘状态，又称为"心源性哮喘"。轻者坐起数分钟即缓解，严重者可持续发作，甚至发展为急性肺水肿。其发生与卧位回心血量增加、膈肌上升、肺活量减少、夜间迷走神经张力增加、支气管易痉挛而影响呼吸等有关。

（2）**咳嗽、咳痰、咯血**　痰常呈白色浆液性泡沫样，有时痰中带血丝，重症出现大咯血。由肺泡和支气管黏膜淤血和（或）支气管黏膜下扩张的血管破裂所致。

（3）**乏力、疲倦、头昏、心悸**　由于心排血量减少，器官、组织灌注不足及代偿性心率加快所致。

（4）**肾功能不全**　严重或长期慢性的左心衰竭可出现肾血流量明显减少，患者早期或急性期可表现为少尿，长期心功能得不到改善，可引起血尿素氮、肌酐升高并伴肾功能不全的相关症状。

2. 体征

（1）肺部体征 因 PCWP 增高，液体渗到肺泡致两肺底闻及湿啰音，与体位变化有关。心源性哮喘时两肺可满布粗大湿啰音，常伴有哮鸣音，可见双侧或单侧胸腔积液体征。

（2）心脏血管体征 除原有心脏病体征外，慢性左心衰竭一般有心脏扩大、心率加快、肺动脉瓣区第二心音亢进，相对性二尖瓣关闭不全的杂音，心尖区可闻及舒张期奔马律，交替脉等。其中心尖区闻及舒张期奔马律具有诊断价值。

（二）右心衰竭

右心衰竭以体循环淤血的表现为主。

1. 症状 ①胃肠道及肝脏淤血，引起腹胀、食欲不振、恶心、呕吐等，是右心衰竭最常见的症状。②严重肝淤血，可引起黄疸，且因肝功能异常加重消化道症状。③长期肾淤血，可引起肾功能减退，表现为夜尿增多、少尿和蛋白尿。④右心衰竭常继发于肺动脉高压、肺淤血或肺部疾病，因肺通气或通气/血流比例失常，引起呼吸困难。

2. 体征 ①心脏体征：除原有心脏病体征外，右心衰竭时可有右心室扩大、相对性三尖瓣关闭不全，出现收缩期杂音。②颈静脉怒张、搏动和（或）肝颈静脉反流征阳性。③肝肿大，伴压痛。④下垂部位凹陷性水肿。⑤胸腔或腹腔积液。⑥发绀。

（三）全心衰

左、右心力衰竭均存在，有肺淤血、心排血量降低和体循环淤血的相关症状和体征。右心衰竭时，因右心排血量减少，呼吸困难等肺淤血表现有不同程度的减轻。

【辅助检查】

1. 利钠肽及肌钙蛋白检测 利钠肽为心力衰竭诊断及预后判断的重要指标，临床常用 BNP 及 NT-proBNP。BNP<35pg/mL、NT-proBNP<125pg/mL 通常可排除慢性心力衰竭；治疗后水平仍升高则提示预后不良。但心脏及肺、肾多种病变均可引起利钠肽水平升高，故特异性不高。肌钙蛋白检测有助于明确基础病因。肌钙蛋白升高同时伴有利钠肽升高，为心力衰竭预后的强预测因子。

2. 心电图检查 所有疑似心力衰竭或心力衰竭患者均应检查心电图，有助于病因及心律失常的诊断。

3. 胸部 X 线检查 心脏外形和各房室大小的形态改变有助于基础心脏病的诊断。肺淤血时，肺门及上肺血管影增强；慢性肺淤血时可见 Kerley B 线；肺泡性肺水肿时，肺门影呈蝴蝶状；肺动脉高压时，肺动脉影增宽；部分患者可见胸腔积液。

4. 超声心动图检查 评估心脏各心腔大小变化、瓣膜结构，评估心脏收缩、舒张功能。

（1）收缩功能评估 根据收缩末及舒张末的容量差判断左室射血分数（LVEF），LVEF 正常大于 50%，如 LVEF≤40% 即可诊断为收缩性心力衰竭。

（2）舒张功能评估 通过测定二尖瓣口舒张早期和舒张晚期峰值血流速度（分别为 E 峰和 A 峰），根据 E/A 的比值来判断，正常人 E/A 比值多大于 1.2，中青年则更大，如心脏舒张功能不全，E/A 比值下降。

5. 放射性核素检查 包括放射性核素心血池显影及核素心肌灌注和代谢显像，用于评估心室腔大小，心脏的收缩、舒张功能和心肌缺血。

6. 心脏磁共振检查 可测量左/右心室容量、质量及射血分数，是超声未能做出诊断的最好的影像学替代检查。

7. 血流动力学测定 采用漂浮导管经静脉直至肺小动脉，测定各部位的压力及血液含氧量，计算心脏指数（CI）及 PCWP，直接反映左心功能，主要用于急性重症心力衰竭患者检测。CI正常值为 $2.5\sim4\text{L}/(\text{min}\cdot\text{m}^2)$；PCWP 正常值为 $6\sim12\text{mmHg}$。

【诊断与鉴别诊断】

（一）诊断

心力衰竭诊断内容：①确定是否存在心力衰竭。②确定心力衰竭的病因（基础心脏病）和诱因。③评估病情的严重程度及预后。④判断是否存在并发症。心力衰竭的诊断和临床评估主要通过症状、体征、实验室及其他检查结果综合分析做出。

左心衰竭以呼吸困难症状及肺底湿啰音、心尖区舒张期奔马律及交替脉等体征，结合血浆利钠肽水平及心脏超声指标，以器质性心脏病为基础，综合做出诊断。右心衰竭以颈静脉怒张、肝肿大、下垂性水肿为主要体征，结合患者既往器质性心脏病病史做出诊断。

（二）鉴别诊断

1. 基于呼吸困难的鉴别 主要与呼吸系统疾病如 COPD、呼吸衰竭等所致呼吸困难鉴别。慢性心力衰竭患者多有双肺底湿啰音，心脏扩大，心尖区闻及舒张期奔马律，血液 BNP 升高，B 超示心脏扩大、二尖瓣相对关闭不全等。COPD 常有反复咳嗽、咳痰病史，有桶状胸，叩诊呈过清音等肺气肿表现；呼吸衰竭常有肺部疾病史，并存在肺部相应体征，血浆 BNP 正常，与心力衰竭不同。

2. 基于水肿的鉴别 主要与肝源性、肾源性水肿如肝硬化、慢性肾炎水肿相鉴别。心力衰竭患者多有基础心脏病史，表现有肝肿大、腹水和下肢水肿，颈静脉充盈和肝颈静脉反流征阳性，心脏扩大，心尖区闻及舒张期奔马律。肝硬化患者多有慢性肝炎或其他肝病史，除腹水、下肢水肿外，可出现腹壁静脉曲张、蜘蛛痣等表现。慢性肾炎常伴有贫血、高血压、肾功能损害，以及尿液检查异常改变等。

【病情评估】

（一）临床分型

1. 按照收缩及舒张功能障碍分型 可分为收缩性心力衰竭和舒张性心力衰竭。

2. 根据 LVEF 分型 可分为射血分数降低的心力衰竭（HFrEF），LVEF<40%；射血分数保留的心力衰竭（HFpEF），LVEF>50%；射血分数中间值的心力衰竭（HFmEF），LVEF 40%~49%。

（二）心功能分级

目前通用的心功能分级是美国纽约心脏病学会（NYHA）1928 年提出的分级方法，主要是根据心脏病患者自觉的活动能力划分为 4 级。

Ⅰ级：患者有心脏病但日常活动不受限制，平时一般活动不引起疲乏、心悸、呼吸困难或心绞痛。

Ⅱ级：心脏病患者的体力活动受到轻度的限制，休息时无自觉症状，但平时一般活动可出现疲乏、心悸、呼吸困难或心绞痛。

Ⅲ级：心脏病患者的体力活动明显受限，小于平时一般活动量即可引起上述症状。

Ⅳ级：心脏病患者不能从事任何体力活动，休息状态下也可出现心力衰竭的症状，体力活动后症状明显加重。

（三）心力衰竭分期

为减少心力衰竭的发生率，《中国心力衰竭诊断和治疗指南 2018》再次强调，某些疾病和人群若控制不佳容易发生心力衰竭，并制定了不同心衰阶段名称及相应阶段所需要采取的治疗手段，提倡上游治疗、早期治疗，去除不良生活习惯，见表 14-1。

表 14-1　不同心力衰竭阶段名称

阶段	定义	患病人群	NYHA 分级
阶段 A（前心力衰竭）	心力衰竭的高危人群（无心脏结构功能异常，无心力衰竭症状和体征）	高血压、冠心病、糖尿病、肥胖、代谢综合征、使用心脏毒性药物、酗酒史、风湿热史、心肌病家族史等	无
阶段 B（前临床心力衰竭）	已发展成器质性心脏病，从无心力衰竭症状和体征	左室肥厚、陈旧性心肌梗死、无症状的心脏瓣膜病等	Ⅰ
阶段 C（临床心力衰竭）	器质性心脏病，既往或目前有心力衰竭的症状和体征	器质性心脏病患者伴运动耐量下降（呼吸困难、疲乏）和体液潴留	Ⅰ～Ⅳ
阶段 D（难治性终末期心力衰竭）	心力衰竭患者经积极的内科治疗后，休息时仍有症状，需要特殊干预	心力衰竭反复住院不能安全出院者；需要长期静脉用药者；等待心脏移植者；使用心脏机械辅助装置者	Ⅳ

（四）简便心功能评估

简便心功能评估主要为 6 分钟步行试验。此法安全、易行，要求患者在平直走廊里尽可能快地行走，测定 6 分钟步行距离，如 6 分钟步行距离<150m，示重度心功能不全；步行距离为 150～450m，示中度心功能不全；步行距离>450m，示轻度心功能不全。

（五）预后评估

慢性心力衰竭预后不良的主要判断指标包括 LVEF 减低、NYHA 分级恶化、低钠血症、运动峰值氧摄入量减低、血细胞比容降低、12 导联心电图 QRS 波增宽、慢性低血压、静息状态下心动过速、肾功能不全、不能耐受常规治疗及反复出现容量负荷过重。住院期间血浆 BNP 或 NT-proBNP 显著升高，可能是心力衰竭患者再住院和死亡增加的预测因素。目前认为，BNP 不能替代对心力衰竭患者的详细评估。

【治疗】

治疗原则和目的：心力衰竭患者必须采取长期的综合治疗，消除病因，调节慢性心力衰竭的代偿机制，抑制神经体液因子过度激活，减少心肌细胞凋亡。除缓解症状外，本病的治疗还应达到以下目的：提高运动耐量，改善生活质量；防止或延缓心肌重构的发生，进一步减轻心肌损害；降低病死率。

（一）一般治疗

1. 基本病因和诱因的治疗　对明确病因采取针对性措施，如积极控制高血压；药物、介入及手术治疗改善冠状动脉粥样硬化性心脏病心肌缺血；慢性瓣膜病的膜修补及瓣膜置换术等。诱因治疗包括积极控制感染，特别是呼吸道感染；及时控制心房颤动的快速心室率；纠正贫血及电解质紊乱；控制血脂、血糖、肥胖等。

2. 日常管理　控制体力活动，避免精神刺激；长期卧床者适量运动；控制钠盐摄入；戒烟限酒。

（二）慢性 HFrEF 的药物治疗

1. 利尿剂　为最常用的治疗慢性心衰的药物，使体内潴留的钠盐和水分排出，减轻周围和内脏水肿，减少血容量，减轻心脏前负荷。使用建议：①慢性心力衰竭患者应长期维持，病情控制后则按最小有效剂量使用，如氢氯噻嗪 12.5~25mg，每日或隔日 1 次。②轻症心力衰竭可口服噻嗪类，对中度、重度心力衰竭多用袢利尿剂或联合使用。③排钾利尿剂与保钾利尿剂可合用或注意补钾。④肾功能不全者用袢利尿剂。⑤注意防治电解质紊乱。⑥托伐普坦在常规利尿剂效果不佳、有低钠血症或肾功能损害倾向时使用。⑦利尿剂常与血管紧张素转化酶抑制剂（ACEI）和 β 受体阻滞剂联合应用，不能单独使用。禁忌证：无体液潴留的症状和体征；痛风患者禁用噻嗪类利尿剂；存在对某种利尿剂过敏或不良反应。临床常用利尿剂见表 14-2。

表 14-2　临床常用利尿剂

特点	名称	作用部位	常用剂量（mg/d）	最大剂量（mg/d）	不良反应
排钾类	氢氯噻嗪	肾远曲小管	25~50	100	高尿酸血症，干扰糖、胆固醇代谢
	呋塞米（速尿）	Henle 袢升支	20~80	120~160	低钾
	布美他尼（丁脲胺）	Henle 袢升支	1~4	6~8	低钾
保钾类	螺内酯（安体舒通）	肾远曲小管和集合管	10~20	40	高钾
	氨苯蝶啶	肾远曲小管和集合管	100~200	200	高钾
血管加压素受体 V_2 拮抗剂	托伐普坦	肾脏集合管 V_2 受体	7.5~15	30	口渴，高钠

2. 血管紧张素转化酶抑制剂（ACEI）　是心力衰竭治疗的首选药物。作用机制：①降低心室前后负荷。②抑制 Ang Ⅱ 刺激心肌生长、心肌间质增生的作用。③抑制醛固酮诱导的心脏肥厚、间质及血管周围纤维化。④预防压力负荷过重引起的心肌细胞凋亡。⑤逆转心肌重构，改善舒张功能。ACEI 不良反应少，主要为刺激性咳嗽、低血压、高血钾、胃肠道反应、肾功能恶化、血管性水肿。提倡在心脏尚处于代偿期而无明显症状时就开始给予 ACEI，可降低心力衰竭患者代偿性神经-体液的不利影响，限制心肌、小血管的重构。

临床应用 ACEI 须从小剂量开始，一般每 2 周倍增 1 次，直至目标剂量，长期维持并终生用药。各种 ACEI 对心力衰竭患者的治疗反应无明显差别，均可选用。常用药物：卡托普利 6.25~25mg，每日 2 次；福辛普利，1/2 经过肝脏排泄，早期肾功损害者较适用，用量为 5~30mg，每日 1 次；培哚普利，半衰期长，用量 2~4mg，每日 1 次。

禁忌证：①血管性水肿（导致喉头水肿）。②妊娠。③双侧肾动脉狭窄。

慎用证：①症状性低血压（收缩压<90mmHg）。②左室流出道梗阻（如肥厚梗阻性心肌病）。③血清肌酐>221μmol/L或肾小球滤过率<30mL/（min·1.73m^2）。④血钾>5mmol/L。

3. 血管紧张素Ⅱ受体拮抗剂（ARB）　在心力衰竭治疗中，ARB没有显示出优于ACEI的作用，能用ACEI者不必用ARB代替。ARB适用于因血管性水肿或顽固性咳嗽而不能耐受ACEI的患者，但ARB同样可以引起低血压、肾功能恶化和高血钾等。正在使用ACEI和β受体阻滞剂的患者不建议加用ARB。常用药物：氯沙坦，25~100mg/d；厄贝沙坦，150~300mg/d；替米沙坦，40~80mg/d；缬沙坦，40~320mg/d；坎地沙坦，4~32mg/d。

4. 血管紧张素受体脑啡肽酶抑制剂（ARNI）　ARNI具有ARB和脑啡肽酶抑制剂的作用，可升高内源性活性肽水平（利钠肽、缓激肽及肾上腺髓质激素），对抗神经内分泌过度激活导致的血管收缩、钠潴留及心脏重构。其代表性药物是沙库巴曲缬沙坦片，适用于NYHA心功能Ⅱ~Ⅲ级，有症状的HFrEF，如能够耐受ACEI/ARB，推荐用ARNI替代。禁忌证：血管性水肿、双侧肾动脉狭窄、妊娠及哺乳、重度肝损害、胆汁性肝硬化及胆汁淤积、已知对ARB或ACEI过敏。

5. β受体阻滞剂　对抗交感神经激活，改善心力衰竭，长期应用可改善血流动力学，延缓和逆转心肌重构，促进β受体密度上调，从而使心功能得以改善。患者不仅可以耐受此类药物，而且能明显提高运动耐量，减少复发和降低死亡率，特别是猝死的发生。β受体阻滞剂适应于所有心功能不全且病情稳定的患者，除非有明确的禁忌证或不能耐受。由于其确有负性肌力作用，应用时需十分谨慎，应在心力衰竭情况稳定已无体液潴留之后，从小剂量开始，逐渐增加剂量，并严密观察不良反应，如低血压、心功能恶化、缓慢性心律失常等。常用药物：美托洛尔12.5mg/d；卡维地洛6.25mg/d；比索洛尔1.25m/d，逐步增量，适量长期维持，症状改善常在用药后2~3个月才出现，用药6个月达到最佳效果。禁忌证：心源性休克、病态窦房结综综征、二度及以上房室传导阻滞（无心脏起搏器）、心率<50次/分、低血压（收缩压<90mmHg）、支气管哮喘急性发作期。

6. 醛固酮拮抗剂　对抑制心室重构与心肌纤维化、改善慢性心力衰竭的远期预后有很好的作用。常用药物：螺内酯，20~40mg，每日1次。建议LVEF≤35%，使用利尿剂、ACEI/ARB/ARNI和β受体阻滞剂后仍不能缓解者；AMI后且LVEF≤40%，有心力衰竭症状或合并糖尿病者，可加用小剂量螺内酯。应注意血钾水平的监测；对血肌酐升高、肾功能不全，或高钾血症者慎用或禁用；对正在使用胰岛素治疗的糖尿病患者亦不宜应用。

7. 窦房结If通道的特异性抑制剂　可降低窦房结节律，减慢心率，对心内传导、心肌收缩或心室复极化无影响，适用于LVEF≤35%，合并下列情况之一者：①ACEI/ARB/ARNI、醛固酮、β受体阻滞剂已达推荐量或最大耐受量，心率仍≥70次/分。②心率≥70次/分，β受体阻滞剂不能耐受或禁忌者。

禁忌证：病态窦房结综合征、窦房传导阻滞、二度及以上房室传导阻滞、治疗前静息心率<60次/分、重度肝功能不全、血压<90/50mmHg、急性失代偿心力衰竭。常用药物：伊伐布雷定，起始剂量2.5mg，每日2次，2周后调整剂量，最大剂量7.5mg，每日2次。其不良反应有光幻症、心动过缓。

8. 洋地黄类药　主要作用机制：①通过对心肌细胞膜上的Na^+-K^+-ATP酶的抑制，使细胞内Na^+浓度升高，K^+浓度降低，Na^+与Ca^{2+}进行交换，使细胞内Ca^{2+}增多，从而增强心肌收缩力，起正性肌力作用。②兴奋迷走神经降低窦房结自律性，减慢心率，减慢房室传导，缩短心肌细胞的复极过程，使周围血管收缩，并能抑制肾小管对钠的重吸收，产生直接利尿作用。大剂量使用时可提高心房、交界区及心室的自律性；当血钾过低时，更易引发各种快速性心律失常。

（1）适应证　应用利尿剂、ACEI/ARB/ARNI、β受体阻滞剂及醛固酮拮抗剂治疗，仍持续有症状的 HFrEF 患者。

（2）禁忌证　①洋地黄中毒。②预激综合征合并心房颤动或心房扑动。③二度及以上房室传导阻滞。④病态窦房结综合征。⑤梗阻型肥厚型心肌病。⑥急性心肌梗死<24 小时。

（3）慎用证　①单纯重度二尖瓣狭窄伴窦性心律失常出现急性肺水肿者。②肺源性心脏病伴急性呼吸衰竭者。

（4）常用制剂　①地高辛：目前多用维持量法，即每日 0.25mg，约经 5 个半衰期即 6~8 天可达到稳态治疗血浓度。对 70 岁以上或肾功能损害的患者宜减量。②毛花苷 C（西地兰）：静脉注射后 10 分钟起效，1~2 小时达高峰。每次 0.2~0.4mg，稀释后静脉注射，24 小时总量 0.8~1.2mg，适用于急性心力衰竭或慢性心力衰竭加重时，特别适用于心力衰竭伴快速房颤者。③毒毛花苷 K：注射后 10 分钟起效，1~2 小时达高峰。每次 0.25mg，稀释后静脉注射，24 小时总量 0.5~0.75mg，适用于急性心力衰竭或慢性心力衰竭加重时。影响洋地黄类药疗效的因素：早产儿、新生儿、老年人、严重心肌损害和重度心力衰竭、低血钾、低血镁、高血钙、肾功能不全等。地高辛与维拉帕米、普罗帕酮、胺碘酮等合用时，血清浓度升高，应减量使用。

（5）洋地黄中毒表现及处理　洋地黄中毒的表现：①消化系统症状，如食欲减退、恶心、呕吐等。②神经系统症状，如头痛、失眠，严重者可出现意识障碍。③视觉异常，如视力模糊、黄视、绿视、盲点等。④心律失常，常见室性早搏、房性早搏、房性阵发性心动过速、房颤、室性心动过速，也可出现缓慢性心律失常，如窦房传导阻滞、窦性停搏等。快速性房性心律失常伴传导阻滞是洋地黄中毒的特征性表现。

一旦发生洋地黄中毒应立即停药；快速性心律失常者如血钾正常则可用利多卡因或苯妥英钠；纠正低钾、低镁血症，即使血钾浓度正常亦可补钾；出现缓慢性心律失常且有症状者可给予阿托品或安装临时心脏起搏器。电复律易致心室颤动，故一般禁用。

9. 改善能量代谢药物　①曲美他嗪：可抑制长链线粒体 3-酮酰辅酶 A 硫代酶活性，减少脂肪酸吸收和氧化，促进葡萄糖有氧氧化，进而提高心力衰竭患者的能量代谢效率，适用于冠心病合并 HFrEF。②辅酶 Q_{10}：直接参与氧化磷酸化及能量的生成，并具有抗氧自由基及膜稳定作用。

（三）慢性 HFpEF 和 HFmEF 的治疗

HFpEF、HFmEF 治疗的主要目的是减轻症状和改善患者生活状态，治疗措施：①应用利尿剂：液体潴留是引起 HFpEF 患者出现心力衰竭症状和体征的重要因素，利尿剂可减少液体潴留，缓解肺淤血。②病因治疗：应用 β 受体阻滞剂减慢心室率，使基础心率维持在 60~70 次/分，以延长心室舒张期；应用 ACEI 治疗高血压心脏病和冠心病，通过降低血压等以改善心肌与小血管的重构，达到改善心脏舒张功能的目的。③应用醛固酮受体拮抗剂：螺内酯可减少 HFpEF 因心力衰竭的住院率。④应用钙通道阻滞剂：可通过降低心肌细胞内钙浓度，改善心肌主动舒张功能，宜选用非二氢吡啶类钙通道阻滞剂，兼具降低心率的作用，主要用于肥厚型心肌病。

（四）"难治性心力衰竭"的治疗

难治性心力衰竭也称终末期心力衰竭，是指经规范内科治疗（包括外科干预治疗后），严重心力衰竭症状仍持续存在或进展，常伴有心源性恶病质，且需要反复或长期住院的患者。其预后差，一年生存率仅为 6%~25%。

1. 积极寻找潜在的原因 如风湿活动、感染性心内膜炎、贫血、甲状腺功能亢进症、电解质紊乱、洋地黄过量、反复发生的小面积的肺栓塞及其他疾病（如肿瘤）等。

2. 调整心力衰竭用药 ①利尿剂：难治性心力衰竭通常有明显水钠潴留和电解质紊乱，控制水钠潴留是成功治疗的关键。常联合应用利尿剂，控制每日水出入量，保持水的负平衡在 500~1500mL，同时限制钠摄入<2g/d。②ACEI/ARB/β 受体阻滞剂：因体液潴留及低血压，药物耐受性差，建议体液潴留一旦减轻，从极小剂量开始使用。③血管扩张剂和正性肌力药物等联合应用：如重组人脑钠肽或 β 受体阻滞剂与米力农或左西孟坦合用，但即使是严重心力衰竭的患者，也不主张长期给予静脉输液治疗。

3. 减少血容量 可行血液超滤，减少血容量。

4. 心脏再同步化起搏治疗 对非缺血性心肌病、LVEF≤35%、窦性心律、长期药物治疗心功能Ⅲ级或非卧床Ⅳ级、心脏收缩不同步（心电图 QRS 间期>0.13 秒、左束支传导阻滞图形），可应用心脏再同步治疗，即通过心脏起搏治疗可使左右心室除极同步、房室顺序收缩、心脏舒张延长，以改善心肌灌注。

5. 机械辅助装置的植入或心脏移植 对不可逆心力衰竭者可考虑机械辅助装置的植入或心脏移植。

（五）预防

依据循证医学和精准医学，现将心力衰竭的预防提高到与治疗同等的重视程度。疾病的三级预防策略如下。

1. 一级预防 心力衰竭尚未发生，针对致病因素采取措施，如感染性心内膜炎和心包炎及时应用抗生素治疗，贫血性心脏病患者寻找病因纠正贫血，及时治疗甲状腺疾病可减少甲状腺疾病性心脏病的发生，有效防治 COPD 可减少慢性肺源性心脏病的发生。原有心脏病经手术治疗根治，可预防心力衰竭的发生。此外，积极寻找并去除诱发因素。

2. 二级预防 亦称"三早"预防，即早发现、早诊断、早治疗，如生活行为干预，药物治疗可选用 ACEI、β 受体阻滞剂等以改善心功能及心力衰竭的预后。

3. 三级预防 亦称临床预防，防止伤残、提高生活质量、降低死亡率而采取的基础药物维持治疗、对症治疗和康复措施。

（六）健康教育与人文关怀

慢性心力衰竭患者由于病程长，活动受限，生活能力下降，容易出现心理障碍，要主动关心患者，加强心力衰竭知识的宣传教育，尤其是药物使用的方法及注意事项，加强日常生活的指导与心理疏导。

思考题

1. 心力衰竭发生与加重的诱因有哪些？
2. 简述心力衰竭的分期的内容及意义。
3. 简述急性心力衰竭的临床分型及意义。
4. 左心衰竭和右心衰竭的主要临床表现有何不同？
5. 如何鉴别心源性哮喘与支气管哮喘？

6. 射血分数降低型心力衰竭使用利尿剂的原则是什么?
7. 血管紧张素转化酶抑制剂治疗心力衰竭的主要作用机制有哪些?
8. 洋地黄治疗心力衰竭的适应证和禁忌证有哪些?
9. "难治性心力衰竭" 的概念是什么? 如何治疗?
10. 急性左心衰竭治疗措施有哪些?

扫一扫，查阅本章数字资源，含PPT、音视频、图片等

第一节　心律失常概述

正常的心脏冲动起源于窦房结，发放 60~100 次/分节律规整的冲动，经过心脏传导系统到达心室肌使其除极，维持心脏的生理活动。因各种原因导致心脏的冲动起源异常、传导时间及兴奋顺序异常，表现为心脏的节律与频率异常，称为心律失常（cardiac arrhythmia）。心律失常可为病理性，多为器质性心脏病及全身性疾病的并发症，甚至为致死原因；亦可为生理性，见于青少年或交感神经兴奋时。心律失常是否需要及时治疗，取决于心律失常的临床意义，应严格把握指征。因此，评价心律失常的临床意义十分重要。

【心脏起搏-传导系统】

心脏为机体的循环动力器官，属于肌性器官，大部分普通心肌通过收缩与舒张活动，实现血液循环的功能，小部分特殊分化的心肌，担负着心脏冲动的形成与传导功能，称为心脏的起搏-传导系统，包括窦房结、结间束、房室结、希氏束、左右束支及浦肯野纤维等。心脏搏动的电冲动在窦房结形成后，依次沿着结间束→房室结→左、右束支→浦肯野纤维与心肌传导。

心脏起搏传导系统受交感神经与迷走神经支配。迷走神经兴奋性增加，抑制窦房结的自律性与传导性，并延长窦房结与其周围组织的不应期，减慢房室结传导；交感神经兴奋性增加，产生与其相反的生理作用。

【发生机制】

（一）心脏冲动形成异常

1. 窦性冲动异常　正常人在安静状态下，窦房结有规律地发出 60~100 次/分的冲动，产生正常窦性心律。当窦房结自律性异常增高、减低或不规则时，即可分别产生窦性心动过速、窦性心动过缓及窦性心律不齐等心律失常。

2. 异位冲动异常　具有自律性的心肌细胞或病态的工作心肌细胞（心房肌和心室肌）在病理状态下，具有异常自律性，且自律性绝对或相对地超过了窦房结时，会发出异位冲动，取而代之地控制心脏的活动，产生过早搏动、异位性心动过速或逸搏、逸搏心律等心律失常。

3. 触发性冲动异常　触发活动是由一次正常的动作电位所触发的后除极，并触发一次新的动作电位而产生持续性快速性心律失常。

（二）心脏冲动传导异常

正常心脏冲动自窦房结发出后，按照一定顺序和速度传导，如传导顺序和速度发生异常，即产生相应的心律失常。

1. 折返激动　当冲动从某处循一条径路传出后，又从另一条径路返回原处，使该处再次发生激动的现象，称为折返激动，是快速性心律失常的重要发生机制。形成折返的条件是，心脏两个或多个部位的传导性与不应期各不相同，相互连接形成一个闭合环，即折返环。其中一条通道发生单向传导阻滞，另一通道传导缓慢，使原先发生阻滞的通道有足够时间恢复兴奋性，使原先阻滞的通道再次激动，从而完成一次折返激动。冲动在环内反复循环，产生持续性快速性心律失常。

2. 传导阻滞　当激动抵达部位的心肌细胞仍处于绝对不应期或有效不应期，此时不能兴奋或不能发生可扩播性兴奋，即发生完全性传导阻滞；如若抵达部位心肌细胞处于相对不应期，此时速度变慢，即发生传导延缓和不完全性传导阻滞。传导阻滞发生于病理性延长的不应期时，称为病理性传导阻滞；发生于生理性不应期时，称为生理性传导阻滞或干扰现象。

【心律失常的分类】

（一）根据发生机制分类

1. 冲动形成异常

（1）窦性心律失常　①窦性心动过速。②窦性心动过缓。③窦性心律不齐。④窦性停搏。⑤病态窦房结综合征。

（2）异位心律　① 主动异位心律：过早搏动（房性、交界性、室性）；心动过速（室上性、室性）；扑动与颤动（心房扑动、心室扑动、心房颤动、心室颤动）。② 被动异位心律：逸搏及逸搏心律（房性、交界性、室性）。

2. 冲动传导异常

（1）干扰及干扰性房室脱节（生理性）。

（2）传导阻滞：①窦房传导阻滞。②房内及房间阻滞。③房室传导阻滞。④室内阻滞。

（3）房室间传导途径异常：预激综合征。

3. 自律性与传导性并存的心律失常　①并行心律。②异位节律伴传出阻滞。③混合性心律失常。

4. 起搏器心律失常　①起搏异常。②感知功能异常。③起搏器诱发的心律失常。

（二）根据心律失常发生时心率变化分类

1. 快速性心律失常　心律失常发作时的心率快于非发作时，包括过早搏动、心动过速、扑动与颤动等。

2. 缓慢性心律失常　心律失常发作时的心率慢于非发作时，包括窦性心动过缓、窦性停搏、病态窦房结综合征、传导阻滞等。

（三）根据预后的分类

1. 良性心律失常　心律失常的发生不引起明显的血流动力学异常，患者可无自觉症状或仅有轻微的不适，如大多数过早搏动、室上性心动过速、一度房室传导阻滞等。

2. 潜在恶性心律失常　心律失常本身不引起严重的血流动力学异常，但可以引发更加严重的心律失常而危及患者生命，如室性早搏 R-on-T、多源性室性早搏、二度房室传导阻滞等。

3. 恶性心律失常　心律失常一旦发生立即引发显著的血流动力学异常，导致严重的心室低排，发作时患者可发生昏厥、Adams-Stokes 综合征甚至心脏骤停，如心室颤动、部分室性心动过速、高度房室传导阻滞等。

【心律失常的诊断】

心律失常多数为发作性，诊断应重视病史的采集，结合体格检查及适宜的辅助检查综合做出，如诊断困难应及时进行有针对性的特殊检查以尽早明确诊断。

1. 病史　病史采集是发现和诊断心律失常的重要方法，应重点询问发病的时间、地点、环境，发病的诱因及可能缓解的因素，发病时最突出的自觉感受，以及最早出现的症状，有无黑蒙、昏厥、大汗、乏力等症状，详细询问当前用药情况及与心律失常有关的既往史。

2. 体格检查　应着重于判断心律失常的性质及心律失常对血流动力状态的影响。听诊心音及颈动脉窦按摩有助于做出心律失常的初步鉴别诊断。发作间隔期体检应着重于有无高血压、冠心病、心脏瓣膜病、心肌病、心肌炎等器质性心脏病的证据。

3. 辅助检查

（1）心电图　是诊断心律失常最重要的无创伤性检查，但普通心电图检查因检查时间短暂，对发作性心律失常的诊断有一定的局限性。发作时的心电图记录是确诊心律失常的重要依据。

（2）动态心电图　通过连续心电图记录可能记录到全部时间内（多为 24 小时）心律失常的发作，自主神经系统对自发心律失常的影响、自觉症状与心律失常的关系，并可评估治疗效果。动态心电图有助于了解患者发生心悸、晕厥等重要症状是否与心律失常有关，并可以协助分析心律失常的发生原因，跟踪评价药物治疗的效果。

（3）运动试验　通过增加心脏做功诱发可疑的心律失常，以协助诊断；可在心律失常发作间隔时诱发心律失常，因而有助于间歇发作心律失常的诊断。但正常人进行运动试验亦可发生室性早搏。运动试验对心律失常的诊断不如动态心电图敏感。

（4）有创性电生理检查　用程序控制的电刺激方法判断窦房结和房室传导功能，显示房室活动间关系，确定心律失常性质及其起源部位。有创性电生理检查已被公认为大多数快速性心律失常诊断的金标准，适用于心电图不能肯定其临床意义的任何心律失常。食管心电图有助于鉴别室上性心动过速伴室内差传与室性心动过速，评价窦房结功能等。心腔内电生理检查用于确立心律失常的类型、了解心律失常的起源部位及发生机制。

【病情评估】

（一）血流动力学状态

心律失常急性期诊疗，应以血流动力学状态决定处理原则。血流动力学不稳定时，如不及时处理，会继续恶化，甚至危及生命。血流动力学状态不稳定的异位快速心律失常，多于心律失常发作时出现头晕、黑蒙甚至昏厥，应尽早采用电复律终止，对于严重的缓慢性心律失常要尽快采用临时起搏治疗。血流动力学相对稳定者，可根据心电图的特点、结合病史及体检进行诊断及鉴别诊断，选择相应的治疗措施。

（二）基础疾病和诱因

基础疾病和心功能状态与心律失常的发生发展密切相关，伴有严重心力衰竭、急性心肌梗死所致的恶性心律失常，随着心功能的好转或血运重建，心律失常也随之控制。某些诱因也可直接导致心律失常，如低血钾、酸碱平衡紊乱、甲状腺功能亢进等，纠正诱因后，心律失常多可得到控制。

（三）预后

心律失常的预后与其病因、诱因、演变趋势和是否导致严重血流动力障碍有关。发生于无器质性心脏病基础上的心律失常包括过早搏动、室上性心动过速和心房颤动，大多预后良好；但低血钾、QT 间期延长综合征患者如发生室性过早搏动，易演变为多形性室性心动过速或心室颤动，预后不佳。

【心律失常的治疗】

心律失常的治疗包括病因治疗、药物治疗与非药物治疗。病因治疗是关键性治疗措施；药物治疗以终止发作和预防复发为主；非药物治疗近年来发展较快，对于部分心律失常可以达到根治的目的。

（一）药物治疗

药物治疗即应用抗心律失常药物。广义的抗心律失常药物包括抗快速性心律失常药物和抗缓慢性心律失常药物。心律失常治疗的目的：①消除心律失常的相关症状。②降低近期和远期心律失常性死亡的危险性。

1. 药物治疗原则　①明确心律失常的发生机制、类型、严重程度。②明确有无原发性器质性心脏病，以及心脏病的严重程度和并发症。③依据心律失常的发生机制选择适宜的抗心律失常药物。④先应用一种药物，效果不佳考虑联合用药。⑤抗心律失常药物由小剂量开始，病情需要时逐渐增加剂量。⑥紧急情况下采用静脉给药，一般情况下口服给药。⑦联合用药时选择作用机制不同的药物，并相应减少剂量。⑧治疗过程中监测心率、心电图（尤其是 QT 间期）、血电解质（血钾）、心功能情况等。

2. 抗心律失常药物分类

（1）抗快速性心律失常药物　目前临床常用改良的 Vaughan Williams 分类法，根据药物的主要作用通道和电生理特点，将其分为 4 大类：Ⅰ类，钠通道阻滞药；Ⅱ类，β 受体阻滞剂；Ⅲ类，延长动作电位时程药（钾通道阻滞药）；Ⅳ类，钙通道阻滞剂（表 15-1）。

表 15-1　抗心律失常药物分类

药物类别		药物作用特点	常用药物	主要临床应用
Ⅰ类	Ⅰa	钠通道阻滞药，阻滞钠通道，降低动作电位 0 期除极速率，不同程度抑制心肌细胞钾与钙通道，延长复极过程，显著延长有效不应期	普鲁卡因胺、奎尼丁等	房性及室性快速性心律失常、心房颤动、室上性及室性心律失常的转复及预防
	Ⅰb	钠通道阻滞药，轻度阻滞钠通道，降低动作电位 0 期除极速率，降低自律性，缩短或不影响动作电位时程	利多卡因、苯妥英钠、美西律	室性快速性心律失常，如室性心动过速及心室颤动等
	Ⅰc	钠通道阻滞药，明显阻滞钠通道，显著降低动作电位 0 期除极速率及幅度，明显减慢传导	普罗帕酮、氟卡尼	维持心房颤动的窦性心律，也用于室性心律失常

续表

	药物类别	药物作用特点	常用药物	主要临床应用
Ⅱ类	β 受体阻滞剂	阻断心肌细胞 β 受体，抑制交感神经兴奋引起的起搏电流、钠电流和 L 型钙电流的增加，减慢动作电位 4 相自动除极的速率，降低自律性，同时减慢动作电位 0 相除极速率，减慢传导	普萘洛尔、阿替洛尔、美托洛尔、艾司洛尔、比索洛尔	控制心房颤动的心室率及交感神经兴奋引起的快速性心律失常
Ⅲ类	延长动作电位时程药	阻滞多种钾通道，延长动作电位时程与有效不应期，阻滞钾通道，阻滞起搏细胞的钠、钙通道	胺碘酮	广谱抗心律失常药，广泛用于治疗心房扑动、心房颤动、室上性心动过速及室性心动过速
Ⅳ类	钙通道阻滞剂	主要阻滞 L 型钙通道，降低窦房结自律性，减慢房室结传导，抑制细胞内钙超载	维拉帕米、地尔硫草	室上性及房室结折返性心律失常，为阵发性室上性心动过速的首选药
其他	内源性嘌呤核苷酸	作用于 G 蛋白偶联的腺苷受体，激活心房、窦房结、房室结的乙酰胆碱敏感性钾通道，缩短动作电位时程，降低自律性，同时抑制 L 型钙通道电流并延长房室结的有效不应期	腺苷	用于快速终止折返性室上性心律失常

（2）抗缓慢性心律失常药物　随着人工心脏起搏器在临床上的广泛应用，目前抗缓慢性心律失常药物常用于轻、中度缓慢性心律失常患者，或用于一过性缓慢性心律失常患者，主要可分为以下 3 类：①β 受体兴奋剂，如异丙肾上腺素、麻黄碱等。②M 胆碱能受体阻断剂，如阿托品、颠茄类。③非特异性兴奋剂、传导促进剂，如糖皮质激素、氨茶碱、甲状腺素及某些中药等。

（二）非药物治疗

非药物治疗以微创电生理治疗为主。

1. 导管射频消融术　用于室上性快速心律失常、预激综合征、室性心动过速等心律失常的治疗。

2. 人工心脏起搏器及埋藏式自动心脏复律除颤器植入术　用于缓慢性心律失常如高度与三度房室传导阻滞、病态窦房结综合征等的治疗，弥补了药物治疗的局限及不足。

第二节　过早搏动

过早搏动（premature beat，简称早搏）也称为期前收缩，为窦房结以外的异位起搏点提前发出的冲动引起的心脏电-机械活动，是临床上最常见的心律失常。过早搏动按照发生机制可分为自律性增高、触发激动和折返激动，目前认为折返激动是过早搏动发生的主要原因。依据异位起搏点的位置不同，过早搏动分为房性、房室交界区性及室性过早搏动，其中以室性过早搏动最多见；依据心房或心室内存在单个或多个异位起搏点，过早搏动分为单源性早搏、多源性早搏；依据早搏发生的频率分为偶发、频发，其中频发早搏可呈联律出现，如二联律、三联律等。早搏与其前面的一个 QRS 波群的间距称为配对间期，与其后面的一个 QRS 波群的间距称为代偿间期。

【病因】

（一）房性过早搏动

1. 功能性因素 见于过度疲劳、情绪激动、焦虑、吸烟、饮酒、饮茶或咖啡、失眠、自主神经功能失调、女性月经期等。

2. 器质性病变 多见于高血压病、慢性肺心病、甲亢及甲亢性心脏病、冠心病等，也见于心脏瓣膜病、心肌病、心肌炎等，以及由器质性心脏病引起的心力衰竭。

3. 药物及其他 发热、缺氧、酸中毒、电解质紊乱及各种心导管检查与治疗时，常并发过早搏动，多呈一过性。

（二）房室交界区性过早搏动

房室交界区性过早搏动很少见于正常人，多见于器质性心脏病及洋地黄中毒等。

（三）室性过早搏动

1. 器质性病变 多见于冠心病、心肌炎等，也见于心脏瓣膜病、心肌病、高血压心脏病等。

2. 功能性因素 过度疲劳、情绪激动、焦虑、饮酒、饮茶或咖啡、失眠、自主神经功能失调等。

3. 药物及其他 使用洋地黄类、肾上腺素及异丙肾上腺素等药物时，是洋地黄中毒时最常见的心律失常类型，也见于发热、缺氧、酸中毒、电解质紊乱及各种心导管检查与治疗时。

【临床表现】

过早搏动的临床表现轻重不一，临床异质性明显，主要取决于患者是否存在基础器质性心脏病及器质性心脏病的性质与严重程度。

（一）症状

无器质性心脏病且偶发的过早搏动，患者可无自觉症状或仅有心悸、胸闷、短暂心脏停跳感，发作频繁时可出现气急、乏力等；有基础器质性心脏病者，自觉症状多较明显，出现心悸、气急、胸闷、乏力，严重时可出现头晕、心绞痛发作等心脑供血不足的表现，同时有原发病症状加重的表现。

（二）体征

除原发病表现外，主要为心律与脉律不规整，可闻及或触及过早搏动。心脏听诊时，发现节律不齐，有提前出现的心脏搏动，其后有较长的停搏间隔。过早搏动发生越早，心室的充盈量和搏出量越少，桡动脉搏动也相应减弱，甚至完全不能扪及。心脏听诊时，过早搏动的第一心音增强，第二心音减弱或消失。

【心电图检查】

1. 房性过早搏动 起源于心房并提前出现的过早搏动。心电图表现：①提前出现的 P' 波与窦性 P 波形态各异；P'R≥0.12 秒。②提前出现的 QRS 波群形态通常正常，有时亦可出现宽间畸形的 QRS 波群，称为室内差异性传导。有时 P' 波发生过早，P 波后无 QRS 波，称房早未下传。③代偿间歇常不完全（图 15-1）。

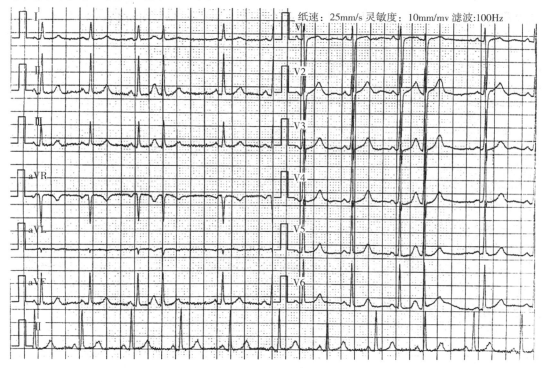

纸速：25mm/s 灵敏度：10mm/mv 滤波:100Hz

图 15-1　房性过早搏动

2. 房室交界区性过早搏动　起源于房室交界区并提前出现的过早搏动。提前的异位激动可前传激动心室和逆传激动心房（P 波）。心电图特点：①提前出现的 QRS-T 波群，形态与窦性相同，部分可伴室内差异性传导而呈宽大畸形。②逆行 P' 波可出现在 QRS 波群之前（P' R 间期<0.12 秒）、之后（RP'间期<0.2 秒），也可埋藏在 QRS 波群之中。③完全性代偿间歇（图 15-2）。

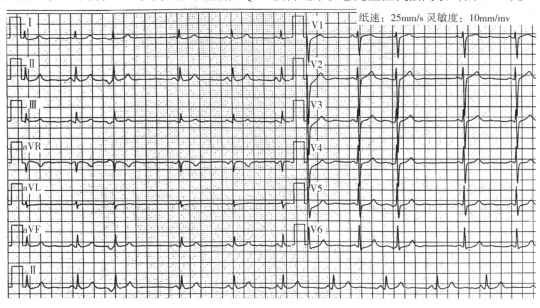

纸速：25mm/s 灵敏度：10mm/mv

图 15-2　房室交界区性过早搏动

3. 室性过早搏动　由希氏束分叉以下的异位起搏点提前激动产生的过早搏动。心电图特点：①提前发生的宽大畸形的 QRS 波群，时限通常≥0.12 秒，T 波方向多与 QRS 波群的主波方向相反。②提前出现的 QRS 波群前无 P 波或无相关的 P 波。③完全性代偿间歇（图 15-3）。

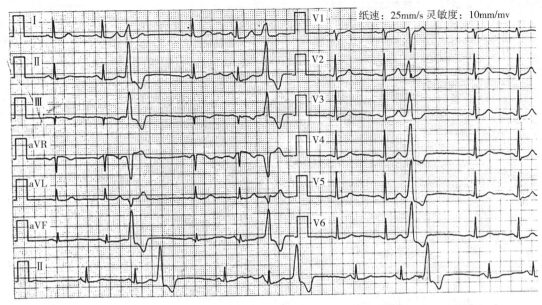

图 15-3　室性过早搏动

【诊断】

患者常因心悸、气短就诊。心悸等不适症状常是过早搏动的诊断线索。查体心脏听诊大多容易诊断，心律与脉律不规整，可闻及或触及过早搏动。心脏听诊时，发现节律不齐，有提前出现的心脏搏动，其后有较长的停搏间歇；过早搏动的第一心音增强，第二心音减弱或消失。心电图检查是明确过早搏动诊断的重要依据，并能确定过早搏动的类型。

【治疗】

应参考有无器质性心脏病，是否影响心排血量及发展为严重心律失常的可能性而决定治疗原则。

（一）房性过早搏动

1. 无器质性心脏病者　一般无须治疗，症状显著者可使用 β 受体阻滞剂等。

2. 伴有器质性心脏病者　应针对原发病治疗。

3. 可诱发室上性心动过速或心房颤动者　可选用 β 受体阻滞剂、普罗帕酮、胺碘酮或维拉帕米药物治疗等。

（二）房室交界区性过早搏动

房室交界区性过早搏动主要进行病因治疗和去除诱因，一般无须应用抗心律失常药物。

（三）室性过早搏动

1. 无器质性心脏病的室性早搏，无症状者可不予治疗；有明显自觉症状影响正常生活者，可予适当处理。

（1）病因治疗与心理疏导　对紧张焦虑的患者进行心理疏导，避免诱发因素如饮酒、吸烟、过度疲劳等，保证作息规律及睡眠。精神紧张、焦虑明显的患者，可适当应用镇静剂如地西泮口服，每次 2.5mg，每日 3 次。

（2）药物治疗　症状明显者，选用 β 受体阻滞剂如美托洛尔口服，每次 25～50mg，每日 2次；或比索洛尔，每次 5mg，每日 1 次；亦可应用普罗帕酮，每次 150mg，每 6～8 小时 1 次，有效后减量至每次 100mg，每日 3 次，最小维持量每次 50mg，每日 3 次口服；美西律每次 200mg，每 6～8 小时 1 次，有效后减至每次 150mg，每 6～8 小时 1 次，后逐渐减至维持量每次 100mg，每8 小时 1 次，逐渐停用。

2. 有慢性器质性心脏病的室性早搏，症状明显者，目前多主张应用胺碘酮治疗，可有效控制室性早搏。导管射频消融术可用于室性早搏的治疗，适应证如下：①室性早搏引起的临床症状不能耐受，反复发作，抗心律失常药无效或不能耐受。②不接受药物治疗者。③可能导致心功能不全的频发室性早搏。

3. 急性心肌缺血并发的室性早搏，主要见于急性心肌梗死发病最初的 24 小时，在无禁忌证的前提下应早期应用 β 受体阻滞剂以减少发生心室颤动的危险，目前不主张预防性应用其他抗心律失常药物。药物控制可应用利多卡因等。

第三节　异位心动过速

异位心动过速是临床上常见的快速心律失常，是指连续出现 3 个或 3 个以上的过早搏动，以突然发作、突然中止为特点的快速性异位心律。根据异位起搏点的位置不同，异位心动过速分为房性心动过速、房室交界区性心动过速、室性心动过速。由于房性与房室交界区性心动过速发作频率较快，QRS 波群形态基本正常，临床表现相似，P'波不易辨认，难于辨别，因而统称为室上性心动过速。依据心动过速发作持续时间，异位心动过速分为持续性与非持续性；依据心动过速发作时心室率的快慢，分为阵发性与非阵发性，室上性心动过速多为阵发性。部分室上性心动过速与多数室性心动过速发作时，因导致血流动力学异常，心排血量明显降低而需紧急处理。其临床特点是突然发作，突然停止，每次发作可持续数秒、数分、数小时甚至数天。心率多在 160～220 次/分。

房性心动过速

房性心动过速根据发生机制可分为自律性房性心动过速、折返性房性心动过速与紊乱性房性心动过速。

【病因】

1. 自律性房性心动过速（AAT）　其发生是由于心房异位起搏点自发性 4 相舒张期除极速

率加快所致，多见于器质性心脏病患者，如冠心病、肺心病、心肌病、风心病等，也见于慢性阻塞性肺疾病、洋地黄中毒和急性酒精中毒等。

2. 折返性房性心动过速（IART） 本型较为少见，由于心房肌不应期和传导速度的不同，形成房内折返所致，大部分见于器质性心脏病和心脏病手术后患者。折返发生于手术瘢痕、解剖缺陷的邻近部位。

3. 紊乱性房性心动过速（CAT） 又称多源性房性心动过速，一般认为其发生与触发机制有关，多见于老年男性，常见病因为慢性阻塞性肺疾病、心力衰竭、低钾血症及某些药物应用过量（如氨茶碱）等。

【临床表现】

房性心动过速症状不仅与基础疾病相关，还与其发作的方式、持续时间和心室率有关。房性心动过速的发作可呈短暂、间歇或持续性。发作时间短暂，患者大多无明显症状；持续性发作的患者，可出现胸痛、心悸、头晕、乏力和气短，甚至晕厥等症状。心脏听诊时，心律可不恒定，第一心音强度变化，颈静脉见到 α 波数目超过听诊心搏次数。少数患者因心率长期增快，可引起心脏增大，出现心力衰竭，类似扩张型心肌病，称为心动过速性心肌病。

【心电图检查】

1. 自律性房性心动过速 ①房性 P' 波频率 100～200 次/分。②P' 波形态与窦性 P 波不同，取决于异位兴奋灶的部位。③P' R 间期≥0.12 秒。④QRS 形态及时限多与窦性相同。⑤心电生理检查时，房性期前刺激不能诱发或终止 AAT（图 15-4）。

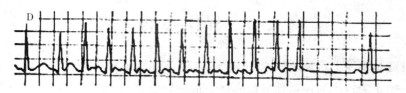

图 15-4 自律性房性心动过速

2. 折返性房性心动过速 ①房性 P' 波频率 130～150 次/分，偶可高达 180 次/分，较为规则。②P' 波形态与窦性 P 波不同。③P' R 间期≥0.12 秒，发生房室传导阻滞时不能终止发作。④QRS 形态及时限多与窦性相同。⑤心电生理检查时，房性期前刺激可诱发和终止 IART。

3. 紊乱性房性心动过速 ①房性 P' 波频率100～130 次/分。②有 3 种或 3 种以上形态不同的 P' 波。且 P' 波之间可见等电位线。③P' P、P' R、RR 间距不规则，部分 P' 波不能下传心室。④心电生理检查时，房性期前刺激不能诱发或终止 CAT（图 15-5）。

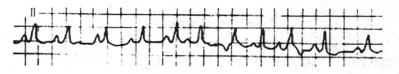

图 15-5 紊乱性房性心动过速

【治疗】

（一）自律性房性心动过速的治疗

1. 洋地黄中毒所致 ①立即停用洋地黄。②如出现低钾血症，首选氯化钾口服或静脉滴注，同时进行心电图监测。③已有高血钾或不能应用氯化钾者，可选用利多卡因静脉注射，β 受体阻滞剂口服。

2. 非洋地黄中毒所致 ①积极寻找病因，针对病因治疗。②洋地黄、β 受体阻滞剂、钙通道阻滞剂可用于减慢心室率。③如未能转复窦性心律，可加用 Ⅰa，Ⅰc 或 Ⅲ 类抗心律失常药物。④少数持续快速自律性房性心动过速药物治疗无效时，亦可考虑导管射频消融术。

（二）折返性房性心动过速的治疗

折返性房性心动过速可参照自律性房性心动过速的治疗。

（三）紊乱性房性心动过速的治疗

积极治疗原发疾患，可选用维拉帕米、胺碘酮、β 受体阻滞剂治疗；补充钾盐和镁盐可有效抑制心动过速的发作。此型不宜应用电复律和导管射频消融终止。

与房室交界区相关的折返性心动过速

与房室交界区相关的折返性心动过速即房室结折返性心动过速（atrioventricular nodal reentrant tachycardia，AVNRT），是阵发性室上性心动过速（paroxysmal supraventricular tachycardia，PSVT）最常见的类型。

【病因】

患者通常无器质性心脏病的客观证据，少数患者可由心脏疾病或药物诱发。不同年龄和性别均可发病。

【临床表现】

心动过速发作具有突然发作、突然终止的特点，发作时症状包括心悸、胸闷、焦虑，可表现为心力衰竭、休克、心绞痛、眩晕甚至晕厥。患者症状的严重程度取决于心动过速的频率、发作持续时间及有无基础心脏病等。心动过速可反复发作，持续发作心动过速的患者可通过兴奋迷走神经的方法终止心动过速，包括 Valsalva 动作（深吸气后屏息，再用力做呼气动作），咳嗽，平躺后平静呼吸，刺激咽喉催吐等。心脏听诊心音强度恒定，规则而快速。

【心电图检查】

心电图表现：①心率 150~250 次/分，节律规则。②QRS 波群形态与时限均正常，但发生室内差异性传导或原有束支传导阻滞时，QRS 波群形态可增宽、畸形。③P 波为逆行性（Ⅰ、Ⅱ、aVF 导联倒置），常埋藏于 QRS 波群内或位于其终末部分，P 波与 QRS 波群保持固定关系。④起始突然，通常由 1 个房性过早搏动触发，其下传的 PR 间期显著延长，随之引起心动过速发作。

⑤心电生理检查时，心动过速可被过早搏动诱发和终止（图 15-6）。

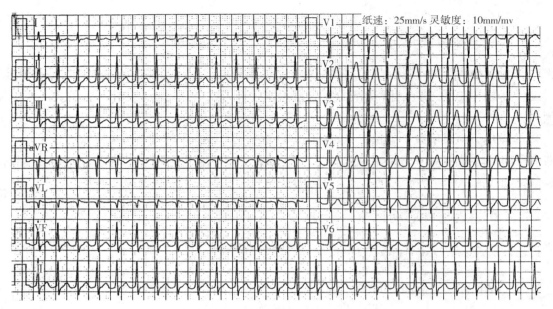

图 15-6　与房室交界区相关的折返性心动过速

【治疗】

（一）控制发作

根据患者有无器质性心脏病、既往的发作情况、治疗经过等做出相应处理。部分患者仅需休息、镇静或采用兴奋迷走神经的方法就能终止发作。大多数患者需要药物治疗、食管心房调搏，甚至直流电复律等。洋地黄制剂、钙通道阻滞剂、β 受体阻滞剂和腺苷等可通过抑制慢径路的前向传导而终止发作，Ⅰa、Ⅰc 类抗心律失常药物则通过抑制快径路的逆向传导而终止心动过速。

（二）预防发作

频繁发作者可选用钙通道阻滞剂（维拉帕米）、β 受体阻滞剂（美托洛尔或比索洛尔等）、Ⅰc 类抗心律失常药物（普罗帕酮等）、洋地黄制剂（地高辛等）作为预防用药。

（三）导管射频消融术

发作频繁且药物治疗效果不佳或不能耐受药物不良反应的患者，进行导管射频消融术能达到根治的目的，是首选的治疗措施。

室性心动过速

室性心动过速（ventricular tachycardia，VT）简称室速，是临床上较为严重的快速性心律失常，多数为阵发性。

【病因】

1. 器质性心脏病 为室速的主要病因，最常见的病因为冠心病，特别是心肌梗死及心力衰竭，也常见于心肌病、急性心肌炎、二尖瓣脱垂、心瓣膜病、先天性心脏病等。

2. 药物 抗心律失常药物、洋地黄制剂、三环类抗抑郁药等。

3. 酸碱失调及电解质紊乱 特别是低钾血症、低镁血症。

4. 其他 如先天性或获得性长 QT 间期综合征、麻醉、心脏手术和心导管诊疗操作等。

【临床表现】

其临床症状取决于室速发作时的心室率快慢、持续时间、有无基础器质性心脏病及其严重程度。

（一）症状

1. 非持续性室速 发作时间<30 秒，能自行终止，通常无症状，或出现短暂的心悸、乏力、头晕等。

2. 持续性室速 发作时间>30 秒，需药物或电复律始能终止，常有心悸、胸闷、低血压、少尿、气促、晕厥、心绞痛发作等症状，严重者易引起休克、Adams-Stokes 综合征、急性心力衰竭，甚至猝死。

（二）体征

常见体征：①听诊心律轻度不规则，可有第一、第二心音分裂，收缩压可随心搏变化。②如发生完全性房室分离，第一心音强弱不等，颈静脉间歇出现巨大 α 波。③若心室搏动逆传或持续夺获心房，则颈静脉 α 波规律而巨大。④部分患者脉搏不可扪及，可见脉搏短绌、交替脉，甚至血压下降或测不出。

【心电图检查】

心电图表现：①出现 3 个或 3 个以上连续出现的畸形、增宽的 QRS 波群，QRS 间期≥0.12 秒，伴有继发性 ST-T 改变，心室率 100~250 次/分。②大多数患者室速发作时的心室率快于心房率，房室分离，P 波与 QRS 波群无关或埋藏在增宽畸形的 QRS 波群或 ST 段上而不易辨认。③心室夺获：表现为室速发作伴有房室分离时，偶有窦性激动下传心室，出现提前的窦性心搏，QRS 波群为室上性，其前有 P 波且 PR 间期>0.12 秒。④室性融合波：系不完全性心室夺获，由下传的窦性激动和室性异位搏动共同激动心室而形成，图形介于窦性和室速的 QRS 波群之间。心室夺获和室性融合波是室速的可靠证据。⑤室速常由室性过早搏动诱发（图 15-7）。

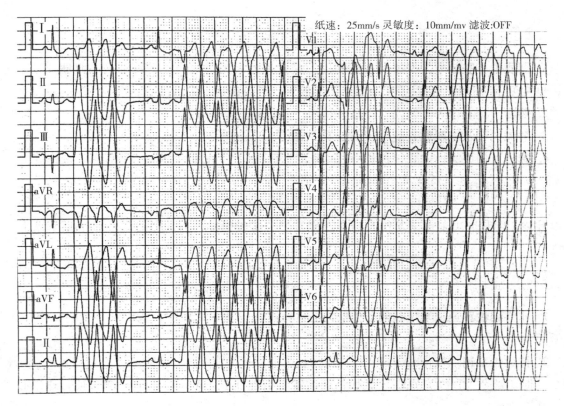

纸速：25mm/s 灵敏度：10mm/mv 滤波:OFF

图 15-7　室性心动过速

【治疗】

治疗原则：立即终止发作，去除诱发因素，积极治疗原发病，预防复发。

（一）终止发作

1. 药物治疗

（1）器质性心脏病的非持续性室速　评估预后并积极寻找可能存在的诱发因素。治疗器质性心脏病和纠正如心力衰竭、电解质紊乱、洋地黄中毒等诱因。经病因治疗未能有效控制且室速发作频繁、症状明显者，可按照持续性室速治疗，应用抗心律失常药物，以预防或减少发作。

（2）器质性心脏病的持续性室速　大多预后不良，容易引起心脏性猝死。除了积极治疗基础心脏病，寻找可能存在的诱发因素外，必须及时终止室速发作。常用药物为胺碘酮、β 受体阻滞剂和索他洛尔等，心功能不全患者首选胺碘酮。

（3）洋地黄类药物中毒引起的室速　立即停用洋地黄类药物，避免直流电复律，给予苯妥英钠静脉注射；无高钾血症的患者应给予钾盐治疗；镁离子可对抗洋地黄类药物中毒引起的快速性心律失常，可考虑静脉注射镁剂。

2. 电学治疗

（1）对持续性室速，无论是单形性或多形性室速伴有血流动力学障碍者，条件允许且无禁忌症时，应首选立即同步直流电复律。

（2）室速发作时心率在 200 次/分以下的患者，血流动力学稳定的单形性室速，可置入右心室临时起搏电极，进行抗心动过速起搏。

（二）预防复发

室速除针对病因治疗外，还包括药物治疗、导管射频消融术及外科手术等治疗。用于预防复发的药物包括胺碘酮、利多卡因、β 受体阻滞剂、普罗帕酮、美西律等。器质性心脏病伴血流动力学障碍的顽固性室速患者，宜安装埋藏式自动心脏复律除颤器（ICD），可显著降低器质性心脏病患者因持续性室速导致的总死亡率和心律失常性猝死率，效果明显优于包括胺碘酮在内的抗心律失常药物。

第四节　心房扑动与颤动

心房扑动（atrial flutter，AF）简称房扑，是异位冲动起源于心房，介于房性心动过速和心房颤动之间的一种快速而规则的房性异位心律失常，心房频率一般为 250~350 次/分。

心房颤动（atrial fibrillation，Af）简称房颤，是指心房肌丧失规则有序的电活动，代之以快速无序且紊乱的心房电活动，心房频率一般在 350~600 次/分。房颤是临床上常见的心律失常之一，约占住院心律失常患者的 1/3。根据病程，房颤分为急性房颤和慢性房颤（包括阵发性房颤、持续性房颤、永久性房颤），各类房颤的治疗原则不同。

心房扑动与心房颤动都有引起心房内血栓形成与血栓性栓塞并发症的潜在危险，是脑卒中的常见原因之一。

【病因】

（一）心房扑动

1. 器质性心脏病　可见于各种器质性心脏病，如冠心病、高血压心脏病、心肌病、先天性心脏病等。

2. 其他　少数房扑与器质性心脏病无关，见于甲状腺功能亢进症、酒精中毒等。

（二）心房颤动

1. 器质性心脏病　多见于心脏瓣膜病（二尖瓣狭窄最多见）、冠心病、高血压心脏病、心肌病、心肌炎、预激综合征、慢性肺源性心脏病、先天性心脏病、甲亢性心脏病等。

2. 心脏以外的病因　有甲状腺功能亢进症、低氧血症、洋地黄中毒、乌头碱中毒、酗酒、吸烟、情绪激动、过度疲劳、全身感染等。老年患者应注意排除心动过缓-心动过速综合征（慢-快综合征）。

3. 特发性房颤　少数心房颤动患者原因不明，预后良好，约占房颤的 5%，称为特发性房颤。房颤发生于中青年且无心脏病变者，称为孤立性房颤。

【临床表现】

房扑和房颤的症状与基础疾病情况、心室率快慢和心房收缩对心室充盈量的影响程度有关。少数患者可无症状，大多发作时有心悸感，伴原有症状加重，如气促、乏力、心绞痛发作、运动耐量减少、心力衰竭甚至肺水肿等。

（一）心房扑动

1. 症状 房扑有不稳定倾向，可自行恢复为窦性心律或进展为心房颤动，临床表现取决于发病时心室率的快慢及是否伴有器质性心脏病，心室率在正常范围时，可无明显自觉症状；心室率过快时，常出现心悸、头晕、乏力等，严重者可诱发心绞痛及心力衰竭。

2. 体征 因多数患者呈现 2∶1 或 4∶1 房室传导，故心脏听诊心律基本规则，当房室传导比率发生变动时，第一心音强度随之变化。

（二）心房颤动

1. 症状 房颤患者的临床表现取决于心室率的快慢、心功能状况及房颤持续时间等。房颤时因影响左心房向左心室的排血能力，使基础心排血量下降≥25%，心室率不快时（<100 次/分），因代偿可无明显症状；心室率较快的房颤，心率的增快使心室舒张充盈时间缩短，导致心排血量进一步减少，患者常有心悸、胸闷、头晕、乏力等，常伴焦虑不安，重者可诱发或加重心力衰竭，出现晕厥甚至发生休克。

房颤依据临床表现分为 4 类：①初发房颤：有症状或无症状，首次发作，发作时间不明，可复发或不复发。②阵发性房颤：发作持续时间<7 天（多<48 小时），能自行终止发作，但反复发作。③持续性房颤：发作持续时间>7 天，不能自行终止发作，反复发作。④永久性房颤：终止后又复发的房颤，不能自行终止发作，持续永久存在。

2. 体征 房颤的体征具有特异性及临床诊断价值，心脏听诊第一心音强弱不等，节律绝对不规整，心室率快时可发生脉搏短绌。快速室率性房颤患者可出现血压下降、精神不振、面色苍白等。

【并发症】

慢性心房颤动，因心房长期丧失有效收缩功能，于心房内形成附壁血栓，血栓脱落可导致外周动脉栓塞，发生脑栓塞、肠系膜动脉栓塞、脾动脉栓塞等，是心房颤动患者致残的主要原因。

【心电图检查】

1. 心房扑动 ①P 波消失，等电位线消失，代之以快速而规则的锯齿状扑动波（F 波），频率在 250~350 次/分，在Ⅱ、Ⅲ、aVF、V₁ 导联明显。②心室率取决于心房激动下传到心室的比例，常见 2∶1 或 4∶1 房室传导，极少数情况下呈 1∶1 下传。扑动波呈等比例下传时，心电图上表现为 RR 间期规则，不等比例下传时则 RR 间期不规则。③QRS 波群形态正常，当出现室内差异传导、原有束支传导阻滞或经房室旁路下传时，QRS 波群增宽、形态异常（图15-8）。

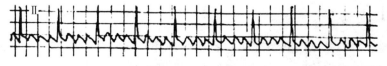

图 15-8 心房扑动

2. 心房颤动 ①P 波消失，仅见心房电活动呈振幅不等、形态不一、间隔绝对不规则的 f

波，频率为 350～600 次/分。②QRS 波群形态和振幅略有差异，RR 间期绝对不等。③QRS 波群形态通常正常，当心室率过快，发生室内差异性传导时，QRS 波群增宽变形。④房颤伴三度或完全性房室传导阻滞时，可见逸搏心律（图 15-9）。

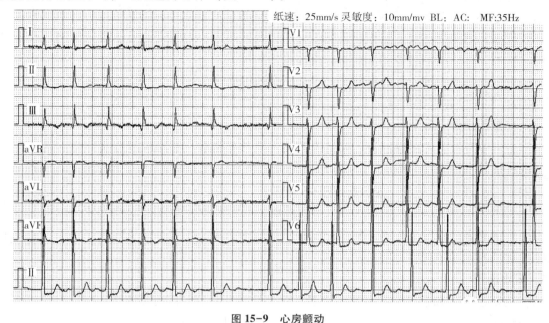

图 15-9　心房颤动

【治疗】

（一）治疗原发疾病

针对基础疾病，如冠心病、高血压心脏病、风湿性心脏病、心肌病等进行治疗。即使不能治愈原发病，解除血流动力学异常及其他病理生理改变，也有积极意义。

（二）房扑的治疗

1. 直流电复律　如患者有严重的血流动力学障碍或心力衰竭，应立即给予同步直流电复律，所需能量相对较低（一般选择 50J），但少数患者在恢复窦性心律即刻有发生血栓栓塞的风险。

2. 食管或心腔内心房快速起搏　食管调搏或右心房导管快速心房起搏对于大多数患者可有效终止房扑，以恢复窦性心律或转变为伴有较慢心室率的房颤，从而可以改善临床症状。

3. 药物治疗　一般选用胺碘酮、洋地黄制剂、钙通道阻滞剂或 β 受体阻滞剂等，减慢房扑时的心室率。房扑持续存在，可试用 I a、I c 类抗心律失常药物以恢复窦性心律和预防复发。

4. 导管射频消融术　通过导管射频消融术，阻断三尖瓣环和下腔静脉之间的峡部，造成双向阻滞，对于典型房扑的治疗效果明显。

（三）房颤的治疗

治疗原则：寻找与纠正诱因和病因；终止房颤恢复窦性心律；控制心室率；预防房颤复发；预防血栓栓塞并发症。在病因、诱因治疗的基础上，根据患者个体情况选择控制心室率和（或）复律治疗，必要时给予抗凝治疗。如无紧急复律的指征，可先控制心室率，去除病因，然后再酌情实施复律治疗。对房颤已持续数周且有临床症状的患者，首先应规范抗凝治疗和控制心室率，再进行恢复窦性心律的治疗。

1. 非药物治疗

（1）电复律　采用同步直流电复律，原理是瞬间给予心脏以强大的电能使心房肌细胞在短时间内同时除极，消除能动波，从而重建窦性心律。电复律成功后血流动力学明显改善，心脏射血分数明显增加，可以缓解患者临床症状，提高生活质量。

择期电复律的适应证：①房颤病史<1年。②应用抗心律失常药物但心室率控制不佳者，左心房内径≤45mm，心胸比例<0.55。③风湿性心脏瓣膜病二尖瓣狭窄矫正术后仍有房颤者。④甲亢症状已控制的房颤。⑤冠心病、高血压病引起的房颤。

房颤患者电复律治疗的禁忌证：①伴有高度房室传导阻滞。②房颤前有病态窦房结综合征病史。③有外周动脉栓塞史或怀疑存在心房内血栓，且未接受足够的抗凝治疗者。④心胸比例>0.55，左心房内径>50mm者。⑤房颤病程>5年者。

（2）导管射频消融治疗（RFCA）　主要应用于经抗心律失常药物治疗无效，或有明显症状的阵发性房颤患者，以及心室率不易控制的持续性房颤患者。导管射频消融治疗房颤的主要术式是环肺静脉消融术和节段性肺静脉消融术。

2. 药物治疗

（1）药物复律　对病情稳定的房颤患者，优先选择药物复律。有器质性心脏病、心功能不全者，首选胺碘酮复律。无器质性心脏病者，首选普罗帕酮或氟卡尼复律。

（2）控制心室率　控制房颤患者的心室率可减轻临床症状，改善血流动力学，预防心动过速性心肌病。对于所有房颤患者，均应适当控制心室率。心室率控制目标：静息心室率维持在60~80次/分，中等量运动时心室率多在90~115次/分。控制心室率常用药物包括β受体阻滞剂、非二氢吡啶类钙通道阻滞剂、胺碘酮、洋地黄类制剂等，根据患者基础原发病及共患病情况，合理选择药物，必要时可联合用药。

（3）预防血栓栓塞　除孤立性房颤患者或存在禁忌的患者，所有房颤患者均应进行抗凝治疗，以减少未来发生严重的致残性脑卒中或血栓栓塞的风险。根据患者的危险分层确定抗凝策略。低危患者常用药物有肠溶阿司匹林100mg，每日1次口服；高危患者宜选用华法林治疗，应将凝血酶原时间国际标准化比值（INR）维持在2~3之间。新型口服抗凝药物的优点是治疗过程中无须常规监测凝血功能，便于患者长期治疗，新型抗凝药物包括直接凝血酶抑制剂达比加群酯及直接Xa因子抑制剂利伐沙班与阿哌沙班等。按照房颤患者脑卒中风险分级方法，即CHA_2DS_2-VASc评分系统进行评分，依照评分结果合理选择抗血小板或抗凝药，评分≥2分推荐口服抗凝药物如华法林；评分1分可选择华法林或肠溶阿司匹林，但推荐口服抗凝药华法林；评分0分可选择肠溶阿司匹林或不用抗栓治疗，推荐不抗栓治疗（表15-2）。

表15-2　2010ESC心房颤动血栓危险度 CHA_2DS_2-VASc 评分系统

危险因素	评分	实际得分
心力衰竭/LVEF<40%（C）	1	
高血压（H）	1	
年龄>75岁（A）	2	

续表

危险因素	评分	实际得分
糖尿病（D）	1	
卒中/血栓形成（S）	2	
血管性疾病（V）	1	
年龄65~74岁（A）	1	
女性（Sc）	1	
总分	9	

3. 不同类型房颤的处理　对不同类型的房颤患者，应根据患者病情和房颤持续时间选择治疗方法。持续性房颤患者可选择性地进行复律治疗。

（1）初发房颤　患者首次出现房颤，多在1~2天内自行转复为窦性心律。因此，对无器质性心脏病且临床症状轻的患者，应给予对症治疗，症状严重者可考虑药物复律。

（2）阵发性房颤　房颤持续时间一般<48小时，多为自限性，但易反复发作，多推荐应用药物复律，应控制心室率和必要时抗凝治疗。

（3）持续性房颤　房颤持续时间>48小时，需要控制心室率，必要时抗凝。一般不能自行复律，药物复律的成功率较低，常需电复律。

（4）永久性房颤　复律失败或单纯应用药物不能维持窦性心律，常需要控制心室率和必要的抗凝治疗。

第五节　房室传导阻滞

房室传导阻滞（atrio-ventricular block，AVB）是指心房的冲动在房室交界区脱离了生理不应期后，向心室传导延迟、部分不能传导至心室甚至完全不能传导至心室，阻滞部位可位于房室结、His束或左右束支。按阻滞程度不同分为不完全性、完全性AVB；按心电图改变特点分为一度、二度、三度AVB，其中二度AVB依据有无文氏现象分为莫氏Ⅰ型（文氏型）与莫氏Ⅱ型。AVB是常见的缓慢性心律失常之一，其临床预后差异很大，轻者可完全无症状，重者可发生心源性猝死。

【病因】

本病大多见于器质性疾病，常见病因有各种心肌炎性病变、急性心肌缺血或坏死性病变、药物作用、电解质紊乱、传导系统或心肌退行性改变，偶可见于正常人，与迷走神经张力增高有关。

1. 生理因素　正常人或运动员可出现一度或二度Ⅰ型AVB，与迷走神经张力增高有关，可呈阵发性或持久性。

2. 器质性心脏病　常见于急性心肌梗死、病毒性心肌炎、急性及亚急性心内膜炎、心肌病、慢性心脏瓣膜病、心包间皮瘤、先天性心血管疾病、高血压心脏病等，多因心肌病变累及传导系统所致。

3. 其他因素　见于风湿热活动期、心脏手术后、严重电解质紊乱、某些药物中毒等，亦可见于Lyme病、Chagas病、Lev病及Lenegre病等。

【临床表现】

（一）一度AVB

几乎所有的患者无任何自觉症状，因PR间期延长，故而心脏听诊可发现第一心音减弱，一般经心电图检查方能发现。

（二）二度AVB

患者症状轻重差异大，多数患者可无明显自觉症状，或仅有心悸、心搏脱落感，但高度AVB患者可反复发生晕厥甚至猝死。

1. 二度Ⅰ型AVB

（1）症状　多数患者仅有心搏脱漏感，多伴有心悸、气短等症状。

（2）体征　典型体征是心脏听诊第一心音强度渐弱并有心搏脱漏，心音发生脱漏后的第一个心动周期的第一心音最强，然后减弱至脱漏，周而复始。脉搏改变与心律异常一致。

2. 二度Ⅱ型AVB

（1）症状　心搏脱漏频繁，严重者出现头晕、胸闷，甚至晕厥。高度AVB患者可反复发作晕厥，甚至发生心源性猝死。

（2）体征　心脏听诊第一心音强度恒定，有间歇性心搏脱漏，高度AVB发生晕厥时，多伴有显著的血压下降。脉搏改变与心律异常一致。

（三）三度AVB

1. 症状　轻重取决于心室率的快慢与原发病及伴发病。患者常有疲倦、乏力、头晕，严重者出现晕厥、心绞痛、心力衰竭等。一度、二度AVB突然进展为完全性AVB时，患者可出现暂时性意识丧失，甚至抽搐，即出现Adams-Stroke综合征，严重者可发生心源性猝死。

2. 体征　心脏听诊第一心音经常变化，第二心音正常或呈反常分裂，可间歇闻及"大炮音"，脉搏改变与心律异常一致。

【心电图检查】

1. 一度房室传导阻滞　PR间期大于0.2秒，每个P波后均有QRS波。一般PR间期超过按年龄和心率矫正的PR间期上限为延长；或前后两次测定结果比较，心率相同时的PR间期延长≥0.04秒（图15-10）。

2. 二度房室传导阻滞

（1）莫氏Ⅰ型　又称为文氏阻滞。心电图特征：①窦性P波规律出现，PR间期依次逐渐延长，直至一个P波后脱漏QRS波，其后的PR间期重新回到初始的时限，然后再次逐渐延长。这种周而复始的现象，称为文氏现象。②QRS波群形态与时限正常，常见的房室传导比例为5∶4和3∶2。③包含P波在内的RR间期小于正常窦性PP间期的2倍（图15-11）。

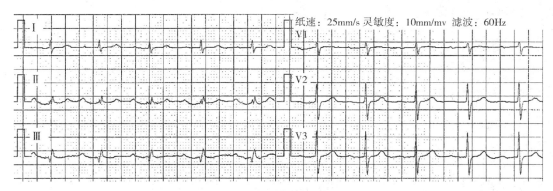
图 15-10 一度房室传导阻滞

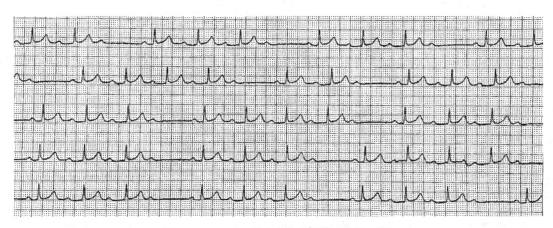
图 15-11 二度 I 型房室传导组滞（莫氏 I 型）

（2）莫氏Ⅱ型 ①P 波规律出现，PR 间期固定，QRS 波群周期性脱落。②长 RR 间期等于短 RR 间期的两倍或整数倍。③房室传导比例可固定，如 3：1 或 3：2；也可不定，如 3：2 到 5：4 等。④下传的 QRS 波可正常或宽大畸形（图 15-12）。

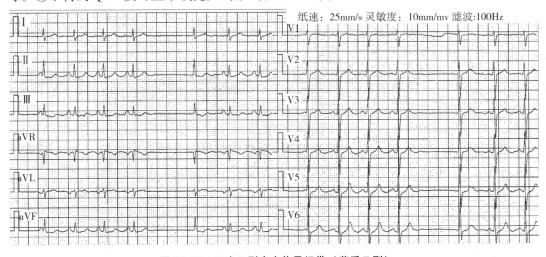
图 15-12 二度Ⅱ型房室传导组带（莫氏Ⅱ型）

3. 三度房室传导阻滞 ①全部 P 波不能下传心室，PP 与 RR 间隔各有其固定的规律，P 波和 QRS 波群没有固定关系。②心房率>心室率。③心室率慢而规则，心室起搏点如在房室束分支以上，心室率多在 40~60 次/分，QRS 波群正常；如在房室束分支以下（室内传导系统的远端），心室率多在 40 次/分以下，QRS 波群增宽（图 15-13）。

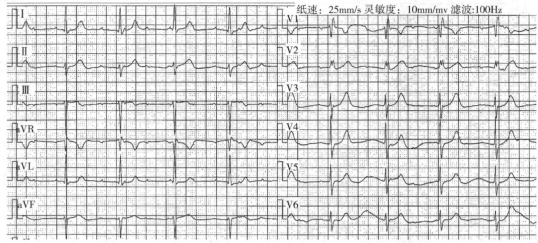

纸速：25mm/s 灵敏度：10mm/mv 滤波:100Hz

图 15-13 三度（完全性）房室传导阻滞

【治疗】

一度房室传导阻滞一般不需要药物治疗，二度及三度房室传导阻滞患者症状明显者，尤其是高度房室传导阻滞及完全性房室传导阻滞，应及时监护及治疗，以免发生心源性猝死。

（一）病因治疗

积极治疗原发病，如手术纠正先天性心脏病，洋地黄中毒引起的房室传导阻滞应立即停用洋地黄，急性心肌梗死患者积极进行血运重建治疗。

（二）药物治疗

提高心室率的常用药物有阿托品、沙丁胺醇、异丙肾上腺素、氨茶碱等，但使用时应注意药物的禁忌证。当快速性心律失常发作时，应慎用洋地黄、胺碘酮；心房扑动或心房颤动发作时，不宜进行电复律。二度及三度房室传导阻滞应急情况下，给予药物治疗可以暂时提高心室率，常用药物：①阿托品 0.5~2mg 静脉注射，适用于阻滞部位位于房室结的患者。②异丙肾上腺素 1~4μg/min 静脉滴注，适用于任何部位的房室传导阻滞，但慎用于急性心肌梗死患者。

（三）人工起搏治疗

心室率过于缓慢，甚至出现心搏暂停、生命体征不稳或阿托品治疗效果不佳时，应考虑采用心脏起搏治疗。传导阻滞导致血液动力学障碍时，引起有症状的心动过缓且病因不可逆者，应尽早安装永久性人工心脏起搏器。

安装人工心脏起搏器的指征：①伴有临床症状的所有高度及完全性 AVB。②有症状的束支-分支水平的阻滞，间歇发生二度 II 型 AVB。③心室率<50 次/分，有明显的临床症状，或间歇发生心室率<40 次/分，或有>3 秒的 RR 间隔，无论有无症状。④AVB 患者因其他疾病的治疗需要应用减慢心率的药物。

思考题

1. 过早搏动的病因有哪些？
2. 心房颤动的心电图特点是什么？
3. 简述房性心动过速的病因及心电图诊断要点。
4. 阵发性室性心动过速有哪些临床表现？发作时应如何救治？
5. 试述房室传导阻滞的心电学分型和治疗原则。

心脏骤停（cardiac arrest）是指心脏泵血功能的突然停止。心脏性猝死（sudden cardiac death，SCD）是指急性症状发作后 1 小时内发生的以意识骤然丧失为特征，由心脏原因引起的非外力性的自然死亡。无论患者有无基础心脏病，死亡的时间和形式均难以预料。研究证实，绝大多数 SCD 是心律失常所致。心肺复苏术（cardiac pulmonary resuscitation，CPR）是针对心脏、呼吸骤停的患者，恢复其自主心跳与自主呼吸最重要、最常用的生命支持技术，其目的在于尽快恢复患者的自主呼吸和循环功能，维持一定的组织灌注压。随着社会的进步与医学的发展，人们逐渐意识到，成功的复苏不以自主呼吸与自主心跳的恢复为目的，而应强调保护脑、心等重要脏器，避免发生不可逆的损伤，最终使患者回归社会，保持良好的脑功能。因此，脑复苏提高到与心肺复苏同等重要的地位，提出心肺脑复苏术（cardiac pulmonary cerebral resuscitation，CPCR）的概念，旨在强调脑保护和脑复苏的重要性，目前多数文献中 CPR 和 CPCR 通用。

【病因】

（一）心脏性猝死

心脏性猝死是指因心脏原因引起的突然死亡，患者原来可有或无心脏疾病，常无任何危及生命的先兆表现，特征为出乎意料的死亡。冠状动脉粥样硬化性心脏病是导致 SCD 的最常见原因，其次为心肌病（肥厚型、扩张型），亦可由急性心肌炎、主动脉瓣膜病变、二尖瓣脱垂、非粥样硬化性冠状动脉异常等所致。

（二）非心源性心脏骤停

1. 严重的呼吸功能抑制　重症肺炎、急性呼吸窘迫综合征（ARDS）、肺栓塞、严重胸部损伤、气道阻塞（如气管内异物、溺水等）所致的窒息、头面部外伤、脑卒中、巴比妥类药物过量（中毒），意识丧失者舌后坠阻塞上气道口等，使呼吸功能发生严重障碍，出现呼吸衰竭，可导致心脏骤停。

2. 严重的水、电解质和代谢紊乱　严重高血钾（>6.5mmol/L）及低血钾较常见；严重高血镁、低血镁、高血钙、酸中毒也可发生心室颤动或心室停顿；低血糖也可导致心脏骤停。

3. 药物中毒或过敏反应　强心苷、氯喹等药物中毒；抗心律失常药物如利多卡因、奎尼丁、苯妥英钠、普罗帕酮、维拉帕米等导致的心律失常；其他如氨茶碱、氯化钙、青霉素、链霉素、某些血清制品等的严重不良反应。

4. 手术、治疗操作或麻醉意外　可发生于心导管检查、植入心脏起搏电极、心血管造影、心血管介入治疗、支气管镜检、胸腔手术、麻醉意外和压迫颈动脉窦不当等。

5. 心脏以外器官的严重疾患　如胆绞痛、肾绞痛、重症胰腺炎等。

6. 其他　严重的睡眠不足、酗酒、情绪激动、过度劳累，以及电击伤或雷击等。

【病理生理】

心脏骤停与 SCD 的基本病理变化是全身缺氧、酸中毒和 CO_2 蓄积，最终继发一系列细胞及分子水平的病理改变。因体内各种主要脏器对缺血缺氧时间的耐受能力或阈值不同，心脏骤停与 SCD 后，在缺血缺氧时，各重要脏器发生病理改变的时间及其损伤程度不同。心脏骤停与 SCD 后，细胞损伤的进程主要取决于最低氧供的供给程度。由于缺血缺氧，大量氧自由基产生，Fe^{2+} 释放；由于细胞膜离子泵功能障碍，大量 Ca^{2+} 内流；在各种因素的作用下，花生四烯酸代谢产物增加，当组织细胞再灌注时，这些有害物质随血流到达组织，可造成"再灌注损伤"。

人体各系统组织对缺氧的耐受性不同，最敏感的是中枢神经系统（尤其是脑组织），其次是心肌，再次是肝脏和肾脏。循环停止 10~15 秒时可因大脑缺氧而出现意识丧失，脑循环完全终止仅 4~6 分钟，脑组织可发生不可逆性损害，如复苏过程中仍有微量的脑循环在运行，缺氧性脑损害的发展便可显著延迟。在缺氧、酸中毒、电解质紊乱及心电活动极不稳定的情况下，心肌收缩力严重抑制，处于弛缓状态，周围血管张力减低，心脏血管对儿茶酚胺的反应性大为减弱，易发生顽固性室颤，最终心肌细胞停止收缩。肝脏发生小叶中心坏死。肾脏则产生肾小管坏死而致急性肾衰竭。心跳停止时间越长，复苏成功率越低，并发症、后遗症越多，脑复苏可能性越小，故抢救必须当机立断，分秒必争。立即施行心肺复苏术是避免生物学死亡的关键。

【临床表现】

心脏骤停的临床过程分为 4 个时期：前驱期、终末事件期、心脏骤停期和生物学死亡期。

1. 前驱期　许多患者在发生心脏骤停前数天、数周或数月可能出现一些非特异性症状，如心绞痛发作、胸闷、心悸加重和易于疲劳等。心电监护可发现频发、多源、成对出现的室性早搏或 R-on-T 的室性早搏、阵发性室速、QT 间期显著延长等，也可无前驱期表现。

2. 终末事件期　为心脏骤停前的急性心血管改变时期，通常不超过 1 小时。典型表现为严重胸痛、急性呼吸困难、突发的心悸或眩晕。心电图最为常见的表现是心率增快和室性过早搏动的恶性升级。

3. 心脏骤停期　因脑血流急剧减少而突然出现意识丧失或伴短暂抽搐（心脏骤停后 15 秒）；断续出现叹息样的无效呼吸动作，随后停止呼吸（心脏骤停 20~30 秒）；皮肤苍白或明显发绀；昏迷多发生于心脏骤停 30 秒后；瞳孔散大多在心脏骤停后 30~60 秒出现；可伴有大小便失禁。

4. 生物学死亡期　生物学死亡是指心跳、呼吸及脑功能等不可逆转的停止，即细胞学死亡。由心脏骤停期进入生物学死亡期的时间长短不一，主要取决于原发病的性质及心脏骤停后开始复苏的时间。随着生物学死亡的发生，可出现早期尸体现象如尸冷、尸僵等。

【辅助检查】

发生心脏骤停的患者，除了必需的生命体征的检查外，可行的最有意义的现场辅助检查是心电图检查，常见的心电图表现如下。

1. 心室颤动　心肌发生不协调、快速而紊乱的连续颤动。心电图上 QRS 波群与 T 波均不能辨认，代之以连续的不定形心室颤动波。心室扑动也是死亡心电图的表现，且很快转变为心室颤动或两者同时存在。在心脏骤停中，心室颤动最为多见，约占90%。

2. 心脏电-机械分离 心脏处于"极度泵衰竭"状态，无心排出量。心电图有正常或宽而畸形、振幅较低的 QRS 波群，频率多在 30 次/分以下，但心脏无有效泵血，血压及心音均消失，是死亡率极高的一种心电图改变。

3. 心室停搏 心肌完全失去电活动能力，心电图呈等电位，可发生在行直流电击后，更多的见于心脏停搏的最终状态，是最完全的心脏停搏。

【诊断】

心脏骤停的判断要点包括主要依据与次要依据。院外现场的判断最简单有效的方法是大动脉搏动消失，结合意识丧失、心音消失及次要依据综合判断；院内对患者的判断，心电图具有重要的判断价值。

1. 主要依据

（1）突然意识丧失。

（2）心音或大动脉（颈动脉、股动脉）搏动消失。

（3）心电图可以有 3 种表现：心室颤动、室性自主心律即心肌电-机械分离（慢而宽大畸形的室性自搏）、心室停搏（心电完全消失而呈一条直线或偶有 P 波）。

尽管心电图表现不一，其临床表现均为心搏停止，只有在心电图检查时方可鉴别。在上述 3 条主要诊断依据中，以心电图的诊断最为可靠，但临床很难做到。为争取时间，单凭第 2 条就可以决定实施 CPR 抢救。至于第 1 条突然意识丧失，虽然不一定均是由心搏停止造成，如脑出血、脑外伤和脑部炎症等原发性脑部疾病也可以因颅内压突然增高引起，但即使在这种情况下也应立即考虑到有心搏停止的可能，必要时先采取一定的心肺复苏措施，如叩击心前区，然后再寻找第 2、3 条指标，以便在最大限度和范围内减少对心搏停止的漏诊，赢得时间，为后期复苏的成功奠定基础，并创造相对有利的条件。

2. 次要依据

（1）双侧瞳孔散大、固定，对光反射消失。

（2）自主呼吸完全消失，或先呈叹息或点头状呼吸，随后自主呼吸消失。

（3）口唇、甲床等末梢部位出现发绀。

次要诊断依据可以及时提醒救治人员及早意识到可能发生心搏停止，警惕和考虑是否已发生或即将发生心搏停止。

【病情评估】

发生于大面积急性心肌梗死及血流动力学异常的心脏骤停，复苏不易成功，即时死亡率极高。左心室功能正常的患者及急性心肌梗死早期的原发性心室颤动且不伴有严重血流动力学异常者，相对复苏成功率高。非心源性心脏骤停复苏成功率相对较高。

脑复苏的结局根据格拉斯哥-匹兹堡脑功能表现计分（CPC）分为 5 级：①脑功能完好。②中度脑功能残障。③严重脑功能残障。④昏迷及植物状态。⑤脑死亡。其中，脑功能完好和中度脑功能残障被认定为良好的神经学复苏结局。

【心肺脑复苏术】

心脏骤停的初始阶段最重要的救治措施是实施有效的心肺脑复苏术（CPCR）。CPCR 分为 3

个时期：①基础生命支持期（basic life support，BLS）。②高级生命支持期（advanced life support，ALS）。③进一步生命支持期（prolonged life support，PLS）。BLS 又称紧急供氧期，包括 ABCD 4 个步骤，即通畅气道、人工呼吸、胸外心脏按压及电击除颤；ALS 包括人工气道建立、复苏用药、心电监护和维持呼吸循环稳定；PLS 以恢复神志为重点的脑复苏及危重病监护治疗，以治疗"心脏骤停后综合征"为主。成功复苏不仅是指心跳、呼吸的恢复，而应达到智能恢复。

（一）基础生命支持

基础生命活动的支持，目的在于迅速建立有效的人工循环，保证脑组织及其他重要脏器的有效灌注压及氧供，主要操作包括以下几点：①判断评估心跳、呼吸。②呼叫急救医疗服务体系（EMSS）或传递呼救信息，并准确记录事件发生的时间。③清除口腔异物并开通气道（A）、人工呼吸（B）。④胸外按压（C）及 AED 电击除颤（D），建立人工循环。A-B-C-D 的操作顺序可灵活把握，根据施救者专业技能情况，患者发生心脏、呼吸骤停的可能机制及现场条件，可采取 A-C-B-D 或 A-B-C-D 或 A-C-D-B 顺序，但重点强调胸外按压的重要性，必要时以胸外心脏按压为主。对于非专业人员，可实施 ACD 或仅做胸外心脏按压。

1. 呼救与计时 要求在不耽搁 CPR 的前提下尽快呼救，并准确记录事件发生的时间。启动 EMSS，督促协助者尽快取得 AED。

2. 初级心肺复苏

（1）胸外心脏按压和早期除颤 胸外心脏按压是现场建立人工循环的主要的有效方法。使患者仰卧于硬板床或平整的地上，施救者跪在患者身旁或站在床旁的椅凳上，一只手的掌跟放置在胸骨下半段（男性患者可取两侧乳头连线与前正中线交汇处），另一只手的掌根完全重叠放在该手的手背上，双臂伸直，双肩连线在患者胸骨上方正中，用肩部的力量垂直向下用力按压，按压深度为 5~6cm 或患者胸廓前后径的 1/3。按压后立即放松，使胸廓充分回弹，按压与放松的时间比为 1∶1。按压频率每分钟 100~120 次，按压应规律、均匀、不间断地进行。放松时定位的手掌根不要离开胸骨按压部位，但应避免在按压间隙紧靠在患者胸壁上，以便每次按压后使胸廓充分回弹。操作时尽可能减少胸外按压中断的次数和时间，中断时间限制在 10 秒以内。在整个 CPR 过程中，胸外按压的时间应占 60% 以上。

心脏体外电除颤是利用除颤仪在瞬间释放高压电流经胸壁到心脏，使心肌细胞瞬间同时除极，终止导致心律失常的异常折返或异位兴奋灶，从而恢复窦性心律。CPR 早期的关键措施是胸外按压和早期除颤。目前要求院内 3 分钟内实施除颤，院外 5 分钟内实施除颤。

（2）清除口腔异物与开通气道 保持呼吸道通畅是成功复苏的重要环节。打开气道前应快速检查口腔，清除呕吐物、异物及活动性义齿等。施救者一手拇指伸入患者口腔将舌下压，另一手示指弯曲伸入口腔自上而下将口腔异物清除，随后立即打开气道。畅通气道的方法有两种：①仰头抬颏法：施救者将一手尺侧置于患者前额用力加压，使头后仰，另一手的示、中两指抬起患者下颏，使其下颏尖、耳垂的连线与地面呈近乎垂直状态，以通畅气道。②仰头抬颈法：施救者将一手尺侧置于患者前额用力加压，同时另一手掌伸直置于患者颈后部托起头颈部，使其头后仰，以通畅气道。注意该方法禁用于怀疑有颈部损伤的患者。

（3）人工呼吸 气管内插管是建立人工通气的最佳方法。在院内通常以呼吸面罩暂时支持通气，而在院外则采用口对口人工呼吸法或简易气囊装置实施人工呼吸。正确的人工呼吸是增加血氧含量、保护重要器官氧供的重要方法。一般采用口对口人工呼吸，若患者牙关紧闭，则可改为口对鼻呼吸。口对口人工呼吸时，在保持呼吸道畅通和患者口部张开的情况下，用按于前额一手的拇指、示指捏闭患者鼻孔，施救者将自己的口张开包含患者口部，口唇贴紧患者口周围皮肤做深而稍快地用力吹气，并用眼角余光观察患者胸廓，直至患者胸部上抬。每次吹入气量在 700~1000mL，吹气量大于 1200mL 可造成胃充气，不利于复苏。在连续胸部按压 30 次后，吹气 2 口，按压与吹气的比例为 30∶2。口对口人工呼吸只是临时性紧急措施，应马上争取气管内插管，以人工气囊挤压或人工呼吸机进行辅助呼吸与输氧，快速纠正低氧血症。

（4）**再评估** 实施 CPR 操作 5 个周期约 2 分钟后，再一次快速判断患者的大动脉搏动、心音或心电图等，以决定是否继续进行胸外心脏按压，是否进入高级心肺复苏阶段。

（二）高级心肺复苏

高级心肺复苏即高级生命支持，是在基础生命支持成功的基础上，应用辅助设备及特殊技术等建立更为有效的通气和血运循环，主要措施包括快速建立静脉通路、气管插管、除颤转复心律为血流动力学稳定的心律，并应用必要的药物治疗。

1. 通气与氧供 患者自主呼吸没有恢复应尽早行气管插管，使用呼吸机，根据血气分析结果调整参数，纠正低氧血症。

2. 除颤和复律 迅速恢复有效的心律是复苏能否成功的关键。一旦心电监测确定为心室颤动或持续性快速室性心动过速，应立即进行直流电除颤，室颤后每延迟电除颤 1 分钟，死亡率增加 7%~10%。如果有双向波除颤器，可选择用 150~200J；如果用单向波除颤器，首次电击用 360J，后续电击都用此能量。3 次除颤失败提示预后不良，应继续进行胸外按压和人工通气。5 个周期的 CPR 后（约 2 分钟）再次分析心律，必要时再次除颤。

3. 药物治疗 心脏骤停患者在进行心肺复苏时，应尽早开通静脉通道，如果外周静脉通畅，选用肘前静脉或颈外静脉，中心静脉可选用颈内静脉、锁骨下静脉和股静脉。一时静脉通路不能建立而气管插管已成功时，可将复苏药物以静脉用量的 1~2 倍加等渗盐水或蒸馏水稀释至 10mL 左右经气管插管注入气管支气管树，因肺泡面积很大，肺内有丰富的毛细血管网，吸收力强，药物易到达心脏。最新的《国际心肺复苏指南》中强调骨髓腔给药的应用。

（1）**肾上腺素** 是心脏复苏的首选药物，可以用于电击无效的室颤或无脉室速、心脏停搏或无脉性电生理活动，每隔 3~5 分钟应用 1mg 静脉注射，以及阿托品 1~2mg 静脉注射。严重低血压可以给予去甲肾上腺素、多巴胺、多巴酚丁胺等。

（2）**碳酸氢钠** 心脏骤停或复苏时间过长者，或早已存在代谢性酸中毒、高钾血症的患者，可以适当补充碳酸氢盐，但应注意碳酸氢钠过量可致碱中毒、高钠血症和高渗状态等。

（3）**胺碘酮** 给予 2~3 次除颤加 CPR 及肾上腺素之后，仍然是室颤/无脉室速，考虑给予抗心律失常药物，常用胺碘酮，也可应用利多卡因。

对于一些难治性多形性室速、尖端扭转型室速、快速单形性室速或室扑（频率>260 次/分）及难治性室颤，可试用 β 受体阻滞剂。异丙肾上腺素或心室起搏可能有效终止心动过缓和药物诱导的尖端扭转型室速。当室颤/无脉室速心脏骤停与长 QT 间期的尖端扭转型室速相关时，可以应用镁剂治疗。

（三）复苏后处理

一旦复苏成功，均应连续密切监护 48~72 小时，同时对导致心脏骤停的原发疾病给予及时适当的处理，并尽早实施脑复苏。心脏复苏后处理原则和措施包括维持有效的循环和呼吸功能，预防再次心脏骤停，维持水、电解质和酸碱平衡，防治脑水肿、急性肾衰竭和继发感染等。

1. 维持有效循环及呼吸　严密监测病情变化及血流动力学，采取有效维持循环及呼吸的治疗措施。

2. 脑复苏　心脏骤停患者复苏后出现的脑缺血缺氧性损害是 CPCR 的难点，脑复苏成功与否决定着心肺复苏成功后患者的生存质量。因此，心肺复苏和脑复苏是紧密结合的。此期以脑复苏为重点，治疗原则：防治脑缺血缺氧及脑水肿，保护脑细胞，恢复脑功能。采取综合治疗，越早进行效果越好。

（1）浅低温　可降低脑代谢，减少乳酸堆积，提高脑细胞对缺氧的耐受性。浅低温还可保护血-脑脊液屏障，减轻脑水肿，降低颅内压，抑制反应性高温，稳定细胞膜功能，延迟缺血后的 Ca^{2+} 内流，抑制兴奋性递质（尤其谷氨酸）的释放及环氧化酶、脂氧化酶等活性，从而阻滞脂质过氧化"瀑布样"炎症反应，减少 NO 和自由基的形成，减轻复苏后症候群，减少神经细胞的损伤。一般主张浅低温为 33~34℃（不低于正常体温 5~6℃），可达到最佳的脑保护作用。在心肺复苏同时立即放置冰帽，实施头部重点低温，也可以头、颈、腋窝及腹股沟放置冰袋。对于有发热的患者，必须施行有效降温，维持浅低温。浅低温持续时间应坚持到病情稳定、脑功能开始恢复为止，然后逐渐复温。

（2）利尿脱水　一般首选甘露醇，其降低颅内压效果明显，且有降低血液黏滞度和清除氧自由基的作用。心功能不全者可选用呋塞米；血容量不足者可选用人体白蛋白、血浆等。最初 2~3 天应加强利尿脱水，以后根据病情变化调整剂量。需注意脱水必须在血压正常情况下应用为宜；加强动脉压和中心静脉压监测，维持血压正常和中心静脉压在正常低值；同时注意液体出入量和电解质平衡。

（3）应用糖皮质激素　大剂量糖皮质激素可防止和减轻氧自由基引起的脂质过氧化反应，保护细胞膜和亚细胞的完整性，使毛细血管通透性降低，亚细胞结构功能改善，能量代谢恢复，钠泵随之恢复，防止和减轻脑水肿。糖皮质激素还能提高机体应激能力，维持心血管对儿茶酚胺的反应性，从而使心肌收缩力加强，心排出量增加，血压升高。常用地塞米松 1mg/（kg·d）或甲泼尼龙 5mg/（kg·d），可连用 3 天，但其确切疗效尚无定论。

（4）巴比妥类药物　可以降低脑细胞氧化代谢，降低颅内压，减轻脑水肿；此外，还可稳定溶酶体膜，抑制自由基反应，降低细胞内 Ca^{2+} 浓度，目前已广泛应用于脑复苏中。但需注意巴比妥类药物可出现抑制呼吸中枢、降低血糖等现象。

（5）钙通道阻滞剂　在心肺复苏中使用钙通道阻滞剂，可减轻血管损伤，解除缺血后血管痉挛，增加脑血流灌注，保护心肌，扩张冠状动脉，提高心室颤动阈值。

（6）纳洛酮　为阿片受体拮抗剂，可透过血-脑脊液屏障，拮抗 β 内啡肽的不利影响，并在脑缺氧的情况下提高脑的灌注压，逆转内啡肽的继发损害；同时还能阻断钙通道，避免细胞内钙超载；抑制粒细胞释放氧自由基，阻止脂质过氧化，稳定溶酶体膜；抑制花生四烯酸的代谢，阻抑 TXA_2 生成等，通过以上多种机制减少神经细胞的损害。纳洛酮又是主要应急激素，还能逆转 β 内啡肽介导的心肺脑功能的抑制，促进自主呼吸的恢复。常用纳洛酮 0.8mg 稀释后静脉注射，随后用纳洛酮 2mg 加入葡萄糖氯化钠溶液中静脉滴注维持。

（7）改善脑细胞代谢药物　主要可提高脑细胞对氧和葡萄糖的利用，增加脑代谢率，激活脑干网状系统的功能，促进脑复苏，目前常用甲氯芬酯（氯酯醒）、吡拉西坦（脑复康）、胞磷胆碱等。

（8）高压氧治疗　高压氧可提高血氧张力，增加血氧储备，提高血氧弥散，减轻脑水肿，降低颅内压，改善脑电活动，一般作为病情平稳后的康复治疗。

3. 防治急性肾衰竭 如心脏骤停时间较长或复苏后持续低血压，易并发急性肾衰竭，尤其是原有肾脏疾病的老年患者。防治急性肾衰竭应注意维持有效循环功能，避免使用对肾脏有损害的药物。在心肺复苏后宜留置导尿管，记录每小时尿量，如血压正常但每小时尿量少于 30mL 时，可试用呋塞米 40~100mg 静脉注射，如注射呋塞米后仍无尿或少尿，则提示急性肾衰竭，应限制入水量，防治高血钾，必要时考虑血液透析治疗。

4. 防治心脏骤停后综合征 心脏骤停后综合征是指发生心脏呼吸骤停的患者，经历全身性缺血缺氧损伤后，在有效复苏进入组织再灌注阶段后，由于再灌注损伤机制导致的多器官系统的损伤，可以增加复苏后的死亡率。早期复苏后及时进行心脏骤停后综合征的预防与干预，可有效降低死亡率，改善患者的预后。

（四）复苏有效指征与终止指征

1. 复苏有效指征

（1）自主心跳恢复 可闻及心音，触及大动脉搏动。心电图示窦性心律，房性或交界性心律，即使是心房扑动或颤动亦是自主心跳恢复的表现。

（2）瞳孔变化 散大的瞳孔回缩变小，对光反应恢复。

（3）意识好转 有脑功能开始好转的迹象，肌张力增加、自主呼吸恢复、吞咽动作出现。

2. 终止现场复苏术的指征 凡心跳、呼吸停止，行心肺复苏已历时 30 分钟，并出现下述情形时，可终止心肺复苏：①瞳孔散大或固定。②对光反射消失。③呼吸仍未恢复。④深反射活动消失。⑤心电图呈直线，无任何心电活动。

（五）预防

心脏骤停与心脏性猝死的预防重在识别高危人群。根据流行病学资料及患者的病史资料、相关检查，评估患者发生心脏骤停与心脏性猝死的危险性。

1. 对于有严重心脏疾患者，尤其有心绞痛、心肌梗死和心律失常病史的患者，避免过度疲劳、情绪激动等，规范药物治疗并达到治疗目标，出现疾病预兆应立即就医。

2. 大力宣传群众自救与呼救知识，培训义务院前急救人员，使民众认识与掌握心肺复苏的重要性及 AED 的使用。

3. 建立科学的、实用的、反应灵敏的急救医疗服务体系。

4. 积极建议学校、企事业单位合理配置 AED，并进行系统而规范的院前急救培训。

思考题

1. 引起心脏骤停的原因有哪些？

2. 心肺脑复苏术分为几个阶段？各阶段的主要内容是什么？

3. 基础生命支持的内容有哪些？

4. 脑复苏环节包括哪些治疗措施？

扫一扫，查阅本章数字资源，含PPT、音视频、图片等

高血压（hypertension）是一种以体循环动脉血压持续升高为特征的心血管综合征，动脉压的持续升高可导致靶器官如心脏、肾脏、脑和血管的损害。

高血压分为原发性高血压（即高血压病）与继发性高血压（即症状性高血压）。原发性高血压占高血压的95%以上，是一种以血压升高为主要临床表现，病因尚未明确的独立疾病。继发性高血压，又称症状性高血压，是指由某些确定的疾病和原因引起的血压升高，高血压只是其临床表现之一，占高血压的5%以下。

【流行病学】

全球高血压病患病率不尽相同，欧美国家较亚非国家高，工业化国家较发展中国家高。随着社会经济发展和居民生活方式的改变，我国的高血压病发病率逐年上升。2012年，我国18岁及以上居民高血压患病率为25.2%，2015年为27.9%。2015年，我国调查资料显示，18岁以上人群高血压的知晓率、治疗率和控制率分别为51.6%，45.8%和16.8%，处于较低水平。《中国心血管健康与疾病报告2019》显示，我国高血压患者数已达2.45亿，中年后女性高于男性，城市高于农村，北方高于南方。人群高血压患病率随年龄增加而显著升高。包括脑卒中、冠心病、心力衰竭、肾脏疾病在内的高血压的严重并发症的致残和致死率高，已成为我国家庭和社会的沉重负担。

【血压水平的定义与分类】

高血压定义：18岁以上的成年人，在未使用降压药物的情况下，非同日3次诊室测量血压，收缩压（SBP）≥140mmHg和（或）舒张压（DBP）≥90mmHg。

2018年修订的《中国高血压防治指南》把高血压分为正常、正常高值及高血压。根据血压增高的程度，可将高血压分为第1、2、3级（表17-1）。

表17-1 血压水平的定义和分类

类别	收缩压（mmHg）		舒张压（mmHg）
正常血压	<120	和	<80
正常高值	120~139	或	80~89
高血压			
1级高血压（轻度）	140~159	或	90~99

续表

类别	收缩压（mmHg）		舒张压（mmHg）
2 级高血压（中度）	160～179	或	100～109
3 级高血压（重度）	≥180	或	≥110
单纯收缩期高血压	≥140	和	<90

注：以上诊断标准适用于成人。当收缩压和舒张压分属于不同分级时，以较高的级别作为标准。

《ISH2020 国际高血压实践指南》则取消了 3 级高血压，分为 1 级和 2 级高血压：1 级高血压，SBP（mmHg）140～159 和/或 DBP（mmHg）90～99；2 级高血压，SBP（mmHg）≥160 和/或 DBP（mmHg）≥100。我国也将根据流行病学调查等资料，参考国际标准并结合实际国情，不断更新完善相应的诊疗指南，指导临床实践。

【病因和发病机制】

（一）病因

高血压病因至今未明，目前认为是在一定的遗传易感性基础上与环境因素共同作用的结果。

1. 遗传因素 本病的发病具有较明显的家族聚集性。国内调查发现，与无高血压家族史比较，双亲一方有高血压病者，其高血压患病率高 1.5 倍，双亲均有高血压者则高 2～3 倍。近年来发现，一些基因突变与高血压相关，一些与高血压相关的因素，如钠敏感、胰岛素抵抗等也可能是基因突变的中间表型。

2. 高血压的危险因素

（1）高钠低钾饮食 钠的代谢与本病有密切关系，膳食中钠摄入量与血压水平呈正相关。人群平均每人每日摄入食盐每增加 2g，则收缩压和舒张压分别升高 2mmHg 及 1.2mmHg。WHO 建议，成人每人每日氯化钠摄入量应控制在 5g 以下。钾对血压有独立于钠及其他因素的作用，钾与血压呈负相关。国外临床研究表明，限钠补钾可使高血压患者的血压降低，体重下降，且能抑制肾素释放和增加前列腺素的合成。

（2）超重和肥胖 身体脂肪含量与血压水平呈正相关。超重和肥胖是血压升高的重要的独立危险因素，二者均可使交感神经活性升高，减轻体重有利于降低血浆去甲肾上腺素及肾上腺素水平。

（3）吸烟、饮酒 吸烟通过尼古丁引起肾上腺素能神经末梢释放去甲肾上腺素，从而升高血压；大量饮酒的升压作用主要反映在心排血量与心率增加，可能是交感神经活性增强的结果。

（4）社会及心理因素 不同的职业分工、经济条件、文化程度及各种社会生活事件的影响均与高血压的发生相关。长期的情绪波动、精神紧张，如各种消极的精神状态均能导致血压升高。此外，高血压还与性格特征相关。长期从事高度精神紧张工作的人群，高血压患病率增加。

（5）睡眠呼吸暂停 也是引起高血压的原因之一，其机制主要是因呼吸暂停导致缺氧，使交感神经活性增强。

（6）叶酸缺乏 研究表明，我国人群叶酸普遍缺乏，导致血浆同型半胱氨酸水平增高，与高血压发病呈正相关，尤其增加高血压引起脑卒中的风险。

（7）其他 包括年龄、缺乏体力活动、口服避孕药物、糖尿病控制不达标、血脂异常等。近年大气污染与高血压的相关性也备受关注。

（二）发病机制

1. 交感神经系统活性亢进　在高血压的形成和维持中起到极其重要的作用。高血压患者交感神经激活的发生机制可能与遗传、RAAS激活、环境的持续过度刺激有关。另外，脑缺血、高钠、肾上腺素和肥胖，也能促进交感神经系统的激活。交感神经递质（主要为去甲肾上腺素）兴奋心脏β受体，使心率加快，心肌收缩力增强，心排出量增加，导致血压上升；交感神经递质作用于血管，可收缩动脉，促进血管重构，增加外周血管阻力，是高血压维持和加剧的结构基础。

2. 肾素-血管紧张素-醛固酮系统（RAAS）激活　RAAS由肾素、血管紧张素原、AngⅠ、AngⅡ、血管紧张素转化酶、血管紧张素代谢产物、血管紧张素Ⅱ受体等组成。其中AngⅡ是最重要的活性成分，有强烈的收缩血管作用，可刺激肾上腺皮质分泌醛固酮，促使水钠潴留，并作用于心、肾、中枢和自主神经系统，促使水钠潴留和周围血管收缩，最终导致高血压。此外，体内其他激素，如糖皮质激素、生长激素、雌激素等升高血压的途径，亦主要经由RAAS激活。

3. 血管内皮功能紊乱　目前认为血管内皮功能紊乱是高血压最早期和最重要的血管损伤的病理改变。血管内皮不仅是一种屏障结构，还是人体最大的内分泌和旁分泌器官，能分泌多种血管活性物质，具有调节血管舒缩功能和血管重构等作用。在各种心血管危险因素作用下，血管内皮细胞形态结构的改变和功能的失调，引起NO的合成减少或缺失，内皮素（ET）的合成增多，导致血管痉挛性收缩，促进血压升高；血管内皮细胞还可促进血管平滑肌细胞的增殖，从而升高血压。内皮功能紊乱可能是高血压引起靶器官损伤及并发症的主要原因。

4. 胰岛素抵抗　是原发性高血压的独立危险因素。胰岛素抵抗是机体组织细胞对胰岛素作用敏感性和（或）反应性降低的一种病理生理反应。胰岛素抵抗造成继发性高胰岛素血症，可使电解质代谢发生障碍，通过Na^+-K^+交换和Na^+-K^+-ATP酶激活，使细胞内钠增加，并可使AngⅡ刺激醛固酮产生和作用加强，导致钠的潴留；促使血中儿茶酚胺水平增加，血管张力增高；可使细胞内钙升高，加强缩血管作用；并增加内皮素释放，减少扩血管的前列腺素合成，从而影响血管舒张功能。

5. 体液因素　体液因素调节异常和平衡失调，肾性水钠潴留，以及心血管局部旁分泌或自分泌功能紊乱，是高血压病的发病基础之一。

【病理】

1. 动脉系统

（1）**小动脉**　小动脉病变是高血压病最重要的病理改变，早期可出现全身小动脉痉挛，长期痉挛可引起小动脉内膜压力负荷增加，出现玻璃样变，血管壁中层出现重构。各期的小动脉病变均可使管腔狭窄，促进高血压的维持和发展。小动脉病变常累及腹腔器官、视网膜及肾上腺包膜的细动脉，最严重的是累及肾脏入球动脉，最终导致组织器官的缺血、损伤。

（2）**大动脉**　大动脉随着年龄增长，顺应性下降，是老年人单纯收缩期高血压的重要原因。其主要病理改变为中膜内皮细胞肥大和增生，中膜内胶原、弹性纤维及蛋白多糖增加，使中膜增厚，主要累及冠状动脉、脑动脉及颈动脉。

2. 心脏　左心室肥厚是对持续性血压升高、心肌工作负荷增加的一种适应性反应，是高血压导致心脏发生的最具特征性的改变。长期的动脉管腔狭窄导致周围血管阻力上升，是左心室肥厚的主要原因。早期左心室以向心性肥厚为主，长期病变可导致心肌退行性改变，心肌细胞萎缩，间质纤维化，心室壁变薄，左室腔变大，严重者可发生心力衰竭。

3. 脑　高血压可造成脑血管从痉挛到硬化的一系列改变，在小动脉硬化的基础上促使血栓的形成而产生脑梗死；脑动脉微动脉瘤在血管痉挛、血管腔压力波动时发生破裂出血；颅内外动脉内壁上的粥样硬化斑块及继发形成的血栓，可造成脑栓塞。

4. 肾脏　肾小动脉病变最明显，主要发生在入球小动脉。早期患者肾脏外观无改变；随病变进展，肾表面呈颗粒状，肾体积萎缩变小，形成颗粒性固缩肾，为双侧对称性、弥漫性病变，最终可导致肾衰竭。急进型高血压时，入球小动脉中层可发生纤维素样坏死性炎症，叶间、弓状动脉内膜细胞增生，胶原和成纤维细胞呈"洋葱皮"状同心圆排列，病情发展迅速，短期内患者可出现肾功能衰竭。

5. 视网膜　初期表现为视网膜小动脉的痉挛，逐渐发生硬化，严重者可发生视网膜出血、渗出及视乳头水肿。

【临床表现】

本病起病缓慢，缺乏特异性临床表现，大多数患者仅在测量血压时，或发生心、脑、肾等并发症时才发现。

1. 血压变化　高血压初期血压呈波动性，血压多暂时性升高，可自行下降和恢复正常。血压升高与情绪激动、精神紧张、焦虑及体力活动有关，休息或去除诱因，血压可下降。随着病程进展，尤其在并发靶器官损害或出现并发症后，血压逐渐呈稳定和持久性升高。此时血压仍可波动，但多数时间血压高于正常水平。

2. 症状　大多数患者起病隐匿，症状缺如或不明显，仅在体检或因其他疾病就医时才被发现。部分患者可出现头痛、头晕、心悸、后颈部疼痛、后枕部或颞部搏动感，或表现为神经症状，如失眠健忘或记忆力减退、注意力不集中、耳鸣、情绪易波动或发怒、神经质等；病程后期心、脑、肾等靶器官受损或有并发症时，可出现相应的症状。

3. 体征　高血压体征一般较少，心脏杂音、周围血管搏动及血管杂音是需要重点检查的内容。一般患者心脏听诊可有 A_2 亢进、主动脉瓣区收缩期杂音等体征。

【并发症】

高血压病的并发症是病理改变的具体表现，又称为高血压靶器官损害。

1. 心脏　左心室肥厚的可靠体征为抬举性心尖搏动，表现为心尖搏动明显增强，搏动范围扩大及心尖搏动向左下移位，称为高血压心脏病。主动脉瓣听诊区第二心音可增强，带有金属音调。并发冠心病时可有心绞痛、心肌梗死和猝死，晚期可发生心力衰竭。

2. 脑　脑血管并发症是我国高血压病最常见的并发症，也是我国高血压病患者主要的残疾与死亡的原因，包括短暂性脑缺血发作、脑血栓形成、脑栓塞、高血压脑病及脑出血等。

3. 肾脏　肾脏受累与高血压的程度及病程密切相关，并互相影响，形成恶性循环。随着病程的进展，患者可先出现微量蛋白尿，继之出现蛋白尿，当肾功能进一步减退时，可出现尿量减少，血中尿素氮、肌酐升高，最终发展为尿毒症。

4. 眼底　眼底血管被累及可出现视力进行性减退。

5. 主动脉夹层　血压持续升高或导致主动脉夹层动脉瘤形成，一旦发生破裂则出现大血管急症，预后凶险。

【辅助检查】

1. 尿液检查　微量白蛋白尿（MAU）测定是高血压患者肾脏损害及全身血管内皮功能异常

的早期标志。因此，MAU 应作为初诊高血压患者的常规检查内容之一。患者早期尿常规正常，肾浓缩功能受损时尿比重逐渐下降，可见少量尿蛋白、红细胞，偶见管型。随着病情进展，尿蛋白增多，如 24 小时尿蛋白在 1g 以上时，提示预后差，此时红细胞及管型也可增多。

2. 血液生化检查 协助了解有无其他危险因素及重要脏器损害。测定血钾、尿素氮、肌酐、尿酸、空腹血糖、同型半胱氨酸、血清胰岛素水平和血脂，包括血清总胆固醇（TC）、甘油三酯（TG）、高密度脂蛋白胆固醇（HDL）和低密度脂蛋白胆固醇（LDL）。

3. 胸部 X 线检查 帮助了解心脏及大血管外形变化，可见主动脉迂曲、延长，主动脉升、弓、降部可扩张；还可了解肺循环情况。左室增大显著可见左房亦增大，左室功能不良时，则出现肺淤血表现。

4. 心电图检查 可诊断高血压患者是否合并左心室肥厚、心肌缺血及心律失常，多出现电轴左偏，左室面高电压及心肌缺血性改变。

5. 超声心动图检查 能更为可靠地诊断左心室肥厚，还可评价高血压患者的心功能，特别是在诊断射血分数保留性心力衰竭方面优于心电图。

6. 颈动脉超声检查 是动脉粥样硬化的一种无创、简便、重复性好的诊断方法。颈动脉内膜中层厚度（IMT）和斑块可预测脑卒中和心肌梗死的危险。

7. 动态血压监测（ABPM） 一般检测时间为连续 24 小时，测压间隔时间为 15～30 分钟。动态血压监测不仅真实地反映各时间点的血压状况，并能显示高血压患者血压波动特点及昼夜变化规律，有助于筛选临界高血压及轻度高血压，诊断"隐蔽性高血压""单纯夜间高血压"，鉴别"白大衣高血压"，评价靶器官损害程度，还能更好地评价降压药的疗效。目前尚无统一的动态血压正常值，但可参照以下正常上限标准：24 小时平均血压值<130/80mmHg，白昼均值<135/85mmHg，夜间均值<125/75mmHg。夜间血压均值比白昼降低>10%，如降低不及 10%，可认为血压昼夜节律消失。ABPM 的优点：有助于明确高血压的诊断；了解血压的昼夜变化；反映血压变异性；观察降压药物的疗效等。

8. 眼底检查 视网膜中心动脉压增高，在病情发展的不同阶段可见不同程度的眼底变化（目前采用 Keith-Wagener 眼底分级法）：①Ⅰ级：视网膜动脉变细，反光增强。②Ⅱ级：视网膜动脉狭窄，动静脉交叉压迫。③Ⅲ级：上述血管病变基础上有眼底出血、棉絮状渗出。④Ⅳ级：在上述基础上出现视乳头水肿。高血压眼底改变与病情严重程度和预后相关。

9. 其他检查 必要时采用心脏 MRI、磁共振血管造影（MRA）、CT 血管造影（CTA）、运动试验或冠状动脉造影等检查。对疑似继发性高血压的患者可行肾动脉造影，肾及肾上腺超声、CT、MRI 检查，睡眠呼吸监测等检查。

【诊 断】

诊室测量静息坐位肱动脉部位血压值，非同日测量 3 次血压均达到诊断标准（收缩压≥140mmHg，和/或舒张压≥90mmHg），可诊断为高血压。患者既往有高血压史，目前正服用抗高血压药物，即使血压已低于 140/90mmHg，仍诊断为高血压。

2018 年修订的《中国高血压防治指南》对诊断动态血压监测（ABPM）的高血压和家庭血压监测（HBPM）的高血压也做了相应定义。ABPM 的高血压诊断标准：平均 SBP/DBP 24h≥130/80mmHg，白天≥135/85mmHg，夜间≥120/70mmHg。HBPM 的高血压诊断标准：血压≥135/85mmHg，与诊室血压的 140/90mmHg 相对应。

此外，高血压病的诊断还应包括以下几点：①鉴别原发性与继发性高血压。②高血压的分级及危险分层。③靶器官损害的程度。

【鉴别诊断】

1. 肾实质性疾病 原发或继发性肾脏实质病变，是常见的继发性高血压病因之一，包括急、慢性肾小球肾炎、多囊肾等。肾实质性高血压的诊断依赖于以下几点：①肾脏实质性疾病病史，蛋白尿、血尿及肾功能异常多发生在高血压之前或同时出现。②体格检查往往有贫血貌、水肿等，并伴有尿液异常改变，如血尿、管型尿等。

2. 原发性醛固酮增多症 本病由于肾上腺自主分泌过多醛固酮，导致水钠潴留、高血压、低血钾和血浆肾素活性受抑制的临床综合征，见于肾上腺腺瘤、单侧或双侧肾上腺增生，典型的症状和体征：①轻至中度高血压。②多尿，尤其夜尿增多，口渴，尿比重下降，碱性尿和蛋白尿。③发作性肌无力或瘫痪、肌痛、手足麻木等。凡高血压者合并上述 3 项临床表现，并有低钾血症、高血钠性碱中毒而无其他原因可解释时，应考虑本病的可能。

3. 嗜铬细胞瘤 是一种起源于肾上腺嗜铬细胞的肿瘤，临床表现为持续性或阵发性高血压，伴典型的嗜铬细胞瘤三联征，即阵发性"头痛、多汗、心悸"，且可造成严重的心、脑、肾损害。CT、MRI 检查可发现肾上腺或腹主动脉旁交感神经节的肿瘤。嗜铬细胞瘤的功能诊断主要依赖于生化检测体液中的儿茶酚胺含量及其代谢产物。

4. 库欣综合征 本病是由肾上腺皮质分泌过量糖皮质激素所致，除表现为高血压外，还有向心性肥胖、面色红润、皮肤紫纹、毛发增多及血糖增高等表现。

5. 肾动脉狭窄 本病的特征是肾动脉主干或分枝狭窄，导致患肾缺血，肾素-血管紧张素系统活性明显增高，引起高血压及肾功能减退。肾动脉粥样硬化是最常见的病因，其次为大动脉炎及纤维肌性发育不良。

6. 主动脉缩窄 本病包括先天性主动脉缩窄及获得性主动脉缩窄。主动脉缩窄主要表现为上肢高血压，而下肢脉弱或无脉，双下肢血压明显低于上肢（ABI<0.9），听诊可发现狭窄的部位和程度。一般认为如果病变部位直径狭窄≥50%，且病变远近端收缩压差≥20mmHg，则有血流动力学的改变。

【病情评估】

（一）诊断性评估

对已明确诊断的高血压患者，诊断性评估包括是否有影响预后的心血管危险因素；是否存在靶器官损害；是否合并其他临床疾患（表 17-2）。

表 17-2　影响高血压危险分层的因素

心血管疾病的危险因素	靶器官损害	并存的临床情况
◇收缩压和舒张压的水平（1~3 级）	◇左心室肥厚（心电图、超声心动图或 X 线）	◇脑血管疾病
◇男性>55 岁；女性>65 岁	◇超声或 X 线证实有动脉粥样	缺血性卒中
◇吸烟或被动吸烟	斑块（颈、髂、股主动脉）	脑出血
◇糖耐量受损（2 小时血糖 7.8~11mmol/L）	◇估算的肾小球滤过率降低	短暂性脑缺血发作（TIA）
和（或）空腹血糖异常（6.1~6.9mmol/L）	eGFR 30~59mL/（min·1.73m²）	◇心脏疾病
	或血清肌酐轻度升高：男性 115~133μmol/L	心肌梗死
		心绞痛

续表

心血管疾病的危险因素	靶器官损害	并存的临床情况
◇血脂异常 TC≥5.7mmol/L（200mg/dL） 或LDL-C≥3.3mmol/L（130mg/dL） 或HDL-C<1mmol/L（40mg/dL） ◇早发心血管病家族史（一级亲属发病年龄<50岁） ◇腹型肥胖（腰围：男性≥90cm，女性≥85cm）或肥胖（BMI≥28kg/m²） ◇高同型半胱氨酸血症（≥15μmol/L）	（1.3~1.5mg/dL），女性107~124μmol/L（1.2~1.4mg/dL） ◇微量白蛋白尿30~300mg/24h 或白蛋白/肌酐比≥30mg/g（3.5mg/mmol）	冠状动脉血运重建 慢性心力衰竭 心房颤动 ◇肾脏疾病 糖尿病肾病 肾功能受损包括 eGFR<30mL/（min·1.73m²） 血肌酐升高： 男性≥133μmol/L（1.5mg/dL），女性≥124μmol/L（1.4mg/dL） 蛋白尿（≥300mg/24h） ◇外周血管疾病 ◇视网膜病变 出血或渗出 视乳头水肿 ◇糖尿病 新诊断：空腹血糖≥7.0mmol/L（126mg/dL），餐后血糖≥11.1mmol/L（200mg/dL） 已治疗但未控制：糖化血红蛋白（HbA1c）≥6.5%

注：TC，总胆固醇；LDL-C，低密度脂蛋白胆固醇；HDL-C，高密度脂蛋白胆固醇；BMI，体质指数；eGFR，估测的肾小球滤过率。

（二）高血压的心血管危险分层

高血压及血压水平是影响心血管事件发生和预后的独立危险因素，但绝大部分的高血压患者尚存在除高血压外的其他心血管危险因素，10年内发生心血管事件的可能性：低危组<15%；中危组15%~20%；高危组20%~30%，很高危组≥30%。因此，高血压患者的诊断和治疗不能只根据血压水平，必须对患者进行心血管风险的评估与分层。高血压明确诊断后，危险分层越高的患者越应积极有效地进行干预（表17-3）。2018年修订的《中国高血压防治指南》对于血压接近正常高值的患者也进行危险分层。

表17-3 血压升高患者心血管危险分层标准

危险因素和病史	血压（mmHg）			
	SBP 120~139 和（或）DBP 80~89	1级	2级	3级
无其他危险因素	低危	低危	中危	高危
1~2个危险因素	低危	中危	中/高危	高危
≥3个危险因素	低/中危	中/高危	高危	高危

续表

危险因素和病史	血压（mmHg）			
	SBP 120~139 和（或）DBP 80~89	1 级	2 级	3 级
靶器官损害，或 CKD 3 期，无并发症的糖尿病	中/高危	高危	高危	高危/很高危
症状性心血管疾病或 CKD ≥ 4 期，有并发症的糖尿病	很高危	很高危	很高危	很高危

注：CKD，慢性肾脏疾病。

（三）死亡风险评估

影响预后的因素除血压水平外，还包括危险度分层、左心室肥厚程度、心脏功能、血小板功能、血流变状况等。年龄亦是病残和死亡的主要原因。我国高血压病的致死原因，以脑血管并发症为主，其次为心力衰竭和尿毒症。

【治疗】

高血压治疗的根本目标是降低高血压的心、脑、肾及血管并发症发生和死亡的危险。通过降低血压，有效预防或延缓脑卒中、心肌梗死、心力衰竭、肾功能不全等并发症的发生；控制高血压的疾病进程，预防高血压急症、亚急症的发生。采用干预生活方式、适宜药物治疗、血压达标、多重心血管危险因素协同控制、家庭监测与健康教育、防治结合的原则进行。

（一）治疗目标

一般高血压患者应将血压（收缩压/舒张压）降至 140/90mmHg 以下；65 岁及以上的老年人，收缩压应控制在 150mmHg 以下，如能耐受还可进一步降低；伴有肾脏疾病、糖尿病或病情稳定的冠心病的高血压患者，治疗更宜个体化，一般应将血压降至 130/80mmHg 以下；脑卒中后的高血压患者，一般血压控制目标为<140/90mmHg；处于急性期的冠心病或脑卒中患者应按照相关指南进行血压管理；舒张压低于 60mmHg 的冠心病患者，应在密切监测血压的情况下逐渐实现降压达标。

除高血压危象外，对大多数高血压患者而言，应根据病情，在 4~12 周内将血压逐渐降至目标水平。年轻、病程较短的高血压患者，降压速度可稍快；老年人、病程较长，有合并症且耐受性差的患者，降压速度则可稍慢。

（二）非药物治疗（生活方式干预）

非药物治疗适用于所有高血压病患者，控制血压的同时，可预防心脑血管并发症的发生。

1. 减少钠盐摄入，增加钾盐摄入，饮食中摄入足量的水果和蔬菜及适量的低脂乳制品，减少饱和脂肪和总脂肪摄入量。

2. 控制体重，成人保持正常体重（BMI 18.5~24.9kg/m^2）。

3. 戒烟。

4. 限制饮酒，男性饮酒量每日不超过 30mL 酒精，相当于 720mL 啤酒或 300mL 葡萄酒或 50mL 白酒；女性及低体重者每日不超过 15mL 酒精。

5. 适量运动，经常参加有氧运动（如走路），至少每日 30 分钟，每周 5 天。

6. 减轻精神压力，保持心理平衡，生活规律，保证睡眠时间。

（三）降压药物治疗

降压药物治疗的时机取决于心血管风险评估水平，在改善生活方式的基础上，血压仍超过140/90mmHg和（或）目标水平的患者，应给予药物治疗。

1. 降压药物应用的基本原则

（1）小剂量 初始治疗时通常应采用较小的有效治疗剂量，并根据需要逐步增加剂量。

（2）优先选择长效制剂 尽可能使用每日 1 次给药而有持续 24 小时降压作用的长效药物，以有效控制夜间血压与晨峰血压，更有效地预防心脑血管并发症的发生。如使用中、短效制剂，则需每日 2~3 次给药，以达到平稳控制血压的目的。

（3）联合用药 既增加降压效果又不增加不良反应，在低剂量单药治疗疗效不满意时，可以两种或多种降压药物联合应用。目前认为，当血压超过目标血压 20/10mmHg 时，即应采用联合用药方案。

（4）个体化 根据患者具体情况、耐受性及个人意愿或长期承受能力，选择适合患者的降压药物。

2. 常用降压药物 包括钙通道阻滞剂（CCB）、血管紧张素转化酶抑制剂（ACEI）、血管紧张素 Ⅱ 受体拮抗剂（ARB）、β 受体阻滞剂和利尿剂 5 类，以及由上述药物组成的固定配比复方制剂。此外，α 受体阻滞剂或其他种类降压药有时亦可应用于某些高血压人群（表 17-4）。

（1）钙通道阻滞剂（CCB） 尤其适用于老年高血压、单纯收缩期高血压、高血压伴稳定性心绞痛、冠状动脉或颈动脉粥样硬化及周围血管病患者。CCB 主要通过阻断血管平滑肌细胞的钙离子通道发挥扩张血管、降低血压的作用，包括二氢吡啶类 CCB 和非二氢吡啶类 CCB，如硝苯地平、氨氯地平、非洛地平、维拉帕米等。硝苯地平控释片 30mg，每日 1 次；氨氯地平 5~10mg，每日 1 次；非洛地平缓释片 5~10mg，每日 1 次；维拉帕米缓释片 120~240mg，每日 1 次。

CCB 常见的不良反应为反射性交感神经激活导致的心跳加快、面部潮红、脚踝部水肿、牙龈增生等。二氢吡啶类 CCB 没有绝对禁忌证，但心动过速与心力衰竭患者应慎用。

（2）血管紧张素转化酶抑制剂（ACEI） 适用于伴慢性心力衰竭、心肌梗死后伴心功能不全、糖尿病肾病、非糖尿病肾病、代谢综合征、蛋白尿或微量白蛋白尿患者。ACEI 的作用机制是抑制血管紧张素转化酶，阻断肾素-血管紧张素系统发挥降压作用，常用药包括卡托普利、依那普利、贝那普利、雷米普利、培哚普利等。卡托普利 25~50mg，每日 2~3 次；依那普利 5~10mg，每日 1~2 次；贝那普利 5~20mg，每日 1 次；雷米普利 2.5~5mg，每日 1 次；培哚普利 4~8mg，每日 1 次。

ACEI 最常见的不良反应为持续性干咳，多见于用药初期，症状较轻者可坚持服药，不能耐受者可改用 ARB；其他不良反应有低血压、皮疹，偶见血管神经性水肿及味觉障碍；长期应用有可能导致血钾升高，应定期监测血钾和肌酐水平。ACEI 的禁忌证为双侧肾动脉狭窄、高钾血症者，以及妊娠妇女。

（3）血管紧张素 Ⅱ 受体拮抗剂（ARB） 适用于伴左室肥厚、心力衰竭、心房颤动、糖尿病肾病、代谢综合征、微量白蛋白尿或蛋白尿患者，以及不能耐受 ACEI 的患者。ARB 的作用机制是阻断血管紧张素 Ⅱ 受体发挥降压作用，产生具有 ACEI 相似的血流动力学效应，常用药包括氯沙坦、缬沙坦、厄贝沙坦、替米沙坦等。氯沙坦 50~100mg，每日 1 次；缬沙坦 80~160mg，每日 1 次；厄贝沙坦 150mg，每日 1 次；替米沙坦 40~80mg，每日 1 次。

本类药的不良反应少见，偶有腹泻，长期应用可升高血钾，应注意监测血钾及肌酐水平变化。双侧肾动脉狭窄、高钾血症者，以及妊娠妇女禁用本类药。

（4）β受体阻滞剂　适用于伴有快速性心律失常、心绞痛、慢性心力衰竭、交感神经活性增高（如心率增快、焦虑、紧张），或甲亢患者。主要通过抑制过度激活的交感神经活性、抑制心肌收缩力、减慢心率而发挥降压作用，常用药物包括美托洛尔、比索洛尔、阿替洛尔等。美托洛尔25~50mg，每日2次，缓释片23.75~47.5mg，每日1次；比索洛尔2.5~10mg，每日1次；阿替洛尔12.5~50mg，每日2次。

β受体阻滞剂常见的不良反应有疲乏、肢体冷感、激动不安、胃肠不适等，还可能影响糖、脂代谢。高度心脏传导阻滞、哮喘患者禁用本类药；慢性阻塞性肺疾病、周围血管疾病，或糖、脂代谢异常者，以及运动员慎用本类药。

（5）利尿剂　适用于老年高血压、单纯收缩期高血压伴有心力衰竭的患者，也是难治性高血压的基础药物之一。利尿剂通过利钠排水、降低高血容量负荷发挥降压作用，主要包括噻嗪类利尿剂、袢利尿剂、保钾利尿剂与醛固酮受体拮抗剂等。常用的噻嗪类利尿剂主要有氢氯噻嗪和吲达帕胺。氢氯噻嗪12.5~25mg，每日1次；吲达帕胺1.25~2.5mg，每日1次。利尿剂常见的不良反应为水、电解质紊乱，其不良反应与剂量密切相关，故通常应采用小剂量。噻嗪类利尿剂可引起低血钾，长期应用者应定期监测血钾，并适量补钾。痛风者禁用利尿剂；高尿酸血症及明显肾功能不全者慎用本类药。螺内酯长期应用有可能导致男性乳房发育。

（6）α受体阻滞剂　不作为一般高血压治疗的首选药，适用于高血压伴前列腺增生患者，也用于难治性高血压患者的治疗。常用制剂有哌唑嗪0.5~3mg，每日2~3次；多沙唑嗪1~6mg，每日1次；特拉唑嗪1~8mg，每日1次。开始用药应在入睡前，以防止体位性低血压的发生；使用中注意测量坐、立位血压，最好使用控释制剂。体位性低血压者禁用本类药；心力衰竭者慎用本类药。

（7）肾素抑制剂　为一类新型降压药，代表药物为阿利吉伦。其对血管事件的影响尚待大规模临床试验的评估。

表17-4　常用降压药物的适应证（中国高血压防治指南）

适应证	A（ACEI）	A（ARB）	B（β受体阻滞剂）	C（CCB）	D（利尿剂）
左心室肥厚	+	+	±	+	±
稳定性冠心病	+[a]	+[a]	+	+	+
心肌梗死后	+	+	+	−[b]	+[c]
心力衰竭	+	+	+	−	+
预防心房颤动	+	+	−	−	−
脑血管病	+	+	±	+	±
颈动脉内中膜增厚	±	±	−	+	−
蛋白尿/微蛋白尿	+	+	−	−	−
肾功能不全	+	+	±	±	−[d]
老年性高血压	+	+	±	+	±
糖尿病	+	+	−	±	±
血脂异常	+	+	−	±	−

注：1. +：适用；±：可能适用；−：证据不足或不适用。

2. a：冠心病二级预防；b：有心肌梗死病史者可使用长效CCB；c：使用螺内酯；d：袢利尿剂。

3. 降压药物的联合应用

（1）意义　临床研究表明，两种及两种以上药物联合应用治疗，可使高血压患者的血压达标率明显增加；联合用药可减少单一药物剂量，提高患者的耐受性和依从性；联合用药还可使不同的药物互相取长补短，有可能减轻或抵消某些不良反应。

（2）适应证　2级高血压和（或）伴有多种危险因素、靶器官损害的高危人群，往往初始治疗即需要应用两种小剂量降压药物，如仍不能达到目标水平，可在原药基础上加量或可能需要3种甚至4种以上降压药物。

（3）方法　两药联合时，降压作用机制应具有互补性，应具有相加的降压作用，并可互相抵消或减轻不良反应。例如，在应用ACEI或ARB基础上加用小剂量噻嗪类利尿剂，降压效果可达到甚至超过将原有的ACEI或ARB剂量翻倍的降压幅度，同时可以防范由两类药物造成的血钾紊乱。ACEI或ARB联合使用二氢吡啶类CCB也有相似的降压效果。

（4）我国临床推荐的联合治疗方案　①主要推荐的优化方案：二氢吡啶类CCB+ARB；二氢吡啶类CCB+ACEI；ARB+噻嗪类利尿剂；ACEI+噻嗪类利尿剂；二氢吡啶类CCB+噻嗪类利尿剂；二氢吡啶类CCB+β受体阻滞剂。②次要推荐的方案：利尿剂+β受体阻滞剂；α受体阻滞剂+β受体阻滞剂；二氢吡啶类CCB+保钾利尿剂；噻嗪类利尿剂+保钾利尿剂。③不作常规推荐的方案：ACEI+β受体阻滞剂；ARB+β受体阻滞剂；ACEI+ARB；中枢作用药+β受体阻滞剂。

（5）多种药物的合用　①三药联合的方案：在上述各种两药联合方式中加上另一种降压药物，构成三药联合方案，其中以二氢吡啶类CCB+ACEI（或ARB）+噻嗪类利尿剂组成的联合方案最为常用。②四药联合的方案：主要适用于难治性高血压患者，可以在上述三药联合基础上加用第4种药物，如β受体阻滞剂、醛固酮受体拮抗剂、氨苯蝶啶、可乐定或α受体阻滞剂等。

（6）单片复方制剂（SPC）　是常用的一组高血压联合治疗药物。新型的单片复方制剂一般由不同作用机制的两类药物组成，多数每日口服1次，使用方便，可提高患者依从性。目前的新型单片复方制剂主要包括ACEI+噻嗪类利尿剂；ARB+噻嗪类利尿剂；二氢吡啶类CCB+ARB；二氢吡啶类CCB+ACEI；二氢吡啶类CCB+β受体阻滞剂；噻嗪类利尿剂+保钾利尿剂等。

（四）难治性高血压

1. 定义　在改善生活方式的基础上，应用足够剂量且合理的3种降压药物（包括利尿剂）后，血压仍在目标水平之上，或至少需要4种药物才能使血压达标时，称为难治性高血压或顽固性高血压。

2. 常见原因　①未察觉的继发原因。②治疗依从性差。③仍在应用升血压药物。④改善生活方式失败，体重增加，重度饮酒。⑤容量负荷过重，包括利尿剂治疗不充分、进展性肾功能不全、高盐摄入。⑥假性难治疗性高血压的原因：单纯性诊所（白大衣）高血压、患者胳膊较粗时未使用较大的袖带。

3. 治疗　①此类患者最好转至高血压专科治疗。②多与患者沟通，提高长期用药的依从性，并严格限制钠盐摄入。③选用适当的联合方案。④调整联合用药方案。在上述努力失败后，可在严密观察下停用现有降压药，重启另一种治疗方案。

（五）高血压急症和亚急症

1. 定义　高血压急症是指原发性或继发性高血压患者在某些诱因作用下，血压突然和显著升高（一般超过180/120mmHg），同时伴有进行性心、脑、肾等重要靶器官功能不全的表现。高血压急症包括高血压脑病（是指高血压患者由于过高的血压突破了脑血流自主调节范围，使脑组织血流灌注过多引起脑水肿，主要表现为严重头痛、呕吐、意识障碍、精神错乱，甚至昏迷），颅内出血，脑梗死，急性心力衰竭，肺水肿，急性冠状动脉综合征，主动脉夹层动脉瘤，子痫等。应注意，血压水平的高低与急性靶器官损害的程度并不成正比。高血压亚急症是指血压显著升高但不伴有靶器官损害，患者可以有血压明显升高所引起的症状，如头痛、胸闷、鼻出血和烦躁不安等。

需要注意的是，血压升高的程度不是区别高血压急症和亚急症的标准，区别两者的唯一标准是有无新近发生的、急性进行性的严重靶器官损害。识别高血压急症或亚急症的意义不在于血压本身的高低，而在于及时发现与评估血压增高对终末脏器乃至生命的威胁。

2. 治疗   高血压急症和亚急症治疗的主要目标是控制血压、改善症状，最大限度地挽救患者生命。高血压急症的治疗原则是根据患者的不同情况，给予个体化治疗，迅速恰当地将患者血压控制在目标范围内，最大限度地防止或减轻重要脏器损害。

高血压急症和亚急症降压治疗的紧迫程度不同，前者需要迅速降低血压，采用静脉途径给药；后者需要在24~48小时内降低血压，可使用快速起效的口服降压药。初始阶段血压控制的目标为平均动脉压的降低幅度不超过治疗前水平的25%，在随后的2~6小时内将血压降至安全水平，一般为160/100mmHg左右，临床情况稳定后在24~48小时逐步降低血压达到正常水平。高血压急症治疗常用的降压药物有硝普钠、硝酸甘油、尼卡地平、拉贝洛尔等。

（六）相关危险因素的处理

相关危险因素的处理包括调脂治疗、抗血小板治疗、血糖控制达标、治疗高同型半胱氨酸血症等。

（七）预防

绝大部分高血压可以预防，可以控制，却难以治愈。有效地预防高血压的发生，及时发现并诊断高血压，维持健康血压，持续控制达标的系统管理，是预防人群心、脑、肾、血管等靶器官并发症的发生与死亡的重要措施。

1. 健康生活方式   落实控烟措施，限制过量饮酒，减少食盐摄入，增加运动及健康饮食等。

2. 系统管理高血压   建立社区管理系统，为居民提供持续的筛查、诊断、治疗、转诊及长期随访。

（八）健康教育与人文关怀

对人群开展多种形式的高血压防治的宣传和教育，鼓励患者学会正确测量血压，引导患者开展病友间的互相交流与互相监督活动。

思考题

1. 简述最新《中国高血压防治指南》关于成人血压水平的定义和分类，以及高血压的危险分层。
2. 降压药物有哪几类？如何合理选择降压药？
3. 降压治疗的目标是什么？降压治疗的用药原则是什么？
4. 难治性高血压的常见原因有哪些？如何处理？
5. 何谓高血压急症？如何处理？

第一节　冠状动脉粥样硬化性心脏病概述

冠状动脉粥样硬化性心脏病（coronary atherosclerotic heart disease，CAD）是指冠状动脉粥样硬化使管腔狭窄或阻塞，或（和）因冠状动脉功能性改变（痉挛）导致心肌缺血缺氧或坏死而引起的心脏病，统称为冠状动脉性心脏病（coronary heart disease，CHD），简称冠心病，亦称缺血性心脏病（ischemic heart disease，IHD）。国际心脏病学会及WHO临床命名标准化联合专题组将冠心病定义为"由于冠状动脉功能性或器质性病变导致冠状动脉供血和心肌需求之间不平衡所致的心肌损害，包括急性暂时性和慢性两种情况"。

本病多发生于40岁以上者，男性多于女性，脑力劳动者居多。本病已成为欧美国家最多见的心脏病，亦是最主要的死因。我国近30年来，本病患病率有明显上升趋势，是危害人民健康的常见病。根据《中国卫生健康统计年鉴2018》提供的数据，2017年中国城市居民冠心病死亡率为115.32/10万，农村居民冠心病死亡率为122.04/10万，农村地区高于城市地区。无论是城市地区还是农村地区，男性冠心病死亡率均高于女性。

【病因和发病机制】

（一）病因

冠心病的病因是冠状动脉粥样硬化，其原因尚未完全明了，一般认为是多因素作用于不同环节累积的后果。这些因素亦称为冠心病的危险因素或易患因素。

1. 高血压　为冠心病发病的独立危险因素。收缩压升高与脉压增大与冠心病发病密切相关。

2. 代谢因素　脂代谢紊乱与冠心病发病密切相关，其中低密度脂蛋白胆固醇的升高与高密度脂蛋白胆固醇的降低较为重要。胰岛素抵抗及高同型半胱氨酸血症也被认为与冠心病发病有关。

3. 吸烟　为公认的冠心病的主要危险因素之一。流行病学研究显示，与不吸烟者相比，男性吸烟者致死性心肌梗死的发生率比不吸烟者高2~3倍，女性高1.5~3倍。

4. 糖尿病　与冠心病关系密切。男性糖耐量异常者，发生冠心病的危险较血糖正常者增加50%，女性增加2倍。

5. 性别与年龄　为客观存在且不可改变的危险因素。40岁以上、男性发病率升高。

6. 其他　研究显示，A型性格、缺乏体力活动、早发冠心病家族史及遗传因素、饮酒、饮食因素、超重、睡眠呼吸暂停综合征、长期口服避孕药等，与冠心病发病相关。另外，病毒及衣原体感染等亦被认为是冠心病的危险因素。

（二）发病机制

对动脉粥样硬化的发病机制，曾有多种学说从不同角度阐述，近年来动脉粥样硬化的内皮损伤反应学说被不断修改和充实，目前多数学者支持该学说。该学说认为，长期高脂血症导致胆固醇和氧化修饰低密度脂蛋白（ox- LDL）等对动脉内皮产生损伤，单核细胞黏附在内皮细胞上的数量增多，并移入内膜下成为巨噬细胞，通过清道夫受体吞噬 ox- LDL，转变为泡沫细胞形成脂质条纹。由巨噬细胞合成和分泌血小板源生长因子、内皮细胞生长因子、成纤维细胞生长因子和转化生长因子。这些因子共同促使脂肪条纹演变为纤维脂肪病变，再发展为纤维斑块。动脉内皮损伤，血小板黏附于内膜，形成附壁血栓，血小板释出强力的生长因子，包括巨噬细胞释出的上述 4 种因子进入动脉壁，使平滑肌细胞增生而促发动脉粥样硬化。此为目前公认的冠心病的主要发病机制。

【临床分型】

（一）WHO 临床分型

1. 无症状心肌缺血　又称隐匿型冠心病，患者无症状，但存在心肌缺血的证据，病理学检查心肌无明显组织形态学改变。

2. 心绞痛　因急性心肌供血不足所诱发，呈发作性心肌缺血性胸痛，是常见的临床类型。

3. 心肌梗死　因冠状动脉闭塞引起的心肌缺血性坏死，是冠心病严重的临床类型。

4. 缺血性心肌病　因心肌缺血及纤维化等原因所致，表现为心脏扩大、慢性心力衰竭和心律失常。

5. 猝死　因心肌缺血所致的严重心律失常而导致原发性心脏骤停，突然死亡，没有其他原因可解释。

（二）按发病特点分类

1. 慢性心肌缺血综合征（CIS）　亦称为慢性冠脉病（CAD），包括稳定型心绞痛、冠脉正常的心绞痛、无症状心肌缺血和缺血性心肌病。

2. 急性冠状动脉综合征（ACS）　又分为非 ST 段抬高型 ACS（NSTEACS）和 ST 段抬高型 ACS（STEACS）。NSTEACS 包括不稳定性心绞痛（UA）和非 ST 段抬高型心肌梗死（NSTEMI），STEACS 即 ST 段抬高型心肌梗死（STEMI），冠心病猝死亦属于 ACS 范畴。ACS 共同的病理基础是不稳定的粥样硬化斑块发生各种变化，如斑块内出血使其迅速增大或斑块纤维帽破裂，局部血小板激活聚集形成血栓，血管发生痉挛等，引起冠脉不完全或完全性阻塞，而发生严重的胸痛等表现，需紧急处理。ACS 的临床表现存在差异，及时识别 ACS 及其类型，关系到治疗方法的优选与处理。

（1）**不稳定性心绞痛**　是介于稳定型心绞痛和急性心肌梗死之间的临床综合征，常继发于冠状动脉粥样硬化斑块破裂形成的非闭塞性血栓导致的冠脉不完全性阻塞，未引起心肌坏死标记物增高，可为急性心肌梗死的先兆表现。

（2）**非 ST 段抬高型心肌梗死（NSTEMI）**　不出现 ST 段抬高但有心肌坏死证据的急性心肌

缺血事件，多为非 Q 波性 AMI。

（3）ST 段抬高型心肌梗死（STEMI）　新发的 ST 段抬高的 ACS 患者。

第二节　慢性心肌缺血综合征

慢性心肌缺血综合征（chronic ischemic syndrome，CIS）又称为慢性冠脉病（chronic coronary artery disease，CAD），是指以慢性反复发作的心肌缺血或心力衰竭、心律失常为主要临床表现的一类冠心病，包括稳定型心绞痛、冠脉正常的心绞痛、无症状心肌缺血和缺血性心肌病，其中以稳定型心绞痛为多见。本节主要介绍稳定型心绞痛。

稳定型心绞痛

心绞痛（angina pectoris）是指因冠状动脉供血不足，心肌急剧的、短暂的缺血缺氧所引起的临床综合征，可伴心功能障碍，但不发生心肌坏死。稳定型心绞痛（stable angina pectoris）指稳定型劳累性心绞痛，是冠状动脉的严重狭窄稳定在一定的范围，由于体力劳累、情绪激动或其他增加心肌耗氧量的情况所诱发心肌急剧的、暂时的缺血与缺氧，引起时限相仿（3~5 分钟）的心绞痛，且每次发作的性质、诱因和部位等无改变，休息或含服硝酸酯制剂后可缓解。稳定型心绞痛患者经治疗后症状可缓解或消失，但有发生急性心肌梗死及猝死的危险。

【病因和发病机制】

本病是多病因的疾病，具体病因尚未明确。心绞痛多见于男性，多数患者在 40 岁以上，劳累、情绪激动、饱食、受寒、急性循环衰竭等可诱发。除冠状动脉粥样硬化外，其他如主动脉瓣狭窄或关闭不全、梅毒性主动脉炎、原发性肥厚型心肌病、先天性冠状动脉畸形、风湿性冠状动脉炎等亦能引起本病。

生理情况下，心肌细胞从动脉血中的摄氧量为 65%~75%，为组织摄氧率的最大值，当心肌需氧量增加时，代偿主要依赖增加冠状动脉的血流量。稳定型心绞痛的主要发病机制是冠脉内形成粥样硬化病变，导致管腔狭窄或分支闭塞，同时，其扩张性代偿能力减弱，血流量减少且相对固定，出现冠状动脉供血与心肌需求之间失去平衡。静息状态下可无明显症状，当心脏负荷突然增加，需血量增多，超过了冠状动脉供血的代偿能力；或需血量虽不增多，但冠脉痉挛，供血量下降；或上述因素同时存在，引起心肌急剧、暂时的缺血缺氧而发生心绞痛。

心绞痛时疼痛的产生机制是在缺血缺氧情况下，心肌内积聚过多的酸性代谢产物如乳酸、丙酮酸、磷酸及多肽类物质等，刺激心脏内自主神经传入纤维末梢，经 1~5 胸交感神经节和相应的脊髓段传至大脑，产生疼痛感觉。这种痛觉反映在与自主神经进入水平相同脊髓段的脊神经所分布的区域，即胸骨后及左肩、左上肢前内侧至小指的皮肤。

【病理】

稳定型心绞痛患者至少有一支冠状动脉的主支管腔显著狭窄达横切面的 70% 以上。有侧支循环形成者，则有关的冠状动脉阻塞更严重。另一方面，发现 15% 的心绞痛患者，其冠状动脉的主要分支无明显狭窄，提示患者的心肌血供和氧供不足可能是冠状动脉痉挛、冠状动脉循环的小动脉病变、血红蛋白和氧的解离异常、交感神经过度兴奋、儿茶酚胺分泌过多或心肌代谢异常等所致。

【病理生理】

患者在心绞痛发作之前，常有血压增高、心率增快、肺动脉压和肺毛细血管压增高的变化，反映心脏和肺脏的顺应性减低。发作时可有左室收缩力和收缩速度降低、射血速度减慢，左室收缩压下降，心搏量和心排血量降低、左室舒张末期压增加等左室收缩和舒张功能障碍的病理生理变化。左心室壁可呈收缩不协调或部分心室壁有收缩减弱的现象。

【临床表现】

（一）症状

发作性胸痛是心绞痛的主要临床表现。

1. 典型心绞痛

（1）部位　典型患者疼痛位于胸骨上、中段之后，波及心前区，约手掌范围大小，界限不清，可放射至左肩、左上肢内侧达无名指和小指，或放射至颈、咽喉或下颌部。

（2）性质　胸痛常为压迫性、紧缩性或憋闷感，可伴有灼烧感、濒死感及恐惧感，出现强迫停立位；不典型患者仅有胸闷不适。

（3）诱因　疼痛发作常由体力劳动或情绪激动诱发，常发作于饱食、寒冷、吸烟、心动过速、休克等状态下，疼痛多发生于诱因出现的当时。相似的诱因强度下，晨起时较午后易发，与晨间交感神经张力增高有关。

（4）持续时间　疼痛出现后逐渐加重，一般持续 3~5 分钟，多数发作持续时间不超过 30 分钟。可数天或数周发作 1 次，亦可 1 天内多次发作。

（5）缓解方式　一般去除诱因即可缓解；舌下含服硝酸甘油可在数分钟内缓解。

2. 不典型心绞痛　是指典型心绞痛的 5 个特点中某些表现不典型，如胸痛部位不在胸骨后，而在胸骨下段、上腹部、左或右胸、颈、下颌及牙齿等；性质不典型，表现为烧灼感、闷胀感，或仅有左前胸不适等；疼痛持续时限仅数秒钟或不适感（多为闷感）持续整天或数天等。

（二）体征

心绞痛发作时可出现心率增快、血压一过性升高，表情焦虑或恐惧，皮肤冷或汗出，心尖区可闻及第四心音或第三心音奔马律、第二心音分裂及交替脉。出现乳头肌缺血致功能失调引起二尖瓣关闭不全时，可闻及心尖区暂时性收缩期杂音。发作过后可完全恢复至发病前状态。

【辅助检查】

1. 实验室检查　检测血糖、血脂、血同型半胱氨酸、血尿酸等代谢指标，可以了解患者现存的冠心病易患因素，并可指导治疗；心肌损伤标记物包括心肌肌钙蛋白 I 或 T 及肌酸磷酸激酶同工酶（CK-MB）等，有助于排除 ACS；其他常规检查包括血常规、甲状腺功能检查等。

2. 心电图检查　心绞痛发作时获得心肌缺血的心电图证据，是诊断冠心病心绞痛的重要依据。约有半数心绞痛患者，在未发作时 ECG 正常，部分患者可有 ST 段下移和（或）T 波倒置、各种早搏、房室或束支传导阻滞等心律失常，极少数患者可有陈旧性心肌梗死的表现。运动负荷试验、动态心电图或心绞痛发作时的 ECG 记录，绝大部分患者可有特征性的缺血改变，即在以 R 波为主的导联中 ST 段呈水平型下移和（或）T 波倒置；变异型心绞痛发作时则相关导联 ST 段呈弓背向上抬高，发作过后数分钟内逐渐恢复。

3. 放射性核素检查　不作为常规检查，可协助提供心肌缺血的客观证据，多采用^{201}Tl（铊）-心肌显像或兼做负荷试验。因心肌摄取^{201}Tl的量与心肌血流成正比，故缺血或坏死心肌表现为放射性稀疏或缺损区。3小时后再分布，如为心肌缺血引起，稀疏或缺损则消失；如为心肌梗死则缺损区持续存在。用^{201}Tl负荷试验，可检出静息时心肌无缺血的患者。用^{99m}Tc（锝）标记红细胞行心室血池显影有助于了解室壁运动、心室的射血分数等。

4. 冠状动脉造影　对冠心病具有确诊价值。其主要指征：①经内科治疗无效的心绞痛，需明确冠状动脉病变情况以考虑介入治疗或旁路移植术。②胸痛似心绞痛而不能确诊者。③中老年患者心力衰竭、心律失常、心脏增大，疑有冠心病而无创性检查未能确诊者。通过造影可发现各支动脉狭窄性病变的部位并估计其程度。一般认为，管腔狭窄大于70%可确诊，狭窄在50%~70%者也有一定的诊断意义。

5. 其他检查　冠脉CTA已用于冠脉病变的诊断；超声心动图可探测到缺血区室壁运动异常；磁共振显像可同时获得心脏解剖、心肌灌注与代谢、心室功能及冠状动脉成像的信息；胸部X线摄片多无异常，或见主动脉增宽、心影增大、肺充血；冠状动脉内超声显像可显示血管壁的粥样硬化病变。

【诊断与鉴别诊断】

（一）诊断依据

根据典型心绞痛的发作特点和体征，结合实验室检查及冠心病危险因素，除外其他原因所致的心绞痛，一般即可诊断。心电图检查包括发作时、静息时、动态或运动负荷心电图有特征性改变，对诊断有重大意义。对运动负荷试验须排除假阳性或假阴性结果，必要时可做放射性核素心肌显像、冠脉CT造影三维重建，或MRI、冠状动脉造影等检查，以明确诊断。

（二）鉴别诊断

1. 急性冠状动脉综合征　包括不稳定型心绞痛、非ST段抬高型心肌梗死、ST段抬高型心肌梗死。不稳定型心绞痛的疼痛部位、性质、发作时心电图改变等与稳定型心绞痛相似，但发作的劳力性诱因不如稳定型心绞痛典型，常在休息或较轻微活动下可诱发；1个月内新发的或明显恶化的劳力性心绞痛，也属于不稳定型心绞痛。心肌梗死的疼痛部位与稳定型心绞痛相仿，但性质更剧烈，持续时间多超过30分钟，可长达数小时，可伴有心律失常、心力衰竭或（和）休克，含用硝酸甘油多不能缓解，心电图有典型的特征性改变及动态演变过程。实验室检查示心肌坏死标记物（肌红蛋白、肌钙蛋白或CK-MB等）增高；可有白细胞计数增高和红细胞沉降率增快。

2. 心脏神经症　胸痛为短暂（几秒钟）的刺痛或持续（几小时）的隐痛，部位多在左胸乳房下心尖部附近，或常有变动，多出现于劳累后而不在当时，轻体力活动反觉舒服，有时可耐受较重劳动而不发生胸痛或胸闷。发作时无心电图改变，含硝酸甘油不能缓解，常伴有叹息性呼吸和心悸、乏力、失眠等其他神经症症状。

3. 肋间神经痛　疼痛常沿肋间分布，不一定局限在前胸，为刺痛或灼痛，多为持续性而非发作性，用力呼吸、咳嗽、转动身体可加重疼痛。

4. 不典型神经痛　肌肉、骨、关节疾病，如胸肌劳损、颈椎病、胸椎病、肩关节及周围韧带病变、肋软骨炎等，均可出现类似心绞痛症状，但这些病变都有局部压痛，疼痛常与某些姿势及动作有关，仔细局部查体和X线检查常可明确诊断。

5. 胆和上消化道病变 如贲门痉挛、胆囊炎、胆石症、消化性溃疡等。贲门痉挛多发生于饮食过快时,与劳力无关;消化性溃疡有与进餐时间相关的规律性,且疼痛时间较长;胆囊炎和胆石症均有局部压痛,需注意同时有胆系疾患和心绞痛并存的患者,胆绞痛又能引起心绞痛发作,必须仔细鉴别诊断。

6. 其他疾病引起的心绞痛 严重的主动脉瓣狭窄或关闭不全、冠状动脉口狭窄或闭塞、肥厚型心肌病等均可引起心绞痛,应根据其他临床表现及辅助检查结果进行鉴别。

【病情评估】

(一) 严重度分级

加拿大心血管病学会(CCS)将心绞痛严重度分为4级。

Ⅰ级:指轻体力活动不受限,如步行、登楼等,但强力、快速或持续用力时发作心绞痛。

Ⅱ级:指轻体力活动轻度受限,快步、饭后、精神应激、寒冷或刮风中或醒后数小时内发生心绞痛;或平地步行200m以上或登楼一层以上受限。

Ⅲ级:指轻体力活动明显受限,如平地步行200m或登楼一层即发生心绞痛。

Ⅳ级:指轻微活动或休息时即可引起心绞痛。

(二) 死亡风险评估

稳定型心绞痛患者大多数可以生存很多年,但有进展为不稳定型心绞痛及发生急性心肌梗死及猝死的危险,决定预后的主要因素为冠状动脉病变范围和心功能。

【治疗】

治疗原则:稳定型心绞痛的治疗原则是消除诱因;提高冠状动脉的供血量,降低心肌耗氧量;同时治疗动脉粥样硬化;提高生活质量,延长生存期。

(一) 发作时的治疗

其目的为迅速终止发作。

1. 休息 立即停止活动,去除诱因,必要时予以镇静药物,有条件可吸氧。

2. 药物治疗 主要使用硝酸酯制剂。作用机制:①扩张冠脉,降低血流阻力,增加冠脉循环血流量。②扩张周围血管,减少静脉回心血量,降低心室容量、心腔内压、心排血量和血压,减低心脏前后负荷。③减低心肌耗氧量。不良反应为头昏、头胀痛、头部跳动感、面红、心悸等,偶有血压下降。禁忌证为青光眼、低血压、颅内压增高等。

(1) 硝酸甘油 0.3~0.6mg,舌下含化,1~2分钟起效,0.5小时后作用消失;必要时可重复使用。该药对约92%的患者有效;长时间反复应用可产生耐药性,停用10小时以上可恢复疗效。

(2) 硝酸异山梨酯 5~10mg,舌下含化,2~3分钟起效,作用维持2~3小时。

(二) 缓解期的治疗

1. 改善症状,减轻缺血发作 规范药物治疗,积极控制危险因素,保持良好心态、动静有度的健康生活方式,是防止心绞痛反复发作的重要措施。

(1) 硝酸酯制剂 ①硝酸异山梨酯5~20mg,每日3次,服后半小时起作用,持续3~5小时。缓释制剂药效可维持 12 小时，可用 20mg，每日 2 次。②5-单硝酸异山梨酯，为长效制剂，无肝脏首过效应，生物利用度近 100%，每次 20~40mg，每日 2 次。③硝酸甘油的长效制剂、皮肤贴片等。

（2）β 受体阻滞剂　通过阻断拟交感胺类对心脏受体的作用，减慢心率，降低血压，减低心肌收缩力和氧耗量，缓解心绞痛的发作。此外，使非缺血的心肌区小动脉收缩，增加缺血区的血流量，改善心肌代谢，抑制血小板聚集；还可减低运动时血流动力的反应，使心肌氧耗量在同一运动量水平上明显减少。该类药与硝酸酯类有协同作用，开始使用剂量要小，以免引起体位性低血压等；避免突然停用，以防诱发心肌梗死的可能；低血压、支气管哮喘及心动过缓、二度及以上房室传导阻滞者禁用。常用药物：①美托洛尔 25~50mg，每日 2 次。②比索洛尔 2.5~5mg，每日 1 次。③卡维地洛 25mg，每日 2 次。

（3）钙通道阻滞剂　抑制钙离子进入细胞内，因而抑制心肌收缩，减少氧耗；扩张冠状动脉，解除冠脉痉挛；扩张周围血管，降低动脉压，减轻心脏负荷；降低血黏度。常用药物有维拉帕米、硝苯地平、氨氯地平、地尔硫䓬等，目前推荐使用缓释、控释等长效制剂。主要不良反应为头痛、头晕、乏力等。

（4）曲美他嗪　通过抑制脂肪酸氧化和增加葡萄糖代谢，改善心肌氧的供需平衡而治疗心肌缺血，每次 20mg，每日 3 次，饭后服。

2. 改善预后的药物

（1）抗血小板聚集药物　肠溶阿司匹林 100mg，每日 1 次；双嘧达莫 25~50mg，每日3~4次；氯吡格雷首次剂量 300mg，以后 75mg，每日 1 次。

（2）β 受体阻滞剂　可显著降低心血管事件的发生率，用法同上。

（3）他汀类药物　能有效降低 TC 和 LDL-C，还有延缓斑块进展和抗炎等调脂以外的作用。所有冠心病患者均应使用他汀类药物。常用药物：阿托伐他汀 10~40mg，每晚 1 次；普伐他汀 20~40mg，每晚 1 次；氟伐他汀 40~80mg，每晚 1 次。他汀类药物的总体安全性较高，但在长期应用或大剂量强化调脂治疗时，仍应注意检测转氨酶及肌酸激酶等生化指标，及时发现药物可能引起的肝脏损害和肌病。

（4）ACEI 或 ARB　并非控制心绞痛的药物，但可降低缺血性事件的发生。ACEI 能逆转左室肥厚及血管重构，延缓动脉粥样硬化进展，能减少斑块破裂和血栓形成；另外，有利于心肌氧供/氧耗平衡和心脏血流动力学，并降低交感神经活性。不能耐受 ACEI 类药物者可使用 ARB 类，可以降低冠心病患者心血管死亡、非致死性心肌梗死的危险性，合并高血压、糖尿病、心功能不全的稳定型心绞痛患者均应使用。常用药物：卡托普利 12.5~50mg，每日 3 次；依那普利 5~10mg，每日 2 次；雷米普利 5~10mg，每日 1 次。不能耐受的患者改用 ARB，常用氯沙坦 50~100mg/d，或厄贝沙坦 75~150/d 等。

（三）介入治疗

目前用于冠心病的经皮冠状动脉介入治疗（percutaneous coronary intervention，PCI）包括经皮穿刺腔内冠状动脉成形术（percutaneous transluminal coronary angioplasty，PTCA）及支架植入术、冠状动脉粥样斑块消除术、经皮激光血运重建术等介入性治疗技术。

（四）主动脉-冠状动脉旁路移植术

主动脉-冠状动脉旁路移植术（coronary artery bypass grafting，CABG）是取自身动脉或静脉血管，一端吻合在主动脉，另一端与病变冠状动脉段的远端吻合，实现血运重建。

（五）冠心病的预防

1. 一级预防　通过干预生活方式、戒烟限酒等，预防动脉粥样硬化及冠心病。

2. 二级预防　对已有冠心病和心肌梗死病史者，应预防再次梗死和其他心血管事件。二级预防的综合措施概括为 A、B、C、D、E 5 个方面。

A：aspirin 抗血小板聚集（或氯吡格雷等）；anti-anginal therapy 抗心绞痛治疗（硝酸酯类）。

B：beta-blocker 预防心律失常，减轻心脏负荷；blood pressure control 控制血压达标。

C：cholesterol lowing 控制血脂水平；cigarettes quitting 戒烟。

D：diet control 控制饮食；diabetes treatment 治疗糖尿病。

E：education 普及有关冠心病的教育，包括患者及其家属；exercise 鼓励有计划的、适当的运动锻炼。

3. 三级预防　是针对 ACS 的危重患者的救治及康复，预防和延缓并发症的发生，降低死亡率，包括尽快转送患者至"胸痛中心"的绿色通道，接受及时的规范治疗，急性期严密监测病情变化及并发症的发生，及时给予对症治疗，患者一旦病情平稳，尽早进行系统的心脏康复治疗。

无症状心肌缺血（隐匿型冠心病）

无症状心肌缺血又称隐匿性冠心病，是指没有心绞痛的临床症状，但有心肌缺血的客观证据（如心电活动、左室功能、心肌血流灌注及心肌代谢等异常）的疾病。现已明确，无痛性心肌缺血是一种较心绞痛更为常见的心肌缺血状态。无症状心肌缺血发生的确切机制仍不十分清楚，但缺血发作的根本原因是心肌供氧与需氧量之间的不平衡已取得共识。无症状心肌缺血的治疗目的为冠心病二级预防，预防心肌梗死或者死亡。此类患者可能为早期冠心病，也可能转为心绞痛和心肌梗死，亦可能发生心力衰竭和心律失常。有效防止心肌缺血发作的药物对减少或者消除无症状心肌缺血的发作有效，联合用药效果更好。

缺血性心肌病

缺血性心肌病属于冠心病的一种特殊类型或晚期阶段，是指由冠状动脉粥样硬化引起长期心肌缺血，导致心肌弥漫性纤维化，产生与原发性扩张型心肌病类似的临床表现，多发于 40 岁以上成人，男性发病早于女性。缺血性心肌病可分为充血型缺血性心肌病和限制型缺血性心肌病，以充血型缺血性心肌病较为常见，常见典型症状有心绞痛、心力衰竭、心律失常、血栓和栓塞等。本病较难治愈，患者有严重并发症，病死率较高。

第三节　急性冠状动脉综合征

急性冠状脉动脉综合征（acute coronary syndrome，ACS）是一组由急性心肌缺血引起的临床综合征，主要包括非 ST 段抬高型急性冠脉综合征（non-ST segment elevation acute coronary syndrome，NSTEACS）和 ST 段抬高型心肌梗死（ST segment elevation myocardial infarction，STEMI）。其中非 ST 段抬高型急性冠脉综合征包括不稳定型心绞痛（unstable angina pectoris，UA）和非 ST 段抬高型心肌梗死（non-ST segment elevation myocardial infarction，NSTEMI）。动脉粥样硬

化不稳定斑块破裂或糜烂导致冠状动脉内血栓形成，被认为是大多数 ACS 发病的主要病理基础。血小板激活在其发病过程中起着非常重要的作用。

不稳定型心绞痛和非 ST 段抬高型心肌梗死

不稳定型心绞痛（UA）是介于稳定型心绞痛与急性心肌梗死之间的临床状态，在粥样硬化病变的基础上继发病理改变，如冠状动脉内膜下出血或斑块破裂等导致的 ACS，是常见临床类型。其临床特征：①过去未发生过心绞痛，初次发生心绞痛时间未到 1 个月，且常因较轻的负荷而诱发。②原为稳定型心绞痛，在 1 个月内疼痛的频率、程度、时限、诱因经常变动且有加重趋势，服用硝酸酯制剂后不易缓解。③休息状态下发作心绞痛或较轻微的负荷即可诱发。④变异型心绞痛：指在心绞痛发作时，心电图有 ST 段抬高的表现。⑤继发性 UA：指原有稳定的阻塞性冠状动脉病变者，由于贫血、感染、甲亢、心律失常等原因所诱发的心绞痛。⑥心绞痛发作时监测心肌坏死标志物均在正常范围内。

非 ST 段抬高型心肌梗死（NSTEMI）与不稳定型心绞痛发病机制和临床表现相似，但严重程度不同。两者的区别主要是缺血是否严重到导致心肌损伤，并且可以定量检测到心肌损伤标志物的升高。

不稳定型心绞痛和非 ST 段抬高型心肌梗死合称为非 ST 段抬高型急性冠脉综合征（NSTEACS）。此类患者远期预后较差，常发生再梗死或猝死。

【病因和发病机制】

本病的发病特征为冠状动脉内膜下出血、斑块破裂，破损处血小板与纤维蛋白凝集形成血栓，冠状动脉痉挛，以及远端小血管栓塞引起急性或亚急性心肌供氧减少，在不稳定粥样硬化斑块破裂或糜烂基础上，发生血小板聚集，继发血栓形成、冠状动脉痉挛收缩、微血管栓塞等病理改变，导致急性或亚急性心肌供氧的减少和缺血加重。虽然也可因劳力负荷加重而诱发，但劳力负荷中止后胸痛并不能缓解。其中，NSTEMI 常因心肌严重的、持续性的缺血导致部分心肌发生坏死，出现灶性或心内膜下心肌坏死的病理改变。

【病理及病理生理】

NSTEACS 的病理生理基础主要为冠状动脉严重狭窄和（或）易损斑块破裂或糜烂，继而急性血栓形成，伴或不伴血管收缩、微血管栓塞，引起冠状动脉血流骤减和心肌缺血。持续而严重的缺血可导致部分心肌发生坏死，如坏死未及心室壁厚度的 1/2，称为心内膜下心肌梗死，因心电图中无 Q 波出现，又称为无 Q 波心肌梗死，目前归类为 NSTEMI。

【临床表现】

（一）症状

UA 及 NSTEMI 患者胸部不适的性质与典型的稳定型心绞痛相似，通常程度更重，持续时间更长，可达数十分钟，胸痛在休息时也可发生。以下临床表现有助于诊断：①诱发心绞痛的体力活动阈值降低。②心绞痛发作的频率、严重程度、时限增加。③出现静息或夜间心绞痛。④胸痛放射至新的部位。⑤发作时伴有新的相关症状。⑥常规休息或含服硝酸甘油只能暂时甚至不能完全缓解症状。症状不典型者临床也不少见，尤其是糖尿病患者和老年女性患者，可出现无痛性心肌缺血事件。

（二）体征

本病发作时常有心率增快、血压升高、皮肤湿冷、出汗等，有时可出现第四心音或第三心音奔马律，暂时性心尖部收缩期杂音，第二心音分裂及交替脉等。

【辅助检查】

1. 心电图

（1）不稳定型心绞痛　特征性的心电图异常改变包括 ST 段下移、一过性 ST 段抬高和 T 波改变。

（2）非 ST 段抬高型心肌梗死　①特征性改变：ST 段显著压低≥0.1mV，但 aVR 导联（有时还有 V₁ 导联）ST 段抬高或有对称性 T 波倒置；也可见仅有 T 波倒置改变的心肌梗死。②动态性改变：先表现 ST 段压低，继而 T 波对称性倒置，并逐渐加深。③无显著的 QRS 波群的变化。

2. 心肌损伤标志物检测　血清肌钙蛋白（cTn）是 NSTEACS 最敏感和最特异的生物标志物，也是诊断和危险分层的重要依据之一。cTn 增高或增高后降低，并至少有 1 次数值超过正常上限，提示存在心肌损伤或坏死。与 cTn 比较，肌酸磷酸激酶同工酶（CK-MB）在心肌梗死后迅速下降，故对判断心肌损伤的时间和诊断早期再梗死具有补充依据的价值。

3. 冠状动脉造影及其他侵入性检查　冠状动脉造影可以提供详细的血管情况，明确诊断、指导治疗并评估预后。冠脉内超声显像和光学相关断层显像可以准确提供斑块分布、大小、性质，有无斑块破溃及血栓形成等更准确的冠脉腔内影像资料。

4. 其他无创影像学检查　对无反复胸痛发作病史、心电图正常和 cTn 水平正常，但疑似 ACS 的患者，可考虑行无创药物或运动负荷检查，以诱导缺血发作，协助诊断。超声心动图检查可帮助评估左心室功能；冠状动脉 CT 血管成像也可协助初步了解冠脉情况。

【诊断与鉴别诊断】

（一）诊断依据

根据典型的心绞痛症状、典型的缺血性心电图改变及心肌损伤标志物（cTn 或 CK-MB）检测结果，可以做出 UA 或 NSTEMI 的诊断。对 NSTEMI，实验室检查的诊断价值更大。冠状动脉造影仍是诊断冠心病的重要方法，可以直接显示冠状动脉狭窄程度，对决定治疗策略有重要意义。

（二）鉴别诊断

本病应与 STEMI 相鉴别，见本节"ST 段抬高型心肌梗死"部分；与其他疾病的鉴别诊断参见本章第一节"稳定型心绞痛"部分。

【病情评估】

UA 和 NSTEMI 患者临床表现严重程度不一，主要是由于基础的冠状动脉粥样病变的严重程度和病变累及的范围不同，同时形成急性血栓进展至 STEMI 的危险性不同。为选择个体化的治疗措施，须尽早进行严重度分级或危险分层。通过发作频度及表现可进行严重程度分级，通过对患者的危险分层，可评估病情及预后。NSTEACS 的危险分层方法有很多，目前较常用的是 TIMI 危险分层、GRACE 危险分层，用于 NSTEMI 患者缺血风险和预后评估；接受冠状动脉造影的患者，需用 CRUSADE 评分预测严重出血的风险。2020 年"ESC 指南"中将危险分层关联侵入性治疗时机的选择，将诊断与治疗有机地结合。

（一）UA 严重度分级

根据心绞痛的特点和基础病因，UA 的 Braunwald 分级如下。

Ⅰ级：严重的初发型心绞痛或恶化型心绞痛，无静息疼痛。

Ⅱ级：亚急性静息型心绞痛（1 个月内发生过，但 48 小时内无发作）。

Ⅲ级：急性静息型心绞痛（在 48 小时内有发作）。

Ⅰ、Ⅱ、Ⅲ级 UA 患者 1 年内死亡或心肌梗死发生率分别为 7.3%、10.3%、10.8%。

（二）危险分层

1. UA 的危险分层　临床分为 3 组。

（1）低危组　指新发或原有心绞痛加重，程度为 CCS 分级（详见本章第一节）Ⅲ级或Ⅳ级，发作时 ST 段下移≤1mm，持续时间不足 20 分钟，但缓解期心电图正常或无改变。

（2）中危组　指 1 个月内发作 1 次或数次，但 48 小时未发，静息或梗死后心绞痛持续不足 20 分钟，心电图有 T 波倒置，或病理性 Q 波。

（3）高危组　指 48 小时内心绞痛反复发作，静息心绞痛并有一过性 ST 段改变，或新发生束支传导阻滞或室速，持续超过 20 分钟。

2. TIMI 危险分层　简便易用，但对患者远期预后的预测价值较差。该方法将纳入的 7 个项目分别赋予 0 分或 1 分，有则计 1 分，无则计 0 分，共计 7 分，根据具体得分评估危险性：0~2 分为低危；3~4 分为中危；5~7 分 2 为高危（表 18-1）。

表 18-1　NSTEACS 的 TIMI 评分

计分项	分值
≥3 个冠心病危险因素	1
既往冠心病史，冠脉狭窄≥50%	1
过去 7 天内使用过阿司匹林	1
最近 24 小时内出现的严重心绞痛（至少 2 次心绞痛发作）	1
心肌损伤标志物升高	1
ST 改变≥0.5mm	1
年龄≥65 岁	1

3. GRACE 危险分层　是 ACS 患者危险分层及个体化治疗的有效依据，可以有效预测患者的临床预后，并准确预测 ACS 院内的临床结局，准确预测 ACS 患者的远期死亡风险，"国际指南"建议入院、出院、门诊随访均需行 GRACE 危险分层（表 18-2，表 18-3）。

表 18-2　GRACE 危险分层相关指标与分值表（入院 24 小时）

年龄（岁）	分值	心率（bpm）	分值	收缩压（mmHg）	分值	血肌酐（mg/dL）	分值	Killip 分级	分值	危险因素	分值
<30	0	<50	0	<80	58	0~0.39	1	I	0	入院时心脏骤停	39
30~39	8	50~69	3	80~99	53	0.4~0.79	4	II	20	ST-T 改变	28
40~49	25	70~89	9	100~119	43	0.8~1.19	7	III	39	心肌损伤标志物升高	14
50~59	41	90~109	15	120~139	34	1.2~1.59	10	IV	59		
60~69	58	110~149	24	140~159	24	1.6~1.99	13				
70~79	75	150~199	38	160~199	10	2~3.99	21				
80~89	91	≥200	46	≥200	0	≥4	28				

表 18-3　GRACE 危险分层及其死亡风险

危险级别	GRACE 评分	院内死亡风险（%）	GRACE 评分	出院后 6 个月死亡风险（%）
低危	≤108	<1	≤88	<3
中危	109~140	1~3	89~118	3~8
高危	>140	>3	>118	>8

4. 不稳定性心绞痛死亡或非致死性心肌梗死短期危险分层　结合患者的年龄、存在的心血管危险因素、心绞痛的严重程度、心电图改变、心肌损伤标志物变化及是否行血运重建等多项指标（表 18-4）。

表 18-4　不稳定性心绞痛死亡或非致死性心肌梗死短期危险分层

项目	高度危险（至少具备下列 1 项）	中度危险（无高度危险性特征但至少具备下列 1 项）	低度危险（无高、中度危险性特征但至少具备下列 1 项）
病史	心肌缺血症状在 48 小时内恶化	既往有心肌梗死、脑血管病、冠状动脉旁路移植手术，或使用阿司匹林	
疼痛特点	静息性胸痛时间>20 分钟	静息性胸痛时间>20 分钟，但目前已缓解，并有中度或高度冠心病可能；静息性胸痛经休息或含服硝酸甘油缓解，持续<20 分钟	过去的 2 周内新发的 CCS 分级 III~IV 级心绞痛，但无>20 分钟的静息性胸痛，有中度或高度冠心病可能
体征	有心肌缺血引发的肺水肿的体征；年龄>75 岁	年龄>70 岁	
心电图	静息性心绞痛伴有一过性 ST 段改变>0.05mV，新出现束支传导阻滞或持续性心动过速	T 波倒置>0.2mV，病理性 Q 波	胸痛发作时心电图正常或较前无变化
心肌损伤标志物	cTnT>0.1μg/L	cTnT>0.01μg/L 但<0.1μg/L	正常

5. 2020 年 ESC 的危险分层　进一步细化侵入策略风险分层，分为极高危、高危、中危和低危 4 个分层，并推荐极高危患者应在 2 小时内立即实施侵入性治疗（图 18-1）。

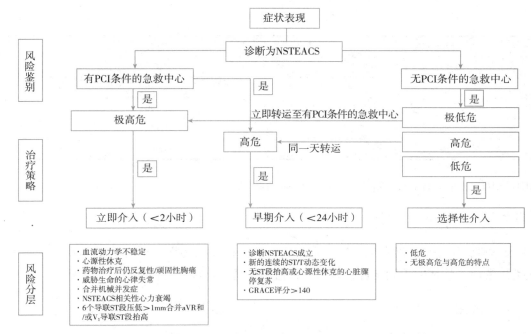

图 18-1　2020 年 ESC 关于 NSTEACS 的侵入策略风险分层

（三）CRUSADE 评分

CRUSADE 评分用于预测严重出血的风险，协助制订抗凝、抗血小板聚集药治疗方案（表 18-5）。

表 18-5　CRUSADE 预测严重出血的风险评分

预测因子		评分	预测因子		评分
项目	结果		项目	结果	
红细胞容积比（%）	<31	9	性别	男性	0
	31～33.9	7		女性	8
	34～36.9	3	心力衰竭症状	否	0
	37～39.9	2		是	7
	≥40	0	既往心血管疾病史	否	0
肌酐清除率（mL/min）	≤15	39		是	6
	>15～30	35	糖尿病	否	0
	>30～60	28		是	6
	>60～90	17	收缩压（mmHg）	≤90	10
	>90～120	7		91～100	8
	>120	0		101～120	5
心率（bpm）	≤70	0		121～180	1
	71～80	1		181～200	3
	81～90	3		≥201	5
	91～100	6	①既往心血管疾病定义为外周动脉疾病或卒中史		
	101～110	8	②肌酐清除率＝（140-年龄）×体重/72×血肌酐；女性按计算		
	111～120	10	结果×0.85		
	≥120	11			

续表

风险分级	评分
极高危	>50
高位	41~50
中危	31~40
低危	21~30
极低危	≤20

GRUSARE 出血危险评分越高，患者的出血风险越高。

【治疗】

UA 及 NSTEMI 是具有潜在危险的严重疾病，其治疗原则是即刻缓解缺血和预防严重不良后果。此类患者由于病情的不确定性，多需严密监测病情变化或住院治疗。

（一）一般治疗

卧床休息，心电监护。有明确低氧血症（动脉血氧饱和度低于 90%）或存在左心室功能衰竭时，需给予氧疗，必要时予以小剂量镇静剂和抗焦虑药物。胸痛剧烈者可应用吗啡。对中、高危险患者，需监测心肌坏死标记物。

（二）缓解疼痛

应用硝酸酯类药物，可选择口服、舌下含服、静脉滴注或微泵注射，用短效或长效制剂。如无禁忌证应尽早开始服用 β 受体阻滞剂，口服剂量应注意个体化，必要时可选用起效迅速的艾司洛尔静脉滴注。非二氢吡啶类钙通道阻滞剂一般作为次选药物，对治疗变异型心绞痛则疗效最佳。

（三）应用他汀类药物

无论血脂是否增高，都应尽早使用他汀类药物。

（四）抗凝与抗血栓药物

肠溶阿司匹林、氯吡格雷和肝素（含低分子肝素）对于 UA 的治疗非常重要，与他汀类药物配合，可防止血栓形成，稳定斑块，阻止病情恶化。对于 UA 高危患者，可加用血小板糖蛋白 Ⅱb/Ⅲa 受体拮抗剂，如阿昔单抗、替罗非班等。肠溶阿司匹林 75~325mg，每日 1 次口服；或氯吡格雷首次剂量 300mg，以后 75mg，每日 1 次口服。低分子肝素如依诺肝素 40mg，每 12 小时 1 次，皮下注射；或肝素首先 60IU/kg 静脉注射，以后 12IU/（kg·h）静脉滴注维持，治疗过程中需根据活化部分凝血活酶时间（APTT）调整肝素用量。禁用溶栓药物，因其有促发心肌梗死的风险。

（五）其他

有条件的医院应做急诊冠脉造影，选择介入治疗或外科手术治疗。UA 病情稳定后，仍需继续予以抗血小板聚集、调脂等治疗，可参照稳定型心绞痛缓解期治疗。

NSTEMI 的住院期间病死率较低，但再梗死率、心绞痛再发生率和远期病死率则较高。对于症状较重、并发症严重者则以介入治疗为首选。

（六）预防

UA 及 NSTEMI 的急性期一般在 2 个月左右，在此期间发生心肌梗死或死亡的风险最高。出院后患者需坚持长期药物治疗，控制缺血症状，降低心肌梗死和死亡的发生风险，包括服用双联抗血小板药物至少 12 个月，其他药物包括他汀类药物、β 受体阻滞剂和 ACEI 或 ARB，严格控制危险因素，适当运动。

ST 段抬高型心肌梗死

ST 段抬高型心肌梗死（STEMI）是指在冠状动脉病变的基础上，冠状动脉供血急剧减少或中断，使相应部分的心肌因严重持久性缺血而发生局部心肌急性坏死，临床上表现为剧烈而较持久的胸骨后疼痛、发热、白细胞计数和血清心肌坏死标志物增高，以及进行性心电图变化，可发生心律失常、休克、心力衰竭，甚至猝死。近年来，我国本病的发病率有明显增高的趋势。ASTEMI 属于冠心病的严重类型，预后不佳。

【病因和发病机制】

本病的基本病因是冠状动脉粥样硬化，少见病因为冠状动脉栓塞、炎症、先天性畸形、痉挛和冠状动脉阻塞等。在冠状动脉粥样硬化病变的基础上，粥样斑块破裂或糜烂，继发血小板聚集并形成血栓，粥样斑块内或其下发生出血、冠状动脉持久痉挛收缩、微血管栓塞，致使冠状动脉 1 支或多支血管发生严重狭窄、闭塞，进而导致急性或亚急性心肌供氧减少和缺血加重。当血供急剧减少或中断，而侧支循环尚未充分建立，使心肌严重而持久地缺血（>20 分钟），导致心肌坏死，即可发生心肌梗死（AMI）。

重体力活动、情绪过分激动、寒冷刺激、饱餐、进食过量高脂饮食、血压急剧升高（心肌需氧量猛增）、休克、脱水、出血、外科手术或严重心律失常（冠状动脉灌流量锐减）等，常是 AMI 发生的诱因；其他如炎症和（或）感染、贫血、先天性动脉畸形、动力性阻塞（冠状动脉痉挛或收缩）、进行性机械性阻塞、甲状腺功能亢进、血液高黏稠状态或低血压等，均可引起 AMI 的发生。

【病理】

（一）冠状动脉病变

冠状动脉有弥漫广泛的粥样硬化病变，至少 1 支，也可多支受累，使管腔狭窄，多数横切面积减少 75% 以上。管腔完全闭塞者约半数以上有血栓形成。个别因冠脉痉挛所致的 AMI 可无严重粥样硬化病变。心肌梗死部位与闭塞的冠脉供血区一致。

1. 左冠状动脉前降支闭塞　导致左心室前壁、心尖部、下侧壁、前间隔和二尖瓣前乳头肌梗死。

2. 右冠状动脉闭塞　导致左心室膈面（右冠状动脉占优势时）、后间隔和右心室梗死，并可累及窦房结和房室结。

3. 左冠状动脉回旋支闭塞　导致左心室高侧壁、膈面（左冠状动脉占优势时）和左心房梗死，可累及房室结。

4. 左冠状动脉主干闭塞 导致左心室广泛梗死；右心室和左、右心房梗死较少见。

（二）心肌病变

急性期时，心肌因缺氧致凝固性坏死，坏死组织周围出现炎症反应。病变常从心室壁的内膜和中层开始，再发展到外层心肌。坏死组织 1~2 周开始吸收，并逐渐纤维化；6~8 周形成瘢痕而愈合，称为陈旧性心肌梗死。在心腔内压力的作用下，坏死的心室壁可导致心脏破裂（心室游离壁破裂、心室间隔穿孔或乳头肌断裂）或逐渐形成室壁瘤。如坏死心肌达心室壁全层或大部分，称为透壁性心肌梗死，心电图中有 Q 波，又称有 Q 波心肌梗死，属于 ST 段抬高型心肌梗死，亦即典型的 AMI。

【病理生理】

本病的病理生理特征主要表现为左心室舒张和收缩功能障碍、血流动力学异常和左心室重构。其严重程度和持续时间取决于梗死的部位、程度和范围。

1. 左心室功能 主要表现为左心室收缩功能减弱、顺应性减低、心肌收缩不协调，左心室压力曲线最大上升速度（dp/dt）减低，舒张末期压增高，舒张和收缩末期容量增多；射血分数减低，心搏量和心排血量下降，心率增快或有心律失常，血压下降。病情严重者，动脉血氧含量降低。急性大面积心肌梗死者，可发生泵衰竭-心源性休克或急性肺水肿。右心室梗死在心肌梗死患者中少见，其主要病理生理改变是急性右心衰竭的血流动力学变化。

2. 心室重构 作为 AMI 的后续改变，包括左心室体积增大、形状改变及梗死节段心肌变薄和非梗死节段心肌增厚，对心室的收缩效应和电活动均有持续不断的影响，在心肌梗死急性期后的治疗中要注意对心室重构的干预。

【临床表现】

本病患者的临床表现与心肌梗死的面积大小、部位、冠状动脉侧支循环情况密切相关。

（一）先兆表现

半数以上的患者有先兆症状，主要表现为在发病前有乏力、胸部不适，活动时心悸、气急、烦躁、心绞痛发作等，其中最常见的先兆表现是原有的稳定型心绞痛变为不稳定型；或既往无心绞痛，突然出现心绞痛发作且发作频繁，胸痛较剧烈，持续时间较长，硝酸甘油疗效差，诱发因素不明显等。同时，心电图示 ST 段呈现一过性明显抬高（变异型心绞痛）或压低，伴有 T 波倒置或增高（"假性正常化"），应警惕近期内发生心肌梗死的可能。若能及时诊断并住院治疗，可使部分患者避免进展为 ASTEMI。

（二）症状

1. 疼痛 胸痛是最早出现和最突出的症状，部位、性质与心绞痛相似，但程度更剧烈，持续时间更长，可达数小时甚至数天。胸痛出现多无诱因，休息和含服硝酸甘油多不能缓解，多伴有烦躁不安、出汗、恐惧、濒死感等。少数患者可无胸痛，表现为休克或急性心力衰竭。部分患者疼痛性质和部位不典型，疼痛可位于下颌至上腹部的任何部位，易被误认为急腹症等。

2. 心律失常 见于大多数患者，多发生于起病的 1~2 天内，其中 24 小时内最多见。以室性心律失常最多见，尤其是室性过早搏动。若室早频发（每分钟 5 次以上）、多源、成对出现或呈短阵室性心动过速，或落在前一个心搏的易损期（R-on-T）时，常为心室颤动的先兆。早期发生室颤是重要的死因，如伴有房室和束支传导阻滞，提示病情严重，危及生命的室速和室颤发生率高达20%。

3. 低血压和休克　疼痛剧烈时常有血压下降，若疼痛缓解后而收缩压仍低于80mmHg，伴有烦躁不安、面色苍白、皮肤湿冷、大汗淋漓、脉细速、尿量减少、神志恍惚，甚至昏厥，提示发生心源性休克，是广泛心肌坏死、心排血量急剧下降所致，可有神经反射致周围血管扩张，或血容量不足等因素参与。

4. 心力衰竭　主要是急性左心衰竭，可在起病最初数日发生或在疼痛、休克好转阶段出现，为梗死后心脏舒缩功能显著减弱或室壁运动不协调所致，出现呼吸困难、咳嗽、发绀、烦躁等症状，严重者出现肺水肿；随后可发生右心衰竭，部分右心室心肌梗死开始即可出现。急性心肌梗死引起的心力衰竭称为泵衰竭，心源性休克是泵衰竭的严重阶段，如肺水肿和心源性休克同时出现则病情危重。

5. 胃肠道症状　疼痛剧烈时，常伴有恶心、呕吐、上腹胀痛和肠胀气，与迷走神经受坏死心肌刺激和心排血量降低、组织灌注不足等有关。重症患者还可出现呃逆。

6. 其他症状　多数患者发病后24～48小时出现发热，由坏死物质吸收引起，程度与梗死范围呈正相关，体温一般在38℃左右，持续约1周，还可有出汗、头晕、乏力、心动过速、白细胞增高和红细胞沉降率增快等。

（三）体征

1. 心脏体征　心脏浊音界可轻至中度增大，多数患者心率增快，心尖区第一心音减弱，可出现第四心音或第三心音奔马律；10%～20%的患者发病2～3天可出现心包摩擦音，为心肌坏死引起的反应性纤维蛋白性心包炎所致；心尖区可出现粗糙的收缩期杂音或伴有收缩中晚期喀喇音，为二尖瓣乳头肌功能失调或断裂所致；另外常有各种心律失常的体征。

2. 血压　早期可增高，以后几乎均降低。起病前有高血压者，血压可降至正常，且可能不再恢复到起病前的水平。

3. 其他　可有与休克、心力衰竭有关的其他体征。

【并发症】

本病临床常见的并发症有乳头肌功能失调或断裂、心脏破裂、栓塞、心室壁瘤、心肌梗死后综合征等。

【辅助检查】

1. 心电图

（1）特征性改变　①宽而深的Q波（病理性Q波）或QS波，反映心肌坏死。②ST段抬高呈弓背向上型，反映心肌损伤。③T波倒置，宽而深，两支对称，反映心肌缺血。④在背向心肌梗死区的导联上则出现相反的改变，即R波增高、ST段压低和T波直立并增高。

（2）动态性改变　①起病数小时内，可无异常或出现高耸的T波。②数小时后，ST段明显抬高，弓背向上，与直立的T波融合成单相曲线；数小时至2天内出现病理性Q波，同时R波减低，为急性期改变。③ST段抬高持续数天至2周左右，逐渐回到基线水平，T波则变为平坦或倒置，为亚急性期改变。Q波在3～4天内稳定不变，以后70%～80%的患者永久存在。④数周至数月后，T 波呈 V 形倒置，两支对称，波谷尖锐，为慢性期改变。T 波倒置可永久存在，也可在数月或数年内逐渐恢复。

（3）定位诊断　STEMI 的定位诊断是根据出现特征性的心电图改变的导联进行粗略判断（表 18-6）。

表 18-6　ST 段抬高型心肌梗死的心电图定位诊断

导联	前间隔	局限前壁	前侧壁	广泛前壁	下壁①	下间壁	下侧壁	高侧壁②	正后壁③
V_1	+			+		+			
V_2	+			+		+			
V_3	+	+				+	+		
V_4		+					+		
V_5		+	+	+			+		
V_6			+						
V_7			+						+
V_8									+
aVR									
aVL		±	+	±	-	-	-	+	
aVF					+	+	+		
I		±	+	±	-	-	-	+	
II					+	+	+		
III					+	+	+	-	

注：①即膈面。右心室心肌梗死不易从心电图得到诊断，但 CR_{4R} 或 V_{4R} 导联的 ST 段抬高，可作为下壁心肌梗死扩展到右心室的参考指标。②V_5、V_6、V_7 导联高 1~2 肋处可能正面有改变。③在 V_1、V_2、V_3 导联 R 波高，在前侧壁梗死时，V_1、V_2 导联 R 波也增高。

"+" 为正面改变，表示典型 Q 波、ST 段上抬及 T 波改变；"-" 为反面变化，表示 QRS 主波向上，ST 段下降及与 "+" 部位的 T 波方向相反的 T 波；"±" 为可能有正面改变。

2. 血心肌坏死标志物测定

（1）肌红蛋白（MB）　在 STEMI 后出现最早，但特异性不强。

（2）血清肌钙蛋白　包括血清肌钙蛋白 I（cTnI）或肌钙蛋白 T（cTnT），是诊断心肌梗死最特异和敏感的标志物，可反映微型梗死。高敏感方法检测的 cTnI/T 称为高敏肌钙蛋白（hs-cTn）。推荐首选 hs-cTn 检测，如果结果未见增高（阴性），应间隔 1~2 小时再次采血检测，并与首次结果比较，若结果增高超过 30%，应考虑急性心肌损伤的诊断。

过去运用多年的血清心肌酶测定的临床重要性明显下降，因其特异性及敏感性均不如上述心肌坏死标志物，但仍有参考价值。特别是肌酸磷酸激酶（CK）同工酶 MB（CK-MB）增高的程度，能较准确地反映梗死的范围，其高峰出现时间提前用于判断溶栓治疗冠脉再通与否。血清心肌坏死标志物的变化，见表 18-7。

表 18-7　血清心肌坏死标志物的变化

心肌坏死标志物	升高时间（小时）	高峰时间（小时）	消失时间（天）
MB	1~2	8~12	1~2
cTnI	3~4	11~24	7~10
cTnT	3~4	24~48	10~14

续表

心肌坏死标志物	升高时间（小时）	高峰时间（小时）	消失时间（天）
CK	4~8	18~24	3~4
CK-MB	3~4	16~24	3~4
AST	8~12	24~48	3~6
LDH	8~10	72	7~14

注：MB，肌红蛋白；cTnI，肌钙蛋白 I；cTnT，肌钙蛋白 T；CK，肌酸磷酸激酶；CK-MB，肌酸磷酸激酶同工酶；AST，门冬氨酸氨基转移酶；LDH，乳酸脱氢酶。

3. 血液检查　起病 24~48 小时外周血白细胞可增至（10~20）×10^9/L，中性粒细胞增多，嗜酸粒细胞减少或消失；血沉增快；C 反应蛋白（CRP）增高。上述改变均可持续 1~3 周。起病数小时至 2 天内，血中游离脂肪酸增高。

4. 放射性核素检查　正电子发射型计算机断层显像（PET）可观察心肌的代谢变化，判断心肌是否存活，是目前唯一能直接评价心肌存活的影像技术。急性期静脉注射^{99m}Tc-焦磷酸盐，慢性期静脉注射^{201}Tl，均可直接显像存活心肌。ECG 门控心血池显像可评估室壁运动、室壁厚度和整体功能。

5. 超声心动图检查　有助于了解心室壁的运动和左心室功能，诊断室壁瘤和乳头肌功能失调，检测心包积液及室间隔穿孔等并发症。多巴酚丁胺负荷超声心动图还可用于评价心肌存活性。

【诊断与鉴别诊断】

（一）诊断依据

本病根据典型的临床表现、典型的心电图改变及血清肌钙蛋白和心肌酶的改变，一般可确诊。对老年患者突发严重心律失常、休克、心力衰竭而原因未明，或突然发生较重而持久的胸闷或胸痛，均应考虑本病，并先按 AMI 处理，同时进行心电图、血清肌钙蛋白和心肌酶等的动态观察以明确诊断。

需要注意的是，STEMI 患者的心电图有特殊诊断价值：①至少 2 个相邻导联 J 点后新出现 ST 段弓背向上抬高［V_2~V_3 导联≥0.25mV（＜40 岁，男性）、≥0.2mV（≥40 岁，男性）或≥0.15mvV（女性），其他相邻胸导或肢体导联≥0.1mV］，伴或不伴病理性 Q 波、R 波减低。②新出现的完全左束支阻滞。③超急性期 T 波改变。当原有左束支阻滞患者发生心肌梗死时，心电图诊断困难，需结合临床情况仔细判断。

（二）鉴别诊断

1. 心绞痛　AMI 所致的胸痛剧烈，持续时间长，常并发心律失常、左心衰竭、低血压，甚至休克，有特征性心电图改变及血清肌钙蛋白和心肌酶增高等，可与心绞痛鉴别。

2. 非 ST 段抬高型急性冠脉综合征　UA 患者有缺血性胸痛，心电图表现为一过性 ST 段压低或 T 波低平、倒置，少见 ST 段抬高，cTn 阴性；NSTEMI 患者一般表现为持续缺血性胸痛，心电图表现为新发的 ST 段压低或 T 波低平、倒置，超声心动图可显示节段性室壁活动异常，冠状动脉造影异常，cTn 或 CK-MB 可见异常；STEMI 患者表现为持续缺血性胸痛，心电图表现为 ST 段弓背向上抬高，超声心动图显示节段性室壁活动异常，冠状动脉造影异常，cTn 或 CK-MB 异常升高。

3. 主动脉夹层分离　本病的胸痛迅速达高峰，呈撕裂样，常放射至背、腹、腰或下肢，两上肢血压和脉搏有明显差别，可有偏瘫和主动脉瓣关闭不全的表现等。超声心动图、主动脉 CTA 等多能帮助诊断。本病未合并心肌梗死，则无血清肌钙蛋白升高等。

4. 急性肺动脉栓塞　突发剧烈胸痛、气急、咳嗽、咯血或休克，但有右心负荷急剧增加的表现，如发绀、右心室急剧增大、肺动脉瓣第二心音亢进、颈静脉充盈、肝肿大等。典型心电图表现为出现 $S_I Q_{III} T_{III}$ 改变，即 I 导联 S 波加深，III 导联 Q 波显著、T 波倒置。胸部 X 线可出现卵圆形或三角形浸润阴影，肺动脉造影可确诊。

5. 急腹症　急性胰腺炎、消化性溃疡穿孔、急性胆囊炎、胆石症等，均有上腹部疼痛，可伴有休克。仔细询问病史、体格检查、心电图检查、血清肌钙蛋白和心肌酶测定可帮助鉴别。

6. 急性心包炎　尤其是急性非特异性心包炎可有较剧烈而持久的心前区疼痛。疼痛与发热同时出现，咳嗽、深呼吸及身体前倾常使疼痛加剧，早期即有心包摩擦音，全身症状一般不如心肌梗死严重；心电图除 aVR 导联外，其余导联均有 ST 段弓背向下的抬高、T 波倒置，无异常 Q 波出现；血清肌钙蛋白和心肌酶无明显升高。

【病情评估】

（一）Killip 分级

根据有无心力衰竭表现及相应的血流动力学改变严重程度，AMI 引起心力衰竭的 Killip 分级如下。

I 级：尚无明显的心力衰竭。

II 级：有左心衰竭，肺部啰音<50%。

III 级：有急性肺水肿，全肺有干啰音及大、小湿啰音。

IV 级：有心源性休克等不同程度或阶段的血流动力学改变。

（二）Forrester 分类

Forrester 等对原有血流动力学分级进行调整，并与临床进行对照，分为以下 4 类。

I 类：无肺淤血和周围灌注不足；肺毛细血管压力（PCWP）和心排血量指数（CI）正常。

II 类：单有肺淤血；PCWP 增高（>18mmHg），CI 正常［>2.2L/（min·m^2）］。

III 类：单有周围灌注不足；PCWP 正常（<18mmHg），CI 降低［<2.2L/（min·m^2）］，主要与血容量不足或心动过缓有关。

IV 类：合并有肺淤血和周围灌注不足；PCWP 增高（>18mmHg），CI 降低［<2.2L/（min·m^2）］。

以 Killip 分级中的第 4 级、Forrester 分类中的第 4 类最为严重。

（三）死亡风险评估

AMI 的预后与梗死范围的大小、侧支循环建立的情况及治疗是否及时有关。AMI 是冠心病严重的临床类型，也是主要的死亡原因，因此，确诊的 AMI 患者均属于临床危重症，需要收入冠心病监护病房进行规范的救治。独立增加患者死亡风险的因素：①高龄患者。②发生心力衰竭。③出现心房颤动等心律失常。④前壁心肌梗死。⑤收缩压降低。⑥血肌酐增高。急性期住院病死率一般为 30% 左右，采用监护治疗后约 15%，溶栓治疗后约 8%，及时行介入治疗后则降至 4% 以内。死亡多发生于第 1 周内，尤其发病数小时内，如并发严重的心律失常、休克或心力衰竭者，病死率尤高。

【治疗】

及早发现，及早住院，并加强住院前的急救处理。治疗原则是尽快恢复心肌血供，做到在患者到达医院 30 分钟内开始溶栓或 90 分钟内开始介入治疗，挽救濒死心肌，缩小心肌缺血范围，防止梗死范围扩大，保护和维持心脏功能，及时处理心律失常、心力衰竭和各种并发症，防止猝死，不但使患者安全度过急性期，而且保持尽可能多的有功能的心肌，以利于患者康复。

（一）监护和一般治疗

1. 休息与护理　急性期 12 小时完全卧床休息，并保持环境安静，解除焦虑；若无并发症和低血压，此后可逐步增加活动量。病重或有并发症者，卧床时间宜适当延长。饮食应以必需的热量和营养、易消化、低钠、低脂肪、流质或半流质为宜，病情稳定后逐渐改为软食；少量多餐，严禁饱餐。保持大便通畅。

2. 吸氧与监护　对有呼吸困难和血氧饱和度降低者，最初几日间断或持续通过鼻导管或面罩吸氧。应密切监测心电图、心率、心律、血压、SpO_2 和心功能的变化等，必要时进行血流动力学监测，为适时进行治疗、避免猝死提供客观资料。

3. 建立静脉通道　保持给药途径通畅。

4. 抗血小板聚集　如无禁忌，立即嚼服肠溶阿司匹林 300mg、氯吡格雷 300mg，此后口服肠溶阿司匹林 100mg、氯吡格雷 75mg，每日 1 次。

（二）解除疼痛

1. 吗啡或哌替啶　吗啡 2～4mg 静脉注射或哌替啶 50～100mg 肌内注射，必要时 5～10 分钟重复 1 次，可减轻患者交感神经过度兴奋和濒死感；注意低血压和呼吸中枢抑制的副作用。

2. 硝酸酯类药　通过扩张冠状动脉，增加冠状动脉血流量，增加外周静脉容量而降低心室前负荷。大多数 AMI 患者有应用硝酸酯类药物指征，而在下壁心肌梗死、可疑右室心肌梗死或明显低血压的患者（收缩压低于 90mmHg），不适合使用。

3. β 受体阻滞剂　能减少心肌耗氧量和改善缺血区的氧供需失衡，缩小梗死面积，减少复发性心肌缺血、再梗死、室颤及其他恶性心律失常，对降低急性期病死率有肯定的疗效。在没有心力衰竭、低心输出量状态、心源性休克危险性增高及其他 β 受体阻滞剂使用禁忌证的情况下，应在发病 24 小时内尽早常规口服应用。一般首选心脏选择性药物，如阿替洛尔、美托洛尔和比索洛尔，口服从小剂量开始，逐渐递增，使静息心率降至 55～60 次/分。

（三）再灌注心肌

STEMI 患者的早期再灌注治疗至关重要，起病 3～6 小时（不超过 12 小时）进行，可使闭塞的冠脉再通，心肌得到再灌注，迅速解除疼痛并挽救濒临坏死的心肌，缩小梗死范围，改善预后。主要包括经皮冠状动脉介入治疗（PCI）和经静脉溶栓治疗，少数患者需要紧急冠状动脉旁路移植术（CABG）。

1. 经皮冠状动脉介入治疗（PCI）　PCI 或兼做支架植入术已被公认为首选的最安全有效的

恢复心肌再灌注的治疗手段，其效果优于溶栓治疗，有条件者应尽早（住院 90 分钟内）施行。具备施行介入治疗条件的医院在患者抵达急诊室明确诊断之后，对需施行直接 PCI 者一方面给予常规治疗和做术前准备，另一方面将患者送到心导管室。施行介入治疗的医院具备的基本条件：①能在患者住院 90 分钟内施行 PCI。②心导管室每年施行 PCI>100 例，并有心外科待命的条件。③施术者每年独立施行 PCI>30 例。④AMI 直接 PCI 成功率在 90% 以上。⑤在所送到的心导管室的患者中，能完成 PCI 者达 85% 以上。PCI 治疗主要包括直接 PCI、补救性 PCI、溶栓治疗再通者 PCI。

2. 溶栓疗法

（1）药物静脉溶栓　在无禁忌证时，明确诊断后应立即（接诊后 30 分钟内）溶栓治疗，做介入治疗或转送患者可能错过最佳溶栓时机。应检查血小板、出凝血时间等。以纤维蛋白溶酶原激活剂激活血栓中纤维蛋白溶酶原，使其转变为纤维蛋白溶酶而溶解冠状动脉内的血栓。常用药物：①尿激酶：30~60 分钟内静脉滴注 150 万~200 万 U。②链激酶或重组链激酶 150 万 U 60 分钟内静脉滴注，注意链激酶可引起过敏。③重组组织型纤维蛋白溶酶原激活剂（rt-PA）：100mg 在 90 分钟内静脉给予：先静脉注射 15mg，继而 30 分钟内静脉滴注 50mg，其后 60 分钟内再静脉滴注 35mg。用 rt-PA 前先用肝素 5000IU 静脉滴注，用药后续以肝素 700~1000IU/h 持续静脉滴注 48 小时，以后改为皮下注射 7500IU，每 12 小时 1 次，连用 3~5 天。除应用 rt-PA 必须应用肝素外，采用其他溶栓药物后也应复查凝血时间，待其恢复到正常值的 1.5~2 倍之间时，用肝素 500~1000IU/h 静脉滴注，以后根据凝血时间调整剂量，使其保持在正常值的 1.5~2 倍之间，5 天后停用。

（2）冠状动脉再通的判断

1）直接指标：冠状动脉造影发现再通。

2）间接指标：①心电图抬高的 ST 段于 2 小时内回降>50%。②胸痛 2 小时内基本消失。③2 小时内出现再灌注性心律失常。④CK-MB 峰值提前出现（14 小时内）。

（3）溶栓的适应证和禁忌证

1）适应证：①心前区疼痛持续 30 分钟以上，硝酸甘油不能缓解。②心电图至少 2 个以上相邻导联 ST 段抬高，肢导联>0.1mV，胸导联>0.2mV，或病史提示 AMI 伴左束支传导阻滞，起病时间<12 小时，患者年龄<75 岁。③ST 段显著抬高的 AMI 患者，年龄>75 岁，可慎重考虑。④发病时间已达 12~24 小时，仍有进行性胸痛者。

2）禁忌证：①近期（2~4 周）有活动性内脏出血、外科大手术、活体组织检查、头部外伤、心肺复苏等病史。②高血压控制不满意，仍在 180/110mmHg 以上或有慢性严重高血压病史。③高度怀疑主动脉夹层。④既往有出血性脑卒中或 6 个月内发生过缺血性脑卒中或脑血管事件。⑤中枢神经系统受损、颅内肿瘤或畸形。⑥糖尿病并发视网膜病变。⑦严重肝、肾疾病或其他恶性疾病。⑧各种血液病、出血性疾病或出血性倾向者，或目前正在使用治疗剂量的抗凝药。

3. 紧急主动脉-冠状动脉旁路移植术　介入治疗失败或溶栓治疗无效、有手术指征者，宜争取 6~8 小时内施行主动脉-冠状动脉旁路移植术。

4. 应对再灌注损伤　再灌注损伤为 AMI 后冠脉再通所致，常表现为再灌注性心律失常，如出现各种快速、缓慢性心律失常，多为一过性，很少有严重的心律失常，但须随时做好抢救准备。

（四）纠正心律失常

必须及时治疗，以免转变为严重心律失常，甚至猝死。常见心律失常及其治疗措施：①室性早搏或室性心动过速应用利多卡因 50～100mg 静脉注射，无效可重复给药，直至消失或 1 小时内总量已达 300mg，有效后继以 1～3mg/min 静脉滴注维持。但对预防性治疗有争议。如室性心律失常反复发作可用胺碘酮治疗。②室颤采用非同步直流电复律；室性心动过速药物疗效不满意时也可用同步直流电复律。③缓慢心律失常：常用阿托品 0.5～1mg 肌内或静脉注射。④二度、三度房室传导阻滞伴有血流动力学障碍：宜用人工心脏起搏器做临时起搏治疗，待传导阻滞消失后撤除。⑤室上性快速性心律失常应用 β 受体阻滞剂、洋地黄制剂、维拉帕米、胺碘酮等药物，无效时可考虑同步直流电复律治疗。

（五）纠正休克

休克病因除心源性外，尚有血容量不足或周围血管舒缩功能障碍等因素，应分别处理。

1. 补充血容量　估计有血容量不足，或中心静脉压和肺小动脉楔压（PCWP）低者，用低分子右旋糖酐或 5%～10% 葡萄糖静脉滴注，输液后如中心静脉压上升 >18cmH$_2$O，PCWP >15～18mmHg，则应停止静脉补液。右心室梗死时，中心静脉压的升高不一定是补充血容量的禁忌。

2. 应用升压药　补充血容量后血压仍不升，而 PCWP 和心排血量正常时，提示周围血管张力不足，可选用多巴胺、间羟胺、去甲肾上腺素、多巴酚丁胺等静脉滴注。

3. 应用血管扩张剂　经上述处理血压仍不升，而 PCWP 增高、心排血量低或周围血管显著收缩以致四肢厥冷并有发绀时，应用硝普钠 15μg/min 静脉滴注，每 5 分钟逐渐增量至 PCWP 降至 15～18mmHg；或用硝酸甘油静脉滴注。

4. 其他治疗　纠正酸中毒，避免脑缺血，保护肾功能，必要时使用洋地黄制剂，或使用主动脉内球囊反搏术进行辅助循环。

（六）纠正心力衰竭

治疗急性左心衰竭，以吗啡和利尿剂为主，也可用血管扩张剂或多巴酚丁胺并尽早使用 ACEI 等治疗。心肌缺血时，洋地黄类药物易发生中毒，引起室性心律失常，宜慎用，尤其 AMI 后发病 24 小时内更应慎用或禁用。右心室心肌梗死者慎用利尿剂。

（七）右心室心肌梗死的治疗

右心室心肌梗死引起右心衰竭伴低血压，无左心衰竭的表现时，应积极扩张血容量。在血流动力学监测下静脉补液，直到低血压得到纠正或肺毛细血管楔压达 15～18mmHg。若输液 1000～2000mL 后低血压未能纠正，可加用正性肌力药如多巴酚丁胺，不宜应用利尿药。伴有房室传导阻滞者，根据需要及时安装临时心脏起搏器。

（八）其他处理

1. 应用 β 受体阻滞剂　如美托洛尔等对前壁心肌梗死伴有交感神经功能亢进者，早期应用可防止梗死范围扩大，改善急、慢性期的预后，但应注意对心肌收缩功能的抑制作用。β 受体阻滞剂有禁忌者可考虑应用地尔硫䓬，因其有类似 β 受体阻滞剂的效果。

2. 应用 ACEI 或 ARB　早期应用有助于改善恢复期心肌的重构，降低心力衰竭的发生率和死亡率。常用药物有卡托普利、依那普利及福辛普利等，应从小剂量开始，逐渐增加至目标剂量。如不能耐受 ACEI 者，可选用 ARB 如氯沙坦、缬沙坦或厄贝沙坦等。

3. 应用他汀类药物　除调脂作用外，他汀类药物还具有抗炎、改善内皮功能、抑制血小板聚集的多效性，因此，所有无禁忌证的患者应尽早开始他汀类药物治疗，且无须考虑胆固醇水平。常用药物有阿托伐他汀、氟伐他汀、瑞舒伐他汀等。

4. 极化液疗法　氯化钾 1.5g、胰岛素 10U 加入 10% 葡萄糖液 500mL 中，静脉滴注，每日 1次，7~14 天为 1 个疗程。本法可促进心肌摄取和代谢葡萄糖，使钾离子进入细胞内，恢复细胞膜的极化状态，有利于心脏的正常收缩，减少心律失常，使心电图中抬高的 ST 段回落。

5. 抗凝疗法　①直接 PCI 患者：静脉推注普通肝素（70~100IU/kg），维持活化凝血时间（ACT）250~300 秒。或者静脉推注比伐卢定 0.75mg/kg，继而 1.75mg/（kg·h）静脉滴注，并维持至 PCI 后 3~4 小时。②静脉溶栓患者：应至少接受 48 小时抗凝治疗。建议静脉推注普通肝素 4000IU，继以 1000IU/h 静脉滴注，维持 APTT 1.5~2 倍；或根据年龄、体重、肌酐清除率给予低分子肝素治疗。

（九）并发症的处理

并发栓塞时，用溶解血栓和（或）抗凝疗法；室壁瘤如影响心功能或引起严重的心律失常、心脏破裂、室间隔穿孔、乳头肌功能严重失调等均可考虑手术治疗；心肌梗死后综合征可用糖皮质激素或阿司匹林、吲哚美辛等治疗。

（十）心脏康复治疗

AMI 的康复治疗开始于病情稳定、体能增加后，包括 3 个阶段：①急性期康复：患者病情平稳开始到出院前的阶段，一般 1~2 周。在规范药物治疗的基础上，进行病区内医护监护下的出院适应性康复治疗。近年主张出院前行症状限制性运动负荷试验等相关检查，以了解患者对体力活动的耐受情况。②近期康复：开始于出院后，一般持续 1~3 个月。医院随访联合社区医生实施，进行由社区医生监护与指导的药物治疗与体能渐进性锻炼。未行血运重建治疗者应进行冠状动脉造影，了解冠脉病变情况。经 2~4 个月体力活动锻炼后，酌情恢复部分或轻工作，部分患者可恢复全天工作，但应避免过重的体力活动及精神过度紧张。③远期康复：持续终生的康复治疗，以冠心病的二、三级预防为主。

（十一）预防

预防动脉粥样硬化和冠心病。冠心病者长期口服肠溶阿司匹林或氯吡格雷，对抗血小板的集聚和黏附，有预防心肌梗死或再梗死的作用。但更要重视综合性的预防措施，包括控制血脂、调整饮食、控制血糖与血压、戒烟等，并可适度进行锻炼。

思考题

1. 冠心病的分型有哪些？
2. 冠心病的主要危险因素有哪些？
3. 稳定型心绞痛典型发作有哪些特点？
4. 稳定型心绞痛缓解期的治疗药物有哪些？
5. 名词解释：不稳定型心绞痛；NSTEACS；STEMI。

6. 简述不稳定型心绞痛的临床特点。

7. 简述 STEMI 的临床表现。

8. 心绞痛和急性心肌梗死如何鉴别?

9. 如何根据心电图改变进行 ST 段抬高型心肌梗死的定位诊断?

10. 急性心肌梗死溶栓的适应证与禁忌证是什么?

11. 如何纠正急性心肌梗死所致的心律失常?

12. 急性心肌梗死发生心源性休克如何处理?

第十九章
心脏瓣膜病

扫一扫，查阅本章数字资源，含PPT、音视频、图片等

心脏瓣膜病（valvular heart disease，VHD）是指由各种病因导致心脏瓣膜及瓣膜相关结构损害而引起单个或多个瓣膜发生急性或慢性狭窄和（或）关闭不全，出现功能障碍，从而产生相应的血流动力学异常的一类心脏疾病。心脏瓣膜病依据病因性质及瓣膜损害出现的缓急，分为急性和慢性两大类，其中以慢性病因导致的慢性心脏瓣膜病多见，是我国常见的器质性心脏病之一，多见于20~40岁青壮年及老年人。慢性风湿性心脏病（chronic rheumatic heart disease，RHD）简称风心病，是风湿性心脏炎后遗留的心脏瓣膜病变，也称风湿性心脏瓣膜病。风心病仍是我国常见的心脏瓣膜病之一，但其发生率正在降低，而黏液样变性及老年瓣膜钙化退行性改变引起的瓣膜病则有所增多。不同病因易累及的瓣膜也不一样，风心病二尖瓣最常受累，其次为主动脉瓣；而老年退行性瓣膜病以主动脉瓣膜病变最为常见，其次是二尖瓣病变。两个或两个以上瓣膜发生病损，称为联合瓣膜病，较常见的联合瓣膜病为二尖瓣狭窄合并主动脉瓣关闭不全。慢性心脏瓣膜病是我国常见的心血管疾病的住院原因。

第一节　二尖瓣狭窄

二尖瓣狭窄（mitral stenosis，MS）是由于各种原因使二尖瓣结构发生不可逆转的异常，致使二尖瓣口不能正常开放而引起二尖瓣口阻塞的心脏瓣膜病，仍是目前常见的慢性心脏瓣膜病。二尖瓣狭窄最常见病因为风湿热，好发于青壮年女性，后期常合并二尖瓣关闭不全，主动脉瓣亦常受累。非风湿性病因有左房黏液瘤、先天性畸形或结缔组织病等。

【病因和发病机制】

1. 风湿热　风湿热反复风湿活动，导致反复瓣膜炎症，最终致瓣膜结构异常，即风湿性心脏病，现发病率已有所下降，好发于20~40岁青壮年女性，约半数患者可无急性风湿热病史。

2. 退行性病变　老年人瓣膜退行性钙化为无风湿热病史的老年人二尖瓣狭窄的常见病因。

3. 其他　①结缔组织病：系统性红斑狼疮等导致心内膜炎，可致二尖瓣病损，较罕见。②感染性心内膜炎：炎症可破坏瓣膜结构。③创伤：胸部穿通或钝挫伤可致瓣叶、瓣膜附属结构损伤。④先天性畸形：先天性二尖瓣畸形导致二尖瓣狭窄等。

【病理】

风湿性心内膜炎反复发作可致二尖瓣瓣叶间发生炎症、融合粘连、瓣叶与腱索增厚、钙化挛缩，瓣叶与腱索发生粘连，最终瓣膜僵硬、瓣口狭窄。依据病变特点，本病分为隔膜型与漏

斗型。

1. 隔膜型 瓣膜病变轻，腱索病变不明显，不伴有瓣膜关闭不全，多出现在瓣膜病的早期。

2. 漏斗型 瓣膜明显增厚、纤维化、钙化，腱索与乳头肌相互粘连挛缩，瓣叶活动受损，瓣膜呈漏斗型，瓣膜狭窄明显，多伴有关闭不全。

【病理生理】

正常二尖瓣口面积 $4{\sim}6cm^2$，如瓣口面积减少 1/2 以上视为瓣膜狭窄。根据瓣口面积将狭窄程度分为 3 级：①轻度狭窄：瓣口面积为 $1.5{\sim}2cm^2$。②中度狭窄：瓣口面积为 $1{\sim}1.5cm^2$。③重度狭窄：瓣口面积<$1cm^2$。一般中度以上狭窄明显影响血流动力学，出现相应的病理生理改变及临床表现。

1. 左心房功能代偿期 二尖瓣狭窄面积减少至 $2cm^2$ 致瓣膜口血流受阻，左房排血受阻，左心房压力升高，左心房代偿性肥厚以增强收缩力，克服因瓣膜口狭窄所致的血流阻力，保证左心室充盈。该期患者多无明显自觉症状。

2. 左心房功能失代偿期 当瓣口面积小于 $1.5cm^2$ 时，左心房扩大，左心房压进一步升高，肺静脉与肺毛细血管压升高，血管扩张、淤血，进而出现间质性肺水肿和肺小动脉血管壁增厚，引起肺顺应性降低，出现呼吸困难等左心衰竭的表现。当肺毛细血管压超过 30mmHg 时，可致急性肺水肿。

3. 右心受累及右心衰竭期 肺静脉压及肺毛细血管压升高，被动性和（或）通过神经反射性引起肺小动脉收缩，导致肺动脉高压；进一步引起肺小动脉内膜及中层增厚，血管腔变窄，更加重肺动脉高压，使右室后负荷增加，代偿性右室肥厚、扩张，直至发生右心衰竭。

【临床表现】

（一）症状

左房代偿期可无症状，失代偿期及右心受累时可出现相应的临床表现。

1. 呼吸困难 为最常见的早期症状。呼吸困难发作常以运动、精神紧张、体力活动、感染、妊娠或并发心房颤动等为诱因，多先有劳力性呼吸困难，随瓣膜狭窄加重，出现静息时呼吸困难、端坐呼吸和夜间阵发性呼吸困难，甚至发生急性肺水肿。

2. 咯血 是二尖瓣狭窄患者常见的表现：①突然咯大量鲜血，常见于严重二尖瓣狭窄，可为首发症状。当肺静脉压突然升高时，黏膜下淤血、扩张而壁薄的支气管静脉破裂引起大咯血。咯血后肺静脉压减低，咯血可自止。随支气管静脉壁增厚，肺血管阻力增加及右心功能不全，咯血的发生率降低。②痰中带血，见于出现夜间阵发性呼吸困难的患者。③咳粉红色泡沫状痰，见于出现急性肺水肿时。

3. 咳嗽 与支气管黏膜水肿、肺淤血、心房增大压迫左主支气管有关，临床常见，多在夜间睡眠时及劳累后出现。左房压迫支气管时多为干咳；继发支气管或肺部感染时常咳出黏液痰或脓痰。

4. 血栓栓塞 为二尖瓣狭窄的严重并发症。约 20% 的患者在病程中发生血栓栓塞，其中 15%~20% 患者由此导致死亡，亦有以此为首发症状的患者。

5. 其他症状 扩张的左心房和肺动脉压迫左喉返神经可引起声音嘶哑；扩张的左房压迫食管产生吞咽困难。晚期患者反复出现食欲不振、恶心、呕吐、少尿、夜尿增多、肝区胀痛甚至黄痛等右心衰竭的症状。右心衰竭发生后，肺淤血减轻，原有的呼吸困难可减轻。

（二）体征

1. 视诊 重度二尖瓣狭窄常有"二尖瓣面容"；心脏视诊可见心前区隆起；右心室扩大时可见心前区心尖搏动弥散，或出现剑突下心脏搏动增强。

2. 触诊 心尖区可触及舒张期震颤。

3. 叩诊 心脏相对浊音界向左扩大，呈梨形心。

4. 听诊 心尖部 S1 亢进呈拍击样，可闻及开瓣音，如瓣叶钙化僵硬，则 S1 减弱，开瓣音消失；肺动脉高压时肺动脉瓣区 S2 亢进或伴分裂；心尖区可闻及舒张中晚期隆隆样杂音，局限不传导，是最重要的体征，具有诊断价值；当肺动脉扩张引起相对性肺动脉瓣关闭不全时，可在胸骨左缘第二肋间闻及舒张早期吹风样杂音，称 Graham-Steell 杂音；右心室扩大时，三尖瓣区可闻及全收缩期吹风样杂音。

【并发症】

1. 心律失常 以房颤多见，患者常先有房早，以后转为房性心动过速、房扑、阵发性房颤及持久性房颤。一旦出现房颤，病情明显加重，甚至诱发急性肺水肿，并参与血栓栓塞的发生。

2. 急性肺水肿 为重度二尖瓣狭窄的严重并发症。患者突然出现重度呼吸困难和发绀，端坐呼吸，咳粉红色泡沫样痰，为常见的死亡原因。

3. 血栓栓塞 最常见于二尖瓣狭窄并发房颤者。房颤使心房失去统一协调的有效收缩而诱发或加重心力衰竭，心房内易形成血栓，脱落后引起动脉栓塞。脑动脉栓塞最多见，四肢、肠、肾、脾等处也可发生动脉栓塞。左房内如有大块血栓形成，可阻塞二尖瓣口，导致发生昏厥。长期慢性充血性心力衰竭的患者，栓子可来自右心房和周围静脉而导致肺动脉栓塞。

4. 右心衰竭 是心脏瓣膜病变最常见的并发症和死因。感染、风湿活动、妊娠、分娩、过劳、心律失常等为常见诱因。

5. 感染性心内膜炎 单纯二尖瓣狭窄患者少见。

6. 肺部感染 肺淤血易并发肺部感染，肺部感染可诱发或加重心力衰竭。

【辅助检查】

1. 心电图检查 可以协助判断有无左心房肥大及右心室肥大。轻度狭窄者可正常。典型改变为左房肥大、电轴右偏及右室肥大，可有房颤。左房大可有"二尖瓣型 P 波"，出现 P 波增宽 >0.12 秒，呈双峰型或双向，P 波终末电势（ptfV1）≤-0.04（mm·s）；右心室肥大出现电轴右偏，$R_{V_1}+S_{V_5} \geq 1.2mV$，$V_1$ 导联 R/S>1。

2. 胸部 X 线检查 可显示心脏外观及结构的异常改变。典型改变为左心房及右心室肥大，左心耳明显增大；主动脉弓较小；二尖瓣叶可有钙化；肺淤血和肺间质水肿等。

3. 超声心动图检查 是明确和量化诊断二尖瓣狭窄的可靠方法。M 型超声可见 EF 斜率下降，双峰不明显，前后叶于舒张期呈同向运动即城垛样改变；二尖瓣瓣叶增厚、畸形和钙化；左房增大且排空减慢；左心室腔正常或减小；可有右心室肥大。二维超声心动图可见前叶瓣体于舒张期呈圆顶状凸起，后叶随前叶同向移动，左心房大、右心室大，能发现左心房内附壁血栓，测量二尖瓣口的面积。经食管超声对左心房血栓的检出率更高。

4. 心导管检查 在考虑介入或手术治疗时，出现下列情况可做心导管检查：①无创检查结果与临床检查对评估二尖瓣狭窄程度有分歧时。②多普勒平均压力阶差和瓣膜面积测定结果不一致时。

【诊断与鉴别诊断】

（一）诊断依据

有典型的二尖瓣区隆隆样舒张中晚期杂音，伴有舒张期震颤，有左心房肥大（X 线或心电图提示）的客观证据，即可诊断为二尖瓣狭窄，超声心动图检查出现相应改变可确诊。进一步的病因诊断应结合病史及相关辅助检查，综合做出诊断。

（二）鉴别诊断

1. 左房黏液瘤　是最常见的原发性心脏良性肿瘤，肿瘤蒂一般附着于房间隔，症状与体征随体位而改变，且为间歇性，可发现"肿瘤扑落音"，无开瓣音，多为窦性心律，无风湿热病史，可有昏厥史，易发生反复动脉栓塞。超声心动图可见左房内有云雾状光团往返于左房和二尖瓣口之间。

2. 相对性二尖瓣狭窄　严重二尖瓣反流、大量左至右分流的先天性心脏病（如室间隔缺损、动脉导管未闭）和高循环动力（如甲状腺功能亢进症、贫血）时，经二尖瓣口的血流增加，心尖区可闻及短促的隆隆样舒张中期杂音。病史及心脏超声检查有助于鉴别。

3. 主动脉瓣关闭不全　由于从主动脉反流至左心室的血流冲击二尖瓣瓣叶，使其在舒张期不能顺利开放，心尖区可闻及舒张中晚期隆隆样杂音（Austin-Flint 杂音），无开瓣音及 S1 亢进，不伴有心尖区舒张期震颤。心脏超声检查可资鉴别。

4. 肺结核及支气管扩张症　二尖瓣狭窄伴咯血时需与引起咯血的常见疾病相鉴别。肺结核咯血常有肺结核病史，可有低热、盗汗、乏力等结核中毒症状，胸片有结核病灶，痰中可找到结核杆菌。支气管扩张症引起咯血可有慢性咳嗽或咳脓痰史，心脏无病理性杂音，高分辨 CT 可协助鉴别诊断。

【病情评估】

慢性心脏瓣膜病二尖瓣狭窄是常见的心脏结构异常性疾病，其病情严重程度与患病年限、患者年龄及并发症密切相关。一般通过心脏超声等影像检查手段，获得二尖瓣狭窄的病理特点和狭窄程度，结合临床表现判断瓣膜狭窄程度及临床分期，指导治疗方法的选择（表 19-1，表 19-2）。二尖瓣狭窄患者并发房颤、慢性心力衰竭及有栓塞病史者预后不良。有手术适应证及时手术治疗，明显提高患者的生存质量和存活率。

表 19-1　二尖瓣狭窄程度分级

分级	瓣口面积	瓣膜病理改变	临床表现
轻度	2~1.5cm²	瓣膜病变轻，腱索病变不明显，不伴有瓣膜关闭不全	无明显临床症状，但可发现二尖瓣狭窄的相关体征
中度	1.5~1cm²	瓣膜明显增厚、纤维化、钙化，腱索与乳头肌相互粘连挛缩，瓣叶活动受损，瓣膜呈漏斗型，瓣膜狭窄明显，多伴有关闭不全	反复出现左心房失代偿肺淤血的表现，可并发心房颤动等并发症
重度	<1cm²	瓣膜增厚、纤维化、钙化严重，瓣膜狭窄严重，多伴有关闭不全及代偿性心脏结构异常	静息状态下仍有临床症状，体力活动显著受限，伴有多种并发症，反复发生右心衰竭等

表 19-2 二尖瓣狭窄的临床分期

分期	瓣膜病理生理特点	临床表现
风险期	二尖瓣血流速度基本正常	无明显症状
进展期	二尖瓣血流速度增加，舒张期压力减半时间<150ms，伴有轻-中度左心房扩大，静息状态下肺动脉压力尚正常	无明显症状
无症状严重期	舒张期压力减半时间>150ms，心率在正常范围时二尖瓣平均压差>5~10mmHg，左心房扩大明显，肺动脉收缩压>30mmHg	可无明显症状，但体力活动耐量降低，出现劳力性呼吸困难
有症状严重期	舒张期压力减半时间≥220ms	有典型的症状，反复加重

【治疗】

治疗原则：保持和改善心脏代偿功能，限制体力活动，防治链球菌感染，防止风湿热复发，防治并发症。

（一）一般治疗

应特别注意预防风湿热复发，须长期使用苄星青霉素。轻度二尖瓣狭窄无症状者，无须特殊治疗。有心功能不全者应低钠饮食，合理应用抗心力衰竭药物。窦性心律的二尖瓣狭窄患者，不宜使用地高辛。

（二）并发症的处理

1. 急性肺水肿 与急性左心衰竭所致的肺水肿相似，但应避免使用以扩张小动脉为主的血管扩张药物，选用以扩张静脉系统为主的硝酸酯类药物；不宜使用正性肌力药物，仅在心房颤动伴快速心室率时可静注毛花苷 C（西地兰），以减慢心室率。

2. 心房颤动 急性发作伴快速心室率，如血流动力学稳定，可先静注毛花苷 C，如无效，可经静脉使用地尔硫䓬或艾司洛尔等药物控制心室率。如出现肺水肿、休克、心绞痛或晕厥时，应立即电复律，如复律失败，应尽快静脉用药减慢心室率。心房颤动病程<1 年，左心房直径<60mm、无高度或完全性房室传导阻滞和病态窦房结综合征者，可行电复律或药物转复。

3. 预防栓塞 长期心力竭衰伴房颤，或有栓塞史，或超声检查见左房附壁血栓者，极易发生血栓栓塞。若无禁忌，无论是阵发性还是持续性房颤均应长期口服华法林抗凝治疗，使国际标准化比值（INR）达到 2.5~3，以预防血栓形成及栓塞事件发生。

4. 右心衰竭 限制钠盐摄入，应用利尿剂等。

5. 大咯血 立即取坐位，应用镇静剂，静脉注射利尿剂以降低肺静脉压，防止吸入性窒息。

（三）介入和手术治疗

对于中、重度二尖瓣狭窄伴症状进行性加重的患者，应考虑应用介入或手术方法扩大瓣口面积，减轻狭窄。如肺动脉高压明显，即使症状轻也应及早干预。

1. 经皮球囊二尖瓣成形术 此疗法高效、手术创伤小、危险性小、康复快，为缓解单纯二尖瓣狭窄的首选方法。气囊导管经外周血管插至狭窄的心瓣膜处，利用气囊压充盈产生的膨胀力使狭窄的瓣膜口扩大。其适应证：①对瓣叶活动度好、无明显钙化、瓣下结构无明显增厚的患者效果更好。②对高龄伴有严重冠心病，因其他严重的肺、肾、肿瘤等疾病不宜或拒绝外科瓣膜分离、置换手术者。③妊娠伴严重呼吸困难者。④外科分离术后再狭窄的患者。二尖瓣狭窄有左房内血栓者禁用本法。对于有血栓或有慢性房颤的患者应在术前用华法林充分抗凝。本法的治疗效果与外科闭式分离术相似，故基本可取代后者。

2. 二尖瓣分离术 有直视式和闭式两种，闭式分离术目前临床已很少使用。二尖瓣直视分离术为在体外循环下，直视分离瓣膜融合的交界处、腱索和乳头肌，去除瓣叶的钙化斑，清除左心房内血栓，适用于瓣叶严重钙化、病变累及腱索和乳头肌、左心房内有血栓或狭窄的患者。

3. 人工瓣膜置换术 人工瓣分为机械瓣和生物瓣。机械瓣耐用，不引起排异反应，不导致钙化及感染，但需终身抗凝；生物瓣不需长期抗凝，较少发生排异反应，但易因感染性心内膜炎或钙化、机械损伤而失用。对于年龄在 50~70 岁间的瓣膜病患者，可选择机械瓣或生物瓣进行干预，具体应根据患者个体情况进行评估，对于年龄≥70 岁的患者，生物瓣是更合适的选择。适应证：①瓣膜广泛钙化而不能分离或修补者。②有明显主动脉瓣和（或）二尖瓣关闭不全致左室明显增大者。人工瓣膜置换术手术死亡率和术后并发症均高于分离术。

第二节 二尖瓣关闭不全

二尖瓣关闭不全（mitral regurgitation，MR）是由于二尖瓣结构中任何部分的异常或功能障碍，致使二尖瓣口不能完全关闭，收缩期左心室血液反流入左心房的心脏瓣膜病。二尖瓣的关闭异常与二尖瓣结构（包括瓣叶、瓣环、腱索、乳头肌）异常有关，左心室的结构和功能异常亦影响二尖瓣关闭。二尖瓣关闭不全的主要病因为风湿热、二尖瓣腱索断裂、感染性心内膜炎、二尖瓣黏液样变性及冠心病等。

【病因】

1. 风湿热 风湿热反复风湿活动，导致反复瓣膜炎症，最终致瓣膜结构异常，即风湿性心脏病。约半数患者可无急性风湿热病史。

2. 退行性病变 老年人瓣膜退行性钙化导致二尖瓣病变，为老年人慢性二尖瓣关闭不全的常见病因。

3. 其他 冠心病发生严重心肌缺血性坏死波及二尖瓣结构；系统性红斑狼疮等导致心内膜炎，可致二尖瓣病损，较罕见；感染性心内膜炎炎症可破坏瓣膜结构；胸部穿通或钝挫伤可致瓣叶、瓣膜附属结构损伤；先天性二尖瓣脱垂、先天性心脏病可致二尖瓣关闭不全等。

【病理】

二尖瓣关闭不全患者 50% 以上同时伴有二尖瓣狭窄。单纯二尖瓣关闭不全多见于男性，约占发病例数的 3/5。

病因不同则病理改变不同。风湿热可致二尖瓣纤维化、增厚、僵硬和缩短，或伴有腱索和乳头肌纤维化与粘连；冠心病可致左心室乳头肌或乳头肌附着的左心室壁缺血、坏死或纤维化，引起乳头肌功能失常；二尖瓣脱垂是重度二尖瓣关闭不全的常见原因；黏液样变性使瓣叶冗长、松弛，致二尖瓣关闭不全。

【病理生理】

二尖瓣关闭不全时，左心室部分血液于心室收缩期反流入左心房，使左心房代偿性扩张及肥厚，持续而严重的容量负荷增加致使左心房压升高、肺静脉淤血，晚期致肺动脉压升高；持续肺动脉压升高最终导致右心室肥厚和右心衰竭；另一方面左心房容量负荷增加导致舒张期左心室充盈量增多、左心室代偿性肥大，代偿期左心室排血无减少，当二尖瓣关闭不全进行性加重时，左心室舒张末期容量进行性增加，出现左心衰竭，进一步加重肺淤血。

【临床表现】

（一）症状

轻度二尖瓣关闭不全可无症状。严重关闭不全时有疲乏、心悸、胸痛、昏厥、体位性低血压，肺淤血时有呼吸困难，但咯血及栓塞远较二尖瓣狭窄少。本病后期可出现右心衰竭的症状。从初次风湿热到出现明显二尖瓣关闭不全的症状可长达 20 年；一旦发生心力衰竭，则进展迅速。

（二）体征

1. 视诊　发生右心衰竭时可见颈静脉怒张、肝颈静脉反流征（+）、下肢水肿等。心尖搏动呈高动力型，并向左下移位。
2. 触诊　可触及抬举样心尖搏动。
3. 叩诊　心界向左下扩大。
4. 听诊　风心病所致者心尖区 S1 减弱，二尖瓣脱垂和冠心病所致者 S1 多正常、S2 分裂增宽。不同病因的二尖瓣关闭不全心脏杂音的性质不同：风心病者心尖区可闻及 3/6 级以上的粗糙的全收缩期吹风样杂音，向左腋下和左肩胛下区传导，吸气时减弱，呼气时稍增强，可伴震颤；二尖瓣脱垂者随收缩中期喀喇音之后出现收缩晚期杂音；冠心病乳头肌功能失调者可有全收缩期杂音；腱索断裂时杂音似海鸥鸣或乐音性。严重反流时心尖区可闻及紧随 S3 后的短促的舒张期隆隆样杂音。

【并发症】

1. 心房颤动　见于 3/4 的慢性重度二尖瓣关闭不全患者。
2. 感染性心内膜炎　较二尖瓣狭窄常见，多发生于轻、中度二尖瓣关闭不全。
3. 动脉血栓栓塞　见于左心房扩大伴有慢性心房颤动的患者，较二尖瓣狭窄少见。
4. 心力衰竭　多于晚期发生，可出现左心衰竭、右心衰竭。

【辅助检查】

1. 心电图检查　可以协助判断有无左心室肥大等。早期正常，以后可有左心房肥大、左心室肥厚及劳损。慢性者多有房颤。
2. 胸部 X 线检查　可显示心脏外观及结构的异常改变。早期可无异常发现。严重者可见左心室和左心房增大；可有肺淤血、肺动脉高压、右室增大，主动脉弓正常或略小。
3. 超声心动图检查　是明确和诊断二尖瓣关闭不全的可靠方法。M 型超声可测定出左心房、左心室肥大，室间隔及左心室后壁运动常增强，前叶振幅增加、EF 斜率增大。二维超声可见二尖瓣结构的形态特征，有助于明确病因。超声心动图可对心腔大小、心功能和合并其他瓣膜损害提供诊断资料。脉冲多普勒超声可于收缩期在左心房内探及高速射流，从而确诊二尖瓣反流。彩色多普勒血流显像诊断二尖瓣关闭不全的敏感性可达 100%，并可对二尖瓣反流进行半定量及定量诊断。

【诊断与鉴别诊断】

（一）诊断依据

心尖区响亮、粗糙、音调较高的全收缩期吹风样杂音伴左心房、左心室增大，可诊断为二尖瓣关闭不全，超声心动图检查可确诊。如同时有二尖瓣狭窄、其他瓣膜损害或风湿热病史，除外其他原因所致二尖瓣关闭不全，可诊断为风心病二尖瓣关闭不全。

（二）鉴别诊断

1. 三尖瓣关闭不全 为全收缩期杂音，在胸骨左缘第4、5肋间最清晰，右心室扩大显著时，杂音可移至心尖区，但杂音传导不会超过腋中线，且吸气时增强。此外，尚可见颈静脉搏动及肝脏扩张性搏动。多普勒超声可在右心房内发现来自三尖瓣口的收缩期湍流。

2. 室间隔缺损 为全收缩期杂音，在胸骨左缘第4、5肋间最清晰，不向腋下传导，常伴胸骨旁收缩期震颤。超声心动图等检查可予以鉴别。

3. 主动脉瓣狭窄及肺动脉瓣狭窄 分别于胸骨右缘第2肋间及胸骨左缘第2肋间闻及收缩期喷射性杂音。超声心动图可协助鉴别。

4. 肥厚梗阻型心肌病 于胸骨右缘第3、4肋间闻及收缩期喷射性杂音，杂音始于收缩中期，止于第2心音前。超声心动图可协助鉴别。

【病情评估】

二尖瓣关闭不全的病情轻重取决于心脏超声检测获得的相关数据，包括中心反流面积的大小及瓣膜反流口的直径，以及反流量（表19-3）。

由各种乳头肌、腱索及瓣叶异常造成的急性严重二尖瓣反流伴血液动力学不稳定者，如不及时手术，死亡率极高。单纯二尖瓣脱垂无明显反流，大多预后良好。年龄大于50岁，有明显收缩期杂音和二尖瓣反流，瓣叶增厚，左心房、左心室增大者，预后较差。

表 19-3 二尖瓣关闭不全的定量评估

瓣膜关闭不全程度	射流面积（cm²）	每搏反流量（mL）	反流分数（%）
轻度	<4	<30	<30
中度	4~8	30~59	30~49
重度	>8	>60	>50

【治疗】

慢性二尖瓣关闭不全患者在相当长时间内无症状，但一出现症状，则预后差。

（一）内科治疗

无症状、心功能正常者无须特殊治疗，但应定期随访；重点是预防风湿热及感染性心内膜炎的发生。有症状的患者以对症治疗为主，并积极治疗各种并发症，血管紧张素转化酶抑制剂已证明能减低左心室容积，有效缓解症状。

（二）手术治疗

手术治疗是根本措施，应在发生不可逆的左心室功能不全之前施行。

1. 手术治疗适应证　①心功能 NYHA Ⅲ 或 Ⅳ级，经内科积极治疗后及时手术。②心功能 NYHA Ⅱ级伴心脏大，左室收缩末期容量指数（LVESVI）>30mL/m²。③重度二尖瓣关闭不全，左室射血分数（LVEF）减低，左室收缩及舒张末期内径增大，LVESVI 高达 60mL/m²，虽无症状也应手术治疗。

2. 手术方法

（1）瓣膜修补术　适用于瓣环扩张或瓣膜病变较轻，活动度好，以关闭不全为主者，但 LVEF≤0.2 时为禁忌证。

（2）人工瓣膜置换术　瓣叶钙化，瓣下结构病变严重，感染性心内膜炎或合并二尖瓣狭窄者必须置换人工瓣；严重左心室功能不全（LVEF≤0.35）或左心室重度扩张（左心室舒张末内径 LVEDD≥80mm，左心室舒张末容量指数 LVEDVI≥300mL/m²），不宜换瓣术。③推荐二尖瓣钳夹技术作为外科手术高危或无法手术的二尖瓣反流患者的替代治疗方案。

第三节　主动脉瓣狭窄

主动脉瓣狭窄（aortic stenosis，AS）是指由于各种原因导致左心室流出道（瓣膜、瓣上或瓣下狭窄）发生阻塞，左心室血液排出受阻，使排血量降低，左心室发生代偿性肥大终致左心衰竭的心脏瓣膜病。主要病因有风湿热、瓣膜先天性畸形及瓣膜退行性钙化等。主动脉瓣狭窄约占慢性心脏瓣膜病的 1/4，男性多见，单纯主动脉瓣狭窄少见，多伴有主动脉瓣关闭不全或二尖瓣病变。

【病因】

1. 退行性病变　老年人瓣膜退行性钙化导致主动脉瓣病变，为老年人慢性主动脉瓣狭窄最主要的病因。

2. 风湿热　风湿热反复风湿活动，导致反复瓣膜炎症，最终致瓣膜结构异常。风湿热导致的主动脉瓣病变常合并二尖瓣病变。

3. 其他　先天性主动脉瓣单瓣叶、二瓣叶或三瓣叶畸形等导致不同程度的主动脉瓣狭窄，多自幼起病。

【病理】

本病的主要病变为瓣叶增厚、交界处粘连，有瓣叶缩短时常伴有关闭不全。

正常的主动脉瓣有 3 个瓣膜，最常见的先天畸形为二叶式主动脉瓣，由于瓣叶结构异常，长期受到血流的不断冲击，引起瓣膜增厚、僵硬、纤维化而导致瓣膜狭窄。

年龄大于 65 岁者，以瓣膜退行性病变多见，是老年人单纯性主动脉瓣狭窄的常见原因。其病理表现为瓣膜体部的钙化，少累及瓣膜交界处，常伴有二尖瓣环的钙化。

【病理生理】

成人主动脉瓣口面积为 3~4cm²。当瓣口面积减少≤1cm² 时，左心室收缩压明显升高，跨瓣压差显著增大，代偿性左心室肥厚，继之左心室扩张、顺应性减低，失代偿发生左心衰竭，心排血量进一步减少。由于心排血量减少及左心室肥厚导致心肌耗氧量增加，活动后出现心肌缺血、心绞痛发作及各种心律失常，甚至发生心脏性猝死。

【临床表现】

（一）症状

1. 呼吸困难　劳力性呼吸困难为常见的首发症状，见于 90% 有症状的患者。病情进展发生夜间阵发性呼吸困难、端坐呼吸和急性肺水肿。

2. 心绞痛　半数以上的患者有心绞痛发作，常由体力活动诱发，休息后缓解。这主要是由心肌缺血所致，极少数由瓣膜的钙质栓塞冠状动脉引起，部分患者同时患有冠心病，可进一步加重心肌缺血。

3. 晕厥　见于 1/3 有症状的患者，多发生于直立、运动中或运动后即刻，少数在休息时发生，因体循环动脉压下降，脑循环灌注压降低，导致脑缺血引起。

（二）体征

1. 视诊　心尖搏动增强、弥散。

2. 触诊　左心室肥厚明显者心尖搏动向左下移位，可触及抬举样心尖搏动；严重狭窄者，同时触诊心尖部和颈动脉可发现颈动脉搏动明显延迟；胸骨右缘第 2 肋间可触及收缩期震颤。

3. 叩诊　心浊音界向左下扩大。

4. 听诊　S1 正常，A2 减弱、消失或逆分裂，主动脉瓣区可闻及（4~5）/6 级喷射性收缩期杂音，呈粗糙、吹风样、递增-递减型，向颈部或胸骨左下缘传导。钙化性主动脉瓣狭窄者，杂音多在心底部，高调粗糙，呈乐音性，向心尖区传导。发生左心衰竭或心排出量减少时，杂音减弱或消失；部分患者可闻及收缩期喷射音。晚期收缩压和脉压均下降。

【并发症】

1. 心律失常　可出现心房颤动，并使病情迅速恶化出现低血压、晕厥或急性肺水肿；主动脉瓣钙化累及传导系统可致房室传导阻滞；左心室肥厚、心内膜下心肌缺血或冠状动脉栓塞可致室性心律失常等。

2. 心力衰竭　是常见并发症，一旦发生心力衰竭，病情进行性恶化，并缩短自然病程。

3. 感染性心内膜炎　较少见，多发生于较年轻的轻、中度狭窄患者。

4. 心脏性猝死　多发生于有症状的患者。

5. 其他　少数患者有胃肠道症状，可合并胃肠道出血，多见于老年人。

【辅助检查】

1. 心电图检查　可以协助判断左心室肥大及心律失常等。中度狭窄者可出现 QRS 波群电压增高伴轻度 ST-T 改变，严重者可出现左心室肥厚伴劳损，可有左心房肥大。少数患者可有左束支传导阻滞。

2. 胸部 X 线检查　可显示心脏外观及结构的异常改变。单纯主动脉瓣狭窄时左室呈向心性肥厚，故心影可正常，到晚期心力衰竭时可有左室大及肺淤血。升主动脉根部常因收缩期血流急促喷射冲击而有狭窄后扩张。偶见主动脉瓣钙化和左心房增大。

3. 超声心动图检查　是明确和诊断主动脉瓣疾病的可靠方法。M 型可见主动脉瓣开放幅度减小（<15mm），瓣叶增厚，主动脉根部扩大，左室后壁及室间隔呈对称性肥厚，左室流出道增宽。二维超声可观察到瓣膜收缩期开放呈圆顶形，瓣口缩小，瓣膜活动受限，左心室向心性肥厚，并可确定瓣口面积。多普勒超声可诊断主动脉瓣狭窄并估计其程度。

4. 心导管检查　多用于超声心动图不能确诊或需进行人工瓣膜置换术的患者，可测定左心室-主动脉间压力阶差增加，根据所得压差可计算出瓣口面积。左心室造影可显示主动脉瓣口狭窄程度。

【诊断与鉴别诊断】

（一）诊断依据

根据胸骨右缘第 2 肋间响亮粗糙的喷射性收缩期杂音伴有收缩期震颤及第二心音减弱、左室增大等，可做出主动脉瓣狭窄的诊断，超声心动图检查可确诊。综合分析患者的病史及伴随的其他体征，协助作出病因诊断。

（二）鉴别诊断

1. 梗阻肥厚型心肌病　收缩期杂音在心尖与胸骨左缘之间，不向颈部及锁骨下传导，不占整个收缩期，很少有收缩期震颤，无收缩早期喷射音。超声心动图能发现左室流出道狭窄和非对称性室间隔肥厚，舒张期室间隔与左室后壁厚度之比≥1.3，二尖瓣收缩期前移，无主动脉瓣狭窄。

2. 先天性主动脉瓣狭窄　无风湿热病史，年龄很小即有主动脉瓣狭窄的征象，且杂音等随年龄增长而改变。超声心动图有助于诊断。

【病情评估】

主动脉瓣狭窄的病情轻重取决于心脏二维超声检查主动脉瓣叶增厚、钙化程度，瓣叶收缩期开放幅度及速度。彩色多普勒检查瓣膜口下方射流速度、最大跨瓣压力阶差及瓣膜口面积等（表19-4）。本病可多年无症状，但大部分患者的狭窄进行性加重，退行性钙化性狭窄较先天性病变和风湿性病变发展迅速，一旦病情恶化，除非实行外科手术或介入干预，否则预后不佳。人工瓣膜置换术可明显改善患者的生存质量和远期预后。

表 19-4　主动脉瓣狭窄程度的定量评估

瓣膜狭窄程度	射流速度（m/s）	平均压力阶差（mmHg）	瓣口面积（cm^2）
轻度	<3	<25	>1.5
中度	3~4	25~40	1~1.5
重度	>4	>40	<1

【治疗】

（一）内科治疗

无症状的轻度狭窄患者，避免剧烈体力活动，定期复查，观察狭窄进展情况，为患者选择合适的手术时间；预防感染性心内膜炎和风湿热活动。

有频发房性早搏者，应予抗心律失常药物，预防心房颤动；出现心房颤动应及时电转复，否则可导致急性左心衰竭。心绞痛发作可试用硝酸酯类药物。心力衰竭者等待手术过程中应限制钠盐摄入，可慎用利尿剂缓解肺淤血。不可使用作用于小动脉的血管扩张剂，以防血压过低。

（二）手术治疗

1. 人工瓣膜置换术 为治疗成人主动脉瓣狭窄的主要方法，凡有临床症状者均应考虑手术治疗。适应证：①重度狭窄伴心绞痛、晕厥或心力衰竭症状为手术的主要指征。②无症状的重度狭窄患者，如伴有进行性心脏增大和/或左心室功能不全，活动时血压下降，也应考虑手术。本法的手术死亡率低，远期预后较好。

2. 直视下主动脉瓣分离术 儿童和青少年的非钙化性先天性主动脉瓣严重狭窄者适用。

3. 经皮球囊主动脉瓣成形术 中期结果令人失望，临床应用范围局限。适应证：①由于严重主动脉瓣狭窄导致的心源性休克者。②严重主动脉瓣狭窄需急诊非心脏手术治疗，因有心力衰竭而具极高手术危险者，作为以后人工瓣膜置换的过渡。③严重主动脉瓣狭窄的妊娠妇女。④严重主动脉瓣狭窄，拒绝手术治疗的患者。

4. 经皮主动脉瓣置换术（TAVI） 风险高，成功率低，适用于不适合外科手术的高危患者。

第四节 主动脉瓣关闭不全

主动脉瓣关闭不全（aortic incompetence，AI）由各种原因导致主动脉瓣及（或）主动脉根部血管壁病变，出现关闭不全的心脏瓣膜病。单纯主动脉瓣关闭不全男性较多见，多为非风湿性；合并二尖瓣疾病者女性多见，多为风湿性。风湿性主动脉瓣关闭不全多与狭窄并存。

【病因】

1. 风湿热 风湿热反复风湿活动，导致反复瓣膜炎症，最终致瓣膜结构异常，即风湿性心脏病。大多数主动脉瓣关闭不全的病因是风湿热。

2. 先天性畸形 二叶式主动脉瓣、主动脉瓣穿孔、室间隔缺损伴主动脉瓣脱垂等。

3. 退行性病变 老年人瓣膜退行性钙化导致主动脉瓣病变，多数表现为主动脉瓣狭窄伴有主动脉瓣关闭不全。

4. 其他 感染性心内膜炎、主动脉瓣黏液样变性、强直性脊柱炎、梅毒性主动脉炎、Marfan综合征等。

【病理】

本病主要由主动脉瓣膜本身病变、主动脉根部疾病所致，根据发病情况分为急性和慢性病变。急性病变主要包括感染性心内膜炎致主动脉瓣穿孔或瓣周脓肿，胸部创伤致瓣叶结构损伤、主动脉夹层血肿致主动脉环扩大，人工瓣膜撕裂等。

本病的主要病理改变有主动脉瓣增厚、缩短、僵硬，瓣膜游离缘赘生物形成，瓣膜根部、交接部粘连等。

【病理生理】

舒张期左室除接受左房的血液外，还接受从主动脉反流的血液，使左室舒张期容量增加，左室收缩期心搏出量较正常多。左室先扩大随后肥厚，因左室收缩末期压不增加，左房及肺静脉压也不增加，故左心衰竭出现较晚，最后也可引起右心衰竭。左室搏出量增大、收缩压增高，主动脉内血液反流回左室使舒张压降低，故脉压差增大并有周围血管征。舒张压降低，冠状动脉供血不足，左室内压增加、心脏扩大等因素引起心肌耗氧量增加，均可产生心肌缺血和左室功能恶化，发生心力衰竭。

【临床表现】

（一）症状

轻、中度主动脉瓣反流的患者常无心脏相关症状，严重反流时出现明显的主动脉瓣关闭不全及周围血管征的表现，患者常有头部搏动感、心悸及心前区不适。约20%患者可有心绞痛发作，多发生在夜间，一般治疗不易控制。晚期发生左心衰竭，出现不同程度的呼吸困难等肺水肿的表现，终末期可出现右心衰竭。

（二）体征

1. 心脏体征

（1）视诊　心尖搏动呈高动力性，范围扩大并向左下移位。

（2）触诊　心尖搏动呈抬举样，范围扩大并向左下移位。

（3）叩诊　心浊音界向左下扩大，呈靴形心。

（4）听诊　S1减弱，A2减弱或消失；胸骨左缘2~3肋间及主动脉瓣区闻及与S2同时开始的高调、递减型舒张早期叹气样杂音，向主动脉瓣区及心尖部传导，坐位前倾及深呼气时明显；严重主动脉瓣关闭不全时，因主动脉反流致相对性二尖瓣狭窄，可在心尖部闻及舒张中晚期隆隆样杂音，称为Austin-Flint杂音。

2. 周围血管征　收缩压增高，舒张压减低，脉压差增大；出现随心脏搏动的点头征，颈动脉和桡动脉可触及水冲脉，毛细血管搏动征（+），股动脉可闻及枪击音及双期血管杂音（Duroziez征）。

【并发症】

1. 感染性心内膜炎　较其他心脏瓣膜病常见。

2. 心力衰竭　以反复发生左心衰竭为主，终末期可伴有右心衰竭。

3. 心律失常　以室性心律失常多见。

【辅助检查】

1. 心电图检查　可协助发现是否发生左心室肥厚等心脏结构异常。轻者心电图可正常，严重者出现电轴左偏，左室肥厚劳损，亦可见束支传导阻滞。

2. 胸部X线检查　可呈现心脏外观与结构异常。左室增大，心影呈靴形，升主动脉扩张、迂曲、延长。透视下可见主动脉和左心室搏动振幅明显增加；晚期左心房增大；左心衰竭时有肺淤血征象。

3. 超声心动图检查　是诊断心脏瓣膜病的主要客观依据。M 型超声可见舒张期二尖瓣前叶有细颤波，主动脉瓣开放及关闭速度增加，二尖瓣早期关闭，左心室增大，左心室流出道增宽，左心室后壁及室间隔搏动幅度增加。二维超声可见主动脉瓣关闭时不能合拢。多普勒超声在主动脉瓣的心室侧（左心室流出道）可探及全舒张期反流束，为最敏感的确定主动脉瓣反流方法，并可通过计算反流量与搏出量的比例，判断其严重程度。

【诊断与鉴别诊断】

（一）诊断依据

根据主动脉瓣第二听诊区有舒张期递减型吹风样杂音，左心室增大及周围血管征等，可诊断主动脉瓣关闭不全，超声心动图检查可确诊。如有风湿热病史，或同时有二尖瓣损害，除外其他原因所致的主动脉瓣关闭不全，可诊断为风心病主动脉瓣关闭不全。

（二）鉴别诊断

1. 动脉粥样硬化性主动脉瓣关闭不全　多见于 60 岁以上的患者，多有动脉粥样硬化病史，主动脉瓣区第二心音亢进。X 线检查发现主动脉延长增宽且可有钙化影，不伴有二尖瓣器质性病变。

2. 肺动脉瓣关闭不全　常为肺动脉高压引起，可听到 Graham-Steell 杂音，在胸骨左缘第 2 肋间最响，沿胸骨左缘向下传导，吸气时更明显。无周围血管征及血压改变，常有肺动脉瓣区第二心音亢进、肺动脉高压体征。多普勒超声可鉴别。

3. 梅毒性主动脉瓣关闭不全　主要由于主动脉根部扩张所致。本病发病年龄较晚，多在40~60岁，不伴有二尖瓣病变的体征，舒张期杂音在胸骨右缘第 2 肋间最响，较易发生心绞痛，梅毒血清学试验阳性，有梅毒感染史。

【病情评估】

主动脉瓣关闭不全的病情轻重取决于心脏超声射流速度及瓣膜反流量（表 19-5）。急性重度主动脉瓣关闭不全如不及时手术治疗，常死于左心衰竭。慢性者无症状期长，症状出现后，病情可迅速恶化。术后存活者大部分临床症状有明显改善，心脏缩小，心功能有提高。

表 19-5　主动脉瓣关闭不全的程度评估

反流程度	射流宽度（%）	每搏反流量（mL）	反流分数（%）
轻度	<左心室流出道的 25%	<30	<30
中度	左心室流出道的 25%~65%	30~59	30~49
重度	>左心室流出道的 65%	>60	>50

【治疗】

（一）内科治疗

无症状的轻或中度反流者，应限制重体力活动，定期随访；出现心力衰竭时应用血管紧张素转化酶抑制剂和利尿剂，必要时可加用洋地黄类药物。心绞痛可用硝酸酯类药物，积极治疗心律失常，及早发现并控制感染。积极预防感染性心内膜炎、风湿活动。中度以上的主动脉瓣反流易导致左心室扩大、心律失常，即使心功能正常，应及早考虑外科手术治疗。

（二）手术治疗

人工瓣膜置换术为治疗该病的主要方法。适应证：①有症状伴左心室功能不全者。②无症状伴左心室功能不全者。③有症状而左心室功能正常者，先试用内科治疗，若无改善不宜拖延手术时间。

禁忌证：LVEF≤20%、LVEDD≥80mm 或 LVEDVI≥300mL/m^2。部分病例如创伤、感染性心内膜炎所致的瓣叶穿孔，可行瓣叶修复术。主动脉根部扩大如 Marfan 综合征者，宜行主动脉根部带瓣人工血管移植术。

附： 联合瓣膜病变

联合瓣膜病变又称多瓣膜病，是指 2 个或 2 个以上的瓣膜病变同时存在。临床上，风心病常以复杂的联合瓣膜病变的形式出现，在病理生理和临床上总是以某一瓣膜病变表现较为突出，且相互影响。二尖瓣狭窄合并主动脉瓣关闭不全时，心尖区舒张期隆隆样杂音可以减轻，主动脉瓣关闭不全的周围血管征可以不明显。二尖瓣狭窄合并主动脉瓣狭窄时，二尖瓣狭窄的舒张期杂音和主动脉瓣狭窄的收缩期杂音均减弱。

诊断多瓣膜病比较困难，超声心动图对诊断及评价心功能具有重要价值。内科治疗同单瓣膜损害者，手术治疗为主要治疗措施。因多瓣膜人工瓣膜置换术危险性较大，死亡率高，故术前确诊及明确损害的相对程度，对确定治疗决策至关重要。

思考题

1. 试述二尖瓣狭窄的临床表现。
2. 简述二尖瓣狭窄伴咯血时应进行鉴别的常见疾病。
3. 试述主动脉瓣关闭不全的鉴别诊断。
4. 简述各心脏瓣膜病的常见并发症。
5. 简述主动脉狭窄的临床表现"三联征"。

扫一扫，查阅本章数字资源，含PPT、音视频、图片等

心肌病是一组异质性心肌疾病，由不同病因引起的心肌病变导致的心肌机械和（或）心电功能障碍，常表现为心室肥厚或扩张。心肌病的临床表现主要是心力衰竭和心律失常。目前心肌病的分类为遗传性心肌病（如肥厚性心肌病、致心律失常型右室心肌病等）、混合性心肌病（如扩张型心肌病、限制性心肌病等）、获得性心肌病（如感染性心肌病、心脏气球样变等）。

第一节　病毒性心肌炎

心肌炎（myocarditis）是指病原微生物感染或物理化学因素引起的心肌细胞、心内膜、心外膜的炎症反应，最终可导致整个心脏结构损害。病毒性心肌炎（viral myocarditis）是由病毒感染引起的局限性或弥漫性心肌的炎症性疾病，以心肌非特异性炎症为主要病理改变。大多数病例为散发，可有局限性小流行，约占心肌炎患者的半数。本病可见于各年龄组，但以儿童及青少年多见，成人患病率约为 5%，一般以 20～30 岁为最多见，男性多发。多数患者有前驱病毒感染史。本病的病程多呈自限性，但部分患者可进展为扩张型心肌病。

【病因和发病机制】

（一）病因

几乎所有的感染人类的病毒均可累及心脏，主要以肠道病毒如柯萨奇 B 组病毒、埃可（ECHO）病毒、脊髓灰质炎病毒等常见，其中柯萨奇 B 组病毒最多见，占病因的 30%～50%；此外还有腺病毒、巨细胞病毒、流感与副流感病毒、流行性腮腺炎病毒、风疹病毒、肝炎病毒、HIV 等。本病常见的诱因有感染、营养不良、缺氧、过度疲劳及妊娠等。

（二）发病机制

病毒性心肌炎确切的发病机制尚不清楚，动物实验证明本病的发病过程分为两个阶段。

1. 病毒直接损伤期　大多在病毒侵入的早期，典型病毒感染产生全身性病毒血症和相关的血管炎症反应。病毒吸附于心肌细胞膜上的该病毒受体后，开始脱衣壳，进入心肌细胞复制和释放病毒，复制过程中破坏心肌细胞，引起心肌细胞的损伤、凋亡、坏死。在病毒侵入的 5～10天，心肌组织呈现树突细胞和巨噬细胞浸润，启动抗原非依赖性针对病毒的 IgM 抗体反应，随后病毒被单核-吞噬细胞系统清除，心肌中病毒存在不超过 18 天。

2. 免疫介导损伤期　免疫性损伤的途径较多，主要有以下几种：①病毒感染刺激 B 细胞产

生中和抗体。②病毒在心肌细胞复制时，诱导大量的巨噬细胞、自然杀伤（NK）细胞等浸润心肌，并直接杀伤有病毒复制的心肌细胞。③免疫细胞产生大量细胞因子。这些机制最终导致心肌的免疫性损伤。

【病理】

本病的病理改变缺乏特异性，从病变性质可分为以心肌变性、坏死为主的心肌炎和以间质损害为主的间质性心肌炎。前者可引起心肌细胞溶解、坏死、变性和肿胀等；后者以心肌纤维之间和血管周围结缔组织中炎性细胞浸润为主要表现。从病变范围可分为局灶性和弥漫性心肌炎。

【临床表现】

由于病情轻重不同，患者临床表现差异较大，取决于病变的广泛程度与部位，轻症可无症状，重者可并发严重心律失常、心功能不全、心源性休克，甚至猝死。

（一）症状

1. 病毒感染的表现　约有 1/2 患者于发病前 1~3 周有上呼吸道或消化道病毒感染的前驱症状。患者多有发热（轻度或中度）、咽痛、咳嗽、全身不适、乏力等"感冒"样症状，或恶心、呕吐、腹泻等胃肠道症状。有时病毒同时侵犯其他系统，可出现相应系统感染的临床表现。

2. 心脏受累的表现　病毒感染后 1~3 周，患者出现头晕、乏力、心悸、呼吸困难、胸部不适、心前区疼痛、浮肿；少数患者无明显自觉症状。大部分患者以心律失常为主诉或首发症状；其中少数患者可发生晕厥或 Adams-Stokes 综合征；极少数患者可发生心力衰竭、心源性休克或猝死。

（二）体征

1. 心率改变　心率增快与体温不相称，或心率异常缓慢。

2. 心音改变　心尖区第一心音减弱或分裂，出现胎音律；可听到病理性第三心音。

3. 心脏增大　轻者心脏暂时性增大，心脏显著扩大常提示心肌炎广泛而严重。

4. 心脏杂音　心尖区可闻及收缩期吹风样杂音或舒张期杂音，是因左心室扩大造成相对性二尖瓣关闭不全或狭窄所致。杂音强度不超过 3/6 级，心肌炎好转后可消失。

5. 心律失常　可出现多种心律失常，以早搏和房室传导阻滞最常见，也可出现心房颤动、病态窦房结综合征。心律失常是引起猝死的主要原因之一。

6. 心包摩擦音　当炎症累及心包时可闻及心包摩擦音。

7. 心力衰竭、心源性休克　重症患者可出现颈静脉怒张、肺部啰音、肝肿大、心尖区奔马律、交替脉及血压下降、脉搏细速、四肢厥冷、尿少等心力衰竭及心源性休克的体征。

【辅助检查】

1. 血液检查　白细胞计数可升高，急性期患者血沉可加快。部分患者血清心肌酶、肌钙蛋白增高，对心肌损伤的诊断有较高的特异性和敏感性。

2. 外周血病原学检查　应用酶联免疫吸附试验（ELISA）检测血清中柯萨奇病毒 B-IgM 抗体，敏感性高，可用于早期诊断。急性期和恢复期前后 2 次测定血清病毒中和抗体、血凝抑制抗体或补体结合抗体效价，有 4 倍或以上升高或一次高达 1:640，外周血检出肠道病毒核酸，血清中特异性 IgM 1：320 以上阳性等，都是可能而不是肯定的病原学诊断指标。反转录-多聚合酶链反应（RT-PCR）可检测外周血白细胞或血清肠道病毒 RNA。肝炎病毒血清学检查对心肌炎病原学诊断也具有临床价值。

3. 心电图检查 对心肌炎诊断的敏感性高，但特异性低。心电图改变以心律失常尤其是过早搏动最常见，其次为房室传导阻滞，若同时伴有束支传导阻滞，常提示病变广泛。此外，心室肥大、QT 间期延长、ST-T 改变也可出现。

4. 胸部 X 线检查 患者可有不同程度的心脏扩大，病情严重者可出现肺淤血或肺水肿征象。

5. 超声心动图检查 无特异性，可有心功能异常、节段性及区域性室壁运动异常，其程度取决于病毒累及心室的程度和范围。

6. 同位素心肌显像 ^{111}铟单克隆抗-肌球蛋白抗体心肌显像，对心肌坏死检测敏感性较高，但特异性较差。

7. 心内膜心肌活检（EMB） 可见心肌炎性细胞浸润伴有心肌细胞坏死和（或）邻近心肌细胞变性。EMB 是确定活动性心肌炎的唯一方法，因其有创性，一般不作为常规检查。

8. 病原学诊断 从咽拭子或心肌组织中分离出病毒，或在血清中检测特异性病毒抗体滴度，以及应用病毒基因探针原位杂交法和原位 RT-PCR 检查，有助于病因学诊断。

9. MRI 检查 主要表现为磁共振成像 T2 加权图局灶性信号增高，T1 加权图无明显改变，提示心肌细胞内炎症病灶及水肿。

【诊断与鉴别诊断】

（一）诊断依据

主要依靠前驱感染病史、心脏表现、病原学检测结果、心肌损伤标志物检测等资料综合分析，并排除其他疾病而做出诊断。根据 1999 年中华心血管病学会拟订的成人急性病毒性心肌炎诊断参考标准，凡由病毒感染所致心肌炎，病程在 3 个月以内者为急性病毒性心肌炎。其诊断要点如下。

1. 心脏表现 上呼吸道感染、腹泻等病毒感染后 3 周内出现心脏表现，如出现不能用一般原因解释的感染后重度乏力、胸闷、头昏（心排血量降低所致）、心尖部第一心音明显减弱、舒张期奔马律、心包摩擦音、心脏扩大、充血性心力衰竭或 Adams-Stokes 综合征等。

2. 心律失常及心电图改变 上述感染后 3 周内新出现下列心律失常或心电图改变：①窦性心动过速、房室传导阻滞、窦房阻滞或束支传导阻滞。②多源、成对室性过早搏动，自主性房性或交界区性心动过速，阵发或非阵发性室性心动过速，心房或心室扑动或颤动。③2 个以上导联 ST 段呈水平型或下斜型下移≥0.01mV，或 ST 段异常抬高，或有异常 Q 波。

3. 心肌损伤的参考指标 病程中血清心肌肌钙蛋白 I 或肌钙蛋白 T（强调定量测定）、CK-MB 明显增高。超声心动图示心腔扩大，或室壁活动异常，和（或）核素心功能检查证实左室收缩功能或舒张功能减低。

4. 病原学依据 ①在急性期从心内膜、心肌、心包或心包穿刺液中测出病毒、病毒基因片段或病毒蛋白抗原。②病毒抗体：第二份血清中同型病毒抗体（如柯萨奇 B 组病毒中和抗体或流行性感冒病毒血凝抑制性抗体等）滴度较第 1 份血清升高 4 倍（2 份血清应相隔 2 周以上）或一次抗体效价≥1：640 者为阳性，320 者为可疑阳性（如果以 1：32 为基础者则宜以≥256 为阳性，128 为可疑阳性，根据不同实验室标准做决定）。③病毒特异性 IgM≥1：320 者为阳性（按照各实验室诊断标准，但需在严格质控条件下）。如同时血中肠道病毒核酸阳性者更支持近期病毒感染。

对同时具有上述1、2（①、②、③中任何1项）、3中任何两项，在排除其他原因心肌疾病后，临床上可诊断为急性病毒性心肌炎。如同时具有4中①项者，可从病原学角度确诊急性病毒性心肌炎。如仅具有4中②、③项者，在病原学上只能拟诊为急性病毒性心肌炎。

诊断病毒性心肌炎时，应除外甲亢及可引起心肌病变的其他疾患，如风湿性心肌炎、中毒性心肌炎、冠心病、结缔组织病及克山病等。

（二）鉴别诊断

1. 风湿性心肌炎　除具有心肌炎的表现外，往往有近期链球菌感染史证据（如咽痛、抗"O"升高、咽拭阳性等），且多为全心受累，杂音多较明显且较恒定，常伴有风湿热的其他特征性表现，如多发性关节炎、皮下结节、环形红斑等，糖皮质激素与抗风湿治疗有效。

2. 冠心病　多为慢性起病，发展缓慢，常有心肌缺血、损伤或坏死的证据，发病年龄较大，无前驱性上呼吸道及肠道病毒感染的临床与实验室证据，多有肥胖、高血压、糖尿病等易患因素，常有心绞痛，对硝酸甘油反应良好，冠状动脉造影可确诊。

3. 其他　尚须与甲状腺功能亢进症、中毒性心肌炎等鉴别。

【病情评估】

本病预后取决于临床类型，大多数患者经过规范治疗后可康复。极少数患者由于心肌弥漫性炎症和坏死，发生急性心力衰竭、心源性休克或严重心律失常而死亡，少部分患者演变为扩张型心肌病。

（一）临床分型

1. 亚临床型　患者多无明显症状，心电图示 ST-T 改变、过早搏动等。数周后心电图可恢复正常。

2. 轻症自限型　病毒感染数周后，患者出现心悸、胸闷等症状，无心脏结构改变及心力衰竭症状。心电图示 ST-T 改变、过早搏动等，心肌酶及肌钙蛋白可高于正常，经治疗可逐渐恢复。

3. 隐匿进展型　病毒感染后临床表现为一过性心肌炎症状，随着病程进展可表现为扩张型心肌病的临床特征。

4. 急性重症型　病毒感染1~2周内出现心悸、胸痛、气短等症状，伴心动过速、奔马律、心力衰竭及心源性休克，可于数日内死于心力衰竭或恶性心律失常。

5. 猝死型　患者多于活动后猝死，死前无明显临床症状，尸检证实为急性病毒性心肌炎。

（二）临床分期

1. 急性期　新发病，症状、体征和辅助检查异常、多变，病程多在3个月以内。

2. 恢复期　临床症状和心电图改变等逐渐好转，但尚未痊愈，病程3个月~1年。

3. 慢性期　病情反复或加重，心脏进行性损害，辅助检查有病情活动表现，病程1年以上。

【治疗】

治疗目标：提高病毒性心肌炎的治愈率，减少心肌炎后遗症，降低扩张型心肌病的发生率。

目前对病毒性心肌炎尚无特效疗法，主要是根据病情及时采取综合措施。

（一）一般治疗

急性病毒性心肌炎尽早卧床休息，直到症状消失，可以减轻心脏负荷。有严重心律失常、心力衰竭的患者，应卧床休息 3~6 个月，重症心力衰竭应卧床到心脏缩小，心力衰竭控制。无心脏形态功能改变者，休息半个月，3 个月内不参加重体力活动。进食易消化，富含维生素、蛋白质的食物，保持大便通畅。

（二）抗病毒治疗

抗病毒治疗主要用于疾病的早期，一般抗病毒药物不能进入细胞内，因而对细胞内病毒无效。

1. 干扰素 α-干扰素能够阻断病毒复制和调节细胞免疫功能。于感染前、后给予干扰素，都显示有抗病毒和保护心肌细胞的作用。α-干扰素 100 万~300 万 U，每日 1 次肌内注射，2 周为 1 个疗程。

2. 中药治疗 黄芪有抗病毒、调节免疫功能的作用，还能改善内皮细胞生长，具有正性肌力作用。黄芪注射液 20mL 加入 5% 葡萄糖注射液 250mL，静脉滴注，每日 1 次，疗程 2 周。

（三）抗菌治疗

病毒感染常继发细菌感染，一般多主张应用广谱抗生素。

（四）保护心肌

心肌炎时，自由基产生增多，而超氧化物歧化酶活性下降，自由基加重心肌细胞损伤。

1. 维生素 C 明显保护心肌不受自由基和脂质过氧化损伤，使细胞内外脂质过氧化物明显降低。维生素 C 0.2g，每日 3 次，疗程 1~3 个月。

2. 牛磺酸 具有增加心肌收缩力、减轻细胞膜脂质过氧化、抑制细胞内 Ca^{2+} 超负荷和 Na^+ 升高等作用。牛磺酸 2g，每日 3 次，疗程 1~3 个月。

3. 辅酶 Q10 参与氧化磷酸化及能量的生成过程，并有抗自由基及膜稳定作用。辅酶 Q10 10mg，每日 3 次，疗程 1~3 个月。

4. 曲美他嗪 通过抑制游离脂肪酸 β 氧化，促进葡萄糖氧化，产生更多 ATP，增加心脏收缩功能。曲美他嗪 20mg 口服，每日 3 次，疗程 1 个月。

（五）免疫抑制剂治疗

多数学者主张病程早期不宜常规使用糖皮质激素，对于病情较重，出现严重心律失常、心源性休克、心脏扩大伴心力衰竭等严重并发症者，可以短期应用糖皮质激素。

（六）对症治疗

1. 心力衰竭 可按照常规的纠正心力衰竭措施治疗，但洋地黄用量宜偏小。同时应用卡托普利 12.5~37.5mg/d，分次口服。

2. 心律失常 完全性房室传导阻滞、病态窦房结综合征患者，可安装临时心脏起搏器，可短期应用地塞米松 10mg 静脉滴注，每日 1 次。不能恢复者应选择安装永久心脏起搏器。其他类型心律失常者，宜根据心律失常类型选择药物治疗。

第二节 扩张型心肌病

扩张型心肌病（dilated cardiomyopathy，DCM）是一种异质性心肌病，是以心室扩大和心肌收缩功能降低为特征的心肌病类型，发病时应除外高血压、心脏瓣膜病、先天性心脏病或缺血性心脏病等。DCM 为较常见的心肌疾病，是引起心力衰竭、心律失常和猝死的常见疾病之一。其临床表现为心脏逐渐扩大、心室收缩功能降低、心力衰竭、室性和室上性心律失常、传导系统异常、血栓栓塞和猝死等。本病病因复杂，男性发病多于女性，男女之比约为 2.5∶1，临床远期预后不良，5 年存活率约 50%，10 年存活率仅为 25%。

【分类】

随着分子遗传学的发展，新的分类方案基于遗传学的进展将心肌病分为原发性和继发性两大类。

1. 原发性 DCM ①家族性 DCM：约 60% FDCM（家族性扩张型心肌病）患者显示与 DCM 相关的 60 个基因之一的遗传学改变，其主要方式为常染色体遗传。②获得性 DCM：指遗传易感与环境因素共同作用引起的 DCM。③特发性 DCM：原因不明，需要排除全身性疾病。

2. 继发性 DCM 全身系统性疾病累及心肌，心肌病变仅是系统性疾病的一部分。

【病因和发病机制】

（一）病因

本病多数病因尚不明确，已知病因包括感染、自身免疫、乙醇中毒、内分泌和代谢紊乱、精神创伤等。随着二代基因测序技术的开展，越来越多的患者表现出有家族遗传性。

1. 病毒性心肌炎 病毒感染是主要的病因，DCM 被认为是病毒性心肌炎的后遗症。病原体直接侵袭和由此引发的慢性炎症和免疫反应是造成心肌损害的主要机制。

2. 遗传因素 DCM 仍然归类于与许多基因相关的病理学和存在不同遗传方式的复合疾病。

3. 中毒、代谢内分泌因素 嗜酒是我国扩张型心肌病的常见病因。一些心肌毒性化疗药物可导致发病。代谢内分泌因素主要有某些代谢异常如微量元素硒缺乏（克山病），以及内分泌异常如嗜铬细胞瘤、甲状腺疾病等。

4. 其他因素 如围生期心肌病、过劳、感染、血压升高等。

（二）发病机制

目前尚不明确，一般认为本病的发生主要与病毒感染和自身免疫有关。

【病理】

以心脏扩大为主，左心室显著。肉眼可见心脏呈苍白色伴钙化，心室腔扩张明显，心室壁多变薄，有纤维瘢痕形成，心尖部常有附壁血栓。瓣膜、冠状动脉多无病变。组织学可见非特异性心肌细胞肥大，细胞核固缩、变性或消失，胞浆内有空泡形成，特别是不同程度的纤维化等病变混合存在。

【临床表现】

本病多数起病隐匿，任何年龄均可发病，以 30 ~ 50 岁多见。心脏扩大、心力衰竭、心律失常、栓塞和猝死是 DCM 的主要表现。注意询问家族史、饮酒史、药物和放射治疗史等。

（一）症状

早期可无症状，临床主要表现为活动耐量下降及劳力性呼吸困难。随着病情加重逐步出现心力衰竭症状如活动后气促、夜间阵发性呼吸困难、端坐呼吸等，并逐渐出现食欲减低、腹胀及下肢和低垂部位水肿等右心衰竭的表现，合并心律失常时出现心悸、头昏、黑蒙等，严重的心律失常可导致猝死。部分患者肺、脑、脾和肾可发生血栓栓塞，出现相应脏器急性疼痛等表现。终末期可有顽固性低血压。

（二）体征

心界扩大为主要体征，左心室扩大显著，可闻及第三心音或第四心音"奔马律"，以及各种心律失常的听诊特点。出现左心衰竭时可有交替脉、两肺底闻及湿啰音，晚期右心功能不全时可见发绀、颈静脉怒张、肝肿大、下肢水肿，少数患者有胸水、腹水。

【辅助检查】

1. 超声心动图　是诊断及评估扩张型心肌病最常用的重要方法。早期左心室扩大，后期各心腔均有扩大，常合并二尖瓣和三尖瓣反流，肺动脉高压，左心室壁运动减弱，左心室收缩功能下降。附壁血栓多发生在左室心尖部。

2. 心电检查　心电图、动态心电图是常用检查方法，多有异常表现但缺乏特异性。常见各种心律失常如心房颤动、房室传导阻滞等，以及 ST-T 改变、QRS 波群低电压、R 波递增不良，少数患者可有病理性 Q 波，多系心肌广泛纤维化所致，需与心肌梗死相鉴别。

3. X 线检查　心影向左侧或双侧扩大，心胸比例>0.5，发生心力衰竭时有肺淤血征，常伴有肺淤血、肺水肿、肺动脉高压或胸腔积液等表现。

4. 免疫学检查　抗心肌抗体（AHA）是机体产生的针对自身心肌蛋白分子抗体的总称。AHA 检测阳性反应提示患者体内存在自身免疫损伤，常见于病毒性心肌炎及其演变的 DCM 患者。

5. 心内膜心肌活检　有心肌细胞肥大、变性、间质纤维化等改变，有助于心肌病的病因诊断和鉴别诊断。

6. 心脏核素检查　放射性核素扫描（ECT）检查可见舒张末期和收缩末期左心室容积增大，LVEF（左室射血分数）降低；运动或药物负荷心肌显像可用于排除冠状动脉病变引起的缺血性心肌病。

7. 心脏磁共振检查　不仅可以准确检测 DCM 心肌功能，而且能清晰识别心肌组织学特征，包括心脏结构、心肌纤维化瘢痕、心肌活性等，是诊断和鉴别诊断心肌疾病的重要检测手段。

8. 冠状动脉造影检查　冠状动脉造影无明显狭窄，有助于除外冠状动脉粥样硬化性心脏病。

【诊断与鉴别诊断】

（一）诊断

1. DCM 的临床诊断标准 对于有心脏扩大、心律失常及心力衰竭表现，心脏超声显示有心脏扩大、心室收缩功能减低伴或不伴有充血性心力衰竭者，均应考虑本病。

《中国扩张型心肌病诊断和治疗指南》（2018）诊断标准：①左心室舒张末内径>5cm（女性）和>5.5cm（男性）。②LVEF<45%，LVFS<25%。③发病时除外高血压、心脏瓣膜病、先天性心脏病或缺血性心脏病。

2. 病因诊断

（1）家族性 DCM 符合 DCM 临床诊断标准，具备下列家族史 1 项可诊断：①一个家系中有≥2 例 DCM 患者。②在 DCM 患者的一级亲属中，有尸检证实为 DCM 或不明原因的 50 岁以下猝死者。推荐常规检测 AHA。

（2）获得性 DCM 我国常见的获得性 DCM 有免疫性的扩张型心肌病、酒精性心肌病、围生期心肌病、心动过速性心肌病，可通过病史、心肌内膜心肌活检、抗心肌抗体等进行诊断。

（3）特发性 DCM 符合 DCM 临床诊断标准，病因不明。推荐检测 AHA。

（4）继发性 DCM 我国常见有自身免疫性心肌病，代谢内分泌性和营养性疾病继发的心肌病，其他器官疾病并发心肌疾病，如尿毒症性心肌病和贫血性心肌病等。

（二）鉴别诊断

本病应与多种器质性心脏病相鉴别，病史、查体及心脏超声检查等有助于诊断。

1. 心脏瓣膜病 DCM 有二尖瓣、三尖瓣环扩大者，可听到反流性杂音，与心脏瓣膜病杂音类似。心脏瓣膜病患者发生心力衰竭时杂音减弱，心功能恢复后杂音增强，可伴有震颤；DCM 发生心力衰竭时杂音增强，少有震颤。可通过病史、超声心动图检查等鉴别。

2. 冠心病 两者均可出现心绞痛，心电图 ST-T 改变、异常 Q 波。但冠心病有高血压、高血糖、血脂异常等动脉粥样硬化易患因素，一般无心脏杂音；心绞痛发作时间短，含硝酸甘油可缓解；心肌梗死时，心电图有特异的演变规律。应注意 DCM 患者可出现附壁血栓脱落，引起冠状动脉栓塞，导致心肌梗死。超声心动图和冠状动脉造影可帮助鉴别。

【病情评估】

国内根据多中心临床研究结果，将 DCM 分为早期、中期、晚期 3 个阶段。

1. 早期 为无症状阶段，查体正常，X 线检查心脏可以增大，心电图有非特异性改变，LVEDd（左心室舒张末径）为 50~65mm，LVEF 在 40%~50% 之间。

2. 中期 主要表现为极度疲劳、乏力、气促、心悸等，听诊有舒张期奔马律、二尖瓣反流性杂音，LVEDd 为 65~75mm，LVEF 在 20%~40% 之间。

3. 晚期 有肝脏肿大、水肿、腹水等充血性心力衰竭表现，其病程长短不一，有的相对稳定，有的心力衰竭进行性加重，短期内死亡。

【治疗】

防治原则：阻止基础病因介导心肌损害，有效控制心力衰竭和心律失常，预防猝死和栓塞，提高患者的生活质量及生存率。

（一）病因及诱因治疗

应积极寻找病因、诱因，给予相应的治疗，包括控制感染，禁烟、限酒或禁酒，避免使用对心脏有害的药物，治疗高血压、血脂异常、内分泌疾病及自身免疫性疾病，纠正肥胖、电解质紊乱，改善营养失衡等。

（二）心力衰竭的药物治疗

针对心室重构进行早期药物干预，包括 β 受体阻滞剂、血管紧张素转化酶抑制剂（ACEI）和血管紧张素 II 受体拮抗剂（ARB），可减少心肌损伤和延缓病变发展，显著改善成人心力衰竭患者和 DCM 患者的预后。随着病情进展，针对心力衰竭病理生理机制采用三大类神经激素拮抗剂［β 受体阻滞剂、ACEI/ARB/血管紧张素受体脑啡肽酶拮抗剂（ARNI）、醛固酮受体拮抗剂］。终末期顽固性心力衰竭经利尿剂、ARNI、醛固酮受体拮抗剂、地高辛等药物治疗后，症状仍然不能缓解者，可考虑短期使用非洋地黄类正性肌力药物（具体参考"慢性心衰治疗指南"）。

1. 应用利尿剂 存在体液潴留的患者应限制盐的摄入和合理使用利尿剂。利尿剂通常从小剂量开始，常用氢氯噻嗪 25mg/d、呋塞米 10~20mg/d，逐渐加大剂量至尿量增加，使体重每日减少 0.5~1kg。体液潴留症状消失后，提倡长期间断使用利尿剂，伴低钠血症的心力衰竭患者，给予口服托伐普坦 7.5~15mg/d，排水不丢钠。

2. 应用 ACEI、ARB 或 ARNI 所有无禁忌证者应尽早使用 ACEI，或 ARB，或 ARNI，均能减低心力衰竭的发病率和死亡率，使用剂量从小剂量开始，逐渐递增，直至达到目标剂量。

3. 应用 β 受体阻滞剂 是治疗 DCM 心力衰竭非常重要的药物，对无禁忌证、病情稳定且 LVEF<45% 的患者，应积极使用 β 受体阻滞剂。在 ACEI 和利尿剂的基础上加用 β 受体阻滞剂需从小剂量开始，如患者能耐受，则每 2~4 周将剂量加倍，以达到静息心率不小于 55 次/分为目标量或最大耐受量。

4. 醛固酮受体拮抗剂 包括依普利酮和螺内酯，为保钾利尿剂，中、重度心力衰竭且无肾功能严重受损的患者可使用，应密切监测电解质水平。

5. 应用洋地黄类药 主要用于心力衰竭合并快速房颤患者，可减慢心室率，但应注意监测患者体内地高辛的浓度，用量应偏小。

6. 应用伊伐布雷定 经过目标剂量或最大耐受量的 β 受体阻滞剂治疗后，心率仍大于 70 次/分的患者，可使用伊伐布雷定。

（三）心力衰竭的心脏再同步化（CRT）治疗

CRT 是通过植入带有左心室电极的起搏器同步起搏左右心室而使心室的收缩同步化。DCM 心力衰竭患者心电图显示 QRS 波群时限延长>150ms，提示存在心室收缩不同步，可导致心力衰竭的病死率增加。CRT 治疗可恢复正常的左、右心室及心室内的同步激动，减轻二尖瓣反流，增加心输出量，改善心功能。

（四）防治心律失常和猝死

室性心律失常和猝死是 DCM 的常见临床表现。预防猝死主要是控制诱发室性心律失常的可逆性因素，如纠正心力衰竭，纠正低钾、低镁血症等；有症状者积极选用抗心律失常药。

植入式心脏转复除颤器（ICD）能降低猝死率，可用于心力衰竭患者的一级预防，亦可降低心脏停搏存活者和有症状的持续性室性心律失常患者的病死率，作为心力衰竭患者猝死的二级预防。

1. 一级预防的适应证　对经过≥3个月的优化药物治疗后仍有心力衰竭症状，LVEF≤35%，且预计生存期>1年的状态良好的DCM患者。

2. 二级预防的适应证　对曾发生室性心律失常，伴血液动力学不稳定，且预期生存期>1年的状态良好的DCM患者。

（五）预防栓塞

栓塞是本病常见的并发症。预防血栓栓塞常用抗血小板聚集药如肠溶阿司匹林75～100mg/d。对于已有附壁血栓形成和发生血栓栓塞并发症的患者，必须接受长期抗凝治疗。由于多数DCM心力衰竭患者存在肝淤血，口服华法林时须维持国际标准化凝血酶原时间比值（INR）在1.8～2.5之间，或使用新型抗凝药（如达比加群酯、利伐沙班）。

（六）三级预防

一级预防为对病毒性心肌炎的积极治疗和预防；二级预防为对扩张型心肌病尚无心力衰竭症状的患者进行早期干预，可减少心肌损伤和延缓病变发展，显著改善心力衰竭患者和DCM患者的预后；三级预防是对扩张型心肌病易发生慢性心力衰竭的患者进行早期干预，规范应用抗心力衰竭药物维持治疗，并注意避免诱发与加重心力衰竭的常见诱因如肺部感染、情绪激动、疲劳、钠盐摄入过多等。

思考题

1. 试述病毒性心肌炎的诊断标准。
2. 简述病毒性心肌炎的主要临床表现。
3. 简述病毒性心肌炎的确诊依据。
4. 简述扩张型心肌病的病因。
5. 诊断扩张型心肌病主要的辅助检查有哪些？
6. 简述扩张型心肌病的诊断依据。
7. 扩张型心肌病的治疗措施有哪些？

第三篇
消化系统疾病

第二十一章
概　论

扫一扫，查阅本章数字资源，含PPT、音视频、图片等

消化系统疾病包括消化道、消化腺及腹膜、肠系膜、网膜等脏器的疾病。在我国，消化系统疾病是内科常见病、多发病，消化系统恶性肿瘤总体发病率最高。我国是食管癌高发国家，肝癌和胃癌的病死率位于消化系统癌症前两位。近年来，结直肠癌、胰腺癌发病率明显上升。2020年发布的中国癌症统计数据显示，我国新发病例数和死亡病例数的前十位的疾病中，就有肝癌、胃癌、食管癌、结直肠癌、胰腺癌。慢性病毒性肝炎、肝硬化、酒精性肝病、非酒精性脂肪性肝病均为我国目前常见的慢性肝病。幽门螺杆菌（helicobacter pylori，Hp）感染被确认为胃炎和消化性溃疡发病率高的主要病因。西方国家常见的炎症性肠病，近年在我国明显增多。随着功能性胃肠病诊断标准的全球共识形成，各种功能性胃肠病报道不断攀升。

一、消化系统疾病的诊断思路

消化系统疾病诊断的主要依据是病史，其次是体格检查，实验室和影像学检查则能提供客观肯定或否定的依据。特异性症状能引导做出诊断，但消化系统症状不仅来自消化系统疾病和功能失常，也能通过血流和神经系统出现相关的临床表现。

（一）症状

消化系统疾病的症状具有多样性，包括吞咽困难、胸骨后疼痛、食欲不振、上腹部不适、反酸、恶心、呕吐、呃逆、嗳气、腹痛、腹胀、腹泻、便秘、呕血、黑便、黄疸、便血等，典型症状有诊断意义。临床上其他系统疾病也常有消化系统症状，故全面了解症状的特点（诱因、性质、部位、程度、时间、急性、慢性、间歇或持续、加剧和缓解的规律等），伴随症状，用药情况等，对诊断极为重要。此外，患者的一般状态对诊断及治疗亦有意义。

（二）体格检查

全身检查和腹部检查同样重要。例如：皮肤黏膜出现色素沉着、黄疸、淤点、淤斑、蜘蛛痣、腹壁静脉曲张、肝掌、扑翼样震颤等，是诊断肝病的线索；反复出现口腔小溃疡可能与炎症性肠病有关；左锁骨上淋巴结肿大见于消化道恶性肿瘤淋巴转移。

腹部检查时要注意腹部的轮廓、蠕动波、腹肌紧张度、移动性浊音、肠鸣音、振水音、肝脾大小等。对于触到的腹部包块，应描述其部位、大小、形状、深浅、表面是否光滑、硬度、有无移动性、压痛等。对于便血和便秘的患者，直肠指诊不可省略。

（三）辅助检查

1. 实验室检查　全血细胞计数、血液生化检查对于消化系统疾病缺乏特异性诊断价值。但

有些检查如丙氨酸氨基转移酶（ALT）、门冬氨酸氨基转移酶（AST）、碱性磷酸酶（ALP）、γ-谷氨酰转肽酶（γ-GT）、总胆红素（SB）、血白蛋白（A）、凝血酶原时间（PT）、血尿淀粉酶、甲胎蛋白、癌胚抗原（CEA）、CA199、CA724、病毒性肝炎血清标志物等检测，对消化系统疾病筛查甚为有益。粪常规和尿常规检查是一种简便易行的手段，粪便检查对于判断有无消化道出血，有无肠道寄生虫感染、细菌感染等有帮助；尿胆原和尿胆红素试验对于判断黄疸的原因及分类，有诊断和鉴别诊断的意义。

2. 影像技术

（1）超声检查　已在消化系统广泛应用，具有无创且价廉的特点，是首选的非创伤性检查。超声还常用于引导各种经皮穿刺操作。

（2）X 线检查　是诊断胃肠道疾病的常用手段，其优势在于可发现胃肠道的运动异常。腹部平片可观察腹膜腔内有无游离气体等情况，对于诊断胃肠穿孔、肠梗阻、胆囊结石等有帮助。数字减影血管造影技术对肝肿瘤和不明原因消化道出血的诊断具有相当重要的价值，并可同时进行介入治疗。

（3）腹部 CT　对非酒精性脂肪性肝病、肝硬化、肝癌、胰腺炎等实质脏器及胆系的病变等，有重要诊断价值。

（4）磁共振检查　胰胆管造影术（MRCP）正在替代侵入性的逆行胰胆管造影（ERCP），成为胰胆管病变的主要无创诊断手段；磁共振血管造影（MRA）可显示门静脉及腹腔内动脉。

（5）放射性核素检查　^{99m}锝-吡哆-5 甲基色安酸（^{99m}Tc-PMT）肝肿瘤阳性显像可协助原发性肝癌的诊断。

（6）正电子发射型计算机断层显像（PET）　可反映系统脏器的生理功能而非器官解剖结构，与 CT 和 MRI 结合可提高功能性疾病诊断的准确性。

这些检查手段的选择视消化系统疾病的急性程度和待检疾病而定。

3. Hp 检测　Hp 感染是多种消化系统疾病的主要病因，可采用血清学检测、胃黏膜活检标本做尿素酶试验、组织学检查、培养染色显微镜下观察，以及 ^{13}C 或 ^{14}C 尿素呼气试验等检测。

4. 内镜检查　消化内镜包括胃镜、十二指肠镜、小肠镜、结肠镜、胆道镜等，腹腔镜对于诊断和治疗消化系统疾病也很重要。其中胃镜和结肠镜应用最为普及，目前高清内镜的使用也越来越广泛。结合喷洒染色剂或电子染色、放大内镜，能够发现微小病变，提高早期肿瘤的诊断率。ERCP 是胆系、胰管疾病的主要诊断和治疗手段。双气囊小肠镜和胶囊内镜的应用，对不易发现的小肠病变诊断有特殊价值，如小肠出血、早期克罗恩病（Crohn 病）等，已成为小肠疾病诊断的主要手段。超声内镜（EUS）检查通过内镜前端的超声探头，可探查消化道壁内外的病变，结合病变大小、范围，帮助判断疾病性质，必要时可在超声引导下用穿刺针做组织活检，留取病理标本进行检测。

5. 活组织检查　取活组织做病理学检查具有确诊价值，包括内镜直视下取材、超声或 CT 引导下细针穿刺取材（如 1 秒钟肝穿刺活检）等，应尽量在影像引导下精准穿刺取材。

6. 胃肠功能性疾病和动力性检查　是诊断胃肠道动力障碍性疾病的常用检测。目前临床上常做的包括食管、胆道、直肠等处的压力测定、食管 24 小时 pH 监测、胃排空时间测定等。

二、消化系统疾病的治疗进展

消化系统疾病的治疗分为一般治疗、药物治疗、内镜下超级微创治疗、手术或介入治疗。近年来，消化系统疾病的综合治疗进展较快，涉及药物治疗、内镜下治疗、介入治疗等领域。

1. 一般治疗 饮食不当会诱发或加重病情，应避免烟、酒、刺激性食物，以及引起过敏的食物，给予高营养、易消化的食物，必要时静脉补充营养物质。某些疾病需要限制饮食甚至禁食。临床上功能性胃肠病很常见，而精神紧张或生活紊乱会诱发或加重病情，故应与患者充分交流，消除紧张情绪，调整不良生活方式，心理疏导或药物治疗都相当重要。

2. 药物治疗 感染性疾病经抗菌药物治疗多可治愈，如细菌感染引起的胃肠道炎症、胆系炎症、Hp 相关性胃炎等。病因未明的消化系统疾病，主要针对发病机制治疗，如抑酸剂和促胃肠动力药治疗胃食管反流病、抑酸剂和黏膜保护剂治疗消化性溃疡、抑制炎症反应药物治疗炎症性肠病等。止吐、镇痛、止泻等对症治疗，不仅能解除痛苦，还能避免代谢紊乱的发生，防止病情加重。

3. 内镜下超级微创治疗 近年来，"内镜下微创治疗"技术发展迅速，包括消化道狭窄部位的扩张术及支架放置术，消化道息肉切除术，食管-胃底静脉曲张出血（硬化剂或组织黏合剂注射及圈套结扎术）及非静脉曲张上消化道出血止血治疗（钛夹钳夹、氩气、激光、注射、微波、药物喷洒等），早期胃癌、早期食管癌、早期结肠癌黏膜下剥离切除术，十二指肠乳头括约肌切开术、胆道碎石和取石术，胆管内、外引流术，经皮内镜下胃造瘘术等。血管介入技术，如经颈静脉肝内门体静脉分流术（TIPS）治疗门脉高压，血管支架置入术治疗 Budd-Chiari 综合征，肝动脉栓塞化疗（TAE）治疗肝癌等。超声引导下穿刺内、外引流术或注射术治疗囊肿、脓肿及肿瘤亦得到广泛应用。介入治疗具有创伤小、恢复快、疗效好等优点，得到越来越广泛的应用，是消化系统疾病治疗的方向。

4. 手术或介入治疗 按照循证医学要求，手术应从患者实际情况出发，结合患者意愿，考虑可能引起的并发症、术后复发的风险，认真权衡利弊。恶性肿瘤应早切除，急性消化道穿孔、大出血内科治疗无效、消化道器质性梗阻等疾病，常需要手术治疗，晚期肝病可进行肝移植等。

思考题

1. 诊断消化系统疾病常用的辅助检查有哪些？各有什么诊断价值？
2. 简述消化系统疾病的治疗进展。

第二十二章
胃食管反流病

胃食管反流病（gastroesophageal reflux disease，GERD）是胃十二指肠的内容物反流入食管引起反流和烧心等不适症状和（或）并发症的疾病。根据是否导致食管黏膜糜烂、溃疡，本病可分为反流性食管炎（reflux esophagitis，RE）和非糜烂性反流病（nonerosive reflux disease，NERD）。GERD也可引起咽喉、气道等食管邻近组织的损伤，出现如哮喘、咽喉炎、特发性肺纤维化等食管外症状。GERD是一种常见病，欧美国家的患病率为10%~20%，国内尚缺乏大规模流行病学资料，有Meta分析结果显示，我国GERD患病率约为12.5%，且以病情较轻的NERD较为多见。本病的临床症状多样，不同个体之间的差异性较大，病情多有反复，病程迁延，对伴有Barrett食管等并发症者，应定期接受内镜检查。

【病因和发病机制】

GERD是以食管下括约肌（lower esophageal sphincter，LES）功能障碍为主的胃食管动力障碍性疾病，直接损伤因素为胃酸、胃蛋白酶、非结合胆盐、胰酶等反流物。

1. 抗反流屏障结构与功能异常 抗反流屏障即位于食管和胃交接的解剖结构，包括LES、膈肌脚、膈食管韧带等，抗反流屏障结构与功能异常均可导致GERD的发生，其中LES的结构和功能障碍为本病形成的主要因素。贲门失弛缓症术后、食管裂孔疝、腹内压增高（如肥胖、妊娠、腹水、便秘、呕吐、负重劳动等）及长期胃内压增高（如胃排空延迟、胃扩张等），均可使LES结构受损；上述部分原因、某些激素（如缩胆囊素、胰高血糖素、血管活性肠肽等）、食物（如高脂肪、巧克力等）、药物（如钙通道阻滞剂、地西泮等）均可引起LES功能障碍或一过性LES松弛（transit LES relaxation，TLESR）。在上述情况下，LES压力下降，当食管黏膜受到反流物损伤时，可导致GERD。

2. 食管清除作用降低 食管的清除作用包括食管的推进性蠕动、唾液的中和作用、食团的重力因素等。食管清除作用降低常见于导致食管蠕动异常和唾液分泌减少的疾病，如干燥综合征等。食管裂孔疝时，部分胃经膈肌的食管裂孔进入胸腔，不仅改变了LES结构，还降低了食管对反流物的清除作用，从而导致GERD。

3. 食管黏膜屏障功能降低 食管黏膜屏障包括3个方面：①上皮前因素：黏膜层、黏膜表面的黏液、水层及HCO_3^-浓度等。②上皮因素：上皮细胞间的连接、上皮运输、细胞代谢及细胞内缓冲系统等。③上皮后因素：黏膜下丰富的血供及组织的基础酸状态等。长期饮酒、吸烟、进食刺激性食物或药物，可使食管黏膜抵御反流物损害的屏障功能降低，从而导致GERD。

【病理】

RE的大体病理详见本章胃镜诊断部分，其组织病理学改变为食管黏膜上皮坏死、炎症细胞浸润、黏膜糜烂及溃疡形成。若食管远端黏膜的鳞状上皮被化生的柱状上皮替代，则称之为Barrett 食管。NERD 组织病理学改变：①基底细胞增生。②固有层乳头向上皮腔面延长，血管增殖。③炎症细胞浸润。④鳞状上皮细胞间隙增大。

【病理生理】

GERD 的病理生理机制主要由抗反流防御机制减弱和反流物如胃酸及胃蛋白酶等对食管黏膜攻击作用增强导致。由于抗反流屏障结构与功能异常，食管清除作用降低，食管黏膜屏障功能降低，导致抗反流防御机制下降，在此基础上，反流物反复刺激食管黏膜，造成食管黏膜的损伤。食道黏膜受损的程度主要取决于反流物的质和量，其中胃酸和胃蛋白酶是造成食管黏膜损害的主要因素。研究表明，当 pH<3 时，黏膜上皮蛋白变性，活化胃蛋白酶，导致黏膜上皮蛋白被消化，进而引起食管，或食管外与反流相关的症状，或食管黏膜炎症性改变。

【临床表现】

GERD 的临床表现多样，主要包括以下几个方面。

（一）食管症状

1. 典型症状　反流和烧心是本病最常见和典型的症状。反流是指胃十二指肠内容物在无恶心和不用力的情况下，涌上咽部或口腔的感觉，含有酸味时称为反酸。烧心是指胸骨后或剑突下烧灼样感觉，常自胸骨下段向上延伸。反流和烧心常发生于餐后 1 小时，卧位、弯腰或腹内压增高时症状可加重，部分患者也可于夜间睡眠时发作。

2. 非典型症状　包括胸痛、上腹痛、嗳气、吞咽困难等症状。胸痛由反流物刺激食管引起，疼痛部位主要位于胸骨后，严重时可表现为剧烈刺痛，疼痛可放射至心前区、后背、肩部、颈部、耳后，有时酷似心绞痛，伴或不伴反流和烧心。GERD 是非心源性胸痛的常见病因之一。研究表明，在非心源性胸痛患者群中，GERD 占 50%～60%，而食管动力障碍占 15%～18%，对于不伴典型反流和烧心的胸痛患者，应注意先排除心肺疾病因素后再进行 GERD 的评估。吞咽困难或胸骨后异物感可能是由于食管痉挛或功能紊乱所致，呈间歇性，进食固体或液体食物均可发生，少数患者吞咽困难是由食管狭窄引起，可呈持续或进行性加重，严重者可伴吞咽疼痛。

（二）食管外症状

食管外症状主要由反流物对食管以外组织或器官的刺激或损伤引起，临床可见咽喉炎、慢性咳嗽、特发性肺纤维化、哮喘和牙蚀症等。对于病因不明、反复发作的上述疾病，特别是伴有反流和烧心症状的患者，应考虑是否存在 GERD，对上述患者可进行抑酸治疗试验。少部分患者以咽喉炎、慢性咳嗽或哮喘为首发或主要表现。病情严重者可发生吸入性肺炎，甚至出现肺间质纤维化。部分患者诉咽部不适，自觉有异物感或堵塞感，但无吞咽困难，称为癔球症。目前研究认为此症状也与 GERD 有一定相关性。

（三）体征

GERD 患者缺乏特异性体征，一般体格检查多无阳性发现。

【并发症】

1. 上消化道出血　食管黏膜糜烂及溃疡形成可导致呕血和（或）黑便，患者常伴有不同程度的贫血。

2. 食管狭窄　食管炎反复发作引起纤维组织增生，最终导致食管出现瘢痕狭窄。

3. Barrett 食管　指食管下段复层鳞状上皮被单层柱状上皮所替代，可伴或不伴肠上皮化生，伴有肠上皮化生者归于食管腺癌的癌前病变。亚太地区 Barrett 食管的患病率为 0.06%～0.62%。

【辅助检查】

1. 胃镜检查　是诊断 RE 最准确的方法。通过胃镜检查能判断 RE 的严重程度及有无并发症，其他原因引起的食管炎和其他食管病变（如食管癌等）可通过胃镜检查结合组织活检相鉴别。内镜下正常食管黏膜为复层鳞状上皮，呈均匀粉红色，当其被化生的柱状上皮替代后则呈橘红色，多位于胃食管连接处的齿状线近端，当环形、舌形或岛状病变≥1cm 时，应考虑为 Barrett 食管。

2. 24 小时食管 pH 监测　是诊断本病的重要方法，检查前 3 日停用影响胃酸分泌及胃肠动力的药物，应用便携式 pH 记录仪连续监测患者 24 小时食管 pH，以明确食管是否存在过度酸、碱反流。

3. 食管阻抗-pH 监测　食管单纯 pH 监测仅能检测酸反流，而食管阻抗-pH 监测既可检测酸反流，又可检测非酸反流，还可区分反流内容物性质（液体、气体或混合反流），不仅提高了 GERD 的诊断率，同时还便于临床医生根据检测结果及时调整治疗方案，从而提高临床治疗效果。目前建议单纯食管 pH 监测可在未使用 PPI 的患者中进行，以达到明确 GERD 的诊断和指导治疗的目的；若患者正在使用 PPI 治疗，则需进行食管阻抗-pH 监测评估患者症状，以明确 GERD 难以控制的原因，从而指导下一步的治疗策略。

4. 食管钡剂造影　对诊断 GERD 的敏感性不高，适用于不愿意或不能耐受胃镜检查者。该检查有助于排除食管癌等其他食管疾病。

5. 食管测压　可作为本病的辅助性诊断方法，帮助了解食管的动力功能状态、下食管括约肌的压力、下食管括约肌一过性松弛的频率及上食管括约肌的功能状态，用于抗反流手术的术前评估。

【诊断与鉴别诊断】

（一）诊断依据

1. 诊断标准　GERD 的诊断主要根据其临床表现及辅助检查结果。具体标准如下：①有反酸、烧心症状。②内镜下可见反流性食管炎的表现。③存在食管过度酸反流的客观证据。

2. 胃食管反流病问卷量表　研究表明，胃食管反流病问卷量表（gastroesophageal reflux disease questionnaire，GerdQ）诊断 GERD 的灵敏度为 65%，特异度为 71%，可用于辅助诊断及评估 GERD。问卷设计基于患者就诊前 1 周之内的症状，故具有诊断精确性高等的特点，亦可用于评价 GERD 患者的生命质量及治疗策略的效果（表 22-1）。

表 22-1　胃食管反流病问卷量表（GerdQ）

问题 *	症状评分（分）			
	0d	1d	2～3d	4～7d
A. 阳性症状				
您胸骨后出现烧灼感（烧心）	0	1	2	3
您感觉胃内容物（液体或食物）上返至您的喉咙或口腔（反流）	0	1	2	3

续表

问题 *	症状评分（分）			
	0d	1d	2~3d	4~7d
B. 阴性症状				
您感到上腹部中央疼痛	3	2	1	0
您感到恶心	3	2	1	0
C. 阳性影响				
由于您的烧心和/或反流而导致您难以获得良好夜间睡眠	0	1	2	3
除医师告知要求服用的药物外，您还额外服用其他药（如碳酸钙、氢氧化铝）以缓解烧心和/或反流	0	1	2	3

注：*，询问患者就诊前 1 周之内以下症状出现的天数；阳性症状指该症状支持 GERD 诊断的症状；阴性症状指该症状不支持 GERD 诊断的症状；阳性影响指阳性症状对患者产生的影响。对于初诊的患者，若 A+B+C≥8 分，则提示胃食道反流病（GERD）诊断；若 C≥3 分，则提示 GERD 影响患者的生命质量。当 GerdQ 用于监测 GERD 治疗效果时，若 A 与 C 任何一项评分≤1 分，则提示目前治疗方案有效；若 A 与 C 任何一项评分≥2 分，则提示当前的治疗方案效果较差，需及时调整。

3. 质子泵抑制剂（PPI）试验　对于出现典型反流和烧心症状拟诊 GERD 的患者或临床疑似有反流相关性食管外症状患者，特别是当患者胃镜检查阴性时，可用 PPI 进行试验性治疗。对表现为食管症状患者，通常采取标准剂量 PPI 进行治疗（如奥美拉唑每次 20mg，每日 2 次，疗程 2~4 周）；对表现为食管外症状的患者，疗程一般≥4 周，如若治疗的最后 1 周，患者的症状完全消失或仅有 1 次轻度反流，则提示 PPI 试验阳性。

但应注意：抗反流药物可能对部分 GERD 患者无效，故 PPI 试验阴性不能完全排除 GERD 可能。临床上在疑诊 GERD 时，PPI 常被用于临床诊断性治疗，但 PPI 试验并不能作为 GERD 的确诊方法。研究发现，PPI 试验灵敏度较高（88.1%），但特异度偏低。尽管如此，由于 PPI 试验的可操作性强，故具有较高的临床意义。

（二）鉴别诊断

1. 贲门失弛缓症　临床表现为间歇性吞咽困难、食物反流和胸骨后不适或疼痛，病程较长。食管钡餐可见"鸟嘴征"，镜下可见食管扩张，贲门部闭合，但胃镜可通过，可资鉴别。

2. 食管癌　主要表现为进行性咽下困难，可伴有反流，胸骨后烧灼样、针刺样或牵拉摩擦样疼痛。X 线钡餐检查、胃镜及组织活检可协助鉴别诊断。

3. 嗜酸性粒细胞食管炎　主要临床表现为反流及吞咽困难，常出现食物嵌顿，内镜下有典型的食管白色渗出物、纵沟等表现。食管黏膜活检可见嗜酸性粒细胞浸润。

4. 食管瘢痕狭窄　有吞食腐蚀剂病史，多以吞咽困难为主要表现，钡餐显示食管不规则线状狭窄，管壁僵硬，黏膜消失。内镜检查可协助鉴别诊断。

5. 心源性胸痛　胸痛患者需先排除心脏因素后才能进行 GERD 评估。心源性胸痛多表现为胸部压榨性疼痛，主要位于胸骨后，可放射至心前区、上肢、下颌部，多于体力劳动或情绪激动时发作，可伴有烧灼感，休息或舌下含服硝酸甘油可缓解，如若怀疑心绞痛，应完善心电图、超声心动图甚至冠脉造影，以明确诊断。

6. 功能性消化不良　详见相关章节。

【病情评估】

（一）分型及病情评估

GERD 可分为 RE 和 NERD，不同分型诊断方法有所不同，具体如下。

1. RE 诊断   ①有反流和（或）烧心症状。②胃镜下发现 RE。

2. NERD 诊断   ①有反流和（或）烧心症状。②胃镜检查阴性。③24 小时食管 pH 监测表明食管存在过度酸、碱反流。④PPI 治疗有效。

RE 的严重程度是判断患者预后的重要指标。研究发现，轻度食管炎（洛杉矶分级为 A 和 B 级）患者通常经过 4 周的治疗后即可达到黏膜愈合的目的，但重度食管炎（洛杉矶分级为 C 和 D 级）患者若要达到黏膜愈合通常需要 ≥8 周的时间，且愈合率较轻度食管炎低。多项研究结果均显示，随着食管炎严重程度增加，PPI 治疗的黏膜愈合率下降。重度食管炎对 Barrett 食管的检出有影响，RE 尤其是重度食管炎（洛杉矶分级为 C 级和 D 级）患者，治疗后应定期随访，一方面是为了判断食管炎是否愈合，另一方面是为了除外 Barrett 食管。

（二）内镜下 GERD 分级（洛杉矶分级法，LA）

正常：指食管黏膜没有破损。

A 级：指 ≥1 个食管黏膜破损，破损长径 <5mm。

B 级：指 ≥1 个食管黏膜破损，破损长径 >5mm。

C 级：指黏膜破损有融合，但 <75% 的食管全周。

D 级：指黏膜破损融合，≥75% 的食管全周。

洛杉矶分级与酸暴露、食管动力异常相关，提示 GERD 疾病的严重程度可用洛杉矶分级来显示，且洛杉矶分级可用于预测治疗效果及预后。洛杉矶分级 C 或 D 级患者夜间酸暴露时间较正常人及 A、B 级患者更长，推测可能与这类食管炎患者的夜间酸清除困难相关。

【治疗】

治疗原则：本病症状易反复，病程迁延，易合并并发症，故治疗原则在于控制症状、治愈食管炎、提高患者的生活质量、减少复发和并发症的产生。治疗措施包括调整生活方式，药物、内镜及外科治疗。

（一）药物治疗

1. 抑酸药   由于本病常见的直接损伤因素为胃酸及胃蛋白酶，故抑制胃酸为基础治疗措施，但应注意长期抑酸治疗可能发生的不良反应，以及药物间的相互作用。

（1）PPI   抑酸作用强，疗效确切，是治疗 GERD 的首选药物，常用奥美拉唑、泮托拉唑、雷贝拉唑、兰索拉唑及埃索美拉唑等，通常疗程 4~8 周。对于重度食管炎（LA-C 和 LA-D 级）及合并食管裂孔疝的 GERD 患者，可适当延长疗程或增加 PPI 剂量。

（2）钾离子竞争性酸阻滞剂（potassium-channel acid blocker，P-CAB）   P-CAB 通过竞争性阻断 H^+-K^+-ATP 酶中钾离子的活性，从而达到抑制胃酸分泌的目的，也可作为治疗 GERD 的首选药物，常见药物如伏诺拉生等。多项临床研究显示，P-CAB 在食管炎黏膜愈合率和缓解患者反流症状方面不亚于 PPI 的效果。当单剂量 PPI 或 P-CAB 治疗无效可改用双倍剂量，当 PPI

或 P-CAB 一种治疗药物无效可尝试换用另一种。

（3）组胺 H_2 受体拮抗剂（histamine 2 receptor antagonist，H_2RA）　常用药物包括西咪替丁、雷尼替丁、罗沙替丁和法莫替丁等。此类药物抑酸能力较 PPI 弱，且易受饮食影响，作用持续时间短，适用于轻至中症患者。一般按治疗消化性溃疡常规用量分次服用，疗程 8~12 周。增加剂量可提高疗效，但同时也会导致不良反应的发生率升高。

2. 促胃肠动力药　如多潘立酮、莫沙必利、依托必利等，可通过增加 LES 压力、改善食管蠕动功能及增强食管收缩幅度、促进胃排空，从而减少胃十二指肠内容物反流并缩短其在食管的暴露时间。这类药物仅适用于轻症患者，或作为与抑酸药联用的辅助用药。

3. 抗酸药　可迅速缓解反流症状，仅用于症状轻、间歇发作的患者，起到临时缓解症状的作用。

（二）制订治疗方案

1. 联合用药　GERD 患者如单用抑酸药物效果不理想，可考虑联合使用促动力药。

2. 难治性 GERD　采用标准剂量 PPI 治疗 8 周后，反流和（或）烧心等症状无明显改善者称为难治性 GERD。多种原因可引起难治性 GERD，其中与反流相关的原因有抑酸不足、弱酸或碱反流、食管高敏感性、肥胖及食管裂孔疝等；与非反流相关的原因有食管运动障碍、其他食管炎、功能性烧心等。处理应首先检查患者的服药依从性，完善内镜、食管测压和食管阻抗-pH 监测等检查，再根据患者具体原因调整治疗方案，如根据经验更换 PPI 种类或换用 P-CAB。

3. 维持治疗　因 GERD 具有慢性复发倾向，为预防复发及并发症，应给予维持治疗。维持治疗可分为按需治疗和长期治疗。NERD 和轻度食管炎（LA 分级为 A 和 B 级）可采用按需治疗，即有症状时用药，症状消失时停药。对于停药后症状很快复发且持续存在重度食管炎、食管狭窄及 Barrett 食管患者，需长期治疗。PPI 或 P-CAB 和 H_2RA 均可用于维持治疗，PPI 和 P-CAB 为首选药物。维持治疗的剂量因人而异，以调整至患者无症状的最低剂量为宜。

4. 夜间酸突破　控制夜间酸突破是 GERD 治疗的重要措施之一。夜间酸突破指的是在每日早晚餐前服用 PPI 进行治疗的情况下，夜间胃内 pH 仍小于 4 且持续时间大于 1 小时。夜间酸突破的治疗方法包括调整 PPI 治疗剂量，夜间睡眠之前加用 H_2RA，或者换用血浆半衰期更长的 PPI 等。

（三）内镜治疗

目前临床应用于 GERD 的内镜治疗的手段主要包括：内镜下射频消融术、抗反流黏膜切除术（ARMS）、经口无切口胃底折叠术（TIF）等，其中临床研究最多的为内镜下射频消融术，近 20 年的临床应用显示内镜下射频消融术对 GERD 的长期疗效较好。

（四）抗反流手术治疗

腹腔镜胃底折叠术是目前最常用的抗反流手术，目的是阻止胃十二指肠内容物反流入食管，从而减少反流次数及控制反流症状。抗反流手术疗效与 PPI 相当，但术后可能出现并发症。因此，对于 PPI 治疗有效但需长期维持治疗的患者，可根据患者的意愿决定是否进行抗反流手术。对于持续存在与反流相关的慢性咳嗽、咽喉炎及哮喘，且 PPI 疗效欠佳的患者，可考虑行抗反流手术。

（五）并发症治疗

1. 上消化道出血 详见本篇第三十二章。

2. 食管狭窄 除极少数患者因严重瘢痕狭窄需行手术治疗外，绝大部分狭窄可行内镜下食管扩张术。为防止扩张术后狭窄复发，应予以 PPI 长期维持治疗，部分年轻患者也，可考虑行抗反流手术。

3. Barrett 食管 可用 PPI 维持治疗。定期随访有助于早期发现异型增生和癌变。对于不伴异型增生的患者，其胃镜随访间期为 3~5 年。对于伴有低级别异型增生的 Barrett 食管患者应密切随访，或进行内镜下射频消融治疗或切除；对于合并高级别异型增生的 Barrett 食管或早期食管腺癌患者，可根据临床实际情况行内镜下切除治疗，但切除之前需对患者病变浸润深度及淋巴结转移风险等进行综合评估，对于不符合内镜下治疗指征的患者，可考虑行外科手术治疗。

（六）预防

1. 一级预防 对于一般的人群应普及 GERD 知识，提倡健康的生活方式，戒烟禁酒，节制饮食，如超重或肥胖人群需注意减轻体重，避免进食刺激性食物，避免及治疗引起腹压增加的因素。

2. 二级预防 针对超重、高龄等高危人群定期进行筛查，对危险人群进行监测，积极控制 GERD 危险因素。

3. 三级预防 针对 GERD 患者群体，应积极进行治疗性生活方式干预，进行用药依从性教育，控制反流症状及预防并发症的产生；对伴有食管狭窄、Barrett 食管等并发症患者，应定期接受内镜检查，以便早期发现。

（七）健康教育与人文关怀

生活方式的干预是治疗 GERD 的基础，而且应该贯穿于整个治疗的过程当中。

1. 一般干预 LES 结构受损或功能异常的患者，进食后不宜立即卧床。为减少卧位及夜间反流，睡前 2 小时内不宜进食，睡眠时可将床头抬高 15°~20°。

2. 控制腹内压 注意减少引起腹内压增高的因素，如肥胖、紧束腰带等。积极治疗引起腹内压增高的疾病，如便秘、慢性咳嗽等。

3. 药物及食物 应避免高脂肪、巧克力、咖啡、浓茶等会引起 LES 压力降低的食物；慎用硝酸甘油、钙通道阻滞剂、抗胆碱能药物等可导致 LES 压力降低或引起胃排空延迟的药物。

4. 纠正不良嗜好 禁酒及戒烟。

5. 用药依从性教育 包括向患者详细介绍目前的治疗方案、治疗药物的使用方法及服药后可能出现的不良反应等，鼓励患者坚持足量、足疗程治疗，定期复诊，避免随意减药或停药等。

6. 心理指导 GERD 特点是病情迁延不愈，容易复发，故会导致患者出现思想负担重、依从性差等情况。临床医生应通过与患者的积极交流沟通，消除其顾虑和心理阻碍，帮助患者建立战胜疾病的信心。

思考题

1. 试述胃食管反流病的发病机制。
2. 胃食管反流病治疗的主要措施是什么？

扫一扫，查阅本章数字资源，含PPT、音视频、图片等

胃炎（gastritis）是指胃黏膜的炎症，其发病率在消化系统疾病中居首位，常伴有上皮损伤与细胞再生。根据发病缓急，本病分为急性胃炎、慢性胃炎。

第一节　急性胃炎

急性胃炎（acute gastritis）是由多种原因引起的胃黏膜的急性炎症，内镜检查可见胃黏膜充血、水肿、出血、糜烂（或伴浅表溃疡）等一过性病变，病理组织学特征为胃黏膜固有层中性粒细胞浸润。

急性胃炎主要包括以下几类：①幽门螺杆菌（Hp）感染相关的急性胃炎。②除 Hp 以外的急性感染性胃炎，由于胃酸的强力抑菌作用，除 Hp 之外的细菌很难感染胃黏膜，其突出的临床表现为肠道炎症。③急性糜烂出血性胃炎，以多发性糜烂为特征的急性胃黏膜病变，常伴有胃黏膜出血，一过性浅表溃疡形成。

急性糜烂出血性胃炎临床常见，本节重点讨论。

【病因和发病机制】

1. 理化因素　大剂量放射线照射、异物、乙醇、尼古丁等会损伤胃黏膜，诱发急性炎症。乙醇具有亲脂性，高浓度乙醇可直接破坏胃黏膜屏障。

2. 药物　阿司匹林、吲哚美辛等非甾体类抗炎药（NSAIDs）、糖皮质激素、某些抗肿瘤药、口服氯化钾或铁剂等，可损伤胃黏膜。其中，NSAIDs 通过抑制环氧合酶的作用阻碍胃黏膜生理性前列腺素的合成，削弱黏膜的自我修复功能。糖皮质激素则抑制黏膜上皮细胞修复，减少黏液分泌，刺激胃蛋白酶和胃酸分泌而损伤胃黏膜。抗肿瘤药物在抑制肿瘤细胞生长的同时常对胃肠道黏膜细胞产生细胞毒作用，造成胃肠道黏膜损伤。

3. 应激　严重创伤、大手术、大面积烧伤、颅内病变或多器官功能衰竭等均可引起胃黏膜糜烂、出血，严重者发生急性溃疡并发大出血，如烧伤所致者称为 Curling 溃疡，中枢神经系统病变所致者称为 Cushing 溃疡，一般认为是在应激状态下胃黏膜微循环障碍造成黏膜缺血、缺氧而发病。正常黏膜的屏障保护功能是维持胃腔与胃黏膜内氢离子高梯度状态的重要保证，当上述因素破坏了胃黏膜屏障，胃腔内的氢离子会反渗进入胃黏膜内，进一步加重胃黏膜的损伤，最终导致胃黏膜糜烂和出血。

【临床表现】

急性胃炎多起病迅速，表现为饱胀、疼痛、恶心、呕吐、食欲减退等症状。急性胃肠炎患者

还有腹部绞痛、水样便，严重者可伴有发热、脱水，甚至休克。急性糜烂出血性胃炎还会出现上消化道少量间歇性出血，少数患者表现为呕血和黑便。对于近期或长期服用 NSAIDs 患者，粪便隐血试验可呈阳性，症状易被原发病掩盖。本病体征多不明显，可以出现上腹轻压痛。

【诊断与鉴别诊断】

（一）诊断

本病的确诊依靠急诊胃镜检查。胃镜下可见弥漫性糜烂、出血灶和浅表溃疡；病理学特征为胃黏膜固有层见到以中性粒细胞浸润为主的炎症。

（二）鉴别诊断

临床上，对危重症患者、服用 NSAIDs 或进行机械通气的患者进行胃镜检查，多数具有急性糜烂出血性胃炎的内镜下改变，但这些患者多数症状轻微或无症状，无法和慢性胃炎、消化不良、慢性胆囊炎等鉴别。有上述病史而突然出现呕血、黑便者，首先要考虑急性糜烂出血性胃炎。患者病史是重要的鉴别诊断条件，确诊有赖于急诊内镜检查。一般应激所致的胃黏膜损伤以胃体、胃底为主，而 NSAIDs 或乙醇等则引起以胃窦为主的损伤。宜在出血后 24～48 小时内进行胃镜检查，因胃黏膜修复损伤快，错过胃镜检查时机则可能无法确诊。

【病情评估】

急性糜烂出血性胃炎大多数症状轻微、转归良好；仅少数患者病情较重，是上消化道出血的常见原因，占 10%～25%。严重的应激状态（如严重创伤、脓毒症等）、多脏器功能衰竭、高龄患者出现呕血和黑便等，常提示病情较重。

【治疗】

1. 治疗原则　急性糜烂出血性胃炎的治疗原则是主要针对病因和原发病采取防治措施。当出现急性糜烂出血性胃炎，应立即去除病因，停用 NSAIDs，给予流质或软食，严重呕吐者应禁食。对处于急性应激状态的严重疾病患者，除积极治疗原发病外，应给予 H_2 受体拮抗剂或质子泵抑制剂抑制胃酸分泌，或服用黏膜保护剂；对 NSAIDs 不能停药的患者可酌情应用质子泵抑制剂、H_2 受体拮抗剂预防性治疗。对已发生上消化道大出血者，按照上消化道大出血治疗原则综合治疗，静脉滴注质子泵抑制剂有助于止血和促进病变愈合。

2. 预防　严重创伤、烧伤、大手术、脓毒症和重要脏器功能衰竭，以及需要长期服用阿司匹林或氯吡格雷等患者，建议预防性口服 PPI 或 H_2RA，停用不必要的 NSAIDs，如必须使用，建议使用 COX-2 抑制剂。倡导健康饮食习惯，避免酗酒。

第二节　慢性胃炎

慢性胃炎（chronic gastritis）是由各种病因引起的胃黏膜慢性炎症。慢性胃炎临床多见，其患病率随年龄增长而增加，Hp 感染是最常见原因。约 10% 的患者出现上腹不适、嗳气、早饱、腹胀、上腹痛等消化不良症状。胃镜和活组织病理学检查是诊断和鉴别诊断的主要手段。慢性胃炎有多种分类方法，目前我国采纳国际上新悉尼系统的分类方法，根据病理组织学改变和病变在胃的不同部位，结合病因，将慢性胃炎分成非萎缩性、萎缩性和特殊类型 3 类。

【病因和发病机制】

1. Hp 感染　Hp 是在 1982 年才被发现并分离的一种革兰阴性菌，微嗜氧，一端带有数条鞭毛，能长期稳定地定居于胃，在黏膜小凹及表面黏液层中繁殖。Hp 感染是慢性胃炎最主要的病因：①绝大多数慢性活动性胃炎患者胃黏膜中可检出 Hp。②根除 Hp 可使胃黏膜炎症消退。③从动物模型和志愿者中可复制 Hp 感染引起的慢性胃炎。④Hp 具有尿素酶，能分解尿素产生氨，加上自身分泌的细胞毒素如细胞毒素相关基因（CagA）和空泡毒素 A（VacA），可造成黏膜上皮细胞的变性坏死及黏膜的炎症反应。Hp 的抗原物质还能引起宿主对于黏膜的自身免疫反应。

2. 胆汁反流　是慢性胃炎相对常见的原因，见于各种原因引起的胃肠道动力异常、肝胆系统疾病及十二指肠以远肠段梗阻。长期胆汁反流可导致胃黏膜慢性炎症。

3. 其他发病因素　酗酒、服用 NSAIDs 等药物也是慢性胃炎相对常见原因。这些因素均可与 Hp 感染协同作用而引起或加重胃黏膜慢性炎症。流行病学调查显示，高盐饮食和缺乏新鲜蔬菜、水果与胃黏膜萎缩、肠化生的发生密切相关。慢性胃炎特别是慢性萎缩性胃炎的患病率一般随年龄增加而上升。

4. 自身免疫　自身免疫性胃炎在我国相对少见。自身免疫性胃炎的自身抗体有壁细胞抗体（PCA）和内因子抗体（IFA）。壁细胞抗体导致自身免疫系统攻击壁细胞，最终造成壁细胞分泌胃酸减少；内因子抗体与内因子结合，两者都会引起维生素 B_{12} 吸收不良，导致恶性贫血。

【病理】

慢性胃炎是胃黏膜损伤与修复并存的慢性过程，病理学特征包括炎症、萎缩、肠化生和异型增生。炎症主要以胃黏膜淋巴细胞和浆细胞浸润黏膜层为主，Hp 引起的慢性胃炎常有淋巴滤泡形成，中性粒细胞浸润见于炎症活动期。胃黏膜萎缩表现为炎症细胞浸润引起胃黏膜固有腺体数量减少甚至消失，被纤维组织或纤维肌性组织代替，称为非化生性萎缩。如表现为胃固有腺体被肠腺样腺体（肠化生分为小肠型和大肠型，完全型和不完全型）或假幽门腺所代替，称为化生性萎缩。异型增生表现为细胞异型性和腺体结构的紊乱，为胃上皮或化生的肠上皮在再生过程中发生发育异常所致，世界卫生组织推荐使用的术语是上皮内瘤变。低级别上皮内瘤变包括轻度和中度异型增生；高级别上皮内瘤变包括重度异型增生和原位癌。异型增生是胃癌的癌前病变。

【临床表现】

慢性胃炎无特异性临床表现，多数患者无症状；有症状者常表现为不规则上腹痛或不适、上腹胀、早饱、嗳气、恶心等消化不良症状。这些症状及严重程度与慢性胃炎的内镜所见及组织病理学改变并无肯定的相关性。自身免疫性胃炎患者可伴有贫血，还可伴有维生素 B_{12} 缺乏的其他临床表现。慢性胃炎除了上腹可有轻压痛外，一般无明显的体征。

【辅助检查】

1. 胃镜及活组织病理学检查　胃镜检查并取活组织做病理学检查是确诊慢性胃炎的可靠方法：①内镜下非萎缩性胃炎可见点、片状或条状红斑、黏膜粗糙不平、出血点或斑、黏膜水肿、渗出等表现。②内镜下萎缩性胃炎表现为黏膜红白相间或以白色为主，皱襞变平甚至消失，色泽灰暗，血管显露，局部黏膜呈颗粒状或结节状，可伴有糜烂、出血、胆汁反流。临床上内镜下所见与组织活检标本显微镜下所见不尽一致，两者应结合判断。精准取材、活检够深度才能保证病理诊断的准确性，胃窦小弯、大弯、胃角及胃体前后壁是建议的取材部位。

2. Hp 检测 检测方法分为侵入性和非侵入性两大类。侵入性检查基于内镜活检，主要包括快速尿素酶试验、组织学检查和 Hp 培养；非侵入性检查主要有 ^{13}C 或 ^{14}C 尿素呼气试验、粪便 Hp 抗原检测及血清学检查（定性检测血清抗 Hp-IgG 抗体）。

快速尿素酶试验是侵入性检查的常用方法，操作简便、费用低；组织学检查可直接观察 Hp，与快速尿素酶试验结合，提高诊断准确率；Hp 培养技术要求高，主要用于科研；^{13}C 或 ^{14}C 尿素呼气试验检测 Hp 敏感性及特异性高，且无须内镜检查。临床推荐非侵入性检查，尤其是呼气试验。特别要注意，如果近期使用过抗生素、质子泵抑制剂、铋剂等药物，因有暂时抑制 Hp 作用，可使上述检查（血清学检查除外）呈假阴性。

3. 自身免疫性胃炎的检查 疑为自身免疫性胃炎者应检测血 PCA 和 IFA，伴恶性贫血时 IFA 多呈阳性。血清维生素 B_{12} 浓度测定及维生素 B_{12} 吸收试验有助于恶性贫血的诊断。

4. 血清胃泌素 G_{17}、胃蛋白酶原 I 和 II 测定 有助于判断萎缩是否存在及其分布范围和程度，有助于风险分层管理。胃体萎缩者，血清胃泌素 G_{17} 水平显著升高，胃蛋白酶原 I 和（或）胃蛋白酶原 I／II 比值下降；胃窦萎缩者，血清胃泌素 G_{17} 水平下降、胃蛋白酶原 I 和胃蛋白酶原 I／II 比值正常；全胃萎缩者，则两者均低。

【诊断与鉴别诊断】

（一）诊断

胃镜检查及活组织病理学检查是确诊依据。Hp 检测有助于病因诊断。怀疑自身免疫性胃炎应检测相关自身抗体及血清胃泌素。

（二）鉴别诊断

消化性溃疡、胃癌、功能性消化不良、胆石症、慢性胆囊炎等都可以表现为上腹不适、嗳气、早饱、腹胀、上腹痛等消化不良症状，仅从临床症状难以区分。胃镜和活组织病理学检查，肝胆 B 超、CT、MRI 检查有助于鉴别。

【病情评估】

慢性胃炎起病隐匿，一般不出现严重的临床表现，病情评估的关键在于患者进展为胃癌的风险。一般认为慢性非萎缩性胃炎预后良好，部分萎缩可改善和逆转。轻度异型增生也可逆转，肠上皮化生通常认为难以逆转；重度异型增生易转变为癌。对有胃癌家族史和 Hp 感染者，需密切随访，警惕萎缩、肠化和异型增生向胃癌的转化。慢性胃炎在疾病进展过程中出现一些胃癌前情况，包括胃癌前状态及癌前病变，前者包括慢性萎缩性胃炎、胃息肉等，后者主要指异型增生。异型增生是胃癌的癌前病变，重者应与高分化腺癌加以严格鉴别。

【治疗】

慢性胃炎的治疗原则是去除病因、缓解症状和改善胃黏膜炎性反应。

1. 根除 Hp 可改善胃黏膜炎症，预防消化性溃疡及降低胃癌发生的危险性，部分患者消化不良症状也可改善。《中国慢性胃炎共识意见》建议 Hp 阳性的慢性胃炎，无论有无症状和并发症，均应进行 Hp 根除治疗，详细治疗方法见第二十四章相关内容。

2. 对症治疗 消化不良症状与慢性胃炎之间并不存在明确的关系，对症治疗属于功能性消化不良的经验性治疗，抑酸或抗酸药、促胃肠动力药、胃黏膜保护药、中药等均可试用。有恶性贫血时注射维生素 B_{12} 可纠正贫血。

3. 异型增生的治疗 异型增生是胃癌癌前病变，应予以高度重视。对轻度异型增生除积极治疗外，建议定期随访。对肯定的重度异型增生者建议采用内镜下胃黏膜切除术或手术治疗。

4. 预防 Hp 感染是慢性胃炎最主要的病因，我国成人 Hp 感染率在 40%~70% 之间，主要经口传播，是一种感染性疾病。做好个人卫生和防护，以降低年轻人群中 Hp 感染，可减少慢性胃炎、消化性溃疡及胃癌的发病率。戒酒、慎用 NSAIDs 类药物，以及控制胆汁、十二指肠、胃反流都有助于慢性胃炎的预防和控制。

思考题

1. 急性糜烂出血性胃炎的常见病因有哪些？
2. 简述急性糜烂出血性胃炎的治疗和预防。
3. 慢性胃炎的最可靠的确诊方法是什么？为什么？
4. 简述 Hp 对胃黏膜的影响。

第二十四章
消化性溃疡

消化性溃疡（peptic ulcer，PU）主要指发生在胃和十二指肠的慢性溃疡，因溃疡形成与胃酸和胃蛋白酶的消化作用有关而得名，包括胃溃疡（gastric ulcer，GU）和十二指肠溃疡（duodenal ulcer，DU）。溃疡的组织缺损超过黏膜肌层，不同于糜烂。其临床特点为慢性、周期性、节律性的上腹部疼痛。消化性溃疡是常见病，国外统计资料显示，约有10%的人一生中曾罹患此病。本病可发生于任何年龄，好发于男性，中年最常见。DU好发于青壮年，而GU好发于中老年，后者发病高峰比前者约推迟10年。临床上，DU比GU多见，两者之比为（2~3）：1。消化性溃疡治愈率可达95%以上，预后远较过去为佳，死亡率显著下降。消化性溃疡所致的死亡主要见于高龄患者，死亡的主要原因是并发症，特别是上消化道大出血和穿孔，死亡率<1%。

【病因和发病机制】

生理情况下，胃、十二指肠黏膜经常接触有强侵蚀力的胃酸和在酸性环境下被激活能水解蛋白质的胃蛋白酶；此外还经常受摄入的各种有害物质的侵袭，但却能抵御这些损害因素，维持黏膜的完整性，说明胃、十二指肠黏膜具有完善的防御和修复机制。目前认为，只有当某些因素损害了这一机制，使得胃酸相对过多，或黏膜防御能力下降，才可能发生胃酸和胃蛋白酶侵蚀黏膜而导致溃疡形成。近年的研究认为，Hp和NSAIDs是损害这一机制从而导致溃疡发生的最常见病因。现将这些病因及其导致溃疡发生的机制分述如下。

1. Hp 被确认为消化性溃疡的重要病因，主要基于两方面的证据：①消化性溃疡患者的Hp检出率显著高于普通人群，在DU的检出率约为90%，GU的检出率为70%~80%。②成功根除Hp不但可以促进溃疡愈合，并且可以改变溃疡病的自然病程，使其复发率降至5%以下，但感染Hp的人群中仅有约15%发生消化性溃疡。目前认为是Hp、宿主和环境因素三者相互作用的共同结果，Hp感染引起的胃黏膜炎症削弱了胃黏膜的屏障功能，胃溃疡好发于非泌酸区与泌酸区交界处的非泌酸区侧，反映了胃酸对屏障受损的胃黏膜的侵蚀作用。

2. 非甾体类抗炎药（NSAIDs） 是引起消化性溃疡的另一常见病因。大量研究显示，服用NSAIDs患者发生消化性溃疡及其并发症的危险性显著高于普通人群。在长期服药患者中，10%~25%可发现胃或十二指肠溃疡，有1%~4%患者发生出血、穿孔等并发症。NSAIDs引起的溃疡以GU多见。溃疡症状及其并发症发生率与服药种类、剂量、疗程、患者年龄等因素有关。NSAIDs通过削弱黏膜的防御和修复功能而导致消化性溃疡发生，通过抑制环氧合酶（COX）而起作用。COX是花生四烯酸合成前列腺素的关键限速酶，有两种异构体，即结构型COX-1和诱生型COX-2。COX-1在组织细胞中恒量表达，催化生理性前列腺素合成，促进上皮细胞的修复；COX-2主要在病理情况下由炎症刺激诱导产生，促进炎症介质的产生。传统的NSAIDs如阿司匹林、吲哚美辛等通过抑制 COX-2 而减轻炎症反应，但特异性差，同时抑制了 COX-1，导致胃肠黏膜生理性前列腺素 E 合成不足，后者通过增加黏液和碳酸氢盐分泌、促进黏膜血流增加、细胞保护等作用在维持黏膜防御和修复功能中起重要作用。

目前认为，Hp 和 NSAIDs 是引起消化性溃疡发病的两个独立因素。

3. 胃酸和胃蛋白酶　溃疡的最终形成是由于胃酸和胃蛋白酶对黏膜自身消化所致。因胃蛋白酶活性具有 pH 依赖性，在 pH>4 时便失去活性，故在探讨溃疡发病机制和治疗措施时主要考虑胃酸。无酸情况下罕有溃疡发生，抑制胃酸分泌药物能促进溃疡愈合的事实均证明胃酸在溃疡形成过程中的决定性作用。胃酸的这一损害作用只是在正常黏膜防御和修复功能受到破坏时才能发生。约有 33%DU 患者中存在五肽胃泌素刺激的最大酸排量（MAO）增高，DU 的产生更多是和胃酸的增多相关。GU 患者基础酸排量（BAO）及 MAO 多属正常或偏低，GU 的产生更多是和黏膜防御能力下降有关。在胃泌素瘤患者，极高的胃酸损害作用远远超过黏膜的防御作用，可直接导致溃疡形成。

4. 其他因素　①吸烟：吸烟者消化性溃疡发生率比不吸烟者高，吸烟影响溃疡愈合和促进溃疡复发。②遗传：目前认为遗传作用主要是增加了 DU 的易感性。③目前公认急性应激可引起应激性溃疡。长期精神紧张、过度疲劳，易使溃疡发作或加重，但情绪应激主要起诱发作用，可能通过神经内分泌途径影响胃和十二指肠分泌、运动和黏膜血流的调节。④胃、十二指肠运动异常，部分 DU 患者胃排空增快，增大了十二指肠球部酸负荷。部分 GU 患者有胃排空延迟，可增加十二指肠液反流入胃，加重胃黏膜屏障损害。

消化性溃疡是一种多因素疾病，其中 Hp 感染和服用 NSAIDs 是已知的主要病因，溃疡发生是黏膜侵袭因素和防御因素失衡的结果，胃酸在溃疡形成中起关键作用。

【病理】

DU 多发生在十二指肠球部前壁；GU 多发生在胃角和胃窦小弯侧。组织学上，GU 大多发生在幽门腺区（幽门腺区与胃底腺区交界处）。幽门腺区黏膜可随着年龄增长而扩大，使其与泌酸腺区之交界线上移，故老年患者 GU 的部位较高。溃疡多为 1 个，也可多发，呈圆形或椭圆形；DU 直径多小于 1cm，GU 要比 DU 稍大，直径多小于 2cm。溃疡边缘光整，底部洁净，由肉芽组织构成，上面覆盖有灰白色或灰黄色纤维渗出物，溃疡活动期周围黏膜常有炎症水肿。溃疡一般累及黏膜肌层，深者可达固有肌层甚至浆膜层，溃破血管时引起出血，穿破浆膜层时可引起穿孔。溃疡愈合时周围黏膜水肿、炎症消退，边缘新生上皮细胞逐渐覆盖溃疡面，其下的肉芽组织纤维化，变为瘢痕，瘢痕收缩使周围黏膜皱襞向其集中。

【临床表现】

本病的临床表现不一，典型表现为慢性、周期性、节律性的上腹部疼痛，体征多不典型。少数患者可无症状，部分以出血、穿孔等并发症为首发表现。

（一）症状

上腹部疼痛是最突出的症状，常因精神刺激、过度疲劳、饮食不当、服用药物、季节变化等因素诱发或加重。

1. 疼痛特点

（1）慢性　消化性溃疡反复发作，病程长，平均 6~7 年，目前长病程患者少见。

（2）周期性　上腹部疼痛呈反复周期性发作，尤以 DU 更为明显。疼痛可持续几天、几周或更长时间，之后出现较长时间的缓解，亦有短时间内复发者。发作期与缓解期相交替，一般在秋冬和冬春之交发病。

（3）节律性　体现在为疼痛与饮食的相关性。DU 多饥饿时疼痛，进食后缓解，一部分 DU 患者有夜间痛，常被痛醒。GU 疼痛节律性不甚规则，常在餐后 1 小时内发生，至下次餐前自行消失。

2. 疼痛性质及部位　疼痛可为钝痛、烧灼痛、胀痛或饥饿痛。GU 疼痛部位见于中上腹部或偏左，DU 疼痛多位于中上腹部偏右侧。突发疼痛或者疼痛突然加重，剧烈持续，由上腹部迅速向全腹弥漫，应注意急性游离穿孔的发生。疼痛较重，向背部放射，经抗酸治疗不能缓解，应考虑后壁慢性穿透性溃疡。

本病常伴有反酸、嗳气、恶心、呕吐等其他消化道症状。

（二）体征

溃疡发作期上腹部可有局限性压痛，但无特异性。若并发梗阻、穿孔时出现相应的重要体征。

（三）特殊类型

1. 复合溃疡　指胃和十二指肠同时发生的溃疡。DU 往往先于 GU 出现。幽门梗阻发生率较高。

2. 球后溃疡　发生在十二指肠球部远段的溃疡称为球后溃疡，多发生在十二指肠大乳头的近端，具有 DU 的临床特点，夜间痛及背部放射痛多见，对药物治疗反应较差，易并发出血。

3. 巨大溃疡　指溃疡直径>2cm，对药物治疗反应较差，愈合较慢，易发生慢性穿透或穿孔。胃的巨大溃疡应与癌性溃疡鉴别。

4. 老年人消化性溃疡　临床表现多不典型，GU 多位于胃体上部甚至胃底部，溃疡常较大，需与胃癌鉴别。目前，由于 NSAIDs 的广泛使用，老年人消化性溃疡有增加的趋势。

5. 无症状性溃疡　约 15%消化性溃疡患者无明显症状，以出血、穿孔等并发症为首发表现，可见于任何年龄，以老年人较多见。NSAIDs 引起的溃疡约半数患者无症状。

【并发症】

1. 出血　溃疡侵蚀周围血管可引起出血，出血是消化性溃疡最常见的并发症，溃疡是上消化道大出血最常见的病因（约占所有病因的 50%）。

2. 穿孔　发生率在 5%～10%，DU 多于 GU。溃疡穿透浆膜层进入游离腹腔称为游离穿孔，可形成急性弥漫性腹膜炎；溃疡穿透浆膜层与邻近器官组织粘连，称为穿透性溃疡，最常穿透的器官为胰腺；后壁穿孔或穿孔较小者只引起局限性腹膜炎时，称为亚急性穿孔；部分溃疡穿透空腔器官，如胆总管、结肠，则可形成瘘管。急性穿孔的典型临床表现为突发上腹部剧烈疼痛，并迅速向全腹蔓延，常伴恶心、呕吐、发热，患者多烦躁不安，面色苍白，四肢湿冷，脉细速，板状腹，腹部压痛、反跳痛阳性，肝浊音界缩小或消失，肠鸣音减弱或消失。部分患者胃肠漏出物沿结肠旁沟向右下腹流动，易误诊为阑尾炎。血常规示白细胞及中性粒细胞计数增高。腹部 X 线检查发现膈下游离气体影，是诊断穿孔的重要依据，但无膈下游离气体并不能排除穿孔的存在。

3. 幽门梗阻　约占 4%。呕吐是其特异表现，呕吐无胆汁的发酵宿食、量多，吐后症状减轻。因反复呕吐、进食少，患者易出现脱水及营养不良。梗阻多因溃疡周围组织充血、水肿及幽门痉挛引起，随着炎症的好转而缓解，称为暂时性、功能性梗阻；若由溃疡瘢痕收缩或与周围组织粘连所致，称为持久性、器质性梗阻。查体可有胃型、胃蠕动波及振水音阳性。

4. 癌变　GU 癌变率估计在 1% 以下，罕见十二指肠球部溃疡有癌变者。癌变多发生于溃疡的边缘。若 GU 患者年龄在 45 岁以上、疼痛的节律性消失、食欲减退、体重明显减轻、粪便隐血试验持续阳性、病情逐渐加重、内科治疗效果较差者，需警惕癌变的可能，应定期复查胃镜。

【辅助检查】

1. 胃镜检查　是确诊消化性溃疡的首选方法，可发现并直接观察溃疡形态，还可在直视下取组织做病理学检查及 Hp 检测。因此，胃镜检查对消化性溃疡的诊断及胃良性、恶性溃疡的鉴别最重要。内镜下可见溃疡多呈圆形、椭圆形或线形，边缘清晰，底部光整，上覆灰黄色或白色渗出物（苔），周围黏膜可有充血、水肿，可见皱襞向溃疡集中。溃疡分为活动期（A）、愈合期（H）和瘢痕期（S），每期又分为两个阶段。

2. X 线钡餐检查　适用于对胃镜检查有禁忌或拒绝胃镜检查者。溃疡的 X 线征象有直接和间接两种：龛影是直接征象，对溃疡有确诊价值；十二指肠球部激惹相、畸形，胃大弯侧痉挛性切迹为间接征象，仅提示可能存在溃疡。

3. Hp 检测　是消化性溃疡诊断的常规检查项目，因为有无 Hp 感染决定治疗方案的选择。内容详见第二十三章第二节慢性胃炎辅助检查。

4. 胃液分析和血清胃泌素测定　由于 GU 患者胃酸多正常或偏低，虽然部分 DU 患者胃酸升高，但与正常人有很大重叠，故胃液分析对消化性溃疡的诊断价值不大，主要用于胃泌素瘤的诊断。如基础泌酸量（BAO）>15mmol/h，最大泌酸量（MAO）>60mmol/h，BAO/MAO>60%，血清胃泌素升高>500pg/mL，提示胃泌素瘤。

【诊断与鉴别诊断】

（一）诊断

慢性、周期性、节律性的上腹疼痛是诊断消化性溃疡的重要线索，但有典型溃疡样上腹痛者不一定是消化性溃疡，而部分消化性溃疡患者可无任何症状。因此，单纯依靠症状很难做出准确诊断。X 线钡餐检查发现龛影提示溃疡，胃镜检查结果是确诊的依据。

（二）鉴别诊断

1. 慢性胃炎　表现为上腹部饱胀、嗳气，上腹饱胀进食后加重，无消化性溃疡节律性疼痛特点，但消化性溃疡常合并慢性胃炎，鉴别困难时可行胃镜检查确诊。

2. 功能性消化不良　患者常有上腹胀痛、反酸、嗳气、烧灼感、恶心、呕吐、食欲减退等症状，酷似不典型消化性溃疡，易混淆。鉴别依靠胃镜检查和 X 线钡餐。

3. 胆囊炎与胆结石　进食油腻食物后出现向右肩背部放射的右上腹痛，可伴发热、黄疸，Murphy 征阳性。腹部 B 超、MRCP、ERCP 可协助诊断。

4. 胃癌　早期胃癌无症状或（和）GU 在症状上相似、难于区分时，可行胃镜及活组织病理检查确诊。胃癌的胃镜特点：①溃疡一般较大，形状不规则。②底部不平，苔污秽。③溃疡边缘呈结节状隆起。④周围皱襞中断。⑤胃壁僵硬、蠕动减弱。必须注意，对怀疑胃癌而一次活检结果阴性者，有必要在短期内复查胃镜再次活检，即使这样仍有漏诊胃癌的可能。因此，对初诊为胃溃疡者，必须在完成正规治疗的疗程后行胃镜复查。胃镜复查溃疡缩小或愈合不是鉴别良性、恶性溃疡的唯一依据，必须重复活检加以证实。

5. 胃泌素瘤 亦称 Zollinger-Ellison 综合征，是胰胃肠神经内分泌肿瘤分泌大量胃泌素所致。肿瘤也可位于胃窦部、十二指肠、大网膜、横结肠系膜及腹腔其他部位。肿瘤往往很小（<1cm），生长缓慢，半数为恶性。分泌的大量胃泌素可刺激壁细胞增生，分泌胃酸明显增加，患者表现为难治性、顽固性、多发性溃疡。溃疡位于十二指肠球部及以下部位，甚至于空肠近端等非典型部位，并多有腹泻及消瘦，同时存在高胃酸分泌（BAO 和 MAO 均明显升高，且 BAO/MAO>60%）及高空腹血清胃泌素（>200pg/mL，常>500pg/mL）。CT 检查有助于诊断。

【病情评估】

消化性溃疡病程漫长，呈反复急性加重的特点，病情严重程度与溃疡的发生部位、溃疡类型有关，也与患者年龄有一定关系。老年人消化性溃疡、巨大溃疡、无症状性溃疡常易出现急性并发症，尤其是上消化道出血，严重时可危及生命，是常见的死亡原因。

消化性溃疡合并急性胃肠穿孔时，可导致急性弥漫性腹膜炎，病情危重，多需紧急手术救治。

【治疗】

消化性溃疡的治疗原则是消除病因，缓解症状，促进愈合，防止复发和防治并发症。

（一）一般治疗

生活、饮食规律，避免过度劳累和精神紧张，戒烟酒，尽可能慎用或停用 NSAIDs 药物。

（二）药物治疗

药物治疗主要包括根除 Hp、抑酸及保护胃黏膜。治疗 DU 的重点在于根除 Hp 与抑酸，而 GU 的治疗则是根除 Hp、抑酸与保护胃黏膜同样重要。

1. 根除 Hp 的治疗 对所有 Hp 阳性的消化性溃疡，不论活动与否，必须抗 Hp 治疗。根除 Hp 不仅可以降低溃疡的复发率，而且可以缩短溃疡愈合的自然病程，改变转归。根除 Hp 的治疗方案目前推荐四联疗法。四联疗法的组成包括一种 PPI、一种铋剂和两种抗生素。抗生素包括阿莫西林、克拉霉素、呋喃唑酮、甲硝唑（或替硝唑）、某些喹诺酮类（如左氧氟沙星）等。四联疗法的疗程为 10~14 天。四联疗法因根除率较高，被推荐为标准治疗方案。由于各地抗生素耐药情况不同，抗生素及疗程选择应视当地耐药情况而定。根除 Hp 治疗结束后至少 4 周后应常规复查 Hp，以判断 Hp 是否已被根除，在检查前至少停用 PPI、抗生素或铋剂 2 周，以免出现假阴性结果。抗 Hp 治疗方案详见表 24-1。

表 24-1 根除 Hp 四联疗法方案

PPI（选择 1 种）	抗生素 1（选择 1 种）	抗生素 2（选择 1 种）	铋剂
埃索美拉唑 40mg/d	阿莫西林 1000mg/d	克拉霉素 500~1000mg/d	枸橼酸铋钾 440mg/d
奥美拉唑 40mg/d	四环素 1500mg/d	左氧氟沙星 500mg/d	
雷贝拉唑 20mg/d		甲硝唑 800mg/d（或替硝唑 1000mg/d）	
呋喃唑酮 200mg/d			
兰索拉唑 60mg/d			
泮托拉唑 80mg/d			
上述剂量分 2 次口报，疗程 10~14 天			

2. 抑制胃酸分泌

（1）H₂受体拮抗剂（H₂RA）　可以选择性竞争结合壁细胞膜上的H₂受体，从而抑制胃酸分泌，目前使用的有西咪替丁400mg，每日2次；雷尼替丁150mg，每日2次；法莫替丁20mg，每日2次。各种推荐剂量的H₂RA溃疡愈合率相近，但不如PPI，已较少用于消化性溃疡的一线治疗。H₂RA的不良反应发生率低。

（2）质子泵抑制剂（PPI）　是通过抑制胃酸分泌关键酶，即H⁺-K⁺-ATP酶（质子泵）而发挥作用，阻断壁细胞内的H⁺转移至胃腔。临床使用的有奥美拉唑20mg/d、泮托拉唑40mg/d、雷贝拉唑10mg/d、兰索拉唑30mg/d、埃索美拉唑20mg/d。各种PPI对消化性溃疡的疗效相仿，不良反应少见。为了达到溃疡愈合，一般推荐DU的PPI疗程为4周，GU的疗程为6~8周。

3. 保护胃黏膜药物

（1）抗酸剂　常用的抗酸剂有硫糖铝、铝碳酸镁、氢氧化铝凝胶等。抗酸剂具有弱碱性，可中和胃酸，迅速缓解疼痛，但难以治愈溃疡，不作为消化性溃疡治疗的单独用药。这类药物能促进前列腺素的合成，增加黏膜血流量，促进黏液和HCO₃⁻的分泌，目前更多被视为胃黏膜保护剂。如硫糖铝，每日4次，每次1g，三餐前1小时和睡前口服，4~6周为1个疗程。抗酸剂的不良反应有便秘、口干、皮疹、眩晕、嗜睡等。

（2）铋剂　在胃酸作用下形成白色氧化铋沉淀，在溃疡面形成一种铋肽复合物保护膜，抑制胃蛋白酶活性，并有较强的抗Hp作用。每日4次，每次0.3g（含铋110mg），分别于三餐前半小时和晚饭后2小时服用。本药在服药期间会出现黑舌、黑粪，少数有恶心、呕吐、便秘、腹泻等不良反应，疗程不宜太长。

（3）前列腺素E　米索前列醇具有抑制胃酸分泌、增加胃十二指肠黏膜的黏液及碳酸氢盐分泌和增加黏膜血流等作用，主要用于NSAIDs溃疡的预防。腹泻是本药常见的不良反应。因会引起子宫收缩，故孕妇忌用。

4. NSAIDs溃疡的治疗　如病情允许应立即停用NSAIDs，或改用对黏膜损伤少的NSAIDs，如特异性COX-2抑制剂（如塞来昔布），并选用H₂RA或PPI治疗。因Hp和NSAIDs是引起溃疡的两个独立因素，长期服用NSAIDs者建议检测Hp，如果阳性应实施根除治疗。溃疡愈合后，如不能停用NSAIDs，无论Hp阳性还是阴性都要继续PPI长疗程维持治疗，预防溃疡复发。对于发生NSAIDs溃疡并发症的高危患者，如既往有溃疡病史、高龄，同时应用抗血小板聚集药或糖皮质激素者，应常规予以抗溃疡药物预防。目前认为PPI预防效果较好。

（三）并发症治疗

1. 急性上消化道出血　见第三十二章。

2. 急性穿孔　及早行外科手术治疗。

3. 幽门梗阻　应先积极内科治疗，措施包括以下几点：①禁食和持续胃肠减压，以解除胃潴留。②静脉输液，纠正水、电解质紊乱和代谢性碱中毒。③每晚用生理盐水洗胃并抽出胃内容物，以减轻炎症及水肿。④营养状况较差者，应及时给予全胃肠外营养。⑤应用H₂RA或PPI抑制胃酸分泌。⑥应用多潘立酮、西沙必利等促胃动力药物，禁用抗胆碱能药物。⑦经1~2周内科积极治疗无效者，应考虑手术治疗。

4. 癌变　详见第二十五章。

（四）外科治疗

外科手术治疗主要限于少数有并发症者：①大量出血经内科治疗无效。②急性穿孔。③瘢痕性幽门梗阻。④胃溃疡癌变。⑤严格内科治疗无效的顽固性溃疡。

（五）预防

Hp 感染是消化性溃疡重要的病因，做好个人卫生和防护，降低年轻人群中 Hp 感染，可减少消化性溃疡的发病率。倡导健康饮食习惯，戒烟戒酒，少饮浓茶咖啡等；适当休息，缓解精神压力；减少不必要的 NSAIDs 的使用。

思考题

1. 试述消化性溃疡的常见并发症。
2. 如何诊断消化性溃疡？
3. 哪些消化性溃疡患者需要根除 Hp？简述 Hp 根除方案的组成和疗程。

扫一扫，查阅本章数字资源，含PPT、音视频、图片等

胃癌（gastric cancer）是指源于胃黏膜上皮细胞的恶性肿瘤，绝大多数是腺癌。根据 WHO 2018 年公布的资料显示，全球有 1810 万新发癌症病例，其中胃癌新发病例 103.2 万，占 5.7%，仅次于肺癌、乳腺癌、结直肠癌和前列腺癌，居第 5 位。当年全球有 960 万癌症死亡病例，其中 78.7 万人因胃癌死亡，死亡率为 8.2%，仅次于肺癌、结直肠癌，居第 3 位。世界各地男性胃癌的发病率和死亡率均高于女性，约为 1.9∶1。本病的发病年龄以中老年为主，55～70 岁最多。WHO 公布的全世界胃癌的年死亡数：男性 51.4 万，女性 27.3 万，男性患者预后较差。有学者认为，年轻患者疾病进程较老年患者为快，因为年轻患者未分化癌的比例高，肿瘤发生转移早，手术切除率低，预后较差。我国胃癌男女发病率之比约为 2∶1，男性发病率较国外高。有文献报道，青年胃癌女性发病率高于男性，与诸多报道相吻合。青年女性多发胃癌的具体机制不详，性激素可能是其原因之一。许多研究结果表明，雌激素受体与女性胃癌的发病有关。胃癌的预后直接与诊断时的分期有关。迄今为止，由于大部分胃癌在确诊时已处于中晚期，5 年生存率为 7%～34%。

【病因和发病机制】

目前胃癌的病因尚未完全明了，可能与下列因素有关。

1. 感染因素　Hp 感染与胃癌发病密切相关：①Hp 高感染地区、高感染人群，大多是胃癌的高发地区和高发人群。②Hp 抗体阳性人群发生胃癌的危险性高于阴性人群。③Hp 成功诱发蒙古沙鼠胃癌实验模型提示，Hp 感染与胃癌的发生有相关性。WHO 已将 Hp 列为人类胃癌的 I 类致癌源。Hp 导致的慢性炎症可能成为一种内源性致突变原；Hp 可促进公认的致癌物 N-亚硝基化合物的合成，因 Hp 本身也是硝酸盐还原菌，具有催化亚硝化作用而致癌。此外，EB 病毒和其他感染因素也可能参与胃癌的发生。

2. 饮食因素　食物、饮水、食品加工、贮存或烹饪方法均可对本病的发生产生影响，如经常食用腐烂霉变食品、油炸食品、咸菜、腌制烟熏食品，摄入过多食盐，缺乏新鲜蔬菜和水果的人群，胃癌发病率较高。其发生机制可能与长期食用硝酸盐较高的食物，胃内细菌将硝酸盐还原为亚硝酸盐，再与胺结合生成致癌物质亚硝胺有关。

3. 环境因素　一般认为，火山岩地带、高泥炭土壤、石棉地区的居民发病率较高，可能与水土中含硝酸盐过多，微量元素比例失调及化学污染等相关。

4. 遗传因素　胃癌有家族聚集倾向，尤其在一些青少年胃癌病例中，遗传因素的作用可能更大些。一般认为，遗传素质使易感者对致癌物质更敏感。

5. 癌前状态

（1）癌前疾病　指与胃癌相关的胃良性疾病，有发生胃癌的危险性：①慢性萎缩性胃炎。

②胃息肉，特别是>2cm 的广基息肉。③胃溃疡。④残胃炎，癌变常发生在毕 Ⅱ 式胃切除术后 10~15年。

（2）癌前病变　指较易转为癌组织的病理学变化：①肠型化生：有小肠型和大肠型两种。大肠型化生又称不完全肠化，其肠化细胞不含亮氨酸氨基肽酶和碱性磷酸酶，被吸收的致癌物质易于在细胞内积聚，导致细胞异型增生而发生癌变。②异型增生：胃黏膜腺管结构及上皮细胞失去正常的状态出现异型性改变，组织学上介于良恶性之间。因此，对上述癌前病变应注意密切随访。

【病理】

1. 部位　好发部位依次为胃窦（58%）、贲门（20%）、胃体（15%）、全胃或大部分胃（7%）。

2. 分期

（1）早期胃癌　指病灶局限于黏膜和黏膜下层，不论有无局部淋巴结转移（侵及黏膜下层者中 11%~40%有局部淋巴结转移）。

（2）进展期（中、晚期）胃癌　指胃癌深度超过黏膜下层，已侵入肌层者称为中期，侵及浆膜或浆膜外者称为晚期胃癌。

胃癌的大体形态学分型见本章内镜检查。

3. 组织分类

（1）根据腺体的形成及黏液分泌能力，可分为管状腺癌、黏液腺癌、髓样癌、弥散型癌。

（2）根据癌细胞分化程度，可分为高度分化、中度分化和低度分化 3 大类。

（3）根据肿瘤起源，可分为肠型胃癌、弥漫型胃癌。

（4）根据肿瘤生长方式，可分为膨胀型、浸润型。

需要注意的是，同一肿瘤中两种生长方式可以同时存在。分化程度由高到低依次为管状腺癌、黏液腺癌、髓样癌、弥散型癌。

4. 转移途径

（1）淋巴转移　占胃癌转移的 70%。一般按淋巴引流顺序，先转移到局部淋巴结，再到远处淋巴结。胃下部癌肿常转移至幽门下、胃下及腹腔动脉旁等淋巴结，而上部癌肿常转移至胰旁、贲门旁、胃上等淋巴结。晚期癌可能转移至主动脉周围及膈上淋巴结。由于腹腔淋巴结与胸导管直接交通，故常转移到左锁骨上淋巴结，转移到锁骨上窝的淋巴结称为魏尔啸淋巴结（Virchow node）。

（2）血行转移　晚期多见，最常转移至肝脏，其次是肺、骨、肾等处。

（3）直接蔓延　可沿组织间隙向周围组织浸润而直接蔓延，蔓延部位与胃癌生长部位有关。贲门胃底癌以侵犯食管、肝和大网膜为主；胃体及胃窦癌均以侵犯大网膜、肝和胰腺为主。但胃窦癌累及十二指肠较其他部位为高，病变广泛者侵犯周围器官也较广泛。

（4）种植转移　癌细胞侵出浆膜层脱落入腹腔，种植于腹腔、盆腔、卵巢（krukenberg tumor）与直肠膀胱陷窝等处，也可在直肠周围形成一明显的结节状板样肿块（blumer shelf）。转移性淋巴结破裂于腹腔内播散，亦可形成癌性腹膜炎，并伴大量血性腹腔积液。

【临床表现】

（一）症状

本病的症状表现取决于肿瘤发生的部位、病理性质、病程长短及有无转移。早期可无或仅有非特异性的轻微消化不良症状，易被疏忽，待出现明显症状时多已进入晚期。

1. 上腹疼痛   开始仅为上腹部饱胀不适，餐后更甚，继之有隐痛不适，偶呈节律性溃疡样疼痛，但这种疼痛不能被进食或服用抑酸药物缓解，可伴有黑便、呕吐，肿瘤穿孔则见剧烈腹痛。40 岁以上者要警惕上腹痛这一常见而非特异性的症状，积极排查。

2. 食欲减退   常为晚期表现，是一组常见而又无特异性的症状，食欲不振、逐渐消瘦，或食后饱胀嗳气、厌恶肉食等。

3. 恶心呕吐   初时仅有食后饱胀及轻度恶心，随着病程进展，贲门部肿瘤由进食不利到吞咽困难、食物反流；胃窦部癌可致幽门梗阻等，出现频繁呕吐，呕吐物多为在胃内停留过久的隔夜宿食，并有腐败酸臭味；弥漫性胃癌常无梗阻、呕吐症状。

4. 呕血、黑便   肿瘤形成溃疡时可出现出血，发生率约为 30%，表现为黑便或呕血，多数为小量出血，可仅有大便隐血阳性。当肿瘤侵及较大血管时，可发生大量呕血或黑便，大出血的发生率约为 5%。有大出血者并不一定是肿瘤晚期，因胃壁黏膜下层具有丰富的血供，如病灶范围较大，其受到广泛浸润破坏即可发生大出血。出血量大，机体可因血容量不足而导致周围循环衰竭。

5. 全身症状   可出现低热、疲乏无力、体重减轻、贫血、毛发脱落等。

（二）体征

本病的早期常无异常表现，当出现明显体征时多已进入中晚期。

1. 腹部肿块   常为主要体征，多位于上腹部偏右，有压痛。肿瘤转移至肝脏或卵巢时，可在相应部位触及肿块。肛门指检在直肠膀胱陷凹可扪及一板样肿块（blumer shelf）。

2. 淋巴结肿大   胃癌最易通过淋巴道转移，胃的淋巴系统与锁骨上淋巴结相连，故常在左锁骨上窝触及肿大的淋巴结（virchow node），质硬不活动。

3. 腹水和胸腔积液   晚期胃癌因腹膜和肝脏转移或门静脉被癌肿阻塞而引起腹水。若有胃癌细胞在胸腔内种植转移，可引起胸腔积液。腹水和胸腔积液多呈血性，有时可从中找到癌细胞。

4. 梗阻与黄疸   由于胃窦幽门部肿瘤可使胃腔缩小而发生幽门梗阻，查体可见扩张的胃型，振水音阳性。胃癌腹腔播散可以形成肠道粘连而发生肠梗阻，可见肠型及蠕动波，听诊肠鸣音亢进。肿瘤侵至胰腺，特别是胰头及肝十二指肠韧带、胰十二指肠后淋巴结转移，压迫胆总管，可出现梗阻性黄疸。肝门部的淋巴结肿大和肝转移也可以造成黄疸。

5. 伴癌综合征   一些胃癌患者可以有伴癌综合征（paraneoplastic syndrome），包括反复发作的表浅性血栓静脉炎（trousseau 征）及过度色素沉着；黑棘皮病（皮肤皱褶处有过度色素沉着，尤其是双腋下）、皮肌炎、膜性肾病，累及感觉和运动通路出现神经肌肉病变等。

【辅助检查】

（一）内镜检查

1. 胃镜检查   结合组织活检是目前最可靠的诊断手段，可以对肿瘤的部位、大小及浸润深度进行评估，组织活检可定性，为确定手术方式提供重要参考。

（1）早期胃癌   内镜下早期胃癌可表现为小的息肉样隆起或凹陷，癌灶直径小于 1cm 者称为小胃癌，小于 0.5cm 者称为微小胃癌。早期胃癌有时难于辨认，可在内镜下对可疑病灶行美蓝染色，癌性病变处无着色，有助于指导活检部位的选择。新近的放大内镜能更仔细观察细微病变，提高早期胃癌的诊断率。早期胃癌的分型由日本内镜学会1962年首先提出，并沿用至今。

Ⅰ型（息肉型）：病灶隆起呈小息肉状，基底宽、无蒂，常大于2cm，占早期胃癌的15%左右。

Ⅱ型（浅表型）：癌灶表浅，分3个亚型，共占75%。

Ⅱa型（浅表隆起型）：病变稍高出黏膜面，高度不超过0.5cm，表面平整。

Ⅱb型（浅表平坦型）：病变与黏膜等平，但表面粗糙呈细颗粒状。

Ⅱc型（浅表凹陷型）：最常见，凹陷不超过0.5cm，病变底面粗糙不平，可见聚合黏膜皱襞的中断或融合。

Ⅲ型（溃疡型）：约占早期胃癌的10%，黏膜溃烂较Ⅱc深，但不超过黏膜下层，周围聚合皱襞有中断、融合或变形或杵状。

（2）进展期胃癌　在临床上较早期胃癌多见，大多可以从肉眼观察做出拟诊。肿瘤表面多凹凸不平、糜烂，有污秽苔，取活检易出血；也可呈深大溃疡，底部覆有污秽灰白苔，溃疡边缘呈结节状隆起，无聚合皱襞，病变处无蠕动。大体形态类型仍沿用Borrmann提出的分类法。

Ⅰ型（息肉型或蕈伞型）：肿瘤呈结节状，向胃腔内隆起生长，边界清楚。此型不多见。

Ⅱ型（溃疡型）：单个或多个溃疡，边缘隆起，形成堤坎状，边界较清楚。此型常见。

Ⅲ型（溃疡浸润型）：隆起而有结节状的边缘向周围浸润，与正常黏膜无清晰的分界。此型最常见。

Ⅳ型（弥漫浸润型）：癌组织发生于黏膜表层之下，在胃壁内向四周弥漫浸润扩散，同时伴有纤维组织增生。此型少见。病变如累及胃窦，可造成狭窄甚至梗阻；如累及全胃，可使整个胃壁增厚、变硬，称为皮革胃。

2. 超声内镜检查　超声内镜（EUS）是指将超声探头引入内镜的一种检查方法，能判断胃内或胃外的肿块，对肿瘤侵犯胃壁深度的判断准确率可达90%，有助于区分早期和进展期胃癌；还能了解有无局部淋巴结转移，可作为CT检查的重要补充。此外，EUS还可以引导对淋巴结的针吸活检，进一步明确肿瘤的性质。

（二）病理学检查

胃镜活检组织送病理学检查对胃癌的诊断具有决定性意义，应采用标准内镜活检钳经行多点（6~8个）活检，为组织学检查提供足够的材料，尤其在溃疡病灶部位，较大活检钳有利于提高活检量。刷片或灌洗液的细胞学检查在初步诊断中缺乏说服力，但在活检无法确诊时可确认癌症是否存在。此外，转移性淋巴结及病灶穿刺活检、胸腹腔积液脱落细胞病理学检测也有助于确诊。

（三）影像学检查

1. X线检查　采用气钡双重对比法、压迫法和低张造影技术，以提高检查准确率，进展期胃癌X线钡餐诊断率可达90%。X线征象有充盈缺损、癌性龛影、皮革胃及胃潴留等表现。但X线检查对早期胃癌诊断率低，癌瘤直径<1cm的小胃癌难以发现，胃底癌也易漏诊。

2. CT检查　可用于肿瘤的分期判断，包括淋巴结转移、腹腔种植转移和肝等腹腔脏器的转移，指导制订治疗方案、评价治疗效果和发现复发征象，也是新辅助治疗疗效评判的重要手段。采用充气或阳性造影剂，可以显示胃癌累及胃壁向腔内和腔外生长的范围，并可测量胃壁厚度。

CT 对观察肿瘤与邻近组织器官的解剖关系及有无转移很有价值，同时注意有无腹部淋巴结肿大，尤其是肠系膜根部、腹腔动脉周围及十二指肠韧带处。怀疑有胸腔、颅脑、骨及其他转移时，可行相应部位 CT 检查，必要时行 PET-CT 检查。

（四）实验室检查

1. 肿瘤标志物检测 胃癌肿瘤标志物的特异性不高，CEA、CA19-9、CA72-4、CA125 检测等对本病的诊断与预后有一定价值。

2. 分子检测 所有经病理诊断证实为胃腺癌的病例均有必要进行 HER2 检测，HER2 阳性胃癌是一类独特的疾病亚型，需要采用不同于 HER2 隐形胃癌的治疗策略。HER2 基因扩增可预测晚期胃癌患者对曲妥珠单抗治疗的反应和生存获益；对临床上拟采用 PD-1/PD-L1 抑制剂治疗的胃癌患者，推荐评估微卫星不稳定（MSI）/错配修复缺陷状态（dMMR）、PD-L1 表达和肿瘤组织的 EBV 感染状态；NTRK 基因融合涉及 NTRK1、NTRK2 或 NTRK3，是多种类型肿瘤的致癌驱动因子，这些基因融合可以使用多种方法进行检测，包括肿瘤 DNA 与 RNA 测序，以及血浆游离 DNA 检测。dMMR 或 MSI-H 患者应进行遗传方面的问诊。有条件的单位可开展遗传性胃癌相关基因的检测，如 CDHI、CTNNAI、BRCAI/2、SDHB、PRSSI、ATM 与 PALB2 等基因的检测。

【诊断与鉴别诊断】

（一）诊断

胃镜结合病理学检查是本病确诊的依据。CT 检查可用于肿瘤病灶及转移的分期判断，早期诊断是根治胃癌的前提。肿瘤标志物动态检测有助于对本病的诊断及预后判断。分子分型有助于预测和评估相关靶向和免疫治疗反应与生存的获益。

为提高诊断率，凡 40 岁以上，特别是男性，出现不明原因的上腹部不适、食欲不振、体重明显减轻者，应警惕胃癌的可能性；尤其是原有上腹痛而近期疼痛性质及节律发生改变者，或经积极治疗而病情继续发展者，宜及早进行检查。存在胃癌癌前疾病和癌前病变者，应定期复查胃镜以便尽早发现早期胃癌。

（二）鉴别诊断

1. 胃溃疡 溃疡型胃癌需与良性胃溃疡鉴别，详见第二十四章。

2. 胃内其他恶性肿瘤 胃原发性淋巴瘤的症状与胃癌类似，X 线钡餐及胃镜检查可见胃黏膜皱襞粗大、僵硬，单发或多发性结节，但胃蠕动存在。胃平滑肌肉瘤的 X 线钡餐检查可见边缘整齐的圆形充盈缺损，如病变发生溃疡则中央可见典型的"脐样溃疡龛影"。胃镜活组织病理检查可明确诊断。

【病情评估】

（一）病理学评估

1. 胃癌根据癌肿大小及浸润胃壁的深度分为早期胃癌与进展期胃癌。早期胃癌如能尽早发现确诊，进行有效治疗，则预后良好。

2. 根据癌细胞分化程度，胃癌可分为高分化、中度分化和低分化 3 大类，分化程度越低，恶性程度越高。

3. 根据胃癌腺体的形成及黏液分泌能力，分为管状腺癌、黏液腺癌、髓样癌和弥散型癌，一般管状腺癌分化良好，髓样癌一般分化较差，弥散型癌分化极差。

4. 根据胃癌的生长方式分为膨胀型和浸润性。膨胀型癌细胞间有黏附分子，以团块形生长，预后较好；浸润型细胞以分散方式向纵深扩散，预后较差，相当于上述的弥漫型胃癌。

临床上常采用 AJCC/UICC 第 8 版（2017 年）TNM 分期标准和临床分期标准。

（二）TNM 分期

TNM 分期见表 25-1。

表 25-1 胃癌 TNM 分期标准

原发肿瘤（T）	
Tx	原发肿瘤无法评估
T0	无原发肿瘤的证据
Tis	原位癌：上皮内肿瘤，未侵犯固有层，高度不典型增生
T1	肿瘤侵犯固有层、黏膜肌层或黏膜下层
T1a	肿瘤侵犯固有层或黏膜肌层
T1b	肿瘤侵犯黏膜下层
T2	肿瘤侵犯固有肌层[1]
T3	肿瘤穿透浆膜下结缔组织，而尚未侵犯脏层腹膜或邻近结构[2,3]
T4	肿瘤侵犯浆膜（脏层腹膜）或邻近结构[2,3]
T4a	肿瘤侵犯浆膜（脏层腹膜）
T4b	肿瘤侵犯邻近结构
区域淋巴结（N）	
Nx	区域淋巴结无法评估
N0	区域淋巴结无转移
N1	1~2 个区域淋巴结有转移
N2	3~6 个区域淋巴结有转移
N3	7 个或 7 个以上区域淋巴结有转移
N3a	7~15 个区域淋巴结有转移
N3b	16 个或 16 个以上区域淋巴结有转移
远处转移（M）	
M0	无远处转移
M1	有远处转移
组织学分级（G）	
Gx	分级无法评估
G1	高分化
G2	中分化
G3	低分化，未分化

注：1：肿瘤可以穿透固有肌层达胃结肠韧带或大小网膜，但没有穿透覆盖这些结构的脏层腹膜。在这种情况下，原发肿瘤的分期为 T3。如果穿透覆盖胃韧带或网膜的脏层腹膜，则应当被分为 T4 期。

2：胃的邻近结构包括脾、横结肠、肝脏、膈肌、胰腺、腹壁、肾上腺、肾脏、小肠及后腹膜。

3：经胃壁内扩展至十二指肠或食管的肿瘤不考虑为侵犯邻近结构，而是应用任何这些部位的最大浸润深度进行分期。

（三）临床分期

胃癌的临床分期见表25-2。

表 25-2　胃癌临床分期标准

分期	T	N	M
0 期	Tis	N0	M0
ⅠA 期	T1	N0	M0
ⅠB 期	T2	N0	M0
	T1	N1	M0
ⅡA 期	T1	N2	M0
	T2	N1	M0
	T3	N0	M0
ⅡB 期	T1	N3	M0
	T2	N2	M0
	T3	N1	M0
	T4a	N0	M0
ⅢA 期	T2	N3	M0
	T3	N2	M0
	T4a	N1	M0
ⅢB 期	T3	N3	M0
	T4a	N2	M0
	T4b	N0~1	M0
ⅢC 期	T4a	N3	M0
	T4b	N2~3	M0
Ⅳ 期	任何 T	任何 N	M1

【治疗】

胃癌的治疗应当采取综合治疗与个体化治疗相结合的原则：①早期胃癌以手术切除为主，辅以术后化疗，无淋巴转移时，可采取内镜下切除术。②进展期胃癌可考虑术前新辅助化疗，以提高手术的切除率，辅以术中化疗、腹腔灌注及术后化疗。③晚期患者予以姑息性手术以减轻症状或予全身治疗。④肿瘤切除后，应尽可能清除残胃的 Hp 感染。⑤综合治疗适用于各期患者，手术、放疗、化疗、靶向、生物免疫、对症支持治疗及中医药治疗都是其重要组成部分。

（一）手术切除

外科手术切除加区域淋巴结清扫是目前唯一可能治愈胃癌的手段，除不能耐受手术或有远处转移外，皆应手术并力争根治。手术的疗效取决于胃癌的分期、侵袭的深度和扩散的范围。对早期胃癌行胃部分切除术，如已有局部淋巴结转移，应同时加以清扫；即使是进展期胃癌，如无手术禁忌证或远处转移，也应尽可能手术切除，有时须做扩大根治术；已有远处转移者，一般不做胃切除，仅做姑息手术，以保证消化道通畅和改善营养状态。

（二）内镜下治疗

内镜下治疗具有直接、有效、不良反应小等优点。通过内镜实施病灶局部电灼、微波、激光、注射无水酒精等方法，可以杀灭癌细胞，延长生存期，对早期胃癌虽不如手术可靠，但对有多种并发症、不能耐受手术者，采用内镜下治疗也可达到治疗目的。

早期胃癌内镜下切除术主要包括内镜下黏膜切除术（endoscopic mucosal resection，EMR）和内镜黏膜下剥离术（endoscopic submucosal dissection，ESD），原则上适用于淋巴结转移可能性极低的分化较好、局限于黏膜层的直径<2cm、不伴随溃疡的黏膜内肿瘤，要严格掌握适应证，并根据术后标本的病理学诊断进行内镜切除根治度的判定，决定其后的随访及治疗策略。

（三）化学治疗

化学治疗一般作为术前、术后辅助治疗及肿瘤播散者治疗，可达到以下目的：①缩小原发灶，提高手术切除率。②减少术中肿瘤细胞播散、种植的机会。③消灭可能残留的病灶，防止转移和复发。④通过姑息化疗以控制病情发展，延长生存期。

氟尿嘧啶类、铂类和紫衫类药物是晚期胃癌的主要化疗药物。通常一线化疗方案以氟尿嘧啶类药物为基础，联合铂类和（或）紫衫类药物组成两药或三药化疗方案。我国更多推荐氟尿嘧啶类和铂类药物的两药联合方案，因患者有更好的耐受性和我国真实世界临床治疗应用现状，铂类药物更多推荐奥沙利铂。腹（胸）膜转移是晚期胃癌最常见的转移类型，也是主要致死原因之一，建议可按照一线或后线治疗方案进行选择；对于合并胸腹腔积液者，可考虑浆膜腔引流和灌注化疗。常用联合化疗方案见表25-3。

表25-3　胃癌常用联合化疗方案

方案	药物	剂量	用法	用药时间	周期
术前新辅助化疗					
ECF	表柔比星	$50mg/m^2$	i. v.	d1	q21d
	顺铂	$60mg/m^2$	i. v.	d1	
	氟尿嘧啶	$200mg/m^2$	c. i. v.，24h	d1~21	
mECF	表柔比星	$50mg/m^2$	i. v.	d1	q21d
	奥沙利铂	$60mg/m^2$	i. v.	d1	
	氟尿嘧啶	$200mg/m^2$	c. i. v.，24h	d1~21	
ECF	表柔比星	$50mg/m^2$	i. v.	d1	q21d
	顺铂	$60mg/m^2$	i. v.	d1	
	卡培他滨	$625mg/m^2$	p. o.，bid	d1~21	
DDP+5-Fu	顺铂	$75\sim100\ mg/m^2$	i. v.	d1	q35d
	氟尿嘧啶	$750\sim1000\ mg/m^2$	c. i. v.，24h	d1~4，d29~32	
术后辅助化疗					
S1单药	替吉奥	$40\sim60mg$	p. o.，bid	d1~14	q21d
XELOX	奥沙利铂	$130mg/m^2$	i. v.	d1	q21d
	卡培他滨	$1000mg/m^2$	p. o.，bid	d1~14	
转移或局部晚期					
DCF	多西他赛	$75mg/m^2$	i. v.	d1	q28d
	顺铂	$75mg/m^2$	i. v.	d1	
	氟尿嘧啶	$1000mg/m^2$	c. i. v.，24h	d1~5	
mDCF	多西他赛	$50mg/m^2$	i. v.	d1	q14d
	奥沙利铂	$85mg/m^2$	i. v.	d1	
	氟尿嘧啶	$1200mg/m^2$	c. i. v.，24h	d1、2	

续表

方案	药物	剂量	用法	用药时间	周期
ECF	表柔比星	50mg/m²	i. v.	d1	q21d
	顺铂	60mg/m²	i. v.	d1	
	氟尿嘧啶	200mg/m²	c. i. v.，24h	d1~21	
mECF	表柔比星	50mg/m²	i. v.	d1	q21d
	奥沙利铂	60mg/m²	i. v.	d1	
	氟尿嘧啶	200mg/m²	c. i. v.，24h	d1~21	
DDP+5-Fu	顺铂	50mg/m²	i. v.	d1	q14d
	氟尿嘧啶	50mg/m²	c. i. v.，24h	d1、2	
	CF	200mg/m²	i. v.	d1	
DDP+capetabine	顺铂	80mg/m²	i. v.	d1	q21d
	卡培他滨	1000mg/m²	p. o.，bid	d1~14	
5-Fu+oxaliplatin	奥沙利铂	85mg/m²	i. v.	d1	q14d
	CF	400mg/m²	i. v.	d1	
	氟尿嘧啶	400mg/m²	i. v.	d1	
	氟尿嘧啶	2000mg/m²	c. i. v.，24h	d1、2	
5-Fu+irinotecan	伊立替康	80mg/m²	i. v.	d1	q14d
	CF	500mg/m²	i. v.	d1	
	氟尿嘧啶	400mg/m²	i. v.	d1	
	氟尿嘧啶	1200mg/m²	c. i. v.，24h	d1、2	
TP	紫杉醇	135 mg/m²	i. v.	d1	q21d
	顺铂	75mg/m²	i. v.	d1	
docetaxel+DDP	多西他赛	70~85mg/m²	i. v.	d1	q21d
	顺铂	70~75mg/m²	i. v.	d1	

（四）靶向治疗

1. 曲妥珠单抗　是一种重组 DNA 衍生的人源化单克隆抗体，特异性地作用于人表皮生长因子受体-2（HER2）的细胞外部位。此抗体含人 IgG1 框架，互补决定区源自鼠抗 p185HER2 抗体，能够与 HER2 蛋白结合，对不可手术的局部晚期、复发或转移性胃腺癌患者，经免疫组化或荧光原位杂交法进行肿瘤 HER-2-neu 检测，过表达者（HER-2 阳性），考虑给予曲妥珠单抗（赫赛汀）治疗。

2. 阿帕替尼　为我国研制的治疗晚期胃癌的小分子抗血管生成药物，通过高度选择性抑制 VEGFR-2 酪氨酸激酶的活性，阻断 VEGF 与其受体结合后的信号转导通路，从而强效抑制肿瘤血管生成，发挥抗肿瘤作用。

3. 雷莫芦单抗　是一种血管内皮生长因子（VEGF）受体 2 拮抗剂，通过特异性结合该位点，阻止 VEGF 受体的配体 VEGF-A、VEGF-C 和 VEGF-D 与之结合，从而阻止 VEGF 受体 2 的激活，最终通过减少肿瘤血管的生成减缓或阻止肿瘤的生长和扩散。

4. TRK 抑制剂　如 larotrectinib 或 entrectinib，可用于治疗 NTRK 融合阳性的肿瘤患者，而且具有很高的应答率（>75%）。

5. PD-1/PD-L1 抑制剂　如纳武利尤单抗或帕博丽珠单抗，用于所有具有高度微卫星不稳定性（MSI-H）或者错配修复缺陷（dMMR）实体瘤患者的二线或三线治疗。其他标志物如肿瘤突变负荷（TMB）、EBV 感染和 HER2 状态等与胃癌免疫治疗疗效的关系尚需更多证据支持。

（五）放射治疗

胃癌对放射治疗不甚敏感，但目前认为放疗仍不失为一种有效的辅助治疗手段，先行放疗有可能获手术切除机会。高龄和有心肺血管疾病不能手术，以及因种种原因拒绝手术治疗的胃癌患者，在严格掌握适应证的情况下，采用适当的治疗技术、适当的放射剂量、精确的治疗计划，放疗可望获得一定的疗效。如能联合手术、化学治疗和中医药治疗等多种治疗手段，放疗作为胃癌治疗的姑息性和辅助性治疗是有益的。

（六）中医药治疗

中医学认为，胃为水谷之海。胃癌的病位在胃，与脾、肝、肾密切相关。初期为痰瘀互结，以标实为主；久则病邪伤正，出现本虚标实，本虚以胃阴亏虚、脾胃虚寒和脾肾阳虚为主。因此，本病是虚实夹杂的复杂性疾病，是渐进性发生和发展的慢性病，临床上要根据患者不同病期及证型分证论治。

（七）预防

树立健康教育与人文关怀理念，培养健康生活方式，如减少环境污染，包括食物、饮水、食品加工、贮存或烹饪方法等环节管理，改善饮食习惯，提倡分餐制及筷勺分开使用，多吃新鲜蔬菜、水果，戒除烟酒嗜好，避免或减少摄入可能致癌的物质；积极根治 Hp，可减少发病率；对癌前疾病和癌前病变者，应密切随访以早期发现变化，及时进行治疗；积极宣传介绍最新医保政策及胃癌防控知识。目前，许多先进的临床检测方法及治疗药物不断纳入医保，彰显了党和国家以人为本的理念，使更多的患者受益。

思考题

1. 如何尽早发现早期胃癌？
2. 胃癌的病理类型与临床预后的关系如何？
3. 胃癌癌前病变和癌前疾病包括哪些？与胃癌的关系如何？

第二十六章

功能性胃肠病

扫一扫，查阅本章数字资源，含PPT、音视频、图片等

功能性胃肠病（functional gastrointestinal disorders，FGIDs）是指具有慢性、反复发作的消化道症状（如恶心、呕吐、腹胀、腹痛、腹泻、便秘），但无法用器质性病变来解释的胃肠道功能性疾病，目前成人 FGIDs 可分为 28 种疾病，因症状特征不同而有不同的命名。FGIDs 的发病与消化道动力紊乱、内脏高敏感性、黏膜和免疫功能改变、肠道菌群变化及中枢神经系统调节功能异常有关，近年来更重视中枢神经系统对肠道刺激的感知异常和脑–肠轴（brain–gut axis，GBA）调节异常这一机制。临床上，FGIDs 以功能性消化不良和肠易激综合征较为多见。

第一节　功能性消化不良

功能性消化不良（functional dyspepsia，FD）是指具有餐后饱胀不适、早饱感、上腹痛、上腹烧灼感中的 1 项或多项的症状，但不能用器质性、系统性或代谢性疾病等来解释产生症状的原因的疾病。FD 是临床上最常见的一种功能性胃肠病，全球患病率为 10%～30%，而我国的调查资料显示，FD 占胃肠病专科门诊患者的 50% 左右。FD 的症状可以反复、间断性发作，一般认为社会心理负担越重、疑病者，症状越不容易消失。

【病因和发病机制】

FD 的病因和发病机制可能与下列多种因素有关：①胃肠动力障碍：包括胃排空延迟、胃十二指肠运动协调失常等。②内脏感觉过敏：FD 患者胃的感觉容量明显低于正常人，对肠的收缩会有明显的疼痛感受，其感觉异常的机制仍不清楚，考虑为外周感受器、传入神经、中枢神经系统的调制异常，即脑–肠轴的功能异常引起的内脏感觉过敏。③胃对食物的容受性舒张功能下降：胃容受性由进餐诱发的迷走–迷走反射调控，并由胃壁的氮能神经的活动介导。胃容受性受损主要表现在胃内食物分布异常、近端胃储存能力下降、胃窦部存留食糜，常见于有早饱症状的患者。④胃酸分泌增加和胃、十二指肠对扩张、酸、其他腔内刺激的高敏感性：部分 FD 患者的临床症状酷似消化道溃疡，而且抑酸药物可取得较好的疗效。⑤幽门螺杆菌感染：目前研究尚无确切的研究结论。⑥精神和社会因素：研究表明，FD 患者较健康人更易出现神经质、焦虑和抑郁。研究同时发现，心理治疗协同药物治疗可明显提高 FD 的临床疗效，表明精神心理因素和 FD 的发病有一定的相关性，推测心理因素可能通过干扰中枢神经的正常活动，并通过影响自主神经和内分泌系统导致胃肠功能障碍，但其确切致病机制尚未阐明。⑦其他：研究发现，FD 患者基础胃动素水平较健康对照组低，考虑胃动素等胃肠激素的分泌失调可能会改变胃的运动，从而导致 FD 的发生。

【病理】

本病的病理机制尚未完全阐明。研究表明，FD 患者在中枢神经系统存在神经递质的改变。外周神经系统中，FD 患者 5-羟色胺受体、辣椒素受体的活性发生改变，以及炎症介质释放影响了内脏的敏感性。研究发现，FD 患者，特别是 PDS（餐后不适综合征）患者十二指肠中的嗜酸性粒细胞计数要明显高于健康对照组，推测嗜酸性粒细胞、肥大细胞释放的炎症介质和细胞因子（TNF-α、IL-4 及 IL-10）增加了十二指肠黏膜的通透性，使十二指肠易受胃酸、胆汁酸等内容物影响，导致胃肠功能紊乱，引起 FD 症状。

【临床表现】

FD 主要表现为慢性消化不良。本病起病缓慢，病程多持续或者反复发作，其主要症状如下。

1. 中上腹痛　为本病的常见症状，疼痛常与进食相关，多表现为餐后痛，亦可无规律性，疼痛部位位于上腹中央剑突下 1~2cm 至脐上方的范围。

2. 餐后饱胀　常与进食密切相关，指进食正常餐量即出现饱胀感，由餐后食物较长时间存留于胃中导致。

3. 早饱感　常与进食密切相关，指患者虽有饥饿感但进食后不久即有饱感，以致不能完成正常进餐。

4. 上腹烧灼感　上腹部灼热不适的主观感觉。

5. 其他　嗳气、食欲缺乏、恶心等。

FD 患者的症状常以 1 个为主，部分患者可有 2 个或以上症状重叠出现，亦可与胃食管反流病（GERD）或肠易激综合征（IBS）的症状同时出现。在病程中，患者的症状表现也可发生变化，许多患者有饮食、精神等诱发因素，不少患者可同时见焦虑、抑郁、失眠、注意力不集中等精神伴随症状。

【诊断与鉴别诊断】

（一）诊断

FD 的诊断属于排他性诊断，故应在全面病史采集和体格检查的基础上，先判断患者有无下列提示器质性疾病的"报警症状和体征"：①年龄>40 岁的初发病者。②消瘦、贫血、上腹包块、频繁呕吐、呕血或黑便、吞咽困难、腹部包块、黄疸。③消化不良症状进行性加重及有肿瘤家族史等。对有"报警症状和体征"者，必须进行全面检查以排除器质性、系统性或代谢性疾病。对年龄在 40 岁以下且无"报警症状和体征"者，可选择基本的实验室检查和胃镜检查，亦可先予经验性治疗 2~4 周观察疗效，对诊断可疑或治疗无效者再有针对性地选择进一步检查。

根据"罗马Ⅳ标准"，符合以下标准可诊断为 FD：①存在以下 1 项或多项症状：餐后饱胀不适，早饱感，中上腹痛，中上腹烧灼感。②呈持续或反复发作的慢性过程（症状大于等于 6 个月，近 3 个月症状符合以上诊断标准）。③排除可解释症状的器质性疾病（包括胃镜检查）。

（二）鉴别诊断

1. 慢性胃炎　慢性胃炎的症状、体征与 FD 较难鉴别，胃镜检查发现黏膜充血、糜烂或者出血，甚至萎缩性改变等，则提示慢性胃炎可能。

2. 消化性溃疡　一般以上腹部规律性、周期性疼痛为主要表现，胃镜下观察到溃疡病灶或 X 线钡餐发现龛影可明确诊断。

3. Hp 相关性胃炎　对经验性治疗无效的消化不良患者应进行 Hp 检测。部分 Hp 阳性的消化不良患者如通过 Hp 的成功根除得到症状的长期缓解（6 个月）则属于 Hp 相关性胃炎，而非 FD。

4. 与 FD 症状相关的十二指肠嗜酸性粒细胞增多及肥大细胞或淋巴细胞性十二指肠炎　可通过胃镜和活组织检查加以鉴别；在寄生虫感染流行区域，建议行相应的病原学检测。

5. 慢性胆囊炎　可出现消化不良症状，多由胆囊结石引起。腹部 B 超、CT 等检查可发现胆囊结石和胆囊炎征象，可与 FD 鉴别。

6. 继发性胃运动障碍疾病　如糖尿病胃轻瘫、某些肾脏病、风湿免疫性疾病和精神神经性疾病等，应注意询问患者既往有无相关全身性疾病史，必要时应完善有针对性的临床评估及实验室检查。

7. 其他功能性胃肠病和动力障碍性疾病　如胃食管反流病、肠易激综合征等，详见本书其他章节。应注意，不少 FD 患者常同时合并其他功能性肠病，如胃食管反流病、肠易激综合征等，临床上称为症状重叠。

8. 其他　如服用非甾体类抗炎药引起的上消化道症状等。

【**病情评估**】

（一）分型

功能性消化不良分为餐后不适综合征（postprandial distress syndrome，PDS）及上腹疼痛综合征（epigastric pain syndrome，EPS），且可以交叠出现。

1. PDS　必须具有以下 1 项或 2 项症状：餐后饱胀不适（影响患者日常生活），早饱感（不能完成正常进食餐量）。常规检查（包括生化、内镜及影像）未发现器质性、系统性或代谢性疾病，诊断前有≥6 个月病程，且近 3 个月存在上述症状，每周≥3 天。

2. EPS　必须具有以下 1 项或 2 项症状：上腹痛（影响患者日常生活），上腹烧灼感（影响患者日常生活）。常规检查（包括生化、内镜及影像）未发现器质性、系统性或代谢性疾病，诊断前有≥6 个月病程，且近 3 个月存在上述症状，每周≥1 天。

（二）程度判定

本病的主要症状包括餐后饱胀、早饱感、上腹痛、上腹烧灼感等，可选取"五级评分体系"对患者进行评分（程度+频度），以判定其症状程度。"罗马Ⅳ标准"建议 FD 症状严重程度≥2 分。评分标准：①0 分：无症状，0 天/周。②1 分：轻度，稍加注意或经提示才能意识到症状的存在，1 天/周。③2 分：中度，症状明显，但不影响患者的工作和生活，2～3 天/周。④3 分：重度，症状明显，影响患者的工作及生活，4～5 天/周。⑤4 分：极重度，症状很明显，严重影响患者的工作及生活，持续。

【**治疗**】

治疗原则：主要是对症治疗，遵循综合治疗和个体化治疗的原则。本病的治疗旨在缓解症状，提高患者的生活质量。

（一）药物治疗

本病目前尚无根治药物，主要是基于症状控制的经验性治疗。

1. 抑酸剂

（1）质子泵抑制剂（PPI） 可作为 FD 尤其是 EPS 患者的首选经验性治疗药物，起效快，对酸相关的症状如反酸、恶心、易饥饿等有一定缓解作用，对动力障碍为主的 FD 患者疗效不佳。常用药物：奥美拉唑（每次 20mg，每日 2 次）；雷贝拉唑（每次 10~20mg，每日 1 次）。可根据患者症状按需治疗，但应注意不宜长期使用消化性溃疡治疗的标准剂量。

（2）H_2 受体拮抗剂（H_2RA） 亦可作为 EPS 患者的首选用药，可有效治疗 FD 症状，作用与 PPI 相当。常用药物：雷尼替丁（每次 150mg，每日 2 次），法莫替丁（每次 20mg，每日 2 次），4~6 周为 1 个疗程。

2. 促胃肠动力药 可作为 FD，尤其是 PDS 的首选经验性治疗药物，适用于以餐后饱胀、早饱感为主要症状的患者，且不良反应少。常用药物：多潘立酮（每次 10mg，每日 3 次），莫沙必利（每次 5mg，每日 3 次），伊托必利（每次 50mg，每日 3 次），均可选用。我国一项前瞻性、多中心研究结果提示，伊托必利可明显缓解 FD 症状。对疗效不佳者，可联合使用抑酸药和促胃肠动力药。

3. 消化酶 可作为治疗消化不良的辅助用药，改善与进餐相关的上腹胀、食欲差等症状。常用药物：复方消化酶（每次 1 片，每日 3 次，饭后服用）。

4. 抗抑郁药 上述治疗疗效欠佳而伴随精神症状明显的患者可试用，对伴有抑郁、焦虑等心理因素的 FD 患者，可采用心理治疗及抗抑郁药物如三环类药物阿米替林或 5-HT 及去甲肾上腺素再摄取抑制剂治疗，用药宜从小剂量开始，注意药物的不良反应。此类药物起效慢，应向患者耐心解释，提高患者依从性，以免患者对药物产生怀疑而影响效果。

5. 胃底舒张药 阿考替胺是一种新的化合物，具有松弛胃底、促胃动力的作用，对 PDS 有效。

（二）预防

1. 起居 起居规律，适度进行体育锻炼，可以选择慢跑、游泳等有氧运动。

2. 饮食 调节饮食，按时、按量用餐，切勿暴饮暴食；建议食用易消化食物，不宜食用产气多食物，如乳制品、豆类等，忌生冷、辛辣刺激性饮食。

3. 心理调适 研究表明，半数以上 FD 患者存在精神心理障碍的症状，且 FD 症状的严重程度与患者抑郁、焦虑的程度有关。因此，应注重患者心理的调节，保持心理健康，避免悲观、焦虑情绪。

4. 服药管理 尽量减少服用引起消化不良的药物，如抗生素、非甾体类抗炎药等。

（三）健康教育与人文关怀

帮助患者认识和理解病情，建立良好的生活和饮食习惯，避免刺激性食物和药物的摄入，清淡饮食，戒烟、酒和慎用非甾体类抗炎药。配合患者的个体特点进行心理治疗。生活要规律，保证充足的睡眠，保持良好的心态，适当参加运动和力所能及的体力活动。

第二节 肠易激综合征

肠易激综合征（irritable bowel syndrome，IBS）是一种以腹痛伴排便习惯改变为特征而无器质性病变的常见功能性肠病。在欧美国家，成人 IBS 的患病率为 10%～20%，我国普通人群 IBS 总体患病率为 1.4%～11.5%，仅 25% 的 IBS 患者到医院就诊。患者以中青年居多，男女比例约 1∶2，且有家族聚集倾向。IBS 呈良性过程，症状可反复或间歇发作，影响患者的生活质量，但一般不会严重影响全身情况。

【病因和发病机制】

IBS 的发病是多因素共同作用的结果，胃肠动力学异常和内脏高敏感性可能是 IBS 的核心发病机制。

1. 胃肠动力学异常　肠道动力变化是 IBS 症状发生的重要病理生理基础。IBS 患者对各种生理性和非生理性刺激（如进食、肠腔扩张、肠内容物及某些胃肠激素）的动力学反应过强，并呈反复发作过程。胃肠道动力异常并不是 IBS 的特征性改变，不同亚型 IBS 的胃肠动力异常改变不尽相同。结肠电生理研究显示，IBS 以便秘、腹痛为主者，3 次/分的慢波频率明显增加，而腹泻型 IBS 高幅收缩波明显增加。

2. 内脏高敏感性　即指内脏组织对于刺激的感受性增强，主要表现为痛觉过敏（由伤害性刺激引起）和痛觉异常（由生理性刺激引起）。研究表明，内脏高敏感性在 IBS 患者中的发生率为 33%～90%。内脏高敏感性是本病发病的核心机制，腹痛、腹部不适症状主要由内脏高敏感性导致，因此，控制内脏高敏感性可缓解 IBS 患者的症状。在不同分型的 IBS 患者中，内脏高敏感性的程度及发生概率不同，研究表明，腹泻型 IBS 患者内脏高敏感性更为常见。直肠气囊充气试验结果显示，IBS 患者充气疼痛阈值明显较对照组低。大量研究发现，IBS 患者对胃肠道充盈扩张、肠平滑肌收缩等生理现象的敏感性增强，易产生腹胀、腹痛。

3. 中枢神经系统调节异常　主要是指对肠道刺激的感知异常和脑-肠轴（GBA）调节异常。GBA 是肠道与大脑之间的双向通信系统，沿着 GBA，大脑将中枢神经系统（CNS）、自主神经系统（ANS）、内分泌系统（肾上腺轴）、免疫系统与肠道神经系统（ENS）相连接。IBS 患者存在中枢神经系统的感觉异常和调节异常，而 IBS 可以被认为是对脑-肠系统包括对肠神经系统和中枢神经系统的超敏反应。脑肠肽主要是由胃肠道中的内分泌细胞分泌，是具有激素和神经递质双重功能的小分子多肽类物质，目前发现的脑肠肽有 60 余种，包括 5-HT、胆囊收缩素、生长抑素、胃动素等。研究发现，腹泻型 IBS 和便秘型 IBS 患者结肠黏膜的 SERT mRNA 和 SERT 的表达均下降，而 5-HT 作用增强；此外还有研究表明，IBS 患者的血中胃动素、生长抑素、血管活性肠肽、P 物质等浓度相较于正常个体增高，推测通过多种机制，如使 MC 活化、脑-肠轴等，影响肠道平滑肌和神经系统，在胃肠道动力和感觉调节中发挥作用，产生 IBS 症状。

4. 肠道感染　越来越多的临床研究表明，IBS 可能是急、慢性感染性胃肠道炎症后的结果之一，各种细菌、病毒感染可激活肠黏膜肥大细胞或其他免疫炎症细胞，引起炎症细胞因子的释放，从而引起肠道功能紊乱。研究发现，IBS 患者外周血中促炎因子升高，而抗炎因子水平降低，在患者结肠内也有类似的表现。这些炎症因子作用于肠道神经和免疫系统，导致肠黏膜的屏障作用被削弱，引发 IBS 症状，其发病情况与感染的严重程度及使用抗生素时间有一定相关性。

5. 肠道微生态失衡　研究表明，IBS 患者肠道菌群种类的相对丰度（包括菌群多样性、黏膜相关菌群种类和菌群比例）与正常对照组不同，主要表现为 IBS 患者的菌群多样性较健康对照组有降低趋势，菌群中厚壁菌门比例升高，拟杆菌门比例降低，且厚壁菌与拟杆菌之比升高。一项关于腹泻型 IBS 患者肠道菌群的研究显示，在腹泻型 IBS 患者的肠黏膜相关菌群中，拟杆菌、梭状芽孢杆菌占比增加，双歧杆菌占比降低，粪便乳酸杆菌和双歧杆菌的占比降低，以链球菌和大肠埃希菌为主的兼性厌氧菌占比增加。部分研究发现，便秘型 IBS 患者韦荣球菌数目增加，但目前关于便秘型 IBS 患者肠道菌群变化尚无一致结论。研究证实，肠道微生态参与 IBS 发病，但其具体机制仍有待进一步研究。

6. 饮食因素　是诱发或加重 IBS 症状的主要因素。饮食因素主要包括免疫性（食物过敏）和非免疫性（食物不耐受）两方面。研究表明，有食物过敏史者患 IBS 的危险性增加，但真正由食物过敏引起的 IBS 并不常见。大多数研究倾向于食物不耐受是 IBS 的主要危险因素。研究显示，84% 的 IBS 患者症状的发生与饮食有关，如摄入不能被完全吸收的碳水化合物类食物、富含生物胺的食物、刺激组胺释放的食物、油炸类和高脂肪食物，均可导致，诱发胃肠道症状的食物数量与 IBS 症状的严重程度呈正相关。虽然饮食因素可诱发或加重 IBS 症状，但饮食因素与 IBS 的亚型无关。国外研究发现，富含发酵性寡糖、双糖、单糖和多元醇（FODMAP）的食物在 IBS 的发病中起到重要的作用。FODMAP 难以被小肠吸收，会导致肠腔渗透压的升高，且在结肠中易被发酵产生气体，从而引起腹痛、腹胀、腹部不适等 IBS 症状。研究表明，低 FODMAP 饮食能够缓解这类症状。

7. 精神心理障碍　IBS 患者焦虑、抑郁积分显著高于健康人，应激事件发生频率亦高于健康人，对应激反应表现得更敏感和强烈。

【病理】

以往认为肠易激综合征没有明显的病理改变，近年来通过记录患者微观炎症，提出了镜下炎症的概念。一项腹腔镜全厚度空肠活检标本检测结果显示，一部分 IBS 患者的肌间神经丛和上皮内有淋巴细胞浸润，部分患者也存在肌间神经丛的神经元变性。

【病理生理】

IBS 的病理生理机制尚未完全阐明。目前研究认为，IBS 是由多种因素共同作用所引起的肠-脑互动异常。IBS 发病的外周因素主要表现为肠道动力异常、内脏高敏感性、肠黏膜通透性增加、肠道免疫激活、肠道菌群紊乱；中枢因素主要表现为中枢神经系统对外周传入信号的处理存在异常。IBS 的发病和外周与中枢因素相互作用、相互联系相关，大脑和肠道通过脑-肠轴紧密联系。一项前瞻性研究发现，无肠道疾病但存在焦虑、抑郁症状的功能性胃肠病患者，在随访的 12 年中出现 IBS 肠道症状的风险明显增加；同时发现，有 IBS 症状的患者中，发生抑郁及焦虑的风险也明显增加，提示外周因素对中枢神经系统也存在影响。临床研究表明，给予 IBS 患者直肠球囊刺激时，会激活患者前扣带回皮质、顶下小叶和额中回脑区，导致中枢神经系统对肠道刺激的感知发生异常。

【临床表现】

本病起病隐匿，症状反复发作或慢性迁延，病程较久，可长达数年至数十年，但对患者全身健康状态不产生明显影响。精神、饮食等因素常会导致症状复发或加重。本病的主要表现为腹痛、排便习惯和粪便性状的改变。

（一）症状

1. 腹痛或腹部不适　几乎所有 IBS 患者都有不同程度的腹痛。临床研究表明，困扰我国 IBS 患者的症状按发生率从高到低依次为腹痛、腹部不适和腹胀。IBS 患者中主要症状表现为反复腹痛者约占 64%，腹胀者约占 52%。IBS 腹痛的部位不定，常扩散而无辐射，多位于下腹和左下腹，进餐可能引起疼痛，一般在排便或排气后可缓解，极少有睡眠中痛醒者。

2. 排便习惯及粪便性状的改变　腹泻型 IBS 常排便较急，粪便呈糊状或稀水样，一般每日 3~5 次，少数严重发作期可达 10 余次，可带有黏液，但无脓血。部分患者腹泻与便秘可交替发生。便秘型 IBS 常有排便困难，粪便干结、量少，呈羊粪状或细杆状，表面可附黏液。多项研究均表明，粪便性状比排便频率更能反映结肠通过时间。从特征上看，单个患者中多以某一个粪便性状改变的特征为主导表现，不同患者之间存在显著的差异。

3. 精神症状　部分患者可出现失眠、焦虑、抑郁、头晕、头痛等不同程度的精神心理症状，精神因素或应激事件多会导致 IBS 患者症状的出现及原有症状加重。

4. 其他　IBS 患者常伴有腹胀、排便不净感。腹胀多在白天加重、夜间睡眠时减轻，腹围一般无明显增加，部分患者可同时有烧心、早饱感、恶心等消化不良的症状，或伴有胃肠道外症状如性功能障碍（包括性交困难和性欲低下）、风湿样症状等。

（二）体征

本病一般无明显体征，可在腹痛相应部位有轻压痛，部分患者可触及腊肠样肠管，直肠指检可感到肛门痉挛、张力较高，可伴有触痛。

【辅助检查】

IBS 的诊断主要基于症状，但应注意 IBS 并非排除性诊断，必要时应有针对性地选择辅助检查协助诊断。一项对诊断为 IBS 的患者的随访研究发现，IBS 患者 5 年随访中，患结直肠癌的风险与正常对照组相当。因此，对于符合诊断标准的 IBS 患者，应在全面询问其是否存在警报征象，在排除器质性疾病的前提下，及早做出 IBS 诊断，从而避免不必要的检查和手术；对有警报征象的患者，应有针对性地选择相应的辅助检查以排除器质性疾病。

1. 血液检查　血常规检查可以与贫血、炎症和感染相鉴别，必要时可完善血生化检验，以评估腹泻者脱水、电解质紊乱情况。

2. 粪便检查　包括粪便常规，必要时进行粪便细菌、真菌培养，寄生虫及虫卵检查等，主要与由各种病原微生物及其产物侵犯肠道引起的慢性肠炎相鉴别。

3. 腹部 CT 检查　必要时可行腹部 CT 检查，以排除消化道（腹腔）肿瘤。

4. 结肠镜检查　对于存在警报症状的患者，建议行结肠镜检查以排除器质性病变。警报症状：①年龄>40 岁。②便血、粪便隐血试验阳性。③夜间排便。④贫血、腹部包块、腹水、发热。⑤非刻意体重减轻。⑥结直肠癌和 IBD（炎症性肠病）家族史。

【诊断与鉴别诊断】

（一）诊断

在缺乏可解释症状的形态学改变和生化异常的基础上，反复发作的腹痛，近 3 个月内发作至少每周 1 次，伴有下面 2 项或者 2 项以上症状：①与排便相关。②症状发生伴随排便次数改变。③症状发生伴随粪便性状（外观）改变。诊断前症状出现≥6 个月，近 3 个月符合以上诊断。

以下症状不是诊断所必备，但属于 IBS 的常见症状，这些症状越多越支持 IBS 的诊断：①排便频率异常（每日排便>3 次或每周<3 次）。②粪便性状异常（块状/硬便或稀水样便）。③粪便排出过程异常（费力、急迫感、排便不尽感）。④黏液便。⑤胃肠胀气或腹部膨胀感。

（二）鉴别诊断

本病在详细询问病史基础上，应分别与引起腹痛和腹泻/便秘的疾病进行鉴别，要注意与乳糖不耐受症及药物不良反应引起的便秘鉴别。对于存在警报症状的患者，不宜轻易诊断 IBS。

1. 感染性肠炎　主要与由各种病原微生物及其产物侵犯肠道引起的慢性肠炎相鉴别，包括细菌性肠炎、真菌性肠炎、肠道寄生虫病等。感染性肠炎临床多表现为腹痛、腹泻等症状，粪便常规检查及镜检可确定是否存在寄生虫卵、阿米巴原虫、菌丝及孢子等病原体，粪便培养或毒力检测可甄别病原菌感染（如霍乱弧菌、志贺菌），若粪便培养不能明确鉴定如虫卵等病原微生物时，可考虑行结肠镜检查及活检。

2. 溃疡性结肠炎　临床表现为反复发作或持续的腹泻、黏液脓血便、腹痛、里急后重伴有不同程度的全身症状，病程多在 4~6 周。结肠镜下可见肠黏膜普遍充血、水肿，表面粗糙呈细颗粒状，结肠袋变浅、变钝或消失，黏膜血管模糊、质脆、易出血，重者可见弥漫性糜烂、自发性出血、多发性浅溃疡和隐窝脓肿。缓解期可见正常黏膜组织应与本病相鉴别。

3. 嗜酸细胞性胃肠炎　是一种以周围嗜酸性粒细胞增多为主要特征的胃肠道疾病，表现为腹泻、腹痛等，好发于青壮年，根据胃肠壁受浸润的深度，可分为黏膜型（Ⅰ型）、肌层型（Ⅱ型）、浆膜型（Ⅲ型）3 型，血液检查可见外周血嗜酸性粒细胞增多，活检病理检查显示从食管到结肠至少 1 个部位的嗜酸性粒细胞浸润。通过病理活检可与本病相鉴别。

4. 大肠癌　中年以上有结直肠癌家族史或出现便血、消瘦、贫血等报警症状的患者，应引起临床重视。大肠癌患者直肠指检可触及肿块，可通过结肠镜及活检和钡剂灌肠检查等加以鉴别。

5. 放射性肠炎　是盆腔、腹腔、腹膜后恶性肿瘤经放射治疗引起的肠道并发症，早期表现为恶心、呕吐、腹泻、黏液或脓血便，结合内镜、组织活检等相关检查可明确病变性质及部位，临床上根据患者放疗史、临床表现和相关检查不难鉴别。

【病情评估】

（一）粪便 Bristol 分型

1 型：硬块状便呈坚果状，不易排出。

2 型：腊肠状但成块。

3 型：腊肠状但表面有裂痕。

4 型：腊肠状平滑软便。

5 型：有明显边界的软团状，易于排出。

6 型：边界整齐的松散状、糊状便或水样便。

7 型：没有固体成分，完全呈液体状。

1 型与 2 型判断为便秘；6 型与 7 型判断为腹泻。

（二）临床分型

罗马 IBS 亚型诊断基于患者排便异常时的主要粪便性状，分为腹泻型、便秘型、混合型及不确定型。

1. 腹泻型（IBS-D 型） 指异常排便（按天数计算）中>1/4 为 Bristol 分型中的 6 或 7 型，且<1/4 的排便为 1 或 2 型。

2. 便秘型（IBS-C 型） 指异常排便（按天数计算）中>1/4 为 Bristol 分型中的 1 或 3 型，且<1/4 的排便为 6 或 7 型。

3. 混合型（IBS-M 型） 指异常排便（按天数计算）中>1/4 为 Bristol 分型中的 1 或 3 型，且>1/4 的排便为 6 或 7 型。

4. 不确定型（IBS-U 型） 指患者的排便习惯无法准确归入 IBS-D、IBS-C、IBS-M 型中的任何一型。

（三）综合评估

IBS 患者可以通过心理评估量表、生活质量量表（IBS-QOL）及严重程度评测表（IBS-SSS）等进行综合临床评估，协助患者建立治疗信心，合理决策治疗方案。

【治疗】

治疗原则：消除患者的顾虑，改善症状，提高患者的生活质量。治疗视病情的严重程度而定，大多数 IBS 患者的症状较轻，且没有或较少有心理障碍问题，无须过多干预；少部分患者有中到重度的症状，可因为进食或者应激而加重，严重影响生活时，则需要药物治疗；应在良好的医患配合的基础上，采取根据患者症状的严重程度及类型进行分级治疗及对症治疗的治疗原则；应注意根据患者的实际情况，采取个体化及综合化治疗措施，包括心理和行为疗法、饮食与生活方式的调整及药物治疗等。

（一）对症治疗

对症治疗的药物选择视患者的症状及其严重程度而定，因人而异。一般而言，以腹痛为主要症状的 IBS 患者，可使用解痉药缓解肠道痉挛或选用调节内脏感觉的药物以纠正内脏感觉异常；对于临床表现为腹泻者，可选择止泻类药物；对于便秘患者，可使用泻药、促动力药以帮助患者排便。若患者具有严重的心理问题或明显的精神障碍表现，应采用抗抑郁药及其他精神类药物治疗为佳。

1. 缓解腹痛

（1）解痉药 ①选择性肠道平滑肌的钙拮抗剂：能够缓解平滑肌痉挛，还可以降低内脏高敏感性，对腹痛也有一定疗效，且药物不良反应较少，常用匹维溴铵（每次 50mg，每日 3 次）。②离子通道调节剂：直接作用于平滑肌相应的离子通道，缓解平滑肌痉挛，常用曲美布汀（每次 0.1~0.2g，每日 3 次）。曲美布汀是消化道双调节剂，对各种类型的 IBS 症状都有一定的效果。③抗胆碱能药物：为最常用的解痉药，可以暂时缓解与肠痉挛相关的疼痛。如阿托品和莨菪碱类，可作为缓解腹痛的短期对症治疗药物，临床上常用盐酸消旋山莨菪碱 5~10mg 肌注，可快速缓解腹痛。多数解痉药因含有天然颠茄生物碱，故不良反应有口干、面红、视物模糊，少见排尿困难、尿潴留及嗜睡等，对老年人应慎用。

（2）调节内脏感觉的药物　①5-HT 选择性拮抗剂：可以降低 IBS 患者对内脏刺激性疼痛的敏感性，也可增加直肠的顺应性，并延长通过结肠的时间，从而改善患者腹痛症状，减少大便次数，常用阿洛司琼（每次 0.5mg，每日 2 次），推荐用于常规治疗无效的女性腹泻型 IBS 患者，但存在发生便秘和结肠出血等潜在严重并发症的风险。②5-HT 受体激动剂：具有促动力作用，能刺激加快肠道蠕动，适用于便秘型 IBS 患者，如普卡必利可减轻患者腹痛、腹胀症状，使排便通畅。

2. 控制腹泻　腹泻患者可根据病情适当选用止泻药，外周阿片类药物如洛哌丁胺或地芬诺酯，适用于腹泻症状较重者的短期治疗，可小剂量使用洛哌丁胺（2~4mg，4~6 小时 1 次，每次腹泻时可予 2mg，最大剂量不超过 16mg/d）。不良反应有头痛、便秘、肠胃胀气及恶心等。轻症患者一般使用吸附止泻药如蒙脱石散、药用炭等，应注意用量，止泻后则无须继续服用。

3. 缓解便秘

（1）泻药　①渗透性轻泻剂：对以便秘为主要表现的患者，宜使用作用温和的轻泻剂以减少不良反应和避免产生药物依赖，可选用渗透性轻泻剂以显著增加便秘型 IBS 患者的自主排便频率，降低粪便的硬度，缓解患者便秘症状。常用的渗透性轻泻剂有聚乙二醇、乳果糖（10~15mL，每日 3 次）或山梨醇（5~10g，每日 3 次），容积性泻药有甲基纤维素等也可选用。②鸟苷酸环化酶 C（GC-C）激动剂：结合并局部作用于小肠上皮管腔表面的 GC-C 受体，GC-C 的激活使小肠分泌液增加和加速胃肠移行，从而增加排便频率，加快胃肠道蠕动，降低痛觉神经的敏感度，明显改善便秘型 IBS 患者疼痛、便秘及整体情况，常用利那洛肽（每次 290μg，每日 1 次，首餐前 30 分钟服用）。

（2）促动力药　此类药物如莫沙必利（每次 5mg，每日 3 次），伊托比利（每次 50mg，每日 3 次，餐前口服），能够促进小肠和结肠蠕动。

4. 解除精神症状　应用抗抑郁药，适用于腹痛症状较重，常规治疗无效且伴有明显失眠、焦虑、抑郁、头晕、头痛等症状者，常用阿米替林（75mg，每日分 1~3 次服用），应从小剂量开始，视病情变化酌情改变用量。

（二）心理和行为疗法

认知行为治疗（CBT）是 IBS 患者心理干预的基础手段，其目的在于减少非理性恐惧，调节行为模式。对于症状严重且顽固，经一般治疗和药物治疗无效者，应考虑辅助以认知行为治疗，包括心理治疗、认知疗法、催眠疗法和生物反馈疗法等。

（三）其他药物治疗

1. 调节肠道菌群　目前认为肠道菌群失衡是 IBS 可能的发病机制之一，故在 IBS 的治疗中应用益生菌制剂是当前的研究热点。此外，使用抗生素也可以减轻部分 IBS 患者的症状。

（1）肠道益生菌制剂　常用双歧杆菌、乳酸杆菌、酪酸菌等制剂，可纠正肠道菌群失调，对腹泻、腹胀症状有一定疗效。

（2）肠道不吸收的抗生素　可调节肠道菌群失调，改善肠道炎症，增强肠黏膜的屏障功能，适用于非便秘型 IBS 患者。常用利福昔明（每次 550mg，每日 3 次，疗程共 14 天）可改善非便秘型 IBS 患者的腹胀、腹泻和总体症状，对利福昔明或其他利福霉素抗菌药物过敏者禁用。

2. 中医药治疗　随着近年来中医药治疗 IBS 的随机对照研究逐渐增多，以及临床上辨证使用中药的效果，越来越多的国际指南提及可以采用中医药方法治疗 IBS，如痛泻要方等。

（四）预防

建议低 FODMAP（低发酵、低聚糖、低二糖、低单糖和多元醇）饮食，少吃产气食物如豆类、乳制品等，避免进食油炸、高脂肪、辛辣生冷等食物。腹泻型 IBS 患者应食用少渣、易消化、低脂肪食物；便秘型患者应适当食用富含膳食纤维的食物，如蔬菜、水果等。可适量摄入酸奶改善肠道微生态。

（五）健康教育与人文关怀

研究表明，IBS 患者常存在认知偏差和异常行为模式，因此，IBS 患者常伴有抑郁、焦虑、挫败感、孤立感，对医生的治疗方案不信任等心理问题。临床上应注重对患者的健康教育及人文关怀，及时告知患者 IBS 的性质及临床表现，指导患者正确认识 IBS，解除顾虑；对伴有失眠、焦虑者可适当给予镇静药。

思考题

1. 功能性消化不良的临床症状有哪些？
2. 如何诊断功能性消化不良？
3. 肠易激综合征如何分型？
4. 肠易激综合征的药物治疗应如何选择？

第二十七章

溃疡性结肠炎

扫一扫，查阅本章数字资源，含PPT、音视频、图片等

　　溃疡性结肠炎（ulcerative colitis，UC）是一种病因不明的慢性非特异性结肠和直肠的炎症疾病，病变主要累及大肠黏膜及黏膜下层，临床主要表现为腹泻、黏液脓血便和腹痛，病程迁延，轻重不等，常反复发作。本病可发生于任何年龄，以青壮年多见，我国发病高峰年龄为 20~49 岁，亦可见于儿童及老年人，男女发病率相仿。本病在欧美国家发病率较高，但近年来我国的患病率也有所增加。

【病因和发病机制】

（一）病因

　　本病的病因和发病机制至今尚未阐明，多数认为与免疫、遗传、感染等因素有关。

　　1. 免疫因素　大多数 UC 患者伴发结节性红斑、虹膜炎、系统性红斑狼疮和自身免疫性溶血性贫血等免疫性疾病，且使用糖皮质激素治疗有效；在 UC 患者血清中可检测出抗自身结肠上皮细胞的抗体。

　　2. 遗传因素　本病的发病率在种族间有明显差异，白种人发病远高于黄种人和黑种人。患者一级亲属发病率显著高于普通人群，而患者配偶的发病率不增加。在动物中运用转基因方法导入与人自身免疫病相关的 HLA-B27 基因，已成功建立与人溃疡性结肠炎相似的模型，提示遗传因素与 UC 相关。

　　3. 感染因素　本病可能由感染痢疾杆菌、溶组织阿米巴或病毒、真菌等所引起，病原微生物乃至食物抗原可能是其非特异性促发因素，但至今未检出与本病有恒定明确关系的病原体。肠道感染可能是诱发本病的一种重要因素，当细菌菌群结构发生变化时，肠道菌群可通过多种途径引发肠道黏膜持续的炎症。UC 患者的肠内微生物群与非患病者有着明显差异，肠道内的共生微生物群在 UC 的发病中起着重要作用，肠道微生态的构成和代谢对肠上皮和免疫功能可产生巨大的影响。

　　4. 精神神经因素　本病可因紧张、劳累而诱发，患者常有精神紧张和焦虑的表现。由于大脑皮质活动障碍，可通过自主神经系统引起肠道运动亢进、平滑肌痉挛、肠血管收缩、组织缺氧、毛细血管通透性增加，从而使结肠黏膜发生炎症、糜烂及溃疡。

（二）发病机制

　　本病的发病机制可概括为环境、外源因素等作用于遗传易感者，使肠黏膜受损，致敏肠道淋巴组织导致免疫调节和反馈失常，形成自身免疫反应而出现慢性、持续的炎症反应。

【病理】

本病的病变主要位于直肠和乙状结肠，多从直肠开始，逆行向近端发展，可扩展至降结肠、横结肠，甚至累及全结肠。病变一般局限于黏膜及黏膜下层，呈连续性、弥漫性分布，很少深入肌层，故少见穿孔、周围脓肿或瘘管等并发症。活动期以黏膜弥漫性、连续性与糜烂溃疡为主。黏膜轻度炎症时表现为细颗粒状，病变更严重时结肠镜下见黏膜出血、水肿和溃疡。结肠炎症反复发作和修复过程中，常出现炎性息肉、纤维瘢痕组织形成，导致结肠缩短、结肠袋消失和肠腔缩窄等，少数可发生癌变。急性暴发型 UC 患者可能会出现中毒性巨结肠，肠壁变薄，黏膜重度溃疡形成，并且可能导致穿孔。

本病在组织学上可见以下主要改变。

1. 活动期　①固有膜内有弥漫性、急性、慢性炎症细胞浸润，尤其是上皮细胞间有中性粒细胞浸润（即隐窝炎），乃至形成隐窝脓肿。②隐窝结构改变，隐窝大小、形态不规则，排列紊乱，杯状细胞减少等。③黏膜表面糜烂、浅溃疡形成和肉芽组织增生。

2. 缓解期　①黏膜糜烂或溃疡愈合。②固有膜内中性粒细胞浸润减少或消失，慢性炎症细胞浸润减少。③隐窝结构改变同上。

【临床表现】

本病多见于青壮年期，起病隐匿，少数急性起病，但一般起病时症状已经存在数周或者数月。其临床表现为反复发作或持续的腹泻、黏液脓血便、腹痛、里急后重伴有不同程度的全身症状，病程多在 4~6 周，表现为活动期与缓解期交替出现，少数患者症状持续并逐渐加重。劳累、饮食失调、精神刺激、继发感染等因素可诱发或加重病情。病程不超过 6 周的腹泻应注意与各种感染性肠炎鉴别。

（一）消化系统表现

1. 症状

（1）腹泻和黏液脓血便　是 UC 最主要的症状。腹泻和黏液脓血便是本病活动期的重要表现，大便次数及便血程度可反映病情轻重。轻者每日排便小于 4 次，为软便、稀糊状便，便血轻或无；重者每日排便 6 次以上，频繁排出稀水样便，脓血显见，甚至大量便血。患者也可有里急后重或者排便急迫感，可伴有排便不尽感。存在直肠炎或者乙状结肠炎时，由于近端肠道传输较缓慢，可能会导致远端肠道病变，患者出现便秘。

（2）腹痛　轻者或缓解期可无腹痛，或仅有腹部不适。腹痛多位于左下腹或下腹部，也可波及全腹，常有里急后重，有疼痛→便意→排便→缓解的规律。重者如炎症波及腹膜，或并发中毒性巨结肠，可呈持续剧烈腹痛。

（3）其他症状　中到重度患者还可出现其他症状，包括食欲不振、厌食、腹胀、恶心和呕吐等。

2. 体征　轻、中度患者仅左下腹（结肠部位）轻压痛，有时可触及呈管状的乙状结肠，重度患者腹部压痛明显。若出现腹肌紧张、反跳痛、肠鸣音减弱等征象，应警惕中毒性巨结肠、肠穿孔等并发症的发生。巨结肠患者可有肝区鼓音。直肠指检有触痛或可见指套带血，提示有直肠炎。

（二）全身表现

活动期可有发热，重者常出现高热；病情持续活动或分级为重度的患者常伴有衰弱、消瘦、贫血、低蛋白血症、脱水、电解质紊乱等表现；尤易发生低钾血症。

（三）肠外表现

本病可伴有多种肠外表现，如关节炎、结节性红斑、虹膜炎、骶髂关节炎、强直性脊柱炎、坏疽性脓皮病、口腔复发性溃疡等，有些表现可随结肠炎的控制而缓解或消失。

【并发症】

1. 中毒性巨结肠 多见于分级为重度的患者。广泛而严重的结肠炎症侵及肌层及肌间神经，使肠壁张力低下，结肠蠕动消失，大量肠内容物和气体积聚，从而导致急性结肠扩张，其中以横结肠最为严重。低钾、钡剂灌肠、使用抗胆碱能药物或吗啡制剂等是其诱发因素。临床表现为病情迅速恶化，中毒症状明显，出现鼓肠、腹部压痛、肠鸣音消失，有脱水和电解质紊乱。血常规示白细胞计数明显升高，腹部 X 线平片可见结肠扩大、结肠袋消失。中毒性巨结肠易引起急性肠穿孔，预后差，病死率高。

2. 癌变 多见于广泛结肠炎或病程漫长者，病程超过 10 年的患者发生结肠癌的风险较正常人增高，且癌变常发生在肠黏膜下，易漏诊，要注意随访。UC 癌变的危险因素有病程长、病变范围广、有结肠癌家族史、结肠狭窄及结肠镜发现炎性假息肉等。

3. 其他 可并发肠道大出血、肠穿孔、肠梗阻、瘘管及肛周脓肿等。大出血少见，肠穿孔是最危险的并发症，且腹部体征可能不明显，多与中毒性巨结肠有关。少部分患者可出现肠道狭窄，并且狭窄可能是并发肿瘤所致。UC 患者偶尔会出现肛瘘、肛周脓肿和痔疮，当发生广泛的肛周病变时，应考虑克罗恩病（CD）的可能。

【辅助检查】

1. 结肠镜检查 结肠镜检查并黏膜组织活检是确诊本病的主要依据。结肠镜检查可直接观察肠黏膜变化，准确了解病变范围及分期，但对急性期重度患者应慎重使用，避免造成肠穿孔，可只观察直肠和乙状结肠。内镜下特征：肠黏膜普遍充血、水肿，表面粗糙呈细颗粒状；结肠袋变浅、变钝或消失，黏膜血管模糊、质脆、易出血；重者可见弥漫性糜烂、自发性出血、多发性浅溃疡和隐窝脓肿；缓解期可见正常黏膜组织。在长期病程中，由于上皮再生，可出现假息肉（炎性息肉），或可见黏膜桥形成。

2. 粪便检查 包括常规及病原学检查，是本病诊断和鉴别诊断的重要内容。肉眼可见黏液脓血便，镜检见红细胞、白细胞和巨噬细胞。至少连续 3 次粪便培养致病菌阴性。

（1）病原学检查 应包括常规致病菌和特殊细菌培养。根据流行病学特点，如从粪便中查找阿米巴滋养体及包囊；做粪便血吸虫集卵，以排除相关感染性结肠炎。粪便检查细菌、艰难梭状芽孢杆菌、寄生虫和虫卵应均为阴性。

（2）钙卫蛋白检查 主要存在于中性粒细胞内，与疾病严重程度有较好的相关性。肠道炎症时，粪便钙卫蛋白明显增高，故有条件者可行粪便钙卫蛋白检查，可重复和量化，能客观反映肠道局部炎症。

（3）粪便乳铁蛋白检查 是检测肠道炎症的一个高敏感性和特异性的标志物，对诊断 UC 也有较高的敏感性和特异性。

3. 免疫学检查　有助于 UC 的诊断和鉴别诊断。本病活动期血 IgG、IgM 常增高，抗中性粒细胞胞质抗体（ANCA）可呈阳性。ANCA 和抗酿酒酵母菌抗体（ASCA）分别是 UC 和 CD 的特异性抗体，同时检测有助于鉴别 UC 和 CD，ANCA（+）/ASCA（-）有助于诊断 UC，但尚不能作为常规检查。

4. 血液检查　多用于评估患者的炎症程度和营养状况。常用的检查包括血常规、C 反应蛋白（CRP）、红细胞沉降率（ESR）、血清白蛋白等。血液检查可有不同程度的血红蛋白下降，为小细胞低色素性贫血；活动期多有血沉增快、C 反应蛋白增高，同时白细胞计数及中性粒细胞也增高，经治疗患者病情稳定后也会明显下降；严重者血清白蛋白降低、电解质紊乱（尤以低钾血症最明显）、凝血酶原时间延长，与病情活动相关。

5. 其他检查　对于轻、中度 UC，无条件行结肠镜检查或检查发现肠腔狭窄、内镜无法通过时，可谨慎应用钡剂灌肠检查；腹部 CT 或 MRI 可显示结肠镜检未及部位。

（1）钡剂灌肠　主要征象：①黏膜粗乱和（或）颗粒样改变。②肠管边缘呈锯齿状或毛刺样改变，肠壁有多发性小充盈缺损。③肠管短缩，袋囊消失，呈铅管样。重度患者不宜做钡剂灌肠，以免诱发中毒性巨结肠，或引发穿孔。

（2）腹部平片　如发现横结肠内径>5cm，应怀疑中毒性巨结肠。

（3）腹部 CT 或 MRI　在协助诊断 UC 方面不如结肠镜检查，但其重建和后处理功能有助于诊断肠道病变，既可显示肠黏膜病变，也可测量肠壁厚度（>6mm 有意义，UC 患者肠壁增厚通常小于 1.5cm），并可显示肠壁及肠腔外病变，可发现瘘管、脓肿、狭窄等其他疾病表现。

【诊断与鉴别诊断】

（一）诊断依据

本病的诊断缺乏金标准，主要结合临床、内镜和组织病理学表现进行综合分析，在排除感染性和其他非感染性结肠炎的基础上做出诊断。

主要诊断依据：①慢性持续性腹泻、黏液脓血便、腹痛，有不同程度全身症状，有反复发作的趋势。②多次粪便检查无病原体发现。③结肠镜及 X 线钡剂灌肠检查显示结肠炎病变。对于初发病例，如果临床表现和结肠镜改变不典型，应列为"疑诊病例"，暂不诊断为 UC，需随访 3～6 月。

完整诊断应包括临床类型、严重程度、病变范围、病情分期及并发症，如"溃疡性结肠炎（慢性复发型、直肠、活动期、轻度）"。

（二）鉴别诊断

需要强调的是，UC 并无特异性改变，各种病因都可导致相似的肠道炎症改变，只有认真排除其他可能的肠道疾病后，才能做出临床诊断。本病需与下列疾病相鉴别。

1. 慢性细菌性痢疾　伴黏液脓血便的 UC 患者需与慢性细菌性痢疾鉴别。慢性细菌性痢疾患者常有急性菌痢病史，粪便可培养分离出痢疾杆菌，结肠镜检取其脓性分泌物培养阳性率更高，抗菌药物治疗有效。

2. 阿米巴痢疾　病变主要侵犯近端结肠，也可侵犯远端结肠，溃疡较深，其边缘为潜行性，溃疡之间的黏膜多为正常，血清抗阿米巴抗体阳性，粪便检查或通过结肠镜取溃疡渗出物于显微镜下可找到溶组织阿米巴滋养体或包囊，抗阿米巴治疗有效。

3. 大肠癌 中年以上便血患者需除外大肠癌。直肠指检可触及肿块，结肠镜及活检和钡剂灌肠检查对鉴别诊断有价值，特别是结肠镜加活检可确诊大肠癌，但要注意与溃疡性结肠炎癌变相鉴别。

4. 血吸虫病 有疫水接触史，常伴肝脾肿大，粪便镜检可发现血吸虫卵，毛蚴孵化试验阳性；急性期在结肠镜下可见黏膜下黄色颗粒，黏膜活检可发现血吸虫卵；免疫学检查亦有助于鉴别。

5. 克罗恩病（CD） 当 CD 的病变局限于结肠时鉴别诊断十分重要。CD（回结肠型）病变常累及回肠末端及其邻近结肠，常呈节段性或跳跃式分布，临床表现为右下腹或脐周疼痛，排便后可缓解；有腹泻，但脓血便少见；病变处常可触及包块；易形成瘘管；结肠镜检查可见非连续性的纵行溃疡，溃疡周围黏膜正常或呈鹅卵石样改变；病变肠壁组织活检可见黏膜固有层有非干酪性肉芽肿及大量淋巴细胞聚集。

6. 肠易激综合征 粪便中有黏液但无脓血；粪便镜检正常或仅见少许白细胞，粪便钙卫蛋白浓度正常；结肠镜检无器质性病变；精神紧张可诱发或使症状加重。

此外，UC 还应与肠结核、沙门菌结肠炎、抗菌药物相关性肠炎、真菌性肠炎、缺血性肠炎、放射性肠炎、结肠息肉、结肠憩室炎、白塞病等鉴别。

【病情评估】

（一）临床类型

本病分为初发型和慢性复发型：①初发型：指无既往病史的首次发病。②慢性复发型：指临床缓解期再次出现症状，临床最多见。

（二）病变范围评估

根据蒙特利尔（Mentreal）分型：①E1（直肠型），病变局限于直肠，未达乙状结肠。②E2（左半结肠型），病变累及左半结肠（脾曲以远）。③E3（广泛结肠型），病变广泛累及结肠脾曲以上甚至全结肠。

（三）分期

本病分为活动期和缓解期。活动期按严重程度分为轻、中、重度 3 度。

1. 活动期 患者有典型的临床表现，可以依据表现进行临床分型。

2. 缓解期 临床表现基本缓解，无黏液脓血便及腹痛，偶有排便次数增多，基本无全身表现。

（四）严重程度评估

采用改良 Truelove 和 witts 疾病严重程度分型标准，本病的活动期分为轻、中、重度。

1. 轻度 腹泻每日<4 次，为黏液便，便血轻或无，一般情况好，无发热和贫血，脉搏<90 次/分，血沉正常（ESR<20mm/h）。

2. 中度 介于轻、重度之间。

3. 重度 腹泻每日≥6 次，多为明显黏液脓血便，发热（体温>37.8℃），脉搏>90 次/分，血红蛋白<100g/L，血沉>30mm/h，一般情况较差。

轻度及长期缓解者预后较好；急性暴发型、有并发症及年龄>60岁患者预后不良；慢性持续活动或反复发作频繁，预后较差。病程漫长者，癌变的危险性增加，应行监测性结肠镜检查。

（五）继发肿瘤风险评估

慢性UC患者发生肿瘤的风险随病程延长和病变范围扩大而增加，病程长的UC患者（特别是广泛型UC患者）发生结肠上皮异型增生和癌变的风险大大增加。自诊断后8~10年，与一般人群比较，广泛型UC（受累结肠大于1/3）患者发生结肠癌的概率上升5%~10%。

【治疗】

本病以内科治疗为主，治疗原则为控制急性发作，诱导并维持症状缓解，防治并发症，减少复发。应综合患者病情严重程度、病变范围、病程和既往对治疗的反应及有无并发症等，制订个体化治疗方案。内科治疗无效者考虑外科治疗。

（一）一般治疗

1. 饮食起居　活动期应注意充分休息，以减少精神和体力负担，并给予流质饮食；严重者暂禁食，予胃肠外营养；病情缓解后可改为富含营养、易消化、少渣的饮食；减少脂肪摄入，补充足够热量，避免生冷和刺激性食物。

2. 支持治疗　①贫血者可输血，低蛋白血症者输用血清白蛋白。②及时纠正水、电解质紊乱。③腹痛、腹泻者注意慎用止泻药、抗胆碱能药物、阿片类制剂、NSAIDs等，以免诱发结肠扩张。应用止泻药物可抑制肠道蠕动，缓解便意，减少腹泻，但对于严重结肠炎，止泻剂和解痉剂皆为禁忌，有诱发中毒性巨结肠的风险。

3. 抗生素治疗　一般病例无抗生素治疗指征，且使用抗生素会增加艰难梭菌感染的风险，但对于暴发型结肠炎或重症伴有继发感染患者，应积极抗菌治疗，可使用广谱抗生素，对于厌氧菌感染，可合用甲硝唑。

4. 心理疏导　本病反复发作，病程长，甚至迁延终身，患者常有抑郁或者焦虑等不良情绪，需注意疏导患者，防治心理问题。

（二）药物治疗

1. 氨基水杨酸制剂　为治疗轻度和中度UC的主要药物，包括传统的柳氮磺吡啶（SASP）和其他各种不同类型的5-氨基水杨酸（5-ASA）制剂。其作用机制是通过调节肠道黏膜局部花生四烯酸的多个代谢环节，进而抑制前列腺素和白三烯的合成，并清除氧自由基，抑制免疫反应。其不良反应有头痛、恶心、呕吐、食欲减退、皮疹、精子数量减少及形态异常、白细胞减少、再生障碍性贫血及溶血反应等，故用药期间应定期复查血象。服用SASP者需补充叶酸。5-ASA的特殊制剂美沙拉秦、奥沙拉秦、巴柳氮等，能到达远端回肠和结肠发挥作用，疗效与SASP相仿，不良反应明显减少，但价格昂贵。如病变局限于直肠，可用SASP或5-ASA灌肠，也可使用栓剂。

2. 糖皮质激素　其作用机制为非特异性抗炎和抑制免疫反应，通过抑制T细胞激活及细胞因子分泌而发挥抗炎作用，适用于重度UC或氨基水杨酸制剂治疗无效的轻、中度UC患者，尤其是病变较广泛者。一般用泼尼松40~60mg/d，重度患者先用甲泼尼龙40~60mg/d，或氢化可的松 300~400mg/d 静脉滴注，1 周后改为口服泼尼松 60mg/d，症状缓解后开始逐渐缓慢减量至停药。病变局限在直肠和乙状结肠者，可用琥珀酸氢化可的松（忌用酒石酸制剂）100~200mg 或地塞米松 10mg 加生理盐水 100mL 保留灌肠，每晚 1 次；也可使用布地奈德泡沫剂每次 2mg，每日 1~2 次保留灌肠。长期使用糖皮质激素会引起较严重的不良反应，如骨质疏松症、代谢综合征、心血管疾病、感染等，且停药后易出现复发甚至症状加重，故对于激素依赖性/耐受性的患者还需要通过免疫抑制剂控制症状。

3. 免疫抑制剂 能阻断淋巴细胞增殖、活化及效应，减少细胞因子分泌，从而减弱免疫反应，减轻肠道炎症。糖皮质激素无效或依赖者，可试用硫唑嘌呤（AZA）或 6-巯基嘌呤（6-MP）。临床常将氨基水杨酸制剂与硫唑嘌呤类药物合用，但氨基水杨酸制剂会增加硫唑嘌呤类药物的骨髓抑制毒性，应特别注意。环孢素（CsA）和他克莫司可以用于激素无效病例的转换治疗也取得一定的疗效。但免疫抑制剂对机体正常的淋巴细胞亦有抑制作用，故长期使用免疫抑制剂容易导致患者出现骨髓抑制、肝肾损伤、高血压、感染等不良反应。

4. 沙利度胺 为谷氨酸衍生物，具有免疫调节与抗炎作用。适用于难治性 UC 的治疗，不作为首选治疗药物，起始剂量建议为 75mg/d。应当注意，该药的治疗效果及不良反应与其剂量相关，可致胎儿畸形，孕妇及哺乳期妇女禁用。

5. 生物制剂 英夫利昔单克隆抗体（IFX）适用于激素和免疫抑制剂治疗无效、激素依赖或不能耐受上述药物治疗的 UC 患者，也可用于激素无效的重度 UC 的转换治疗。使用方法为 5mg/kg 静脉滴注，在首次给药后的第 2 周和第 6 周给药以诱导缓解，随后每 8 周给予相同剂量 IFX 进行长期维持治疗。若使用 IFX 前接受激素治疗则维持激素治疗，在取得临床完全缓解后逐渐减量至停用。而原先使用免疫抑制剂无效者则无须继续合用。阿达木单抗是一种重组人单克隆 IgG1 抗体，与 IFX 作用机制相似，通过结合 TNF 并阻断 TNF 和其细胞表面受体的相互作用而使其失去作用，相较于 IFX，其免疫原性更少，可用于治疗中至重度活动期 UC。其他可用于治疗 UC 的抗 TNF-α 的生物制剂还有赛妥珠单抗和戈利木单抗。

抗 TNF 生物制剂治疗可能产生抗体，如英夫利昔单抗抗体（ATI），可增加输注反应风险并降低其疗效，通常表现为使用 IFX 的疗效降低或持续时间缩短，可通过减少给药间隔或者增加剂量至 10mg/kg 以恢复疗效。因患者易产生 ATI，故目前实际应用中采用周期性（每 8 周）输注，而非分次或者按需注射。目前已有 IFX 和阿达木单抗的浓度和抗体的检测，可用于确定其最佳浓度。抗 TNF 生物制剂副作用还有增加感染风险，尤其是激活潜在的结核菌或者机会性真菌感染风险；生物制剂有诱发非霍奇金淋巴瘤的风险。此外，生物制剂对孕妇的安全性仍有待观察。维多珠单抗是对肠道具有选择性的一种抗整合素单克隆抗体，能特异性结合白细胞整合素 $\alpha_4\beta_7$，抑制白细胞移行，适用于抗 TNF 治疗，或免疫抑制剂疗效不佳，或丧失疗效，或不能耐受的患者。

6. 益生菌 常用药物有布拉氏酵母菌散、枯草杆菌活菌胶囊、双歧杆菌三联活菌胶囊等，可抑制肠道致病菌生长，改善肠道微生态，可为肠道防御系统构建正常肠道菌群，但其疗效尚待进一步研究。

（三）血栓的预防和治疗

研究显示，中国 IBD 患者静脉血栓发生率为 41/10 万，重度 UC 患者活动期时血栓形成风险增加，故建议患者可考虑预防性应用低分子肝素降低血栓形成风险。

（四）合并机会性感染的治疗

重度 UC 患者特别是发生激素治疗无效时，要警惕机会性感染，一旦合并艰难梭菌感染和巨细胞病毒（CMV）结肠炎，应给予积极的药物治疗。治疗艰难梭菌感染的药物有甲硝唑和万古霉素等；治疗 CMV 结肠炎的药物有更昔洛韦和膦甲酸钠等。

（五）手术治疗

大出血、穿孔、癌变及高度疑为癌变是外科手术治疗的绝对指征。积极内科治疗无效的重度 UC，尤其是合并中毒性巨结肠内科治疗无效者，宜更早行外科干预；内科治疗效果不佳和（或）药物不良反应已严重影响生活质量者，可考虑外科手术。手术通常选择全结肠切除加回肠造瘘术。近年来可选择的手术方式为回肠贮袋肛管吻合术（IPAA），可保留肛门括约肌，维持其控制排便的功能，大大改善了患者术后的生活质量，主要并发症为肠梗阻。部分患者可能贮袋手术失败从而需要改为回肠造瘘。

（六）肿瘤监测

慢性 UC 患者发生肿瘤的风险随病程延长和病变范围扩大而增加，病程长的 UC 患者，特别是广泛型 UC 患者，自诊断后 8~10 年，与一般人群比较发生结肠癌的概率上升 5%~10%，故建议病程大于 8~10 年的广泛型 UC 患者、12~15 年的直肠乙状结肠炎患者（病变超过直肠，受累结肠小于 1/3），每 1~2 年行 1 次结肠镜检查及随机取样组织活检。该方法广泛用于筛查和监测异型增生及癌变，如发现异常改变，可及时进行手术切除。

（七）预防

1. 注意饮食与用药　平时应注意饮食卫生，减少过敏食物的摄入及损伤肠道药物的使用。

2. 做好个人防护　生活规律，养成良好作息规律，适当锻炼，避免感染性疾病的发生。减少精神负担和精神创伤，保持心情舒畅。

（八）健康教育与人文关怀

对不同病期的患者进行多种形式的有关溃疡性结肠炎知识的宣教，增强患者治疗疾病与康复的信心。初发型患者应治疗彻底，以免反复发作。活动期患者应注意充分休息，避免劳累。加强对慢性复发型患者对治疗的健康宣教和心理疏导，以增加患者的依从性，定期服药和随诊，避免患者擅自停药。

思考题

1. 如何鉴别溃疡性结肠炎与肠道炎症性疾病？试述其同异点。
2. 试述溃疡性结肠炎的药物治疗原则。
3. 如何进行溃疡性结肠炎的活动期的临床分级？

第二十八章

肝硬化

肝硬化（hepatic cirrhosis）是一种由各种病因长期损害肝脏所引起的，以肝组织弥漫性纤维化、假小叶和再生结节形成为特征的慢性、进行性、弥漫性肝病的终末阶段，临床主要表现为肝功能减退和门静脉高压，晚期可出现多种严重并发症。肝硬化是我国消化系统常见病，年发病率为17/10万，发病高峰年龄在35~48岁，男性明显多于女性，并发症的死亡率高。

【病因和发病机制】

（一）病因

1. 病毒性肝炎 是我国肝硬化最常见的原因，主要由慢性乙型、丙型和丁型病毒性肝炎发展而来。甲型和戊型病毒性肝炎一般不进展为肝硬化。乙型、丙型和丁型肝炎病毒的重叠感染常加速肝硬化的进程。

2. 慢性酒精中毒 是欧美国家肝硬化最常见的原因。乙醇及其中间代谢产物（乙醛）对肝脏的毒性作用，可引起酒精性肝炎和脂肪肝，继而发展为肝硬化。

3. 胆汁淤积 肝外胆管梗阻或肝内胆汁淤积持续存在时，由于高浓度的胆酸和胆红素对肝细胞的毒性作用，可引起原发性胆汁性肝硬化（PBC）或继发性胆汁性肝硬化。

4. 非酒精性脂肪性肝病 是肝硬化的一个常见病因，目前有上升的趋势，如代谢综合征、药物等原因导致肝细胞脂肪变性和坏死，形成脂肪性肝炎，发展成为肝硬化。

5. 肝脏血液循环障碍 慢性充血性心力衰竭、缩窄性心包炎、肝静脉和（或）下腔静脉阻塞等，可使肝脏长期淤血、缺氧，肝细胞坏死，最终形成淤血性（心源性）肝硬化。

6. 其他 寄生虫（血吸虫、华支睾吸虫、疟原虫等）、营养不良（慢性炎症性肠病、长期食物中缺乏蛋白质或维生素等）、工业毒物或药物（四氯化碳、砷、甲基多巴、四环素等）、遗传和代谢性疾病（肝豆状核变性、血色病、半乳糖血症、酪氨酸代谢紊乱症等）、自身免疫性肝炎等，均可引起肝组织纤维化，最终形成肝硬化。5%~10%的肝硬化病因未能明确，称为隐源性肝硬化。

（二）发病机制

各种与原发性肝癌发病有关的有害因素持续损伤肝脏，引起广泛的肝细胞变性、坏死及肝小叶纤维支架塌陷，残存肝细胞不沿原支架排列再生，形成不规则的再生结节；汇管区大量纤维组织增生，形成纤维隔，包绕再生结节或将残留肝小叶重新分割，形成假小叶；纤维隔血管交通吻合支的出现和再生结节压迫及弥漫增生的纤维组织牵拉门静脉、肝静脉分支，均可造成肝内血循环的紊乱，一方面引起肝细胞缺氧和营养障碍，加重肝细胞坏死，另一方面使流入肝血窦的门静脉血发生淤积及窦后肝静脉流出道受阻，从而导致门静脉高压。

【病理】

1. 大体形态改变 肝脏早期肿大，晚期明显缩小，质地变硬，表面弥漫性分布大小不均的结节和塌陷区。

2. 组织学改变 正常肝小叶结构破坏，被假小叶所取代。假小叶的肝细胞索排列紊乱，中央静脉缺如、偏位或内含二三个中央静脉；假小叶内肝细胞常出现不同程度的变性和坏死，汇管区因结缔组织增生而明显增宽，并可见不同程度的炎症细胞浸润。根据结节形态，肝硬化可分为3类：①小结节性肝硬化：结节大小较一致，直径在 3~5mm，最大不超过 1cm。②大结节性肝硬化：结节粗大不均，直径在 1~3cm，最大可达 5cm。③大小结节混合性肝硬化：肝内同时存在大、小结节两种病理形态。

【临床表现】

本病起病隐匿，病程发展缓慢，可潜伏 3~5 年或更长，患者在相当长的时期内症状轻微。少数重症肝炎患者 3~6 个月便可发展为肝硬化。临床上，肝硬化可分为肝功能代偿期和失代偿期，但两期界限很难截然分开。

（一）代偿期

症状较轻，往往缺乏特异性。食欲减退和乏力为早期突出的表现，还可伴有恶心、腹胀、上腹不适或隐痛、轻微腹泻等，多呈间歇性出现，过度疲劳可诱发，休息或治疗后可缓解。肝脏轻度肿大，质地偏硬，无或有轻度压痛，肝功能检查多数正常或轻度异常。

（二）失代偿期

1. 肝功能减退的表现

（1）**全身表现** 一般状况较差，精神萎靡，消瘦，乏力，皮肤干枯，面色晦暗无光泽，伴色素沉着（肝病面容），可有夜盲、浮肿、舌炎、不规则低热等。

（2）**消化道症状** 食欲不振甚至厌食，多有上腹部饱胀不适、恶心、呕吐，易腹泻。上述症状与肝硬化门静脉高压时胃肠道淤血水肿、消化吸收不良和肠道菌群失调等有关；常伴有不同程度的肝细胞性黄疸。

（3）**出血倾向和贫血** 患者常有牙龈出血、鼻衄、皮肤黏膜出血点或紫癜，女性可有月经量过多。与出血与凝血因子合成减少、脾功能亢进、毛细血管脆性增加等因素有关。肠道吸收障碍、脾功能亢进及出血等可引起不同程度的贫血。

（4）**内分泌失调** 肝功能减退时雌激素、醛固酮和抗利尿激素的灭活作用减弱，引起这些激素在体内蓄积。雌激素增多，通过负反馈机制抑制腺垂体的分泌功能，从而影响垂体-性腺轴、垂体-肾上腺皮质轴的功能，致雄激素、糖皮质激素减少，雌、雄激素平衡失调，表现为男性性欲减退、睾丸萎缩、毛发脱落、乳房发育，女性月经失调、闭经、不孕等，可出现肝掌、蜘蛛痣。糖皮质激素分泌减少，可引起皮肤色素沉着，尤其是面部黝黑。继发性醛固酮和抗利尿激素增多，导致钠、水潴留，引起尿量减少、水肿和腹腔积液。

2. 门静脉高压症

（1）**脾肿大** 脾脏因长期淤血而肿大，多呈轻、中度肿大，部分可达脐下。上消化道大出血时，脾脏可短暂缩小。晚期常继发脾功能亢进，引起外周血白细胞、血小板和红细胞计数减少。

若合并脾周围炎、脾静脉栓塞时，可有左上腹疼痛。

（2）侧支循环的建立和开放 是门静脉高压症的特征性表现。当门静脉压力增高≥10mmHg时，消化器官和脾脏回心血液流经肝脏受阻，为减少淤血，门静脉系统与腔静脉系统之间的交通支大量开放并扩张为曲张的静脉，主要有3支重要的侧支循环开放：①食管-胃底静脉曲张。②腹壁和脐周静脉曲张。③痔静脉扩张。

（3）腹腔积液 为肝硬化失代偿期最突出的体征之一。腹腔积液一般发展缓慢，上消化道大出血、感染等因素可促使腹腔积液迅速增长。腹腔积液出现前常有腹胀，中等以上腹腔积液常伴下肢浮肿；大量腹腔积液时腹部膨隆，状如蛙腹，可出现脐疝，显著抬高的横膈可引起端坐呼吸。腹腔积液形成与门静脉压力增高、低白蛋白血症、肝淋巴液生成过多、继发性醛固酮增多、抗利尿激素增多及有效循环血容量不足有关。部分患者同时伴有胸腔积液，多见于右侧。

【并发症】

1. 上消化道出血 是肝硬化最常见的并发症，表现为呕血与黑便。大量出血可引起失血性休克或诱发肝性脑病，出血多因食管-胃底静脉曲张破裂，部分由于并发消化性溃疡、急性胃黏膜糜烂引起。

2. 肝性脑病 是晚期肝硬化最严重的并发症，也是最常见的死亡原因。肝硬化肝功能衰竭时，肠道和体内一些可以影响神经活性的毒性产物未被肝脏解毒和清除，经门静脉与腔静脉间的交通支进入体循环，透过通透性改变的血脑屏障进入脑部，导致大脑功能紊乱，主要表现为神经和精神异常（详见"附：肝性脑病"）。

3. 肝肾综合征 表现为自发性少尿或无尿、氮质血症、稀释性低钠血症和低尿钠，系因失代偿期肝硬化出现大量腹水时，有效循环血容量减少，肾血流量减少，肾内血流重新分布等所致。

4. 感染 肝硬化患者抵抗力低下，加之门体静脉间侧支循环建立，增加了肠道病原微生物侵入人体的机会，被称为肠道细菌移居，故易并发各种感染，如自发性腹膜炎、肺炎、胆道感染、结核性腹膜炎等。自发性腹膜炎多由革兰阴性杆菌引起，表现为发热、腹痛、腹部压痛和反跳痛阳性；腹水迅速增长，严重者引发脓毒性休克；少数患者可无腹痛和发热，表现为肝功能恶化或顽固性腹水，易被漏诊。

5. 原发性肝癌 详见第三十章。

6. 其他 电解质和酸碱平衡紊乱、肝肺综合征、门静脉血栓形成、门脉高压性胃病等。

【辅助检查】

1. 肝功能检测 肝硬化代偿期肝功能多为正常或轻度异常；失代偿期则多有全面的损害表现：①血清白蛋白降低、球蛋白增高，白蛋白与球蛋白比例降低或倒置。②血清蛋白电泳 γ 球蛋白增高。③血清 ALT 与 AST 增高。④凝血酶原时间在失代偿期有不同程度延长。⑤血清胆红素有不同程度升高。⑥血清型前胶原肽（PIP）、透明质酸、层粘连蛋白等肝纤维化指标可显著增高。

2. 影像学检查

（1）食管吞钡 X 线检查 显示虫蚀样或蚯蚓状充盈缺损及纵行黏膜皱襞增宽，提示食管静脉曲张。胃底静脉曲张时，可见菊花样充盈缺损。

（2）超声检查 可测量肝、脾、门静脉主干及脾静脉，显示肝硬化及门腔侧支循环开放状况，发现腹腔积液并估计腹水量。

（3）CT 和 MRI 可显示肝叶比例失调，右叶萎缩、左叶增大，肝表面不规则，脾大，腹腔积液等。

3. 腹腔积液检查　一般为淡黄色的漏出液，如并发自发性腹膜炎，腹腔积液可呈渗出液性质或介于漏出液和渗出液之间。若腹腔积液呈血性，应高度怀疑癌变，需做细胞学检查。

4. 免疫学检查　细胞免疫功能减退，体液免疫检查可见血IgG升高，可出现非特异性自身抗体，如抗核抗体、抗平滑肌抗体等。肝炎病毒标记物阳性者，提示病因为相应的病毒性肝炎。肝细胞严重损害时甲胎蛋白（AFP）可升高，若持续明显升高，应怀疑合并肝癌的可能。

5. 内镜检查　胃镜可直接观察食管-胃底静脉曲张的程度与范围。并发上消化道出血时，内镜检查可判明出血部位和病因，并进行内镜下止血治疗。腹腔镜能窥视肝外形、表面、色泽、边缘及脾脏等改变，在直视下还可做穿刺活组织检查，其诊断准确性优于盲目性肝穿刺。

6. 肝穿刺活检　是确诊代偿期肝硬化的唯一方法，若见假小叶形成即可确诊。

【诊断与鉴别诊断】

（一）诊断

早期肝硬化的诊断较为困难，对于有病毒性肝炎、长期饮酒等病史的患者，必须严密随访观察，必要时做肝活检以早期诊断。肝功能失代偿期的肝硬化，有肝功能损害和门静脉高压的临床表现，配合辅助检查能确诊。

（二）鉴别诊断

1. 肝肿大　与慢性肝炎、原发性肝癌、非酒精性脂肪性肝病或血吸虫病等鉴别。

2. 脾肿大　与慢性髓细胞性白血病、特发性门静脉高压症或疟疾等鉴别。

3. 上消化道出血　与消化性溃疡、胃癌或糜烂性胃炎等鉴别。

4. 腹腔积液　与充血性心力衰竭、结核性腹膜炎、慢性肾小球肾炎或腹膜肿瘤等鉴别。

【病情评估】

首先应对确诊患者依据临床表现、实验室及其他检查结果进行分期评估，确定病情属于肝功能代偿期还是肝功能失代偿期。对于失代偿期患者，应进行常见并发症的评估，确定是否存在并发症及其严重程度，尤其是肝性脑病。肝硬化的综合预后与病因、肝功能代偿程度及并发症关系密切。酒精性肝硬化、胆汁淤积性肝硬化，如能早发现，积极进行病因治疗，其预后好于病毒性肝炎导致的肝硬化。

目前对肝硬化的病情评估，主要是对肝脏储备功能的评估，有助于对预后的评估，以及指导治疗方案的选择。临床常用child-pugh分级标准。A级患者预后最好，C级患者预后最差（表28-1）。

表28-1　肝硬化患者child-pugh分级标准

项目	分数		
	1	2	3
肝性脑病（期）	无	Ⅰ~Ⅱ	Ⅲ~Ⅳ
腹水	无	轻度，易消退	中度，难消退
胆红素（μmmol/L）	<34	34~51	>51
白蛋白（g/L）	>35	28~35	<28
凝血酶原时间延长（秒）	<4	4~6	>6

注：根据5项的总分判断分级，A级5~6分；B级7~9分；C级≥10分。

【治疗】

目前本病无特效治疗方法，关键在于早期诊断，针对病因及时治疗，加强一般治疗，防止或延缓病情进展。对已进入失代偿期的患者主要采取对症治疗，改善肝功能和救治危急的并发症。

（一）一般治疗

1. 病因治疗 积极治疗病因，阻止其进行性损害肝脏。

2. 休息 肝功能代偿期患者可参加一般轻工作，注意劳逸结合，避免过劳；失代偿期或出现并发症者，需卧床休息。

3. 饮食 宜进食高热量、高蛋白、足量维生素、低脂肪及易消化的食物，避免进食粗糙、坚硬的食物。有腹水者，应低盐饮食。有肝性脑病先兆者，应限制或禁食蛋白，慎用巴比妥类镇静药，禁酒，禁用有明显肝损伤不良反应的药物。

4. 营养支持疗法 对病情重、进食少、营养状况差者，可适当通过静脉补充营养，纠正水、电解质紊乱，必要时输注人血白蛋白或血浆。

（二）药物治疗

1. 保护肝细胞的药物 用于转氨酶及胆红素升高的肝硬化患者。

（1）促进胆汁排泄及保护肝细胞 常用熊去氧胆酸、谷胱甘肽、水飞蓟素、复方甘草酸苷等。

（2）维生素类药 B 族维生素有防止脂肪肝和保护肝细胞的作用，如复合维生素 B 制剂等；维生素 C 有促进代谢和解毒的作用；维生素 E 有抗氧化和保护肝细胞作用；维生素 K 可在凝血障碍时应用；慢性营养不良者，可适当补充维生素 B_{12} 和叶酸。

2. 抗肝纤维化药物 目前尚无特效药物。

（三）腹水的治疗

1. 限制水和钠的摄入 卧床休息结合限钠饮食是腹水治疗的基础，有自发性利尿作用，促进腹水消退的疗效。一般限制氯化钠的摄入量（<5g/d），如有稀释性低钠血症，应限制液体摄入。

2. 利尿 由于肝硬化患者有继发性醛固酮增多，故利尿首选醛固酮拮抗剂螺内酯。螺内酯为潴钾利尿剂，单独使用可致高钾血症。目前多主张螺内酯与排钾利尿剂呋塞米联合应用，可减少电解质紊乱，并有协同利尿作用。两者用药比例为 100mg：40mg，宜从小剂量开始使用，以免诱发肝性脑病、肝肾综合征和电解质紊乱等。用药剂量以每日体重减轻不超过 0.5kg 为宜。

3. 提高血浆胶体渗透压 对改善机体状况，恢复肝功能和促进腹水消退非常有利，可定期、少量、多次静脉输注人血白蛋白、血浆或新鲜血。

4. 抽放腹腔积液疗法 仅限用于利尿剂治疗无效，或由于大量腹水引起患者出现呼吸困难时。大量放腹水时（5~6L），同时每放 1L 腹水补充人血白蛋白 6~8g。此法治疗难治性腹水比用大剂量利尿剂疗效好，且不良反应也少。

5. 其他

（1）自身腹水浓缩回输术 适用于低蛋白血症的大量腹水，对利尿剂无反应的难治性腹水及大量腹水需迅速消除者（如紧急手术前准备）；但感染性或癌性腹水、严重心肺功能不全、凝血功能明显障碍、上消化道活动性出血者，不宜应用此疗法。

（2）介入及外科手术　如经颈静脉肝内门-体分流术、腹腔-颈内静脉分流术、胸导管颈内静脉吻合术、脾切除术等，可有效降低门静脉高压，治疗难治性腹水，缓解脾功能亢进。

（四）并发症的治疗

1. 急性上消化道出血　详见第三十二章。

2. 肝性脑病　详见"附：肝性脑病"。

（五）肝移植术

对于各种不可逆的终末期肝病，肝移植是一种公认有效的方法。

（六）预防

预防的重点是对病毒性肝炎的防治，早发现并给予积极有效的治疗，同时加强饮食管理、节制饮酒，加强劳动保健，减少接触具有明显肝毒性的化学物质（包括药物）。对于已确诊的患者，则应时行规范的治疗和定期随访。

（七）健康教育与人文关怀

肝硬化病程长，病情反复加重，同时可导致患者丧失正常的劳动能力，因此，应通过反复沟通交流，提高患者战胜疾病的信心，督促患者摒弃不良生活方式、戒酒，并动员患者家属关心并监督患者的生活行为与治疗，一旦出现加重情况，及时就诊。

<h1 align="center">附：肝性脑病</h1>

肝性脑病（hepatic encephalopathy，HE）是由严重肝病引起的、以代谢紊乱为基础的神经精神性病变，通常由肝脏代谢的产物逸出，进入体循环时发生，表现为轻度人格改变、行为异常及意识障碍，部分患者出现昏迷。按照原发肝病类型，HE 分为 A、B、C 三型。A 型 HE 发生在急性肝功能衰竭基础上，其重要特征是脑水肿和颅内高压；B 型 HE 是由门-体分流所致，无明显肝功能障碍，肝活检显示肝组织学结构正常；C 型 HE 发生于慢性肝损伤及肝硬化等肝病基础上。肝硬化时，门静脉高压，门静脉与腔静脉间有侧支循环存在，从而使大量门静脉血绕过肝脏流入体循环，诱发 HE 的发生。

对于有严重肝病尚无明显的肝性脑病的临床表现，而用精细的智力测验或电生理检测可发现异常情况者，称之为轻微肝性脑病（MHE），是肝性脑病发病过程中的早期阶段。

【病因和发病机制】

导致 HE 的肝病可为肝硬化、重症肝炎、暴发性肝功能衰竭、原发性肝癌、严重胆道感染及妊娠期急性脂肪肝。HE 的发生可能是多重因素引起的，确定这些病因通常并不困难。目前认为肝硬化 HE 的发生机制以氨中毒为核心，炎性介质及多种毒性物质共同作用，导致脑功能紊乱。

关于 HE 的发病机制目前主要有如下假说。

1. 氨中毒学说　氨是促发 HE 最主要的毒素。氨代谢紊乱所致氨中毒是肝性脑病（尤其是门体分流性脑病）的重要发病机制。虽然肾脏和肌肉均可产氨，但消化道是氨产生的主要部位，当其被吸收后通过门静脉进入体循环。当存在氨的生成过多和（或）代谢清除过少，即可引起血氨增高和（或）对氨毒性作用耐受性下降。通过血脑屏障的氨会干扰中枢神经的能量代谢，影响脑细胞功能而发生肝性脑病。

肠道来源的氨是血氨的主要来源。正常情况下，肝脏合成的尿素经肠黏膜分泌入肠腔，在肠道尿素酶的作用下，将尿素水解成为 CO_2 和 NH_3。这一部分氨约占肠道产氨总量的 90%（成人每日约为 4g）。肠道中的氨被吸收入血，氨入血后可经门静脉入肝，重新合成尿素。这个过程称为尿素的肠肝循环。肠道中的一小部分氨来自腐败作用，即未被消化吸收的食物蛋白质或其水解产物氨基酸在肠道细菌作用下分解而产生。腐败作用的产物有胺、氨、酚、吲哚、H_2S 等，是对人体有害的物质。氨以非离子型氨（NH_3）和离子型氨（NH_4^+）两种形式存在，两者的互相转化受 pH 梯度影响。氨在肠道的吸收主要以 NH_3 弥散入肠黏膜，当结肠内 pH>6 时，NH_3 大量弥散入血；pH<6 时，则 NH_3 从血液转至肠腔，随粪便排泄。健康的肝脏可将门静脉输入的氨转变为尿素和谷氨酰胺，使之极少进入体循环。肝功能衰竭时，肝脏对氨的代谢能力明显减退，当有门体分流存在时，肠道的氨不经肝脏代谢而直接进入体循环，使血氨增高。

氨在 HE 中的致病作用基于以下两个事实：①90% 的 HE 患者动脉血氨明显升高。②降低血氨的治疗措施对部分 HE 患者有效。游离的 NH_3 有毒性，且能透过血脑屏障，影响脑功能。

氨对脑功能的影响：①通过干扰脑细胞三羧酸循环，导致脑细胞能量供应不足，引起功能紊乱。②脑星形胶质细胞含有谷氨酰胺合成酶，可促进氨与谷氨酸合成谷氨酰胺，导致星形胶质细胞和神经元细胞肿胀，是 HE 脑水肿发生的重要原因。③氨促进活性氧的释放，启动氧化应激反应，损害细胞内信号通路。

氨中毒学说中需要强调的是炎症的作用，是指在血氨、炎症及谷氨酰胺的共同作用下，导致神经退行性变、胶质增生、急性神经认知功能损伤和脑水肿。

2. 假性神经递质　肝功能衰竭时，肝脏对食物中芳香族氨基酸的代谢产物酪胺和苯乙胺的清除发生障碍，其进入脑组织内，经 β 羟化酶作用分别形成 β 羟酪胺和苯乙醇胺，后两者的化学结构与正常兴奋性神经递质去甲肾上腺素相似，但不能传递神经冲动，故称为假性神经递质。当这些物质被脑细胞摄取并替代了正常递质，则神经传导发生障碍，兴奋冲动不能正常传至大脑皮质而产生异常抑制，出现意识障碍与昏迷。

3. 氨基酸代谢不平衡　正常人芳香族氨基酸在肝脏分解代谢，支链氨基酸在胰岛素作用下进入骨骼肌代谢。肝功能衰竭时，胰岛素在肝内的灭活减少，高胰岛素血症促使大量支链氨基酸进入骨骼肌，而芳香族氨基酸在肝内分解代谢减少，使血中支链氨基酸与芳香族氨基酸的比值下降。这两种氨基酸竞争性通过血脑屏障，进入脑中的芳香族氨基酸增多，进一步形成假性神经递质，干扰中枢神经功能。

4. 色氨酸的影响　正常情况下色氨酸与白蛋白结合不易通过血脑屏障，肝功能衰竭时白蛋白合成降低，加之血浆中其他物质对白蛋白的竞争性结合，造成游离的色氨酸增多。游离的色氨酸可通过血脑屏障，在大脑中代谢生成抑制性神经递质 5-羟色胺（5-HT）及 5-羟吲哚乙酸（5-HIAA），参与 HE 的发生，尤其与早期睡眠方式及日夜节律改变有关。

5. 其他　γ-氨基丁酸（GABA）与苯二氮䓬（BZ）、锰离子、硫醇类等都具有抑制性神经递质作用。

大多数 HE 的发病都可以找到诱发因素。诱发因素包括消化道出血、高蛋白饮食、低血容量、电解质及酸碱平衡紊乱、感染、大量抽放腹水、利尿、腹泻、呕吐、便秘、药物作用等。长期应用质子泵抑制剂可增加肝硬化患者发生 HE 的风险。

【病理】

急性肝功能衰竭所致的 HE，患者脑部常无明显的病理改变，但多数都有脑水肿。慢性 HE 患者，可能出现大脑和小脑灰质及皮层下组织的星形胶质细胞肿胀、染色体边聚、核变小淡染等。病程较长者，则大脑皮质变薄，神经元及神经纤维消失，皮质深部有片状坏死，甚至累及小脑和基底部。但这些变化与行为异常及神经精神症状的关系尚不清楚。

【临床表现】

本病临床上主要表现为中枢神经的功能紊乱（如性格改变、行为失常、意识障碍等）及运动和反射异常（如扑翼样震颤、肌阵挛、反射亢进和病理反射等）。肝性脑病的临床表现往往很不一致。

1. 急性肝性脑病　常见于急性重症肝炎所致大片肝细胞坏死，患者可在起病数周内即进入昏迷状态直至死亡。昏迷前可无前驱症状。

2. 慢性肝性脑病　多由门体分流和慢性肝功能衰竭所致，突出表现为慢性反复发作性神经肌肉功能障碍与昏迷，多见于肝硬化门体分流术后及肝硬化失代偿期饮食与治疗不当的患者。

【辅助检查】

1. 血氨　慢性肝性脑病尤其是门体分流性脑病患者多有血氨升高；急性肝性脑病患者血氨多正常。正常人空腹静脉血氨为 $18\sim72\mu mol/L$，动脉血氨含量是静脉血氨的 $0.5\sim2$ 倍。

2. 脑电图　是脑细胞活动时所发出的电活动。正常人的脑电图呈 α 波，每秒 $8\sim13$ 次。肝性脑病患者的脑电图表现为节律变慢，Ⅱ~Ⅲ期患者表现为 θ 波或三相波，每秒 $4\sim7$ 次；昏迷时表现为高波幅的 δ 波，每秒 $1\sim4$ 次。脑电图的改变特异性不高，尿毒症、呼吸衰竭、低血糖症患者亦可有类似改变。此外，脑电图对 MHE 和 Ⅰ 期肝性脑病的诊断价值较小。

3. 诱发电位　各种感觉器官受刺激经感受器传入大脑皮质或皮质下层后所产生的同步放电反应，不同于脑电图所记录的大脑自发性电活动，主要用于 MHE 的研究。

4. 神经心理检测　推荐使用肝性脑病心理学评分，包括数字连接试验（A 和 B）及数字符号试验、轨迹描绘试验和系列打点试验，适合于 HE 的诊断和 MHE 的筛选。这些方法简便，无须特殊器材，但要排除患者年龄、教育程度等因素的影响。

5. 影像学检查　急性肝性脑病患者进行头部 CT 或 MRI 检查时可发现脑水肿。慢性肝性脑病患者则可出现不同程度的脑萎缩。近年来开展的质子磁共振波谱分析是一种在高磁场强（1.5T 以上）磁共振扫描机上检测患者脑部代谢物含量的方法。用于检测慢性肝病患者大脑灰质和皮质可发现某些有机渗透物质如胆碱、谷氨酰胺、肌醇等的含量发生变化。HE、MHE 患者可有某种程度的改变。

6. 临界视觉闪烁频率　通过检测患者视觉功能变化，判断视网膜胶质细胞病变，间接反映早期 HE 时星形胶质细胞肿胀引起胶质神经元的信号传导障碍。

【诊断和鉴别诊断】

（一）诊断

肝硬化失代偿期并发的肝性脑病Ⅱ~Ⅳ期诊断一般不难，主要诊断：①有严重肝病和（或）

广泛门体侧支循环。②出现精神紊乱、昏睡或昏迷，可引出扑翼样震颤。③有发生肝性脑病的诱因。④反映肝功能的血生化指标明显异常及（或）血氨增高。⑤脑电图异常。

MHE 的诊断依据：①有严重肝病和（或）广泛门体侧支循环形成。②神经心理检测、诱发电位、头部 CT 或 MRI 检查及临界视觉闪烁频率异常。

（二）鉴别诊断

有少部分 HE 患者肝病病史不明确，以精神症状为突出表现，易被误诊为精神类疾病。因此，对有精神错乱患者，应仔细询问病史，检测肝功能、血糖、血肌酐、电解质等。应注意与糖尿病酮症酸中毒、低血糖症、尿毒症、高钠血症、低钠血症、酒精及重金属中毒、脑血管意外、颅脑肿瘤、脑部感染和镇静药过量等相鉴别。

【病情评估】

根据意识障碍程度、神经系统表现和脑电图改变，临床上将肝性脑病从无精神改变到昏迷分为 5 期：①0 期轻微肝性脑病：是指临床上患者虽无神经精神性症状和体征，可从事日常生活和工作，但用精细的神经心理检测和（或）神经生理检测可发现异常。这些患者的反应能力常降低，不宜驾车及高空作业。②Ⅰ期（前驱期）：出现轻度性格改变和行为失常，表现出焦虑、欣快激动、淡漠少言、昼睡夜醒、健忘、衣冠不整等轻度精神异常，可有扑翼样震颤，脑电图多数正常。此期临床表现不明显，易被漏诊。③Ⅱ（昏迷前期）：Ⅰ期症状加重，嗜睡、行为失常（如衣冠不整或随地大小便）、言语不清、书写障碍及定向力障碍。出现意识错乱、睡眠障碍、肌张力增加、腱反射亢进、扑翼样震颤存在，脑电图有特征性异常改变。④Ⅲ期（昏睡期）：以昏睡和精神错乱为主要表现，各种神经体征持续或加重。扑翼样震颤仍可引出，锥体束征阳性，脑电图有异常波形。⑤Ⅳ期（昏迷期）：神志完全丧失，不能唤醒。浅昏迷时，对痛刺激尚有反应，腱反射和肌张力仍亢进；深昏迷时，各种反射消失，肌张力降低。由于患者处于昏迷状态不能合作，无法引出扑翼样震颤，脑电图明显异常。

肝功能较好、成功的分流手术，患者通常预后较好。有腹水、黄疸、出血倾向的患者多数肝功能很差，其预后也差。暴发性肝功能衰竭所致的肝性脑病预后最差。肝移植的开展已大大改善了难治性肝性脑病的预后。

【治疗】

去除 HE 的诱因、保护肝脏功能免受进一步损伤、治疗氨中毒及调节神经递质是治疗 HE 的主要措施。

（一）及早识别及去除 HE 的诱因

1. 用药禁忌　在肝硬化特别是有严重肝功能减退时应尽量避免使用肝损害药物。当患者发生 HE 时，慎用或禁用阿片类、巴比妥类等镇静剂，可试用异丙嗪、氯苯那敏（扑尔敏）等抗组胺药。

2. 纠正电解质和酸碱平衡紊乱　低钾性碱中毒是肝硬化患者在进食量减少、利尿过度及大量排放腹水后的内环境紊乱，是诱发或加重肝性脑病的常见原因之一。因此，应重视患者的营养支持，利尿药的剂量不宜过大，大量排放腹水时应静脉输入足量的人血白蛋白以维持有效血容量和防止电解质紊乱。HE 患者应经常检测血清电解质、血气分析等，及时纠正低血钾或碱中毒等。

低钾者补充氯化钾；碱中毒者可用精氨酸溶液静脉滴注。每日入液总量以不超过 2500mL 为宜。肝硬化腹水患者的入液量应加以控制（一般约为尿量加 1000mL），以免因血液稀释、血钠过低而加重昏迷。

3. 有效止血和清除肠道积血　上消化道出血是肝性脑病的重要诱因之一。止血措施参见上消化道出血章节。清除肠道内积血可采取以下措施：乳果糖、乳梨醇或 25% 硫酸镁口服或鼻饲导泻，0.9% 氯化钠注射液或弱酸液（如稀醋酸溶液）清洁灌肠。

4. 预防和控制感染　失代偿期肝硬化患者容易合并感染，特别是对肝硬化大量腹水或合并曲张静脉出血者应高度警惕，必要时予抗生素预防性治疗。一旦发现感染，应积极控制，选用对肝损害小的广谱抗生素静脉给药。

5. 其他　注意防治便秘；门体分流对蛋白不耐受者应避免大量蛋白质饮食；警惕低血糖的发生并及时纠正。

（二）重症监护

重度肝性脑病特别是暴发性肝功能衰竭患者，常并发脑水肿和多器官功能衰竭，此时应置患者于重症监护病房，予严密监护并积极防治各种并发症。维护有效循环血容量，保证能量供应及避免缺氧。注意纠正严重的低血钠。保持呼吸道通畅，对深昏迷者，应做气管切开排痰给氧。用冰帽降低颅内温度，以减少能量消耗，保护脑细胞功能；也可静脉滴注高渗葡萄糖、甘露醇等脱水药以防治脑水肿。

（三）减少肠内氮源性毒物的生成和吸收

1. 限制蛋白质饮食　起病数日内禁食蛋白质（Ⅰ～Ⅱ期 HE 可限制在 20g/d 以内），神志清楚后从蛋白质 20g/d 开始逐渐增加至 1g/（kg·d）。植物蛋白较好，因其含支链氨基酸较多，且所含非吸收性纤维被肠菌酵解产酸有利于氨的排出。限制蛋白质饮食的同时应尽量保证热能供应和各种维生素的补充。

2. 清洁肠道　特别适用于上消化道出血或便秘患者。通过导泻和灌肠清洁肠道，对减少氨的吸收具有有益的作用。

3. 应用乳果糖　乳果糖是一种合成的双糖，口服后在小肠不会被分解，到达结肠后可被乳酸杆菌、粪肠球菌等细菌分解为乳酸、乙酸而降低结肠的 pH。肠道酸化后促进乳酸杆菌等有益菌的生长，使肠细菌所产的氨减少；此外，酸性的肠道环境可减少氨的吸收，并促进血液中的氨渗入肠道排出。乳果糖的疗效确切，可用于各期 HE 及 MHE 的治疗。其剂量为每日 30～60g，分 3 次口服，调整至患者每日排出 2～3 次软便。不良反应主要有腹胀、腹痛、恶心、呕吐等。因口感甜腻，少数患者不能接受。亦可用乳果糖稀释至 33.3% 保留灌肠。

4. 口服抗生素　可抑制肠道产尿素酶的细菌，减少氨的生成。常用的抗生素有利福昔明、新霉素、甲硝唑等。利福昔明口服肠道不吸收，效果与新霉素、甲硝唑相同，而且耐受性好，抗菌谱广，推荐每日剂量为 1.2g。

5. 益生菌制剂　口服某些不产尿素酶的有益菌可抑制有害菌的生长，如乳酸杆菌、双歧杆菌、酪酸梭菌等，可抑制产生尿素酶的细菌生长，对防止氨和有毒物质的吸收有一定作用。

（四）促进体内氨的代谢

1. 鸟氨酸门冬氨酸（OA）　是一种鸟氨酸和门冬氨酸的混合制剂，能促进体内的尿素循环

（鸟氨酸循环）而降低血氨。每日静脉注射 OA 20g 可降低血氨，改善症状。其不良反应为恶心、呕吐。

2. 其他 谷氨酸钠或钾、精氨酸等药物理论上具降血氨作用，曾在临床上广泛应用，但至今尚无证据肯定其疗效，且这类药物对水、电解质、酸碱平衡有较大影响，故近年临床已很少使用。

（五）调节神经递质

1. 氟马西尼 为 GABA/BZ 复合受体拮抗剂，可以拮抗内源性苯二氮䓬所致的神经抑制。对部分 Ⅲ~Ⅳ 期患者具有促醒作用。静脉注射氟马西尼在数分钟之内起效，但维持时间很短，通常在 4 小时之内。一般用量为 0.5~1mg 静脉注射，或 1mg/h 持续静脉滴注。

2. 减少或拮抗假神经递质支链氨基酸（BCAA）制剂 是一种以亮氨酸、异亮氨酸、缬氨酸等 BCAA 为主的复合氨基酸。其机制为竞争性抑制芳香族氨基酸进入大脑，减少假神经递质的形成。其疗效尚有争议，但对于不能耐受蛋白质的营养不良者，补充 BCAA 有助于改善其氮平衡。

（六）人工肝系统

用分子吸附剂再循环系统（MARS）可清除肝性脑病患者血液中部分有毒物质，降低血胆红素浓度及改善凝血酶原时间，对肝性脑病有暂时的、一定程度的疗效，有可能赢取时间为肝移植做准备，尤适用于急性肝功能衰竭患者。生物人工肝的研究近年有一定进展，期望可在体外代替肝的部分生物功能。

（七）肝移植

肝移植是挽救肝硬化患者生命的有效措施，也是治疗各种终末期肝病的一种有效手段，严重和顽固性的肝性脑病为肝移植的指征。

思考题

1. 试述肝功能失代偿期内分泌失调的表现及其发生机制。
2. 肝硬化患者病情分级标准有哪些？
3. 肝硬化腹水的治疗措施有哪些？
4. 简述肝性脑病的分型。
5. 肝性脑病如何进行临床分级？
6. 肝性脑病的发病诱因有哪些？

第二十九章
非酒精性脂肪性肝病

扫一扫，查阅本章数字资源，含PPT、音视频、图片等

非酒精性脂肪性肝病（nonalcoholic fatty liver disease，NAFLD）是指除外饮酒和其他明确的肝损害因素所致的，以弥漫性细胞脂肪变性为主要特征的临床病理综合征。组织学上 NAFLD 可分为非酒精性脂肪肝（NAFL）和非酒精性脂肪性肝炎（NASH）两种类型。NAFL 是指存在肝细胞脂肪变性为主，无肝细胞气球样变等肝脏损伤；NASH 是指肝脏脂肪变性，存在炎症和肝细胞损伤，伴或不伴纤维化，可进展为肝硬化、肝功能衰竭和原发性肝细胞肝癌。NAFLD 是在西方国家比较常见的肝脏疾病，欧美等国家成人中 NAFLD 患病率高达 20%~33%，肥胖症患者 NAFLD 患病率为 60%~90%。近年来，我国患病率不断上升，呈低龄化发病趋势，城市成人 NAFLD 患病率在 15% 左右，绝大多数 NAFLD 患者与代谢危险因素有关，如高热量高脂肪饮食、久坐、缺乏体育锻炼的生活方式、胰岛素抵抗为主的代谢综合征（包括肥胖、高血压、2 型糖尿病、高脂血症等）。在西方国家，NAFLD/NASH 相关肝细胞型癌（HCC）占所有 HCC 的 10%~24%。

【病因和发病机制】

NAFLD 主要分为原发性和继发性两大类。原发性 NAFLD 与胰岛素抵抗和遗传易感性相关；而继发性 NAFLD 包括由药物、工业毒物、营养不良、广泛小肠切除、减肥后体重急剧下降、内分泌疾病等病因所致的脂肪肝。另外一些 NAFLD 与少见的脂质代谢疾病和严重的胰岛素抵抗有关。

本病病因复杂，包括过量摄入高脂高糖饮料、运动睡眠不足等生活方式，肥胖、2 型糖尿病、脂代谢紊乱、代谢综合征等易感因素。在发病机制中，"二次打击"或"多重打击"学说已被广泛接受。初次打击主要是指胰岛素抵抗，引起肝细胞内脂质过量沉积，特别是甘油三酯的异常沉积，引起线粒体功能异常；第二次打击主要为反应性氧化代谢产物增多，形成脂质过氧化产物，导致肝细胞内磷脂膜氧化损伤，溶酶体自噬异常，凋亡信号通路活化；内质网应激、炎症因子激活导致肝细胞的炎症、坏死 Toll 受体活化、HSC 激活，形成脂肪性肝纤维化，最终导致肝硬化。肠道菌群紊乱、肝细胞对内毒素敏感性增高、肝脏库佛细胞激活也与 NAFLD 的发生相关，如高脂饮食会减少菌群多样性，影响肠道能量的吸收效率。此外，遗传背景、慢性心理应激、免疫功能紊乱，在 NAFLD 的发生发展中也有一定作用。

【病理】

NAFLD 的病理变化以大泡性脂肪变性为特征。根据肝内脂肪变、炎症和纤维化的程度，将 NAFLD 分为单纯性脂肪性肝病、脂肪性肝炎，后者可进展为更严重的脂肪性肝纤维化、肝硬化

甚至肝细胞癌。

1. 单纯性脂肪性肝病 肝小叶内>30%的肝细胞发生大泡性脂肪变性。根据脂肪变性累及的范围,可将脂肪性肝病分为轻、中、重三型。不伴有肝细胞的炎症、坏死及纤维化。

2. 脂肪性肝炎(NASH) 腺泡3区出现气球样肝细胞、腺泡点灶状坏死、门管区炎症伴(或)门管区周围炎症。腺泡3区出现窦周、细胞周纤维化,可扩展到门管区及其周围,出现局灶性或广泛的桥接纤维化。

NAFLD活动度积分(NAFLD activity score,NAS)和肝纤维化分期如下。

NAS(0~8分):①肝细胞脂肪变:0分(<5%);1分(5%~33%);2分(34%~66%);3分(>66%)。②小叶内炎症(20倍镜计数坏死灶):0分,无;1分(<2个);2分(2~4个);3分(>4个)。③肝细胞气球样变:0分,无;1分,少见;2分,多见。

肝纤维化分期(0~4):①0期:无纤维化。②1期:肝腺泡区轻~中度窦周纤维化或仅有门脉周围纤维化。③2期:腺泡3区窦周纤维化合并门脉周围纤维化。④3期:桥接纤维化。⑤4期:高度可疑或确诊肝硬化,包括NASH合并肝硬化、脂肪性肝硬化及隐源性肝硬化(因为肝脂肪变和炎症随着肝纤维化进展而减轻)。

【临床表现】

NAFLD起病隐匿,发病缓慢,常无症状,少数患者可有乏力、右上腹轻度不适、肝区隐痛或上腹胀痛等非特异症状。严重脂肪性肝炎可出现黄疸、恶心、呕吐、食欲减退等症状,部分患者可有肝脏肿大。发展至肝硬化失代偿期,患者可出现黄疸、水肿、肝掌、蜘蛛痣等慢性肝病体征及门脉高压体征,其临床表现与其他原因所致的肝硬化相似。

【辅助检查】

1. 实验室检查 ALT、AST和γ-GT正常或轻、中度上升,但不能反映NAFLD严重程度。单纯性脂肪性肝病时,肝功能基本正常,或有γ-GT轻度升高;NASH时,多见血清转氨酶和γ-GT水平升高,通常以ALT升高为主。肝硬化和肝衰竭时,可出现血清白蛋白和凝血酶原时间异常。部分患者外周血尿酸、转铁蛋白和空腹血糖升高或糖耐量异常。

2. 影像学检查 超声、CT和MRI检查在脂肪性肝病的诊断上有重要的实用价值。

(1)超声检查 敏感性高,利用超声波在脂肪组织中传播出现显著衰减的特征,也可定量肝脂肪变程度。弥漫性脂肪肝表现为肝脏近场回声弥漫性增强,强于肾脏回声,远场回声逐渐衰减,肝内管道结构显示不清。超声弹性成像能够帮助判断肝脏纤维化的程度。

(2)CT检查 典型特征是患者肝脏密度普遍降低,肝脏、脾脏的CT比值≤1,比值还可判断脂肪性肝病的程度。0.7<比值≤1,为轻度;0.5<比值≤0.7,为中度;比值≤0.5,为重度。CT诊断脂肪肝的特异性优于B超。

(3)MRI检查 主要用于鉴别超声与CT难以区分的局灶性脂肪肝、肝脏占位性病变。

3. 肝穿刺活体组织学检查 指征:①经常规检查和诊断性治疗仍未能确诊的患者。②存在脂肪性肝炎和进展期肝纤维化风险,但临床或影像学检查缺乏肝硬化证据者。③鉴别局灶性脂肪性肝病与肝肿瘤,某些少见疾病如血色病、胆固醇酯贮积病和糖原贮积病。④血清铁蛋白和铁饱和度持续增高者推荐进行肝活检,尤其是存在血色沉着病C282Y基因纯合子或杂合子突变的患者。

【诊断与鉴别诊断】

（一）诊断依据

诊断 NAFLD 需要结合临床表现、实验室检查、影像学检查结果，排除过量饮酒、病毒性肝炎、糖原贮积病等导致脂肪性肝的疾病。

临床诊断标准：凡具备下列第 1~5 项和第 6 或第 7 项中任何一项者即可诊断 NAFLD。①有易患因素：肥胖、高脂血症、2 型糖尿病等。②无饮酒史或饮酒折合乙醇量男性每周<140g，女性每周<70g。③除外病毒性肝炎、药物性肝病、全胃肠外营养、肝豆状核变性和自身免疫性疾病等可导致脂肪肝的特定疾病。④除原发疾病的临床表现外，可有乏力、肝区隐痛、肝脾大等症状及体征。⑤血清转氨酶或 γ-GT、转铁蛋白升高。⑥符合脂肪性肝病的影像学诊断标准。⑦肝组织学改变符合脂肪性肝病的病理学诊断标准。

（二）鉴别诊断

1. 酒精性肝病　酒精性肝病和 NAFLD 的组织学特征、临床特点和实验室检查存在一定的重叠，故饮酒史的采集很重要。酒精性肝病常见组织学特征表现如酒精性透明小体（Mallory 小体），一般发生于长期酗酒者。无饮酒史或每周摄入乙醇量小于 140g 基本可以排除酒精性肝病。

2. 其他原因导致的肝炎　非酒精性脂肪性肝炎需与慢性病毒性肝炎（特别是丙型肝炎）、自身免疫性肝炎、早期 Wilson 病等可导致脂肪肝的肝病相鉴别。这些疾病引起肝组织学改变主要位于门脉周围，病史资料、肝炎病毒标志、自身抗体和铜蓝蛋白等检测有助于相关疾病的明确诊断。血色病患者血清铁及铁饱和度持续性增高。

3. 其他原因导致的脂肪肝　还需除外药物、全胃肠外营养、炎症性肠病、甲状腺功能减退症、库欣综合征、β 脂蛋白缺乏症，以及一些与胰岛素抵抗有关的综合征导致脂肪肝的特殊情况。

【病情评估】

单纯性脂肪性肝病如积极治疗，可完全恢复。脂肪性肝炎如能及早发现、积极治疗，多数能逆转。部分脂肪性肝炎可发展为肝硬化甚至肝癌，其预后与病毒性肝炎后肝硬化、酒精性肝硬化相似。

【治疗】

治疗原则：改善胰岛素抵抗，防治代谢综合征，减少肝脏脂肪沉积，避免"多重打击"导致 NASH 和肝功能失代偿，包括病因治疗、药物治疗、饮食控制、运动疗法和健康教育。

（一）病因治疗

针对病因治疗如治疗糖尿病、高脂血症，对多数单纯性脂肪性肝病和 NASH 有效。生活方式的改变，如健康饮食、体育运动，在 NAFLD 的治疗中至关重要。对于肥胖的 NAFLD 患者，建议低热量、低脂平衡饮食，增加有氧运动（每周至少 150 分钟），体重至少下降 3%~5% 可改善肝脂肪变，减重 7%~10% 可改善肝脏酶学和组织学的异常。

（二）药物治疗

通过改变生活方式即可治疗单纯性脂肪性肝病。对于 NASH 特别是合并进展性肝纤维化患者，使用维生素 E、甘草酸制剂、多烯磷脂酰胆碱等，可减轻脂质过氧化。胰岛素受体增敏剂如二甲双胍、吡格列酮可用于合并 2 型糖尿病的 NAFLD 患者；伴有血脂高的 NAFLD 可在综合治疗的基础上应用降血脂药物，但需要注意检测肝功能，必要时联合应用保肝药；肠道益生菌可减少内毒素的产生和能量的过度吸收。

（三）其他治疗

单纯改变生活方式和药物治疗无反应者，可通过减重手术进行治疗。对 NASH 伴有严重代谢综合征者，还可行粪菌移植。

（四）预防

1. 通过教育让患者明白改变生活方式对健康的长期益处。控制饮食、增加运动，减轻体重是治疗肥胖相关非酒精性脂肪性肝病的最佳方案。减肥过程中应使体重平稳下降，注意监测体重及肝功能。

2. 注意纠正营养失衡，戒酒，不宜乱服药，在服降血脂药物期间应遵医嘱定期复查肝功能。

思考题

1. 如何诊断非酒精性脂肪性肝病？
2. 非酒精性脂肪性肝病的治疗有哪些内容？

扫一扫，查阅本章数字资源，含PPT、音视频、图片等

原发性肝癌（primary carcinoma of the liver）简称肝癌，是指发生于肝细胞或肝内胆管细胞的恶性肿瘤，临床表现为肝区疼痛、进行性肝肿大、食欲减退、消瘦、黄疸等，是全世界范围内常见的消化系统恶性肿瘤之一。根据 GLOBOCAN 2018 年公布的数据，全球肝癌的年新发病例数达到 84.1 万人，居于恶性肿瘤第 6 位；死亡 78.2 万人，居于恶性肿瘤的第 2 位。原发性肝癌在我国尤其高发，是第 4 位的常见恶性肿瘤和第 2 位的肿瘤致死病因。我国是病毒性乙型肝炎大国，也是肝癌大国。我国人口占全球的 18.4%，但是肝癌年新发病例达到 46.6 万人，死亡 42.2 万人，分别达到全球的 55.4% 和 53.9%。并且，肝癌的预后很差，发病率与死亡率之比达到 1：0.9。在北美国家和地区，肝癌的 5 年生存率 15%~19%，而在我国仅为 12.1%。肝癌严重威胁我国人民的生命和健康，随着早诊筛查及治疗手段的进步，其预后较过去有了明显提高。

【病因和发病机制】

目前本病病因和发病机制尚未完全阐明，可能与下列多种因素有关。

1. 病毒性肝炎 近年来的研究表明，与肝癌有关的有乙型肝炎（HBV）、丙型肝炎（HCV）和丁型肝炎（HDV）。我国肝癌患者中约 90% 有 HBV 背景；而 HCV 发生率较低，约 10%，多与输血有关。HBV 感染是我国肝癌的主要病因，西方国家以 HCV 感染常见。HBV 的 DNA 序列和宿主细胞的基因序列同时遭到破坏或发生重新整合，使癌基因激活和抑癌基因失活，从而发生细胞癌变。丙型肝炎致癌机制与 HCV 序列变异相关。HCV 通过序列变异逃避免疫识别而持续感染肝细胞，引起肝脏长期炎症，肝细胞坏死和再生反复发生，从而积累基因突变，破坏细胞增殖的动态平衡，导致细胞癌变。

2. 黄曲霉毒素 流行病学调查显示，粮油、食品受黄曲霉毒素 B1 污染严重的地区，肝癌发病率高。动物实验发现，被黄曲霉菌污染的霉玉米和霉花生能导致肝癌。黄曲霉毒素 B1 与肝癌有密切关系，是已知最强的致癌物，能通过影响 ras、P53 等基因的表达，引起肝癌。

3. 肝硬化 与肝癌密切相关。病理检查显示，50%~90% 的原发性肝癌合并有肝硬化，多为乙型、丙型病毒性肝炎所导致的结节性肝硬化。酒精性肝硬化也可引发肝癌。

4. 其他 可疑致癌因素：①长期接触氯乙烯、亚硝胺类、偶氮芥类、苯酚、有机氯农药等化学物质。②血吸虫及华支睾吸虫感染。③长期饮用污染水、藻类异常繁殖的河沟水。④香烟中多环芳烃、亚硝胺和尼古丁。

近年的研究提示，糖尿病、肥胖、吸烟和药物性肝损等是肝细胞型癌（HCC）的危险因素，值得关注。

上述各种病因使肝细胞在损伤后的再生修复过程中，其生物学特征逐渐变化，基因突变，增

殖与凋亡失衡。各种致癌因素也可促使癌基因表达，如 P21、P53。慢性炎症及纤维化过程中的血管增殖活跃，为肝癌的发生发展创造了重要条件。

【病理】

（一）分型

1. 大体形态分型

（1）块状型　最多见，直径≥5cm，若≥10cm 称为巨块型，可呈单个、多个或融合成块，多为圆形，质硬，呈膨胀性生长，易引发肝破裂。

（2）结节型　为大小和数量不等的癌结节，直径一般<5cm，常伴有肝硬化。

（3）弥漫型　最少见，可见有米粒至黄豆大小的癌结节弥散分布于整个肝脏，与肝硬化结节常难以区别，常因肝功能衰竭而死亡。

（4）小癌型　直径<3cm 的孤立癌结节，或相邻两个癌结节直径之和<3cm 者，称为小肝癌。患者一般无明显临床症状，AFP 可阳性，肿瘤切除后可恢复正常。

2. 组织学分型

（1）肝细胞型　肝细胞型癌（HCC）由肝细胞发展而来，约占 90%。癌细胞异型性明显，胞质丰富，呈多边形，排列成巢状或索状，血窦丰富。正常肝组织的肝动脉供血约占 30%，但 HCC 的肝动脉供血超过 90%，是肝癌影像诊断及介入治疗的重要组织学基础。

（2）胆管细胞型　胆管细胞型癌（ICC）较少见，癌细胞来自胆管上皮细胞，呈立方或柱状，排列成腺样，纤维组织较多，血窦较少。

（3）混合型　此型最少见，具有肝细胞型癌和胆管细胞型癌两种或呈过渡形态，既不完全像肝细胞型癌，又不完全像胆管细胞型癌。

（二）转移途径

1. 血行转移　分为肝内转移和肝外转移。肝内转移发生最早、最常见，可侵犯门静脉分支并形成癌栓，脱落后在肝内引起多发性转移灶，门静脉主干瘤栓阻塞可引起门静脉高压和顽固性腹水。肝外转移最常见部位为肺，还可累及肾上腺、骨、肾、脑等器官。

2. 淋巴转移　转移至肝门淋巴结最多见，也可转移到胰、脾、主动脉旁上淋巴结及锁骨上淋巴结。

3. 种植转移　发生率低。从肝脱落的癌细胞可种植在腹膜、膈、胸腔等处引起血性腹水、胸腔积液。如种植在盆腔，可在卵巢形成较大肿块。

【临床表现】

本病起病隐匿，早期症状常不明显，经甲胎蛋白（AFP）普查检出的早期病例，可无任何症状和体征，称为亚临床肝癌。因出现症状而自行就诊者多数已属中晚期。

1. 肝区疼痛　是肝癌最常见的症状。肝包膜被牵拉、侵犯可致肝区疼痛。半数以上患者有肝区疼痛，多呈持续性胀痛或钝痛，这是由癌肿快速生长使肝包膜被牵拉所致。如肿瘤生长缓慢，也可无疼痛或仅有轻微钝痛。疼痛部位与肿瘤位置相关。肝右叶肿瘤可致右季肋部疼痛；肝左叶肿瘤易误诊为胃痛；侵犯膈肌时疼痛可放射至右肩背；癌肿向后生长可致右腰部疼痛。当肝表面的癌结节破裂，坏死的癌组织及血液流入腹腔时，可引起突然剧痛，从肝区开始迅速延至全腹，产生急腹症的表现；如出血量大，则引起昏厥和休克。

2. 肝肿大 肝呈进行性增大，质地坚硬，表面凹凸不平，有大小不等的结节或巨块，边缘钝而不整齐，常有不同程度的压痛。肝癌突出于右肋弓下或剑突下时，上腹可呈现局部隆起或饱满，如癌位于膈面，则主要表现为膈抬高而肝下缘可不大。位于肋弓下的癌结节最易被触到，有时因患者自己发现而就诊。

3. 黄疸 一般在晚期出现，可因肝细胞损害而引起，或由于癌块压迫或侵犯肝门附近的胆管，或癌组织和血块脱落引起胆道梗阻所致。

4. 肝硬化征象 肝癌伴有肝硬化门静脉高压症者可有脾大、腹水、静脉侧支循环形成等表现。腹水增长快速，一般为漏出液。血性腹水多因癌侵犯肝包膜或向腹腔内破溃而引起，偶因腹膜转移癌所致。

5. 全身表现 进行性消瘦、食欲减退、乏力、发热、牙龈出血、营养不良和恶病质。少数肝癌患者由于癌本身代谢异常，进而影响宿主机体而致内分泌或代谢异常，可有特殊的全身表现，称为伴癌综合征，以自发性低血糖症、红细胞增多症较常见，其他罕见的有高血钙、高血脂、类癌综合征等。对肝大且伴有这类表现的患者，应警惕肝癌的存在。

6. 转移灶表现 可因转移部位不同而异。肺转移可引起咳嗽、咯血、呼吸困难；胸腔转移可出现血性胸腔积液；骨骼或脊柱转移可有局部疼痛或神经受压症状；脊神经损害时可引起截瘫；颅内转移可出现相应的定位症状和体征，出现颅内高压可导致脑疝而突然死亡。

【并发症】

1. 肝性脑病 常出现在肝癌终末期，约占肝癌死亡原因的1/3。详见第二十八章。

2. 上消化道出血 约占肝癌死亡原因的15%。肝癌常因有肝硬化基础或有门静脉、肝静脉癌栓而发生门静脉高压症、食管-胃底静脉曲张或小肠静脉淤血等一系列改变，一旦血管破裂，则发生呕血和黑粪。晚期患者可因胃肠道黏膜糜烂合并凝血功能障碍而有广泛出血。

3. 肝癌结节破裂出血 约10%的肝癌患者因癌结节破裂出血而致死。肿瘤增大、坏死或液化时可自发破裂，或因外力而破裂。破裂可限于肝包膜下，产生局部疼痛；如包膜下出血迅速增多，则形成压痛性块物；也可破入腹腔引起急性腹痛和腹膜刺激征。大量出血导致休克和死亡，小破口出血则表现为血性腹水。

4. 继发感染 患者因在长期消耗或因放射、化学治疗而并发白细胞减少症的情况下，抵抗力减弱，再加上长期卧床等因素，容易并发各种感染，如肺炎、脓毒症、肠道感染等。

【辅助检查】

（一）影像学检查

1. 超声检查 是目前肝癌筛查的首选方法，具有方便易行、价格低廉及无创等优点，能检出肝内直径>1cm的占位性病变，利用多普勒效应或超声造影剂，了解病灶的血供状态，判断占位性病变的良恶性质，并有助于引导肝穿刺活检。彩色多普勒血流成像已广泛用于临床，尤其是可测量出肿瘤的血流，推测肿瘤性质，还可在超声引导下穿刺活检或癌瘤内局部注射药物，或局部消融治疗。

2. CT、MRI检查 多层螺旋CT图像清晰，增强CT扫描显示肝癌结节呈动脉期增强、静脉期低密度的"快进快出"表现，诊断肝癌灵敏、准确，已是诊断肝癌的常规检查方法。MRI检无电离辐射，无须造影剂即可显示三维图像，对肝癌的诊断、观察肿瘤内部结构及与肝脏良性病变的鉴别价值优于 CT。

3. 肝动脉造影　肝由肝动脉及门静脉双重供血，由于肝癌区的血管一般较丰富，且 90% 来自肝动脉，选择性腹腔动脉和肝动脉造影能显示直径在 1cm 以上的癌结节，阳性率达 87%，结合 AFP 检测的阳性结果，常用于诊断小肝癌。手术前造影可明确肿瘤部位，估计切除范围，因而可减少盲目探查。但这项检查对少血管型肝癌显示较差；检查有一定的创伤性，一般在超声显像、CT 或 MRI 检查不满意时进行，多在结合肝动脉栓塞化疗时使用。数字减影肝动脉造影（DSA）现已普及，是通过电子计算机进行一系列图像数据处理，将影响清晰度的脊柱、肋骨等阴影减除，使图像对比度增强，可清楚显示直径 0.5~1cm 的微小肿瘤。

4. 核素显像　在肝实质显像中，原发性肝癌的典型表现为局限性放射性缺损或稀疏，90% 以上的患者肝影增大、形态失常。而应用 ^{67}Ga（67 镓）或 $^{99m}Tc-PMT$（^{99m}锝-吡哆醛-5-甲基色氨酸）肝癌阳性显像，病灶区呈明显的放射浓聚，可直观地显示肿瘤大小、数量和部位，为手术提供参考。此外，肝癌阳性显像对于肝癌肝外转移的寻找及治疗效果的评价均有价值。

（二）实验室检查

1. 血液生化检查　可以出现血 AST、ALT、AKP、LDH 或胆红素的升高，而白蛋白降低等肝功能异常表现；HBV 标志物阳性和 HBV-DNA 阳性提示有原发性肝癌的肝病基础，结合其他检查有利于肝癌的定性诊断。

2. 肿瘤标志物检测

（1）甲胎蛋白（AFP）　是当前诊断肝细胞癌最特异的标志物，已广泛用于肝细胞癌的普查、诊断、疗效判断和预测复发。正常人血清中含微量 AFP（<20μg/L），孕妇、新生儿及睾丸或卵巢生殖腺胚胎瘤患者也可升高。在排除妊娠和生殖腺胚胎瘤的基础上，AFP>400μg/L 为诊断肝癌的条件之一。AFP 由低浓度逐渐升高不降，或 AFP>200μg/L 持续 8 周，应结合影像学和肝功能变化做综合分析和动态观察。AFP 浓度通常与肝癌大小呈正相关，此外，部分肝炎、肝硬化及少数消化道肿瘤肝转移者也可测得 AFP 增高，但增高程度多不如原发性肝癌明显。

（2）其他　γ-谷氨酰转肽酶同工酶-Ⅱ、异常凝血酶原、血清岩藻糖苷酶等肝癌标志物检测对原发性肝癌，尤其是 AFP 阴性肝癌有辅助诊断意义，但均不能取代 AFP 在肝癌诊断中的地位。血清 AFP 联合 1~2 项其他肝癌标志物检测，可明显提高原发性肝癌的诊断率。

（三）病理学检查

具有典型肝癌影像学特征的占位性病变，符合肝癌临床诊断标准的患者，通常不需要以诊断为目的肝穿刺活检。对于缺乏典型肝癌影像学特征的占位性病变，肝穿刺活检可获得病理诊断结果，对于确立肝癌的诊断、指导治疗、判断预后非常重要。肺、脑、肾疾患和全身衰竭者应避免肝穿刺活检。为了避免肿瘤结节破裂和针道种植，在选择穿刺路径时需要经过正常的肝组织，避免直接穿刺肝脏表面的结节。推荐在肿瘤和肿瘤旁肝组织分别穿刺一条组织，以便客观对照，提高诊断准确性。肝穿刺的病理诊断存在一定的假阴性率，阴性结果不能完全排除肝癌的可能。

在选择上述辅助检查方法时应掌握的原则：方便、快速、经济、无创或微创和确诊率高。一般将超声学检查和 AFP 定量测定这两项检查作为肝癌的一线诊断方法。

【诊断与鉴别诊断】

（一）诊断

国际上广泛使用的肝癌诊断标准是满足下列 3 项中的任一项，即可诊断肝癌：①具有两种典型的肝癌影像学（超声、增强 CT、MRI 或选择性肝动脉造影）表现，病灶>2cm。②一项典型的肝癌影像学表现，病灶>2cm，AFP>400μg/L。③肝脏活检阳性。对高危人群（各种原因所致的慢性肝炎、肝硬化及>35 岁的 HBV 或 HCV 感染者）每 6~12 个月检测 AFP 和超声筛查，有助于肝癌早期诊断。

（二）鉴别诊断

1. 继发性肝癌　原发于消化道、肺部、泌尿生殖系统、乳房等处的癌灶常转移至肝脏。这类继发性肝癌与原发性肝癌比较，病情发展较缓慢，症状较轻，AFP 检测除少数原发癌在消化道的病例可呈阳性外，一般为阴性。少数继发性肝癌很难与原发者鉴别，确诊的关键在于病理检查和找到肝外原发癌的证据。

2. 肝硬化　原发性肝癌多发生在肝硬化基础上，有时二者鉴别较为困难，若肝硬化病例有明显的肝大、质硬的大结节，或肝萎缩变形而影像检查又发现占位性病变，则肝癌的可能性很大。反复检测 AFP 或 AFP 异质体，密切随访病情，最终能做出正确诊断。

3. 活动性肝病　一般包括急性肝炎与慢性活动性肝炎。肝病活动时血清 AFP 往往呈短期升高，提示肝癌的可能性，定期多次随访测定血清 AFP 和 ALT，或者联合检查 AFP 异质体及其他肝癌标志物并进行分析。分析要点：①ALT 持续增高至正常的数倍，AFP 和 ALT 动态曲线平行或同步升高，则活动性肝病的可能性大。②二者曲线分离，AFP 升高而 ALT 正常或由高降低，则应多考虑原发性肝癌。

4. 肝脓肿　一般有明显炎症的临床表现，如发热；肿大的肝表面平滑无结节，触痛明显；邻近脓肿的胸膜壁常有水肿，右上腹肌紧张。白细胞计数升高；超声检查可探得肝内液性暗区。但当脓液稠厚，尚未形成液性暗区时，本病的诊断颇为困难，应反复做超声检查，必要时在超声引导下做诊断性穿刺，亦可用抗感染药物行试验性治疗。

5. 邻近肝区的肝外肿瘤　腹膜后的软组织肿瘤，来自肾、肾上腺、胰腺、结肠等处的肿瘤也可在上腹部呈现腹块，造成混淆。超声检查有助于区别肿块的部位和性质，AFP 检测应为阴性，鉴别困难时，需剖腹探查方能确诊。

6. 肝脏非癌性占位性病变　肝血管瘤、多囊肝、包虫病等局灶性结节增生，炎性假瘤等肝良性占位性病变等，可用 CT、MRI 和彩色多普勒超声检查帮助诊断，有时需剖腹探查才能确定。

【病情评估】

采用 AJCC/UICC 第 8 版（2017 年）TNM 分期标准和临床分期标准。

1. TNM 分期　见表 30-1。

表 30-1 原发性肝癌 TNM 分期标准

原发肿瘤（T）	
Tx	原发肿瘤无法评估
T0	无原发肿瘤证据
T1	孤立的肿瘤无血管浸润
T2	孤立的肿瘤浸润血管，或多发肿瘤直径≤5cm
T3a	多发肿瘤直径>5cm
T3b	单个或多发肿瘤，不论大小，侵及门静脉或肝静脉的主要分支
T4	直接侵及除胆囊外的邻近器官，或侵犯浆膜（脏层腹膜）
区域淋巴结（N）	
Nx	区域淋巴结无法评估
N0	无区域淋巴结转移
N1	区域淋巴结转移
远处转移（M）	
Mx	远处转移无法评估
M0	无远处转移
M1	有远处转移

2. 临床分期　见表 30-2。

表 30-2 原发性肝癌临床分期标准

分期	T	N	M
Ⅰ 期	T1	N0	M0
Ⅱ 期	T2	N0	M0
ⅢA 期	T3a	N0	M0
ⅢB 期	T3b	N0	M0
ⅢC 期	T4	N0	M0
ⅣA 期	任何 T	N1	M0
ⅣB 期	任何 T	任何 N	M1

3. 综合评估

（1）原发性肝癌早期多无临床表现，一旦出现相应的临床表现，多数患者已处于中晚期。因此，常规健康查体时对肝癌的普查及对高危人群的严格普查，是早期诊断肝癌的重要方法。

（2）确诊的原发性肝癌具备下述状态时，一般预后较好：①瘤体直径小于 5cm，能早期手术治疗。②癌肿包膜完整，尚无癌栓形成。③机体免疫状态良好。

（3）出现下列情况时，则预后不良：①合并肝硬化或有肝外转移者。②发生肝癌破裂、消化道出血者。③血 ALT 显著升高者。

【治疗】

　　随着诊断技术的进步及高危人群的普查和重点随访，早期肝癌和小肝癌的检出率和手术根治切除率逐年增加。加上手术方法的改进和多种治疗措施的综合运用，肝癌的治疗效果明显提高。临床上应该遵循因期制宜的治疗原则：①I 期：尽可能手术切除，因故不能切除者可行肝移植或局部非切除手术疗法，术后酌情加辅助治疗。②Ⅱ期：手术（切除或非切除）和（或）放疗、动脉内给药等综合治疗，部分病例选择行Ⅱ期手术切除。③Ⅲ、Ⅳ期：以生物靶向或中医药治疗为主，肝功能 Child-Pugh 分级 A~B 级者可行全身化疗。

（一）手术治疗

手术切除是目前早期肝癌最有效的治疗手段，术后 1 年、3 年及 5 年生存率分别为 80%~92%、61%~86% 和 41%~75%。凡有手术指征者均应不失时机地争取手术切除，若无法行Ⅰ期切除，也应争取在介入治疗后行Ⅱ期切除。

手术适应证：①无明显心、肾、肺损害，能耐受手术者。②肝功能代偿良好，无明显黄疸、腹水者。③无远处转移者。④影像学提示肿瘤局限于一叶或半肝，有切除可能，或尚可行姑息性外科治疗者。⑤较小或局限的复发性肝癌有切除可能者。⑥肝内占位经各种检查不能完全排除恶性肿瘤而又易于切除者。

（二）肝动脉栓塞化疗（TACE）

经肝动脉插管栓塞化疗（TACE）或 TACE 加门静脉栓塞（PVE）是不能手术切除肝癌的主要治疗方法，被推荐为中晚期肝癌的首选标准治疗，3 年生存率可达 50%。在 X 线引导下，经皮穿刺股动脉，将导管插至支配肿瘤血供的肝固有动脉或其分支，注射抗肿瘤药物和栓塞剂（碘化油和颗粒明胶海绵），阻断肿瘤血供，造成其缺血坏死，同时发挥局部抗肿瘤药物持久、良好的化疗作用。TACE 可使肝癌明显缩小，也为手术切除提供机会。

（三）局部消融治疗

超声、CT 或 MRI 影像引导定位，经皮、经腹腔镜或经开腹手术，用物理或化学方法使肿瘤组织凝固坏死，从而达到杀伤肿瘤细胞、缩小癌灶、减轻症状的目的，也为肿瘤的Ⅱ期切除创造条件，主要包括射频、微波及无水酒精注射。

（四）放射治疗

近年来，放疗的重要性日益引起重视。随着放射源、放射设备和技术的进步及定位方法的改进，放疗疗效有所提高，应用范围更加广泛，如立体定向放射治疗（SBRT）、质子束治疗（PBT）等安全、有效的放疗手段。

（五）全身化疗

全身化疗主要适用于有肝外转移、局部病变不适合手术、局部治疗失败、弥漫型肝癌、合并门静脉主干和（或）下腔静脉癌栓者。不推荐传统化疗，含奥沙利铂的联合化疗可获得较好疗效。

（六）靶向治疗

靶向治疗单独应用或与其他疗法联合应用均对肝癌有一定的客观疗效，且能改善患者的生活质量。近年来，随着分子生物学的深入研究，靶向治疗无疑是肝癌治疗的新方向，也为肝癌的治疗带来了新突破。

1. 索拉非尼　能延缓肝癌病情进展，明显延长晚期患者生存期，且安全性较好。其他多激酶抑制剂如舒尼替尼、仑伐替尼、卡博替尼、brivanib、西地尼布、TSU-68、ABT-869；抗 EGFR 药物西妥昔单抗、贝伐珠单抗、雷莫芦单抗；抑制 EGFR 和 HER-2 的拉帕替尼等靶向治疗药物，也初步显示出有效的结果。

2. PD-1/PD-L1 抑制剂　采用针对免疫检查点 PD-L1 的单克隆抗体可抑制 T 淋巴细胞 PD-1 与肿瘤细胞表面的 PD-L1 结合，反之亦然。PD-1/PD-L1 抑制剂产生一系列抗肿瘤的免疫作用，也有一定的治疗效果，如纳武利尤单抗、帕博利珠单抗、卡瑞丽珠单抗、阿替利珠单抗等。

（七）抗病毒治疗及其他保肝治疗

合并乙型肝炎病毒感染且复制活跃的肝癌患者，口服核苷（酸）类似物抗病毒治疗非常重要。因此，抗病毒治疗应贯穿肝癌治疗的全过程。肝癌患者在自然病程中或者治疗过程中可能会伴随肝功能异常，应及时适当地应用保肝药物，提高治疗的安全性、降低并发症、改善患者的生活质量。

（八）肝移植术

肝移植术主要用于小肝癌合并严重肝硬化者。但静脉癌栓、肝内播散或肝外器官转移者应为禁忌。因肝源短缺等因素，目前暂不推荐对肝功能良好、能耐受肝切除的患者行肝移植术。

（九）预防

1. 积极防治基础疾病　积极治疗 HBV 和 HCV 感染引起的病毒性肝炎、肝硬化；应用病毒性肝炎疫苗（乙型和丙型）预防肝炎，对原发性肝癌的预防也起积极作用。

2. 注意饮食卫生　做好粮食保管，防霉去毒，保护水源，防止污染等诸环节管理。

3. 提高保健意识　在肝癌高发区应定期进行人群普查。

（十）健康教育与人文关怀

增强患者治疗疾病和康复的信心，注重培养医学生的健康教育与人文关怀理念。普及肝癌的基础知识，提高医务人员对肝癌诊断的警觉性及敏感性，做到早发现、早诊断、早治疗；主动宣讲医保政策、更新的临床检测方法及精准治疗药物不断纳入医保，彰显了我国政府以人为本的治理理念，使更多的患者受益。

思考题

1. 简述肝癌的普查对象和方法。
2. 诊断肝癌常用的辅助检查有哪些？各有何临床意义？
3. 如何根据肝癌的病情选择适当的治疗方案？

扫一扫，查阅本章数字资源，含PPT、音视频、图片等

急性胰腺炎（acute pancreatitis，AP）是指多种病因引起的胰酶激活，继以胰腺局部炎症反应为主要特征，伴或不伴其他器官功能改变的疾病，临床上以急性上腹痛、恶心、呕吐、发热和血清淀粉酶、脂肪酶升高等为特征，病情较重者可发生全身炎症反应综合征（SIRS）并可伴有多系统器官功能障碍。根据严重程度，本病临床上可分为轻症急性胰腺炎（mild acute pancreatitis，MAP），中重症急性胰腺炎（moderately，severe acute pancreatitis，MSAP）和重症急性胰腺炎（serere acute pancreatitis，SAP）3类。本病为消化系统常见的危重疾病，随着生活方式的改变（高脂饮食和酒精摄入增多），我国AP的发病率居高不下，可发生于任何年龄，女性多于男性。大多数患者的病程呈自限性，20%～30%患者的临床经过凶险，总体病死率为5%～10%。

【病因和发病机制】

AP可能存在多种病因，且存在地区差异。胆石症仍是我国AP的主要病因，其次是大量饮酒与暴饮暴食。随着AP流行病学依据的不断完善，以及高甘油三酯血症导致AP机制的不断阐明，高甘油三酯血症有超越酒精摄入成为第二大病因的趋势。

1. 胆胰疾病　由胆胰疾病引起的AP称为急性胆源性胰腺炎（acute biliary pancreatitis，ABP）。胆胰疾病的各种因素导致胆胰管出口排空不畅及压力异常，胰液引流受阻，胰酶异常活化，是导致ABP发生的中心环节。

（1）胆石症　根据结石的部位可以分为胆囊结石、胆管结石及混合型。

（2）非结石因素　包括蛔虫、胰管肿瘤、胰管狭窄、胰腺本身及其周围器官（如胃、胆）手术或外伤、逆行胰胆管造影（ERCP）等。

发生机制：①胆石、感染、蛔虫等引起壶腹部狭窄，胆汁排出障碍，当胆道内压力超过胰管内压力时，胆汁通过共同通道逆流入胰管，激活胰酶而致AP。②胆石移行过程中造成胆总管、壶腹部损伤，或胆道炎症引起暂时性Oddi括约肌松弛，十二指肠内容物反流入胰管，激活胰酶而致AP。③胆道炎症时，胆汁中的细菌毒素、游离胆酸、溶血卵磷脂等可通过淋巴管扩散至胰腺，激活胰酶而致AP。④胰管肿瘤、结石、蛔虫和胰管狭窄等均可引起胰管阻塞，导致胰液排出受阻，胰管内压力增高，引发胰腺腺泡破裂，胰液溢入胰实质而引起AP。⑤胰腺本身及其周围器官（如胃、胆）手术或外伤，可直接或间接损伤胰组织和胰腺血供系统，引起胰腺炎。⑥ERCP时，注射压力过高可致胰腺腺泡损伤，引起AP，是最常见的医源性病因，被称为ERCP术后胰腺炎（post-ERCP pancreatitis，PEP）。

2. 大量饮酒和暴饮暴食　大量饮酒可通过刺激胃酸分泌而促进胰腺外分泌，同时可引起十

二指肠乳头水肿和 Oddi 括约肌痉挛，致使胰液排泄受阻，胰管内压力增高。饮酒的同时，还伴有大量脂肪餐和饮食过饱。暴饮暴食使大量食糜在短时间内进入十二指肠内，使其压力升高，剧烈呕吐也可使十二指肠内压力骤升；若伴有 Oddi 括约肌松弛的疾患，使富含肠激酶的十二指肠内容物反流入胰管，激活胰酶；酒精还可改变胰液内蛋白质成分，形成蛋白栓子阻塞胰小管，使胰液排泄受阻而致 AP。

3. 高甘油三酯血症 高甘油三酯血症引起的 AP 又称为急性脂源性胰腺炎，发病日渐增多，且呈年轻化、重症化态势。其发生机制可能与甘油三酯分解的游离脂肪酸对胰腺本身的毒性作用及其引起的胰腺微循环障碍有关。当血清甘油三酯浓度≥11.3mmol/L 时，极易发生 AP，当甘油三酯<5.65mmol/L 时，发生 AP 的危险性减少。

4. 感染 AP 可继发于某些急性传染病，如流行性腮腺炎、伤寒、链球菌败血症、传染性单核细胞增多症，以及柯萨奇病毒、Echo 病毒、肺炎衣原体感染等。

5. 其他病因 高钙血症（如甲状旁腺瘤、维生素 D 过多等）可引起胰管钙化，胰液引流障碍，同时增高的血钙可促使胰蛋白酶原激活。动脉粥样硬化等血管病变可致胰腺缺血性坏死，称为"胰卒中"。已知某些药物如糖皮质激素、噻嗪类利尿剂、硫唑嘌呤、四环素、磺胺类等，可增加胰液分泌或胰液黏稠度，导致胰小管梗阻、压力增高而使小管及腺泡破裂，引起胰腺炎。还有遗传因素、自身免疫因素也可引起 AP。

经临床与影像、生化等检查不能确定病因者，称为特发性胰腺炎。

正常情况下，胰腺在一系列防御机制作用下避免受到损伤，当以上各种病因单独或同时作用于胰腺，使其自身防御机制中某些环节被破坏，引起胰腺分泌过度旺盛、胰液排泄障碍或胰腺血液循环紊乱，从而引发胰腺自身消化和由此产生的全身连锁反应。

【病理】

1. 急性水肿型 胰腺充血、水肿和炎性细胞浸润，血管变化不明显。

2. 急性坏死型 胰腺及周围组织脂肪坏死和钙化，可并发胰腺脓肿、假性囊肿或瘘管形成，显微镜下胰腺组织呈凝固性坏死，局限或弥漫性胰腺出血、血栓形成。

在 SAP 时，由于炎症波及全身，可有其他脏器如小肠、肺、肝、肾等脏器的炎症性病理改变；由于胰腺大量炎性渗出，常有胸、腹腔积液。

【病理生理】

当胰液中的胰蛋白酶原被异常激活时，便开启了胰腺的自身消化过程，出现胰腺及其周围组织的局部炎症反应，如胰蛋白酶激活弹力蛋白酶，可水解细胞外基质的弹力纤维，引起出血和血栓形成；激活胰脂肪酶，可水解各种脂质、甘油三酯，产生对微血管有毒性的游离脂肪酸，导致脂质过氧化，引发胰腺及其周围脂肪坏死；激活磷脂酶 A，分解各种磷脂，破坏膜磷脂结构及微血管，增加血管通透性和缺血，引起胰实质凝固性坏死和脂肪组织坏死及溶血等；激活激肽释放酶，可产生缓激肽，使血管扩张，通透性增加，引起低血压、休克和水肿。此外，胰酶的释放还激活了补体系统及凝血-纤溶系统，引起小血管内血栓形成。以上胰酶及坏死物质还可通过激活和释放一些炎性介质、细胞因子（瀑布效应），出现全身炎症反应综合征（SIRS），并可伴有多器官损害甚至衰竭，如呼吸、心、肾、肠道功能衰竭及肠道细菌移位。

【临床表现】

（一）症状

1. 腹痛 为主要和首发的症状，常于饱餐、饮酒或脂肪餐后突然发作，呈持续性，少数年老体弱者腹痛可不明显。典型的腹痛位于上腹或左上腹，可放射至背部、胸部和左侧腹部、腰背部，呈束带状放射，弯腰抱膝位疼痛可稍减轻，多为钝痛或锐痛。但腹痛的程度和部位与病情严重度缺乏相关性。轻症者3~5天可缓解，重症者剧痛延续较长，并发腹膜炎时可扩散至全腹痛。

2. 恶心、呕吐 多数起病即有恶心，频繁呕吐胃内容物，甚至呕吐胆汁或咖啡渣样液体，吐后腹痛不能缓解，多同时伴有明显腹胀，甚至出现麻痹性肠梗阻。

3. 发热 多数有中度以上发热，持续3~5天热退。重症患者常持续高热不退，尤其是合并腹膜炎、胰腺脓肿或胆道感染时。

4. 休克 为SAP的重要特征，极少数可无明显腹痛而突然发生休克，甚至猝死。引起休克的主要原因：①大量液体渗入腹腔、胸膜腔，频繁呕吐丢失体液，胰腺、消化道出血致有效循环血容量不足。②缓激肽等血管活性物质增加，使周围血管扩张。③坏死的胰腺释放心肌抑制因子，使心肌收缩不良。④感染。

5. 其他 多有轻重不等的脱水。低钙血症可引起手足抽搐，为预后不良的征兆。

（二）体征

1. MAP 腹部体征较轻，与腹痛程度常不相称。多数有上腹部压痛，无腹肌紧张和反跳痛，肠鸣音可有减少。

2. SAP 腹肌强直，全腹明显压痛、反跳痛阳性，肠鸣音减弱或消失，提示出现急性腹膜炎。若脐周皮肤出现青紫，称Cullen征；两腰部皮肤呈暗灰蓝色，称Grey-Turner征，系胰酶、坏死组织及出血沿腹膜间隙与肌层渗入腹壁下所致。并发胰腺及周围脓肿或假性囊肿时，可在上腹部触及明显压痛的肿块；若肿块压迫胆总管，可出现黄疸。胆总管或壶腹部结石、胰头炎性水肿压迫胆总管及胰腺炎致肝细胞损害时，均可引起黄疸。

【并发症】

MSAP及SAP可出现多种并发症，MAP很少引起并发症。

1. 胰腺局部并发症 4周以内的局部渗液依照有无坏死，分为急性胰周液体积聚（APFC）和急性坏死物积聚（ANC）。4周后持续存在的APFC一旦形成囊壁包裹，则称为胰腺假性囊肿；ANC被囊壁包裹则称为包裹性坏死（WON）。从ANC到WON，可以为无菌性，或者为感染性。

2. 全身并发症

（1）SIRS 是AP最常见的全身并发症，多发生于MSAP和SAP。AP时符合以下临床表现中的2项及以上，可以诊断为SIRS：①心率>90次/分。②体温<36℃或>38℃。③外周血WBC<4×10^9/L或>12×10^9/L。④呼吸频率>20次/分，或PCO$_2$<32mmHg（1mmHg=0.133kPa）。SIRS持续存在将会增加AP发生器官功能衰竭的风险。

（2）器官功能衰竭 是AP最严重的全身并发症，也是SAP致死的主要原因。主要包括以下方面：①急性呼吸衰竭：可突然出现进行性呼吸窘迫、焦虑、多汗伴明显发绀，常规吸氧不能缓解。②急性肾衰竭：主要由于低血容量、休克及血管活性物质的作用引起肾缺血、急性肾小管坏死、弥散性血管内凝血（DIC）所致。③心力衰竭和心律失常：发生可能与心肌缺血、心肌的直接损伤及心肌抑制因子释放等有关。④肠道功能衰竭：在 SAP 中也可以发生，但目前其定义和诊断标准尚不明确。

（3）感染和脓毒症　AP 严重患者因机体抵抗力低下，加之大量使用抗生素，极易合并真菌感染。SAP 患者若合并脓毒症（sepsis），病死率升高（50%~80%）。

（4）胰性脑病　是 AP 的严重全身并发症之一，可表现为耳鸣、复视、谵妄、语言障碍及肢体僵硬、昏迷等，多发生于 AP 早期，但具体机制不明。

（5）消化道出血　上消化道出血多由于黏膜糜烂或应激性溃疡所致，下消化道出血多由胰腺坏死贯穿横结肠引起。

【辅助检查】

1. 白细胞计数测定　常有白细胞计数增多和中性粒细胞比例增加及核左移。

2. 淀粉酶测定　①血清淀粉酶在起病 6~12 小时内升高，约 24 小时达高峰，48 小时左右开始下降，多持续 3~5 天。血清淀粉酶超过正常值 3 倍即可确诊 AP。要注意鉴别其他急腹症如消化性溃疡穿孔、胆石症、胆囊炎、肠梗阻等引起的血清淀粉酶增高，但一般不超过正常值的 2 倍。②尿淀粉酶一般较血清淀粉酶晚 2 小时开始升高，下降较慢，持续 1~2 周，但受患者尿量及肾功能等因素影响。③胰源性腹水和胸水中淀粉酶含量明显高于血清。

3. 血清脂肪酶测定　常在起病后 4~8 小时开始上升，24 小时达高峰，持续 8~14 天，对就诊较晚、血清淀粉酶已降至正常的 AP 患者有诊断价值，且特异性较高。

必须强调，对于发病 12 小时后至 3 天内就诊的患者，淀粉酶的敏感性更高；而对于早期或者后期就诊的患者，脂肪酶的敏感性可能更高，但二者的活性高低与病情严重程度无相关性，SAP 时淀粉酶、脂肪酶可正常或低于正常。

4. 血清标志物检查　能反映 AP 严重程度的血清标志物包括 C 反应蛋白（CRP）、尿素氮（BUN）、肌酐（Cr）、血钙和降钙素原（PCT）等，对 MSAP 和 SAP 需加以监测。血清 CRP 是反映 SIRS 或感染的重要指标，发病 72 小时后的血清 CRP ≥150mg/L 提示 AP 病情较重。持续升高的 BUN>7.5mmol/L、升高的红细胞压积（Hct）>44%、Cr 进行性上升也是病情重症化的指标。血钙降低通常提示胰腺坏死严重，降低程度与病情严重度平行，若血钙<1.5mmol/L，则提示预后不良。PCT 水平的升高也是作为有无继发局部或全身感染的参考指标。暂时性血糖升高系机体对 AP 的应激反应，如持续空腹血糖>10mmol/L，则反映胰腺组织坏死、胰岛细胞损伤严重。血清 AST、LDH、胆红素也可增高。

5. 腹部超声检查　是 AP 的常规初筛检查，但因受胃肠道积气较多的影响，对胰腺形态观察不十分满意，对判断 AP 的病理类型的作用也有限；但可探查胆囊、胆管及腹水情况。

6. 增强 CT　可精确判断胰腺坏死和渗出的范围，并判断胰腺外并发症是否存在，通常起病 5~7 天进行。在 MSAP 与 SAP 的病程中，建议每 1~2 周随访 CT 检查。

7. MRI 检查　检测胰腺水肿比增强 CT 敏感，也能判断局部并发症。磁共振胰胆管成像（MRCP）检查有助于判断胆总管有无结石存在及胆源性 AP 的病因。

8. 超声内镜（EUS）　对于部分特发性胰腺炎患者，EUS 有助于明确有无胰腺微小肿瘤、胆道微结石及慢性胰腺炎。

【诊断与鉴别诊断】

（一）诊断

AP 的完整诊断应包括 AP 诊断、分类诊断、病因诊断和并发症诊断。

1. 诊断标准 AP 的诊断依据包括临床特征、血清胰酶浓度及 CT 检查。临床上符合以下 3 项特征中的 2 项即可诊断 AP：①急性、突发、持续、剧烈的上腹部疼痛，可向背部放射。②血清淀粉酶和（或）脂肪酶活性至少高于正常上限值 3 倍。③增强 CT/MRI 呈 AP 典型影像学改变（胰腺水肿或胰周渗出积液）。

2. 分类诊断 ①MAP：符合 AP 诊断标准，不伴有器官功能衰竭及局部或全身并发症。②MSAP：伴有一过性的器官衰竭（48 小时内可以恢复），或伴有局部/全身并发症。③SAP：伴有持续（>48 小时）的器官功能衰竭。

3. 病因诊断 包括胆源性 AP、酒精性 AP、脂源性 AP、PEP 等。

（二）鉴别诊断

1. 消化性溃疡急性穿孔 AP 并发腹膜炎时需与之鉴别。本病多有较典型的溃疡病史，腹膜炎同时伴有肝浊音界消失、X 线腹部立位平片见膈下游离气体等穿孔征象；血淀粉酶可升高，但一般不超过正常值的 2 倍。

2. 胆石症和急性胆囊炎 常有反复发作的胆绞痛史，疼痛位于右上腹，常向右肩部放射，有时可触及肿大的胆囊，Murphy 征阳性，血及尿淀粉酶可轻度升高；B 超检查可确诊。要注意胆源性胰腺炎时胆道疾病和胰腺炎同时存在。

3. 急性肠梗阻 AP 伴麻痹性肠梗阻时需与机械性肠梗阻鉴别。两者均有腹痛、腹胀、呕吐、停止排便排气，但后者可见肠形及蠕动波，肠鸣音亢进，血淀粉酶仅有轻度升高。

4. 急性心肌梗死 急性下壁心肌梗死时可出现上腹部疼痛，但心电图显示心肌梗死特征性改变，血清心肌酶和肌钙蛋白升高，血及尿淀粉酶正常，可资鉴别。

【病情评估】

（一）尽早判断 SAP

SAP 病情复杂且发展险恶，故临床应尽早做出判断。AP 患者若出现以下情况或全身并发症即应考虑为 SAP，如休克、腹膜炎、胸膜炎、皮肤淤斑、血钙降低、血糖升高、呼吸衰竭、肾衰竭、心力衰竭和严重心律失常、消化道出血、DIC、胰性脑病等。

（二）严重程度分级

1. MAP 通常在 1~2 周内恢复，病死率极低。
2. MSAP 早期死亡率低，后期如坏死组织合并感染，死亡率增高。
3. SAP 早期病死率高，如后期合并感染则病死率更高。

（三）病程分期

MSAP 及 SAP 病程较长，临床分为 3 个时期。
1. 早期（急性期） 发病至 2 周，以 SIRS 和器官功能衰竭为主要表现。此期构成第一个死亡高峰，治疗重点是加强重症监护、稳定内环境及器官功能保护治疗。

2. 中期（演进期） 发病 2~4 周，以 APFC 和 ANC 为主要病变。坏死灶多为无菌性，也可能合并感染。治疗重点是综合防治感染。

3. 后期（感染期） 发病 4 周以后，可发生胰腺及胰周坏死组织合并感染、全身细菌感染、深部真菌感染等，可导致病情迅速恶化，继发脓毒症、多器官功能障碍综合征或多器官功能衰竭、腹腔出血、消化道瘘等相关并发症，可危及生命。以上构成了第二个死亡高峰，原则上应不失时机地进行外科干预。

【治疗】

治疗原则：采取以内科治疗为主的综合治疗原则。MAP 的治疗以禁食、抑制胃酸分泌、抑制胰腺外分泌和胰酶活性、补液治疗为主。补液只要补充每日的生理需要量即可，一般不需要进行肠内营养。对于 MSAP 及 SAP 需要采取器官功能维护、应用抑制胰腺外分泌和胰酶的抑制剂、早期肠内营养、合理使用抗菌药物、处理局部及全身并发症、镇痛等措施。

（一）一般治疗

严密监测生命体征及血清酶学和标志物；疼痛剧烈者给予哌替啶止痛；SAP 应加强全身营养支持，通常早期采用全胃肠外营养（TPN），待病情趋向缓解时，尽早实施空肠插管给予肠内营养（EN），以预防肠源性感染和肠道衰竭。禁食>10 天的患者应给予维生素 B_1 治疗，直至患者开始正常饮食，有助于改善胰性脑病的临床症状，降低死亡率。同时应注意镁的补充。

（二）器官功能的维护

1. 早期液体复苏 采用"目标导向治疗"策略，目的在于改善有效循环血容量和器官灌注不足，同时也能维持水、电解质和酸碱平衡。具体补液措施可分为快速扩容和调整体内液体分布两个阶段，必要时使用血管活性药物（如去甲肾上腺素或多巴胺）维持血压。

（1）补液量　包括基础需要量和流入组织间隙的液体量。

（2）输液种类　包括胶体物质（天然胶体如新鲜血浆、人血白蛋白）、0.9%NaCl 注射液（生理盐水）和平衡液（乳酸林格液）。乳酸林格液、0.9%NaCl 注射液作为晶体液均可用于液体复苏，不推荐应用羟乙基淀粉作为胶体液应用于液体复苏。

（3）补液方法　扩容时应注意晶体与胶体的比例，初始比例为晶体：胶体＝2：1，并控制输液速度（在快速扩容阶段可达每小时 5~10mL/kg）。入院后的 24~48 小时，每隔 4~6 小时评估液体需求，避免补液过度。在达到复苏指标后，应控制液体输注速度和输液量，并可小剂量应用利尿剂避免组织水肿。

（4）复苏成功的指标　尿量每小时>0.5mL/kg、平均动脉压>65mmHg、心率<120 次/分、BUN < 7.14mmol/L（如果 BUN > 7.14mmol/L，在 24 小时内下降至少 1.79mmol/L）、Hct 在35%~44%。

2. 肠功能维护 导泻或灌肠有助于减轻肠腔内细菌和毒素在肠屏障功能受损时的细菌移位及肠道炎症反应，推荐中药生大黄或清胰汤等水煎液口服或胃管注入或灌肠，每6~12 小时 1 次。胃肠减压有助于缓解腹胀，当胃中无内容物潴留或有饥饿感时，可停止胃肠减压。早期肠内营养有助于肠黏膜屏障的修复。

3. 呼吸机辅助通气 SAP 发生急性肺损伤时，应给予鼻导管或面罩吸氧，维持动脉血氧饱和度在 95% 以上，并动态监测患者血气分析结果。当进展至急性呼吸窘迫综合征时，应加强监护，及时采用机械通气呼吸机支持治疗。

4. 持续性肾脏替代治疗（CRRT）　CRRT 可用于伴有肾功能衰竭的 SAP 治疗，需严格控制其用于 SIRS 的适应证，同时需注意血源性感染的风险；必要时行血液净化治疗。CRRT 的指征：①伴急性肾功能衰竭，或尿量每小时 ≤0.5mL/kg。②早期伴 2 个或 2 个以上器官功能障碍。③SIRS 伴心动过速、呼吸急促，经一般处理效果不明显。④伴严重水、电解质紊乱。⑤伴胰性脑病等。

（三）减少胰腺分泌和抑制胰酶活性

1. 禁食　食物能刺激胰液分泌。当症状消失、肠鸣音恢复正常、有饥饿感时即可停止禁食。

2. 抑酸治疗　可用 H_2 受体拮抗剂或质子泵抑制剂，通过抑制胃酸分泌而减少胰液分泌，同时有防治应激性溃疡的作用。

3. 生长抑素及其类似物　具有抑制胃酸、胰液和胰酶等外分泌的作用，也可对抗 SIRS，对于预防 PEP 也有积极作用。推荐对 SAP 患者在禁食、胃肠减压和积极补充循环血容量基础上尽早使用。常用奥曲肽首剂 100μg 静脉注射，继以 25μg/h 维持静脉滴注，持续 3~7 天。

4. 蛋白酶抑制剂　能够广泛抑制与 AP 进展有关的胰蛋白酶、糜蛋白酶、弹性蛋白酶、磷脂酶 A 等的释放和活性，还可稳定溶酶体膜，改善胰腺微循环，减少 AP 并发症，主张早期足量应用。常用药物：①抑肽酶 10 万~25 万 U/d，溶于葡萄糖液中静脉滴注。②加贝酯 100~300mg/d 溶于 500~1500mL 葡萄糖氯化钠注射液中静脉滴注。③乌司他丁 10 万~30 万 U/d，静脉滴注。

（四）内镜治疗和外科治疗

1. 内镜治疗　是 ABP 治疗的重大突破。不伴胆总管结石嵌顿或急性胆管炎的 ABP，不建议急诊行 ERCP 术。伴发胆总管结石嵌顿且有急性胆管炎的 ABP，推荐入院 24 小时内行 ERCP 术；伴发胆总管结石嵌顿但无明确胆管炎的患者，推荐在入院 72 小时内行 ERCP 术。对于假性囊肿及胰腺脓肿患者，可采用内镜下内引流术。

2. 手术治疗　不主张早期手术。一般认为，理想的手术时机是发病 4 周以后。胰腺及胰周坏死合并感染是外科治疗的指征，无菌性坏死积液无症状者无须手术治疗，伴有胃肠道压迫症状者往往需要外科治疗干预。

（五）抗感染

常规使用抗菌药物，尤其对胆源性胰腺炎或胰腺坏死组织继发感染者。应选择广谱高效的抗生素，并兼顾抗厌氧菌感染，如第三代头孢菌素或亚胺培南静脉滴注。应注意真菌感染的发生。

（六）中药治疗

中药治疗作为 AP 的治疗方法之一，有良好的疗效。单味中药如生大黄口服或灌肠、芒硝外敷等可以缓解腹痛、腹胀、SIRS；复方制剂如清胰汤、大承气汤、柴芍承气汤有抗炎、缓解肠麻痹、保护肠黏膜屏障等作用。

（七）预防

1. 积极治疗胆道疾病　轻症 ABP 有胆囊结石的患者，建议尽早行胆囊切除术。MAP 伴有胆囊结石，在排除胆总管结石的情况下，建议在当次发病出院前完成胆囊切除术，以避免在患者出院等待手术期间再次发作 AP 及减少相关并发症。对于中度重症以上 ABP 或不适合胆囊切除术的患者，可先行 ERCP 内镜下括约肌切开术，以减少 AP 二次打击的短期风险，但不能预防胆结石相关的胆囊疾病，即胆绞痛和胆囊炎，建议与外科医师会诊协商，在胰周渗出及积液稳定吸收的情况下，尽早实施胆囊切除术。

2. 戒酒及避免暴饮暴食　戒酒；养成良好的饮食习惯，避免一次大量进食高蛋白及高脂肪食物。

3. 严格掌握 ERCP 适应证　可以减少 PEP 发生。已经明确的有效预防 PEP 的措施：术前或术后即时应用非甾体类抗炎药物（NSAIDs），肛栓（消炎痛栓 50mg 或 100mg），术前大剂量应用生长抑素静脉滴注、胰管支架置入等。

（八）健康教育与人文关怀

针对不同病因、不同类型 AP 患者均应强调生活自律、健康饮食、定期体检的重要性，及时发现并治疗胆胰疾病和高脂血症，增强 SAP 患者治疗疾病和康复的耐心、决心与信心。

思考题

1. 急性胰腺炎临床分类有哪些？哪些征象提示重症急性胰腺炎？
2. 试述急性胰腺炎时淀粉酶检测的时机、结果判断及临床意义。
3. 简述早期液体复苏的临床意义。

第三十二章
急性上消化道出血

扫一扫，查阅本章数字资源，含PPT、音视频、图片等

上消化道出血（upper gastrointestinal bleeding）是指屈氏韧带（Treitz 韧带）以上的食管、胃、十二指肠、胰胆等病变引起的出血，包括胃空肠吻合术后的空肠上段病变出血。大出血是指在短时期内的失血量超过 1000mL 或循环血容量的 20%。本病的临床表现为呕血、黑便、血便等，可伴有血容量减少引起的急性周围循环障碍。上消化道出血成年人每年发病率为 100/10 万~180/10 万，病死率为 2%~15%。本病是临床常见急症，病情严重者，可危及生命。

【病因】

上消化道疾病及全身性疾病均可引起上消化道出血，分为急性非静脉曲张性出血和静脉曲张性出血两类，大多数是急性非静脉曲张性出血。其最常见病因包括胃十二指肠溃疡、上消化道肿瘤、应激性溃疡、急慢性上消化道黏膜炎症等，其他原因有贲门黏膜撕裂综合征（Mallory-Weiss综合征）、上消化道动静脉畸形、Dieulafoy 病变等。医源性因素包括服用非甾体类抗炎药（NSAIDs），尤其是抗血小板药物（如阿司匹林）、内镜下黏膜切除术/剥离术（EMR/ESD）等。血管畸形诊断比较困难，需要特别注意。

（一）急性非静脉曲张性出血

1. 上消化道疾病

（1）食管疾病 Mallory-Weiss 综合征、食管癌、食管损伤（器械检查、异物或放射性损伤，强酸、强碱等化学剂所致损伤）、食管炎、食管憩室等。

（2）胃、十二指肠疾病 消化性溃疡、息肉、胃泌素瘤、急性糜烂出血性胃炎、胃癌、胃血管异常（血管瘤、动静脉畸形、Dieulafoy 病变等）、其他肿瘤（胃间质瘤、平滑肌瘤、平滑肌肉瘤、淋巴瘤、神经纤维瘤、壶腹周围癌等）、胃黏膜脱垂、急性胃扩张、胃扭转、膈裂孔疝、十二指肠憩室、急性糜烂性十二指肠炎、胃手术后病变（吻合口溃疡、吻合口炎或残胃黏膜糜烂、残胃癌）、其他病变（如重度钩虫病、胃血吸虫病、胃或十二指肠克罗恩病、胃或十二指肠结核、嗜酸性粒细胞性胃肠炎、胃或十二指肠异位胰腺组织等）。

2. 上消化道邻近器官或组织的疾病

（1）胆道出血，如胆管或胆囊结石，胆道蛔虫病，胆囊或胆管癌，术后胆总管引流管造成的胆道受压坏死，肝癌、肝脓肿或肝血管瘤破入胆道。

（2）胰腺疾病累及十二指肠，胰腺癌、急性胰腺炎并发脓肿溃破。

（3）主动脉瘤破入食管、胃或十二指肠。

（4）纵隔肿瘤或脓肿破入食管。

3. 全身性疾病

（1）血管性疾病，如过敏性紫癜、遗传性出血性毛细血管扩张、弹性假黄瘤、动脉粥样硬化等。

（2）血液病，如血友病、血小板减少性紫癜、白血病、DIC 及其他凝血机制障碍性疾病。

（3）尿毒症。

（4）结缔组织病，如结节性多动脉炎、系统性红斑狼疮或其他血管炎。

（5）急性感染，如流行性出血热、钩端螺旋体病等。

（6）应激相关胃黏膜损伤，如各种严重疾病引起的应激状态下产生的急性糜烂出血性胃炎乃至溃疡形成，统称为应激相关胃黏膜损伤，溃疡侵犯较大血管时易发生大出血。

（二）急性静脉曲张性出血

各种疾病所致肝硬化门静脉高压引起的食管-胃底曲张静脉破裂或门脉高压性胃病。

【临床表现】

上消化道出血的临床表现主要取决于出血量、出血速度、出血部位、患者的年龄和循环功能代偿能力等。

1. 呕血与黑便　是上消化道出血的特征性表现。上消化道大量出血之后均有黑便。出血部位在幽门以上者常伴呕血。若出血量较少、速度慢，可不呕血。反之，幽门以下出血如出血量大、速度快、反流入胃腔可引起恶心、呕吐而表现为呕血。呕血多为棕褐色咖啡渣样，如出血量大，与胃酸混合不充分，则为鲜红色或有血块。黑便呈柏油样，黏稠而发亮，当出血量大时，血液刺激肠道蠕动加快，粪便可呈暗红甚至鲜红色。

2. 失血性周围循环衰竭　急性大量失血时由于循环血容量迅速减少而导致周围循环衰竭，一般表现为头昏、心悸、出汗、口渴、乏力，突然起立时发生晕厥、四肢湿冷、心率加快、血压偏低等，严重者呈休克状态。

3. 贫血和血象变化　急性大出血后均有失血性贫血，但在出血的早期，血红蛋白浓度、红细胞计数与红细胞比容可无明显变化。在出血后，组织液渗入血管内，使血液稀释，一般需经 3~4 小时才出现红细胞、血红蛋白数值降低，出血后 24~72 小时血液稀释到最大限度。出血 24 小时内网织红细胞可增加，至出血后 4~7 天可高达 5%~15%。大量出血后 2~5 小时，白细胞计数可升高，血止后 2~3 天才恢复正常。但在肝硬化患者，伴有脾功能亢进时，则白细胞计数可不增高。急性出血患者为正细胞正色素性贫血，在出血后骨髓有明显代偿性增生，可暂时出现大细胞性贫血；慢性失血则呈小细胞低色素性贫血。贫血程度除取决于失血量外，还和出血前有无贫血基础疾病、出血后液体平衡状况等因素有关。

4. 发热　上消化道大出血后，由于血液蛋白质分解产物吸收等因素，作为致热源影响体温调节中枢，多数患者在 24 小时内出现低热，出血停止后持续 3~5 天降至正常。

5. 氮质血症　上消化道大出血后，由于大量血液蛋白质的消化产物在肠道被吸收，血中尿素氮浓度可暂时增高，称为肠源性氮质血症。一般出血后数小时血尿素氮开始上升，24~48 小时可达高峰，大多不超出 14.3mmol/L，出血停止 3~4 天降至正常。

【辅助检查】

1. 胃镜检查　是确定上消化道出血病因的首选检查方法，可在直视下观察判断出血病变的部位、原因及出血情况，多主张在出血后 24~48 小时进行检查，称为急诊胃镜检查。急诊胃镜检查可提高出血病因诊断的准确性，如急性糜烂出血性胃炎可在短短几天内愈合而不留痕迹；血管畸形则有活动性出血或出血期才易于发现。急诊胃镜检查还可评估再出血的风险，并同时行内镜下止血治疗。在急诊胃镜检查前需先补充血容量，纠正休克，改善贫血。如有大量活动性出血，可先插胃管抽吸胃内积血，并用 0.9%NaCl 溶液灌洗，以免积血影响观察。

2. X 线钡餐检查　主要用于患者有胃镜检查禁忌证或不愿进行胃镜检查者，或对经胃镜检查出血原因不明，而病变在十二指肠降段以下小肠段者，则有特殊诊断价值；主张在出血停止 2 周以上和病情基本稳定数天后进行。

3. 其他检查　选择性腹腔动脉造影、放射性核素扫描、胶囊内镜及小肠镜检查等，主要适用于不明原因的消化道出血。如患者处于上消化道持续严重大量出血的紧急状态，此时行选择性肠系膜动脉造影可能发现出血部位，并可同时进行介入治疗。

【诊断与鉴别诊断】

（一）诊断

1. 诊断的确立　根据呕血、黑便的临床表现，呕吐物或黑便隐血试验呈强阳性，血红蛋白浓度、红细胞计数及红细胞比容下降的实验室证据，可做出上消化道出血的诊断，在其基础上如果伴有失血性周围循环衰竭的表现，则诊断为上消化道大出血。

2. 寻找出血的病因　根据既往史和临床表现可为判断出血的原因提供重要线索，但确诊出血的原因和部位需依靠器械检查。慢性、周期性、节律性上腹痛病史多提示出血来自消化性溃疡，特别是出血前疼痛加剧，出血后减轻或缓解。有服用 NSAIDs 或应激状态者，可能为急性糜烂出血性胃炎。有病毒性肝炎、血吸虫病或酗酒病史，出现门静脉高压的临床表现者，可能是食管-胃底曲张静脉破裂出血。需注意，肝硬化导致上消化道大出血的原因，除食管-胃底曲张静脉破裂的出血外，约有 1/3 患者出血来自消化性溃疡、急性糜烂出血性胃炎或其他原因。此外，对中年以上的患者近期出现上腹痛，伴有厌食、消瘦者，应警惕胃癌的可能性。

（二）鉴别诊断

1. 其他原因所致急性周围循环衰竭　有少数上消化道大出血患者出血速度快，可能在呕血及黑便前即出现急性周围循环衰竭的征象，易与其他原因所致的内出血，如异位妊娠破裂、脾破裂等引起的出血性休克混淆，故而通过详细询问病史和体格检查及必要的辅助检查可资鉴别。异位妊娠有月经推迟、下腹压痛反跳痛阳性、绒毛膜促性腺激素水平升高而无呕血、黑便的表现；脾破裂则有外伤或腹部撞击史、腹部压痛反跳痛阳性而无呕血、黑便的表现。

2. 非消化道出血性黑便　应排除呼吸道、口、鼻、咽喉部出血；拔牙或扁桃体切除后吞下血液；进食引起的黑便，如炭粉、铁剂、动物血及某些中药引起的黑便。

3. 咯血　呕血还需与咯血鉴别（见表 32-1）。

表 32-1　呕血与咯血鉴别

鉴别要点	呕血	咯血
病史	消化性溃疡、肝硬化、胃癌等	肺结核、支气管扩张症、心脏病等
出血前症状	上腹不适、恶心呕吐等	咽喉部痒、胸闷、咳嗽等
出血方式	呕出	咯出

续表

鉴别要点	呕血	咯血
血的颜色	棕黑色、暗红色、有时鲜红	鲜红
血中混有物	食物残渣、胃液	痰、泡沫
酸碱反应	酸性	碱性
黑便	有，可呈柏油样，持续数天	无（咽下血液时可有）
出血后痰的性状	无痰	常有痰中带血

4. 中、下消化道出血 屈氏韧带至回盲部出血为中消化道出血，回盲部以远的消化道出血称下消化道出血。呕血提示上消化道出血，黑便大多来自上消化道出血，而血便大多来自下消化道出血。但是，上消化道短时间内大量出血亦可表现为暗红色甚至鲜红色血便，此时如不伴呕血，常难与下消化道出血鉴别，必要时在病情稳定后行急诊胃镜检查。高位小肠乃至右半结肠出血，如血在肠腔停留时间久亦可表现为黑便，这种情况应先经胃镜检查排除上消化道出血后，再行下消化道的相关检查。

【病情评估】

急性上消化道出血病情稳定后需对预后进行评估。评估内容包括重要器官功能及再出血和死亡风险。重要器官功能可根据临床资料评估。存在活动性出血、循环衰竭、呼吸衰竭、意识障碍、误吸或 glasgow blatchford score（GBS）评分>1 中任意一项，应考虑为危险性急性上消化道出血（见表 32-2）。

表 32-2　glasgow blatchford score（GBS）评分系统

指标	参数	得分
收缩压（mmHg）	100~109	1
	90~99	2
	<90	3
血尿素氮（mmol/L）	6.5~7.9	2
	8~9.9	3
	10~24.9	4
	≥25	6
血红蛋白（g/L）		
男性	120~129	1
	100~119	3
	<100	6
女性	100~119	1
	<100	6
其他表现		
脉搏	≥100 次/分	1
黑便	存在	1
晕厥	存在	2
肝脏疾病	存在	2
心力衰竭	存在	2

注：GBS 最高得分为 23 分。

（一）出血量和周围循环状态评估

1. 估计出血量　①成人每日消化道出血量达 5~10mL，粪便隐血试验呈现阳性。②每日出血量>50mL，出现黑便。③胃内积血量达 250~300mL，可引起呕血。④一次性出血量>400mL，可引起全身症状如烦躁、心悸、头晕、出汗等。⑤数小时内出血量>1000mL（循环血容量 20%），可出现周围循环衰竭表现。⑥数小时内出血量>1500mL（循环血容量 30%），发生失代偿性休克。

根据收缩压可估计失血量，血压降至 90~100mmHg 时，失血量约为总血量的 20%；血压降至 60~80mmHg 时，失血量约为总血量的 30%；血压降至 40~50mmHg 时，失血量>总血量的 40%。

2. 提示严重大出血的征象　①收缩压<80mmHg 或较基础压降低>30%。②心率>120 次/分。③血红蛋白<70g/L。

（二）早期识别再出血及预后评估

1. 再出血风险评估　若急性非静脉曲张性上消化道出血的患者有下列情况之一，再出血危险性增高：①年龄超过 65 岁。②严重合并症（心、肺、肝、肾功能不全，脑血管意外等）。③休克。④低血红蛋白浓度。⑤输血。⑥内镜下溃疡基底有血凝块和血管显露。

急性静脉曲张性上消化道出血本身就容易发生再出血，首次出血后 1~2 年内再次出血的发生率为 60%~70%，病死率高达 33%。死亡风险主要根据患者高危因素进行经验性评估，若存在全面评估中所述的高危因素往往提示预后不佳。应用风险评分量表判断再出血、住院时间或死亡风险的准确性均较低。

2. 预后评估　80%~85%急性上消化道大量出血患者除支持疗法外，无须特殊治疗出血，可在短期内自然停止，仅有 15%~20%患者持续出血或反复出血，由于出血并发症而导致死亡。提示患者预后不良的主要因素：①高龄（>60 岁）。②有严重伴发病，如心、肺、肝、肾等脏器功能不全，脑卒中等。③本次出血量大或短期内反复出血。④特殊病因和部位的出血，如食管-胃底静脉曲张破裂出血。⑤消化性溃疡伴有内镜下活动性出血，或近期出血征象，如暴露血管或溃疡面上有血痂。

（三）危险程度评估

1. 紧急评估　①意识评估：首先判断意识，意识障碍既提示严重失血，也是误吸的高危因素。②气道评估：评估气道通畅性及梗阻的风险。③呼吸评估：评估呼吸频率、节律、用力及血氧饱和度。③循环评估：监测心率、血压、尿量及末梢灌注情况。条件允许时行有创血流动力学监测。

2. 危险程度分层　见表 32-3。

表 32-3　急性上消化道出血危险程度分层

分层	症状、体征	休克指数 *	处置	医疗区域
极高危	心率>120 次/分，收缩压<70mmHg 或急性血压降低（基础收缩压降低 30~60mmHg），心搏、呼吸停止或节律不稳定，通气氧合不能维持	>1.5	立即复苏	急诊抢救区

续表

分层	症状体征	休克指数*	处置	医疗区域
高危	心率 100~120 次/分，收缩压 70~90mmHg，晕厥、少尿、意识模糊、四肢末梢湿冷、持续呕血或便血	1~1.5	立即监护生命体征，10 分钟内开始积极救治	急诊抢救区
中危	血压、心率、血红蛋白基本正常，生命体征暂时稳定，高龄或伴严重基础疾病，存在潜在生命威胁	0.5~1	优先诊治，30 分钟内接诊，候诊时间大于 30 分钟需再次评估	急诊普通诊疗区
低危	生命体征平稳	0.5	顺序就诊，60 分钟内接诊，候诊时间大于 60 分钟需再次评估	急诊普通诊疗区
极低危	病情稳定，GBS≤1	0.5	随访	门诊

注：在保证医疗安全的前提下，根据本地区及医院医疗环境与资源进行适当调整。

*：休克指数=心率/收缩压，0.5 表示血容量正常；1 为轻度休克，失血量 20%~30%；>1 为中度休克，失血量 30%~40%；>1.5 为重度休克，失血量 40%~50%；>2 为极重度休克，失血量>50%。

（四）出血是否停止

上消化道出血经过恰当治疗，可于短时间内停止出血。由于肠道内积血需经数天（一般约 3 天）才能排尽，故不能以黑便作为判断出血是否停止的指标。临床上出现下列情况应考虑出血未停止或有再出血：①反复呕血，或黑便次数增多，粪质稀薄，甚至呕血转为鲜红色，黑便转为暗红色，伴肠鸣音亢进。②虽经补液、输血，但周围循环衰竭的表现未见明显改善，或暂时好转后又恶化。③血红蛋白浓度、红细胞计数与红细胞比容继续下降，网织红细胞计数持续升高。④在补液与尿量足够的情况下，血尿素氮持续或再次增高。

【治疗】

治疗原则：本病变化快、病情急，严重者可危及生命，故应采取积极救治措施，坚持危险度分层救治，药物与内镜、介入治疗相结合，尽早止血治疗和明确病因相结合的原则，其中迅速补充血容量、抗休克应放在治疗的首位。对于药物、内镜及介入治疗难以控制的持续性出血，可启动多学科诊疗，必要时外科手术干预。

（一）一般急救措施

患者应卧位休息，高危者需绝对卧床。保持呼吸道通畅，避免呕出物反流引起窒息，必要时给予氧疗或机械通气支持。活动性出血期应禁食。有意识障碍或休克的患者，可留置尿管记录尿量。严密监测患者生命体征，如心率、血压、呼吸、尿量及神志变化；观察呕血与黑便情况；定期复查红细胞计数、血红蛋白浓度、血尿素氮等；必要时行中心静脉压监测；对老年及危重患者根据情况进行心电监护。

（二）积极补充血容量（容量复苏）

尽快补充血容量，首先建立有效的静脉输液通道，严重出血患者应开放至少两条静脉通路（最少 18G，必要时行中心静脉置管）；查血型和配血，配血需要时间，期间可先输平衡液或葡萄糖氯化钠注射液；输血是改善急性失血性周围循环衰竭的关键，一般输浓缩红细胞；严重大出血时应输全血；对于肝硬化食管-胃底曲张静脉破裂出血者，应输新鲜全血。应个体化权衡输血风险和获益，一般采用限制性输血策略，推荐 Hb 目标值为 70~90g/L。静脉曲张出血除肝功能 Child-Pugh C 级外，均需严格限制输血指征 Hb<70g/L，否则可能会增加病死率。

紧急输血指征：①体位改变即出现晕厥和心率加快。②失血性休克。③血红蛋白低于 70g/L 或红细胞比容低于 25%。输血量视患者周围循环动力学及贫血改善程度而定，尿量恢复是重要的指标。输液、输血应注意避免过快、过多，以防引起肺水肿。心脏病或老年患者可根据中心静脉压调节输入量。

在失血性休克中，容量复苏应避免大量晶体液输注，尽量减少晶体液输注（前 6 小时<3L）。等渗晶体液除了暂时扩充血管内容量外，没有益处。大量输注等渗晶体液时，呼吸衰竭、间隔综合征（腹部和肢体）及凝血病等并发症发生风险增加。人工胶体或高渗溶液作为严重出血的院内早期治疗也没有表现出明显获益。

出血未控制时采用限制性液体复苏和允许性低血压复苏策略，建议收缩压维持在 80~90mmHg 为宜。出血已控制应根据患者基础血压水平积极复苏。

容量恢复的指征：血压恢复至出血前基线水平，脉搏<100 次/分，每小时尿量>0.5mL/kg，意识清楚，无显著脱水貌，动脉血乳酸水平恢复正常等，提示容量复苏充分。

（三）止血措施

1. 食管-胃底曲张静脉破裂出血　往往出血量大、再出血率高、死亡率高，在止血措施方面有其特殊性。

（1）**药物止血**　①血管加压素及特利加压素，可收缩内脏血管，通过激活血管平滑肌 V1 受体增加肠系膜血管阻力，减少门静脉血流，从而降低门静脉压力。血管加压素收缩血管作用过强，会产生心脏和外周血管缺血表现的不良反应，如腹痛、血压升高、心律失常、心绞痛，严重者可发生心肌梗死，故其临床应用受限。对老年患者应同时使用硝酸甘油，以减少该药的不良反应。用法：血管加压素 0.2U/min 静脉持续滴注，可逐渐增加剂量至 0.4U/min。特利加压素是合成的血管加压素类似物，可持久有效地降低门静脉压力，对全身血流动力学影响较小，最显著的不良反应为外周肢端缺血，起始剂量为 1mg/4h 缓慢静脉注射，首剂可加倍。出血停止后可改为 1mg/12h。②生长抑素及其类似物，可明显减少门静脉及其侧支循环血流量，止血效果肯定，不伴全身血流动力学改变，几乎没有严重不良反应。该类药物已成为治疗食管-胃底静脉曲张出血的最常用药物。14 肽天然生长抑素，首剂 250μg 静脉缓注，继以 250μg/h 持续静脉滴注。由于该类药物半衰期极短，应持续给药，如中断时间超过 5 分钟，需重新注射首剂。8 肽的生长抑素类似物奥曲肽，半衰期较长，常用量为首剂 50μg 静脉推注后，继以 50μg/h 持续静脉输注。

上述药物疗程一般为 2~5 天。已有研究显示，生长抑素（奥曲肽）或血管加压素（特利加压素）可提高内镜止血率，降低内镜治疗后近期再出血率。奥曲肽辅助内镜治疗（2~5 天）可以预防食管-胃底静脉曲张出血的早期再出血。生长抑素、奥曲肽和特利加压素 3 种药物之间减少出血的疗效无显著差异。如果生长抑素或奥曲肽控制出血失败，可考虑联合使用特利加压素，但联合用药的疗效有待进一步验证。

（2）**内镜治疗**　静脉曲张出血常为大出血，输血、输液速度远低于出血速度，应在 12 小时内行内镜检查。内镜下止血治疗方法：①硬化栓塞疗法（EVS），是当前控制食管-胃底曲张静脉破裂出血的首选方法，成功率超过 90%。常用的硬化剂有聚桂醇注射液（乙氧硬化醇）、乙醇胺油酸酯、十四烷基硫酸钠等。②食管曲张静脉结扎术（EVL），是目前治疗食管曲张静脉破裂出血的重要手段。③组织胶（组织黏合剂）栓塞术，主要用于急性胃底静脉曲张出血。内镜止血成功率与视野是否清楚及操作医生的技术水平有关。其主要并发症为局部溃疡、出血、穿孔、瘢痕狭窄及异位栓塞等，谨慎操作及术后妥善处理可使这些并发症大为减少。

（3）三腔二囊管压迫止血　经鼻或口腔插入三腔二囊管，进入胃腔后应抽出胃内积血预防感染及肝性脑病。本法适宜于药物治疗仍出血不止而又不能立即行内镜、介入或手术治疗的患者作为暂时止血措施。为防止黏膜糜烂，一般持续压迫时间不应超过 24 小时，放气解除压迫一段时间后，必要时可重复应用。此法止血效果肯定，但患者痛苦大，并发症较多。

（4）外科手术或经颈静脉肝内门体静脉分流术（TIPS）　对于急性静脉曲张性上消化道出血患者，药物和内镜止血失败后可考虑行 TIPS。严重的反复静脉曲张出血、Child-Pugh C 级（< 14 分）或 B 级合并活动性出血，可考虑早期行 TIPS，以减少出血复发。该法尤适用于等待做肝移植的患者。急诊外科手术并发症多、死亡率高，应尽量避免，但在大量出血、其他方法治疗无效时唯有进行外科手术治疗。

2. 非曲张静脉上消化道出血　除食管-胃底曲张静脉破裂出血之外的其他病因引起的上消化道出血，以消化性溃疡所致出血最为常见。止血措施主要有以下几种。

（1）提高胃内 pH　凝血过程具有高度 pH 敏感性。pH>6 时，血小板聚集及血浆凝血功能方能正常发挥止血作用；pH<5 时，新形成的凝血块在胃液中会迅速被溶解；pH<4 时，则血液不能凝固。因此，抑制胃酸分泌、提高胃内 pH 具有重要作用。临床上，对消化性溃疡和急性胃黏膜损伤所引起的出血，常规给予 H_2 受体拮抗剂或质子泵抑制剂，后者提高及维持胃内 pH 的作用优于前者。急性大出血期应静脉给药。

（2）内镜治疗　内镜下如见有活动性出血或暴露血管的溃疡应进行内镜止血。止血方法包括钛夹或止血夹钳夹、氩气、高频电灼、激光、热探头、微波、药物注射等。若无禁忌，在出血后 24 小时内进行内镜检查。急性上消化道出血患者超过 24 小时的延迟内镜检查与病死率增加有关。积极复苏后血流动力学持续不稳定患者应进行紧急内镜检查。在内镜检查前 30~120 分钟使用红霉素 250mg 静脉输注以改善内镜视野，可减少胃内积血量，改善内镜视野，显著减少二次内镜检查率和内镜操作时间。

（3）手术治疗　经内科积极治疗效果不佳者，应把握时机进行手术治疗。手术指征：①年龄 50 岁以上并伴动脉硬化、经治疗 24 小时后出血不止。②严重出血经内科积极治疗后仍不能有效止血。③近期反复多次出血者。④合并幽门梗阻、胃穿孔或疑有癌变者。

（4）介入治疗　严重消化道大出血患者在内科治疗无效等情况下，可考虑血管造影找到出血灶的同时进行血管栓塞治疗。血管造影常规选择胃左动脉、胃十二指肠动脉、脾动脉和胰十二指肠动脉。治疗方式包括在出血血管内注射血管收缩药物或直接经导管动脉栓塞术（TAE）。

（四）预防

1. 规范治疗原发病　如肝病引起的门静脉高压患者需要规范服用护肝、抗病毒治疗、降低门静脉高压的药物；消化性溃疡的患者根除幽门螺杆菌、质子泵抑制剂治疗要足够疗程和用量。

2. 戒酒　酒精能直接损伤胃黏膜诱发上消化道出血，损伤肝功能加重肝硬化。

3. 注意饮食、生活起居　规律进餐，严守七八成饱，进食清淡、易消化食物，避免干硬、产气、刺激大的食物。规律作息，睡眠充足，劳逸结合，情绪稳定，保持良好的心态，避免用力排便、咳嗽、重体力活动。

4. 合理使用 NSAIDs 及活血止痛中药　NSAIDs 对胃肠黏膜有损伤，强调饭后服用或同时服用质子泵抑制剂或胃黏膜保护剂。部分患者不合理的长期服用三七粉等中药，存在消化道不良反应的风险。

（五）健康教育与人文关怀

上消化道出血起病急，往往无任何征兆，抢救不及时出血量大者具有较高的死亡危险，故而要加强"关注大便颜色、及早就医""合理使用 NSAIDs 及活血止痛中药""中医治未病思想"的科普宣教；指导患者在治疗期间积极配合，增强治疗与康复的信心。

思考题

1. 上消化道出血的常见病因有哪些？
2. 试述上消化道出血的诊断思路。
3. 简述上消化道出血正确评估出血量的方法。
4. 影响上消化道出血预后的因素有哪些？
5. 食管-胃底曲张静脉破裂出血治疗措施包括哪些？

第四篇
泌尿系统疾病

概　论

一、肾脏的结构与生理功能

肾脏是泌尿系统的核心器官。肾脏起源于中胚层，人胚肾的发生相继经过前肾、中肾和后肾阶段，后肾起源于输尿管芽和后肾胚芽，人类经漫长进化最后由后肾发育为肾脏。肾脏为成对的扁豆状器官，位于腹膜后脊柱两旁浅窝中。肾脏的血液供应直接来自腹主动脉，由腹主动脉分出左、右肾动脉。流经皮质部位的血液占整个肾脏血液供应的 90%。

1. 肾小球的滤过功能　该功能是含氮产物排泄的主要形式，其中尿素、尿酸、肌酐等多由肾小球滤过排出。肾小球滤过功能是通过具有半透膜性质的滤过膜来完成的。肾小球滤过率（GFR）是指单位时间内两肾生成滤液的量，正常成人为 125mL/min 左右。

2. 肾小球旁器的功能　肾小球旁器由致密斑、入球小动脉、出球小动脉、球外系膜细胞组成，是一个具有内分泌功能的特殊结构。

3. 肾小管的重吸收和分泌功能　肾小球每日滤过的原尿可达 180L，其中电解质成分与血浆基本相似。由于肾脏具有强大的保水功能，原尿中 99% 以上的水和很多物质被肾小管重吸收，故正常人每日排出的尿量仅 1500mL 左右。集合管对水的重吸收是决定尿的浓缩和稀释的关键部位，近端肾小管主要承担滤液的重吸收功能，90% 的 HCO_3^-、70% 的水和 Na^+、Cl^-、全部的葡萄糖和氨基酸在近曲肾小管被重吸收，近端肾小管除具有重吸收功能外，还与有机酸的排泄有关。远端小管是调节尿液最终成分的主要场所。

4. 肾脏和激素的关联　肾脏不仅是激素作用的靶目标，同时还合成、调节和分泌激素，完成多种生理功能，如与红细胞生成及骨的代谢相关的激素（如促红细胞生成素等）。此外，肾脏还对部分激素的清除和灭活起重要的作用。

二、泌尿系统疾病的常见临床表现

1. 肾小球疾病

（1）急性肾小球肾炎　急性起病，同时或数天内出现血尿、蛋白尿、水肿和高血压。常有前驱感染，临床上最典型的为链球菌感染后急性肾小球肾炎。大多数患者预后良好，尿检异常多于 1 年内消失。

（2）急进性肾小球肾炎　以数月内出现的进行性加重的肾功能减退为特征的一组临床综合征，主要表现为血尿和蛋白尿等，临床上常见的为抗肾小球基底膜病、抗中性粒细胞胞浆抗体相关的血管炎等。

（3）慢性肾小球肾炎　缓慢起病，早期常无明显症状，血尿和蛋白尿迁延或逐渐加重，随病情加重可逐渐出现高血压和肾功能异常。

（4）肾病综合征　是一组由大量蛋白尿、低蛋白血症、严重水肿和高脂血症为临床表现的临床症候群，可分为原发性肾病综合征和继发性肾病综合征，后者包括糖尿病肾病、狼疮性肾炎等。

2. 肾小管-肾间质疾病　主要表现为肾小管功能损害，如酸化功能和尿浓缩稀释功能异常，肾脏重吸收碳酸氢根、葡萄糖、氨基酸异常，尿电解质排泄异常等。尿中小分子蛋白排泄增多，但尿蛋白定量一般≤1.5g/d。肾小管-肾间质疾病可以引起急性肾损伤或慢性肾脏病。

3. 肾血管性疾病　分为肾大血管疾病和肾中、小血管疾病。肾动脉狭窄是最常见的肾大血管疾病，可继发于动脉粥样硬化、大动脉炎或纤维肌性发育不良，可以引起顽固性高血压、肾功能衰竭。肾小血管疾病包括结节性多动脉炎、动脉粥样硬化斑块破裂导致的胆固醇栓塞性疾病、血栓性微血管病、抗心磷脂综合征、硬皮病肾危象等，常伴有急性肾损伤。

4. 无症状性蛋白尿和（或）血尿

（1）无症状性蛋白尿　是指轻、中度蛋白尿，不伴明显症状，可见于多种肾小球疾病（如IgA肾病等）和肾小管-间质病变，以及溢出性、功能性和直立性蛋白尿。

（2）无症状性血尿　可为镜下血尿和肉眼血尿，不伴明显症状，可见于泌尿系结石、肿瘤、感染及多种肾小球和肾小管-间质疾病等。

5. 其他　包括遗传性肾脏疾病、泌尿系结石、尿路感染、泌尿系肿瘤等。

三、泌尿系统疾病的辅助检查

（一）尿液检查

1. 蛋白尿　是肾脏病最常见的表现。大量蛋白尿常表现为持久的细小泡沫尿。根据蛋白尿量分为肾病水平蛋白尿（≥3.5g/d称为大量蛋白尿）和非肾病水平蛋白尿。

根据蛋白尿形成的机制分为以下几类：①肾小球性蛋白尿：由于肾小球滤过屏障异常引起的蛋白尿，多见于各种肾小球疾病，其特点为肾病水平蛋白尿较为常见，成分以白蛋白等中大分子为主。②肾小管性蛋白尿：由于肾小管功能缺陷，使由肾小球正常滤出的小分子蛋白如β_2微球蛋白（β_2-MG）、α_1微球蛋白（α_1-MG）等不能有效重吸收，出现在尿液中，一般蛋白量<2g/d。③溢出性蛋白尿：血循环中的异常蛋白质经过肾小球滤出，肾小管不能完全将其吸收，因而产生了蛋白尿。④组织性蛋白尿：为泌尿系组织破坏及分泌（如肾盂肾炎、尿路肿瘤）产生的蛋白尿，常<0.5g/d。

2. 血尿　新鲜尿液10mL在3000r/min离心5分钟，沉渣中红细胞>3个/高倍视野，称为血尿。可被肉眼察觉者，称为肉眼血尿；仅通过显微镜发现者，称为镜下血尿。由于出血部位不同，血尿可表现为初段血尿、终末血尿、全程血尿。根据病因不同，可以分为肾性血尿和非肾性血尿。

区分血尿来源的方法：①尿相差显微镜检查：用于明确血尿来源，将尿中红细胞分成3种类型，即均一红细胞型、异形性红细胞、混合性血尿。一般肾性血尿以混合性血尿多见，其中异形红细胞占75%以上。均一红细胞则多见于肿瘤、结石等。②尿红细胞容积分布曲线：肾小球源性血尿呈非对称曲线，其峰值红细胞容积小于静脉红细胞分布曲线的红细胞容积峰值。非肾小球源性血尿呈对称曲线，其峰值红细胞容积大于静脉红细胞分布曲线的红细胞容积峰值。混合性血尿同时具备以上两种曲线特征，呈双峰。以上两种鉴别血尿来源的方法有一定互补性，临床上可配合使用。

3. 管型尿　是尿液中的蛋白质在肾小管、集合管内凝固铸形而形成的一种圆柱状结构。细胞管型或较多的颗粒管型与蛋白尿同时出现，往往提示有肾实质性损害。

4. 白细胞尿、脓尿和细菌尿　正常人的尿中只含少量的白细胞，尿白细胞计数>5 个/高倍视野为白细胞尿。细胞发生蜕变，称为脓尿。清洁中段尿涂片每个高倍镜视野均可见细菌，或培养菌落计数>10^5 个/毫升时，称为细菌尿。

5. 中性粒细胞明胶酶相关载脂蛋白（NGAL）　是在激活中性粒细胞中被发现的一种小分子量分泌性蛋白。现代研究表明，NGAL 是诊断急性肾损伤的有效标志物之一，对慢性肾脏病、早期糖尿病肾病的诊断也有重要临床检测意义。

（二）肾小球滤过功能检测

1. 同位素测定 GFR　目前认为通过同位素测定 GFR 是评估肾脏排泄功能的"金标准"。常用^{99m}锝标记法，如肾脏 ECT，但方法繁琐，不适用于门诊长期随访患者。

2. 血清肌酐检测　是常用的了解肾功能的主要方法之一，升高提示肾功能损害，但敏感性较低，不能反映早期的肾功能减退，一般肾小球滤过功能减退至正常的 50% 时才开始升高。

3. eGFR 估算　目前推荐根据血肌酐等指标代入公式估算 GFR，即 eGFR（estimated GFR），其优点是不必留 24 小时尿。

4. 内生肌酐清除率（Ccr）　反映肾小球滤过功能和粗略估计有效肾单位的数量，故为测定肾损害的定量试验。由于尿肌酐尚有部分来自肾小管分泌，故 Ccr 高于 GFR，正常人 Ccr 为 80~120mL/（min·1.73m^2）。

（三）影像学检查

泌尿系统疾病的诊治常用的影像学检查包括超声检查、腹部平片和静脉肾盂造影、CT 和 MRI 检查等，对了解、预评估泌尿系统的结构及占位性病变有重要的临床价值。

（四）肾脏的病理学检查

经皮肾穿刺活体组织病理学检查可用于多种肾脏疾病的诊断。将肾脏病理结合临床，对病情评估、预后判断和指导治疗有重要参考价值。肾脏活检的病理检查包括常规光学显微镜检查、免疫荧光（包括 IgG、IgA、IgM、C_3、C1q）及多种特殊染色和电子显微镜检查。

四、泌尿系统疾病的防治

（一）一般防治措施

坚持良好的生活规律，注意休息，避免劳累或剧烈的情绪波动，过度疲劳是病情加重的重要原因；避免使用肾毒性药物或毒物；合适的饮食，通过科学合理的饮食安排，减轻肾脏负担，调理机体功能，以纠正水、电解质紊乱及酸碱平衡失调。

（二）针对病因及发病机制的治疗

泌尿系统疾病应根据病因、发病机制进行治疗。如有明确病因需针对病因治疗，病因不详时则应根据发病机制进行治疗。

1. 针对免疫介导损伤机制的治疗 目前研究认为，人类多数肾小球疾病、部分肾间质疾病和肾小管疾病为免疫介导疾病，故常用糖皮质激素及免疫抑制剂治疗。此外，某些血液净化治疗（包括免疫吸附、血浆置换等）能有效清除体内的免疫复合物，用于治疗危重的免疫相关性肾病，如重症狼疮性肾炎和 ANCA 相关性肾炎等。

2. 改善血液动力学机制的治疗 研究认为，高血压、高血脂、高血糖、肥胖、蛋白尿及肾内高凝状态、肾素-血管紧张素系统（RAAS）等都是肾脏病发生和发展的促进因素。血管紧张素转化酶抑制剂（ACEI）和血管紧张素受体拮抗剂（ARB）具有肾脏保护的作用，是目前肾脏病治疗中除了免疫抑制治疗以外，最重要的治疗措施之一。

3. 其他活性氧（ROS） 活性氧系统的激活是肾脏病发生和发展的促进因素。ROS 系统在各类肾脏疾病中均有其重要作用，缺乏抗氧化因子加重肾损伤，清除氧自由基则阻止或减轻肾损害。目前常用的抗氧化剂有还原性谷胱甘肽、维生素 E、维生素 C、维生素 A 等。

（三）并发症的治疗

并发症的治疗主要有纠正高血压、贫血、钙磷代谢紊乱等，治疗方法包括应用红细胞生成素、活性维生素 D_3、HMG-CoA 还原酶抑制剂等。

（四）替代治疗

当肾脏疾病进展到一定程度，肾功能减退到只有正常的 25% 时，即使基础疾病已停止进展活动，肾功能也会通过某些共同损伤机制持续不停地减退，直至出现尿毒症。目前的肾脏替代治疗主要包括血液透析、腹膜透析等血液净化方式和肾脏移植等。

思考题

1. 评价肾小球滤过功能的辅助检查有哪些？
2. 什么是蛋白尿？蛋白尿如何分类？其临床意义有哪些？
3. 肾活检有什么意义？
4. 肾脏病的治疗包括哪些方面？

原发性肾小球疾病（primary glomerular disease）指病因不明，病损局限于肾小球或主要是肾小球损害的一组肾脏疾病。原发性肾小球疾病有多种病理类型和临床表现，本章主要介绍慢性肾小球肾炎和肾病综合征。

第一节　慢性肾小球肾炎

慢性肾小球肾炎（chronie glomerulomephritis，CGN）简称慢性肾炎，是原发于肾小球的一组疾病。其临床特点是病程长，呈缓慢进行性，以蛋白尿、血尿、高血压、水肿为基本临床表现，可有不同程度的肾功能减退。

【病因和发病机制】

仅有少数慢性肾炎是由急性肾炎发展所致（直接迁延或临床痊愈若干年后再发），绝大多数病因尚不明确，部分与溶血性链球菌、乙型病毒性肝炎病毒等感染有关。

（一）免疫反应

免疫反应主要包括体液免疫和细胞免疫，其中前者在慢性肾炎发病机制中的作用已得到了公认。

1. 体液免疫　通过以下两种方式形成肾小球内免疫复合物。

（1）循环免疫复合物沉积　非肾小球抗原刺激机体产生相应抗体，在血液循环内抗原抗体结合形成循环免疫复合物（CIC）。某些情况下，CIC 在肾脏沉积或为肾小球所捕捉，激活炎症介质后导致肾炎的产生。一般认为，肾小球系膜区和（或）内皮下 IC 常为 CIC。

（2）原位免疫复合物形成　血液循环中相应抗体与肾小球内固有成分（抗原）或与肾小球内的植入抗原在肾小球原位结合形成原位免疫复合物（IC），从而引起肾炎。

（3）自身抗体　如抗中性粒细胞胞浆抗体（ANCA）可通过与中性粒细胞、血管内皮细胞及补体活化的作用引起肾小球的免疫炎症反应，从而导致典型的寡免疫复合物沉积性肾小球肾炎。

2. 细胞免疫　抗体-补体系统介导的组织损伤中，其效应细胞主要为中性粒细胞，而 T 淋巴细胞介导的免疫机制中，其效应细胞主要为单核-巨噬细胞。单核-巨噬细胞除可以释放活性氧代谢产物和蛋白酶外，还可以释放在纤维素沉积和新月体形成中起重要作用的促凝组织因子；释放与细胞外基质堆积、组织修复和瘢痕形成有关的转化生长因子 β（TGF-β）。近年来的研究显示，T 淋巴细胞不仅可以帮助体液免疫系统产生免疫球蛋白，而且还直接参与免疫发病机制。

（二）炎症反应

免疫反应引起炎症反应，进而导致肾小球损伤。炎症介导系统可分为炎症细胞和炎症介质两大类。炎症细胞可产生炎症介质，炎症介质又可趋化、激活炎症细胞，各种炎症介质间又相互促进或制约，形成一个十分复杂的网络体系。

1. 炎症细胞　主要包括单核-巨噬细胞、中性粒细胞、致敏 T 淋巴细胞、嗜酸粒细胞、血小板及肾小球固有细胞等。炎症细胞可以产生多种炎症介质，导致肾小球炎症病变及持续进展，导致肾小球硬化与小管间质的纤维化。

2. 炎症介质　包括补体、凝血因子、中性蛋白酶、血管活性胺细胞因子、生物活性肽等及生物活性酯、活性氧和活性氨等。炎症介质可通过收缩或舒张血管影响肾脏局部血流动力学，作用于肾小球及间质小管等不同细胞，通过影响细胞的增殖、自分泌和旁分泌，影响细胞外基质的聚集和降解，从而介导炎症损伤及肾小球硬化。

（三）非免疫机制的作用

在肾小球免疫介导性炎症的基础上，非免疫机制参与并进一步加重肾单位损伤。剩余健存的肾单位可产生血流动力学改变，导致肾小球内高压力、高灌注及高滤过（"三高"机制），可促进肾小球硬化；肾小球病变合并体循环高血压、大量蛋白尿，以及肾功能不全时蛋白质和磷摄入不当等，均可导致或促进肾小球硬化。此外，高脂血症和某些细胞因子的作用，也加剧了肾小球硬化的进程。

【病理】

慢性肾炎为一种双肾弥漫性受累的肾小球病变，有多种病理类型，可表现为系膜增生性肾小球肾炎（IgA 肾病和非 IgA 系膜增生性肾小球肾炎）、局灶节段硬化性肾小球硬化、系膜毛细血管性肾小球炎、膜性肾病等。随着病情的进展，各种病理类型均可转化为不同程度的肾小球硬化、肾小管萎缩和肾间质纤维化，最终进展为硬化性肾小球肾炎，肾脏体积缩小，肾皮质变薄。慢性肾炎中 IgA 肾病（IgA nephropathy）是亚太地区最常见的类型，占本病的 1/3~1/2。

【临床表现】

本病的临床表现多样、轻重不一，可发生于任何年龄，但以青中年男性为多见。本病多起病缓慢、隐匿，以蛋白尿、血尿、水肿和高血压为基本特征，早期无特异性表现，可有乏力、疲倦、腰部酸痛、食欲不振等。

1. 蛋白尿　慢性肾炎可有不同程度的蛋白尿，多为轻度蛋白尿。早期肾小球毛细血管壁破裂，滤过膜孔径加大，通透性增强或电荷屏障作用受损，使血液中相对分子量较小的血浆蛋白（以清蛋白为主）滤出原尿中；损害较重时，球蛋白及其他少量相对大分子量蛋白滤出也增多，表现为非选择性蛋白尿，提示预后较差。

2. 血尿　肾小球源性血尿的主要原因为肾小球基底膜断裂，红细胞通过断裂处时因血管内压力变形，同时在肾小管各段时受到不同渗透压和 pH 作用，故异形性红细胞比例大于 75%。

3. 水肿　首先发生在组织疏松的部位，如眼睑或颜面部、足踝部，以晨起明显，严重时可以涉及下肢甚至全身，质地软而易移动，临床上呈现凹陷性水肿。水肿主要由于肾小球滤过率下降，而肾小管重吸收功能基本正常，引起"球-管失衡"和肾小球滤过分数（肾小球滤过率/肾血浆流量）下降，导致水、钠潴留。

4. 高血压 几乎每一种肾脏病一旦发展到影响肾小球功能时，常出现高血压。因此，肾实质性高血压的发生率与肾小球的功能状态关系密切。肾小球功能减退时，血压趋向升高，终末期肾衰竭高血压的发生率可达83%。肾性高血压可分为容量依赖型高血压和肾素依赖型高血压两种。肾小球疾病所致的高血压多为前者，少数为后者，但两型高血压常混合存在，有时难以截然分开。发生机制：①水、钠潴留：肾实质损害后，肾脏处理水、钠的能力减弱，会出现水、钠潴留，导致血容量增加，引起容量依赖性高血压。同时，血管平滑肌细胞内水、钠含量增加，管壁增厚，阻力增加，以及对儿茶酚胺的反应增强，亦可使血压升高。②肾素分泌增多：肾实质缺血刺激肾素-血管紧张素分泌增加，导致小动脉收缩，外周阻力增加，引起肾素依赖性高血压，肾素及血管紧张素Ⅱ又能促使醛固酮分泌增多，导致水、钠潴留，使血容量进一步增加，从而加重高血压。③肾内降压物质分泌减少：肾实质损害时，肾内前列腺素系统、激肽释放酶-激肽系统等生成舒张血管物质减少，也是肾性高血压的原因之一。此外，一些其他因素如心房利钠肽、交感神经系统和其他内分泌激素等均直接或间接地参与肾性高血压的发生。

5. 肾功能异常 在早期缺乏特异性的表现，故常被忽视，Ccr可出现异常；严重异常时主要表现为血肌酐、尿素氮等水平升高，是慢性肾炎进一步恶化、预后不佳的指征。

【辅助检查】

1. 尿常规检查 是慢性肾炎的常规与基础检查项目，可以发现、确定与评价蛋白尿、血尿。当尿蛋白>150mg/d，尿蛋白定性阳性，称为蛋白尿。肾炎患者多为轻度尿异常，尿蛋白常在1~3g/d，尿蛋白>3.5g/d为大量蛋白尿。尿沉渣镜检红细胞可增多，可见管型。

2. 尿蛋白圆盘电泳 明确蛋白尿的性质。尿蛋白电泳可表现为选择性或非选择性蛋白尿，更多地表现为非选择性蛋白尿。

3. 尿红细胞相差显微镜和尿红细胞平均容积（MCV）测定 主要用于协助判断尿液中红细胞的来源。尿异形红细胞>75%，尿红细胞MCV<75fl，提示红细胞来源于肾小球。

4. 肾功能检查 早期正常或轻度受损（Ccr下降或轻度氮质血症），可持续数年至数十年；晚期出现血肌酐升高、Ccr下降。检测血液中肌酐、尿素氮水平及Ccr是临床评价患者肾功能与随访治疗疗效的基础方法。

5. 肾穿刺组织学检查 如有条件且患者无禁忌证，或治疗效果欠佳，病情持续进展者，宜尽早行肾穿刺病理学检查，已明确病理学类型，指导治疗与评估预后。

6. 肾脏超声检查 主要用于观察肾脏的大体形态与结构。慢性肾炎患者早期可无明显异常；一般为双肾一致的病变，表现为肾实质回声增强、肾皮质变薄，皮质与髓质分界不清，双肾体积缩小等变化；晚期患者出现双肾体积显著缩小，称为慢性肾炎固缩肾。

【诊断与鉴别诊断】

（一）诊断

凡存在临床表现如血尿、蛋白尿、水肿和高血压者，均应考虑慢性肾炎的可能。但确诊前需排除继发性肾小球疾病，如系统性红斑狼疮肾炎、糖尿病肾病、高血压肾病的可能。诊断疑难时，应做肾穿刺病理检查。

（二）鉴别诊断

凡尿检验异常（蛋白尿、血尿等）、水肿及高血压病史 1 年以上，均应考虑本病。主要应与下列疾病鉴别。

1. 继发性肾小球疾病 首先需与狼疮性肾炎鉴别。系统性红斑狼疮多见于女性，可伴有发热、皮疹、关节炎等多系统受累表现，实验室检查可见血细胞下降，免疫球蛋白增加，可找到狼疮细胞，抗 ds-DNA 抗体、抗 Sm 抗体、抗核抗体阳性等，血清补体水平下降，肾组织学检查可见免疫复合物广泛沉着于肾小球的各部位，免疫荧光检查 IgG、IgA、IgM、C_3 常呈阳性。其他尚需鉴别的有过敏性紫癜性肾炎、糖尿病肾病、痛风肾、多发性骨髓瘤肾损伤、肾淀粉样变等，各有其特点。

2. 原发性高血压继发肾损害 本病患者年龄较大，先有高血压后见蛋白尿，尿蛋白量常较少，一般<1.5g/d，罕见有持续性血尿和红细胞管型，远曲肾小管功能损害一般早于肾小球功能损害。肾穿刺病理检查常有助于鉴别。

3. 慢性肾盂肾炎 多见于女性，常有尿路感染病史。多次尿沉渣检查发现白细胞、脓细胞、细菌和尿细菌培养阳性，对其活动性感染诊断有重要意义。肾功能损害多以肾小管损害为主，可有高氯性酸中毒、低磷性肾性骨病，而氮质血症和尿毒症较轻，且进展缓慢。肾脏超声和核素检查（肾图及肾扫描等）如发现有两侧肾脏损害不对称者，则更有助于诊断。

4. 其他原发性肾小球疾病

（1）**感染后急性肾炎** 本病是常见病，好发于儿童及青年，临床特点是起病急，表现为血尿、蛋白尿、高血压、水肿、肾小球滤过率降低。以溶血性链球菌感染后 1~3 周发病为多见，血沉可增快。大部分患者循环免疫复合物阳性，血清总补体及 C_3、备解素下降，补体水平于 8 周内恢复正常，如其持续下降，则应怀疑系膜毛细血管性肾炎或其他系统性疾病（如系统性红斑狼疮等）。可有一过性氮质血症，肾小管功能多正常。抗链球菌溶血素 O 抗体（ASO）滴度升高，提示近期曾有链球菌感染；抗脱氧核糖核酸酶 B 及抗透明质酸酶在由皮肤感染引起的急性肾炎中阳性率较高。本病的预后大多良好，而慢性肾炎无自愈倾向，呈慢性进展。

（2）**无症状性血尿和（或）蛋白尿** 主要表现为无症状性肾小球源性血尿和（或）蛋白尿的一组肾小球疾病，无水肿、高血压和肾功能减退表现，病理改变多较轻；本病可长期迁延，也可间歇性时轻时重，大多数患者肾功能可长期维持正常。

【病情评估】

慢性肾炎呈进行性进展，最终发展至终末期肾衰竭，进展的速度主要取决于肾脏的病理类型、延缓肾功能减退的措施及避免加重肾脏损害的因素，包括感染、劳累、妊娠及肾毒性药物（如氨基糖苷类抗生素、含马兜铃酸中药等）均可能损伤肾脏。

【治疗】

本病治疗的主要目的是防止或延缓肾功能进行性恶化，改善缓解临床症状及防治严重并发症。应采用综合性防治措施，对水肿、高血压或肾功能不全患者应强调休息，避免剧烈运动和限制钠盐摄入，根据肾活检的病理类型进行针对性治疗。

（一）饮食治疗

肾功能不全患者应限制蛋白质及磷的摄入，根据肾功能减退的程度给予低蛋白饮食，蛋白质摄入量控制在 0.8~1.0g/（kg·d），以优质蛋白（牛奶、蛋、瘦肉等）为主，同时控制饮食中磷的摄入，适量增加碳水化合物的摄入以保证机体代谢所需的热量，防止负氮平衡。在低蛋白饮食 2 周后可给予必需氨基酸或 α-酮酸 0.1~0.2g/（kg·d）。注意控制每日钠盐的摄入量（<2g/d）。

（二）控制高血压和保护肾功能

控制高血压尤其肾内毛细血管高压，是延缓慢性肾炎进展的重要措施。慢性肾炎时，正常肾单位和（或）有病变的肾单位处于代偿性高血流动力学状态，以及全身性高血压均可加重肾小球进行性损害，故应积极控制高血压，防止肾小球硬化。血压控制欠佳时，常主张联合用药。血压、蛋白尿的控制目标：血压控制在<130/80mmHg，蛋白尿<1g/d。

1. 血管紧张素转化酶抑制剂（ACEI）/血管紧张素Ⅱ受体拮抗剂（ARB）　肾小球有入球和出球小动脉，血管紧张素Ⅱ对出球小动脉的收缩作用明显强于入球小动脉。血管紧张素Ⅱ减少时，出球小动脉舒张，降低肾小球内高压力、高灌注和高滤过，发挥对肾小球血流动力学的特殊调节作用；并能通过抑制细胞因子、减少尿蛋白和细胞外基质的蓄积，起到减缓肾小球硬化的发展和肾脏保护作用，是治疗慢性肾炎高血压和（或）减少尿蛋白的首选药物，绝大多数患者应终生服药。ACEI 可选用福辛普利，起始剂量为 10mg，每日 1 次，血压耐受的情况下，剂量增倍则效更佳；ARB 可选用氯沙坦 50mg，每日 1 次，也可选用厄贝沙坦、坎地沙坦等。该类药物的不良反应有血肌酐、血钾升高，需注意监测肾功能、血钾等，ACEI 类可有咳嗽或轻度贫血等。该类药在患者 Ccr<30mL/（min·1.73m^2）时应慎用。

2. 钙通道阻滞剂　可有效控制血压并改善肾功能，对非糖尿病性慢性肾脏疾病肾功能的保护作用尚不确定，多用于控制肾性高血压。常用氨氯地平 5~10mg，每日 1 次，不良反应主要有头痛、水肿，少数患者有疲劳、恶心、潮红和头晕等。

3. 其他　①β 受体阻滞剂：常用美托洛尔 12.5~25mg，每日 2 次；或比索洛尔 2.5~10mg，每日 1 次。②α 受体阻滞剂：特拉唑嗪缓释剂 1~5mg，每日 1 次；或多沙唑嗪 0.5~2mg，每日 1 次，需注意避免发生体位性低血压。

（三）利尿剂

水、钠潴留明显者加用利尿剂。肾功能较差时，噻嗪类无效或疗效差的患者，应改用袢利尿剂，常用氢氯噻嗪 12.5~25mg 或呋塞米 20~40mg，每日 1~3 次。应用时注意检测血电解质、血脂、血糖、高凝状态等。

（四）抗凝和血小板解聚药物

据报道，抗凝和血小板解聚药可延缓病变进展，部分患者还可减少蛋白尿。高凝状态明显者和某些易引起高凝状态的病理类型有关，如膜性肾病、系膜毛细血管性肾炎患者，可长期应用该类药物，用法与"肾病综合征"相似（详见本章第二节）。

（五）糖皮质激素和细胞毒药物

一般不主张常规应用，但患者肾功能正常或仅轻度受损，肾脏体积正常，病理类型较轻（如轻度系膜增生性肾炎等），尿蛋白较多时，如无禁忌者可试用，用法与"肾病综合征"相似（详见本章第二节）。

（六）其他

避免加重肾脏损害的因素如各类、各部位感染及劳累、妊娠等。积极防治各种感染，禁用或慎用肾毒性药物（氨基糖苷类抗生素、含马兜铃酸的中药如关木通、广防己等），积极纠正血脂异常，控制血糖，防治高尿酸血症与痛风等。另外，可选用人工虫草制剂和黄葵胶囊等中药治疗。

附： IgA 肾病

IgA 肾病（IgA nephropathy）是指肾小球系膜区以 IgA 或 IgA 沉积为主的原发性肾小球疾病，又称为 Berger's 病，是世界范围内肾小球源性血尿最常见的病因。不同地区发病率有明显差别，在原发性肾小球疾病肾活检中，IgA 肾病所占百分比在亚洲明显高于其他地区。我国 IgA 肾病的发病率占肾病中的 26%~34%。IgA 肾病可发生在任何年龄，但 80% 的患者在 16~35 岁之间发病，男女之比约为 2∶1 或 3∶1。

【发病机制】

本病的发病机制目前尚未阐明，研究认为主要是感染等二次"打击"刺激自身抗体产生，免疫复合物形成并沉积于肾小球导致炎症反应，从而引起系膜细胞增殖和系膜外基质集聚等，最终出现肾小球硬化和间质纤维化。

【病理】

本病可出现增生性肾小球肾炎几乎所有的病理类型，病变程度轻重不一，主要为系膜增生性肾小球肾炎。免疫病理学检查证明在肾小球系膜区单纯 IgA 或以 IgA 为主的免疫球蛋白沉积，呈块状或颗粒状分布；伴局灶或弥漫的系膜细胞增生，部分患者可出现肾小球硬化。电镜下可见系膜区电子致密物呈团块样沉积。

【临床表现】

本病起病隐匿，可有原发性肾小球疾病的各种临床表现，主要为发作性、无症状性肉眼血尿和（或）持续性镜下血尿，多数患者有前驱感染（上呼吸道感染、皮肤感染、急性胃肠炎等）的病史，伴或不伴蛋白尿。全身症状轻重不一，可出现全身不适、乏力、肌肉疼痛等。少数表现为肾病综合征、急性肾炎综合征，半数以上成年患者出现高血压。约半数患者确诊 10~20 年后逐渐进展为慢性肾衰竭。

【实验室检查】

1. 血清 IgA 水平 升高差异较大，我国有 10%~30% 的患者出现 IgA 水平升高，但不具备特异性。

2. 尿常规 为持续性镜下血尿和（或）蛋白尿。轻度蛋白尿，尿蛋白定量<1g/24h，也有大量蛋白尿者；尿沉渣相差微镜检查可见异形红细胞比例>50%。

3. 肾功能检测 可有不同程度的肾功能减退，表现为肌酐清除率降低、血肌酐和尿素氮升高，晚期血尿酸也升高，可出现不同程度的肾小管功能减退。

【诊断与鉴别诊断】

IgA 肾病的确诊依赖于肾活检，尤其是肾组织的免疫荧光检查，如有 IgA 或以 IgA 为主的免疫复合物在肾小球系膜区弥漫性沉积，而患者无肾外体征，临床排除继发性 IgA 肾病，如过敏性紫癜、系统性红斑狼疮、链球菌感染后肾炎、遗传性肾病等，则可做出诊断。

本病主要与其他原发性与继发性肾脏疾病鉴别，如慢性肾盂肾炎、过敏性紫癜性肾炎、系统性红斑狼疮肾炎、链球菌感染后肾炎、遗传性肾病等。

【病情评估】

IgA 肾病 10 年肾脏存活率为 80%~85%，20 年约为 65%，但个体病程差异很大，目前多数研究认为 IgA 肾病不是一种良性病变。平均而言，23% 的 IgA 肾病出现临床缓解，20% 患者 10 年后进展为终末期肾衰，30% 患者于 20 年后进展为终末期肾衰，而另外近 30% 的患者表现为不同程度的肾功能下降。IgA 肾病已成为引起终末期肾衰，特别是青壮年终末期肾衰最常见的病因之一。

患者预后较差的临床特点：①起病年龄较大的男性患者。②伴有持续难以控制的高血压。③蛋白尿持续>1g/d，血肌酐升高。④肾活检病理改变为肾小球硬化、新月体形成、肾小管萎缩、间质纤维化。

【治疗】

IgA 肾病肾脏免疫病理学改变相同，但临床表现、病理改变和预后变异甚大，应根据个体差异制订合理治疗方案。

1. 单纯镜下血尿或（和）轻微蛋白尿　预后较好，多数肾功能正常，无特殊治疗，但需监测尿蛋白和肾功能，避免劳累，预防感染，避免使用肾毒性药物。

2. 感染后反复出现肉眼血尿或尿检异常加重　选用无肾毒性的抗生素控制感染。

3. 伴有蛋白尿　选用 ACEI 或 ARB 治疗，尽量将尿蛋白控制在<0.5g/d，以延缓肾功能不全的进展；经过 3~6 个月治疗，尿蛋白仍持续>1g/d 且 GFR>50mL/（min·1.73m²）者，给予糖皮质激素治疗，每日泼尼松 0.6~1mg/kg，4~8 周后逐渐减量，总疗程 6~12 个月。

4. 肾病综合征　肾功能正常、病理改变轻微者，可给予糖皮质激素治疗；病变活动者，与细胞毒药物联合应用。如大量蛋白尿长期得不到控制，则预后差。

5. 表现为急进性肾小球肾炎　尤其是广泛新月体形成伴有急骤肾功能减退者，可用甲泼尼龙联合细胞毒药物进行冲击疗法，必要时可联合血液净化疗法。

6. 合并高血压　积极控制血压可保护肾功能，ACEI 或 ARB 可有效控制血压，降低蛋白尿。

7. 慢性肾衰竭者　治疗参见本篇第三十七章。

第二节　肾病综合征

肾病综合征（nephrotic syndrome，NS）是因多种疾病和不同病因、病理损伤所致的一组临床综合征，包括大量蛋白尿（尿蛋白>3.5g/d），常伴有相应的低蛋白血症（血浆白蛋白<30g/L）、高度水肿及高脂血症。

【病因】

根据病因，本病分为原发性和继发性肾病综合征。原发性肾病综合征主要依靠排除继发性肾病综合征而诊断。糖尿病、系统性红斑狼疮、过敏性紫癜、组织淀粉样变、肿瘤、药物及感染等，皆可引发继发性肾病综合征。本节主要阐述原发于肾小球疾病所表现的肾病综合征。

【病理】

原发性肾病综合征的病理改变分为以下 5 种类型。

1. 微小病变型肾病（MCD）　在光镜下肾小球基本正常，仅近端小管上皮细胞可见脂肪变性，免疫荧光检查呈阴性。其特征性改变和主要诊断依据是电镜下有肾小球脏层上皮细胞足突融合。

2. 系膜增生性肾小球肾炎（MsPGN）　光镜下系膜细胞和细胞外基质弥漫增生，可分为轻、中、重度。根据免疫荧光检查结果可分为 IgA 肾病（单纯 IgA 或以 IgA 沉积为主）和非 IgA 系膜增生性肾小球肾炎（以 IgM 或 IgG 沉积为主），常伴有 C3 的沉积，在肾小球系膜区或沿毛细血管壁呈颗粒状沉积。电镜下可见系膜区有电子致密物沉积。

3. 局灶性和（或）节段性肾小球硬化（FSGS）　在光镜下部分肾小球呈节段性玻璃样硬化，有时可见硬化区周围上皮细胞增生并与肾小囊粘连。免疫荧光检查肾小球硬化区可见 IgM 和 C3 沉积。电镜下系膜基质增多，病变部位电子致密物沉积，肾小球上皮细胞广泛足突融合。根据硬化部位及细胞增殖的特点，可分为 5 种亚型：经典型、塌陷型、顶端型、细胞型及非特异型，其中非特异性最为常见。

4. 膜性肾病（MN）　以肾小球基膜上皮细胞下弥漫的免疫复合物沉着、肾小球毛细血管基底膜弥漫性增厚为特点。

5. 膜增生性肾小球肾炎（MPGN）　又称为系膜毛细血管性肾小球肾炎（MCGN），光镜下可见系膜细胞及系膜基质的弥漫重度增生，广泛插入肾小球基底膜（GBM）和内皮细胞之间，肾小球基底膜呈分层状增厚，毛细血管袢呈"双轨征"。

【病理生理】

1. 大量蛋白尿　正常生理状态下，肾小球滤过膜具有分子屏障及电荷屏障作用，当屏障作用受损导致原尿中蛋白含量增多，明显超过近端肾小管回吸收水平时，即产生大量蛋白尿。此时，如增加肾小球内压力及导致高灌注、高滤过的因素（如高血压、高蛋白饮食或大量输注血浆蛋白）均可增加尿蛋白的排出。尿液中主要含白蛋白和与白蛋白近似分子量的蛋白。大分子蛋白如纤维蛋白原、α_1 和 α_2-巨球蛋白等，因其无法通过肾小球滤过膜，则在血浆中的浓度保持不变。

2. 低蛋白血症　NS 时大量白蛋白从尿中丢失，肝脏代偿性合成白蛋白增加，同时由于近端肾小管回吸收滤过蛋白增多，也使肾小管分解蛋白增加。当肝脏白蛋白合成增加不足以代偿丢失和分解时，即出现低白蛋白血症。另外，NS 时因胃肠道黏膜水肿导致食欲减退，蛋白质摄入不足、吸收不良或丢失，进一步加重低蛋白血症。严重者出现营养不良和生长发育迟缓。

除白蛋白减少外，NS 还有其他血浆蛋白成分的变化，如血浆的某些免疫球蛋白（如 IgG）和补体成分、抗凝及纤溶因子、金属结合蛋白及内分泌激素结合蛋白也可减少，尤其是肾小球病理改变严重时，大量蛋白尿和非选择性蛋白尿尤为显著。少数患者可出现甲状腺功能减退，但会随着 NS 的缓解而恢复。患者易出现继发感染、高凝状态（血栓易形成）、微量元素缺乏、内分泌紊乱和免疫功能低下等。

3. 水肿　低白蛋白血症导致血浆胶体渗透压降低，水分由血管腔内进入组织间隙，是造成

NS 水肿的基本机制。组织间液增加，当其容量增加超过 5kg 时，出现可察觉的凹陷性水肿，程度常与低蛋白血症正相关，水肿多从下肢部位开始。此外，有效循环血容量不足时，可激活RAAS，促进水、钠潴留。而在静水压正常、渗透压减低的末梢毛细血管，发生跨毛细血管性液体渗漏和水肿。另有研究发现，当血容量并不减少甚或增加时，血浆肾素水平正常或下降，则提示 NS 的水、钠潴留并不依赖于 RAAS 的激活，而是肾脏原发性水、钠潴留所致。心钠素对肾小管调节功能障碍也是 NS 钠潴留的原因。

4. 高脂血症　目前 NS 合并高脂血症的原因尚未完全阐明。其发生的主要原因是肝脏脂蛋白合成（以 VLDL 为主）增加和外周组织利用和（或）分解脂蛋白减少，表现为高胆固醇血症和（或）高甘油三酯血症，并可伴有低密度脂蛋白（LDL）、极低密度脂蛋白（VLDL）及脂蛋白 a[Lp（a）]的升高，高密度脂蛋白（HDL）正常或降低。高胆固醇血症的发生与肝脏合成过多富含胆固醇和载脂蛋白 B 的 LDL 及 LDL 受体缺陷致 LDL 清除减少有关；高甘油三酯血症产生的原因主要是由于分解减少，而肝脏合成增多为次要因素。高脂血症是 NS 常见动脉硬化性合并症的主要原因，并与血栓形成及进行性肾小球硬化有关。高脂血症引起肾小球硬化的机制与肾小球系膜细胞存有 LDL 受体，LDL 刺激系膜细胞增生等有关。NS 的高脂血症可随蛋白尿消失、血浆白蛋白回升而恢复正常，故多呈一时性。

【临床表现】

NS 的主要临床表现为大量蛋白尿（尿蛋白>3.5g/d）、血浆蛋白异常（低白蛋白血症为 NS 必备特征）、高脂血症及水肿。不同病理类型临床表现有所不同。

1. 微小病变型肾病　男性多于女性，占儿童原发性肾病综合征的 80%~90%。本病占成人原发性肾病综合征的 5%~10%，60 岁以上的患者高血压和肾功能损害较为多见，约 15% 的患者伴有镜下血尿，一般无持续性高血压及肾功能减退。部分药源性肾损害（如非甾体类抗炎药、锂制剂等）和肿瘤（如霍奇金淋巴瘤等）也可有类似本型病理改变和临床表现。

2. 系膜增生性肾小球肾炎　在我国发病率约占原发性肾病综合征的 30%，显著高于西方国家，以青少年多见，男性多见，约 50% 患者起病前有上呼吸道感染等前驱感染症状，部分患者起病隐匿，临床主要表现为蛋白尿或（和）血尿，约 30% 患者表现为肾病综合征。随肾脏病变程度由轻至重，肾功能不全及高血压的发生率逐渐增加。

3. 局灶性和（或）节段性肾小球硬化　占原发性肾病综合征的 20%~25%，青少年多见，男性多于女性，起病多隐匿，部分患者由微小病变型肾病转变而来。50%~75% 患者以大量蛋白尿及肾病综合征为主要临床特点，约 3/4 患者伴血尿，部分为肉眼血尿，约半数患者有高血压，约30% 患者有肾功能损害。

4. 膜性肾病　约占我国原发性肾病综合征的 20%，好发于中老年，男性多见，发病高峰多在 50~60 岁。本病起病较隐匿，常以不明原因的水肿就诊，大量蛋白尿多见，70%~80% 患者表现为肾病综合征，约 30% 伴有镜下血尿，一般无肉眼血尿，常于发病 5~10 年后出现肾功能不全，易并发血栓栓塞，肾静脉血栓发生率高达 40%~50%。因此，该型患者如有突发性腰痛或腹痛，伴血尿、蛋白尿加重，肾功能不全，应考虑肾静脉血栓形成；如突发胸痛、呼吸困难，应考虑肺栓塞。20%~35% 患者的临床表现可在 5 年内自然缓解；60%~70% 的早期患者经糖皮质激素和细胞毒药物治疗后可达临床缓解；如病情进展进展，病理变化加重，则疗效较差。本病进展多缓慢，10 年肾脏存活率达到 80%~90%，明显较西方国家预后好。

5. 膜增生性肾小球肾炎　占我国原发性肾病综合征的 10%~20%，好发于青少年，无明显性别差异，1/4～1/3患者常合并上呼吸道的前驱感染病史，表现为急性肾炎综合征，50%～60%表现为肾病综合征，几乎所有患者均有血尿，少数为发作性肉眼血尿，其余少数患者表现为无症状性血尿和蛋白尿，肾功能不全、高血压及贫血出现早，常呈持续进行性发展。50%～70%患者血清 C3 持续降低，对诊断本病有重要意义。

【并 发 症】

1. 感染　是 NS 常见的并发症，常见肺炎链球菌、溶血性链球菌等引起的呼吸道、泌尿道、皮肤炎症和自发性腹膜炎等，起病多隐匿，临床表现不典型。应用糖皮质激素常导致或加重细菌感染（尤其是结核菌感染），也是感染症状常不明显的原因；应用细胞毒类药物则增加病毒（麻疹病毒、疱疹病毒等）的易感性。易致感染的机制与血 IgG 和补体成分（如 B 因子）明显下降、白细胞功能减弱、低转铁蛋白及低锌血症有关。此外，体腔及皮下积液均有利于感染。一般不主张常规应用抗生素预防感染，一旦发生感染，应选择无肾毒性的抗生素治疗。应注意感染是导致 NS 复发和疗效不佳的主要原因。

2. 血栓、栓塞　是 NS 严重的、致死性的并发症之一。发生机制：①有效血容量减少而致血液浓缩及高脂血症造成血液黏稠度增加。②某些蛋白质从尿中丢失，肝代偿性合成蛋白增加，引起机体凝血、抗凝和纤溶系统失衡。③NS 时血小板过度激活、利尿剂和糖皮质激素的应用等进一步加重高凝状态。约半数 NS 患者可通过血管造影、超声多普勒检查发现血栓及栓塞，其中以肾静脉血栓最多见，约 3/4 病例因血栓形成缓慢，临床多无症状或轻型，但也可发生严重的蛋白尿、血尿甚至肾功能衰竭。此外应注意，肺血管、下肢静脉、下腔静脉、冠状血管和脑血管血栓或栓塞也可发生，直接影响 NS 疗效和预后。

3. 急性肾功能损伤

（1）急性肾衰竭　当患者血容量严重下降时，诱发肾前性氮质血症，呈少尿、尿钠减少伴四肢厥冷、静脉充盈不佳、体位性血压下降、脉压小、红细胞压积上升等临床表现。这种急性肾前性少尿，可被血浆或人体白蛋白输注而纠正。另有一种特发性急性肾衰竭，以微小病变型肾病者居多。该类急性肾损伤的机制尚不明，推测与肾间质高度水肿压迫肾小管和大量管型堵塞肾小管有关，多发生于起病后 1 个月左右，无任何诱因，突发少尿、无尿、尿钠排出增多、肾功能急骤恶化，不伴有低血容量的表现，给予胶体液扩容治疗不仅不能利尿，反致肺水肿，常需透析治疗。此外，还有药物及急性肾静脉血栓形成所致者。

（2）肾小管功能损害　除原有肾小管功能损伤外，因大量重吸收尿蛋白，可加重肾小管（近曲小管为主）功能损伤。临床常见 NS 伴有肾性糖尿和（或）氨基酸尿，严重者可呈范可尼综合征，大多可随蛋白尿消减而好转。如出现近曲小管损害者，常提示糖皮质激素疗效差，预后不佳。

4. 其他

（1）蛋白质营养不良引起肌肉萎缩、儿童生长发育迟缓。

（2）维生素 D 缺乏，内分泌激素结合蛋白不足可诱发低 T_3 综合征等内分泌紊乱，钙磷代谢障碍导致继发性甲状旁腺功能亢进。

（3）由于金属结合蛋白丢失致微量元素（铁、铜、锌等）缺乏。铁缺乏出现小细胞性贫血；锌缺乏导致乏力、伤口愈合缓慢；铜缺乏等出现营养不良的表现。

（4）水肿严重时可引起胸腔、心包、腹腔积液。

【辅助检查】

1. 24 小时尿蛋白定量 尿蛋白>3.5g/24h，主要成分为白蛋白，用于诊断及评估疗效。

2. 尿常规 尿蛋白++~+++，可见红细胞。

3. 肝肾功能及血脂检测 辅助诊断及评估病情，随访治疗效果。血浆白蛋白<30g/L，总胆固醇、甘油三酯、VLDL 和 LDL 常升高，HDL 也可升高，肾功能可正常或下降。

4. 纤溶系统功能检测 纤维蛋白原常升高，纤维蛋白溶酶原和抗凝血酶Ⅲ可下降。

5. 免疫球蛋白和补体检测 血补体水平可正常或下降，免疫球蛋白下降，有时可检出循环免疫复合物。

6. 尿纤维蛋白降解产物（FDP）和 C3 检测 可升高。

7. 经皮肾穿刺及组织病理学检查 可明确诊断，指导治疗或判断预后。

【诊断与鉴别诊断】

（一）诊断要点

1. 蛋白尿：持续大量蛋白尿>3.5g/24h。

2. 低白蛋白血症：血清白蛋白量<30g/L。

3. 高脂血症：高胆固醇血症伴或不伴高甘油三酯血症，血清中 LDL、VLDL 和 Lp（a）浓度增加。

4. 水肿。

上述蛋白尿、低白蛋白血症是诊断 NS 的必备条件；高脂血症、水肿不作为诊断 NS 的必备条件；尿沉渣中检出多数的卵圆形脂肪体、双屈光性脂肪体是诊断 NS 的参考依据。

（二）鉴别诊断

主要鉴别原发性与继发性肾小球疾病。小儿应着重除外遗传性、感染性疾病及过敏性紫癜等所致的继发性 NS；中青年则应着重除外结缔组织病、感染、药物引起的继发性 NS；老年人应着重考虑代谢性疾病及肿瘤等引起的继发性 NS。

1. 狼疮性肾炎 多见于青年女性，常伴发热、皮疹、关节痛等多系统受损表现，实验室检查血清抗核抗体、抗 dsDNA 抗体、抗 SM 抗体等多种自身抗体阳性，活动期血清 IgG 增高，补体 C3 下降。肾组织活检光镜下病变呈多样性及不典型性，有时可见白金耳样病变及苏木素小体。免疫病理学检查 IgG、IgA、IgM、C3 等阳性。电镜证实电子致密物不仅沉着于上皮下，也可见于系膜区，甚至内皮下，是鉴别诊断的客观依据。

2. 紫癜性肾炎 好发于青少年，有典型的皮肤紫癜，常伴关节痛、腹痛及黑便，多在皮疹出现后 1~4 周出现血尿和（或）蛋白尿，血清 IgA 检测可增高，免疫病理学检查可见 IgA 及 C3 为主的沉积物，与 NS 不难鉴别。

3. 糖尿病肾病 好发于中老年人，多数患者有 10 年以上的糖尿病病史，而且血糖控制不达标，引发继发性 NS。早期发现尿微量白蛋白排出增加，逐渐发展成大量蛋白尿，甚至出现肾病综合征的表现。糖尿病病史及眼底特征性非增殖性或增殖性改变，有助于鉴别诊断。

4. 乙型肝炎病毒相关性肾炎 多见于儿童及青少年，临床主要表现为蛋白尿或肾病综合征，常见的病理类型为膜性肾病，其次为系膜毛细血管性肾小球肾炎等。病毒血清学检测提示乙型肝炎病毒抗原阳性，肾组织免疫病理学检查发现乙型肝炎病毒抗原成分，特别是 HBeAg。

5. 恶性肿瘤 中老年患者应除外恶性肿瘤引起的继发性 NS，常见于多发性骨髓瘤、霍奇金及非霍奇金淋巴瘤、乳腺癌、胸腺瘤、结肠癌、小细胞肺癌、间皮瘤及前列腺癌等。

6. 药物性膜性肾病 金制剂、汞、青霉胺、非甾体类抗炎药均可引起膜性肾病。详细询问用药史，及时停药病情可缓解。

【病情评估】

NS 的病情进展及预后与其病理类型关系密切。MCD 患者有 30%~40%可在发病数月内自发缓解；糖皮质激素治疗缓解率高（儿童约为 93%，成人约为 80%），蛋白尿在数周内转阴，但容易复发，复发率约 60%；成人复发率较儿童低。长期反复发作或激素疗效不佳者，需行肾活检确认有无病理类型的改变。

多数 MsPGN 患者对糖皮质激素和细胞毒药物有良好的反应，50%以上的患者经糖皮质激素治疗后可获完全缓解。治疗效果与病理改变的轻重程度有关，病理改变轻者疗效较好，病理改变重者则疗效较差。

FSGS 患者对糖皮质激素和细胞毒药物治疗的反应性较差，疗程要较其他病理类型患者适当延长。预后与糖皮质激素治疗的效果及蛋白尿的程度密切相关。糖皮质激素治疗反应性好者，预后较好。约半数患者在 5 年内发展至肾衰竭。近年研究表明，50%患者对糖皮质激素治疗有效，但起效慢，平均缓解期为 4 个月。多数 FSGS 顶端型患者对糖皮质激素治疗有效且预后好；塌陷型则疗效差，进展快，多于 2 年内进入终末期肾衰竭。其余各型的预后介于两者之间。缓解与预后呈正相关，缓解者预后好，未缓解者 6~10 年超过半数进入终末期肾衰竭。

20%~35% MN 患者的临床表现可在 5 年内自然缓解。60%~70%的早期患者经糖皮质激素和细胞毒药物治疗后，可达临床缓解。如病情进展且病理变化加重，则疗效较差。本病进展多缓慢，临床研究显示，10 年肾脏存活率为 80%~90%，明显较西方国家预后好。

MPGN 目前尚无有效的治疗方法，糖皮质激素和细胞毒药物仅在部分儿童病例有效，在成年人效果不理想。有学者认为使用抗凝药，如双嘧达莫、阿司匹林、吲哚布芬等，对肾功能有一定的保护作用。本病预后较差，约 50%患者在 10 年内发展至终末期肾衰竭。肾移植术后常复发。

MCD 和轻度 MsPGN 预后较好，MPGN、FSGS 及重度 MsPGN 预后较差。早期 MN 有一定的缓解率，但晚期难以缓解。大量蛋白尿、严重高血压及肾功能损害者预后较差。激素敏感者预后相对较好，激素抵抗者预后差。反复感染导致 NS 经常复发者预后差。

【治疗】

（一）一般治疗

卧床休息为主，注意卫生，预防感染。但应保持适度床上及床旁活动，以防止肢体血管血栓形成。进易消化、清淡、半流质饮食。水肿时应低盐饮食，每日摄取氯化钠控制在 2~3g；适当控制饮水量，禁食腌制食品，尽量少用味精及碱。由于高蛋白饮食增加肾小球高滤过，加重蛋白尿并促进肾脏病变进展，故不主张患者摄入高蛋白饮食。蛋白质的摄入量控制在 0.8~1g/（kg·d）。每摄入 1g 蛋白，必须同时摄入非蛋白热量 33kcal，应供给优质蛋白（富含必需氨基酸的动物蛋白），如鱼、鸡蛋、瘦肉等。出现氮质血症时，则应进低蛋白饮食 [0.8g/（kg·d）]。近年有报道，患者进食蔬菜、豆类饮食后不仅血脂下降，而且尿蛋白也明显减少，与其中含有类黄酮有关。低脂摄入也是饮食治疗的措施，应少进食富含饱和脂肪酸（动物油脂）的饮食，而多吃富含多聚不饱和脂肪酸（如植物油、鱼油）及富含可溶性纤维的食品（燕麦、米糠等）也有利于降脂。

（二）抑制免疫与炎症反应

1. 常用药物

（1）糖皮质激素　对单核-巨噬细胞及 T 淋巴细胞的抑制效应强于 B 细胞，可抑制巨噬细胞对抗原的吞噬和处理，抑制其产生 IL-1 及表达 Fc 和 C3 受体；抑制激活的 T 淋巴细胞产生 IL-2、IFN-γ、IL-6 等。较大剂量时可抑制 B 细胞产生抗体，并促进抗体的分解，从而抑制体液免疫反应；较小剂量时即可抑制磷脂酶的活性，从而减轻炎症反应。此外，糖皮质激素还通过抑制醛固酮和抗利尿激素分泌，影响肾小球基底膜通透性等综合作用而发挥利尿、消除尿蛋白的疗效。糖皮质激素对 MPGN 无效。

1）适应证：①MCD。②轻度 MsPGN。③部分 FSGS 患者有效，足量疗程 3~4 个月，甚至半年。④病变进展快的 MN（同时加烷化剂）。

2）常用药物：口服药常用泼尼松及泼尼松龙，静脉用药为甲泼尼龙。使用原则：起始足量、缓慢减药、长期维持。泼尼松 1mg/（kg·d），清晨顿服或分 3~4 次服，维持 8~12 周。有效者（在用药 1 周左右出现尿量增加，2 周左右尿蛋白明显减少，甚至消失）逐渐减药，每 2~3 周减少原用药量的 5%~10%，减至每日 10~15mg 时，可改为隔天顿服（即将 2 天总量隔天清晨顿服），继续减量至最小有效剂量，维持 6~12 个月。水肿严重、有肝功能损害或泼尼松疗效不佳时，应更换为甲泼尼龙（等剂量）静脉滴注。

3）用药方法：原则上初发病例病程在 6 个月以内，若病理变化属 MCD，尿蛋白选择性好，无合并症者，可采用中等剂量治疗；若病情较为复杂，无应用糖皮质激素的禁忌证者，可试用大量冲击疗法；如有糖皮质激素的禁忌证者，则宜先用小剂量至病情或全身情况改善后，再用中等剂量或大剂量冲击疗法。

4）对治疗反应的分类：根据患者对糖皮质激素的治疗反应，可分为"激素敏感型"（用药 8~12 周内 NS 缓解）、"激素依赖型"（激素减药到一定程度即复发）和"激素抵抗型"（常规激素治疗无效）3 类。

5）不良反应：除糖皮质激素的常见不良反应（如类肾上腺皮质功能亢进综合征、诱发或加重感染、骨质疏松、诱发上消化道出血、药物性糖尿病、股骨头无菌性缺血性坏死等）外，还可使入球小动脉阻力下降，从而增加肾小球内高压状态，加速肾小球硬化。应注意糖皮质激素使用期间病情变化的监测及不良反应的防治。

（2）细胞毒药物　此类药物对分化相的细胞作用最强，与 DNA 交联，抑制其复制；明显抑制分泌免疫球蛋白的 B 细胞，降低抗体水平；也可抑制辅助/诱导性 T 淋巴细胞及细胞毒/抑制性 T 淋巴细胞，干扰细胞释放炎症介质，抑制纤维化的发生发展。

1）适应证："激素依赖型"或"激素无效型"的患者均适用，可协同糖皮质激素治疗。一般不作为首选或单独的治疗药物。

2）常用药物：①环磷酰胺（CTX）：是最常用的细胞毒药物，在体内被肝细胞微粒体羟化，代谢产物具有较强的免疫抑制作用。常用量为每日 100~200mg［2~5mg/（kg·d）］，分次口服；或 CTX 冲击治疗 200mg，每日或隔天静脉注射，总量 6~8g 后停药。②苯丁酸氮芥：为氮芥衍生物，与环磷酰胺作用相似，但疗效较差，目前少用。常用量为 0.1~0.2mg/（kg·d），每日分 3 次口服，共服用 3 个月。

3）不良反应：骨髓抑制、肝功能损伤、脱发、胃肠道反应、化学性膀胱炎、精子缺乏等。

（3）钙调磷酸酶抑制剂（CnI） 钙调磷酸酶（Cn）是 T 淋巴细胞信号通路中的关键分子，对细胞和体液免疫应答均有调节作用。CnI 通过形成可以抑制 Cn 的复合物而发挥免疫抑制作用。用药后血容量、肾血流量、肾小球滤过率均可下降。

1）适应证：糖皮质激素无效及糖皮质激素依赖型 NS 患者。

2）常用药物：①环孢素（CsA）：用于治疗糖皮质激素及细胞毒药物无效的难治性 NS。常用量为 3~5mg/（kg·d），分 2 次空腹口服，需监测 CsA 谷、峰血药浓度，谷浓度 100~200ng/mL，峰浓度 400~600ng/mL，服药 2~3 个月后缓慢减量，疗程至少 1 年。停药后易复发，使其广泛应用受到限制。②他克莫司（FK506）：起始剂量 0.05~0.075mg/（kg·d），监测其血药浓度在 5~10ng/mL 范围内，疗程为 6~12 个月；若 NS 缓解，FK506 足量使用 3 个月后减量 1mg/d，继续使用 3 个月后再减量 1mg/d，根据缓解情况逐渐减量。

3）不良反应：肝肾毒性、高血压、高尿酸血症、牙龈增生、多毛症等。

（4）霉酚酸酯（MMF） 又称吗替麦考酚酯。此类药物水解后产生活性成分麦考酚酸，可高效、选择性、非竞争性、可逆性地抑制次黄嘌呤单核苷酸脱氢酶，高度选择性地阻断 T 和 B 淋巴细胞鸟嘌呤核苷酸的经典合成，从而抑制 T、B 淋巴细胞增殖，还可阻断细胞表面黏附分子合成，抑制动脉平滑肌细胞、成纤维细胞、内皮细胞的增生。

1）适应证：主要用于Ⅳ型狼疮性肾炎，也可用于糖皮质激素耐药和复发的 NS 患者。

2）常用剂量：初始剂量 1.5g/d，分 3 次口服，维持 3 个月；维持剂量 1g/d，分 2~3 次口服，疗程 6~9 个月。

3）不良反应：为剂量依赖性，一过性、轻微的上腹不适和（或）稀便，偶见肝脏毒性。长期应用可诱发感染。

（5）来氟米特（LEF） 体内活性主要通过其活性代谢产物 A771726（M1）而产生，可选择性抑制 T 淋巴细胞和 B 淋巴细胞增殖，抑制二氢乳酸脱氢酶的活性，抑制 NF-κB 等抗体的产生和分泌。

1）适应证：不建议作为初次治疗药物，但对于烷化剂和 CnI 有禁忌证或抵抗时可使用。

2）常用剂量：初始剂量 50~100mg，每日 1 次口服，3 天后改为维持剂量 20~30mg。注意检测肝功能。

3）不良反应：腹泻、腹痛、恶心、口腔溃疡、脱发、皮疹、感染及肝酶升高等。其中肝酶升高呈剂量依赖性，并可恢复。

2. 治疗方案 应用糖皮质激素及细胞毒药物治疗 NS 可有多种方案，目前主张以增强疗效的同时最大限度地减少副作用为原则，并结合患者病理类型、年龄、肾功能和有否相对禁忌证等制订个体化治疗方案。

（1）MCD 糖皮质激素治疗缓解率高，初治者首选单用糖皮质激素治疗，长期反复发作或糖皮质激素疗效不佳者，可合用细胞毒药物，CTX 在减少复发方面优于 CsA。

（2）MsPGN 表现为轻度 MsPGN 者，治疗方案同 MCD；而中重度者初治就应联合应用糖皮质激素及免疫抑制剂。多数患者对糖皮质激素和细胞毒药物有良好的反应，50% 以上的患者经糖皮质激素治疗后可获完全缓解。

（3）FSGS 足量糖皮质激素治疗 4~6 个月无效者称为激素抵抗；激素抵抗者可试用 CsA，其他免疫抑制剂 CTX 和硫唑嘌呤可考虑作为二线治疗药物与糖皮质激素合用。

（4）MN　初治者建议交替使用糖皮质激素和细胞毒药物（CTX）治疗；CsA和FK506也可考虑在初次治疗中使用，且适用于不能耐受CTX或有禁忌证的患者。

建议至少治疗6个月，6个月后未缓解则停用；6个月后能完全或部分缓解可继续使用。4~8周后减至初始剂量的50%，总疗程至少12个月。使用CnI的患者需定期监测血药浓度。对于复发的患者，建议使用初次治疗中诱导缓解的相同药物；但亦可根据实际情况直接换用其他一线治疗方案。

（5）MPGN　疗效不佳，目前没有糖皮质激素和细胞毒药物治疗有效的证据。

（三）对症治疗

1. 降低蛋白尿　ACEI及ARB除可降低血压外，也可通过降低肾小球内压力和直接影响肾小球基底膜对大分子的通透性而减少尿蛋白，前者常用贝那普利、依那普利等，后者常用氯沙坦、厄贝沙坦、替米沙坦等。用于降尿蛋白时，剂量较常规剂量大才能发挥良好疗效。NS患者应用ACEI或ARB后，突然发生低血压和GFR下降者，则提示其血容量严重不足，可应用白蛋白等扩容治疗。

2. 利尿消肿　不宜过快、过多、过久使用利尿剂，避免出现血容量不足，加重血液高黏度而诱发血栓栓塞。常用药物：①袢利尿剂，对钠、氯和钾的重吸收具有强力的抑制作用，常用呋塞米20~40mg，每日1~3次口服，或静脉注射20~200mg/d；布美他尼1~2mg，每日1~3次。②噻嗪类利尿剂，主要抑制钠、氯的重吸收，增加钾的排泄而利尿。常用氢氯噻嗪25~50mg，每日2~3次口服。③保钾利尿剂，排钠、排氯、保钾，可与噻嗪类利尿药合用。常用醛固酮拮抗剂螺内酯20mg，每日3次口服，长期服用需防止高钾血症，肾功能不全患者慎用。④渗透性利尿剂，如甘露醇、低分子右旋糖酐、人血白蛋白或血浆等，主要是提高血浆胶体渗透压而利尿，多用于低血容量或利尿剂抵抗、严重低蛋白血症时。常用低分子右旋糖酐250mL静脉滴注，人血白蛋白10g静脉滴注，但有加重心力衰竭、肾脏负担的风险，不推荐常规使用。

应用利尿剂可导致心血管功能不稳定，甚至出现急性肾衰竭，应用袢利尿剂与噻嗪类利尿剂须注意防止出现低钾血症，与螺内酯等保钾利尿剂合用可加强利尿效果，并减少电解质紊乱。白蛋白过多输入可引起肾小球上皮细胞损伤。

（四）并发症的治疗

1. 感染　一般不需要预防性使用抗生素。一旦发生感染，有明确感染灶者应尽快去除，应及时选用对致病菌敏感、强效、无肾毒性的抗生素积极治疗。严重感染难以控制时，可酌情糖皮质激素减量或停用。

2. 血栓栓塞　与形成血栓相关的因素：①NS的严重程度（血浆白蛋白≤20g/L）。②基础的肾脏疾病。③既往血栓栓塞事件。④家族血栓栓塞病史。⑤合并血栓形成的高危因素（充血性心力衰竭、长期卧床、病态肥胖症等）。具备以上情况，应开始预防性抗凝治疗，常用低分子肝素4000~5000U皮下注射，每日1~2次；也可使用华法林口服，维持凝血酶原时间国际标准化比值（INR）1.5~2.5，同时可以辅助使用抗血小板聚集药物肠溶阿司匹林75~100mg/d口服。对已发生血栓栓塞的患者，尽早（≤6小时内效果最佳，但3天内仍可望有效）给予尿激酶实施全身或局部溶栓，同时配合抗凝治疗，抗凝药应持续应用半年以上。应避免抗凝及溶栓药物过量导致出血。

3. 急性肾损伤　经过及时正确的治疗，大部分患者肾功能可恢复。应寻找肾功能急性恶化的原因，积极治疗原发病，慎用肾毒性药物；加强利尿、碱化尿液，缓解肾间质水肿及冲刷阻塞肾小管的管型；利尿无效且有透析指征者，应及时给予透析治疗，可缓解肾脏负担，度过急性期。

4. 代谢紊乱 首先应调整饮食结构及适当运动，必要时可加用调脂药物治疗。常用 β-羟-β-甲戊二酸单酰辅酶 A 还原酶抑制剂如阿托伐他汀口服控制胆固醇；氯贝丁酯类如非诺贝特以降低甘油三酯。中药黄芪（30~60g/d，煎服）可促进肝脏白蛋白合成，并可减轻高脂血症。

（五）其他治疗

1. 免疫增强剂 刺激 T 淋巴细胞功能，加强免疫调节。常用制剂有左旋咪唑 2.5mg/kg，每周 2 次至每日 1 次，用药 1~18 个月；或用卡介菌多糖核酸等。中药黄芪注射液在增强免疫功能的同时具有一定的利尿作用。

2. 免疫球蛋白 其治疗机制可能与肾小球内的免疫复合物结合，从而促进其溶解，或封闭巨噬细胞和 B 淋巴细胞的 Fc 受体，从而抑制 B 淋巴细胞合成抗体等有关。常用 IgG 0.4g/（kg·d）静脉注射，5 天为 1 个疗程，1 个月后可重复。

思考题

1. 简述慢性肾小球肾炎的临床表现。
2. 简述慢性肾小球肾炎的鉴别诊断。
3. 慢性肾小球肾炎的治疗包括哪些方面？
4. 简述 IgA 肾病的病理特点及临床表现。
5. 肾病综合征包括哪些病理类型？
6. 简述肾病综合征的诊断标准及主要鉴别诊断。
7. 肾病综合征的治疗包括哪些药物？作用机制及不良反应是什么？
8. 简述肾病综合征的并发症及处理。

扫一扫，查阅本章数字资源，含PPT、音视频、图片等

尿路感染（urinary tract infection，UTI）是各种病原微生物直接侵袭泌尿系统所致的感染性疾病，可分为上尿路感染（肾盂肾炎）和下尿路感染（主要是膀胱炎）。很多微生物包括细菌、真菌、支原体、衣原体、病毒等侵入尿路均可引起尿路感染，但以细菌性尿路感染最为常见。本病女性发病率明显高于男性，男女之比为 1：8；未婚女性发病率 1%~3%，已婚女性约为 5%。

【病因和发病机制】

（一）病因

任何细菌入侵尿路均可引起尿路感染，常见的是致病菌为革兰阴性杆菌，其中大肠埃希菌最常见，占 75%~90%，其他有副大肠埃希菌、变形杆菌、克雷伯杆菌、产气杆菌、产碱杆菌和铜绿假单胞菌等。5%~15%的尿路感染由革兰阳性细菌引起，主要有粪链球菌和凝固酶阴性的葡萄球菌。结核分枝杆菌、衣原体、真菌也可导致尿路感染。

多数尿路感染由一种细菌所致，偶有两种以上致病菌的混合感染。混合感染多见于长期使用抗生素治疗、尿路器械检查及长期留置导尿管之后。长期留置导尿管、肾移植及身体抵抗力极差的患者，偶见厌氧菌感染。

无症状性菌尿、非复杂性尿路感染，或首次发生的尿路感染常为大肠埃希菌所致；而住院期间发生的尿路感染、复杂性的尿路感染（同时伴有尿路功能性或结构性异常或免疫低下），以及反复再发的、尿路器械检查后发生的尿路感染，则多为肠球菌、变形杆菌、克雷伯杆菌和铜绿假单胞菌所引起。其中铜绿假单胞菌常见于尿路器械检查后，变形杆菌则多见于伴有尿路结石者，金黄色葡萄球菌常见于血源性尿路感染。腺病毒可导致儿童和青年人出现急性出血性膀胱炎。近年来，由于抗生素及免疫抑制剂的广泛应用，革兰阳性菌、真菌性尿路感染及耐药、耐多药现象有明显增加的趋势。

（二）发病机制

1. 感染途径

（1）上行感染　绝大多数由细菌经尿道上行感染膀胱、输尿管、肾盂而引起，最多见，约占尿路感染的 95%，最常见的致病菌为大肠埃希菌。正常情况下，前尿道和尿道口周围定居着少量细菌，如链球菌、葡萄球菌、乳酸菌和类白喉杆菌等，但不致病。上行感染的发生机制与多种原因如尿路梗阻、性生活、医源性诊疗、生殖器感染等引起的膀胱-输尿管反流及某些致病菌的菌毛附着于尿路黏膜，再上行至肾盂有关。

（2）血行感染　病原菌从体内的感染灶侵入血流，到达肾脏及尿路引起感染。此种途径少见，约占尿路感染的3%，多发生在慢性疾病或接受免疫抑制剂治疗的患者。金黄色葡萄球菌常见于血源性肾感染。此外，变形杆菌、沙门菌属、铜绿假单胞菌和白色念珠菌偶可经血流引起肾盂肾炎。

（3）直接感染　泌尿系统周围器官、组织感染性病变时，病原菌可直接侵入泌尿系统而致感染。

（4）淋巴道感染　下腹部和盆腔器官的淋巴管与肾脏毛细淋巴管有吻合支相通，特别是升结肠与右肾的淋巴管相通，因此，在相应器官感染时，病原菌可从淋巴管道进入肾脏，但临床少见。

2. 机体防御机制　①排尿的冲刷自洁作用。②尿道和膀胱黏膜的抗菌能力。③尿液中高浓度尿素、高渗透压和低 pH 等。④前列腺分泌物中的抗菌成分。⑤感染出现后，白细胞很快进入膀胱上皮组织和尿液中，起清除细菌的作用。⑥输尿管膀胱连接处的活瓣可防止尿液、细菌进入输尿管。⑦女性阴道的乳酸杆菌菌群对限制致病病原体的繁殖有重要作用。当机体因各种原因而防御机制减弱时，易发生尿路感染。

3. 易感因素

（1）尿路梗阻　是诱发尿路感染并易于上行感染的最主要原因。梗阻可由尿路解剖或功能异常引起，包括结石、肿瘤、畸形或神经性膀胱等。梗阻后尿流不畅，细菌不易被冲洗清除而淤积繁殖，加之梗阻以上部位的尿路组织受压增加，影响其血液供应和生理功能，黏膜抵抗力降低，故易致感染。

（2）膀胱输尿管反流　正常排尿期间，功能完整的膀胱输尿管瓣膜可阻止膀胱内含菌尿液上行入肾脏，其功能或结构异常时，细菌则可随之进入肾盂导致感染。肾发育不良、肾盂及输尿管畸形、肾移植、多囊肾等，细菌可在局部定植引起感染。

（3）医源性因素　用尿路器械如膀胱镜、输尿管镜、逆行尿路造影等诊治时，可致尿路黏膜损伤，并有可能带入细菌，引起尿路感染。留置导尿管时间越长，感染率越高。

（4）代谢因素　慢性失钾可导致肾小管病损而易继发感染；高尿酸血症、高钙血症或酸碱代谢异常，可使尿酸或钙质沉积于肾脏，易致尿路感染；糖尿病者易患肾脓肿等并发症。

（5）机体免疫力低下　长期使用免疫抑制剂、长期卧床、晚期肿瘤、严重的慢性病和免疫缺陷病等，由于免疫力低下易导致尿路感染。

（6）性别和性活动　女性尿道较短（约4cm）而宽，距离肛门较近，并且开口于阴唇下方，是女性易发尿路感染的重要因素。性生活时可将尿道口周围的细菌挤压入膀胱引起尿路感染。避孕药的主要成分壬苯聚醇可破坏阴道正常微生物环境而增加细菌尿的发生。2%~8%妊娠妇女可发生尿路感染，与孕期输尿管蠕动功能减弱、暂时性膀胱输尿管活瓣关闭不全及妊娠后期子宫增大导致尿液引流不畅有关。婴儿中，因男性先天性尿路异常发生率高于女性，故尿路感染的发病率高。成年男性则极少发生尿路感染，但中老年男性尿路感染发病率明显增高，几乎与女性相近，前列腺肥大或前列腺炎是前者尿路感染的一个重要原因；包茎、包皮过长也是男性尿路感染的诱发因素。

（7）遗传因素　较多证据表明，宿主的基因影响尿路感染的易感性。反复发作尿路感染的妇女中，有尿路感染家族史的显著多于对照组，该类患者由于阴道和尿道黏膜细胞具有特异的、更多数目的受体，结合大肠埃希菌的数量是非反复发作尿路感染妇女的3倍。此外，编码 Toll 样受体、IL-8 受体等宿主应答基因的突变也与尿路感染反复发作有关。

4. 细菌的致病力 细菌黏附于尿道上皮细胞表面的能力在尿路感染的发病中起重要作用。大肠埃希菌的菌体抗原（O 抗原）类型与其致病力有关，引起尿路感染的大肠埃希菌大多是 O 血清型 1、2、4、6、7、16、18 和 75。其致病力还与荚膜抗原（K 抗原）有关。

【病理】

1. 急性膀胱炎 主要病理改变为膀胱黏膜血管扩张、充血，上皮细胞肿胀，黏膜下组织充血、水肿及炎细胞浸润，可有点状或片状出血，甚至黏膜溃疡。

2. 急性肾盂肾炎 表现为单侧或双侧肾脏局限或广泛的肾盂、肾盏黏膜充血、水肿，表面有脓性分泌物，黏膜下可有细小脓肿，于一个或几个肾乳头可见大小不一、尖端指向肾乳头、基底伸向肾皮质的楔形炎症灶，其内可见不同程度的肾小管上皮细胞肿胀、坏死、脱落，肾小管中有脓性分泌物，肾间质水肿，内有白细胞浸润和小脓肿形成，炎症较重时可有广泛出血，较大的炎症病灶愈合后局部形成瘢痕，合并尿路梗阻者，炎症范围常广泛，肾小球一般形态无改变。

3. 慢性肾盂肾炎 可表现为双侧肾脏病变不一致，肾脏体积缩小，表面不光滑，肾盂、肾盏粘连、变形，肾乳头瘢痕形成，肾小管萎缩及肾间质淋巴-单核细胞浸润等慢性炎症特征。

【临床表现】

（一）膀胱炎

常见于年轻女性，分为急性单纯性膀胱炎和反复发作性膀胱炎，主要表现为膀胱刺激征，即尿频、尿急、尿痛，尿液常混浊，并有异味，约 30% 患者出现血尿，一般无明显的全身感染症状，少数患者可有腰痛、低热，可伴耻骨上方疼痛或压痛，部分患者出现排尿困难。血白细胞计数常不增高，致病菌多为大肠埃希菌，占 75% 以上。

（二）急性肾盂肾炎

常发生于育龄妇女，起病较急，临床表现如下。

1. 泌尿系统症状 膀胱刺激征、腰痛和（或）下腹部痛、肋脊角及输尿管点压痛，肾区压痛和叩痛（+），腰痛程度不一，多为钝痛、酸痛，部分患者症状不典型或缺如。

2. 全身感染症状 寒战、发热、头痛、全身酸痛、恶心、呕吐、食欲不振等，常伴有血白细胞计数升高和血沉增快；体温多超过 38℃，多呈弛张热，也可呈稽留热或间歇热；部分患者出现革兰阴性杆菌菌血症。

（三）慢性肾盂肾炎

病程隐蔽，半数以上患者可有急性肾盂肾炎病史，全身及泌尿系统局部表现可不典型，少数可间歇发生症状性肾盂肾炎，但更为常见的是间歇性无症状性菌尿和间歇性尿急、尿频等下尿路感染症状，可有间歇性低热、排尿不适、腰部酸痛。疾病后期，肾小管功能损害，可出现多尿、夜尿增多、低比重尿、电解质紊乱、肾小管性酸中毒等，最终可致肾小球功能受损而导致肾衰竭。急性发作时患者症状明显，类似急性肾盂肾炎。

（四）无症状性菌尿

无症状性菌尿是指患者尿培养有真性菌尿，而无尿路感染的症状，尿常规可无明显异常或白细胞增加，致病菌多为大肠埃希菌。可无急性尿路感染病史，或由症状性尿路感染演变而来。20~40岁女性无症状性菌尿的发病率低于5%，而老年女性及男性发病率高达40%~50%。

（五）复杂性尿路感染

复杂性尿路感染常伴有泌尿系统结构/功能异常（包括异物），或发生在免疫低下的患者，显著增加了治疗失败和病情加重的风险。其临床表现多样，从轻度的泌尿系统症状到膀胱炎、肾盂肾炎，严重者可致菌血症、脓毒症，且对治疗反应差，易反复发作的尿路感染。如导管相关性尿路感染（留置导尿管或先前48小时内留置导尿管者发生的感染）极为常见，因导管上生物被膜的形成为细菌定植和繁殖提供了条件，故避免不必要的导尿管留置，并尽早拔出导尿管是最有效的措施。

【并发症】

尿路感染的并发症常出现在糖尿病和（或）有复杂因素的肾盂肾炎，且未及时治疗或治疗不当的患者。

1. 肾乳头坏死 指肾乳头及其邻近肾髓质的缺血性坏死，是肾盂肾炎的严重并发症。常发生于严重肾盂肾炎伴糖尿病或尿路梗阻时，主要表现为寒战、高热、剧烈腰痛或腹痛和血尿等，可并发脓毒症，或导致急性肾损伤。当坏死组织脱落阻塞输尿管时，可发生肾绞痛。静脉肾盂造影可见肾乳头区有特征性"环形征"。

2. 肾周围脓肿 多发生于严重肾盂肾炎患者，致病菌多为革兰阴性杆菌，特别是大肠埃希菌，多见于糖尿病、尿路结石等患者。发病时除原有肾盂肾炎症状加剧外，常出现明显单侧腰痛和压痛，向健侧弯腰可使疼痛加剧。超声、X线腹部平片、CT、MRI等检查有助于诊断。

3. 革兰阴性杆菌脓毒症 多见于复杂性尿路感染患者，尤其长期留置性导尿的患者，来势凶险，突然寒战、高热，常引起休克，预后严重。

【辅助检查】

（一）实验室检查

1. 尿常规 尿外观在含脓、血较多时多混浊。尿沉渣镜检白细胞>5个/高倍视野，称为白细胞尿，对尿路感染诊断意义较大；部分患者可有镜下血尿，少数患者出现肉眼血尿。尿蛋白含量多为±~+。有白细胞管型者，多为肾盂肾炎。

2. 白细胞排泄率 留取3小时尿液立即进行白细胞计数（按每小时折算），正常白细胞计数$<2×10^3/h$，$>3×10^3/h$为阳性，介于（2~3）$×10^3/h$为可疑。

3. 尿细菌学检查

（1）涂片细菌检查 未离心新鲜中段尿沉渣涂片，若平均>1个细菌/高倍视野，提示尿路感染。本法检出率达80%~90%，并可初步确定是杆菌或球菌、革兰阴性或革兰阳性细菌，对及时选择抗生素类别有重要参考意义。

（2）细菌培养 尿标本可取清洁中段尿，必要时导尿或膀胱穿刺留取标本，临床常取清洁中段尿培养及进行药敏试验。如细菌定量培养菌落计数$≥10^5/mL$，则可确诊；如菌落计数为10^4~$10^5/mL$，则结果可疑；如$<10^4/mL$，则为污染。此法对诊断尿路感染有重要价值。如临床上无尿路感染症状，需做2次中段尿培养，菌落数均$≥10^5/mL$，且为同一菌种，可诊断为尿路感染；有

典型膀胱炎症状的妇女，中段尿培养大肠埃希菌、腐生葡萄球菌 $\geq 10^2/mL$，也可诊断为尿路感染。耻骨上膀胱穿刺尿细菌定性培养有细菌生长，即为真性菌尿。

（3）亚硝酸还原试验　大肠埃希菌等革兰阴性菌含硝酸盐还原酶，可使尿中的硝酸盐还原为亚硝酸盐。革兰阳性菌不含硝酸还原酶，故为阴性。该方法诊断尿路感染的敏感性 $\geq 70\%$，特异性 $\geq 90\%$，可作为尿路感染的过筛实验。

（4）白细胞酯酶试验　检测尿中是否存在中性粒细胞（中性粒细胞可产生白细胞酯酶），包括已经被破坏的中性粒细胞。

4. 血常规　急性肾盂肾炎时，血白细胞轻或中度增加，中性粒细胞增多，可出现核左移。

5. 其他　慢性肾盂肾炎可出现肾小管功能减退，晚期血尿素氮及血肌酐升高，同位素肾图有肾功能减退的表现。尿沉渣中抗体包裹细菌阳性者，常为肾盂肾炎。肾盂肾炎时尿酶排出量增多，尿 β_2 微球蛋白升高，提示近端肾小管受损，支持上尿路感染。

（二）影像学检查

X 线腹部平片、B 超、静脉肾盂造影（IVP）、排尿期膀胱输尿管反流造影、逆行性肾盂造影及 CT 等检查，主要目的是了解尿路情况，及时发现引起尿路感染反复发作的易感因素，如结石、梗阻、反流、畸形等。尿路感染急性期首选 B 超检查，不宜做肾盂造影。反复发作的尿路感染或急性尿路感染治疗 7~10 天无效的女性，应行影像学检查。排除前列腺炎和前列腺肥大的男性无论首发还是复发，均应行尿路影像学检查以排除尿路解剖和功能上的异常。慢性肾盂肾炎可有两侧或一侧肾脏缩小、肾盂形态异常等改变。

【诊断与鉴别诊断】

（一）诊断

有尿路感染的症状和体征，清洁中段尿细菌培养菌落数均 $\geq 10^5/mL$，即可诊断尿路感染。无尿路感染症状，2 次清洁中段尿尿细菌培养菌落数均 $\geq 10^5/mL$，均为同一菌种，即可诊断为无症状性菌尿。

如尿培养的菌落数不能达到上述指标，满足下列中的 1 项，也可诊断：①硝酸盐还原试验和（或）白细胞酯酶阳性。②白细胞尿（脓尿）。③未离心新鲜尿液革兰染色发现病原体，且 1 次尿培养菌落数 $\geq 10^3/mL$。对于留置导尿管的患者出现典型的尿路感染症状、体征，且无其他原因可以解释，尿培养菌落计数 $> 10^3/mL$ 时，应考虑导管相关性尿路感染。

1. 急性膀胱炎　常以尿路刺激征为突出表现，一般少有发热、腰痛；尿白细胞增多，尿细菌培养阳性等即可确诊。

2. 急性肾盂肾炎　常有全身（发热、寒战，甚至毒血症状）及局部（明显腰痛，伴或不伴尿路刺激征，输尿管点和/或肋脊点压痛、肾区叩痛阳性）症状和体征，常合并出现以下表现：①膀胱冲洗后尿培养阳性。②尿沉渣镜检可见白细胞管型，除外间质性肾炎、狼疮性肾炎等。③尿 N-乙酰-β-D-氨基葡萄糖苷酶（NAG）、β_2-MG 升高。④尿渗透压降低。出现以上表现可诊断。

3. 慢性肾盂肾炎　①反复发作的尿路感染病史。②影像学肾外形凹凸不平且双肾大小不等，或静脉肾盂造影见肾盂肾盏变形、缩窄。③合并持续性肾小管功能损害。出现以上表现即可确诊。

（二）鉴别诊断

不典型尿路感染要与下列疾病鉴别。

1. 全身感染性疾病 注意尿路感染的局部症状，并做尿沉渣和细菌学检查，鉴别不难。

2. 肾结核 膀胱刺激征多较明显，晨尿结核分枝杆菌培养可阳性，尿沉渣可找到抗酸杆菌，尿结核分枝杆菌 DNA 的 PCR 检测、尿结核菌素 IgG 测定等快速诊断方法已逐渐用于临床。IVP 检查可发现肾实质虫蚀样缺损等征象，部分患者可有肾外结核病灶。肾结核可与尿路感染并存，如经积极抗菌治疗后，仍有尿路感染症状或尿沉渣异常者，应考虑肾结核。

3. 尿道综合征 多见于中年妇女，仅有膀胱刺激征，而无脓尿及细菌尿，尿频较排尿不适更突出，多次检测无真性细菌尿。部分患者可能由于逼尿肌与膀胱括约肌功能不协调、妇科或肛周疾病、神经焦虑等引起，或衣原体等非细菌感染引起，有使用抗生素治疗无效史，长期服用地西泮治疗有一定疗效。

4. 非淋菌性尿道炎 即除了淋球菌以外，由其他病原体引起的尿道炎，是最常见的性传播疾病之一，也可与淋病并发或交叉感染。男性和女性症状有所不同，男性典型的症状是尿道瘙痒伴有不同程度的尿频、尿急、尿痛及排尿困难；女性多无症状。PCR 法可查到沙眼衣原体或解脲支原体 DNA，但有一定的假阳性率。

5. 慢性肾小球肾炎 慢性肾盂肾炎可出现肾功能减退、高血压，应与慢性肾小球肾炎相鉴别。但后者多为双侧肾脏受累，肾小球功能受损较肾小管功能受损早且突出，并有较明确的蛋白尿、血尿和水肿史；而前者常有尿路刺激征，细菌学检查阳性，影像学检查发现双肾不对称性缩小。

【病情评估】

1. 定位诊断 确诊尿路感染后，应进一步明确定位诊断。根据感染发生部位将尿路感染分为上尿路感染和下尿路感染，上尿路感染指肾盂肾炎，下尿路感染主要指膀胱炎。

2. 急性与慢性 对于有尿路感染病史的患者，应明确是急性还是慢性尿路感染急性发作。肾盂肾炎、膀胱炎有急性和慢性之分，急性尿路感染一般预后良好，经规范治疗可以治愈；慢性尿路感染尤其是慢性肾盂肾炎，反复急性发作可导致肾脏结构发生异常，继而影响肾小管功能，最终可进展为慢性肾衰竭。

3. 复杂性 根据患者有无尿路功能或结构的异常，分为复杂性、非复杂性尿路感染。复杂性尿路感染是指伴有尿路引流不畅、结石、畸形、膀胱输尿管反流等结构或功能的异常，或在慢性肾实质性疾病基础上发生的尿路感染；不伴有上述情况者称为非复杂性尿路感染。复杂性尿路感染如易患因素不去除，是导致尿路感染慢性化的重要原因，影响患者预后。

急性非复杂尿路感染使用抗生素治疗，治愈率较高。复杂性尿路感染治愈率低，容易复发。

【治疗】

治疗原则：积极彻底进行抗菌治疗，消除诱发因素，防止复发。

（一）一般治疗

发热或症状明显时应卧床休息。多饮水，勤排尿，促进细菌和炎症分泌物的排泄，及时去除诱发因素。给予足够热量及维生素，禁食辛辣刺激类食物等。

（二）抗感染治疗

抗生素应用原则：①根据尿路感染的部位，以及有无复杂尿路感染的因素选择抗生素的种类、剂量及疗程。②在无病原学检测结果前，尤其是首发的尿路感染，应首选抗革兰阴性杆菌的抗生素，治疗 3 天症状无改善，应按药敏试验结果调整用药。③选择在尿和肾内浓度高的抗生素。④选用肾毒性小，副作用少的抗生素，尤其孕妇、儿童及有肾损伤者。⑤单一药物治疗失败、严重感染、混合感染、耐药菌株出现时，需联合用药。

1. 急性膀胱炎

（1）短疗程疗法　对女性非复杂性膀胱炎，复方新诺明（SMZ-TMP）800mg/160mg，每日 2 次口服，疗程 3 天；或呋喃妥因 50mg，每日 3 次口服，疗程 5~7 天；或磷霉素 3g 单剂。该法疗效好，对正常菌群影响相对小。其他药物如阿莫西林、头孢菌素、喹诺酮类抗生素也可以选用，疗程 3~7 天。喹诺酮类药莫西沙星，因不能在尿中达到有效浓度，故不推荐使用。

（2）单剂抗菌疗法　对无复杂因素存在的急性膀胱炎，可用氧氟沙星 0.4~0.6g，1 次顿服；阿莫西林 1g，1 次顿服。也可用磺胺甲基异恶唑（SMZ）2g、甲氧嘧啶（TMP）0.4g，碳酸氢钠 1g，1 次顿服（简称 STS 单剂）。

对有多次发作者，可给予短程疗法治疗。停药 7 天后均需尿细菌定量培养，仍为阳性者，应继续给予 2 周抗生素治疗。对于妊娠妇女、糖尿病患者和复杂性尿路感染者，应采用较长疗程抗生素治疗。

2. 急性肾盂肾炎　尿标本采集后立即进行治疗，一般首选对革兰阴性杆菌有效的抗生素，但应兼顾革兰阳性菌感染。72 小时无效者应根据药敏结果调整用药。常用抗菌药有喹诺酮类、半合成青霉素类或头孢菌素类。病情轻者，可选择口服制剂常规用药，疗程 10~14 天，治愈率 90%；若伴有严重全身中毒症状者，应选用静脉给药，如氨苄西林 4~8g/d，或头孢噻肟钠 6g/d，或头孢曲松 2~4g/d，或左氧氟沙星 0.4g/d。必要时联合用药。热退后连续用药 3 天再改为口服，总疗程一般为 2 周。

3. 慢性肾盂肾炎　常为复杂性尿路感染，治疗的关键是去除易感因素；急性发作时，治疗同急性肾盂肾炎。反复发作者，应根据病情和参考药敏试验结果制订个体化治疗方案。如联合几种抗菌药物，分组轮流使用，疗程适当延长至症状改善，菌尿消失，再以一种药物低剂量长期维持，如头孢克洛，每次 0.25g，每日 1~2 次；或复方新诺明，每晚服 1~2 片，疗程半年至 1 年。

4. 无症状性菌尿　是否治疗目前有争议，但有下述情况者应予以治疗：①妊娠期无症状性菌尿。②学龄前儿童。③出现有症状感染者。④肾移植、尿路梗阻及其他尿路有复杂异常者。根据药敏结果选择有效抗生素，短疗程用药。

（三）疗效评定

1. 有效　治疗后反复查尿沉渣镜检及病原学检查正常。

2. 治愈　症状消失，疗程结束时及结束后 2 周、6 周尿病原学检查均阴性。

3. 失败　治疗后尿仍呈阳性，或经治疗后转阴，但 2 周或 6 周复查时尿病原学检查仍为阳性，且为同一菌株。

（四）预防

1. 个人预防措施　坚持多饮水、勤排尿，是最有效的预防方法；女性应注意月经期、妊娠期、性生活时的会阴部清洁。与性生活有关的尿路感染，应于性交后立即排尿，并口服一次常规用量的抗生素。积极治疗阴道炎、宫颈炎。女婴应注意会阴及尿布卫生。男性应积极治疗前列腺增生、前列腺炎。避免或减少导尿和尿路器械检查，严格无菌操作，留置导尿管前 3 天可给予抗生素预防感染。

2. 医源性预防措施　尽量避免尿路器械的使用，必需应用时，严格无菌操作；如必须留置导尿管，前 3 天给予抗生素可延迟及预防尿路感染的发生，并注意加强护理。

思考题

1. 简述急性肾盂肾炎与慢性肾盂肾炎的临床表现。

2. 急性膀胱炎的临床表现如何？如何治疗？

3. 急性肾盂肾炎与慢性肾盂肾炎使用抗生素治疗的原则是什么？

扫一扫，查阅本章数字资源，含PPT、音视频、图片等

急性肾损伤（acute kidney injury，AKI）即急性肾衰竭（acute renal failure，ARF），是指由于各种病因引起肾功能在短期内（数小时或数日）急剧下降，出现少尿、氮质潴留及水电解质代谢紊乱的临床综合征。与 ARF 相比，AKI 的提出更强调早期诊断、早期治疗的重要性。约 5% 住院患者可发生 AKI，在重症监护室（ICU）其发生率高达 30%。尽管肾病学界对 AKI 日趋重视，但目前仍无特异性治疗。临床以急性肾小管坏死（acute tubular necrosis, ATN）多见，为不同原因（如缺血、药物、毒素等）导致的肾小管上皮损伤，亦为狭义的 AKI。

【病因和发病机制】

（一）病因

1. 肾前性因素　各种肾前性因素（如外伤、手术、严重脱水、脓毒症、休克、心力衰竭、肾血管异常等）引起有效循环血容量急剧减少，肾血流量减少，肾小球滤过率降低。

2. 肾实质性因素　由各种肾实质疾患所致，或因肾前性病因未能及时去除发展所致。肾缺血，肾中毒（药物、造影剂、重金属、有机溶剂、蛇毒、毒蕈中毒等）、异型输血、轻链肾病及高钙血症等，均可引起肾小管损伤。有些肾小球疾病、严重感染、药物过敏等，可发生急性肾损伤。

3. 肾后性因素　各种原因（结石、肿瘤、血块、坏死的肾组织或前列腺肥大等）引起急性尿路梗阻，导致肾实质受压，使肾脏功能急剧下降。

（二）发病机制

1. 中毒损伤　当某些药物（如氨基糖苷类抗生素）或毒物（如重金属铅、汞、镉等）在肾小管内浓度过高时，通过损伤细胞膜、改变膜的通透性和离子转运功能，钙离子向细胞内流，细胞内钙大量蓄积，影响细胞骨架结构，肾小管上皮细胞损伤。另外，脓毒症时通过多种炎症因子介导，肾小管上皮细胞凋亡。

2. 肾血流动力学异常　肾缺血和肾毒素均可使血管活性物质释放，引起肾血流动力学变化，使肾血流减少、肾小球滤过率下降，同时小管间质缺血，导致急性肾损伤。肾缺血后如肾血流再通时，可发生缺血再灌注性肾损伤。肾脏受损后表皮生长因子产生减少，上皮细胞的再生与修复能力下降。

3. 肾小管阻塞　受损的近曲小管对钠重吸收减少，远曲小管中钠离子浓度升高，管-球反馈增强，入球小动脉收缩，使有效滤过压和滤过率降低。损伤的小管上皮细胞骨架的结构改变时，

细胞表面整合素表达障碍，小管上皮细胞脱落入管腔与蛋白质形成管型，阻塞肾小管，导致原尿返漏，为少尿的病理生理学基础。

4. 其他 经肾小球滤过的肌红蛋白、血红蛋白可在肾小管内形成管型，造成肾小管梗阻，同时还可引起肾内氧化应激而损伤肾小管上皮细胞。

【病理】

由于 AKI 病因及病变的严重程度不同，病理改变有较大差异。一般大体检查可见肾肿大、苍白、重量增加，切面皮质苍白，髓质呈暗红色。典型的缺血性 ATN 光镜下可见肾小管上皮细胞变性、脱落，小管内充满坏死细胞碎片、管型和渗出物。由肾毒性物质引起者，病变主要在近曲小管，上皮细胞坏死多累及细胞本身，其基膜完整。由肾缺血引起者，肾小管各段受累，且有小管基膜断裂、溃破、管腔内容物溢流入肾间质，引起肾间质炎症、水肿。如基底膜完整性存在，则肾小管上皮细胞可较快再生。

【临床表现】

（一）少尿型

以少尿（尿量<400mL/d）或无尿（尿量<100mL/d）为特点，通常呈现少尿或无尿期、多尿期和恢复期 3 个临床阶段。

1. 少尿期 通常持续 3 天至 1 个月不等，平均 10 天左右。主要表现：①内环境紊乱：出现高钾血症、高镁血症、高磷血症及低钠血症、低氯血症、低钙血症，其中高钾血症是少尿期患者死亡的首要原因。代谢性酸中毒和水中毒，可致高血压、水肿，或合并脑水肿和心力衰竭，常危及生命。②尿毒症毒素引起的临床表现，涉及消化系统、呼吸系统及神经系统等，与慢性肾衰竭症状相似。

2. 多尿期 患者尿量超过 1500mL/d 后进入多尿期，部分患者尿量可超过 3000mL/d。此时患者血清肌酐和尿素氮水平逐步下降，尿毒症毒素症状逐渐缓解；但可出现脱水、低钾、低钠血症等水、电解质和酸碱平衡紊乱，严重者仍可危及生命。

3. 恢复期 进入恢复期后，大多数患者血清肌酐和尿素氮水平可恢复至正常，但个别患者肾功能完全恢复需要半年至 1 年，少数患者可遗留不同程度的肾功能障碍。

（二）非少尿型

部分 AKI 患者临床上无少尿或无尿表现，仅表现为短时间内肌酐清除率迅速降低，血清尿素氮和肌酐迅速升高，临床表现相对较轻，常常被漏诊和误诊。

（三）高分解型

AKI 患者血清尿素氮上升速度每日>14.3mmol/L 和（或）血清肌酐上升速度每日>133μmol/L，称为高分解型急性肾损伤，常见于多发性创伤、大面积烧伤、大手术后及合并严重感染等，临床常表现为严重的代谢性酸中毒和电解质紊乱，尿毒症毒素症状明显，特别是神经系统症状突出，可表现为尿毒症性脑病。

【辅助检查】

1. 尿液检查 对诊断与评估病情有重要的临床价值。ATN 尿沉渣检查多数有肾小管上皮细胞、细胞碎片、肾小管细胞管型或颗粒管型。肾前性、肾后性急性肾衰竭患者尿沉渣则多正常或基本正常。尿比重降低且较固定，多在 1.015 以下，因肾小管重吸收功能受损，尿液不能浓缩所致。

2. 血常规 根据检测结果有助于鉴别急性与慢性肾损伤。急性 AKI 时贫血多不严重。

3. 生化分析 主要检测血肌酐（Scr）、尿素氮（BUN）、血电解质、尿渗透压、尿钠、尿肌酐。尿渗透压<350mOsm/（kg·H$_2$O），尿与血渗透浓度之比低于 1∶1，尿钠含量增高，多在 20~60mmol/L，钠排泄分数常大于 1。尿素氮与血清肌酐比（BUN/Scr）对于鉴别肾前性氮质血症与 ATN 有重要意义。ATN 时多数近端小管功能指标，包括尿胱抑素 C（CysC）、尿 NGAL、尿 NAG 等出现异常。

4. 影像学检查 B 超检查可确定肾脏大小、肾内血流状态、有无梗阻等。

5. 肾活检 对临床表现不典型者可行肾活检协助诊断。

【诊断与鉴别诊断】

（一）诊断

肾功能在 48 小时内急剧下降，表现为血清肌酐绝对值升高≥26.5μmol/L（0.3mg/dL），或 7 天内血清肌酐增至≥1.5 倍基础值，或尿量<0.5mL/（kg·h），持续时间>6 小时。单独以尿量变化作为诊断标准时，需注意尿路梗阻、血容量状态、利尿药使用等影响尿量的因素。

1. 明确是否为肾前性 AKI 如果患者病史中存在循环血容量不足和（或）肾脏灌流量不足的诱因，则应首先疑诊肾前性 AKI。下列检查结果支持肾前性 AKI 的诊断：尿比重>1.015，尿钠浓度<20mmol/L，尿渗透浓度>500mmol/L，尿素氮与血清肌酐比（BUN/Scr）升高，钠排泄分数<1。

2. 明确是否为肾后性 AKI 疑诊 AKI 的患者，均应进行肾脏超声检查。如肾脏超声提示有双侧肾盂积水和（或）双侧输尿管扩张，则提示存在肾后性梗阻。但是长期肾后性梗阻可导致肾实质病变而出现肾性 AKI，临床应予注意。

3. 肾性 AKI 的诊断 在明确为肾性 AKI 后，尚应鉴别是肾小球、肾血管、肾间质小管病变引起，如肾小球病变引起的急进性肾炎，肾血管病变引起的恶性高血压，肾间质病变引起的药物性急性间质性肾炎等。临床最为常见的是各种原因所致急性肾小管坏死。鉴别诊断困难时可行肾活检。

（二）鉴别诊断

AKI 应排除慢性肾脏病（chronic kidney disease，CKD）基础上的 AKI。有 CKD 病史，或存在老年、高血压、糖尿病等易患因素，双肾体积缩小，伴贫血、钙磷代谢紊乱和神经病变等，提示存在 CKD 基础；同时也应除外肾前和肾后因素。

【病情评估】

根据血清肌酐和尿量进行 AKI 分期（表36-1）。

表 36-1 AKI 的分期标准

	血清肌酐	尿量
1 期	增至基础值 1.5~1.9 倍，或升高≥26.5μmol/L（0.3mg/dL）	<0.5mL/（kg·h），持续 6~12 小时
2 期	增至基础值 2~2.9 倍	<0.5mL/（kg·h），>12 小时
3 期	增至基础值 3 倍 或升高≥353.6μmol/L（4mg/dL） 或开始肾脏替代治疗 或<18 岁患者 eGFR<35mL/（min·1.73m²）	<0.3mL/（kg·h），时间≥24 小时，或无尿≥12 小时

【治疗】

治疗原则：早期诊断、及时干预能最大限度地减轻肾损伤，促进肾功能恢复。AKI 治疗主要包括尽早识别并纠正可逆性病因、营养支持、维持内环境稳定、防治并发症及肾脏替代治疗等方面。

（一）尽早纠正可逆病因

积极妥善治疗各种引起 AKI 的可逆性病因。对于严重外伤、严重感染等，应积极有效治疗血容量不足，清创引流和抗感染治疗等。停用影响肾灌注或有肾毒性的药物。存在尿路梗阻时，应及时采取措施去除梗阻。

（二）营养疗法

供给足够的热能，防止机体蛋白质的进一步分解，包括肠道内营养及肠道外营养。

（三）维持体液平衡及防治并发症

1. 控制水、钠摄入 应坚持"量出为入"的原则。每日的入液量应为前一天的尿量加显性失水量再加 500mL（非显性失水量减内生水量）。如有明显体液潴留，则应透析治疗。

2. 高钾血症、代谢性酸中毒的治疗

（1）高钾血症的治疗 血钾超过 6.5mmol/L，心电图表现为 QRS 波增宽等明显变化时，应予以紧急处理。治疗措施：①补充钙剂：10%葡萄糖酸钙缓慢静脉注射，拮抗钾离子对心肌的抑制作用。②5%碳酸氢钠静滴，以纠正酸中毒并同时促进钾离子向细胞内转移。③葡萄糖溶液加胰岛素缓慢静脉滴注，可促进糖原合成，使钾离子向细胞内转移。④口服高选择性的钾离子结合剂经肠道降钾。经以上治疗无效，或为高分解代谢型 ATN 的高钾血症患者，紧急血液透析是最有效的治疗。

（2）代谢性酸中毒的治疗 当血清 HCO_3^- 浓度低于 15mmol/L，可选用 5%碳酸氢钠 100~250mL 静滴。对于严重酸中毒患者，应立即予以透析治疗。

3. 低钙血症、高磷血症治疗 低钙血症时可静注 10%葡萄糖酸钙；高磷血症时可用磷结合剂。

4. 控制感染 感染是 AKI 最常见的并发症，也是死亡的主要原因之一。应尽早使用抗生素，但不提倡预防性使用抗生素。根据细菌培养和药物敏感试验，结合药物是否存在肾毒性选用，并按 GFR 调整用药剂量。

（四）肾脏替代疗法

透析疗法是抢救 AKI 的最有效治疗。凡保守治疗无效，出现下列情况者应进行透析：①少尿或无尿 2 天。②尿毒症症状。③血肌酐升高达 442μmol/L，血尿素氮升高达 21mmol/L。④血钾≥6.5mmol/L。⑤代谢性酸中毒，CO_2CP≤13mmol/L。⑥有肺水肿、脑水肿等先兆表现者。近年来倾向于早期开始透析治疗。

AKI 的透析治疗根据患者病情及当地的设备条件选择肾脏替代疗法，包括间歇性血液透析（IHD）、连续性肾脏替代治疗（CRRT）或腹膜透析（PD）等。

（五）预防

积极治疗原发病，及时发现导致急性肾小管坏死的危险因素并加以去除，是防止发生急性肾损伤的关键。在老年人、糖尿病、原有 CKD 及危重患者，尤应注意避免肾毒性药物、造影剂、肾血管收缩药物的应用及避免肾缺血和血容量减少。高危患者如必须造影检查应给予水化疗法。

思考题

1. 简述急性肾损伤的病因分类。
2. 简述急性肾损伤的临床表现、诊断与鉴别诊断。
3. 急性肾损伤肾脏替代治疗的指征有哪些？

慢性肾衰竭（chronic renal failure，CRF）简称慢性肾衰，是各种慢性肾脏病（chronic kidney disease，CKD）致肾单位受损，出现缓慢进行性的肾功能减退以至衰竭的病理过程，是慢性肾脏病引起的肾小球滤过率下降及与此相关的代谢紊乱和临床表现的临床综合征。慢性肾衰是一种常见病，预后差。CRF 的终末期称为终末期肾病（end-stage renal disease，ESRD），又称尿毒症。CKD 是指各种原因引起的慢性肾脏结构和功能障碍（肾脏损伤病史>3 个月），包括 GFR 正常和不正常的病理损伤、血液或尿液成分异常，以及影像学检查异常，或不明原因的 GFR<60mL/min 超过 3 个月。近年来，CKD 的患病率逐年上升，全球一般人群患病率已高达 14.3%；在我国成年人中进行的横断面抽样调查显示，CKD 的总患病率为 10.8%，患者人数估计约为 1.195 亿。

【病因和发病机制】

（一）病因

各种原发性和继发性肾脏疾病进行性恶化，最后都可导致肾衰竭。其病因主要有糖尿病肾病、高血压肾小动脉硬化、原发与继发性肾小球肾炎、肾小管间质病变（慢性肾盂肾炎、慢性尿酸性肾病、梗阻性肾病、药物性肾病等）、肾血管病变、遗传性肾病（如多囊肾、遗传性肾炎）等。我国慢性肾衰的病因以原发性慢性肾小球肾炎多见，其中最常见的是 IgA 肾病。在继发性肾脏病中以糖尿病肾病、狼疮性肾炎、高血压性肾硬化等最为常见。但由于生活习惯等的改变，近年来继发性肾衰的比例已明显增高。

（二）CRF 进行性恶化机制

各种免疫性或非免疫性的病因，引起慢性肾脏损害后，肾功能均呈慢性、进行性、不可逆的恶化，直至出现 ESRD。其发生机制有以下 3 个方面。

1. 健存肾单位学说 在慢性肾疾病时，肾单位不断遭受破坏而丧失其功能，残存的部分肾单位轻度受损或仍属正常，称之为健存肾单位。起初健存肾单位通过加倍工作实现代偿。随着疾病发展，健存肾单位耗损的速度不断加快，肾脏逐渐失去代偿能力，则表现出慢性肾功能衰竭的临床症状。

2. 肾脏高代谢学说 ①肾小球高滤过和高灌注：当肾实质减少后，健存肾单位血液动力学发生适应性代偿，以维持生命活动的需要。其特点为残余肾小球毛细血管内压力和流量增加，单个肾小球滤过率增加，即肾小球高灌注和高滤过，其结局是促发肾小球硬化。②肾小管高代谢：肾脏损伤后，溶质滤过负荷增加，可导致肾小管出现高代谢，引起氧自由基生成增多，自由基清除剂生成减少，使小管上皮细胞和间质损伤，造成肾单位损伤进行性加重。

3. 矫枉失衡学说　慢性肾衰时，体内某些毒性物质的积聚，并非全部因肾脏清除功能减弱所致，肾功能下降后造成体内代谢失衡，为适应和矫正此病理改变，机体某些物质增加，于是又出现新的不平衡，即矫枉失衡学说。例如，CRF 时肾排磷减少，导致血磷上升、血钙下降，因而机体调节性地增加分泌甲状旁腺素（PTH）以排磷升钙，进而引起细胞内钙含量增高，可导致细胞线粒体功能丧失和细胞死亡。

（三）尿毒症症状机制

在慢性肾衰的晚期，各器官系统受累，临床上出现一系列症状，即为尿毒症。其产生的机制主要有以下学说。

1. 尿毒症毒素说　慢性肾衰进行性加重后，由于清除功能降低，体内多种物质潴留而水平升高，其中部分具有毒性。尿毒素按分子量可分为以下几类：①小分子物质（<500D）：如尿素、胍类、酚类及肠道细菌代谢其他产物在体内蓄积，引起恶心、呕吐、腹泻、贫血、糖耐量降低、血浆纤维蛋白原升高、钙吸收减少、胃及十二指肠溃疡和出血、抽搐和意识障碍等。②中分子物质（500~5000D）：目前对中分子毒素的认识有限，推测可能是细胞代谢过程中产生的多肽类物质，其蓄积与慢性肾衰远期并发症相关，如代谢性脑病、内分泌紊乱、细胞免疫功能紊乱等。PTH 也是其一，主要与骨代谢紊乱相关。③大分子物质（>5000D）：如核糖核酸酶、β_2-微球蛋白（主要是糖基化 β_2-MG）、溶菌酶等也具有某些毒性。

2. 体液因子、营养素缺乏学说　肾脏是分泌激素和调节物质代谢的重要器官之一。CRF 时，主要由于肾脏分泌的某些激素如促红细胞生成素（EPO），骨化三醇〔$1,25(OH)_2D_3$〕缺乏，可分别引起肾性贫血和肾性骨病。尿毒症时某些营养素缺乏或不能有效利用，可能与某些临床症状有关，如蛋白质和某些氨基酸、水溶性维生素（如 B 族维生素等）、微量元素（如铁、锌、硒等）缺乏，可引起营养不良、消化道症状、免疫功能降低等。缺铁或（和）蛋白质的缺乏，可使肾性贫血加重；L-肉碱缺乏可致肾衰患者肌肉无力、纳差、贫血加重。

【临床表现】

（一）早期代偿期

肾储备功能下降（肾功能代偿期）和肾功能不全期，患者无任何症状，或仅有乏力、疲乏、夜尿增多（尿浓缩障碍所致）、腰酸等轻度不适。只有通过实验室检查才能发现肾功能的异常。

（二）中后期失代偿期

1. 心血管系统　心血管系统病变是慢性肾病患者最常见的并发症和最主要死因。CRF 晚期由于容量负荷增加、RAAS 系统激活、血流动力学改变导致高血压，加重心脏后负荷和心肌重构，引起动脉硬化、左心室肥厚和心力衰竭。由于高磷血症、钙分布异常等导致血管钙化。代谢废物潴留可引起尿毒症性心肌病。除冠状动脉外，脑动脉和全身周围动脉同样发生粥样硬化和钙化，心脑血管疾病风险明显增加。

2. 消化系统　因尿毒素蓄积，可逐渐出现食欲不振、厌食、恶心、呕吐、口有尿臭味、消化道炎症和溃疡、呕血、便血及腹泻等。

3. 血液系统 主要为肾性贫血和出血倾向。肾脏产生 EPO 减少为贫血的主要原因，同时营养不良、缺铁、出血等也可加重贫血。晚期常因血小板功能异常出现出血倾向。

4. 神经系统 由于尿毒素的蓄积，可出现精神不振、记忆力下降、头痛、失眠、四肢麻木、肌痛、肌萎缩、情绪低落等症状。

5. 代谢异常 血甘油三酯升高，血浆白蛋白降低，肾脏合成 1,25 (OH)$_2$D$_3$ 减少，甲状旁腺功能亢进。铝沉积可导致肾性骨病，表现为骨痛、近端肌无力、骨折等。骨外钙化导致皮肤瘙痒。

6. 内环境紊乱

（1）代谢性酸中毒 酸性代谢产物潴留，肾小管重吸收碳酸氢盐的能力降低，肾小管排氢减少，肾小管泌氨能力下降，是代谢性酸中毒的主要原因。常表现为食欲不振、呕吐、乏力、反应迟钝，严重者出现呼吸深大，甚至昏迷。酸中毒可加重高钾血症。

（2）高钾血症 CRF 晚期肾脏排钾减少，出现高钾血症，尤其在合并高代谢状态、酸中毒、消化道出血时，更容易出现或加重高钾血症，无尿患者更应监测高钾血症的出现。严重高钾血症（血清钾>6.5mmol/L）时需及时有效治疗。

（3）水、钠代谢紊乱 主要为伴随肾小管功能的下降出现的水、钠潴留，表现为不同程度的皮下水肿和（或）体腔积液；也可出现低血容量和低钠血症，表现为低血压和休克。

（4）钙、磷代谢紊乱 主要表现为低钙血症与高磷血症。CRF 时因钙摄入减少和小肠吸收障碍、维生素 D 代谢改变及磷的蓄积等导致低血钙；而伴随 GFR 的下降，尿磷的排泄减少，出现高磷血症。在肾衰竭的早期通常不引起临床症状，只在 GFR<20mL/（min·1.73m^2）时才会出现高磷血症、低钙血症并诱发继发性甲状旁腺功能亢进（简称甲旁亢），CKD 矿物质和骨异常（CKD-MBD）。

（三）终末期严重并发症

进入尿毒症期，由于尿毒素蓄积和内环境紊乱等，导致内分泌功能失调，各系统、各脏器受累，出现自体中毒表现，包括心力衰竭、尿毒症心包炎、尿毒症肺、胃肠道溃疡并出血、尿毒症脑病等。

【辅助检查】

1. 尿液检查 尿蛋白量多少不等（由原发病和尿量而定），晚期因肾小球大部分已损坏，尿蛋白反而减少。尿蛋白定量需留 24 小时尿，故测定不便。随机尿白蛋白与尿肌酐比值（ACR）对肾损伤的评估优势明显，公认的 ACR 异常增高阈值为≥30mg/g。尿沉渣检查可有不等的颗粒管型或细胞管型。尿渗透压降低，甚至为等张尿（尿比重固定在 1.010 左右）。

2. 血常规 贫血明显，贫血程度与病情严重程度一般呈正相关，多为正红细胞性贫血。未经治疗时，血促红细胞生成素测定值降低。

3. 血生化检测 因血清肌酐值易受肾内外多因素影响，故有时血肌酐值不能准确反映肾功能水平，临床上可结合血清胱 C 抑素测定等判断病情。常合并低蛋白血症，血白蛋白<30g/L；中晚期患者血气分析显示代谢性酸中毒（pH<7.35、血浆 HCO$_3^-$<22mmol/L 和二氧化碳结合力下降）。常有低血钙、高血磷、高血钾等电解质紊乱。

4. 肾小球滤过率测定　可根据血肌酐等指标代入公式估算 GFR（eGFR），是 CRF 评估病情与进行临床分期的重要指标。

5. 影像学检查　主要选择超声检查，常见肾脏皮髓质界限不清晰，肾脏体积缩小、强回声，肾血流量减低等。

【诊断与鉴别诊断】

（一）诊断依据

慢性肾衰竭的诊断主要依据病史、相关临床表现及肾功能检查综合诊断。原有慢性肾脏病史，出现厌食、恶心、呕吐、腹泻、头痛、意识障碍时，应考虑 CRF。对既往病史不明，只因一些常见的内科症状，如乏力、厌食、恶心、贫血、高血压等就诊的患者，要结合本病相关辅助检查，排除 CKD/CRF 的可能。

（二）鉴别诊断

1. 急性肾损伤　根据病史即可鉴别。对于病史欠详的患者，可借助影像学检查（B 超、CT 等）加以鉴别。

2. 其他　慢性肾衰竭时可发生急性加重或伴发急性肾损伤，前者称为"慢性肾衰急性加重"，后者可称为"慢性肾衰基础上急性肾损伤"。另外，本病临床依据各系统症状、肾功能检查与其他疾病鉴别。

【病情评估】

既往曾将 CRF 按照血清肌酐水平分为 4 期：肾功能代偿期、肾功能不全期、肾功能衰竭期和尿毒症期。2002 年，美国国家肾脏病基金会提出了慢性肾脏病（CKD）定义和分期标准，替代既往的"慢性肾衰竭"；2004 年被改善全球肾脏病预后组织（KDIGO）通过肾脏病预后质量倡议（K/DOQI）指南向全球推广。其后，KDIGO 多次对其进行修改，2012 年 KDIGO "慢性肾脏病临床管理实践指南"中 CKD 的定义和分期一直沿用至今。

CKD 的定义：①对健康产生影响的肾脏损伤（肾脏结构和功能异常）≥3 个月。肾脏损害标志在临床上表现为白蛋白尿、尿沉渣异常、肾小管功能障碍导致的电解质或其他异常、组织学检查异常、影像学异常及肾移植史。②GFR ≤60mL/（min·1.73m^2），≥3 个月（GRF 分期 G3a～G5）。CKD 定义的提出，目的是将 CRF 诊治"关口"前移，早期识别和早期治疗，延缓 CKD 进展，防治并发症。因此，对 CKD 病情评估分期具有现实意义。

（一）CKD 分期

CKD 分期旨在早期识别风险性预后，有助于医生确定 CKD 患者的治疗和监测方式及力度，更好地延缓 CKD 进展，提高 CKD 患者生存时间和生存质量。研究表明，除不同病因导致 CKD 预后不同之外，根据 GFR 和白蛋白尿对 CKD 进行分期，可全面体现 CKD 主要不良结局的风险。目前国际公认的 CKD 分期依据 KDIGO 指南分为 1～5 期，见表 37-1。

表 37-1 慢性肾脏病分期及建议

分期	特征	GFR [mL/（min·1.73m²）]	防治目标—措施
G1	GFR 正常或升高	≥90	CKD 诊治；缓解症状；保护肾功能
G2	GFR 轻度降低	60~89	评估、延缓 CKD 进展；降低 CVD（心血管病）风险
G3a	GFR 轻到中度降低	45~59	
G3b	GFR 中到重度降低	30~44	延缓 CKD 进展；评估、治疗并发症
G4	GFR 重度降低	15~29	综合治疗；透析前准备
G5	ESRD	<15 或透析	如出现尿毒症，需及时替代治疗

（二）慢性肾脏病危险分层

研究显示，不论 eGFR 水平高低，死亡、CKD 进展及 ESRD 的风险都会随着白蛋白尿的增高而逐渐升高，白蛋白尿是影响 CKD 预后的独立危险因素。2012 年 KDIGO 中将白蛋白尿分为 3 期：A1 期，ACR<30mg/g（3.4mg/mmol）；A2 期，ACR 为 30~299mg/g（3.4~34mg/mmol）；A3 期，ACR≥300mg/g（>34mg/mmol）。2017 年，上海慢性肾脏病早发现及规范化诊治与项目专家组发布了基于 GRF 和 ACR 分期对慢性肾脏病的危险分层，见表 37-2。

表 37-2 慢性肾脏病危险分层

分期	肾功能	GFR [mL/（min·1.73m²）]	尿微量白蛋白肌酐比 ACR（mg/g）		
			A1 正常-轻度增加 <30	A2 中度增加 30~300	A3 显著增加 >300
G1	正常或高	≥90	低危	中危	高危
G2	轻度减退	60~89	低危	中危	高危
G3a	轻度~中度减退	45~59	中危	高危	极高危
G3b	中度~重度减退	30~44	高危	极高危	极高危
G4	重度减退	15~29	极高危	极高危	极高危
G5	肾衰竭	<15	极高危	极高危	极高危

【治疗】

治疗原则：积极治疗原发病，消除 CRF 恶化危险因子，保护残存肾功能，是慢性肾衰竭防治的基本原则。

（一）延缓 CKD 进展的对策和措施

首先要提高人们对 CKD 的知晓率，鼓励定期筛查，努力做到早期诊断，早期干预。同时对可能引起肾损害的疾病（如糖尿病、高血压等）应严密随访，密切监测尿常规、肾功能等相关指标的变化情况。肾脏疾病尽早进行专科治疗，可以有效延缓病情的进展。

对于诊断为 CKD 的患者，应采取有效措施延缓 CKD 进展，尽可能延长 CKD 进展至 ESRD 的时间。具体防治措施如下。

1. 有效控制高血压 高血压可加速肾功能恶化，可选用钙通道阻滞剂、ACEI、α 受体阻滞剂、β 受体阻滞剂单药或联合用药控制血压，有尿者可选用利尿剂。

应依据年龄、心血管疾病和其他共患病等多种因素制订个体化降压目标：①对于尿白蛋白排泄<30mg/24h 的 CKD 非透析患者，无论是否合并糖尿病，当诊室血压持续高于 140/90mmHg 时，降压目标应定为≤140/90mmHg。②尿蛋白排泄在 30~300mg/24h 的 CKD 非透析患者，无论是否合并糖尿病，当诊室血压持续高于 130/80mmHg 时，降压目标应制订为≤130/80mmHg；其中合并糖尿病的患者建议使用肾素-血管紧张素-醛固酮系统（RAAS）抑制剂，即 ARB 或 ACEI 类药物。③对于尿蛋白排泄>300mg/24h 的 CKD 非透析患者，无论是否合并糖尿病，均推荐使用 ARB 或 ACEI 类药物。

ACEI 药物常见不良反应为干咳和血钾升高。ARB 无干咳不良反应。使用 RAAS 抑制剂可能导致血肌酐轻度升高，肌酐清除率<30mL/min 的患者禁用。应避免同类药物同时使用，以防止急性肾损伤的发生。

2. 营养治疗 ①低蛋白饮食：可以缓解残存肾小球硬化和减轻氮质血症，从而延缓 CRF 进程。推荐 GFR<30mL/（min·1.73m^2）的 CKD 患者给予低蛋白饮食 [<0.5g/（kg·d）]；同时应避免低蛋白饮食导致的过瘦体质。对于存在 CKD 进展风险的患者，需避免高蛋白饮食 [>1.3g/（kg·d）]。存在营养失衡的患者可联合补充酮酸制剂。②低盐饮食：推荐钠摄入<90mmol/d（2g/d），相当于氯化钠<5g/d。③个体化调整钾、钙和磷的摄入，使血钾、血钙和血磷保持在正常范围内。严重 CKD 患者应严格控制钾、钠、磷和蛋白质的摄入。

3. 调整生活方式 CKD 患者应戒烟。鼓励 CKD 患者从事与心血管健康和耐受力相符的体力活动，每周 5 次，每次 30 分钟，达到健康的体重，使 BMI 维持在 20~25kg/m^2。

4. 其他 控制血糖，调整血脂，降低血尿酸，减少尿毒症毒素蓄积（如吸附疗法、肠道透析等），减轻肾小管高代谢（碱性药、大黄制剂、冬虫夏草制剂等）。

（二）并发症的治疗

1. 纠正贫血 可通过补充铁剂、促红细胞生成素（EPO）、输血及其他多种方式治疗：①当 CKD 贫血患者转铁蛋白饱和度≤30%，铁蛋白≤500ng/mL 时，应口服或静脉补铁治疗。合并全身感染的患者应避免使用静脉铁剂治疗。②EPO 治疗时，血红蛋白升至 110~120g/L 即为达标。EPO 的不良反应主要有高血压、血钾升高、高凝状态等。③如有叶酸或维生素 B 缺乏的依据，即可补充。

2. CKD-MBD 治疗 ①高血磷可增加 CKD 患者死亡率，可通过低磷饮食，肠道磷结合剂限制磷的吸收，以及透析降低高血磷。注意伴有高钙血症、血管钙化的高磷血症患者，应避免使用含钙的磷结合剂。②治疗继发性甲状旁腺功能亢进，包括口服钙盐、维生素 D、骨化三醇等；应基于血清钙磷水平调整钙剂和磷结合剂的使用剂量。CKD3~5 期伴严重甲状旁腺功能亢进者药物治疗无效时，可行甲状旁腺切除治疗。③治疗肾性骨病。对于存在骨质疏松和骨折高风险患者，根据血钙、血磷及 PTH 水平，可酌情给予二磷酸盐及其他骨质疏松治疗药物。

3. 纠正水、电解质失衡和代谢性酸中毒 ①纠正代谢性酸中毒，主要以口服碳酸氢钠为主，轻者 1.5~3g/d，中、重度患者 3~15g/d，必要时可静脉用药，但应注意防止碳酸氢钠输入过多。②纠正水、电解质失衡，详见第三十六章。

4. 治疗心血管并发症 ①心力衰竭是 CKD 主要死亡原因之一，可予重组人脑利钠肽、沙库巴曲缬沙坦等改善心功能。对于急性肺水肿、充血性心力衰竭者，应尽早进行血液净化治疗。

②CKD合并动脉粥样硬化者可行冠脉支架术。鉴于造影剂进一步增加肾损害风险，应谨慎行冠状动脉造影术。③积极控制高血压，防治脑血管病发生，在预防 CKD 患者合并心血管疾病方面具有重要作用。

5. 防治感染　预防各种病原体的感染。高危患者可每年接种流感疫苗、肺炎链球菌疫苗等预防感染；进入透析前可接种乙肝疫苗。一旦发生感染，要积极治疗，需注意应随 GFR 调整药物剂量；疗效相近的情况下，选择肾毒性小的药物。

（三）肾脏替代疗法

肾脏替代疗法主要包括肾透析和肾移植。肾透析包括血液透析和腹膜透析，可替代肾脏部分功能。而成功的肾移植可完全恢复肾脏的功能。临床上需要根据患者情况选择适合的肾替代治疗方式。透析的时机尚无统一标准，不应局限于肾功能水平，应综合评估每个患者的整体情况。目前认为，GFR<15mL/（min·1.73m^2），并有以下 1 个或多个临床表现时，即可开始透析治疗：①尿毒症症状和体征。②不能控制的高血压和机体水潴留。③进行性营养状况恶化。而当 GFR<6mL/（min·1.73m^2）时，无论临床症状如何，都应开始透析治疗。高危患者，如糖尿病肾病患者应更早开始透析治疗。

1. 血液透析（HD）　血液透析时，血液经血管通路进入体外循环，在血泵的推动下进入透析器（人工肾），完成与透析液的溶质交换后，再经血管通路回到体内。

血液净化的基本原理有弥散、对流和吸附等。弥散是清除小分子溶质的主要机制。血液滤过利用对流原理，水分子在静水压或渗透压的驱动下通过半透膜，溶质随着水分子等浓度通过半透膜孔而得到清除，半透膜对大于膜孔的大分子溶质起到筛滤作用。吸附是通过正负电荷的相互作用使膜表面的亲水性基团选择性吸附某些蛋白质、毒物或药物，膜吸附蛋白后可使溶质的清除率降低。

2. 腹膜透析（PD）　是利用人体腹膜作为半透膜，以腹腔作为交换空间，通过弥散和对流作用，规律、定时地向腹腔内灌入透析液并将透析后的废液排出体外，以清除体内潴留的代谢产物、纠正电解质和酸碱平衡紊乱、超滤过多水分的肾脏替代治疗方法。

应根据患者情况及医疗条件选择透析方式（HD 或 PD）。腹膜透析适合老年人，血液动力学不稳定、血压下降、心力衰竭、有出血倾向者，或血透技术及设备欠缺的医院；但不适用于有腹部广泛或严重的皮肤损伤、腹膜缺损或广泛纤维化粘连，以及精神障碍又无合适陪护的患者。

3. 肾移植　是指将供体的肾脏通过手术的方式植入患者体内，以替代原已丧失的肾脏功能。肾移植的过程包括供体及供器官评估（配型）、供器官切取、供器官灌注与保存、移植手术、术后并发症的诊断治疗（抗排异）及长期随访等环节，是一个连续、系统的医疗过程。其中，配型和抗排异是重要技术。

（四）健康教育与人文关怀

1. 用药指导　CKD 患者应尽量减轻肾脏负担，尤其应避免使用肾毒性药物和经肾脏排泄的药物。这些药物包括（不只限于）非甾体类抗炎药、氨基糖苷类抗生素、造影剂、质子泵抑制剂、马兜铃科植物药等。

2. 透析患者的指导　指导肾透析患者保护好透析通路，帮助透析患者提高生活质量和生存期限，鼓励透析患者回归社会。

思考题

1. 慢性肾脏病的定义是什么？慢性肾脏病与慢性肾衰竭的关系如何？
2. 简述慢性肾衰竭的临床表现。
3. 简述慢性肾衰竭贫血、肾性骨病、酸中毒、高钾血症的主要发生机制。
4. 简述慢性肾衰竭非透析治疗的原则与措施。
5. 简述慢性肾衰竭的透析指征。

第五篇
血液系统疾病

扫一扫，查阅本章数字资源，含PPT、音视频、图片等

一、造血与调控

（一）造血

血液由血浆和血细胞组成。血细胞主要包括红细胞（RBC）、白细胞（WBC）、血小板（PLT）。造血组织指生成血细胞的组织，主要包括骨髓、肝脏、脾脏、淋巴结、胸腺、胚胎及胎儿的造血组织。造血过程分为胚胎及胎儿造血期和出生后造血。胚胎及胎儿造血期包括卵黄囊造血期、肝脏造血期和骨髓造血期。

1. 胚胎及胎儿造血期

（1）卵黄囊造血期 始于胚胎发育的第3周，卵黄囊壁上的中胚层间质细胞在内胚层细胞的诱导下开始分化并聚集成团，形成血岛。血岛中央的细胞为原始血细胞，即多能造血干细胞（PHSC）。造血干细胞（HSC）具有自我更新和多向分化的特点。PHSC随着胎龄的增长则不断迁徙到肝、脾、骨髓和淋巴组织，继续增殖分化。

（2）肝脏造血期 胚胎第6周，肝脏开始造血。3~6个月胎儿的主要造血场所为肝脏。此阶段，脾脏、胸腺和淋巴结也参与造血。肝脏主要产生红细胞；胸腺主要产生淋巴细胞，促进T细胞的分化、发育和成熟；从胚胎第4个月后起，淋巴细胞和浆细胞则终身由淋巴结产生；第3个月，脾脏开始造血，主要生产淋巴细胞、单核细胞；第5个月后造血功能逐渐减退。淋巴结和脾脏是出生后髓外造血的常见部位。

（3）骨髓造血期 胚胎3个月时骨髓开始造血，第5个月后骨髓为造血主要场所，第8个月骨髓造血高度发育，各系造血细胞可见。

2. 出生后造血

（1）骨髓造血 出生后骨髓造血持续终生。小儿全身骨髓均具有造血功能，成人的骨髓造血组织主要分布在扁平骨、短骨和长骨的中央。成人骨髓穿刺或活检一般选髂骨、胸骨等。

（2）淋巴器官造血 淋巴器官分为中枢淋巴器官和外周淋巴器官。骨髓及胸腺为中枢淋巴器官，是淋巴细胞产生、成熟的场所；脾脏、淋巴结为外周淋巴器官，是免疫应答的场所。骨髓中的HSC分化出淋巴干细胞，再分化为T淋巴祖细胞、B淋巴祖细胞。B淋巴祖细胞在骨髓内发育成熟，T淋巴祖细胞在胸腺、脾脏、淋巴结内发育成熟。

（3）髓外造血 在某些疾病或骨髓代偿功能不足时，如骨髓纤维化（MF）、骨髓增殖性疾病（MPD）等，肝、脾、淋巴结等重新恢复胚胎时期的造血功能，称为髓外造血，导致肝、脾、淋巴结肿大。

（二）造血调控

1. 造血微环境 由各种参与调控的细胞及细胞因子等组成，其本质上是 HSC 微环境，也称干细胞巢。造血微环境中的间充质干细胞（MSC）、成熟的血细胞、细胞因子之间组成一个精密的调控系统，并保持动态平衡。

2. 细胞因子 血细胞的生成是由 HSC 在造血微环境中经多种造血调节因子作用逐渐完成的，经历了细胞增殖、分化、成熟和释放的过程。造血调节因子是一组调控细胞生物活性的蛋白，统称为细胞因子（CK）。体内多种细胞均可产生 CK，具有重要的生理功能，与疾病的病理生理变化相关，同时也具有潜在的治疗价值。

（1）正调控因子集落刺激因子（CSF） 是一种可选择性刺激 HSC 增殖、分化形成某一系的 CK，如促红细胞生成素（EPO）参与红系造血，刺激红系各阶段细胞增殖、分化；血小板生成素（TPO）促进巨核细胞成熟和生成 PLT；粒细胞集落刺激因子（G-CSF）调节中性粒细胞的增殖、分化；粒细胞-巨噬细胞集落刺激因子（GM-CSF）为多功能造血生长因子，作用于粒-单核细胞的同时可协调 EPO、TPO 作用于红系和巨核系祖细胞。这些 CK 已用于临床。白介素（ILs）中的 IL-1、IL-4、IL-3、IL-5、IL-1 具有促进髓系细胞的发育分化和增殖的作用。

（2）负调控因子 干扰素 γ（IFN-γ）、肿瘤坏死因子 α（TNF-α）、转化生长因子 β（TGF-β）等，对骨髓造血具有负调控作用。

（3）其他细胞因子 干细胞因子（stem cell factor，SCF）协调其他 CK 作用于 HSC 和各分化阶段的祖细胞，促进其增殖、分化。FLT-3 配体可使静止期（G_0）的 HSC 进入细胞周期，促进增殖。

二、血液病免疫学基础

造血细胞在发育的不同时期表面抗原表达也会出现变化。特别是 WBC 在增殖分化的不同阶段表达不同的细胞膜抗原，又称为白细胞分化簇（CD）。目前发现的 CD 抗原有 400 种之多，针对不同的 CD 抗原已研发出相应的 CD 单克隆抗体用于临床。通过免疫组化（IHC）或流式细胞技术（FCM）可以检测血细胞表面 CD 抗原表达情况。根据细胞表面 CD 抗原表达谱的不同，可以对血细胞进行免疫学分类及定量测定，如 HSC、祖细胞均表达 CD34，但髓系祖细胞还表达 CD33 等髓系抗原，淋巴系祖细胞表达 CD38、HLA-DR 等淋系抗原。血液肿瘤细胞如白血病细胞由于形态学分类不够精确，CD 抗原检测不仅增强了白血病细胞类型识别的准确度，同时通过检测表面抗原的异常表达，能进一步揭示白血病细胞的生物学特性，促进对不同类型白血病预后的认识，提高白血病分层治疗的疗效。目前常用的成熟血细胞 CD 抗原分类见表 38-1。

表 38-1 血细胞 CD 抗原表达

细胞类	CD 表达
NK 细胞	CD16a，CD56，CD94，CD158，CD159
T 淋巴细胞	CD1~CD8，CD27~CD29，CD60
B 淋巴细胞	CD10，CD19~CD24，CD37，CD40，CD79a，CD179
粒单细胞	CD11b，CD11c，CD13，CD14，CD12~CD17，CD31~CD36，CD64~CD68
巨核细胞、血小板	CD36，CD41，CD42，CD51，CD61，CD62p，CD63

三、血液病生物学基础

细胞遗传学和分子生物学研究发现，血液肿瘤的发生与某些特定染色体异常密切相关。多种血液肿瘤均可见染色体异常或基因突变，多累及某些细胞因子、核转录因子、癌基因或抑癌基因，从而造成 HSC 分化、发育和凋亡障碍。这些分子遗传学异常与血液肿瘤的预后、化疗效果的判断具有一定相关性，已成为判断血液肿瘤预后和危险度分层的重要指标，如慢性髓系白血病（CML）出现费城（Ph）染色体、急性早幼粒细胞白血病（APL）出现 t（15；17）染色体异常。

染色体异常和基因异常的检测除了应用染色体显带技术之外，还需要应用更为特异和敏感的染色体荧光原位杂交（FISH）技术和实时定量聚合酶链反应（RT-qPCR）。基因检测可用来诊断血液肿瘤、判断复发，还可以检测白血病微小残留病变（MRD），为制订血液肿瘤治疗策略提供依据。

四、血液病分类

血液系统疾病是指原发于或主要发生于血液和造血组织，并以血液学异常为主要表现的疾病，简称血液病（blood disorders）。

1. 造血干细胞疾病　再生障碍性贫血（AA）、阵发性睡眠性血红蛋白尿（PNH）、骨髓增生异常综合征（MDS）、骨髓增殖性疾病（MPD）及急慢性白血病等。

2. 红细胞疾病　各类贫血及红细胞增多症等。

3. 粒细胞疾病　白细胞减少和粒细胞缺乏症、嗜酸粒细胞增多症等。

4. 淋巴、组织细胞病　淋巴瘤、急慢性淋巴细胞白血病、多发性骨髓瘤（MM）等。

5. 出血及血栓性疾病　原发免疫性血小板减少症（ITP）、血友病、弥散性血管内凝血（DIC）、血栓性血小板减少性紫癜（TTP）及易栓症等。

五、血液病常见临床表现

1. 贫血　是血液病最常见的症状。其共同的病理基础是血液携氧能力降低，导致各组织系统缺氧。患者多有乏力、气促、心悸、眩晕、耳鸣、注意力不集中等症状及皮肤黏膜苍白、心动过速等体征。

2. 出血　多表现为自发性或创伤后止血困难，主要原因为血管通透性增加，PLT 减少和凝血障碍等，通常表现为皮肤黏膜的自发性出血，如皮肤紫癜、淤点淤斑、牙龈和鼻腔出血、消化道出血，或女性月经过多。维生素 C 缺乏和过敏性紫癜多因毛细血管完整性破坏，通透性增加而出现双下肢对称性紫癜；急性白血病（AL）、AA 的出血多与 PLT 减少相关，当 PLT 低于 $20×10^9$/L，易出现自发性皮肤黏膜出血。血友病患者由于遗传性缺乏凝血因子，重症肝病患者由于凝血因子合成减少而造成凝血障碍，常表现为深部组织血肿、关节腔出血或创伤出血不止。内脏出血往往是出血的严重表现，如呕血、便血、血尿，颅内出血时常有致命危险。

3. 发热　是血液肿瘤常见的临床表现，恶性淋巴瘤、恶性组织细胞病在疾病初期可首先表现为长期原因不明发热，常为间歇热或周期热，是发热待查中常见的疑难病例；AL 在发病时也可伴有中、高度发热。感染性发热常见于伴发粒细胞缺乏的重型 AA（SAA）、MDS、化疗骨髓抑制期的血液肿瘤患者。感染病原体多为细菌、病毒或真菌。

4. 肝、脾、淋巴结肿大　白血病、淋巴瘤等恶性血液病由于恶性细胞浸润肝、脾、淋巴结并增殖而造成肝、脾、淋巴结肿大。慢性髓系白血病（CML）、重型地中海贫血、骨髓纤维化（MF）常见巨脾；遗传性球形红细胞增多症、真性红细胞增多症及某些溶血性贫血可见中度脾大；戈谢病和尼曼匹克病因类脂质贮积而引起脾肿大。

5. 黄疸　PNH、葡萄糖-6-磷酸脱氢酶（G-6-PD）、自身免疫性溶血性贫血缺乏症均可表现为溶血性黄疸。MDS、淋巴瘤有时也可并发免疫性溶血而出现黄疸，可见皮肤、黏膜、巩膜黄染及贫血貌体征。

6. 骨痛　白血病患者骨髓腔内充满白血病细胞，腔内压力增加，引起骨骼疼痛。胸骨柄压痛是白血病常见体征之一。MM 患者异常的浆细胞增殖浸润骨骼，导致骨质疏松或骨质破坏而发生骨痛。

六、诊断血液病常用辅助检查

详细询问病史、全面的体格检查可以获得诊断疾病的重要线索，再结合有针对性的辅助检查，临床上一般能获得正确的诊断。血液病常用的诊断技术如下。

1. 外周血检查　是血液病诊断最基础的方法，可反映骨髓造血的病理变化，也可为临床提供进一步检查的线索，甚至能为某些血液病的诊断提供重要的依据。目前医院检验科采用自动血细胞分析仪对血细胞进行检测分析，可同时检测 WBC 及分类、RBC、血红蛋白量、PLT 等量化参数。外周血形态学检查需高质量的血涂片人工镜检确定，应视为血液病常规检查。网织红细胞计数是反映骨髓红系造血功能的参数，对贫血的诊治具有临床意义。

2. 骨髓检查　包括骨髓细胞形态学、骨髓活检。骨髓细胞形态学是血液病最基本的诊断方法，主要观察骨髓增生程度、血细胞形态特点、原始幼稚细胞比例，结合 IHC、FCM 检测细胞抗原表达，对血细胞进行精确分类。骨髓活检补充了骨髓涂片的某些不足，可以了解骨髓间质和组织结构情况，为 AA、MF、恶性血液病等提供重要诊断依据。

3. 血液生化检测　血清铁代谢、血清铁蛋白、维生素 B_{12}、叶酸等指标是诊断营养性贫血的常用检查；怀疑溶血时应检测血清胆红素、红细胞碎片，并检测珠蛋白、血红素、血浆游离血红蛋白、G-6-PD 酶活性及 Coombs 试验、红细胞脆性试验、酸溶血试验、蔗糖溶血试验、HGB 电泳等，进一步明确病因。有出血的患者应进行凝血功能等检查，包括出血时间（BT）、凝血时间（CT）、凝血酶原时间（PT）、部分凝血活酶时间（APTT）、凝血因子活性及抗原、纤维蛋白原（FIB）、D-二聚体等，对于凝血因子缺乏、DIC 具有诊断意义；还可以结合 PLT 黏附试验、聚集试验、血块收缩试验等了解 PLT 功能。

4. 红细胞寿命（RBCS）测定　CO 呼气试验测定 RBCS 可早期反映有无溶血及其严重程度，适用于溶血的诊断及鉴别诊断、评估溶血治疗的疗效、早期识别溶血复发等。

5. 组织病理活检　主要用于鉴别肝、脾、淋巴结肿大的性质。淋巴结活检对诊断淋巴瘤及其与淋巴结炎、转移癌的鉴别有意义；脾活检主要用于脾肿大明显的疾病。结合 IHC、FISH 和 PCR 技术，可以对淋巴组织中不同细胞的免疫表型和基因异常表达进行检测，有助于病理类型诊断。

6. 流式细胞术（FCM）　多参数流式细胞术（MP-FCM）可对细胞的系列来源、分化程度、表型异常与否进行分析判断，已成为恶性血液病诊断分型、治疗监测、预后评估及治疗靶点筛查必不可少的实验诊断手段。检测血细胞表面 CD55、CD59、嗜水气单胞菌溶素变异体（FLAER）的表达，有助于 PNH 的诊断；通过检测淋巴细胞分类抗原，可以检测淋巴细胞亚群，区分淋巴细胞白血病类型；通过检测白血病细胞抗原谱，可以对白血病进行免疫分型和 MRD 的检测。

7. 细胞遗传学检测　包括常规染色体显带及 FISH 技术，已成为血液病诊断的核心技术之一。染色体显带技术、FISH 应用后，在多种白血病和其他血液病中发现特异性和非特异性染色体异常，为阐述血液肿瘤发生机制提供了依据，也为血液肿瘤的诊断分型、分层治疗及预后判断提供了科学依据。

8. 分子生物学检测　聚合酶链反应（PCR）及实时定量 PCR（RT-qPCR）用于检测融合基因、基因突变、基因过表达、基因缺失、基因多态性，是诊断恶性血液病及预后判定、指导靶向治疗、监测 MRD 等的重要手段。二代测序（NGS）、单细胞测序（SCS）等作为新的分子生物学技术，已在多种血液肿瘤研究中得到应用，为血液肿瘤精准诊断、动态监测及个体化治疗提供依据。

9. 影像学检查　CT 对于淋巴瘤的诊断具有重要意义，正电子发射型计算机断层显像 CT（PET-CT）已成为淋巴瘤分期诊断和疗效监测的重要依据。

10. 其他　大小便常规（隐血）检查为失血性贫血提供线索；尿液血红蛋白、尿含铁血黄素检查为溶血提供线索。

七、血液病的治疗

1. 一般治疗

（1）去除病因　使患者远离致病因素。

（2）饮食与心理治疗　合理饮食与营养支持，加强精神与心理护理。

（3）补充造血原料　IDA 补充铁元素，巨幼细胞性贫血补充维生素 B_{12} 或叶酸。

（4）刺激造血　非重型再生障碍性贫血（NSAA）使用雄激素刺激造血，粒细胞缺乏使用粒细胞集落刺激因子（G-CSF）刺激粒细胞释放，肾性贫血使用重组人促红细胞生成素（rhEPO）促进红系造血，血小板减少症可使用重组人血小板生成素（rhTPO）促进骨髓巨核细胞成熟和产生 PLT。

（5）控制感染　白细胞减少和粒细胞缺乏症患者出现感染时，可以使用抗菌药物，并根据药敏调整用药。

2. 输血　是血液病重要的治疗手段。输血指征一般为 HGB<60g/L，但对于年龄≥60 岁、代偿反应能力低、需氧量增加等情况，输血指征可放宽至 HGB≤80g/L，尽量输红细胞悬液。免疫性溶血性贫血应输注洗涤红细胞。血小板输注用于防治 PLT 减少引起出血，输注指征一般为 PLT $<20\times10^9$/L，特殊情况下如 DIC、外科手术，需保证 PLT 在 50×10^9/L 甚至 80×10^9/L 以上。凝血因子缺乏症、DIC 患者可以输注新鲜冰冻血浆、冷沉淀、纤维蛋白原、因子Ⅷ浓缩物等。

3. 免疫抑制剂　AA、纯红细胞再生障碍性贫血（PRCA）、ITP、AIHA 等血液病与自身免疫有关，常用免疫抑制剂治疗（IST），包括环孢素 A（CsA）、类固醇激素、抗胸腺细胞球蛋白（ATG）、抗淋巴细胞球蛋白（ALG）、静注人免疫球蛋白（IVIg）等。有的化疗药也具有免疫抑制作用，如环磷酰胺（CTX）、甲氨蝶呤（MTX）等。在应用免疫抑制剂时，应注意预防二重感染及慢性携带病毒的激活。

4. 化学治疗　简称化疗。化疗仍是多数血液肿瘤的主要治疗措施，包括白血病、淋巴瘤、MM、MDS、MPD 等。化疗前应充分评估患者一般情况、心肺功能，做好感染和化疗毒副作用的预防措施。化疗方案的选择应基于循证医学证据。目前，国内外发布的血液肿瘤相关临床指南对于制订临床治疗措施具有很强的指导作用。部分血液肿瘤经过规范化疗可以获得长期无病生存

（DFS）或治愈。

5. 靶向治疗 常用药物有酪氨酸激酶抑制剂（TKI）伊马替尼、尼洛替尼、达沙替尼、氟马替尼；表观遗传调控分子为靶点的药物如阿扎胞苷（AZA）、地西他滨及新型地西他滨的低甲基化二核苷酸；靶向免疫治疗药物如 CD20 单抗、CD52 单抗、CD33 单抗、CD22 单抗等。

6. 细胞免疫治疗 嵌合型抗原受体基因修饰的 T 细胞（CAR-T）已在血液病的临床研究中取得了较好疗效，适用于白血病、MM 和淋巴瘤等的治疗。

7. 造血细胞因子 重组人干扰素 α2b 治疗白血病有效；重组人红细胞生成素（rhEPO）、重组人粒细胞集落刺激因子（rhG-CSF）、重组人白介素 11（rhIL-11）、重组人血小板生成素（rhTPO）已在临床上广泛使用。

8. 造血干细胞移植（HSCT） 血液病种类很多，有些血液病用药物治疗或化疗可以得到控制，而有些血液病需 HSCT 才能缓解。HSCT 根据干细胞来源分为自体 HSCT（Auto-HSCT）和异体 HSCT（Allo-HSCT），Allo-HSCT 有 HLA 配型相合的同胞供者（MSD-HSCT）、亲缘单倍型相合（HID-HSCT）、非亲缘关系供者（URD-HSCT）和脐带血（CB-HSCT）提供干细胞。HSCT 是多种恶性和非恶性血液病的唯一根治手段。

9. 放射治疗 γ 射线、X 射线等可杀灭白血病和淋巴瘤细胞。放疗是中枢神经系统白血病（CNSL）、睾丸白血病（TL）及淋巴瘤治疗的重要手段，常联合化疗，或化疗后巩固放疗，或对多程化疗无效的淋巴瘤患者进行姑息性放疗。

10. 手术治疗 对于孤立型肿瘤病灶，如孤立型浆细胞瘤、I 期淋巴瘤，可以手术切除病灶；对于 ITP，如果一线、二线药物治疗欠佳，可选择脾切除术。

八、血液病诊治进展

近年来，随着血液病在发病机制、分子诊断技术、靶向药物治疗等方面取得的进步及突破，使得部分恶性血液病可能成为"可治愈"的疾病。

血液病的诊断从细胞形态学为主逐渐发展形成以 WHO 为标准的细胞形态-免疫学-细胞和分子遗传学（MICM）综合诊断模式。NGS、SCS、FCM、FISH、RT-PCR 等诊断技术的发展促进 MICM 进一步完善，如 FCM 已成为检测 MRD 的主要方法之一，检测 GPI 锚链蛋白 CD55、CD59 对 PNH 进行早期诊断，FCM 检测 GPI 锚链蛋白的"FLAER 技术"检测微小 PNH 克隆，用于鉴别诊断及判断疾病进展；染色体显带技术、FISH 为恶性血液病的诊断和预后提供重要依据；RT-qPCR 对恶性血液病基因的检测敏感性高，用于 MRD 的检测更适合。这些技术的进展，使血液病的诊断、动态监测、危险分层、预后判断体系日趋完善，使血液病的诊治进入精准医疗时代，为血液病的规范化诊疗奠定了基础。

恶性血液病的治疗已从既往的放化疗、输血与对症支持治疗等，发展到由放化疗、靶向治疗、免疫治疗、CAR-T 细胞治疗、HSCT 等组成的多元化治疗模式。基于循证医学证据支持下的治疗方案也逐步优化，新药及新的治疗方法不断出现。针对恶性血液病，化疗仍是最广泛的治疗方法，也是与靶向治疗等联合应用的基础方法。

1. 化疗药物 恶性血液病常用化疗药物：①烷化剂如环磷酰胺（CTX）、氮芥等。②抗代谢药物如阿糖胞苷（Ara-c）、甲氨蝶呤（MTX）等。③抗癌抗生素类如阿霉素（ADM）。④植物类如长春新碱（VCR）、长春花碱（VBL）等。⑤激素类如糖皮质激素。⑥其他如顺铂（DDP）、卡铂（CBP）。化疗药物的优化组合使恶性血液病治疗得到持续改进，如我国自主研发的高三尖杉酯碱（HHT）联合阿克拉霉素（Acla）、Ara-C 治疗 AML 疗效显著，2012 年美国 FDA 批准上市。药物剂型的改进使疗效得到改善，如脂质体药物 CPX-351（Ara-C：柔红霉素为 5：1）可提高 60 岁以上 AML 患者的缓解率。

2. 靶向药物 首个靶向药酪氨酸激酶抑制剂（TKI）伊马替尼（格列卫）治疗 CML 疗效显著，二代 TKI 尼洛替尼、达沙替尼和博舒替尼已在临床广泛使用，国产氟马替尼已上市。对于 APL，我国首创全砷剂（三氧化二砷，As_2O_3）和全反式维甲酸（ATRA）治疗 APL 协同靶向方案，对治愈 APL 做出了重大贡献，使 APL 5 年无复发生存率达到 90% 以上，成为第一个可基本治愈的 AML。经临床研究表明，中药口服制剂复方黄黛片（雄黄、青黛、太子参、丹参），联合 ATRA 与静脉用 As_2O_3 联合 ATRA 方案，治疗 APL 疗效相当。治疗 AML（非 APL），国外上市新药有 BCL-2 抑制剂 venetoclax（维奈托克）、FLT3 抑制剂米哚妥林和吉瑞替尼、IDH1 抑制剂艾伏尼布、IDH2 抑制剂恩西地平、CD33 单抗吉妥珠单抗奥唑米星等。针对 JAK2-V617F 基因突变的芦可替尼用于治疗骨髓增殖性肿瘤（MPN）有效。蛋白酶体抑制剂如硼替佐米用于治疗 MM，作用更强的蛋白酶抑制剂卡非佐米、伊沙佐米已上市。组蛋白去乙酰基转移酶抑制剂如国产西本达胺用于复发或难治性外周 T 细胞淋巴瘤。表观遗传学靶点药物如 AZA、地西他滨为 MDS 的治疗带来了希望。

3. 免疫治疗 已广泛用于临床并取得较好疗效。如 CD20 单抗（利妥昔单抗）、CD22 单抗（依帕珠单抗）、CD52 单抗（阿伦单抗）、帕博利珠单抗、针对 BKT 靶点的抑制剂如伊布替尼、泽布替尼、PD1/PDL1 抗体等，用于淋巴瘤的治疗。CD3-CD19 双特异抗体治疗难治复发 MRD 阳性 B-ALL；CD30 单抗、CD38 单抗等在霍奇金淋巴瘤、MM、AML 等治疗中具有重要作用。沙利度胺、来那度胺、泊马度胺等免疫调节剂使 MM 患者的生存期延长。CAR-T 细胞是目前治疗血液病的热点之一，其在治疗不同血液肿瘤中取得突破性进展，如 "CD19 CAR-T 细胞治疗" 治疗 ALL、MM、淋巴瘤，BCMA CAR-T 细胞治疗 MM 等，取得较好的疗效。

4. HSCT 为治愈白血病、淋巴瘤、MDS 等恶性血液病及部分良性血液病、遗传性血液病的有效方法。"北京方案" HID-HSCT 技术日趋成熟，已在我国 100 多家移植中心广泛应用，越来越多的恶性血液病患者从 HSCT 技术中获益，开创了人人都有供者的新时代。

5. 其他 基因疗法如第三代基因编辑技术 CRISPR/Cas9 有望根治地中海贫血和血友病等遗传性血液病。非血液肿瘤如 ITP 的治疗也取得一定进展，如促血小板生成药物重组人血小板生成素（rhTPO）、重组人白介素 11（rhIL-11）、艾曲波帕等用于临床，使多数 ITP 患者临床获益。国外研究显示脾脏酪氨酸激酶（SYK）抑制剂福坦替尼治疗 ITP 有效且耐受性好，为成人 ITP 带来了新的希望。

近年来，我国血液病专家、学者紧跟国内外研究动态，从血液学学科发展实际出发，制定了我国血液病专业的相关指南或专家共识，并不断更新，对于规范诊治血液病、提高诊治血液病水平具有重要的临床意义。

思考题

1. 简述血液病的分类及常见的临床表现。
2. 血液病有哪些治疗方法？
3. 诊断血液病常用的辅助检查有哪些？

第三十九章
贫 血

扫一扫，查阅本
章数字资源，含
PPT、音视频、
图片等

第一节 贫血概述

贫血（anemia）是指外周血中血红蛋白（HGB）量、红细胞（RBC）数和（或）血细胞比容（HCT）低于正常范围下限的一种病理状态。临床诊断贫血常以 HGB 为标准。我国沿海和平原地区诊断贫血的 HGB 标准：成年男性<120g/L，成年女性（非妊娠）<110g/L，孕妇<100g/L。

1972 年 WHO 制定的诊断标准：6 个月到<6 岁儿童 HGB<110g/L，6~14 岁儿童 HGB<120g/L，成年男性 HGB<130g/L，成年女性 HGB<120g/L，孕妇 HGB<110g/L。目前临床上使用的判断标准多根据本医疗机构的实验室检查报告提供的正常范围下限进行判断。

贫血多数情况下是继发于多种系统疾病的共同病理表现，而不是一个独立疾病。全球范围内贫血的发病率为 24.8%，约有 16.2 亿患者，主要集中在婴幼儿和育龄期妇女，成为一个全球性的公共卫生问题。我国 6 岁及以上居民（不含孕妇）贫血发生率为 9.7%，6~11 岁儿童为 4.5%，18~44 岁育龄期女性为 15.4%（最高），60 岁以上居民为 12.5%，孕妇贫血发生率为 17.2%。

【病因和发病机制】

贫血的病因很多，发病机制也各不相同，主要包括以下几个方面。

1. 红细胞生成不足 白血病、淋巴瘤、MM 等血液肿瘤细胞浸润骨髓，破坏骨髓结构，抑制骨髓造血，引起贫血；慢性肾脏病时，EPO 分泌不足，可引起肾性贫血；肺结核、类风湿关节炎等慢性疾病由于骨髓对 EPO 反应不足而发生贫血，称为慢性病性贫血（anemia of chronic disease，ACD）；MDS 由于骨髓 HSC 发育异常，出现各细胞发育异常或无效造血而发生贫血；AA 则因骨髓受到物理及化学毒物、病毒感染和免疫因素损伤 HSC 和（或）造血微环境而出现造血功能衰竭；饮食摄入减少或吸收障碍引起造血原料或造血辅助因子的缺乏，如铁、叶酸或维生素 B_{12} 的缺乏，造成营养性贫血。

2. 红细胞破坏增多 RBC 的破坏又被称为溶血。RBC 在血管内直接破裂溶解，称为血管内溶血。PNH、AIHA、G-6-PD 缺乏症均可发生血管内溶血，短时间内释放大量 HGB，造成明显的血红蛋白尿和溶血性黄疸；地中海贫血、遗传性球形红细胞增多症等由于先天性 HGB 及 RBC 缺陷导致 RBC 易被脾脏、肝脏的内皮细胞吞噬而发生血管外溶血。血管外溶血发生缓慢，血红蛋白尿、黄疸表现不明显，而脾肿大常见。其他 RBC 的破坏因素有药物、蛇毒、化学物质、机械挤压及高温等物理因素。

3. 失血 在创伤、手术、消化道出血等急性大量失血情况下，可以造成失血性贫血；月经量过多、反复消化道出血、痔疮出血等慢性失血可因长期铁丢失，最终造成缺铁性贫血（IDA）。

【分类】

1. 贫血的形态学分类 见表 39-1。

表 39-1 贫血的形态学分类

类型	MCV（fl）	MCH（pg）	MCHC（g/L）	常见疾病
大细胞性贫血	>100	>34	320～360	巨幼细胞贫血、某些溶血性贫血、MDS、肝病
正常细胞性贫血	80～100	27～34	320～360	AA、纯红细胞再生障碍性贫血（PRCA）、某些溶血性贫血、急性失血性贫血、ACD、血液肿瘤
小细胞低色素性贫血	<80	<27	<320	IDA、珠蛋白生成障碍性贫血、铁粒幼细胞性贫血及某些 ACD 等

注：MCV，红细胞平均体积；MCH，红细胞平均血红蛋白含量；MCHC，红细胞平均血红蛋白浓度。

2. 根据病因和发病机制分类 见表 39-2。

表 39-2 贫血的病因、发病机制分类

病因、发病机制	临床常见疾病
RBC 生产减少	
1. 干、祖细胞克隆性异常	恶性克隆，如红细胞白血病、MDS
2. 造血干细胞增生障碍	造血系统肿瘤，如急慢性白血病、MM 等
3. 造血微环境、调节因子异常	骨髓转移瘤、化疗骨髓抑制、AA、PRCA、骨髓炎、骨髓坏死、MF、ITP、肾功能不全、甲状腺功能减退、ACD
4. 造血原料不足、利用障碍	IDA、巨幼细胞性贫血
RBC 破坏过多	
1. RBC 内在性异常	
膜结构的缺陷	遗传性球形细胞增多症、PNH
RBC 酶缺陷	G-6-PD 缺乏症
HGB 异常	珠蛋白生成障碍性贫血
2. RBC 外异常	免疫性溶血性贫血（自身免疫性、新生儿免疫性、血型不合输血、药物性），机械性溶血性贫血，其他（物理、化学、生物因素及脾功能亢进等）
失血	
1. 急性失血	外伤、手术、分娩致大出血，消化道大出血、大咯血等
2. 慢性失血	月经量过多、痔出血、钩虫病等，常合并 IDA

3. 按骨髓红系增生情况分类 分为增生不良性贫血（如再生障碍性贫血）和增生性贫血（除再生障碍性贫血以外的贫血）等。

【临床表现】

贫血的临床表现由原发病和贫血的症状及体征组成。不同的疾病表现各异，贫血仅为原发病的表现之一。有的患者原发病症状、体征很明显，贫血症状不明显而没有得到重视；有的患者以贫血为首发症状而原发病症状不突出，贫血原因不明确，但进一步追查贫血原因，可发现严重的基础疾病。

贫血的病理生理学基础是血液携氧能力的减低，造成全身组织器官缺氧。不同的患者由于贫血发生的速度不同，以及患者对缺氧的代偿和适应能力不同，其贫血的症状相差甚远。如贫血发生缓慢，患者无心肺疾病，机体可以通过代偿机制，合成较多的2,3-二磷酸甘油酸（2,3-DPG），减低HGB与氧的亲和力，促进HGB在组织释放更多的氧，减轻缺氧状态。因此，某些轻中度的慢性贫血患者缺氧症状较轻，甚至没有症状。而急性失血或溶血患者的缺氧症状却相对显著。老年、心肺功能不全患者对缺氧的耐受性差，贫血症状也较重。

1. 一般表现　疲倦、乏力是贫血早期常见的症状。皮肤、黏膜苍白是贫血最常见的体征，溶血性贫血患者常有皮肤、巩膜黄染，白血病、AA等还可有皮肤出血点、淤斑等，观察皮肤、唇甲、巩膜、睑结膜等部位较可靠。

2. 呼吸、循环系统表现　体力活动后感觉心悸、气促为贫血最突出的症状之一。心尖部可听到收缩期吹风样杂音。长期慢性贫血可导致贫血性心脏病，患者心脏扩大，劳累、感染等可进一步诱发心力衰竭。心电图出现ST段压低及T波低平或倒置等。长期严重贫血可导致全心扩大，甚至出现急性充血性心力衰竭。

3. 中枢神经系统表现　常见头痛、头晕、目眩、耳鸣、嗜睡、反应迟钝、记忆力减退、注意力不集中等症状。

4. 消化系统表现　贫血影响消化功能和消化酶的分泌，出现食欲不振、恶心、呕吐、腹胀，甚至腹泻。恶性贫血患者可伴有明显舌炎、舌质绛红（牛肉舌）、舌乳头萎缩等。IDA可出现异食癖；长期慢性溶血可伴发胆道结石。

5. 泌尿生殖系统表现　血管内溶血可导致血红蛋白尿，严重者可导致急性肾衰竭；失血性休克患者可出现少尿，甚至无尿。慢性贫血患者可有月经失调及性欲减退等表现。

6. 原发病的临床表现　溶血性贫血患者可伴有皮肤黏膜黄染；急性溶血患者可有腰痛、酱油色小便等表现，间接胆红素水平升高；消化道失血者可伴有呕血、黑便；肾性贫血可见肾功能不全的表现；维生素B_{12}缺乏还可引起周围神经病变和亚急性脊髓联合变性，表现为感觉麻木、深感觉障碍和共济失调。

【辅助检查】

1. 外周血检查　自动血细胞分析仪可获得RBC相关参数，可以初步对贫血进行形态学分类（见表39-1）。外周血涂片镜检对诊断贫血具有重要临床价值，应视为贫血临床必检项目。观察RBC的形态改变，有助于贫血的形态学分类，如小细胞贫血见于IDA、地中海贫血、铁粒幼细胞性贫血、铅中毒等；大细胞贫血见于巨幼细胞性贫血、恶性贫血、MDS等。

2. 网织红细胞（Ret）计数　是反映骨髓红系造血功能及评估贫血治疗疗效的指标。Ret增多提示骨髓RBC生成加快，见于失血、溶血或贫血治疗有效时；Ret减少提示骨髓RBC造血功能低下、无效造血，如AA、MDS等。

3. 骨髓检查　是判断贫血类型及病因诊断必不可少的检查。骨髓涂片可反映骨髓增生情况、各系细胞的比例、形态及特殊细胞，为诊断贫血提供重要依据。骨髓检查应包括铁染色。必要时应做骨髓活检，根据骨髓增生程度分为增生性贫血和增生不良性贫血。

4. 红细胞寿命（RBCS）测定　指RBC在外周血中的存活时间。RBCS测定对溶血的诊断与鉴别诊断有重要临床价值。CO呼气试验测定RBCS操作简便、快捷准确，且可动态检测RBCS。RBCS正常值为120天，范围为70~140天。

5. 其他检查 如各种溶血性贫血的检查（抗人球蛋白试验、酸溶血试验、HGB 电泳、FLAER 及红细胞 CD55、CD59 等），血清铁代谢、铁蛋白、维生素 B_{12}、叶酸水平的测定，以及血液、骨髓细胞免疫学、细胞遗传学、分子生物学检查等，应根据具体情况而定。另外，尿液、肝肾功能、粪便隐血、寄生虫虫卵、胸部 X 线或 CT 及胃肠镜等检查，对贫血的病因诊断均有重要意义。

【诊断】

贫血的诊断应包括两个方面：一是确定贫血的有无、程度和类型；二是查明贫血的原因或原发病。明确贫血的病因是合理有效治疗贫血的关键。

（一）诊断步骤

1. 询问病史 详细询问有无出血史、黑便、深色尿及排便习惯；妇女的月经、妊娠、生育和哺乳情况；饮食方面有无营养缺乏或偏食；服药史及有无化学毒物或放射性物质接触史；有无慢性病病史及家族遗传病史等。

2. 体格检查 全面体格检查可以评估贫血对机体的影响，寻找与病因有关的体征。查体时除一般贫血体征外，要特别注意有无黄疸，肝、脾、淋巴结肿大及骨骼压痛等。

3. 辅助检查 通常进行外周血、骨髓和贫血发病机制相关检查，能为贫血的诊断提供重要依据。

（二）诊断思路

1. 贫血的类型 可从贫血的形态学分类着手。如小细胞低色素性贫血，根据采集的病史资料，如存在铁缺乏病因，首先考虑 IDA，可以检查铁代谢指标；如无缺铁病因，贫血自幼出现或有家族史，应做 HGB 电泳和地中海贫血基因检查，明确诊断地中海贫血及类型。大细胞性贫血则主要考虑巨幼细胞性贫血、MDS，检查血维生素 B_{12}、叶酸水平，骨髓细胞形态学，骨髓活检，MDS 相关基因检测。正细胞性贫血，检查网织红细胞，网织红细胞降低者属于低增生性贫血，主要考虑 AA，应行骨髓穿刺与活检；如果网织红细胞不低，应考虑失血、血液肿瘤；如果网织红细胞明显升高，应考虑急性溶血。

2. 伴随症状及体征 如果患者有发热、消瘦，肝、脾或淋巴结肿大，或贫血、出血症状，应考虑血液肿瘤；如果有黄疸、酱油色或浓茶样尿，或血清间接胆红素升高，应考虑溶血性贫血，可检查溶血相关试验，包括 Coombs 试验、酸溶血试验、异丙醇试验和蔗糖溶血试验。Coombs 试验阳性提示自身免疫性溶血；酸溶血试验阳性提示 PNH；异丙醇试验阳性提示异常血红蛋白病；进一步检查 CD55、CD59、FLAER 可确诊 PNH；检查 G-6-PD 活性，可以确诊 G-6-PD 缺乏症；如有呕血、黑便、便血或月经量过多，应考虑失血或合并缺铁。

【病情评估】

贫血严重程度根据 HGB 水平分为以下几种：①轻度贫血：HGB>90g/L。②中度贫血：HGB 为 61~90g/L。③重度贫血：HGB 为 30~60g/L；④极重度贫血：HGB<30g/L。值得注意的是，贫血程度不能直接反映患者疾病的严重程度，病因才是判断病情的重要因素。贫血的预后根据原发病、病因病机、年龄、治疗方法等的不同而不尽相同，如单纯的 IDA 预后好，非单纯 IDA、重型 AA、恶性血液病、癌性贫血等预后取决于对原发病的治疗是否有效。

【治疗】

1. 病因治疗 首先要消除病因。消除了病因，贫血才能彻底治愈。

2. 补充造血原料 营养性贫血，如 IDA 和巨幼细胞贫血等，应积极补充铁剂、维生素 B$_{12}$ 或叶酸等造血原料，可以获得良好效果。非营养不良性贫血补充造血原料多无效。

3. 刺激 RBC 生成 对 AA、PNH、MDS 可给予雄激素类药物刺激 RBC 生成。EPO 多用于骨髓衰竭性疾病贫血、癌性贫血、肾性贫血。

4. 免疫抑制 对于 AIHA、PNH、PRCA 患者可以应用糖皮质激素治疗；AA 及某些类型的 MDS 可选环孢素 A（CsA）、糖皮质激素、抗胸腺细胞球蛋白（ATG）、抗淋巴细胞球蛋白（ALG）治疗。

5. 脾切除术 可去除 RBC 的破坏场所，主要用于治疗脾功能亢进所致的贫血和遗传性球形细胞增多症等。

6. 输血 急性大量失血引起的贫血应积极输血。重度贫血应考虑输血。难治性贫血如 AA、MDS、重型地中海贫血等，须长期输注红细胞。过多的输血可引起铁过载，导致含铁血黄素沉着症等铁中毒表现，须严格掌握输血指征。

7. HSCT 主要用于重型 AA 及重症 β 地中海贫血，有些患者可获得长期缓解或治愈。

8. 贫血患者的管理 贫血的管理需要多学科协同合作。近年来，我国血液学专家对各类贫血达成专家共识，对贫血的管理、防治具有一定的指导作用。2018 年 8 月 18 日，国家卫生健康委员会医药卫生科技发展研究中心发起多学科协作贫血管理项目，联合多学科专家，将每年的 8 月 18 日设立为"中国贫血日"，旨在引起全社会对于贫血相关疾病的重视，提高贫血相关疾病的防治筛查及规范诊疗意识，规范临床合理用血，节约医疗资源，助力"健康中国"。

第二节 缺铁性贫血

缺铁性贫血（iron deficiency anemia，IDA）是因体内铁缺乏，血红蛋白合成减少所引起的贫血。铁缺乏症（iron deficiency，ID）影响着全球 20 亿人，患病率为 IDA 的 2 倍。IDA 的发生率居贫血的第 1 位，全球约 1/8 的人口罹患该病，经济不发达地区、婴幼儿、学龄前儿童及育龄期妇女发病率最高。21 世纪初，我国 7 岁以下儿童患病率为 7.8%，婴儿患病率高达 20.5%，孕妇 IDA 发生率为 19.1%，育龄妇女 IDA 发生率为 15.1%。有研究显示，我国 0~3 岁婴幼儿发病率为 25.1%，0~14 岁儿童总患病率为 19.9%，女童患病率（18.7%），高于男童（16.9%）。IDA 降低了患者生活质量和劳动能力，成为慢性病不良预后因素之一。单纯性 IDA 预后良好，非单纯性 IDA 患者的预后取决于原发病是否可以根治。

【铁的代谢】

1. 铁的分布 正常成年男性含铁量为 50mg/kg，女性为 35mg/kg。其中，血红蛋白铁约占 67%，肌红蛋白铁约占 3.5%，贮存铁为 29%。贮存铁主要包括铁蛋白（SF）和含铁血黄素，贮存于肝、脾、骨髓等器官的单核-巨噬细胞内。含铁酶类（如过氧化物酶、过氧化氢酶、细胞色素氧化酶等）及血浆中转铁蛋白含有少量的铁。

2. 铁的来源和吸收 正常人体每日所需的铁为 20~25mg，大部分来自衰老的 RBC 破坏后释放的铁，每日从食物中摄取铁 1~1.5mg 即可维持体内铁的平衡。动物肝、肉、血中含铁最丰富，且以血红素铁形式存在，胃肠吸收率高达 25%；含铁量较高的植物食品有海带、紫菜、木耳、香菇等，植物铁属于非血红素铁，易被食物中的其他成分如整合剂、鞣酸等结合，吸收率多低于 5%。正常成年人每日从普通饮食中摄入 10~15mg 的铁，其中 5%~10% 被吸收，吸收量约为每日 1mg。亚铁比高铁易于吸收，胃酸和维生素 C 有助于保持二价铁状态，可促进铁的吸收。

铁主要在十二指肠和空肠上段吸收。血红素铁由亚铁血红素携带蛋白 1 转运进入小肠上皮细胞，二价铁离子则是由二价金属离子转运蛋白 1 转运；转运入上皮细胞的铁由膜铁输出蛋白 1 转出上皮细胞，膜外被氧化为三价铁，再与转铁蛋白结合，经血液运输至机体组织。

3. 铁的转运 转铁蛋白是一种 β-球蛋白，主要由肝脏合成，是 Fe^{3+} 运输的主要转运蛋白，可结合 1 个或 2 个 Fe^{3+}，转运至骨髓或肝脏等组织后，与幼红细胞或其他细胞膜上的转铁蛋白受体（TfR）结合，被转运至细胞内，用于合成 RBC、铁蛋白等。正常人转铁蛋白血浆浓度为 2.5~3g/L，转铁蛋白所能结合的铁的总量，称为总铁结合力（TIBC）。正常情况下，转铁蛋白与铁结合的饱和度约为 1/3，即为转铁蛋白饱和度（TS），其实际结合的铁，即为血清铁（SI）。

4. 铁的再利用和排泄 每日大量衰老死亡的 RBC 被吞噬细胞吞噬，HGB 被分解后释放出铁，其中的大部分铁被转运回骨髓，重复利用。机体每日仅有约 1mg 铁随胃肠道、皮肤及泌尿道上皮细胞的脱落被排出体外。女性由于月经、哺乳等原因，排泄铁量较男性多。

5. 铁调素与铁平衡 铁调素（hepcidin）是在肝脏合成并分泌的多肽，是调节机体铁平衡的重要的负调节因子，参与铁缺乏及铁过载状态的铁平衡调节。铁过载时铁调素表达增加，铁缺乏时铁调素表达下调，促进肠道铁吸收和体内存储铁释放。但因缺乏标准的分析方法，目前临床中尚未开展铁调素水平的测定。

【病因和发病机制】

（一）病因

1. 丢失过多 慢性失血是引起 IDA 的最常见原因。常见的失血途径有消化道、泌尿道和生殖道。消化道出血可因消化性溃疡、消化道恶性肿瘤、钩虫病、痔疮等引发；PNH、心脏人工瓣膜引起的机械性溶血可导致长期尿内失铁而致缺铁；月经量过多是目前临床上最多见的缺铁原因，在育龄期女性贫血患者中占 80% 以上。

2. 摄入不足 饮食中缺乏足够的铁或食物结构不合理，如长期素食或肉食匮乏，导致缺铁。如婴儿仅以母乳或配方奶、牛乳喂养，未及时添加辅食，也可导致缺铁。儿童、青少年因生长迅速，需铁量增加；育龄期妇女由于月经失血，排铁增加，妊娠和哺乳期妇女需铁量也明显增加。上述人群如果长期饮食中含铁量不足，均可发生缺铁。食物中铁元素缺乏是贫困地区发生 IDA 的重要原因。

3. 吸收障碍 慢性萎缩性胃炎和胃大部切除术后胃酸缺乏，或长期服用 H_2 受体拮抗剂或质子泵抑制剂，均可导致胃酸分泌不足，影响铁的吸收；胃空肠吻合术后致食物不经过十二指肠，可降低铁的吸收；长期腹泻也可影响铁的吸收；幽门螺旋杆菌（Hp）感染可与机体竞争可利用铁，减少铁的吸收。

4. 遗传性因素 遗传性 IDA 非常罕见，是近年来新认识的一种常染色体隐性遗传的铁剂难治性 IDA（IRIDA）。其主要由于跨膜丝氨酸蛋白酶 6（TMPRSS 6）基因突变使铁调素表达升高，导致铁吸收和铁再循环障碍而引起铁剂治疗无效的 IDA。

（二）发病机制

1. 对造血系统的影响　RBC 内缺铁，血红素合障碍，原卟啉不能与铁结合形成血红素，以游离原卟啉（FEP）形式存在 RBC 内或与锌原子结合为锌原卟啉（ZPP），HGB 生成减少，RBC 胞质减少、体积变小，发生小细胞低色素性贫血；严重时粒细胞、PLT 生成也会受影响。

2. 对铁代谢的影响　当机体贮存铁减少到不能补偿功能状态的铁时，铁代谢出现异常：SF、SI 和 TS 减低，TIBC 升高。TfR 是一种跨膜糖蛋白，来源于骨髓红系前体细胞，其与 RBC 内 HGB 合成所需的铁相关，当 RBC 内缺铁时，TfR 脱落进入血液成为血清可溶性 TfR（sTfR）。

3. 对组织细胞代谢的影响　组织细胞中含铁酶和铁依赖酶的功能下降，从而影响患者的精神、行为、体力、免疫功能，儿童的生长发育和智力也会受到影响；缺铁会引起黏膜组织病变及外胚叶组织营养障碍，出现舌炎、口角炎、匙状指等。

【临床表现】

（一）缺铁原发病的表现

缺铁原发病是 IDA 发生的前提，常见缺铁原发病包括消化性溃疡、消化系统恶性肿瘤或痔疮导致的消化道出血症状，肠道寄生虫感染导致的腹痛或大便性状改变，妇女月经量过多，恶性肿瘤的营养不良，血管内溶血的酱油色尿等。

（二）组织缺铁的表现

组织缺铁的表现是机体缺铁后最早出现的临床表现，常见精神行为异常，如烦躁、易怒、注意力不集中，体力、耐力下降，易患各种感染，儿童生长发育迟缓、智力低下，反复发生口腔炎、舌炎、口角炎、缺铁性吞咽困难，毛发干枯、易脱落，皮肤干燥、指（趾）甲缺乏光泽、脆薄易裂，重者指（趾）甲变平而呈匙状甲，少数患者（多为儿童）嗜食泥土、冰块等异物，称为异食癖。

（三）贫血的表现

乏力、倦怠，头昏、头痛、耳鸣，心悸、气促、纳差等；伴面色苍白、心率增快、心尖区可闻及收缩期杂音等。

【辅助检查】

1. 外周血检查　表现为小细胞低色素性贫血。成熟 RBC 中心淡染区扩大，大小不均，体积偏小。网织红细胞计数正常或轻度升高；WBC 计数一般正常；PLT 计数多轻度升高。

2. 骨髓检查　骨髓涂片呈增生活跃，红系为主，幼红细胞增生，中幼红细胞及晚幼红细胞比例增高。幼红细胞核染色质致密，胞质较少，偏蓝色，边缘不整齐，表现为"核老浆幼"现象。骨髓铁染色显示骨髓小粒可染铁消失，铁粒幼红细胞显著减少或消失。

3. 铁代谢指标检测　血清铁（SI）<8.95μmol/L，总铁结合力（TIBC）>64.44μmol/L，转铁蛋白的饱和度（TS）<15%，sTfR>25.6nmol，铁蛋白（SF）<14μg/L。SF 是反映机体铁储备的敏感指标，作为无创检查，已经取代骨髓铁染色成为 IDA 的诊断金标准，也可用于早期诊断和人群铁缺乏症的筛检。

4. 红细胞游离原卟啉（FEP）和血液锌原卟啉（ZPP）测定　为缺铁性红细胞生成检查，缺铁时 FEP 和 ZPP 均可升高，FEP/HGB>4.5μg/gHGB 则有诊断意义。

【诊断与鉴别诊断】

（一）诊断

详细的病史资料采集及体格检查为 IDA 的诊断提供重要的线索。IDA 的诊断包括缺铁的诊断和缺铁病因的诊断。诊断依据：有明确的缺铁病因和临床表现；小细胞低色素性贫血；铁代谢指标及 FEP 测定异常；骨髓铁染色阴性。上述实验室指标中以骨髓可染铁及 SF 测定最有诊断意义，另外，铁剂治疗试验也是确定本病的方法之一。IDA 患者服用铁剂后，短期内网织红细胞计数明显升高，随后 HGB 上升；如果患者同时存在慢性疾病或胃肠吸收障碍，此种治疗反应可不明显。

IDA 诊断标准：参照《血液病诊断及疗效标准》（第 4 版）及《铁缺乏症和缺铁性贫血诊治和预防多学科专家共识》，符合以下第 1 条和第 2~9 条中任 2 条或以上，可诊断 IDA。

1. 小细胞低色素性贫血：男性 HGB<120g/L，女性 HGB<110g/L，MCV<80fl，MCH<27pg，MCHC<0.32，RBC 形态呈低色素性表现。

2. 有明确的缺铁病因和临床表现。

3. SF<14μg/L（诊断非单纯性缺铁，SF 标准可提高到<60μg/L）。

4. SI<8.95μmol/L，TIBC>64.44μmol/L。

5. TS<0.15。

6. 骨髓铁染色显示骨髓小粒可染铁消失，铁粒幼细胞<15%。

7. FEP>0.9μmol/L（全血），或血液 ZPP>0.96μmol/L（全血），或 ZPP>3μg/gHGB。

8. 血清 sTfR 浓度>26.5nmol/L（2.25mg/L）。

9. 铁剂治疗有效。

（二）鉴别诊断

1. 珠蛋白生成障碍性贫血　有家族史，我国南方尤其是广西、广东、江西、贵州等地原籍居民多见，外周血片可见多量靶形红细胞，SF 及骨髓可染铁均增多，HGB 电泳常有异常，PCR 可检测到 α 基因缺失或 β 基因突变。

2. 慢性病性贫血　慢性疾病如感染、肿瘤等会造成铁利用不良，SI 降低，但 TIBC 正常或降低，SF 正常或增高。

3. 铁粒幼细胞性贫血　较罕见，多见于中年和老年人，表现为 SI 增高，而 TIBC 降低，骨髓铁染色可见典型的环状铁粒幼细胞。

【病情评估】

IDA 的病情评估包括两个方面。

1. 判断组织缺铁与缺铁性贫血

（1）组织缺铁　①血清铁蛋白<12μg/L。②骨髓铁染色显示骨髓小粒可染铁消失，铁粒幼红细胞少于 15%。判断为组织缺铁。

（2）缺铁性贫血　①符合组织缺铁的诊断标准。②血清铁低于 8.95μmol/L，总铁结合力升高大于 64.44μmol/L，转铁蛋白饱和度<15%。③FEP/HGB>4.5μg/gHGB。诊断为缺铁性贫血。

2. 判断贫血的程度

（1）轻度贫血 男性 HGB 90~120g/L；女性 HGB 90~110g/L。

（2）中度贫血 HGB 60~90g/L。

（3）重度贫血 HGB 30~60g/L。

（4）极重度贫血 HGB<30g/L。

【治疗】

（一）病因治疗

在治疗前尽可能明确病因，针对病因治疗。单纯铁剂治疗有可能使血象好转，如忽视病因诊断及治疗，可造成病情延误。摄入不足引起的 IDA，应改善饮食，补充含铁食物，如瘦肉、动物内脏、绿叶蔬菜等；月经量过多引起的 IDA 应调理月经，寻找月经量增多的原因；寄生虫感染者应驱虫治疗；恶性肿瘤者应手术或放、化疗；消化性溃疡引起者应抑酸护胃治疗等。

（二）铁剂治疗

1. 口服铁剂 是治疗 IDA 的首选方法，每日补充铁元素 150~200mg 即可。常用口服铁剂见表 39-3。

表 39-3 常用口服铁剂的用法用量

常用口服铁剂	含铁量（毫克/片）	用法用量
多糖铁复合物	150	每次 150~300mg，每日 1 次
硫酸亚铁	60	每次 60mg，每日 3 次
硫酸亚铁缓释片	50	每次 50mg，每日 1 次
富马酸亚铁	60	每次 60~120mg，每日 3 次
葡萄糖酸亚铁	36	每次 36~72mg，每日 3 次
琥珀酸亚铁	33	每次 66mg，每日 3 次
健脾生血片/颗粒	20	每次 20~60mg，每日 3 次
复方硫酸亚铁叶酸片	50	每次 200mg，每日 3 次

口服铁剂常见胃肠道反应如口腔内金属味、恶心、呕吐、腹胀、腹泻、便秘等。进餐时或饭后服用可减少胃肠道刺激。硫酸亚铁控释片不良反应较小，如仍有恶心、胃痛等则可将剂量减半，再逐渐加至正常剂量。多糖铁复合物、琥珀酸亚铁及富马酸亚铁等有机铁剂胃肠道刺激较小，在临床中较为常用。维生素 C 配合铁剂口服，可增加铁的吸收。用药期间忌茶、咖啡，以防铁被鞣酸沉淀而影响吸收。治疗消化性溃疡的药物均可减低铁剂吸收，应注意分开服用。

口服铁剂有效者 5~10 天网织红细胞升高，平均达 0.06~0.08，2 周后 HGB 开始上升，一般 2 个月可恢复正常。贫血纠正后仍需继续治疗 3~6 个月或使 SF 恢复到 50μg/L 以补充贮存铁。如治疗 3 周无反应，应考虑诊断是否准确，是否按医嘱服药，有无活动性出血，有无铁吸收障碍等因素。

2. 注射铁剂 常用右旋糖酐铁注射液、蔗糖铁注射液、葡萄糖酸铁注射液。静脉注射可有短暂的局部静脉疼痛、发红反应，偶有全身反应，如低血压、头痛、恶心、荨麻疹，罕见过敏反应，严重者可致命，以蔗糖铁发生率最低。因此，静脉注射铁剂治疗应严格掌握适应证。

注射铁剂适应证：①严重消化道反应而不能口服者。②伴脂肪泻、萎缩性胃炎等有胃肠道铁吸收障碍者。③需要迅速纠正缺铁者（如妊娠后期贫血）。④消化性溃疡、溃疡性结肠炎等，口服铁剂可加重原发病者。⑤不易控制的慢性出血，失铁量超过肠道所能吸收的铁量及血液透析的患者。

患者所需铁的总剂量应准确计算，不应超量补充，以免引起急性铁中毒。

计算公式：所需补充铁的总剂量（mg）＝［150-患者 HGB（g/L）］×体重（kg）×0.33。

首次给药应先做过敏试验：注射剂 25mg，溶于生理盐水 50mL，静滴 5 分钟以上，观察 60 分钟，如无不良反应，即可静脉滴注。以后每次注射剂 100mg 溶入生理盐水 100mL，30 分钟内滴完，每周 2~3 次。

（三）支持治疗

急性或贫血症状严重的 IDA 患者应予输红细胞悬液治疗，HGB<60g/L 为临床输血指征，老年人、心功能差的患者可放宽至≤80g/L。

（四）疗效评价

1. 有效标准　铁剂治疗后 HGB 至少上升 15g/L 作为有效标准，上升 20g/L 以上更为可靠。

2. 治愈标准　须完全符合以下 4 条指标。

（1）临床症状完全消失。

（2）HGB 恢复正常，即男性>120g/L，女性>110g/L，孕妇>100g/L。

（3）前述诊断缺铁的指标均恢复正常，特别是反映贮存铁和 RBC 内铁的指标，如 SF、FEP（或 ZPP）、sTfR 等，即 SF≥50μg/L，FEP<0.9μmol/L（50μg/dL），ZPP<0.96μg/L（60μg/L），sTfR≤2.25mg/L。

（4）缺铁的病因消除。

3. 补充贮存铁　铁剂治疗有效者，当 HGB 恢复至正常后仍需治疗一段时间，以补充贮存铁。建议 SF 恢复到 50μg/L，FEP<0.9μmol/L（50μg/dL），ZPP<0.96μg/L（60μg/L），sTfR≤2.25mg/L 可停用铁剂。

（五）预防

1. 合理饮食　合理的饮食结构，充足和多样性的食物供给，如增加动物性食物和富含维生素 C 的水果、蔬菜在饮食中的比例，能提高铁的吸收。加强婴幼儿、育龄期妇女保健，倡导母乳喂养，做好喂养指导，补充含铁丰富的辅食。

2. 防治寄生虫　中医药在防治钩虫病方面具有一定的作用，且使用方便、副作用小，可选用使君子、生南瓜子、槟榔、雷丸等。

3. 补充铁剂　早产儿、孪生儿、胃切除者需预防性口服铁剂；高危人群应及时补给富含铁的食物。

（六）健康教育与人文关怀

个人行为对 IDA 的预防和治疗具有重要作用，对患者及家属进行健康教育使其提高对该病的认知度。对重度 IDA 患者，输血治疗是重要的治疗手段，宣教无偿献血安全、科学、无损健康，告知患者合理规范输血，节约血液资源。对于轻中度 IDA 患者，进行卫生健康饮食科普宣教，改变不良生活习惯，如节食减肥、偏食、饮浓茶及咖啡等。指导患者合理随诊，增强治疗的依从性，提高临床疗效，改善患者生存质量。并指导患者通过改善膳食结构、运用食疗方法，防治缺铁性贫血。

第三节　再生障碍性贫血

再生障碍性贫血（aplastic anemia，AA）简称再障，是由多种病因导致骨髓造血功能衰竭，以骨髓增生极度低下，两系或三系（全血）血细胞减少，但骨髓中无恶性细胞浸润为主要特征，属于骨髓衰竭（bone marrow failure，BMF）的一种临床综合征。其临床主要表现为贫血、出血、感染，一般无肝、脾、淋巴结肿大。我国 AA 发病率为 0.74/10 万，西方国家 AA 年发病率为 0.20/10 万，各年龄段均可发生，15~25 岁和超过 60 岁为发病高峰年龄，男性和女性的发病率无明显差异。

【病因和发病机制】

（一）病因

先天性 AA 多继发于范可尼贫血（FA）、先天性角化不良（DC）、舒-戴综合征（SDS）等遗传性疾病。获得性 AA 约半数以上原因不明，获得性因素中分为原发性和继发性两类。

1. 原发性　①源于造血干细胞（HSC）质量异常的疾病，如 PNH。②自身免疫介导的 AA，如系统性红斑狼疮、桥本甲状腺炎、Graves 病、类风湿关节炎。③意义未明的血细胞减少。这些情况可以是某特定疾病的过渡阶段，可发展为 MDS 或其他血液病。

2. 继发性　①造血系统肿瘤，如毛细胞白血病、T 细胞型大颗粒淋巴细胞白血病、MM 等。②其他系统肿瘤浸润骨髓。③骨髓纤维化。④严重营养性贫血。⑤化学物质、药物、放射损伤、病毒感染等。如苯及其衍生物对骨髓有毒性作用，主要抑制细胞 RNA 及 DNA 的合成，导致染色体异常，苯及其衍生物职业暴露是 AA 最为明确的病因。药物引起 AA 的报道以氯霉素多见，接触氯霉素比未接触氯霉素发生 AA 高 10~20 倍，且与用药剂量、时间及给药途径无关。可引起 AA 的化学物质及药物见表 39-4。

表 39-4　可引起 AA 的化学物质及药物

类别	化学物质及药物
化学毒物	苯、三硝基甲苯、无机砷等
细胞毒药物	甲氨蝶呤、6-巯嘌呤、马利兰、苯丙酸氮芥、氮芥、环磷酰胺、柔红霉素等
抗微生物药	氯霉素、有机砷、四环素、异烟肼、链霉素、两性霉素 B、磺胺类等
止痛或抗风湿药	保泰松、吲哚美辛、秋水仙碱等
抗惊厥药	苯妥英钠、三甲双酮等
抗甲状腺药	甲亢平、他巴唑等
抗糖尿病药	甲苯磺丁脲、氯磺丙脲等
镇静催眠药	氯丙嗪、利眠宁等
抗疟药	阿的平、氯喹
其他药物	乙酰唑胺、四氯化碳、汞化物、西咪替丁等
杀虫剂	滴滴涕、六六六、有机磷杀虫药等
其他	染发剂等

骨髓对放射线比较敏感，具有剂量依赖性，各种电离辐射如 X 线、放射性物质等达到一定的剂量时，均可损伤 HSC，造成骨髓增生不良。流行病学发现，部分 AA 可能与病毒感染有关。其中病毒性肝炎在恢复期可并发 AA，发生率达 1%～2%，被称为病毒性肝炎相关性 AA，在此类 AA 中，青年男性居多，且多为重型 AA。其他可疑相关病毒有腮腺炎病毒、麻疹病毒、微小病毒、巨细胞病毒等。

（二）发病机制

关于 AA 的发生机制尚不完全清楚，目前有以下几种学说。

1. 免疫异常 目前多数学者认为 AA 是一种 T 淋巴细胞介导的以骨髓为特异性靶器官的自身免疫性疾病。T 细胞免疫异常在 AA 的发生发展过程起重要作用，药物和病毒引起 AA 的机制可能与诱发免疫异常有关。临床上应用 ATG、ALG、CsA 等免疫抑制剂治疗 AA 有效，有 50%～80%的患者得到缓解，说明免疫机制在 AA 发病中的重要作用。少数胸腺瘤患者可因免疫异常合并出现 AA。最近的研究提示，部分 AA 患者出现 6 号染色体短臂中性拷贝数杂合子缺失（6pLOH），6pLOH 使 HLA 表现为单倍体，其与 AA 伴 PNH 克隆造血一样，可能是造血细胞免疫逃逸的结果，间接证实 AA 发病可能与 T 细胞识别自身抗原导致 HSC 破坏及凋亡相关。

2. 造血干细胞异常 表现为数量减少和功能低下。AA 患者骨髓中 CD34$^+$细胞和长期培养起始细胞数量减少或缺如，造血干/祖细胞、BFU-E 对 EPO、EPO+IL-3 及 EPO+CSF 反应显著降低或无反应，说明 AA 患者骨髓中 HSC 不仅数量减少，且其增殖能力也显著降低。这可能为遗传性或获得性因素导致 HSC 损伤或自身缺陷，引起造血功能衰竭。

（1）HSC 毒性损伤 化学物质、电离辐射、生物因素（病毒）等增加了 AA 的易感性。化学物质、电离辐射主要诱导 DNA 破坏而直接损伤正在增殖和分化的 HSC 诱发 AA，但其中烷化剂抗肿瘤药物及放疗所诱导的骨髓再生障碍常是可逆的。

（2）HSC 自身缺陷 ①遗传性自身缺陷有骨髓衰竭综合征 FA、DC、SBS 等，均有染色体或基因异常。如 FA 的 HSC 可以见到染色体断裂、缺失，染色单体互换等畸变，患者 DNA 修复基因有缺陷。端粒酶基因突变及其他体细胞突变等遗传背景性疾病和再障发病有一定的关系。此类疾病不同于获得性再障，对免疫抑制剂治疗无效，常规 HSCT 引起高病死率。②获得性自身缺陷如 PNH，系获得性 HSC 基因突变引起血细胞膜缺陷所致的慢性血管内溶血，约 30%PNH 患者有 AA 病史，少数 AA 可转化为 PNH 或 MDS 等克隆性疾病，临床上有 AA-PNH 综合征，两者可先后或同时发生，说明 AA 存在干细胞的缺陷。

3. 造血微环境异常 AA 患者骨髓活检存在造血细胞减少、脂肪化、静脉窦壁水肿、出血、毛细血管坏死；部分 AA 骨髓基质细胞体外培养生长不良，各类造血调控因子紊乱。骨髓基质细胞受损的 AA 行 HSCT 不易成功，故认为 AA 的发病可能与造血微环境缺陷有关。

【临床表现】

AA 主要临床表现为贫血、出血及感染，按照严重程度不同分为重型 AA（SAA）与非重型 AA（NSAA）、极重型 AA（VSAA）。我国早期以急性再障（AAA）或慢性再障（CAA）分型。1987 年第四届全国再障学术会议上将 AAA 称为 SAA-Ⅰ 型，CAA 后期发生恶化者称为 SAA-Ⅱ 型。

（一）重型 AA（SAA）

起病急，进展快，病情重；少数可由非重型 AA 进展而来。若 SAA 患者中性粒细胞绝对值

（ANC）<0.2×10⁹/L 者称 VSAA。

1. 贫血　皮肤黏膜苍白，乏力、头昏、心悸和气短等症状进行性加重。

2. 感染　50%以上患者起病即有感染，以呼吸系统、泌尿系统感染较常见，常并发脓毒症，甚至感染性休克。多数患者有发热，可以是首发症状，体温多在39℃以上，个别患者自发病到死亡可以一直有难以控制的高热症状。发热的原因主要是合并感染，以呼吸道感染最常见，其次有泌尿、生殖系统及皮肤、黏膜感染等，感染的病原体以革兰阴性杆菌、金黄色葡萄球菌和真菌常见，常合并脓毒症。

3. 出血　PLT<20×10⁹/L 时，出血倾向明显，出血部位最常见于皮肤、口腔黏膜等皮肤黏膜，见出血点或淤斑、鼻出血、牙龈出血、眼结膜出血等，女性患者月经量过多。如 PLT<10×10⁹/L，可导致内脏出血，脏器出血时可出现呕血、咯血、便血、血尿、阴道出血、眼底出血和颅内出血等，后者常危及患者的生命。

（二）非重型 AA（NSAA）

患者可生存多年，若治疗恰当，可能长期缓解以至痊愈。少数病例可转为 SAA。NASS 起病和进展较缓慢，病程长，主要表现为乏力、心悸、头晕、面色苍白等贫血症状。贫血、感染和出血的程度较 SAA 轻，也较易控制。贫血呈慢性过程，表现为皮肤黏膜苍白，活动后心悸、乏力等，经输血治疗症状在一段时间内明显改善；感染后高热少见，以上呼吸道感染最常见，感染一般为轻度，且容易控制。有皮肤黏膜出血倾向，内脏出血少见，久治无效者可发生颅内出血而危及生命。

【辅助检查】

1. 外周血检查　SAA 发病时即表现为严重的全血细胞减少，NSAA 发病早期可先有一系或两系血细胞减少，多为 PLT 减少，或 PLT 减少和中性粒细胞减少，其后可逐渐进展为全血细胞减少。RBC 计数减少、形态正常，为正细胞正色素性贫血，也可呈轻度大红细胞型。网织红细胞比例减少，绝对值显著减少；中性粒细胞和单核细胞也减少，淋巴细胞百分数相对性增高；外周血涂片镜检，RBC 形态基本正常，轻度大小不一，无畸形和多染现象，无幼红、幼粒细胞出现。

2. 骨髓检查

（1）骨髓细胞学检查　应多部位骨髓穿刺检查，首选髂前或髂后上棘穿刺，如髂骨不能诊断可进行胸骨穿刺，1 岁以下婴儿建议胫骨穿刺。SAA 骨髓涂片肉眼观察可见骨髓小粒极少，脂肪滴显著增多。多部位骨髓（髂骨及胸骨）增生度明显或极度减低，有核细胞减少，幼红细胞、粒系细胞及巨核细胞均明显减少或缺如。淋巴细胞比例明显增高，多在60%~70%及以上；多数骨髓小粒造血细胞缺如，较少有残存造血灶。

NSAA 的骨髓象可因穿刺部位不同而不同，在增生不良部位，其骨髓象与 SAA 相似或稍轻，而灶性增生部位的骨髓中造血细胞数量减少可不明显，甚至可见幼红细胞增多，但巨核细胞仍明显减少。有时有核红细胞可见轻度病态造血，但是 WBC 和巨核细胞不应见到病态造血。

（2）骨髓活检　可见到骨髓脂肪化，增生减低，主要为脂肪细胞、淋巴细胞和其他非造血组织，上述细胞比例>50%。儿童及中青年 AA 有效造血面积减少，多<30%，无异常细胞浸润。

3. 免疫学检查　T 细胞亚群（如 CD4⁺、CD8⁺、Th1、Th2、Treg 等）及细胞因子（如 IFN-γ、IL-4、IL-10 等）检测，CD4⁺∶CD8⁺比值降低，Th1∶Th2 比值升高；自身抗体和风湿抗体检测；怀疑合并 PNH 时，FCM 检测细胞 CD55、CD59、FLAER 表达；检测 CD34⁺细胞数可鉴别低增生性 MDS。

4. 细胞遗传学检查 常规核型分析、FISH〔del（5q33）、del（20q）等〕及遗传性疾病筛查（儿童或有家族史者推荐做染色体断裂试验），胎儿 HGB 检测。

5. 影像学检查 胸部 X 线或 CT、超声检查以评价其他原因导致的造血异常，如胸部 CT 检查胸腺，排除胸腺瘤。

6. 其他 有条件的医疗机构可开展骨髓造血细胞膜自身抗体检测、端粒长度及端粒酶活性检测、端粒酶基因突变检测、体细胞基因突变检测、造血祖细胞培养等。

【诊断与鉴别诊断】

（一）诊断标准

依据《再生障碍性贫血诊断与治疗中国专家共识（2017 版）》，AA 的诊断标准如下。

1. 全血细胞减少，网织红细胞绝对值减少（儿童网织红细胞<1%），淋巴细胞比例增高，至少符合以下三项中两项：①HGB<100g/L。②PLT 计数<50×10^9/L（儿童<100×10^9/L）。③ANC<1.5×10^9/L。

2. 骨髓检查至少有一部位增生减低或重度减低，如增生活跃，须有巨核细胞明显减少及淋巴细胞相对增多，骨髓小粒成分中应见非造血细胞增多，脂肪组织增加，网硬蛋白不增加，无异常细胞。

3. 必须除外引起全血细胞减少的其他疾病，如 PNH、MDS、自身抗体介导的全血细胞减少、AL、恶性组织细胞病等。

不典型再障的诊断依据：需要进行动态观察慎重诊断，多次和多处骨髓穿刺，结合骨髓活检及核素扫描等综合诊断。

（二）鉴别诊断

1. 先天性骨髓衰竭 范可尼贫血（FA）和先天性角化不良（DC）临床最常见。FA 是最常见的遗传性 AA，属于常染色体隐性遗传病，常并发躯体多种发育畸形如桡骨缺失、并指、皮肤色素沉着等，易合并不同的肿瘤，中位发病年龄 7 岁，也可成人发病，染色体断裂试验可以鉴别。DC 以皮肤表现为特点，通常表现为甲营养不良不能形成甲板、口腔或阴道黏膜可有白色增厚、皮肤可有广泛网状色素沉着，特别是光暴露部位。目前已鉴定有 10 种基因突变与 DC 有关，基因检测如发现致病基因可明确诊断。

2. 阵发性睡眠性血红蛋白尿（PNH） 常伴有全血细胞减少，但作为溶血性贫血，网织红细胞计数常高于正常，骨髓多数呈幼红细胞增生象。酸溶血试验（Ham）和蛇毒试验（CoF）阳性。尿沉渣中含铁血黄素阳性，可见发作性血红蛋白尿。FCM 检测可见 CD55、CD59、FLAER 阴性细胞比例增加。

3. 骨髓增生异常综合征（MDS） 血象可见一系、两系或三系血细胞减少，但骨髓象呈三系细胞增生活跃，有时可见幼稚细胞比例升高，至少有两系细胞表现为发育异常的形态改变，巨核细胞多见，可见小巨核细胞。骨髓 CD34$^+$细胞比例增多，染色体检查可见 del（5q）、del（7q）等核型异常。

4. 低增生性急性白血病 多见于老年人，外周血常呈全血细胞减少，未见或偶见少量原始细胞，部分患者表现为肝、脾、淋巴结肿大，骨髓象虽增生减低，但原始细胞比例升高，达到

AL 的诊断标准。

5. 其他原因引起的血细胞减低 如原发免疫性血小板减少症、粒细胞缺乏症、脾功能亢进症、恶性组织细胞病等，经骨髓检查一般不难鉴别。急性造血功能停滞多为暂时性，感染、药物等诱因解除后，多可自行恢复。

【病情评估】

（一）判断病因学类型

1. 遗传性再障 如 FA、家族性增生低下性贫血及胰腺功能不全性 AA 等，详细询问家族史，可以提供发生贫血的遗传背景，表现为一系或两系或全血细胞减少，可伴发育异常、皮肤色素沉着、骨骼畸形、器官发育不全等，有可能发展为 MDS、急性白血病及其他各类肿瘤性疾病。

2. 获得性再障 有明确病因，包括接触电离辐射、化学毒物或使用药物等病史，一些严重疾病如慢性肾衰竭、脓毒症和肿瘤浸润骨髓，也可合并再障。获得性再障病情程度不同，与接触病因的强度、个体反应等有关。

（二）严重程度评估

根据严重程度，AA 可分为重型 AA（SAA）和非重型再障（NSAA）。

1. 重型再障的诊断标准

（1）急性型 SAA 即 SAA- I 型，发病急，贫血进行性加重，有严重感染和出血，血液一般检查具备下述三项中两项：①网织红细胞绝对值$<15×10^9/L$。②中性粒细胞$<0.5×10^9/L$。③血小板$<20×10^9/L$。骨髓增生广泛重度减低。如中性粒细胞$<0.2×10^9/L$，为极重型再障，预后凶险。

（2）慢性型再障 即 SAA- II 型，指 NSAA 患者病情恶化，但临床表现、血液检查及骨髓象检查达不到 SAA- I 型诊断标准的再障，多无严重感染及内脏出血，经治疗可缓解，预后相对良好，但与 NSAA 比较仍属预后不良。

2. 非重型再障的诊断 指未达到上述标准者。

AA 的预后与骨髓衰竭程度、年龄、是否有并发症、治疗相关。SAA 如不积极治疗，多在发病后数月至 1 年内死亡，预后极差。本病常因感染、颅内出血而死亡。由于 HSCT 及 IST 的应用，SAA 的长期生存率达到 70% 左右。NSAA 经治疗后，多数病情稳定，少数可获得治愈。

【治疗】

治疗原则：脱离对骨髓有抑制作用的有毒物质，SAA 支持治疗并保护性隔离，以降低出血及感染风险，尽早开始针对发病机制的治疗。

（一）对症支持治疗

1. 保护措施 SAA 患者予保护性隔离并做好皮肤、口腔、会阴部护理及必要的心理护理，有条件的住层流病房；避免出血，防止外伤及剧烈活动。需注意个人卫生、饮食卫生。避免接触对骨髓有损伤的物质（药物、射线等）。有移植愿望及抗胸腺细胞球蛋白（ATG）或抗淋巴细胞球蛋白（ALG）治疗的患者，可予预防性应用抗细菌、抗病毒及抗真菌药物。

2. 输血 输血指征：HGB$<60g/L$，但年龄 ≥60 岁患者、代偿反应能力低、需氧量增加等情况，输血指征可放宽至 HGB$≤80g/L$。尽量输红细胞悬液。拟行 allo-HSCT 患者应输注辐照或过

滤后的红细胞和血小板悬液。PLT<20×10⁹/L 的 SAA 可输单采浓缩血小板悬液，病情稳定者可放宽至 PLT<10×10⁹/L，但有严重出血者则不受 PLT 数值的限制，应积极输注血小板治疗。

3. 控制感染 AA 粒细胞缺乏伴发热时可参照《中国中性粒细胞缺乏伴发热患者抗菌药物临床应用指南（2020 年版）》处理。应积极寻找感染源，完善大小便、血液及可疑部位分泌物等细菌培养+药敏试验，初始使用广谱抗生素，再根据细菌培养和药敏试验更换敏感的抗生素。重组人粒细胞集落刺激因子（rhG-CSF）的应用有利于控制感染，一般用量为 2~5μg/（kg·d）。长期使用抗生素可诱发真菌感染和肠道菌群失调，应注意预防。

4. 控制出血 根据患者病情，可适当给予促凝血药，如酚磺乙胺。如合并血浆纤溶酶活性增高，可用抗纤溶药，如氨基乙酸，但泌尿及生殖系统出血者禁用氨基乙酸。女性月经量过多可使用雄激素治疗。

5. 去铁治疗 长期反复输血超过 20U 和（或）血清 SF>1000μg/L，参考《铁过载诊断与治疗的中国专家共识》来处理。常用的去铁药物有去铁胺和地拉罗司。地拉罗司是一种新型的活性铁螯合剂，与 Fe^{3+} 具有高度选择性，是目前主要的去铁药物，常规起始剂量为 20mg/（kg·d），根据 SF 调整剂量。

（二）针对 AA 的治疗

1. NSAA 首选雄激素治疗。治疗机制：①刺激肾脏产生 EPO，并加强 HSC 对 EPO 的敏感性。②促进 PHSC 增殖和分化。常用司坦唑醇、达那唑、十一酸睾酮等药物。司坦唑醇 6~12mg/d，分 3 次口服；达那唑 0.2g，每日 3 次口服；十一酸睾酮 120~160mg/d，分 3 次口服，疗程均至少 3 个月，常需 6 个月才能判定疗效。药物不良反应有雄性化和肝脏毒性。NSAA 在应用雄激素治疗的同时，联合环孢素 A（CsA）治疗可增加疗效。

2. SAA

（1）免疫抑制治疗（IST） 对 SAA 患者年龄>35 岁或虽≤35 岁但无 HLA 相合同胞供者的患者首选 ATG/ALG 和 CsA。ATG/ALG 能清除异常 T 淋巴细胞克隆，是目前治疗 SAA 的主要药物。ATG 是由人胸腺细胞接种于马、兔或猪产生，ALG 是由人胸导管淋巴细胞接种产生。临床上应用 ATG 相比 ALG 更多，疗效和用量因动物来源不同而存在差异。马源 ATG/ALG 10~15mg/（kg·d），兔源 ATG/ALG 3~4mg/（kg·d），猪源 ATG 20~30mg/（kg·d），每次静脉输注 12~18 小时，连用 5 天；同时给予泼尼松 1mg/（kg·d）预防即刻不良反应及血清病反应，2 周后开始减量，一般 3 周后停药。即刻不良反应包括超敏反应、发热、僵直、皮疹、高血压或低血压及液体潴留，患者床旁应备气管切开包和肾上腺素。血清病反应多在用 ATG 后 2~3 周发生，表现为肌肉关节疼痛、皮疹和发热，可临时予氢化可的松 100~200mg/d 静脉滴注，明确有感染或不能除外感染者应经验性抗感染治疗。ATG/ALG 疗效常在用药之后 3 个月才能完全显现。

CsA 是另一个重要的免疫抑制剂，通过阻断 IL-2 受体，抑制 T 淋巴细胞增殖而起治疗作用。常用剂量为 3~6mg/（kg·d），可以与 ATG/ALG 同时应用，或在停用糖皮质激素后，即 ATG/ALG 开始后 4 周始用，疗程至少 6 个月，病情稳定后逐渐减量，总疗程至少 1 年。CsA 治疗 AA 目标血药浓度为成人 100~200μg/L、儿童 100~150μg/L，用药期间应定期监测血药浓度，根据血药浓度调整用药。不良反应主要有消化道反应、多毛、齿龈增生、色素沉着、肌肉震颤、肝肾功能损害。

ATG/ALG 联合 CsA 适用于无 HLA 相合同胞供者的 SAA/VSAA 患者，输血依赖的非典型 AA 患者，CsA 治疗 6 个月无效的患者。联合免疫抑制剂可使 60%~80% 患者获得血液学改善。

其他免疫抑制剂有麦考酸酚酯、环磷酰胺、他克莫司、雷帕霉素、甲泼尼龙、阿伦单抗等也可应用，但疗效均不如 ATG 和 CsA 确切。

（2）HSCT　HLA 相合同胞供者 HSCT 适用条件：①年龄≤35 岁且有 HLA 相合同胞供者的 SAA 或 VSAA 患者。②年龄>35 岁的 SAA 患者，ATG/ALG 联合 CsA 治疗失败后。

HLA 相合无关供者 HSCT 适用条件：①有 HLA 完全相合供者。②年龄<50 岁（50~60 岁之间需一般状况良好）。③SAA 或 VSAA。④无 HLA 相合的同胞供者。⑤至少 1 次 ATG/ALG 联合 CsA 治疗失败。⑥HSCT 时无活动性感染和出血。上述条件应同时满足。

（三）特殊类型再障的治疗

1. 出现异常克隆 AA 患者　少部分 AA 患者在诊断时存在细胞遗传学克隆异常，常见+8、+6、13 号染色体异常。有无上述遗传学异常的 AA 患者对 IST 的反应类似。有异常核型的 AA 患者应该每隔 3~6 个月行 1 次骨髓细胞遗传学分析，异常分裂象增多提示疾病转化。

2. 伴有明显 PNH 克隆的 AA 患者　AA 患者中存在少量的 PNH 克隆，骨髓细胞减少但不出现溶血。通常仅很小部分的单核细胞和中性粒细胞单独受累。对该类患者的治疗应同无 PNH 克隆的 AA 患者。若伴有明显的 PNH 克隆>50%，并出现溶血的 AA 患者，慎用 ATG 或 ALG 治疗。对 AA-PNH 或 PNH-AA 综合征患者，应以 PNH 治疗为主，兼顾 AA 治疗。

3. 肝炎相关性 AA 患者　大多数在肝炎发病后 2~3 个月发病，肝功能检查有利于发现肝炎相关性 AA。肝炎病原学检查为阴性，应检测甲肝抗体、乙肝表面抗原、丙肝抗体及 EB 病毒（EBV）。患者病情较重，治疗效果较差，预后不良。

4. 妊娠 AA 患者　对于妊娠 AA 患者主要给予支持治疗，输注 PLT 维持 PLT≥20×10⁹/L。妊娠期不推荐使用 ATG 或 ALG，可给予 CsA 治疗，严密监测患者妊娠情况、外周血及重要脏器功能状态。

5. 老年 AA 患者　IST 为首选治疗，对于有同基因供者的患者可以考虑 HSCT。对于老年患者 ATG 治疗的毒副作用更大、风险更高，应谨慎考虑是否应用。对于不接受或不耐受 IST 的患者可给予中医药等对症支持治疗。

（四）疗效评价

1. 基本治愈　贫血和出血症状消失，HGB 男性达 120g/L、女性达 110g/L，ANC>1.5×10⁹/L，PLT>100×10⁹/L，随访 1 年以上未复发。

2. 缓解　贫血和出血症状消失，HGB 男性达 120g/L、女性达 100g/L，WBC 达 3.5×10⁹/L 左右，PLT 也有一定程度增加，随访 3 个月病情稳定或继续好转。

3. 明显进步　贫血和出血症状明显好转，不需要输血，HGB 较治疗前 1 个月内常见值增长 30g/L 以上，并能维持 3 个月。

判定以上三项疗效标准者，均应 3 个月内不输血。

4. 无效　经充分治疗后，症状、外周血检查未达明显好转。

（五）预防

1. 做好个人防护　对造血系统有损害的药物应严格掌握使用指征，防止滥用，使用过程中应定期观察。有报道提示，接种疫苗会引起骨髓衰竭或再障的复发，非必要情况不主张接种疫苗。

2. 改善生活环境　接触损伤造血系统毒物的人员要加强劳动和生活环境防护，定期体检和进行环境毒物测定。

（六）健康教育与人文关怀

多数 NSAA 治疗是一个慢性、需要长期服药支持的过程，严重影响个人和家庭的生活质量，对患者是一种负面打击，应加强正确有效的医患沟通，关注患者生活质量，给予心理疏导，帮助其树立信心，消除顾虑，必要时可以帮助他们寻求社会公益支持，从而提高治疗依从性。对于 SAA 患者，HSCT 及 IST 的应用使 SAA 的长期生存率较以往明显增高。对于需要行 HSCT 的 SAA 患者，中华骨髓库可为患者提供检索配型相合的捐献者及移植相关服务等。鼓励公众志愿捐献 HSC，这将使更多的 AA 患者从中获益。

思考题

1. 试述贫血的分类。
2. IDA 高发人群有哪些？为什么？
3. 如何治疗 IDA？
4. 临床上如何区分 SAA 和 NSAA，有什么意义？
5. 试述 AA 的诊断标准及疗效评价标准。
6. 贫血是多种疾病的共同表现，故其病因诊断很复杂，应如何建立一个清晰的诊断思路？

第四十章

白血病

扫一扫，查阅本章数字资源，含PPT、音视频、图片等

第一节　白血病概述

白血病（leukemia）是一组因造血前体细胞在某些分化阶段发生基因突变，导致细胞分化障碍、增殖失控、凋亡受阻而形成的造血系统恶性肿瘤。异常克隆性增殖的细胞称白血病细胞。其主要病理生理特征为白血病细胞在骨髓及其他造血组织中大量增生，同时进入外周血并浸润其他组织器官，造成正常造血功能受到抑制，正常血细胞生成减少。临床主要出现贫血、出血、感染及肝、脾、淋巴结肿大等表现。不同类型白血病的发病率、死亡率及地区、种族间有明显不同。2020年全球癌症统计数据显示，全球白血病总发病率位于第10位之后，占所有肿瘤比例的2.7%；总死亡率位于第10位。2015年我国癌症中心登记资料显示，本病的总发病率和男、女性发病率均在十大常见肿瘤之外，农村地区发病率高于城市地区，但农村地区死亡率低于城市地区；男性的发病率和死亡率均高于女性。

【病因和发病机制】

（一）病因

人类白血病的确切病因至今未明，目前认为病毒感染、化学因素、放射因素、遗传因素可能是主要的因素。

1. 病毒感染　C型RNA肿瘤病毒能通过内生的逆转录酶按照RNA顺序合成DNA的复制品，病毒携有的原癌基因（v-onc）和人的原癌基因具有同源性，当插入宿主的染色体DNA中后可使邻近的基因发生突变或原癌基因激活引起自发性白血病。目前发现有两种病毒可导致白血病，人类T淋巴细胞白血病病毒（HTLV-1）导致的成人T细胞白血病和EB病毒导致的成熟急性B淋巴细胞性（burkitt）白血病。

2. 化学因素　许多化学毒物或药物可造成骨髓造血细胞的染色体畸变或基因突变，被认为有致白血病的可能。长期的职业暴露和生活接触也是导致白血病的重要原因，公认的苯及其衍生物可导致白血病，农业生产使用的除草剂、杀虫剂，橡胶工业中接触的有机溶剂四氯化碳、二硫化碳等；日常生活中接触的化学物质如烟草、酒精、染发剂等；某些药物如氯霉素、磺胺、保泰松、乙双吗啉、抗肿瘤药物中的烷化剂、拓扑异构酶Ⅱ抑制剂（TOP2）等。这些因素均可诱发白血病。化学物质引发的白血病以急性髓系白血病（acute myelogenous leukemia，AML）为主。

3. 放射因素　X射线、γ射线和放射性物质等可导致白血病，其作用与放射剂量大小、放射

部位及年龄有关。短期内较大剂量、全身和放射野较大的照射，特别是骨髓受到照射，可导致骨髓抑制、免疫抑制及染色体的断裂和重组，尤其是年幼患者危险性较高。放射因素诱发急性白血病（AL）和慢性髓系白血病（CML），尚未见诱发慢性淋巴细胞性白血病（CLL）。发病前常有一段骨髓抑制期，其潜伏期为 2~16 年。妊娠妇女放射诊断性胎内照射可增加出生后的小儿白血病的危险性。超低频非离子化电磁场也可致白血病，但作用甚小。1945 年日本广岛和长崎原子弹爆炸后，幸存者中白血病的发病率比未遭受辐射地区高数十倍。

4. 遗传因素　少数白血病患者有家族聚集倾向，家族性白血病约占白血病的 0.7%。单卵双胎如 1 人罹患白血病，另 1 人罹患白血病的概率为 20%，且双胎可患同型白血病。某些遗传性疾病和免疫缺陷性疾病患者易发生白血病，遗传性疾病如唐氏综合征（down syndrome）、FA 等；免疫缺陷性疾病如先天性无丙种球蛋白血症者，白血病的发生率也很高。

（二）发病机制

白血病的发病机制比较复杂，染色体异常、癌基因突变与活化、抑癌基因失活等是白血病发病的重要机制。一般认为，白血病细胞的发生不是一次突变形成的，而是多基因突变、多步骤的渐进过程。经典"二次打击"学说认为，血液肿瘤的发生需要 2 次遗传学打击才能发生，一次"打击"（突变）产生激酶异常激活信号，造成细胞增殖能力增强；一次"打击"（突变）产生转录因子异常，导致造血细胞分化、发育障碍。白血病很可能是多种致病因素作用下多基因突变的结果。

多种白血病中已经发现了数十种可重现的染色体畸变（移位、倒置、缺失等）和基因突变，这些遗传学异常所涉及的基因多属于核转录因子、信号传导因子、细胞因子及受体、细胞生物学功能关系密切的酶，参与细胞的增殖、分化和凋亡。例如，APL 具有特征性染色体移位 t（15；17）（q22；q21），即 15 号染色体上的早幼粒白血病基因（PML）与 17 号染色体上维 A 酸受体基因（RARa）形成 PML-RARa 融合基因，其表达合成的融合蛋白，阻断髓系祖细胞分化，导致发育障碍停滞在早幼粒细胞阶段。其次，白血病细胞中还发现了多种可重现性基因突变，如FLT3-ITD 突变、NPM1 突变、CEBPA 突变等。这些染色体畸变或基因突变，不仅与相应白血病的发生有关，而且与该类型白血病的治疗效果、预后也有密切关系。

近年来的研究还发现，白血病细胞的生物学性质并不是均一的，其中仅有少量的白血病细胞具有自我更新和起始白血病的能力，称为白血病干细胞。白血病干细胞的发现为白血病发病机制和治疗方法的研究提供了新的视角。

【分类】

根据细胞分化程度和自然病程，白血病分为急性白血病（acute leukemia，AL）和慢性白血病（chronic leukemia，CL）。1976 年，法国（France）、美国（American）和英国（Britain）依据血细胞形态学制定了关于 AL 的分型诊断标准，简称"FAB"分型；1985 年重新修订，将 AML 分为M_0 到 M_7 共 8 个亚型，急性淋巴细胞白血病（acute lymphoblastic leukemia，ALL）则分为 L_1~L_3 3 个亚型。2001 年，世界卫生组织（WHO）综合细胞形态学（Morphology，M）、免疫学（Immunology，I）、细胞遗传学（Cytogenetics，C）和分子生物学（Molecular biology，M）将不同细胞组织来源的血液恶性肿瘤进行分型，即 MICM 分型，从而大大提高了白血病的诊断准确率，并以此指导临床治疗和判断预后；2016 年 WHO 再次进行了修订。FAB 协作组将骨髓中原始细胞计数≥30% 作为白血病的诊断标准，WHO 则将骨髓中原始细胞计数≥20% 作为白血病的诊断标准，如果具有明确的克隆性重现性细胞遗传学异常，如 t（8；21）（q22；q22）、inv（16）（p13；q22）或 t（16；16）（p13；q22）及 t（15；17）（q22；q12）时，即使原始细胞<20%，也可以诊断为相应类型的 AML。把原始细胞 5%～19%定义为难治性贫血伴原始细胞增多即低原始细胞或亚急性髓系白血病，属于骨髓增生异常综合征中的髓系低增生性白血病；使用原始细胞<5%区分正常及病理性原始细胞比例的界限，使用原始细胞≥20%区分难治性贫血伴原始细胞增多和 AML 有一定的局限性，临床医生还需要结合患者年龄、血细胞减少程度、细胞遗传学或癌基因危险分组、输血需求、感染的频率和严重程度等决定患者的治疗方案。

（一）根据细胞分化程度和病程缓急分类

1. 急性白血病（AL）　　发病急，进展快，自然病程一般仅几个月。细胞分化停滞于早期阶段，骨髓及外周血中以异常原始细胞及早期幼稚细胞为主。

2. 慢性白血病（CL）　　起病与进展较缓慢，自然病程一般为数年以上。细胞分化停滞于晚期阶段，骨髓及外周血中以晚期幼稚细胞及异常的成熟细胞为主。

（二）根据白血病细胞的形态和细胞化学特征及不同来源细胞系分类

1. AL　　FAB 协作组将 AL 分为急性髓系白血病（AML）和急性淋巴细胞白血病（ALL）两类。

（1）急性髓系白血病（AML）分型

M_0（急性髓细胞白血病微分化型）：骨髓原始细胞>30%，有的可达 90%以上；无 Auer 小体及嗜天青颗粒，核仁明显，电镜下髓过氧化物酶（MPO）阳性。

M_1（急性粒细胞白血病未分化型）：原始粒细胞（Ⅰ型+Ⅱ型，原粒细胞质中无颗粒为Ⅰ型，出现少数颗粒为Ⅱ型）在骨髓非红系有核细胞（NEC）中≥90%，早幼粒细胞少见，中性粒细胞罕见或缺如。

M_2（急性粒细胞白血病部分分化型）：原粒细胞占骨髓 NEC 的 30%～89%，其他粒细胞≥10%，单核细胞<20%。我国又将 M_2 型分为 M_{2a} 和 M_{2b} 亚型。

M_3（急性早幼粒细胞白血病，APL）：骨髓中以颗粒增多的早幼粒细胞为主，此类细胞在 NEC 中≥30%，胞核大小不一，胞质中有大小不一的颗粒。

M_4（急性粒-单核细胞白血病）：骨髓中原始粒细胞和/或原始单核细胞在 NEC 中≥30%，各阶段粒细胞≥20%，各阶段单核细胞≥20%。若在满足上述条件的同时嗜酸性细胞在 NEC 中≥5%，则为 M_{4E}。

M_5（急性单核细胞白血病）：NEC 中原单核、幼单核≥30%，且原单核、幼单核及单核细胞≥80%。若原始单核细胞≥80%则为 M_{5a}，<80%则为 M_{5b}。

M_6（急性红白血病）：骨髓中幼红细胞≥50%，NEC 中原始细胞（Ⅰ型+Ⅱ型）≥30%。

M_7（急性巨核细胞白血病）：骨髓中原始巨核细胞≥30%，可见巨型原始巨核细胞及小巨核细胞，PLT 抗原阳性，PLT 过氧化酶阳性。

（2）急性淋巴细胞白血病（ALL）分型

L_1：原始和幼淋巴细胞以小细胞为主（直径≤12μm）为主，大小一致。

L_2：原始和幼淋巴细胞以大细胞为主（直径>12μm）为主，大小不一。

L_3（Burkitt 型）：原始和幼淋巴细胞以大细胞为主，大小较一致，有明显空泡，胞质呈嗜碱性。

2. CL 分为慢性淋巴细胞白血病（CLL）、慢性髓系白血病（CML，常称为慢性粒细胞白血病）、慢性粒单细胞白血病（CMML）、慢性中性粒细胞白血病（CNL）、毛细胞白血病（HCL）和幼淋巴细胞白血病（PLL）等。

3. 少见和特殊类型白血病 包括低增生性白血病、髓系肉瘤、嗜酸性粒细胞白血病（EL）、嗜碱性粒细胞白血病（BL）、肥大细胞（或组织嗜碱细胞）白血病（MCL）、成人 T 细胞白血病（ATL）、浆细胞白血病（PCL）、急性未明系列白血病和急性全髓增殖症伴骨髓纤维化等。

（三）2016 年 WHO 修订的 MICM 分类

1. AML 的分类

（1）AML 伴重现性细胞遗传学异常

1）AML 伴 t（8；21）（q22；q22.1）；RUNX1-RUNX1T1。

2）AML 伴 inv（16）（p13.1；q22）或 t（16；16）（p13.1；q22）；CBFB-MYH11。

3）APL 伴 PML-RARA。

4）AML 伴 t（9；11）（p21.3；q23.3）；MLLT3-KMT2A。

5）AML 伴 t（6；9）（p23；q34.1）；DEK-NUP214。

6）AML 伴 inv（3）（q21.3；q26.2）或 t（3；3）（q21.3；q26.2）；GATA2，MECOM。

7）AML（原始巨核细胞性）伴 t（1；22）（p13.3；q13.3）；RBM15-MKL1。

8）AML 伴 BCR-ABL1（暂命名）。

9）AML 伴 NPM1 突变。

10）AML 伴 CEBPA 双等位基因突变。

11）AML 伴 RUNX1 突变（暂命名）。

（2）AML 伴骨髓增生异常相关改变。

（3）治疗相关的髓系肿瘤。

（4）非特殊类型 AML（AML，NOS）。

1）AML 微分化型。

2）AML 未分化型。

3）AML 部分分化型。

4）急性粒-单核细胞白血病。

5）急性单核细胞白血病。

6）纯红白血病。

7）急性巨核细胞白血病。

8）急性嗜碱性粒细胞白血病。

9）急性全髓增生伴骨髓纤维化。

（5）髓系肉瘤。

（6）唐氏综合征相关的髓系增生。

1）短暂性异常骨髓增殖（TAM）。

2）唐氏综合征相关髓系白血病。

2. ALL 的分类

（1）原始 B 淋巴细胞白血病

1）非特指类型的 B 淋巴细胞白血病。

2）伴重现性细胞遗传学异常的 B 淋巴细胞白血病。

伴 t（9；22）（q34.1；q11.2）BCR-ABL1 的 B 淋巴细胞白血病。

伴 t（v；11q23.3）/KMT2A 重排的 B 淋巴细胞白血病。

伴 t（12；21）（pl3.2；q22.1）/ETV6-RUNX1 的 B 淋巴细胞白血病。

伴超二倍体的 B 淋巴细胞白血病。

伴亚二倍体的 B 淋巴细胞白血病。

伴 t（5；14）（q31.1；q32.3）/IL3-IGH 的 B 淋巴细胞白血病。

伴 t（1；19）（q23；p13.3）/TCF3-PBX1 的 B 淋巴细胞白血病。

3）暂命名。

B 淋巴细胞白血病，BCR-ABL1 样。

B 淋巴细胞白血病伴 21 号染色体内部扩增（iAMP21）。

（2）原始 T 淋巴细胞白血病

1）早期前体 T 淋巴细胞白血病（ETP-ALL）（暂命名）。

2）自然杀伤（NK）细胞白血病（暂命名）。

第二节 急性白血病

急性白血病（acute leukemia，AL）是骨髓异常原始细胞和早期幼稚细胞克隆性增殖，正常造血功能受到抑制，可广泛浸润肝、脾、淋巴结等脏器。症状的缓急主要取决于白血病细胞在体内的增长速率和积蓄程度。按细胞形态分为 ALL 和 AML。在我国，AL 比 CL 多见，约 5.5∶1，其中 AML>ALL>CML>CLL，男性多于女性，成人以 AML 多见，儿童以 ALL 多见。

【临床表现】

起病急骤，常有高热、贫血、出血等，少数患者起病缓慢，伴有疲乏、气促。

1. 发热 约半数以上患者以发热起病，感染是发热最常见的原因。低度或中度发热多为肿瘤性发热，中度或高度发热患者常因中性粒细胞减少或功能障碍等原因引起的感染导致，常见的感染有牙龈炎、咽峡炎、呼吸道感染、肛周炎、皮肤感染等。严重感染可致菌血症或脓毒症，甚至感染性休克，是 AL 最常见的死亡原因之一。引起感染性发热的病原体主要为细菌、真菌、病毒等。

2. 出血 约 40% 的患者早期表现为出血，起病时多有牙龈出血、鼻出血、皮肤淤斑、口腔黏膜出血或结膜、眼底出血，女性可见月经过多。严重者消化道、泌尿道及呼吸道等内脏出血，甚至出现颅内出血，引起头痛、呕吐、昏迷或突然死亡，是 AL 主要的死亡原因之一。出血功能多与 PLT 减少有关，也与血管功能、凝血功能障碍有关，部分患者可并发 DIC，多见于 APL 及高白细胞白血病。化疗骨髓抑制期由于 PLT 降低，也常引起皮肤、黏膜甚至内脏出血。

3. 贫血 部分患者可因病程短而无贫血，半数患者就诊时即有重度贫血，主要原因是白血病细胞对骨髓造血的抑制，其他的原因有溶血、失血，以及化疗药物的骨髓抑制作用。

4. 各组织器官浸润的表现

（1）肝、脾和淋巴结肿大 95% ALL 有淋巴结肿大，多为全身性淋巴结肿大，质地中等，无压痛。肝、脾肿大一般为轻至中度，多无触痛，巨脾罕见；也可见于 AML 的 M_4 和 M_5，但发生率低且多不显著。

（2）骨骼及关节疼痛　由于白血病细胞侵犯骨膜及溶骨性破坏等原因，常常引起骨骼疼痛，以胸骨中下段压痛最为显著。四肢关节痛或骨痛在儿童特别多见，往往误诊为类风湿关节炎。骨髓发生坏死时通常引起骨骼的剧痛。偶尔骨膜上出现无痛性肿块，多发生于眼眶周围，可引起失明。疼痛也可出现于颅骨、胸骨、肋骨或四肢骨，系原始髓细胞局部浸润并增殖形成的肉瘤，称为绿色瘤。

（3）神经系统　白血病细胞可侵犯脑膜、脑实质和脑神经，造成中枢神经系统白血病（CNSL），其中以脑膜浸润最多见。CNSL 可发生在疾病各时期，尤其是治疗后缓解期，以 ALL 最常见，尤其是儿童，其次为 M_4、M_5 和 M_2；主要表现为头痛、恶心、呕吐、视物模糊、颈项强直，甚至抽搐、昏迷等。

（4）其他　皮肤浸润表现为皮疹或皮下结节，牙龈浸润可见齿龈肿胀，多见于急性单核细胞白血病；少数患者可并发急性发热性中性粒细胞皮病，又称 Sweet 综合征；睾丸浸润多见于 ALL，睾丸白血病（TL）是仅次于 CNSL 的白血病髓外复发部位；心、肺、消化道及垂体等处的浸润可引起相应的表现；患者还常伴有酸碱平衡失调及低钾血症等多种电解质紊乱；如果 WBC>100×10^9/L，易出现白细胞淤滞现象，导致呼吸窘迫、嗜睡、步态不稳、视力模糊、昏迷、男性阴茎异常勃起等，预后较差。白细胞淤滞是急危症，应紧急处理。

【辅助检查】

1. 外周血检查　贫血及 PLT 减少极常见，半数患者 PLT<60×10^9/L，严重者 PLT<10×10^9/L；贫血多表现为正常细胞性贫血，半数患者网织红细胞计数偏低；初诊时 WBC 计数可降低、正常或增高，WBC≥100×10^9/L 称为高白细胞 AL，占所有 AL 的 8.5%。大多数患者外周血分类中发现原始和幼稚细胞比例显著增高，其范围为 5%～100%，极少数 WBC 不增多性白血病患者外周血可无原始或幼稚细胞出现。

2. 骨髓检查　为确诊白血病的主要依据。多数患者骨髓增生明显活跃或极度活跃，少数患者骨髓增生减低，但原始细胞比例仍增高，称为低增生性白血病。白血病细胞具有共同的形态特点：多数体积增大，大小不一，细胞核大且形态不规则；核分裂象多见，胞核发育常落后于胞质，细胞分化停滞在原始细胞或早幼细胞阶段，出现"裂孔"现象。部分 AML 细胞胞质可见 Auer 小体，一般不出现在 ALL 中，CML 急变期罕见。骨髓细胞化学染色有助于 AL 的分型鉴别（表 40-1）。

表 40-1　AL 的常用细胞化学染色

细胞化学染色	ALL	急性粒细胞白血病	急性单核细胞白血病
髓过氧化物酶（MPO）	（-）	分化差的原始细胞（-）～（+） 分化好的原始细胞（+）～（+++）	（-）～（+）
糖原染色（PAS）	（+），成块或粗颗粒状	（-）或（+），弥漫性淡红色或细颗粒状	（-）或（+），弥漫性淡红色或细颗粒状
中性粒细胞碱性磷酸酶（NAP）	正常或增高	明显减低	正常或增加
非特异性酯酶（NSE）	（-）	（-）～（+），NaF 抑制<50%	（+），NaF 抑制≥50%

3. 免疫学检查　可应用流式细胞仪或免疫组化方法，利用单克隆抗体检测白血病细胞胞膜和胞浆抗原，分析其表型，有助于了解被测白血病细胞类型及分化程度，也可检测缓解后白血病微小残留病变（MRD）。造血干或祖细胞表达 CD34，APL 细胞常表达 CD13、CD33、CD117 和

CD9，不表达 HLA-DR 和 CD34。白血病免疫学积分系统见表 40-2。

表 40-2　白血病免疫学积分系统（EGIL，1998）

分值	B 系	T 系	髓系
2	CD79a	CD3	CyMPO
	CyCD22	TCRα/β	-
	CyIgM	TCRγ/δ	-
1	CD19	CD2	CD117
	CD20	CD5	CD13
	CD10	CD8	CD33
	-	CD10	CD65
0.5	TdT	TdT	CD14
	CD24	CD7	CD15
	-	CD1a	CD64

注：积分>2 分才能诊断该系列的抗原表达，两个及以上系列>2 分诊断为杂合型 AL。

4. 细胞遗传学和分子生物学检查　不同类型白血病常伴有特异的染色体畸形和基因突变，AL 中特异性染色体异常的检出率已达 80% 以上。细胞遗传学检查有助于白血病的诊断分型、危险度分层及疗效监测。

【诊断与鉴别诊断】

（一）诊断

1. AL 的诊断　详细的病史资料及临床表现对于诊断具有重要的价值。临床表现有发热、出血、贫血等症状，查体见肝、脾、淋巴结肿大及胸骨压痛等体征，外周血检查示贫血、PLT 减少，骨髓细胞形态学及细胞化学染色显示某一系列原始或幼稚细胞超过标准，临床通常按 WHO 标准（≥20%）即可诊断。

2. CNSL 的诊断　由于绝大多数化疗药物不能透过血脑屏障，中枢神经系统成为白血病细胞的庇护所。CNSL 成为白血病复发的主要根源之一，严重影响白血病的疗效。ALL、AML-M$_4$、AML-M$_5$、AML-M$_2$ 易出现 CNSL，可发生在白血病的活动期或 CR 期。诊断标准：脑脊液白血病细胞计数 0.005×10^9/L（5 个/毫升），离心标本证明细胞为原始细胞，即可诊断为 CNSL。脑脊液流式细胞分析检查呈阳性也应按 CNSL 处理。

3. TL 的诊断　TL 是白血病复发的原因之一，常见于儿童 ALL，表现为睾丸单侧或双侧肿大，质地变硬或呈结节状，缺乏弹性感，透光试验阴性，超声波检查可发现睾丸呈非均质性浸润灶，初诊患儿可不予活检。在全身化疗骨髓缓解的患儿出现睾丸肿大者，应进行活检以确定是否 TL 复发。

（二）鉴别诊断

1. 再生障碍性贫血（AA）　易与低增生性白血病相混淆。骨髓检查可做出正确诊断。

2. 原发免疫性血小板减少症（ITP）　患者可有发作性皮肤黏膜出血，一般无贫血，若有失血性贫血，则与出血程度成比例。外周血 WBC 一般正常，或因糖皮质激素引起中性粒细胞增多，血液及骨髓中没有原始或幼稚细胞。骨髓检查可明确诊断。

3. 传染性单核细胞增多症（IM）　好发于青少年，表现为发热，肝、脾、淋巴结肿大，血液中见异常淋巴细胞，形态和原始细胞不同，易被误诊为 ALL。但本病发生于 EB 病毒感染之后，RBC 和 PLT 一般正常，病程短，可自然缓解，骨髓检查、EB 病毒抗原或 IgM 抗体检测可帮助诊断。

4. 骨髓增生异常综合征（MDS）　也属于造血干细胞的恶性克隆性疾病，以骨髓无效造血及各类细胞发育异常为病理特征，多发于中老年人，起病缓慢但进行性加重，可伴有发热、贫血和出血症状，血象表现为全血细胞减少，多为大细胞性贫血，骨髓虽可见原始、幼稚细胞增多，但不超过 20%，各系细胞可见明显的发育异常的形态改变。MDS 可以经过缓慢发展，转化为 AL。

5. 类白血病反应　表现为血 WBC 升高，出现中晚幼粒细胞甚至原粒细胞，患者多有感染、组织损伤或肿瘤等诱因，诱因解除后可自然恢复。骨髓各系细胞形态无明显异常，无 Auer 小体，WBC 碱性磷酸酶活力显著增高。无分子遗传学异常。

【病情评估】

AL 的不良预后因素与危险分型参考中国临床肿瘤学会（CSCO）《恶性血液病诊疗指南 2020》。

（一）AML 危险分层

AML 不良预后因素：①年龄≥60 岁。②此前有 MDS 或 MPN 病史。③治疗相关性或继发性 AML。④高 WBC（WBC≥100×10^9/L）。⑤合并 CNSL。⑥伴有预后差的染色体核型或分子遗传学标志。⑦诱导化疗 2 个疗程未达完全缓解（complete remission，CR）。AML（非 APL）按细胞遗传学和分子遗传学指标的危险度分级见表 40-3。

表 40-3　AML（非 APL）细胞遗传学和分子遗传学指标危险度分级诊断标准

预后等级	细胞遗传学	分子遗传学
预后良好	Inv（16）(p13q22) 或 t（16；16）(p13；q22) t（8；21）(q22；q22)	NPM1 突变但不伴有 FLT3-ITD 突变 GEBPA 双突变
预后中等	正常核型	inv（16）(p13；22) 或 t（16；16）(p13；q22) 伴有 C-KIT 突变
	t（9；11）(p22；q23) 其他异常	t（8；21）(q22；q22) 伴有 C-KIT 突变 NPM1 突变同时伴有 FLT3-ITD 突变
预后不良	单体核型 复杂核型（≥3 种），不伴有 t（8；21）(q22；q22)、inv（16）(p13；q22) 或 t（16；16）(p13；q22) 或 t（15；17）(q22；q12)	TP53 突变 RUNX1（AML1）突变*
	−5	
	−7	ASXL1 突变*
	5q−	FLT3-ITD 突变*
	−17 或 abn（17p）	
	11q23 染色体易位，除外 t（9；11） inv（3）(q21；q26.2) 或 t（3；3）(q21q26.2) t（6；9）(p23；q34) t（9；22）(q34.1；q11.2)	

注：*，这些异常如果发生于预后良好组时，不应作为不良预后标志。DNMT3a，RNA 剪接染色质修饰基因突变（SF3B1，U2AF1，SRSF2，ZRSR2，EZH2，BCOR，STAG2），同时不伴有 t（8；21）(q22；q22)、inv（16）(p13q22) 或 t（16；16）(p13；q22) 或 t（15；17）(q22；q12)，这几种基因突变则预后不良。需要注意预后影响基于目前的研究共识，各研究间存在差异。

（二）APL 危险分层

APL 患者若能够避免早期死亡则预后良好，多可治愈。依据初诊时外周血 WBC 计数进行预后分层：①低危：WBC<10×10⁹/L。②高危：WBC≥10×10⁹/L。

（三）ALL 危险分层

依据 Gkbuget 等提出的危险度分组标准，ALL 分预后好和预后差组（见表 40-4、表 40-5）。

表 40-4　成人 ALL 预后分组

	预后好	预后差	
		B-ALL	T-ALL
年龄*（岁）	<25，<35	>35，>55，>70	
诊断时 WBC	<30×10⁹/L	>30×10⁹/L	>100×10⁹/L（?）
免疫表型	胸腺 T	早期前 B（CD10⁻），前体 B（CD10⁻）	早期前 T（CD1a⁻，sCD3⁻），成熟 T（CD1a⁻，sCD3⁺）
遗传学或基因表达谱	TEL-AML1（?） HOX11 过表达（?） NOTCH1（?） 9p 缺失（?） 超二倍体（?）	t（9；22）/BCR-ABL t（4；11）/ALL1-AF4 t（1；19）/E2A-PBX（?） 复杂异常（?） 低亚二倍体/近四倍体（?）	HOX11L2（?） CALM-AF4（?） 复杂异常（?） 低亚二倍体/近四倍体（?）
治疗反应			
泼尼松反应	好	差	
达 CR 时间	较快	较晚	
CR 后 MRD	阴性/<10⁻⁴		阳性/>10⁻⁴
其他因素	依从性、耐受性及多药耐药、药物代谢多态性等		

注：MRD，微小残留病；（?）可能有意义，但尚未达成共识；*不同的文献报道数不同。

表 40-5　B-ALL 细胞遗传学危险度分组（2020 年 NCCN）

分组	细胞遗传学
低危组	超二倍体，4、10 或 17 号染色体三体，t（12；21）（p13；q22）：ETV6-RUNX1
高危组	亚二倍体，复杂核型，T（9；22）（q34；q11.2）：BCR-ABL1，KMT2A 重排，Ph 样-ALL，iAMP21，t（v；14q32）

对于 ALL，儿童 1~9 岁且白血病细胞<50×10⁹/L 并伴有超二倍体或 t（12；21）预后最好，多数患者可获得长期无病生存期（disease-free survival，DFS）。

（四）预后评估

老年 AL、高 WBC 的 AL、继发性 AL、复发性 AL、耐药性 AL、合并髓外白血病的患者，预后较差。远期疗效主要与细胞分子遗传学、MRD 关系最为密切。未经治疗或仅接受对症支持治疗的 AL 平均生存期仅 3 个月左右，但随着多元化治疗手段的出现，很多患者可获得 CR，生存期明显延长，甚至长期生存或治愈。一般来说，儿童 ALL、APL 疗效最好。

【治疗】

AL 的治疗措施主要包括对症支持治疗、化学治疗、分子靶向治疗、免疫治疗、HSCT，分为诱导治疗和缓解后治疗两个阶段。诱导治疗一般要求 2 个疗程内达到 CR。缓解后治疗又包括巩固治疗和维持治疗，治疗前需通过免疫表型、细胞遗传学、分子遗传学等实验方法进行精确诊断，根据患者年龄、病情、经济条件制订个体化治疗方案。

（一）化学治疗

AL 诱导缓解治疗的目的是尽量迅速杀灭白血病细胞，使骨髓恢复正常造血功能，达到 CR 标准。CR 标准：白血病症状、体征完全消失，外周血无白血病细胞，中性粒细胞绝对值 $>1\times10^9$/L，PLT 计数 $\geqslant100\times10^9$/L，不依赖输血，骨髓中原始细胞 $<5\%$，无髓外白血病，4 周内无复发。若中性粒细胞和（或）PLT 不能完全恢复，则称为 CR 伴血液学不完全恢复（CRi）；如果原始细胞 $>20\%$ 为未缓解（NR）；介于二者之间为部分缓解（PR）。

根据检查方法敏感度的不同，CR 分为形态学缓解、细胞遗传学缓解和分子生物学缓解，这三种缓解的深度逐级递增。未治疗时白血病患者体内白血病细胞数量为 $10^{10}\sim10^{12}$，形态学 CR 时残留的白血病细胞估计在 $10^8\sim10^9$。这些残留的白血病细胞称为微小残留病灶（MRD），需定期监测 MRD 水平。MRD 持续阴性的患者有望获长期无病生存甚至治愈。因此，缓解后仍需继续巩固强化治疗及维持治疗，以达到分子生物学缓解（即白血病的分子生物学标记消失），延长缓解和生存时间，争取治愈。化疗方案常用药物见表 40-6。

表 40-6　化疗方案常用药物

中文全称	英文缩写	中文全称	英文缩写
柔红霉素	DNR	米托蒽醌	MIT
阿糖胞苷	Ara-C	地西他滨	Decitabine
去甲氧柔红霉素	IDA	阿扎胞苷	AZA
高三尖杉酯碱	HHT	全反式维甲酸	ATRA
阿克拉霉素	Acla	三氧化二砷	As_2O_3
长春新碱	VCR	左旋门冬酰胺酶	L-ASP
泼尼松	PDN	环磷酰胺	CTX
阿霉素	ADM	甲氨蝶呤	MTX
地塞米松	DEX	四氢叶酸钙	CF

上述药物副作用主要有骨髓抑制、脱发、肝肾功能损害、消化道反应、心脏毒性、神经毒性等。治疗过程中应注意防治。

1. AML（非 APL）的治疗

（1）年轻 AML（非 APL）的诱导治疗　年龄 <60 岁患者诱导化疗通常采用蒽环类或蒽醌类联合阿糖胞苷的治疗方案，如 DA、IA、HA 方案，CR 率达 $60\%\sim85\%$，具体方案见表 40-7。诱导治疗后骨髓抑制期（d7~14）、恢复期（d21~28）复查骨髓。根据骨髓抑制期、恢复期的骨髓情况调整治疗。2 个标准化疗疗程未缓解者，属于难治性白血病，应选择未使用过的化疗方案或 HSCT。

表 40-7 成人 AML（年龄<60 岁）诱导缓解的常用联合化疗方案

药物	剂量	用法	时间
DA			
DNR	60~90mg/m²	IV	d1~3
Ara-C	100~200mg/m²	IV	d1~7
IA			
IDA	12mg/m²	IV	d1~3
Ara-C	100~200mg/m²	IV	d1~7
	或 1~2g/m²，q12h	IV	d1、3、5 或 d1~5
HA			
HHT	2~2.5mg/m²	IV	d1~7
Ara-C	100~200mg/m²	IV	d1~7
HAD			
HHT	2mg/m²	IV	d1~7
DNR	40mg/m²	IV	d1~3
Ara-C	100mg/m²；1~1.5g/m²，q12h	IV	d1~4
		IV	d5、6、7
或			
HHT	2~2.5mg/m²	IV	d1~7
	或 4mg/m²	IV	d1~3
DNR	40mg/m²	IV	d1~3
Ara-C	100~200mg/m²	IV	d1~7
HAA			
HHT	2~2.5mg/m²	IV	d1~7
	或 4mg/m²	IV	d1~3
Acla	20mg	IV	d1~7
Ara-C	100~200mg/m²	IV	d1~7
HD-Ara-C			
Ara-C	1.5~3g/m²，q12h	IV	d1、3、5

年轻 AML（非 APL）的缓解后治疗，按遗传学预后危险度选择，具体方案见表 40-8。

表 40-8 AML 缓解后治疗方案（年龄<60 岁）

预后危险度分组	方案
预后良好组	大剂量 Ara-C 3g/m²，q12h，6 个剂量，单药治疗 3~4 个疗程
预后中等组	首选 allo-HSCT，或同预后良好组一样大剂量 Ara-C 单药治疗，或 2~3 个中大剂量 Ara-C 为基础的巩固治疗后行自体 HSCT
预后不良组	尽早行 allo-HSCT，寻找供者期间行 1~2 个疗程的中大剂量 Ara-C 为基础的化疗或标准剂量化疗
未进行染色体核型等检查，无法进行危险度分组者	参考预后中等细胞遗传学或分子异常组患者治疗，若诊断时血 WBC>100×10⁹/L，则按预后不良组治疗

（2）老年 AML（非 APL）的治疗　年龄>60 岁 AML 患者常合并基础疾病，如心脑血管病、

呼吸系统疾病及糖尿病等，骨髓储备功能弱，药物代谢低下，耐受化疗的能力差，成为治疗中的难点。根据患者身体状况，可选择最佳对症支持治疗、临床试验、靶向治疗、化疗（低剂量、标准剂量和强烈化疗）。

（3）病情监测 取得 CR 后的 AML 患者应定期随访，NCCN 推荐治疗前 2 年每 1~3 个月检查外周血象，后 3 年每 3~6 个月监测 1 次；如果血象异常或减低，则行骨髓穿刺检查监测疗效和复发。国内一般推荐前 2 年每 3 个月、后 3 年每 6 个月复查外周血、骨髓和 MRD。如果复发，根据病情可选择临床试验、化疗、HSCT 或最佳支持治疗。缓解后治疗的总时间目前尚无统一意见，大多数 AML 在 CR 巩固 6~8 个月停药。

2. APL 的治疗 APL 遗传学特征为 15 号与 17 号染色体易位形成 PML-RARα 融合基因，其 RARα 基因功能异常使胸部停滞在早幼粒细胞阶段为 APL 的发病基础。ATRA 联合砷剂（As_2O_3 或复方黄黛片）为低（中）危 APL 的首选方案；高危 APL 选用 ATRA+砷剂+化疗诱导、化疗巩固、ATRA/砷剂交替维持治疗的方案。ATRA 联合砷剂为主的治疗方案可使 90% 以上的 APL 取得 CR。

ATRA 治疗一般数天内即可纠正患者合并的凝血功能障碍，但可出现 WBC 增多引起的维甲酸综合征、颅内压增高、皮肤黏膜干燥、消化道反应、肝功能损害、外阴水肿、溃疡等不良反应。维甲酸综合征又称 APL 分化综合征，临床出现以下 7 个表现：①不明原因发热。②呼吸困难。③胸腔或心包积液。④肺部浸润。⑤低血压。⑥肾衰竭。⑦体重增加 5kg。符合 2~3 项者，属于轻度分化综合征；符合 4 项或更多者，属于重度分化综合征。分化综合征通常发生于初诊或复发患者，外周血 WBC>10×10^9/L 并持续增长者，应考虑停用 ATRA 或砷剂或减量，并密切关注患者体液容量负荷及肺功能状态，应尽早使用地塞米松 10mg 静注，每日 2 次，直至低氧血症解除。另外，砷剂也可引起 APL 分化综合征、心电图 QT 间期延长、口服砷剂消化道反应等不良反应，治疗过程中应注意监测和防治。

3. ALL 的治疗 ALL 的治疗是综合治疗模式，应该基于分子生物学和年龄进行分层治疗。Ph 染色体是 ALL 最常见的细胞遗传学异常，成人 Ph 染色体阳性 ALL（Ph+ALL）占 ALL 的 20%~30%。因此，ALL 的治疗还要依据 Ph 染色体阳性和阴性进行分层治疗。ALL 诱导治疗的基础方案是 VP 方案。儿童 ALL 使用 VP 方案 CR 率可达 85%~95%，但成人 ALL 单用 VP 方案的 CR 率低于 50%。因此，目前 ALL 的标准诱导方案为 VP+蒽环类药物如 DNR±左旋门冬酰胺酶（L-ASP），即以 VDP 为基础方案，可以提高 CR 率。

4. 髓外白血病的防治 以 CNSL 和 TL 的防治最重要。

（1）CNSL 的防治 预防措施包括鞘内化疗、放疗、大剂量全身化疗。治疗措施包括先行鞘内注射化疗，MTX 每次 10~15mg，或 MTX 联合 Ara-C（每次 30~50mg）、地塞米松（每次 5~10mg）三联（或两联）鞘内注射，每周 2 次，直至脑脊液正常。以后每周 1 次，4~6 周，至脑脊液 WBC 数正常、症状及体征好转后再行头颅和脊髓放疗。头颅放疗剂量 2~2.4Gy、脊髓放疗剂量 1.8~2Gy，分次完成。进行过预防性头颅放疗的患者原则上不进行二次放疗。

（2）TL 的防治 初诊时合并 TL，在全身化疗的巩固治疗结束后，B 超检查仍有病灶者进行活检，若确定白血病细胞残留者需睾丸放疗，或在全身化疗骨髓缓解的患儿出现 TL 复发，也需放疗。一般做双侧睾丸放疗，剂量 20~26Gy，对年龄较小的幼儿采用 12~15Gy。

5. 高白细胞血症的治疗 外周血 WBC>100×10^9/L 时易造成白细胞淤滞，化疗时大量白血病细胞死亡可引发高尿酸血症，诱发急性肾衰。因此，鼓励患者多饮水，或静脉补液。而且并发 DIC 机会增高，病情凶险，死亡率高，故化疗前可先给予羟基脲口服，或应用血细胞分离机进行去 WBC 治疗，减轻 WBC 负荷至 50×10^9/L 以下再行诱导化疗；同时服用别嘌醇、碳酸氢钠以降低血尿酸合成，促进尿酸排泄。如果出现幼稚细胞增长过快、血尿酸较高或者肾功能不全，可应用尿酸氧化酶（拉布立酶）。

（二）靶向治疗

除 Ph 染色体阳性的 TKI 治疗外，针对 AML 治疗的新药包括 BCL2 抑制剂、FLT3 抑制剂、IDH1 抑制剂、IDH2 抑制剂、SMO 抑制剂及 CD33 单克隆抗体偶联细胞毒药物卡奇霉素的单抗，称为 GO 单抗。

（三）对症支持疗法

1. 感染的防治

（1）严重感染是 AL 主要的死亡原因，化疗骨髓抑制期最易发生严重感染。化疗前后应做好各种预防感染的措施，必要时把高危患者置于层流病房或消毒隔离病房，也可在粒细胞缺乏时使用抗感染药物预防感染。ALL 患者、巩固化疗的 AML（非 APL）患者可应用 G-CSF/GM-CSF 促进粒细胞恢复，APL 诱导治疗期间应避免使用。

（2）如已有感染或发热者，应迅速做血培养及分泌物培养、药敏试验和胸部 X 线、CT 等检查，查明感染所在部位和性质，并给予积极的抗感染治疗。在病原体查明之前，应及时给予广谱抗生素，之后再根据培养及药敏结果调整抗生素。

2. 出血的防治　如果因 PLT 过低而引起出血，输注浓集的血小板悬液是最有效的止血措施，一般每次输注 1 个治疗量，应保证 PLT 在 10×10^9/L 以上，对于伴有凝血障碍及显性出血的 APL 患者，则应保证 PLT 在 50×10^9/L 以上。如果出血为 DIC 引起，则需输注冷沉淀及新鲜冰冻血浆，保证纤维蛋白原在 1.5g/L 以上。

3. 贫血的治疗　如贫血较严重，可吸氧和输注浓缩红细胞，使 HGB 维持 80g/L 以上；应用免疫抑制剂（如克拉屈滨）者，血制品应经过放射线照射。

（四）HSCT

APL、儿童 ALL、AML 预后良好组首选化疗，如果复发可在第二次缓解后选择 allo-HSCT（异基因造血干细胞移植）。AML 预后不良组患者如果有 HLA 相合供者，应在第一次完全缓解后尽早移植，移植后长期生存率可达 40%~50%。高危 ALL 应选择 allo-HSCT，如果没有 HLA 合供者，可选择单倍型 HSCT 或 Auto-HSCT。

第三节　慢性白血病

慢性白血病（chronic leukemia, CL）是白血病细胞分化停滞于晚期阶段，骨髓及外周血中以晚期幼稚细胞及异常的成熟细胞为主，有一定的分化成熟能力的一组异质性造血系统恶性肿瘤。临床常见的 CL 为慢性髓细胞白血病（CML）和慢性淋巴细胞白血病（CLL）。本节主要介绍 CML。

CML 简称慢粒，为髓细胞系及其祖细胞过度生长的恶性骨髓增殖性疾病，90%以上 Ph 染色体阳性，但肿瘤细胞并非均质性，分化程度差异极大，其中仅有少数表面标记为 CD34⁺、CD33⁻的细胞，具有自我更新和起始 CML 的作用，被称为 CML 干细胞。CML 在世界范围的发病率不一致。我国 CML 发病率为 0.36/10 万，约占成人白血病的 15%，占 CL 的 95%；发病年龄分布较广，中位发病年龄为 45~50 岁，发病率随年龄的增长有逐步上升的趋势；男性发病率高于女性。

【临床表现】

本病发展较缓慢，症状多为非特异性，自然病程常经历慢性期（CP）、加速期（AP）和急变期（BP 或 BC）的进展过程。绝大多数患者起病时处于慢性期。典型症状为乏力、低热、脾大、消瘦等，早期常无自觉症状，患者常因体检时发现血象异常或脾大而进一步确诊。

1. 慢性期 一般持续 1~4 年，患者通常有乏力、低热、盗汗、体重减轻等代谢亢进的症状，脾大是最显著的特征，患者常有左上腹坠胀感，一般发现时脾已达到脐水平。若发生脾梗死，则脾区出现压痛伴摩擦音。患者可出现肝脏的肿大，部分患者可出现胸骨中、下段的压痛。血 WBC 增多可引起不同程度的眼底出血甚至白细胞淤滞症。

2. 加速期 可持续数月至数年，常有进行性体重下降、脾脏进行性肿大、发热、骨痛、贫血、出血等症状，患者对原有有效药物如酪氨酸激酶抑制剂（TKI）失去疗效，可出现 PLT 数量的增多或减少。

3. 急变期 CML 急变通常为急粒变，少数可急淋变或急单核变，出现任意比例的淋系原始细胞增加时，均应诊断为急变期。急变期同 ALL 相似。CML 急变后对化疗多不敏感，预后很差，通常于数月内死亡。

【辅助检查】

1. 外周血检查 WBC 计数明显增多，常超过 20×10^9/L，可高达 100×10^9/L 以上，部分患者高达 500×10^9/L。外周血中性粒细胞增多并出现幼稚细胞，WBC 分类可见到各发育阶段的粒系细胞，以中幼粒细胞以下各阶段细胞为主。原粒和早幼粒细胞多<5%。嗜酸及嗜碱性粒细胞增高，嗜碱性粒细胞增高有助于 CML 的诊断和分期。在 CML 慢性期，PLT 常增多；进入加速期后，PLT 可急剧升高或减少，并可出现贫血。

2. 骨髓检查 骨髓细胞形态学及骨髓活检可见骨髓增生极度活跃，以粒系为主，造血细胞占骨髓细胞的 75%~90%，RBC、淋巴细胞相对减少，粒、红比高达（10~30）∶1，原粒+早幼粒一般<10%，主要为中、晚幼粒细胞及杆状核细胞，嗜酸和嗜碱性细胞增多，巨核细胞增多或正常，晚期减少。部分患者显示骨髓纤维化，主要见于病程长、未进行有效治疗及进展期患者。中性粒细胞碱性磷酸酶（NAP）降低或缺如，完全缓解时可恢复正常。

3. 细胞遗传学和分子遗传学检查 95% 的患者可检测到 Ph 染色体，显带分析为 t（9；22）（q34；q11）。9 号染色体长臂上 C-ABL 原癌基因易位至 22 号染色体长臂的断裂点簇集区（BCR），形成 BCR-ABL 融合基因。其编码的蛋白主要为 P_{210}，具有增强酪氨酸激酶的活性。Ph 染色体可见于有核红细胞、粒细胞、单核细胞、巨噬细胞及 T、B 淋巴祖细胞中。急变期患者出现多种复杂异常核型。应用 FISH、RT-PCR 等技术可进行骨髓/外周血 BCR-ABL 融合基因定量检测。

【诊断与鉴别诊断】

（一）诊断

一般有持续性、不明原因的血 WBC 增高，根据脾肿大及典型血象与骨髓象改变、Ph 染色体阳性和 BCR-ABL1 融合基因阳性，不难做出临床诊断。

（二）鉴别诊断

1. 类白血病反应　多有感染、恶性肿瘤等原发病表现。血 WBC 计数大多在（50~100）× 10^9/L。中性粒细胞常有中毒颗粒和空泡，NAP 反应强阳性，Ph 染色体和 BCR-ABL 融合基因均为阴性。

2. 骨髓纤维化　临床表现有血 WBC 和 PLT 增多、巨脾，易与 CML 混淆。但骨髓纤维化的 WBC 计数比 CML 低，大多不超过 $30×10^9$/L，血液中幼稚粒细胞百分数较低，NAP 反应大多增高，RBC 异形较明显，泪滴形 RBC 多见；骨髓活检示纤维组织增生较明显，部分患者可检测到 JAK2 基因突变，而 Ph 染色体和 BCR-ABL 融合基因均为阴性。

3. 其他原因引起的脾肿大　如肝硬化、晚期血吸虫病、黑热病及淋巴瘤等，均可有脾肿大。根据病史、血象及骨髓象改变可鉴别。这些疾病均无 CML 典型的血象和骨髓象改变，Ph 染色体和 BCR-ABL1 融合基因均为阴性。

【病情评估】

依据 CML 患者的病史、体格检查、体能状态、实验室检查、骨髓穿刺及骨髓象检查、外周血分子学检查和功能影像学检查等，进行治疗前评估。治疗前评估是诊断、分期、疾病危险度分层和选择一线药物 TKI 治疗药物所必须。

（一）CML 临床分期

参照 2020 年 WHO 分期标准及中国慢性髓性白血病诊断与治疗指南（2020 年版）诊断标准进行分期。

1. 慢性期　①外周血或骨髓中原始细胞<0.1。②未达到诊断加速期或急变期的标准。

2. 加速期　符合下列任何 1 项：①外周血或骨髓中原始细胞占 0.10~0.19。②外周血嗜碱粒细胞≥0.2。③对治疗无反应或非治疗引起的持续 PLT 减少（<100×10^9/L）或增高（>1000×10^9/L）。④治疗过程中出现 Ph$^+$细胞克隆演变（CCA/Ph$^+$）。⑤进行性脾脏大或 WBC 增加。

3. 急变期　符合下列任何 1 项：①外周血或骨髓中原始细胞≥0.2。②骨髓活检出现大片状或灶状原始细胞集聚。③髓外原始细胞浸润。

在没有酪氨酸激酶抑制剂（TKI）之前，CML 的中位数生存期为 39~47 个月，5 年存活率为 25%~35%。TKI 的出现，使 CML 治疗取得重要进展，使患者长期无病生存期得到延长。

（二）影响 CML 预后的因素

患者初诊时的风险评估；疾病治疗的方式；病情的演变。CML 急变后对化疗多不敏感，预后很差，通常于数月内死亡。

【治疗】

基本治疗目标：阻止疾病进展，延长生存期。对于低危慢性期患者、老年人或有基础疾病的患者，伊马替尼是首选药物；对于中高危或有停药追求的慢性期患者及进展期患者，二代 TKI 是更好的选择。应充分考虑患者因素（疾病分期和危险度、共存疾病和合并用药、治疗追求、经济承受能力等）和药物因素（有效性、安全性、药价等），平衡受益和风险。

（一）慢性期治疗

1. 酪氨酸激酶抑制剂（TKI） 慢性期首选 TKI 治疗，一线治疗药物有伊马替尼 400mg，每日 1 次；尼洛替尼 300mg，每日 2 次；或氟马替尼 600mg，每日 1 次。二线治疗推荐药物有尼洛替尼和达沙替尼，达沙替尼 100mg，每日 1 次。对首个 TKI 不耐受的二线治疗可选用其他任何一个获批的一线治疗的 TKI。每 3 个月监测 BCR-ABL 融合基因转录本水平，如果分子学反应不良，可调整剂量或换用其他 TKI。对 ≥2 种 TKI 不耐受或治疗失败的三线治疗可以用任何一种获批的 TKI，或 IFN、allo-HSCT 治疗。对于 T315I 突变的患者，可用普纳替尼、IFN、allo-HSCT。TKI 不仅可诱导患者细胞学缓解，更能达到 BCR-ABL 融合基因转阴的分子生物学缓解状态。TKI 常见的不良反应有骨髓抑制、腹泻、体液潴留、皮疹、骨痛、头痛等，长期应用可出现耐药。TKI 治疗使 CML 患者的 10 年生存率达到 85%~90%。

2. 异基因造血干细胞移植（allo-HSCT） 是 CML 治疗的重要手段，尤其是 TKI 耐药及进展期患者。目前，移植不作为 CML 慢性期患者的一线治疗选择，原则上至少二线 TKI 治疗（两种以上 TKI）不耐受或耐药的患者考虑 allo-HSCT。因此，allo-HSCT 作为二线 TKI 治疗失败后的三线的治疗选择，目标人群：①二线 TKI 治疗失败的慢性期患者。②治疗任何时间出现 ABL 基因 T315I 突变的患者。③对多种 TKI 治疗不耐受的患者。④加速期或急变期的患者，尤其是 TKI 治疗期间疾病进展的患者。

3. 羟基脲 是一种周期特异性 DNA 合成抑制剂，起效快，毒性低，价格低廉，可延缓疾病进程，但不能诱导 CML 缓解，也不能诱导 Ph 染色体转阴。用药后两三天血 WBC 计数即可下降，但停药后很快会回升。

4. 干扰素-α（IFN-α） 可以直接抑制 DNA 多聚酶活性，治疗有效率与 BCR-ABL 的转录数量有关，起效慢。常用剂量为 300 万~500 万 U/（$m^2 \cdot d$），皮下或肌内注射，每周 3~7 次，用药数月至数年不等。以 IFN-α 为基础方案的患者：①TKI 耐药、不耐受且不适合 HSCT 的 CML 慢性期患者。②各种原因暂时无法应用 TKI 治疗或无法坚持长期使用 TKI 的慢性期患者。IFN-α 血液学缓解率达 70%，分子生物学缓解率仅 10%~26%，但可以明显延长患者生存期。推荐与小剂量 Ara-C 合用，有效者 10 年生存率可达 70%。IFN-α 的副作用主要包括发热、头痛、乏力、体重下降、肝功能异常等。

5. 靛玉红及其衍生物 靛玉红及甲异靛为治疗 CML 有效药物，有效成分为双吲哚生物碱类化合物，两者治疗 CML 的疗效与白消安相似。其作用机制为抑制细胞周期蛋白依赖激酶（CDK），抑制 DNA 的合成。随着 TKI 的出现，靛玉红、异靛甲已很少用于 CML 的治疗。

（二）进展期治疗

1. 加速期治疗 参照患者既往治疗史、基础疾病及 BCR-ABL 激酶突变情况，选择适合的 TKI，病情回复至慢性期者，可继续 TKI 治疗，如果患者有合适的造血干细胞供者来源，可考虑行 allo-HSCT。存在 T315I 突变或二代 TKI 不敏感突变的患者应尽早行 allo-HSCT。有条件的可参加临床试验。

2. 急变期治疗 参照患者既往治疗史、基础疾病及突变情况选择 TKI 单药或联合化疗提高诱导缓解率，缓解后应尽快行 allo-HSCT。有条件的可参加临床试验。

（三）健康教育与人文关怀

由于患者对白血病的认知不够，因疾病及治疗的副作用，以及患者社会角色的转变而常感到身心疲惫，疾病负担沉重，影响治疗的依从性。WHO 在《世界癌症报告》中表示："1/3 的癌症是可以预防，1/3 的癌症可以治愈，我们应尽力为剩下的 1/3 患者提供最佳治疗。"对于白血病患者及家属进行白血病相关知识科普教育及心理辅导，有利于其正确认知疾病及诊疗过程，以客观、积极的心态面对疾病。白血病的诊治已进入精准诊疗模式，通过科学、合理的诊疗可以使患者获得更好的预后及长期生存。

思考题

1. 白血病的病因和分类有哪些？
2. AML（非 APL）治疗的措施有哪些？
3. 急性白血病和慢性白血病有哪些区别？
4. 试述完全缓解的标准。
5. 简述 APL 低危组的治疗。
6. 试述 CML 的治疗措施。

扫一扫，查阅本章数字资源，含PPT、音视频、图片等

骨髓增生异常综合征（myelodysplastic syndromes，MDS）是一组起源于造血干细胞的异质性髓系克隆性疾病，其特点是髓系细胞一系或多系发育异常（又称病态造血），无效造血，高风险向急性髓系白血病（AML）转化。任何年龄阶段的人群均可发病，但40岁以后发病率明显增高，约80%患者超过60岁，中位发病年龄为72岁。我国尚无全国性的MDS流行病学调查，天津地区1986~1988年MDS发病率为0.23/10万，上海地区2004~2006年MDS发病率为1.45/10万。

【病因和发病机制】

（一）病因

原发性MDS病因尚不明确。关于MDS危险因素的研究显示，与MDS发病相关的因素有电离辐射、烷化剂、氯霉素、苯、石油产品、有机溶剂、染发剂、重金属、杀虫剂、吸烟、酗酒等，其中放射治疗、烷化剂、苯、氯霉素、乙双吗啉等，已被证实能引起继发性或治疗相关性MDS。

（二）发病机制

MDS的确切发病机制仍未明确。MDS的发生和进展是一个多因素、多步骤、连续动态的过程。已有的研究显示，MDS患者存在染色体异常、基因突变、造血干细胞/祖细胞生长分化异常、单克隆性造血、造血细胞凋亡增多、对发生MDS的易感性、免疫性异常、表观遗传学改变等。这些异常改变参与MDS发生发展。

【分型】

1. 法美英（FAB）分型 1982年，FAB协作组提出以形态学为基础的MDS分型，主要根据MDS患者外周血和骨髓细胞发育异常的特征，特别是原始细胞比例、环状铁粒幼红细胞比例、Auer小体及外周血单核细胞数量，将其分为5个亚型，见表41-1。

表41-1　MDS的FAB分型

FAB类型	外周血	骨髓
RA	原始细胞<1%	原始细胞<5%
RAS	原始细胞<1%	原始细胞<5%，环形铁幼粒细胞>有核红细胞15%
RAEB	原始细胞<5%	原始细胞5%~20%

续表

FAB 类型	外周血	骨髓
RAEB-t	原始细胞≥5%	原始细胞>20%而<30%；或幼粒细胞出现 Auer 小体
CMML	原始细胞<5%，单核细胞绝对值>1×10⁹/L	原始细胞 5%～20%

注：RA，难治性贫血；RARS，难治性贫血伴有环状铁粒幼红细胞；RAEB，难治性贫血伴有原始细胞过多；RAEB-t，转化中 RAEB；CMML，慢性粒单细胞白血病。

2. WHO 分型（2016）　2016 年，WHO 对 MDS 诊断分型进行了修订，主要有以下变化：①取消"难治性贫血""难治性血细胞减少"，代以 MDS 伴各类血细胞发育异常或其他特征：单系或多系血细胞发育异常、环状铁幼粒红细胞、原始细胞增多、细胞遗传学改变如 del（5q）等。②修订了 MDS-RS 的诊断标准，如检测到 SF3B1 基因突变，只要环状铁幼粒红细胞≥5%则诊断为此型。③修订了 MDS 伴单纯 del（5q）的细胞遗传学标准，提出可伴有第二种细胞遗传学异常［除-7/del（7q）外］。④去除非红系细胞计算原始细胞比例的规则，仅按照原始细胞占有核细胞（ANC）的比例计算划入 AML 或 MDS。⑤强调了不能用流式细胞术 CD34⁺细胞比例取代骨髓和外周血涂片分类计数原始细胞比例用于 MDS 的分型诊断，见表 41-2。

表 41-2　2016 年 WHO 修订的 MDS 分型

分型	发育异常	细胞减少	环形铁粒幼细胞%	骨髓和外周血原始细胞	常规核型分析
MDS 伴单系血细胞发育异常（MDS-SLD）	1 系	1 或 2 系	<15%或<5%ª	骨髓<5%，外周血<1%，无 Auer 小体	任何核型，但不符合伴孤立 del（5q）MDS 标准
MDS 伴多系血细胞发育异常（MDS-MLD）	2 或 3 系	1 或 3 系	<15%或 5%ª	骨髓<5%，外周血<1%，无 Auer 小体	任何核型，但不符合伴孤立 del（5q）MDS 标准
MDS 伴环形铁粒幼细胞（MDS-RS）					
MDS-RS-SLD	1 系	1 或 2 系	≥15%或≥5%ª	骨髓<5%，外周血<1%，无 Auer 小体	任何核型，但不符合伴孤立 del（5q）MDS 标准
MDS-RS-MLD	2 或 3 系	1 或 3 系	≥15%或≥5%ª	骨髓<5%，外周血<1%，无 Auer 小体	任何核型，但不符合伴孤立 del（5q）MDS 标准
MDS 伴孤立 del（5q）	1 或 3 系	1 或 2 系	任何比例	骨髓<5%，外周血<1%，无 Auer 小体	仅有 del（5q），可以伴有 1 个其他异常［-7 或 del（7q）除外］
MDS 伴原始细胞增多（MDS-EB）					
MDS-EB-1	0～3 系	1～3 系	任何比例	骨髓 5%～9%或外周血 2%～4%，无 Auer 小体	任何核型
MDS-EB-2	0～3 系	1～3 系	任何比例	骨髓 10%～19%或外周血 5%～19%或有 Auer 小体	任何核型
MDS 不能分类型（MDS-U）					
外周血原始细胞 1%	1～3 系	1～3 系	任何比例	骨髓<5%，外周血＝1%，无 Auer 小体ᵇ	任何核型
单系血细胞发育异常伴全血细胞减少	1 系	3 系	任何比例	骨髓<5%，外周血<1%，无 Auer 小体	任何核型

续表

分型	发育异常	细胞减少	环形铁粒幼细胞%	骨髓和外周血原始细胞	常规核型分析
伴有诊断意义核型异常	0系	1~3系	<15%c	骨髓<5%，外周血<1%，无 Auer 小体	有定义 MDS 的核型异常

注：血细胞减少定义为 HGB<100g/L、PLT<100×10⁹/L、ANC<1.8×10⁹/L，极少情况下 MDS 可见这些水平以上的轻度贫血或 PLT 减少，外周血单核细胞必须<1×10⁹/L；a，如果存在 SF3B1 突变；b，外周血=1%的原始细胞必须有 2 次不同场合检查的记录；c，若环状铁粒幼红细胞≥15%的病例有明显红系发育异常，则归类为 MDS-RS-SLD。

【临床表现】

多数患者缓慢起病，亦可能无症状，往往在起病数周至数月后就诊。患者症状和体征主要是各类血细胞减少的表现。85%以上的患者有贫血，这种贫血可能在就诊以前已经存在，查体时才被发现，严重贫血时表现为肢软乏力、虚弱、头昏、活动后心悸或气促等；后期则除了贫血表现以外可有因 PLT 减少而出血，表现为皮肤淤点淤斑，鼻腔、牙龈渗血；中性粒细胞减少发生感染而出现发热，其中有 10%~15%为不明原因发热，多数为低热，与感染无相关性。诊断时中性粒细胞和 PLT 计数严重降低的患者通常处于疾病进展阶段。

【辅助检查】

1. 外周血检查 一系或多系血细胞减少，少数患者早期表现为贫血或 WBC 或 PLT 减少，极少数患者可无贫血而仅有 WBC 和/或 PLT 减少。随着病情的进展，大多数患者为全血细胞减少。同时可有各类血细胞发育异常的形态改变，外周血可出现少量原始细胞及不成熟粒细胞或有核红细胞。

2. 骨髓检查

（1）骨髓细胞形态学 增生程度增高或正常，原始细胞比例正常或增高，红系细胞比例明显增高，巨核细胞正常或增多，淋巴细胞比例减低。有红系、粒系、巨核系细胞有发育异常的形态学改变，常至少累及两系。典型的 MDS 患者，发育异常细胞占该系细胞的比例≥10%。拟诊 MDS 患者均应进行骨髓铁染色计数环状铁粒幼红细胞。

（2）骨髓活检 对骨髓涂片质量欠佳或骨髓穿刺出现"干抽"时具有重要诊断价值。骨髓活检可提供骨髓细胞增生程度、巨核细胞数量、原始细胞群体、骨髓纤维化程度及肿瘤骨髓转移等重要信息，有助于排除其他可能导致血细胞减少的因素或疾病。

（3）骨髓培养 骨髓红系爆式集落形成单位（BFU-E）、红细胞集落生成单位（CFU-E）、巨核细胞集落形成单位（CFU-MK）、粒细胞、红细胞、单核细胞及巨核细胞集落形成单位（CFU-GEMM）均明显减少或全无生长。

3. 细胞遗传学检查 40%~60%的 MDS 患者有非随机的染色体异常，多为异位、缺失性改变，其中以+8、-5/del（5q）、-7/del（7q）、del（20q）最常见。FISH 检测可提高部分 MDS 患者细胞遗传学异常检出率。

4. 免疫学检查 流式细胞技术可检测到 MDS 患者骨髓细胞免疫表型存在异常，对于 MDS 的预后分层及低危 MDS 与非克隆性血细胞减少症的鉴别诊断有一定价值。对于无典型形态学和细胞遗传学证据，无法确诊 MDS 的患者，流式细胞技术检测结果可作为辅助诊断标准之一。

5. 分子生物学检查 二代基因测序技术、单细胞测序技术在绝大多数 MDS 患者中检出基因突变，对 MDS 的诊断及预后判断有潜在应用价值。

6. 其他 血清铁代谢、铁蛋白、促红细胞生成素、叶酸、维生素 B_{12}、血清乳酸脱氢酶、尿酸等可出现非特异性改变，虽然对 MDS 诊断无重要意义，但对评估患者病情具有参考价值。T2 磁共振（MRI）用于评估心脏、肝脏铁过载。

【诊断与鉴别诊断】

（一）诊断

MDS 诊断依赖于多种实验室检测技术的综合使用，其中骨髓穿刺涂片细胞形态学和细胞遗传学检测技术是 MDS 诊断的核心指标。根据患者症状、外周血血细胞减少、骨髓细胞发育异常的形态学表现、原始细胞比例升高、细胞遗传学异常、基因突变，MDS 的诊断一般不难。MDS 的最低诊断标准［参照《骨髓增生异常综合征中国诊断与治疗指南（2019 年版）》］见表 41-3。

表 41-3　MDS 最低诊断标准

MDS 诊断需满足两个必要条件和一个主要标准
必要条件（两条均须满足）
（1）持续 4 个月一系或多系血细胞减少（如检出原始细胞增多或 MDS 相关细胞遗传学异常，无须等待可诊断 MDS）
（2）排除其他可导致血细胞减少和发育异常的造血及非造血系统疾病
MDS 相关（主要）标准（至少满足一条）
（1）发育异常：骨髓涂片中红细胞系、粒细胞系、巨核细胞系发育异常细胞的比例≥10%
（2）环状铁粒幼红细胞占有核红细胞比例≥15%，或≥5%且同时伴有 SF3B1 突变
（3）原始细胞：骨髓涂片原始细胞达 5%~19%（或外周血涂片 2%~19%）
（4）常规核型分析或 FISH 检出有 MDS 诊断意义的染色体异常
辅助标准（对于符合必要条件、未达主要标准、存在输血依赖的大细胞性贫血等常见 MDS 临床表现的患者，如符合≥2 条辅助标准，诊断为疑似 MDS）
（1）骨髓活检切片的形态学或免疫组化结果支持 MDS 诊断
（2）骨髓细胞的流式细胞术检测发现多个 MDS 相关的表型异常，并提示红系和（或）髓系存在单克隆细胞群
（3）基因测序检出 MDS 相关基因突变，提示存在髓系细胞的克隆群体

注：血细胞减少的标准：ANC$<1.8\times10^9$/L，HGB<100g/L，PLT$<100\times10^9$/L。

（二）鉴别诊断

1. 非重型再障（NSAA） 常需与 MDS-MLD 鉴别。MDS-MLD 的网织红细胞可正常或升高，外周血可见到有核红细胞，骨髓红系、粒系、巨核系细胞有发育异常的形态改变，至少累及两系，早期细胞比例不低或增加，染色体异常，而 NSAA 一般无上述异常。

2. 阵发性睡眠性血红蛋白尿（PNH） 也可出现全血细胞减少和病态造血，FCM 检测 CD55、CD59、Flaer 阴性细胞比例增加，酸化血清溶血实验（Ham 试验）阳性及血管内溶血的改变。

3. 巨幼细胞贫血 MDS 患者红细胞生成异常，可见巨幼样变，易与巨幼细胞贫血混淆，通过检测血清叶酸、维生素 B_{12} 可做出诊断，补充叶酸、维生素 B_{12} 后贫血可纠正。而 MDS 用叶酸、维生素 B_{12} 治疗无效。

4. 慢性髓系白血病（CML） CML 的费城（Ph）染色体、BCR-ABL 融合基因检测为阳性，而 CMML 则无。

5. 急性白血病（AL）　MDS 中 RAEB 亚型原始细胞比例增高，但低于 20%，可与 AL 鉴别。

6. HIV 感染　艾滋病晚期患者可有血细胞减少和血细胞发育异常的形态学改变，HIV 病毒检测和外周血 T 细胞亚群分析有助于诊断。

【病情评估】

（一）危险度分层

MDS 患者危险度分层采用 2012 年修订的 MDS 国际预后积分系统（IPSS-R），该系统被认为是 MDS 预后评估的金标准，见表 41-4、表 41-5。

表 41-4　修订的 MDS 国际预后积分系统（IPSS-R）

预后变量	0	0.5	1	1.5	2	3	4
细胞遗传学 *	极好		好		中等	差	极差
骨髓原始细胞（%）	≤2		>2 且<5		5~10	>10	
HGB（g/L）	≥100		80~100	<80			
中性粒细胞绝对值（×10⁹/L）	≥0.8	<0.8					
PLT（×10⁹/L）	≥100	50~100	<50				

注：* 极好：del（11q），-Y；好：正常核型，del（20q），del（12p），del（5q）/del（5q）附加另一种异常；中等：+8，del（7q），i（17q），+19 及其他 1 个或 2 个独立克隆的染色体异常；差：-7，inv（3）/t（3q）/del（3q），-7/del（7q）附加另一种异常，复杂异常（3 个）；极差：复杂异常（3 个以上）。

表 41-5　MDS IPSS-R 危险度

IPSS-R 危险度	中位生存期	转 AML 中位时间
极低危：≤1.5 分	6.8 年	未达到
低危：>1.5~≤3 分	4.3 年	未达到
中危：>3~≤4.5 分	2.3 年	15.7 年
高危：>4.5~≤6 分	1.5 年	4.8 年
极高危：>6 分	0.9 年	2.6 年

注：极低危、低危、中危（≤3.5 分）归为较低危组，中危（>3.5 分）、高危、极高危归为较高危组。

（二）MDS 病程演变模式

1. 病情稳定的患者，骨髓中原始细胞不增多或轻微增多（<5%），随诊中未发生白血病转化，一般支持治疗可存活数年或十多年。

2. 初期病情稳定的患者，与前一种类似，骨髓中原始细胞不增多或轻微增多（<10%），随着病情的发展，骨髓中原始细胞迅速增多，演变为 AML。

3. 患者骨髓中原始细胞逐渐进行性增多，病情随之进展转为 AML（以 M_1、M_2、M_4、M_6 亚型多见）。原始细胞比例越高，预后越差。有染色体异常、外周血细胞显著减少、巨核细胞异常等预后不良。

MDS 的治疗选择虽然较多，但总体预后不良。导致 MDS 患者死亡的因素有骨髓无效造血加重、WBC 及 PLT 进行性减少导致感染和出血，30%~40% 转化为白血病，10%~20% 与 MDS 无直接关系的其他疾病。

【治疗】

治疗目标：较低危组患者改善造血和提高生活质量，较高危组患者延缓疾病进展和延长生存期。MDS 治疗宜个体化。在制订治疗方案时应考虑患者年龄、一般状况评分、合并疾病、预后分组、基因突变谱系、患者的意愿（追求生存质量为主还是追求长期生存为主），综合考虑选择治疗方案。

（一）支持治疗

支持治疗是低危 MDS、高龄 MDS 主要的治疗措施，包括成分输血、去铁治疗及应用 EPO、G-CSF 或 GM-CSF。

1. 输血 治疗 HGB 低于 60g/L 或伴有明显贫血症状时考虑输注红细胞，老年、代偿能力差、需氧量增加，HGB≤80g/L 时给予输注红细胞治疗。PLT<$10×10^9$/L 为预防性输注 PLT 的指征，有发热、感染时应将 PLT 提高到 $20×10^9$/L。

2. 控制感染 粒细胞减少的 MDS 目前无证据支持常规预防性使用抗细菌或抗真菌药物。有明确感染灶时可使用抗生素治疗。

3. 去铁治疗 对于预期寿命≥1 年、输血总量超过 80U、SF≥1000μg/L 至少 2 个月、输血依赖的患者，可实施去铁治疗，并以 SF 为主要监测及控制指标（目标是将 SF 控制在 500~1000μg/L）。具体治疗措施参考《铁过载诊断与治疗的中国专家共识》。常用的去铁药物有去铁胺和地拉罗司，将去铁胺配成 10% 的浓度（5mL 灭菌注射用水溶解 500mg 去铁胺），静脉持续泵入 8~12 小时；地拉罗司为一种新型的三价铁螯合剂，口服吸收率高。地拉罗司起始剂量 20mg/（kg·d），一般 3~6 个月根据 SF 调整剂量。该药不可溶于牛奶或碳酸类饮料中。副作用有胃肠道反应、皮疹、丙氨酸氨基转移酶及肌酐升高，每月应监测血肌酐，肌酐清除率<40mL/min 者禁用。

4. 细胞因子治疗 粒细胞缺乏症且伴有反复或持续性感染的 MDS 患者，予 G-CSF 或 GM-CSF，使中性粒细胞大于 $1×10^9$/L。输血依赖的较低危组 MDS 患者可采用 EPO±G-CSF 治疗，治疗前 EPO 水平<500IU/mL 和红细胞输注依赖较轻（每月<8U）的 MDS 患者对 EPO 治疗反应率高。对较低危组 MDS 存在严重或致命的血小板减少考虑应用血小板受体激动剂如艾曲波帕。

（二）免疫抑制治疗

CsA 3mg/（kg·d）联合 ATG 40mg/（kg·d）×4 天，定期检测 CsA 血药浓度，维持在 100~200μg/L，根据 CsA 血药浓度调整用量，适用较低危、骨髓原始细胞比例<5% 或骨髓增生低下、正常核型或单纯+8、存在输血依赖、HLA-DR15 阳性或存在 PNH 克隆的患者。

（三）免疫调节治疗

沙利度胺和来那度胺对于伴有 del（5q）±1 种其他异常（除-7/7q⁻外）的较低危组 MDS 患者有较好疗效。沙利度胺 50mg/d，治疗 12 周无效则换其他方案；来那度胺 10mg/d×21 天，28 天为 1 个疗程。伴有 del（5q）的 MDS 患者，如出现下列情况不建议应用来那度胺：①骨髓原始细胞比例>5%。②复杂染色体核型。③IPSS-中危-2 或高危组。④TP53 基因突变。

（四）去甲基化药物

常用药物有阿扎胞苷（AZA）和地西他滨，其通过抑制 DNA 甲基化转移酶（DNMT）而减低甲基化水平，使因甲基化而沉默的抑癌基因重新表达，发挥促分化、诱导损伤 DNA 凋亡等而起抗肿瘤作用；也有直接细胞毒作用而导致 DNA 损伤和凋亡。去甲基化药物可用于较高危组 MDS 患者，其可降低患者向 AML 转化的风险、改善生存。较低危组 MDS 患者如出现严重粒细胞减少和（或）PLT 减少，也可用去甲基化药物治疗，以改善血细胞减少程度。AZA 75mg/（m^2·d）皮下注射×7 天，28 天为 1 个疗程，治疗 6 个疗程后评价疗效，副作用有中性粒细胞减少、PLT 减少、贫血、胃肠道反应、乏力等。地西他滨 20mg/（m^2·d）×5 天，静脉注射，4 周为 1 个疗程，4~6 个疗程后评价疗效，常见副作用有出血、乏力、恶心、中性粒细胞减少、PLT 减少等，一般患者耐受性较好。

（五）联合化疗

对体能状况较好、年龄低于 65 岁、确诊时间不长、较高危组尤其是原始细胞比例增高的患者，化疗是选择非 HSCT 患者的治疗方式之一。可采取 AML 标准 3+7 诱导方案或预激方案。3+7 方案：柔红霉素（DNR）45mg/（m^2·d），静脉注射 1~3 天，加阿糖胞苷（Ara-C）100mg/（m^2·d），静脉注射 1~7 天。

预激方案：①CAG 方案：Ara-C 10mg/m^2，第 12 小时 1 次皮下注射，1~14 天；G-CSF 300μg，皮下注射，0~14 天；阿克拉霉素（Acla）14mg/（m^2·d），静脉注射 1~4 天。②HAG 方案：高三尖杉酯碱（HHT）1mg/（m^2·d），静脉注射 1~14 天；Ara-C、G-CSF 用法用量同 CAG 方案。化疗期间，当外周血 WBC 或 ANC 计数显著增加（一般以 WBC>20×10^9/L 或 ANC>5×10^9/L）时，G-CSF 减量或停用。预激方案也可联合去甲基化药物。MDS 化疗后骨髓抑制期长，要注意加强支持治疗和隔离保护。

（六）allo-HSCT

allo-HSCT 是目前唯一可能治愈 MDS 的疗法。适应证：①年龄<65 岁、较高危组 MDS 患者。②年龄<65 岁，伴有严重血细胞减少、经其他治疗无效或伴有不良预后遗传学异常（如-7、3q26 重排、TP53 基因突变、复杂核型、单体核型）的较低危组患者。

（七）其他治疗

雄激素对部分有贫血表现的 MDS 患者有促进红系造血的作用，是 MDS 治疗的常用辅助治疗药物，包括达那唑、司坦唑醇和十一酸睾丸酮。As_2O_3 对部分患者有效，含砷中成药青黄散对 MDS 也有效。新药红细胞成熟剂罗特西普推荐用于血清 EPO 浓度>500IU/L 的较低危组患者，剂量 1mg/kg 皮下注射，每 3 周 1 次。

（八）预防

注意环境监测及个人防护。从事有毒化工人员，严格掌握操作规程，加强劳动和生活环境防护，定期健康体检及环境监测，防患于未然。严格掌握药物适应证，防止滥用并定期观察及检测。远离各种电离辐射场所，对在接受放化疗的患者，应定期随访。

（九）健康教育与人文关怀

MDS 的治疗措施选择虽然较多，但总体预后不良。对不同危险度的患者分层进行健康教育，较低危组患者给予日常生活、用药指导，注重改善患者生活质量，防止转变为 AML；较高危组患者鼓励其正确面对疾病，积极治疗，预防并发症，延长生存期。对于有望进行 HSCT 的患者，中国造血干细胞捐献者资料库（中华骨髓库）可为其提供检索配型相合的捐献者及移植相关服务等。指导患者合理选择适合自己的治疗方案。

思考题

1. 简述 MDS 的 FAB 分型。
2. 试述 MDS 的最低诊断标准。
3. 简述 MDS 的支持治疗。

扫一扫，查阅本
章数字资源，含
PPT、音视频、
图片等

外周血白细胞持续低于 $4×10^9/L$，称为白细胞减少症（leukopenia）。WBC 成分中 50%～70%为中性粒细胞，外周血中性粒细胞低于 $2×10^9/L$，称为粒细胞减少症（neutropenia），低于 $0.5×10^9/L$ 或消失，称为粒细胞缺乏症（agranulocytosis），简称粒缺。粒细胞缺乏症常伴有严重感染，预后凶险。本章主要讲述中性粒细胞减少症。

【病因和发病机制】

依据中性粒细胞生长的细胞动力学，其在骨髓中分为干细胞池、分裂池、储存池。储存池中的中性粒细胞数量为血液中的 8～10 倍，随时可以进入外周血。外周血中约一半附着在血管壁称为边缘池，一半进入血液循环中称为循环池，两者之间可以自由交换，处于动态平衡。中性粒细胞在血液循环中消失的时间 6～7 小时，然后进入组织或炎症部位，执行防御病原体及清除"废物"的功能。

先天性中性粒细胞减少罕见，获得性中性粒细胞减少多因为中性粒细胞生成减少，破坏过多或分布异常而造成，其病因和发病机制如下。

1. 药物诱发中性粒细胞减少症　抗肿瘤药及其他化学药物（表 42-1）可导致幼粒细胞 DNA或 RNA 合成障碍，直接抑制粒细胞增殖，此种细胞毒作用与药物剂量有关；其次，药物还可以半抗原诱发中性粒细胞的免疫性损伤。特应性药物性粒细胞缺乏症临床表现较严重，常急性发作，多并发严重组织感染和脓毒症，多见于使用磺胺类药物、抗甲状腺药物、抗血小板药物、非甾体类抗炎药。

表 42-1　引起白细胞减少的常用药物

类别	药物
抗肿瘤药	氮芥、白消安、环磷酰胺、巯嘌呤、顺铂、氟尿嘧啶、塞替派、柔红霉素、阿霉素
解热镇痛药	氨基比林、保泰松、安乃近、阿司匹林、吲哚美辛、布洛芬、吡罗昔康、非那西汀
镇静催眠药	苯巴比妥、氯丙嗪、苯二氮䓬类、氯氮平
抗甲状腺药	硫氧嘧啶类、甲巯咪唑、卡比马唑
抗癫痫药	苯妥英钠、三甲双酮
磺胺药	磺胺噻唑、磺胺嘧啶、磺胺异唑
抗生素	青霉素、氯霉素、头孢菌素类、氨苄西林
抗结核药	异烟肼、对氨水杨酸、氨硫脲、利福平
抗疟药	奎宁、伯氨喹
抗组胺药	苯海拉明、西咪替丁、氯苯那敏

续表

类别	药物
降血糖药	甲苯磺丁脲（D860）
心血管病药	普鲁卡因胺、普萘洛尔、甲基多巴、利血平、奎尼丁
利尿药	醋唑磺胺、依他尼酸、氢氯噻嗪
抗病毒药	更昔洛韦等
其他药物	青霉胺、左旋咪唑、TNF-α

2. 骨髓损伤致中性粒细胞减少症 电离辐射、化学毒物可直接损伤或抑制造血干细胞及早期分裂细胞；骨髓造血功能衰竭、恶性血液病、肿瘤细胞骨髓浸润等情况，可破坏骨髓造血功能，引发中性粒细胞减少。

3. 感染相关性中性粒细胞减少症 见于病毒感染、脓毒症、伤寒等，其机制与骨髓储存池中性粒细胞消耗或转移至边缘池增多有关。

4. 免疫性中性粒细胞减少症 原发性自身免疫性中性粒细胞减少症见于儿童，多数 2 年内自然缓解；继发性自身免疫性中性粒细胞减少症是成人较常见的类型，多继发于免疫相关疾病如系统性红斑狼疮、类风湿关节炎等结缔组织疾病和药物所致免疫性粒细胞减少。

5. 慢性特发性中性粒细胞减少症 也是成人中性粒细胞减少的常见原因，多无症状，呈良性过程，血 WBC 水平多在安全水平，可定期观察，无须治疗。

【临床表现】

（一）白细胞减少症

本病多为慢性过程，少数患者可无症状而是在检查血象时发现；多数患者可有头晕、乏力、食欲减退、低热、失眠、多梦、腰痛等非特异性表现。对感染的易感性差异很大，如伴有单核细胞增多者，可无明显感染。如粒细胞$<1\times10^9/L$，患者可有口腔炎、中耳炎、支气管炎、肺炎、肾盂肾炎等继发感染。

（二）粒细胞缺乏症

本病主要与原发病和中性粒细胞减少引起的感染相关。严重粒缺起病急骤，突然畏寒、高热、周身不适。肺、泌尿系、口咽部、肛周和皮肤是常见感染部位。由于继发感染，可在咽部、齿龈及颊部等黏膜出现溃疡。严重者皮肤、鼻腔、阴道、肛门、直肠等处发生坏死性溃疡。感染部位可出现疼痛，但是红肿反应不明显，一般不会形成积脓，感染不易局限，甚至迅速发展为脓毒症，继而出现感染性休克，诱发 DIC，病情凶险，若未积极治疗，病死率高。

【辅助检查】

（一）白细胞减少症

1. 外周血检查 WBC 计数一般在（2～4）$\times10^9/L$，中性粒细胞百分比正常或轻度减低，淋巴细胞相对增多；粒细胞可有核左移，胞浆出现毒性颗粒、空泡等变性，常提示细菌感染。RBC 及 PLT 大致正常。

2. 骨髓检查 可呈代偿性增生或增生低下，或出现粒细胞成熟障碍等。

（二）粒细胞缺乏症

1. 外周血检查　ANC<0.5×10⁹/L，甚至完全消失。粒细胞呈显著毒性变性，淋巴细胞比值相对增多。RBC 和 PLT 一般正常。

2. 骨髓检查　成熟或比较成熟的中性粒细胞明显减少或消失，而原粒、早幼粒和中幼粒仍有相当数量，呈粒细胞成熟受阻（"成熟停滞"现象）。严重者可出现粒细胞再生障碍的骨髓象。淋巴细胞、浆细胞和组织细胞可增多。幼红细胞和巨核细胞系大致正常。

【诊断与鉴别诊断】

（一）诊断

1. 白细胞减少症　血 WBC 计数的生理变异较大，必须反复定期检查，包括人工镜检 WBC 分类，以确定是否 WBC 持续<4×10⁹/L；确定后应尽力寻找原因，需详细询问病史、全面体格检查和实验室检查，必要时动态观察；骨髓检查可观察粒细胞增生程度，也可除外其他血液病。可结合病毒检测、甲状腺功能检测、自身抗体检测等，鉴别继发性粒细胞减少症的病因。

2. 粒细胞缺乏症　多数起病急骤，病情严重，外周血常提示中粒细胞极度减少（<0.5×10⁹/L），骨髓象显示粒细胞成熟受阻或再生障碍；常有确定的病因，多数患者为药物所致，应详细询问病史及用药史。

（二）鉴别诊断

白细胞减少症和粒细胞缺乏症应与白细胞不增多性白血病、急性再生障碍性贫血等鉴别，一般根据血液一般检查及骨髓象检查结果，结合免疫学、细胞遗传学及分子生物学检测结果，不难做出鉴别。

白细胞减少症和粒细胞缺乏症鉴别诊断的重点是病因的鉴别。对于病因诊断困难的患者，可以选择相关的辅助检查，进一步查明白细胞减少和粒细胞缺乏的原因。

1. 骨髓贮备功能　肾上腺糖皮质激素可使骨髓粒细胞释放入外周血，应用肾上腺糖皮质激素可以了解骨髓粒细胞的贮备量及释放功能。应用氢化可的松 200mg 静脉注射或泼尼松 40mg 口服，5 小时后检测血象，WBC 计数较用药前升高 2×10⁹/L 以上为正常。

2. 边缘池粒细胞　应用肾上腺素 0.2mg 皮下注射，注射前、注射后 20 分钟检查血 WBC 计数，如注射后较注射前升高 2×10⁹/L 或升高 1 倍以上，提示粒细胞过多地聚集于血管壁，且无脾大，则为假性粒细胞减少。

3. 白细胞凝集素或中性粒细胞抗体　免疫性粒细胞减少者粒细胞表面和血清中可检测到相关抗体，但多次输血者也可呈阳性。

4. 骨髓培养　观察粒细胞集落形成单位（CFU-G），了解干细胞和骨髓基质有无缺陷。

除上述辅助检查外，还应结合病史综合判断，如了解药物、化学物质、放射线接触史，有无基础疾病、家族史等。

【病情评估】

（一）临床分度

根据粒细胞减少程度进行分度。

1. **轻度粒细胞减少症**　粒细胞计数≥$1×10^9$/L。
2. **中度粒细胞减少症**　粒细胞计数（0.5~1）×10^9/L。
3. **重度粒细胞减少症**　粒细胞计数<0.5×10^9/L，即粒细胞缺乏症。
4. **严重粒细胞缺乏症**　粒细胞计数<0.1×10^9/L。

（二）继发感染风险评估

中性粒细胞减少患者感染发生率与中性粒细胞减少程度、持续时间有关。当中性粒细胞数分别<0.1×10^9/L、<0.5×10^9/L、<1×10^9/L、<1.5×10^9/L时，感染的发生率分别为53%、36%、20%、9%~10%，且随中性粒细胞减少程度的加重而增加。

粒细胞缺乏症感染风险评估对于后续选择抗菌药具有重要指导意义，高危患者必须住院治疗。粒缺持续10天，感染发生率达100%，超过7天则真菌和特殊病原菌的感染率显著提高。

轻度粒细胞减少感染发生率低，预后好；病因明确且去除病因者，预后良好；既往粒缺伴重症感染者病死率高。近年来，随着无菌隔离措施、新的广谱抗生素及重组人粒细胞集落刺激因子（rhG-CSF）的应用，感染导致的病死率显著下降。如没有明确病因或病因不能去除（如白血病、重型再障）、粒缺持续时间长、反复发生感染则预后差。当患者出现全身性严重感染，应仔细评估患者感染状态与感染并发症，如存在感染性休克、DIC、器官功能衰竭，则病情凶险，若不予积极治疗，病死率高。

（三）粒细胞缺乏症危险分层

粒细胞缺乏症危险分层见表42-2。

表42-2　粒细胞缺乏症危险分层

危险度	危险因素
高危	符合以下任意1项 1. 预计严重中性粒细胞缺乏（<0.1×10^9/L）持续>7天 2. 有以下任1种临床合并症（包括但不限于）：①血流动力学不稳定。②口腔或胃肠道黏膜炎，吞咽困难。③胃肠道症状（腹痛、恶心、呕吐和腹泻）。④新发的神经系统改变或精神症状。⑤血管内导管感染，尤其是导管腔道感染。⑥新发的肺部浸润或低氧血症，或有潜在的慢性肺部疾病 3. 肝功能不全（转氨酶水平>5倍正常上限）或肾功能不全（肌酐清除率<30mL/min） 4. 合并免疫功能缺陷疾病 5. 接受分子靶向药物或免疫调节药物治疗
低危	预计中性粒细胞缺乏时间≤7天，无活动性合并症，肝肾功能正常或损害较轻并且稳定

【治疗】

（一）去除病因

理化因素引起者须立即停止接触；由感染引起者，须积极控制感染，继发其他疾病者，须积极治疗原发病，如白血病、再障、自身免疫性疾病等。

（二）一般治疗

白细胞减少症患者应注意劳逸结合，适当锻炼身体，增强体质。有反复感染史者须做好预防措施。对慢性原因不明的轻型患者，WBC降低不严重，症状不明显，骨髓检查基本正常者，不做过多药物治疗，应随访观察。粒细胞缺乏症患者需住院治疗，单人病房隔离，医护人员穿隔离衣，戴口罩、帽子、手套等，室内定期用紫外线消毒；有条件的医院可住层流病房。注意皮肤、肛门、口腔卫生及护理，饮食卫生。

（三）控制感染

轻度粒细胞减少无须特殊干预。中度粒细胞减少感染风险增加，需注意个人卫生，避免到人群聚集的地方。粒细胞缺乏症极易发生严重感染，应视为急危重症处理，予住院保护性隔离，立即取痰、血、大小便、咽拭子、分泌物等标本进行培养及药敏试验，完善胸部 CT 或 X 线检查，以明确感染部位及类型，按经验性治疗选择广谱抗生素，然后再根据培养及药敏结果调整用药。可联合青霉素类与氨基糖苷类抗生素，严重感染者应选用第三代头孢菌素。治疗中应重复细菌培养，并注意控制厌氧菌及霉菌感染。病毒感染可加用抗病毒药物。重症感染可静脉注射用免疫球蛋白。抗菌药物的使用可参考《中国中性粒细胞缺乏伴发热患者抗菌药物临床应用指南（2020 年版）》。

（四）应用糖皮质激素

糖皮质激素可促进粒细胞的释放，抑制免疫反应，对免疫性粒细胞缺乏症有一定疗效，但易掩盖感染征象，故仅对全身衰竭或中毒性休克患者短期应用。使用时须同时并用足量使用高效广谱抗生素，防止感染扩散。常用氢化可的松 200~300mg 静脉滴注，每日 1 次，待 WBC 回升、体温下降后，逐渐减量至停药。

（五）促进粒细胞生成

重组人粒细胞集落刺激因子（rhG-CSF）作用于骨髓中的粒细胞系祖细胞，促进其向中性粒细胞分化和增殖。rhG-CSF 2~5μg/（kg·d）皮下注射，重组人粒-单核细胞集落刺激因子（rhGM-CSF）3~10μg/（kg·d）皮下注射，用于粒缺疗效肯定。其他药物可选 B 族维生素（维生素 B_4、B_6）、碳酸锂、核苷酸、鲨肝醇、利血生、利可君、咖啡酸片等，但疗效不肯定，可选用其中 1~2 种，4~6 周调整一组，直到起效。中成药可选芪胶升白胶囊 4 粒，每日 3 次；地榆升白片 2~4 片，每日 3 次。

（六）预防

避免使用各种可能引起粒细胞减少的药物，如必须使用，应定期监测血液一般检查，根据 WBC 及粒细胞计数调整用药或停药，并密切观察。对密切接触放射线或苯等有害理化因素者，应加强劳动保护及定期进行血液一般检查。

（七）健康教育与人文关怀

粒细胞缺乏症临床多见于肿瘤放化疗后骨髓抑制，G-CSF/GM-CSF 的使用可以快速将 WBC 升至安全范围，为其后续治疗提供了保障。在诊治这类患者时，需要做好医患有效沟通，有针对性地进行病情告知及宣教，包括治疗的目标、饮食卫生、个人防护、日常起居、复诊知识等，督促患者防止感染，指导患者合理用药，进行心理护理，给予情感支持，增强其与疾病斗争的信心，提高临床疗效。

思考题

1. 试述粒细胞缺乏合并感染的特点。
2. 简述粒细胞缺乏症的临床分度。

第四十三章
淋巴瘤

扫一扫，查阅本章数字资源，含PPT、音视频、图片等

淋巴瘤（lymphoma）是一组起源于淋巴结和（或）结外淋巴组织，由单个突变淋巴细胞克隆性增生而形成的高度异质性恶性肿瘤，可分为霍奇金淋巴瘤（Hodgkin lymphoma，HL）和非霍奇金淋巴瘤（non-Hodgkin lymphoma，NHL）两大类，临床主要表现为无痛性淋巴结肿大，伴或不伴发热、夜间盗汗、体重下降等全身症状。淋巴瘤是常见恶性肿瘤，发达国家的发病率高于发展中国家。我国淋巴瘤发病率及死亡率处于全球低发水平，但均呈上升趋势。2015年，国家癌症中心肿瘤登记资料显示，淋巴瘤发病顺位第11位，死亡顺位第10位，发病有年龄、性别、地域、城乡等差异，发病高峰年龄75~79岁，男性多于女性，城市高于农村，以NHL淋巴瘤多见。

【病因和发病机制】

淋巴瘤的病因和发病机制尚未完全明确。一般认为，淋巴瘤的发生与感染、免疫缺陷、遗传因素有关。

1. 感染 EB病毒（EBV/HHV-4）与Burkitt淋巴瘤、NK/T细胞淋巴瘤的发病密切相关，EBV的致瘤机制认为有两种可能途径：①EBV感染宿主将病毒基因整合到宿主基因组中，引起肿瘤的发生。②病毒基因组编码的产物诱导和促进肿瘤的发生，如EBV编码的LMP1膜蛋白，能够抑制细胞DNA损伤修复，并激活NF-κB、PI3K/Akt通路及其他信号转导通路，促进肿瘤的发生。人类T淋巴细胞白血病病毒Ⅰ型（HTLV-Ⅰ）与成人T细胞白血病/淋巴瘤发生相关；HTLV-Ⅱ与T淋巴细胞皮肤淋巴瘤有关。人类疱疹病毒8（HHV-8）则与渗出性淋巴瘤和Castleman病有关。HIV感染使$CD4^+T$细胞减少、耗竭，导致患者发生各种肿瘤，最常见的为淋巴瘤。幽门螺旋杆菌（Hp）感染与胃黏膜相关性淋巴组织淋巴瘤（胃MALT淋巴瘤）有关，部分患者经过根除Hp治疗即可使淋巴瘤缓解。此外，HBV、HCV与NHL具有一定的相关性。

2. 免疫缺陷 免疫功能低下和自身免疫性疾病能够增加淋巴瘤的发生风险。获得性免疫缺陷比遗传性免疫缺陷更常见，如HIV/AIDS患者发生淋巴瘤的风险高出正常人群60倍以上。器官移植后长期应用免疫抑制剂者引起的恶性肿瘤1/3为淋巴瘤，心脏移植患者风险系数最高。遗传性免疫缺陷如无丙种球蛋白血症、干燥综合征、桥本甲状腺炎患者，淋巴瘤发病率较常人为高。

3. 遗传因素 慢性淋巴细胞性白血病/小淋巴细胞淋巴瘤的一级亲属中发生淋巴瘤的风险增加2~7倍。某些类型的淋巴瘤常存在重现性的染色体缺失或扩增、易位和基因突变等遗传学异常。这些遗传学改变可引起癌基因的激活和（或）肿瘤抑制基因的失活，造成淋巴细胞恶性增殖，形成淋巴瘤。

【病理和分型】

淋巴瘤的典型淋巴结病理学特征：正常滤泡性结构被大量异常淋巴细胞或组织细胞所破坏，被膜周围组织可见上述细胞浸润，被膜及被膜下窦被破坏。晚期可出现淋巴瘤细胞骨髓浸润并进入外周血，转化为 ALL。

1. HL　目前认为霍奇金淋巴瘤是一种组织学、临床表现相对独立的淋巴瘤，属于 B 细胞来源肿瘤。肿瘤组织中找到多核巨细胞里-斯（R-S）细胞具有诊断价值，R-S 细胞的典型表现为细胞个体大、巨大双核和多核，核仁大而明显，胞浆呈嗜双色性，外观像猫头鹰的眼睛，呈"镜影"状。2017 年的 WHO 分类中，HL 分为经典型和结节性淋巴细胞为主型（NLP）两类，我国 90% 以上为经典型。依据肿瘤细胞形态和背景细胞成分，经典型又分为 4 个组织学亚型，即结节硬化型（NS）、混合细胞型（MC）、淋巴细胞消减型（LD）、富于淋巴细胞型（LR）。其中 NS 是最常见的亚型，占 60%~80%，我国以 NS 和 MC 为主，各占 HL 的 40%。

2. NHL　是一组组织学类型及临床表现有显著差异的淋巴细胞肿瘤性疾病，大部分起源于 B 细胞，易发生早期远处转移，呈跳跃式播散，越过邻近淋巴组织向远处淋巴结转移，肉眼可见病变的淋巴组织切面外观呈鱼肉状，显微镜下正常淋巴结结构被破坏，淋巴滤泡和淋巴窦消失。根据肿瘤细胞的免疫表型，NHL 可分为 B 细胞肿瘤、T 细胞与 NK 细胞肿瘤。结合肿瘤细胞的分化阶段、细胞形态、组织学形态、假定起源细胞定位、病变部位和临床经过，NHL 分为 80 多种亚型。2008 年，WHO 提出了新的淋巴组织肿瘤分类（第 4 版），2017 年对第 4 版做了修订，见表 43-1。

表 43-1　2017 年修订版 WHO 淋巴组织肿瘤分类

前驱淋巴性肿瘤
1. B 淋巴母细胞白血病/淋巴瘤，非特殊类型
2. B 淋巴母细胞性白血病/淋巴瘤伴频发基因异常
3. T 淋巴母细胞白血病/淋巴瘤
早期 T 前驱淋巴母细胞白血病
4. 自然杀伤（NK）淋巴母细胞白血病/淋巴瘤
成熟 B 细胞淋巴瘤
1. 慢性淋巴细胞白血病（CLL）/小淋巴细胞淋巴瘤（SLL）
单克隆 B 淋巴细胞增多症（MBL）
2. B 幼淋巴细胞白血病
3. 脾边缘区细胞淋巴瘤
4. 毛细胞白血病
5. 脾 B 细胞淋巴瘤/白血病，不能分类
脾弥漫性红髓小 B 细胞淋巴瘤
毛细胞白血病变异型
6. 淋巴浆细胞淋巴瘤
7. 意义不明的单克隆丙种球蛋白病（MGUS），IgM 型
8. 重链病（Mu 重链病、Gamma 重链病、Alpha 重链病）

成熟 B 细胞淋巴瘤

9. 浆细胞肿瘤

    意义不明的单克隆丙种球蛋白病（MGUS），非 IgM 型

    浆细胞骨髓瘤

    浆细胞瘤

    单克隆免疫球蛋白沉积病

    伴副肿瘤综合征的浆细胞肿瘤

10. 结外黏膜相关淋巴组织边缘区淋巴瘤（MALT 淋巴瘤）

11. 结内边缘区淋巴瘤

    儿童结内边缘区淋巴瘤

12. 滤泡性淋巴瘤

13. 儿童型滤泡性淋巴瘤

14. 伴 IRF4 重排大 B 细胞淋巴瘤

15. 原发皮肤滤泡中心细胞淋巴瘤

16. 套细胞淋巴瘤

17. 弥漫性大 B 细胞淋巴瘤（DLBCL），非特指型

18. 富于 T 细胞/组织细胞大 B 细胞淋巴瘤

19. 原发中枢神经系统弥漫性大 B 细胞淋巴瘤

20. 原发皮肤弥漫性大 B 细胞淋巴瘤，腿型

21. EBV+弥漫性大 B 细胞淋巴瘤，非特指型

22. EBV+黏膜皮肤溃疡

23. 慢性炎症相关弥漫性大 B 细胞淋巴瘤

24. 淋巴瘤样肉芽肿

25. 原发性纵隔（胸腺）大 B 细胞淋巴瘤

26. 血管内大 B 细胞淋巴瘤

27. ALK 阳性大 B 细胞淋巴瘤

28. 浆母细胞性淋巴瘤

29. 原发渗出性淋巴瘤

30. HHV8 相关的淋巴组织增生性疾病

31. Burkitt 淋巴瘤

32. 伴 11q 异常的 Burkitt 样淋巴瘤

33. 高级别 B 细胞淋巴瘤

34. 介于 DLBCL 和经典霍奇金淋巴瘤之间的不能分类的 B 细胞淋巴瘤

成熟 T 和 NK 细胞淋巴瘤

1. T 幼淋巴细胞白血病

2. T 大颗粒淋巴细胞白血病

3. NK 细胞慢性淋巴增殖性疾病

4. 侵袭性 NK 细胞白血病

5. 儿童 EBV 阳性的 T 细胞和 NK 细胞增生性疾病

    儿童系统性 EBV 阳性 T 细胞淋巴瘤

    慢性活动性 EBV 感染（T 细胞和 NK 细胞型），系统性

    种痘水疱病样淋巴组织增殖性疾病

    严重蚊虫叮咬过敏症

6. 成人 T 细胞白血病/淋巴瘤

7. 结外 NK/T 细胞淋巴瘤，鼻型

续表

成熟 T 和 NK 细胞淋巴瘤
8. 肠道 T 细胞淋巴瘤
9. 肝脾 T 细胞淋巴瘤
10. 皮下脂膜炎样 T 细胞淋巴瘤
11. 蕈样肉芽肿
12. Sezary 综合征
13. 原发性皮肤 CD30 阳性 T 细胞增殖性疾病
14. 原发皮肤的外周 T 细胞淋巴瘤，罕见亚型
15. 外周 T 细胞淋巴瘤，非特指型
16. 血管免疫母细胞 T 细胞淋巴瘤和其他滤泡辅助 T 细胞来源的淋巴瘤
17. 间变性大细胞淋巴瘤，ALK 阳性
18. 间变性大细胞淋巴瘤，ALK 阴性
19. 乳房植入物相关的间变性大细胞淋巴瘤
霍奇金淋巴瘤
1. 结节性淋巴细胞为主型霍奇金淋巴瘤
2. 经典型霍奇金淋巴瘤
结节硬化型（NS）
富于淋巴细胞型（LR）
混合细胞型（MC）
淋巴细胞消减型（LD）

【临床表现】

淋巴瘤的临床表现除淋巴结肿大外，还伴随发热、盗汗、体重下降、皮肤瘙痒、恶病质等全身症状。当淋巴瘤侵犯不同组织、器官及受压迫浸润的程度和范围不同时，引起的症状也不相同。

（一）HL

本病多见于青年人，以无痛性淋巴结肿大为典型临床表现，最常见于纵隔或颈部淋巴结，其次为腋下淋巴结，少数患者仅有深部淋巴结肿大，如腹膜淋巴结肿大，压迫浸润邻近器官，引起相应症状。部分 HL 患者以原因不明的持续性或周期性发热为首发症状。临床上约 1/3 的患者有发热、夜间盗汗、体重降低的全身症状，也可出现全身皮肤瘙痒、饮酒后淋巴结疼痛等。如侵犯其他器官，如肝、脾、肺、脊椎等，引起相应症状。

（二）NHL

NHL 见于各年龄组，但随着年龄增长而发病增多，男性多于女性。根据淋巴瘤的生物学行为又可分为惰性 NHL 和侵袭性 NHL。

1. 惰性 NHL 通常生长缓慢，自然病程较长，大多数表现为无痛性淋巴结肿大，累及一个或多个外周淋巴结区，颈部淋巴结肿大最常见，胸部以肺门及纵隔淋巴结受累常见，肿大淋巴结可引起局部压迫症状。约 40% NHL 起源于结外淋巴组织，如咽淋巴环、胃肠道、脾、骨骼、皮肤、肺、乳腺甚至颅内等。惰性 NHL 发热不明显，仅有局部浸润和压迫症状。

2. 侵袭性 NHL　常有发热、盗汗、消瘦，发展迅速，较 HL 更易发生远处播散及结外侵犯，肝脏侵犯常出现黄疸、转氨酶升高，偶有中枢神经系统侵犯。中枢神经系统受侵，包括软脑膜播散，在惰性淋巴瘤亚型中很少出现，但在侵袭性 NHL 中时有发生。侵袭程度最高的 Burkitt 淋巴瘤和淋巴母细胞淋巴瘤特别容易累及软脑膜。大约 20% 的 NHL 患者在发病时会出现全身症状，如发热、体重下降、夜间盗汗。侵袭性 NHL 患者更易出现全身症状。

【辅助检查】

1. 外周血检查　淋巴瘤的血液变化多为非特异性，各种类型及不同病例和不同分期之间差异很大。

（1）HL　血象变化较早，常有轻或中度贫血。WBC 多数正常，少数轻度或明显增多，伴中性粒细胞增加。约 1/5 病例有嗜酸性粒细胞增多，晚期淋巴细胞减少。

（2）NHL　WBC 多数正常，伴有相对或绝对淋巴细胞增多，形态正常。疾病进展期淋巴细胞减少。少数患者晚期可转化至白血病期，此时血象酷似 ALL。

2. 骨髓检查　早期患者骨髓多无特殊改变。部分患者骨髓有核细胞增生活跃或明显活跃，嗜酸粒细胞增多，如能找到 R-S 细胞则有助于诊断 HL。当 NHL 转化为白血病期，骨髓象呈现典型白血病表现。

3. 影像学检查

（1）B 超　可用于常规探测浅表淋巴结和浅表器官（如甲状腺、乳腺、睾丸等）的病变，对于深部淋巴结、肝脏、纵隔等部位的病变，可采用超声引导下穿刺活检，明确病理性质。

（2）CT　目前仍作为淋巴瘤分期、疗效评价和随诊的最常用的影像学检查方法，主要用于探查纵隔、腹腔及全身淋巴结肿大，对于无碘对比剂禁忌证的患者，应尽可能采用增强 CT。

（3）PET-CT　因其鉴别肿瘤性病灶的灵敏度和特异性较普通 CT 高，故在淋巴瘤诊断、分期及残留病灶检查方面的作用具有较大优势，目前是除惰性淋巴瘤外，淋巴瘤分期、疗效评价、预后预测的最佳检查方法。

（4）MRI　作为中枢神经系统、骨髓和肌肉部位病变的首选检查。

（5）同位素骨扫描　患者淋巴瘤骨浸润的全身骨显像缺乏特征性改变，难以与骨转移瘤、多发性骨髓瘤等疾病鉴别，故需要结合病史、实验室检查和其他影像学检查。常规骨扫描（^{99}Tcm-MDP）对初治 HL 患者的临床评估价值有限，但对于原发性骨淋巴瘤随访和预后评估作用优于 CT。

4. 病理学检查　淋巴结或肿瘤组织活检是淋巴瘤诊断与分型的确定依据。表浅部位最好手术摘取完整淋巴结，深部淋巴结活检可依靠 B 超或 CT 引导下穿刺，做细胞病理形态学检查。淋巴瘤的病理诊断需要综合形态学、免疫学等检查。

（1）组织形态学　基于常规 HE 染色切片的组织形态学分析对于具有特征性改变的淋巴瘤的诊断有着决定性的提示作用，如免疫表型分析、分子病理检测都必须在形态分析的基础上合理选择和使用。

（2）免疫组化（IHC）　应用单克隆抗体可以检测淋巴瘤细胞免疫表型。由于淋巴瘤病理类型繁多，形态学区别往往不明显，免疫表型分析已经成为淋巴瘤病理诊断的必备手段。IHC 用于判断是 B 细胞、T 细胞还是 NK 细胞淋巴瘤；判断肿瘤性免疫细胞的分化阶段和成熟程度；检测 CCDN1、ALK 等遗传学改变；鉴别恶性、良性疾病；检测 EBV、HHV8 等病原微生物；检测

CD20、CD3、CD19 等，为靶向治疗、免疫治疗提供依据；检测 MYC 和 BCL-2 识别双打击淋巴瘤，为评估预后提供依据。

5. 细胞遗传学检查 是临床检测遗传学基因异常最常用的方法，可以发现特定的染色体断裂、易位或扩增等，对特定染色体异常相关淋巴瘤的辅助诊断有指导意义，如 Burkitt 淋巴瘤相关的 t（8；14）易位、滤泡性淋巴瘤相关的 t（14；18）易位、结外黏膜相关淋巴组织边缘区淋巴瘤相关的 t（11；18）易位、套细胞淋巴瘤相关的 t（11；14）易位及双打击或三打击高级别 B 细胞淋巴瘤相关的 MYC（8q24）、BCL2（18q21）和 BCL6（3q27）基因重排。

6. 免疫学检查 基于 FCM 的免疫表型分析是淋巴瘤诊断和分型的重要手段。FCM 具有敏感度高、特异性强、检测周期短等优点，特别是在鉴别 B、T 细胞的克隆性增生、检测抗原表达水平及诊断小 B 细胞类肿瘤等方面具有独特的优势。

7. 其他检查 淋巴瘤患者在治疗前应进行肝肾功能、乳酸脱氢酶（LDH）、C 反应蛋白（CRP）、碱性磷酸酶（ALP）、β_2 微球蛋白、红细胞沉降率（ESR）检测及肝炎病毒、人类免疫缺陷病毒（HIV）、巨细胞病毒、EB 病毒等多种病毒筛查，如果存在病毒携带，应同时予以抗病毒治疗，以防淋巴瘤治疗导致病毒激活。对于高度侵袭性 NHL 或伴有中枢神经系统症状者应进行脑脊液检查，明确是否有中枢神经系统侵犯；对于可疑胃肠道受侵的患者行胃镜、肠镜检查；对于有心血管疾病，高龄或应用蒽环类药物的患者可选择性进行超声心动图检查；对于拟用博来霉素且有肺部基础疾病的患者应行肺功能检查。

【**诊断与鉴别诊断**】

（一）诊断

凡进行性、无痛性淋巴结肿大者均应考虑本病的可能，应做淋巴结活检。对于原因不明长期发热的患者应积极行影像学检查排除本病。对于诊断困难，并且高度怀疑本病的患者，应尽可能取组织活检明确诊断。淋巴结组织病理学检查是确诊本病的主要依据，除此之外，需要结合免疫组化或 FCM 检测免疫表型，有条件则进行细胞遗传学、分子生物学检测，尽量明确病理类型，进一步指导临床、判断预后。

（二）鉴别诊断

以浅表淋巴结肿大为主者，需与淋巴结结核、淋巴细胞白血病、肿瘤淋巴结转移等疾病鉴别；以发热为主要表现的需与结核病、脓毒症、风湿热、感染性心内膜炎、布鲁菌病、系统性红斑狼疮、恶性组织细胞病相鉴别；结外淋巴瘤应与相应器官的其他恶性肿瘤相鉴别。R-S 细胞对 HL 的病理组织学诊断具有重要意义，但 R-S 细胞不具有特异性，R-S 细胞也可见于传染性单核细胞增多症、结缔组织病等。

【**病情评估**】

（一）恶性程度

NHL 可以根据肿瘤细胞恶性程度分为低度、中度、高度、其他。恶性程度高预后差，疾病进展迅速，反之，恶性程度低，疾病发展缓慢，预后较好。

1. 低度 小淋巴细胞型、滤泡性小裂细胞型、小裂细胞型和大细胞混合型。

2. 中度 滤泡性大裂细胞型、弥漫性小裂细胞型、大细胞混合型、弥漫性大细胞型。

3. 高度 免疫母细胞型、淋巴母细胞型、小无裂细胞型。

4. 其他 毛细胞型、皮肤 T 细胞型、组织细胞型、髓外浆细胞瘤、不能分型。

(二) 淋巴瘤分期

淋巴瘤确诊后，患者应进行一个完整的分期评估，确定病变范围，提供预后信息，选择治疗方案。目前多采用 Ann Arbor 分期，主要适用于 HL，NHL 也可参考应用（见表 43-2）。

表 43-2 Ann Arbor 分期系统

分期	标准
Ⅰ 期	病变仅限于 1 个淋巴结区（Ⅰ），或单一淋巴外器官或部位（ⅠE）
Ⅱ 期	病变仅累及横膈同一侧两个或多个淋巴结区（Ⅱ）；或局限性累及 1 个淋巴结外器官或部位并同时伴有 1 个或多个淋巴结区病变（ⅡE）
Ⅲ 期	病变累及横膈上下两侧淋巴结区（Ⅲ），可以同时伴有脾累及（ⅢS），或伴有淋巴结外器官或部位累及（ⅢE），或两者均存在（ⅢSE）
Ⅳ 期	弥漫性或播散性累及 1 个或更多淋巴外器官或组织，如肝或骨髓受累，即使局限性也属Ⅳ期

各期根据有无全身症状，分为 A、B 两组。A 组，无全身症状；B 组，有全身症状。全身症状包括以下方面：①不明原因发热（>38℃，连续 3 天及以上）。②体重减轻（6 个月内下降 10% 以上）。③盗汗（连续 7 天及以上）。

(三) 预后不良相关因素

1. Ⅰ~Ⅱ期 HL 主要与年龄、血沉（ESR）、有无全身症状、纵隔大肿块、受累淋巴结区数、结外病灶等有关。

2. Ⅲ~Ⅳ期 HL 不良预后因素：①白蛋白<40g/L。②HGB<105g/L。③男性性别。④年龄≥45 岁。⑤Ⅳ期病变。⑥WBC 增多≥$15×10^9$/L。⑦淋巴细胞减少，占 WBC 比例<8% 和（或）计数<$0.6×10^9$/L。

早期 PET-CT 评估结果：无论诊断时分期早晚，化疗 2~3 周期后进行 PET-CT 评估，结果为阴性的患者，预后明显优于阳性患者。

淋巴瘤整体预后较好，中位生存时间 5~10 年。但淋巴瘤种类繁多，预后差异很大。HL 预后与组织类型及临床分期密切相关。Ⅰ期和Ⅱ期患者 5 年生存率在 90% 以上，绝大多数可治愈。Ⅲ、Ⅳ期患者 5 年生存率<50%。儿童、老年人、全身症状者预后差。NHL 的预后与年龄、LDH、体能状态、结外累及病变、分期、病理亚型及预后不良的分子病理改变密切相关，预后比 HL 差。

【治疗】

淋巴瘤病理分型和临床表现复杂，疑难病例多，我国抗癌协会淋巴瘤专业委员会制定了淋巴瘤多学科诊疗（MDT）模式，其目标在于减少淋巴瘤的误诊误治，缩短诊断和治疗等待时间，增强治疗方案的科学性和合理性，达到规范化和个体化治疗，从而改善临床疗效。

(一) 化学治疗

HL 与 NHL 均以化疗为基础的综合治疗为主，治疗淋巴瘤常用药物见表 43-3。

表 43-3 淋巴瘤常用药物

中文全称	英文缩写	中文全称	英文缩写
多柔比星	ADM	博来霉素	BLM
长春花碱	VLB	达卡巴嗪	DTIC
环磷酰胺	CTX	依托泊苷	VP-16
长春新碱	VCR	丙卡巴肼	PCB
泼尼松	PDN	利妥昔单抗	R
阿糖胞苷	Ara-C	异环磷酰胺	IFO
顺铂	DDP	地塞米松	DXM
米托蒽醌	MIT	吉西他滨	GEM
卡铂	CBP	氟达拉滨	FA
甲泼尼龙	MP	甲氨蝶呤	MTX

上述药物副作用主要有骨髓抑制、脱发、肝肾功能损害、消化道反应、心脏毒性、神经毒性等。治疗过程中应注意防治。

1. HL 选择治疗方案需考虑最大限度地减少治疗相关的远期并发症。非进展期（非巨快型的 I A 或 II A 期）HL 首选 ABVD 方案化疗 4~6 个周期，也可 2 个周期 ABVD 方案化疗后序贯 20Gy 受累野放疗。中期进行 PET-CT 评价疗效，根据结果调整治疗方案。III 或 IV 期、巨块型、伴有 B 组症状提示疾病处于进展期，有≤3 种该期不良预后因素的低危患者仍采用 ABVD 方案化疗作为一线治疗，至少 6~8 个疗程。巨块型或≥4 种不良因素的采用 4~6 周期增剂量 BEACOPP，可联合或不联合局部放疗。难治性或复发 HL 采用大剂量化疗后 Auto-HSCT 是标准治疗方案。HL 常用化疗方案见表 43-4。

表 43-4 HL 常用联合化疗方案

药物	剂量	用法	时间	说明
ABVD				
ADM	25mg/m²	i. v.	d1、d15	
BLM	10mg/m²	i. v.	d1、d15	
VLB	6mg/m²	i. v.	d1、d15	28d 重复 1 次
DTIC	375mg/m²	i. v.	d1、d15	
BEACOPP				
BLM	10mg/m²	i. v.	d8	
VP-16	200mg/m²	i. v.	d1~3	
ADM	35mg/m²	i. v.	d1	
CTX	1250mg/m²	i. v.	d1	21d 重复 1 次，d8 起应用 G-CSF 支持治疗
VCR	1.4mg/m²（最大剂量 2mg）	i. v.	d8	
PCB	100mg/m²	p. o.	d1~7	
PDN	40mg/m²	p. o.	d1~14	

2. NHL

（1）惰性 NHL 病情发展缓慢，对放、化疗敏感，但不易缓解。I 期或 II 期患者放、化疗后均可存活 10 年以上，部分患者可自发性肿瘤消退。I 期或 II 期患者采用 CHOP 方案化疗联合局部放疗。Ⅲ期或Ⅳ期患者在疾病早期，无全身症状，无治疗指征者主张观察等待的姑息治疗原则。若疾病进展，可用苯丁酸氮芥、苯达莫司汀等单药治疗或联合化疗，联合方案常用CVP或CHOP方案，FC方案用于疾病进展不能控制者。

（2）侵袭性NHL 不论分期均应以化疗为主，对化疗残留肿块、局部巨大肿块或中枢神经系统累及可行局部放疗扩野照射作为化疗的补充。

CHOP方案为侵袭性NHL的标准治疗方案，具有疗效高而毒性较低的特点。复发难治性NHL可选择二线治疗方案：ICE方案、GDP方案、MINE方案、ESHAP方案等。对淋巴母细胞淋巴瘤/白血病、Buritt淋巴瘤等高度恶性淋巴瘤，可试用治疗ALL的化疗方案。

（二）生物免疫治疗

1. 分子靶向治疗 如果肿瘤系表达CD20的B细胞淋巴瘤，可应用联合利妥昔单抗的化疗方案，能明显提高患者生存期。对于化疗和auto-HSCT治疗无效的HL患者，也可选用新药治疗，如靶向CD30抗体偶联药物维布妥昔单抗，组蛋白去乙酰化酶抑制剂如帕比司他、雷帕霉素靶蛋白（mTOR）抑制剂依维莫司、作用于肿瘤微环境的来那度胺及PD-1/PDL1抗体。此外，来那度胺、西达苯胺、PD-1抗体、CD22单抗（依帕珠单抗）、CD52单抗（阿伦单抗）、双特异性单抗、帕博利珠单抗、蛋白酶体抑制剂硼替佐米，以及针对BKT靶点的抑制剂如伊布替尼、泽布替尼等新药，也逐渐被用于NHL的治疗。近年来，随着免疫学和分子生物学的发展，各种新型分子靶向药物应用于临床，但患者的获益还需临床进一步积累经验。

2. CAR-T细胞免疫治疗 嵌合抗原受体修饰的T细胞（CAR-T细胞）免疫治疗即通过基因工程技术，将T细胞激活并嵌入肿瘤嵌合抗原受体CAR，形成CAR-T细胞，专门识别体内肿瘤细胞，并通过免疫作用释放大量的效应因子，杀灭肿瘤细胞，从而达到治疗恶性肿瘤的目的。其主要毒副反应为细胞因子释放综合征（CRS）和神经毒性。

（三）放射治疗

放疗是淋巴瘤治疗的重要治疗措施。

1. 受累野放疗（IFRT） 用于复发难治或行根治性放疗的HL及NHL，包括受侵部位的整个淋巴区域。

2. 受累淋巴结部位放疗（ISRT）和受累淋巴结放疗（INRT） 用于化疗后CR/PR的HL及NHL，HL一般不采用单纯放疗。与HL不同，肠系膜淋巴结在NHL中较常累及，常采用避开盆腔和肝脏的改良全腹照射（WAI）。

放疗是非常有效的姑息治疗手段，尤其对多程化疗仍无反应的患者应考虑放疗，通常采用短程小剂量放疗。

（四）造血干细胞移植

自体造血干细胞移植（Auto-HSCT）是淋巴瘤治疗的重要手段。Auto-HSCT可作为对化疗敏感、年轻、体能状态好、预后不良的NHL一线化疗后的巩固治疗，也可作为复发、难治淋巴瘤的挽救治疗，如挽救DLBCL、复发难治HL、65岁以下的MCL的一线巩固治疗。Allo-HSCT在淋巴瘤治疗中的地位不如Auto-HSCT，目前主要应用于以下患者：①多次复发、原发耐药和Auto-HSCT后复发的ML患者，通常选择Allo-HSCT治疗。②17p缺失或TP53基因异常突变、氟达拉滨或联合免疫化疗治疗失败（原发耐药或PFS<12~24个月）的CLL患者。③某些高度侵袭性

ML 患者，如高危 LBL、肝脾 T 细胞淋巴瘤、肠病相关性 T 细胞淋巴瘤 II 型、侵袭性 NK 细胞白血病和成人 T 细胞白血病或淋巴瘤等，若治疗有效应尽早 CR1 接受 Allo-HSCT；若无 HLA 匹配的同胞或无血缘供者，可试验性进行单倍体相合 HSCT 或脐血移植临床试验。

（五）手术治疗

由于局部放疗比手术切除缓解率高，故手术仅限于活组织检查，淋巴瘤合并脾功能亢进者则有脾切除指征。脾切除可改善患者全身症状和血象，为以后化疗创造有利条件。

（六）健康教育与人文关怀

淋巴瘤病理分型和临床表现复杂、疑难病例较多。很多患者由于没有早发现、早诊断而错过最佳治疗时机，预后不良，给患者及家庭带来沉重的负担。临床医师应加强淋巴瘤患者规范化诊疗和全程化管理，从人的整体出发，从专注"疾病"转变到关怀"患者"，做到对患者从诊断、治疗、康复等全过程的关注，定期开展疾病教育和随访管理，提高治疗依从性，助力患者长期获益。

思考题

1. 霍奇金淋巴瘤和非霍奇金淋巴瘤的区别有哪些？
2. 淋巴瘤是如何分期的？
3. 淋巴瘤目前治疗的手段有哪些？

第四十四章
原发免疫性血小板减少症

扫一扫，查阅本章数字资源，含PPT、音视频、图片等

原发免疫性血小板减少症（primary immune thrombocytopenia，ITP），既往称为特发性血小板减少性紫癜（idiopathic thrombocytopenic purpura，ITP），是一种获得性自身免疫性出血性疾病，以无明确诱因的孤立性外周血 PLT 计数减少为主要特点，是临床上最常见的出血性疾病，约占出血性疾病总数的 30%。国内尚无 ITP 流行病学数据，国外报道的成人 ITP 年发病率为（2~10）/10万，育龄期女性略高于同年龄组男性，随年龄的增长而增长，60 岁以上老年人是高发群体，且出血风险随年龄增高而增加。本章主要讲述成人 ITP。

【病因和发病机制】

1. 免疫因素 是 ITP 发病的主要原因。80% 以上患者可测到血小板相关抗体（PAIg），包括抗膜糖蛋白 GPⅡb/Ⅲa、GPⅠb/Ⅸ、GPⅠa/Ⅱa、GPⅥ等自身抗体。自身抗体与 PLT 结合，使 PLT 破坏增多。自身抗体还可致巨核细胞成熟障碍，造成 PLT 生成减少，即免疫介导的 PLT 破坏增多和/或巨核细胞产生 PLT 的相对不足。细胞毒性 T 淋巴细胞也参与了 PLT 及巨核细胞的免疫破坏作用。

脾脏是 PLT 自身抗体产生的主要场所，也是 PLT 破坏的主要场所。与自身抗体结合的 PLT 表面性状发生改变，在通过脾窦时易被滞留，进而被单核-巨噬细胞系统吞噬。肝脏也是 PLT 被破坏的部位之一。

2. 其他因素 多见于育龄妇女，且妊娠后加重，提示雌激素在本病发病中具有一定作用。

【临床表现】

1. 症状 成人 ITP 一般起病缓慢，以反复出血为主要表现，部分患者有乏力、焦虑等症状，部分患者为无症状 PLT。感染、劳累等是诱发加重的常见因素。儿童患者可呈自限性，或经积极治疗，常在数月内逐渐恢复或痊愈。

（1）出血 常表现为反复皮肤、黏膜出血，出现淤点、紫癜、淤斑及外伤后止血困难等，黏膜出血多见于鼻、齿龈、口腔及舌；女性患者以出现月经量过多为主要表现；严重的内脏出血较少见。病情加重可出现广泛、严重的皮肤黏膜及内脏出血。如果 ITP 合并出现自身免疫性溶血，称为 Evans 综合征。

（2）贫血 长期慢性出血或月经量过多可发生缺铁性贫血（IDA）。

2. 体征 查体可见皮肤紫癜或淤斑，多见于四肢远端，黏膜出血以鼻腔、牙龈出血或口腔黏膜血疱为主；一般无肝、脾及淋巴结肿大，反复发作的患者可有轻度脾肿大。

【辅助检查】

1. 外周血检查　PLT 计数不同程度的减少，PLT 大小及形态正常；也可见异常，如 PLT 体积增大、颗粒减少。除大量出血及长期慢性失血外，一般无贫血。WBC 计数正常或稍高，经糖皮质激素治疗的患者中性粒细胞增高。

2. 出凝血检查　出血时间延长，毛细血管脆性试验阳性，血块退缩不良，凝血时间正常，PLT 寿命明显缩短，纤维蛋白原及 D-二聚体正常。

3. 骨髓检查　骨髓巨核细胞数增多或正常，产板型巨核细胞数量明显减少或缺失，呈成熟障碍现象。

4. 免疫学检查　80% 以上的 ITP 患者可检出血小板相关抗体，包括 PAIgG、PAIgM、GP Ⅱ b/Ⅲ a 抗体等，以及相关补体，如 PAC_3。

5. 促血小板生成素（TPO）检测　ITP 患者 TPO 水平正常或轻度升高，可与再障（AA）、骨髓增生异常综合征（MDS）鉴别。AA、MDS 患者 TPO 水平明显增高。

6. 其他　HBV、HCV、HIV、幽门螺旋杆菌（Hp）、风湿免疫系列指标、抗心磷脂抗体、抗核抗体谱（ANA）、甲状腺功能及抗甲状腺抗体及其他病毒等筛查，有助于寻找 ITP 的原因。

【诊断与鉴别诊断】

（一）诊断

依据《血液病诊断及疗效标准》（第 4 版）及《成人原发免疫性血小板减少症诊断与治疗中国指南（2020 年版）》，ITP 的诊断标准如下。

1. 至少连续 2 次外周血检查示 PLT 计数减少，外周血涂片镜检血细胞形态无明显异常。

2. 脾脏一般不增大。

3. 骨髓检查：巨核细胞增多或正常，伴成熟障碍。

4. 特殊实验检查：血小板糖蛋白特异性自身抗体阳性、TPO 水平正常或程度升高。

5. 排除其他继发性血小板减少症：自身免疫性疾病、甲状腺疾病、MDS、AA 及恶性血液病等。

（二）鉴别诊断

1. 过敏性紫癜　为一种毛细血管变态反应性疾病，除有双下肢对称性紫癜外，常有关节痛、腹痛及血尿等症状。患者可有过敏性皮疹、神经血管性水肿等病史。毛细血管脆性试验阳性，出、凝血时间均正常，PLT 计数、骨髓巨核细胞正常，可见嗜酸粒细胞增多。

2. 继发性血小板减少症　多种疾病可引起 PLT 减少，自身免疫性疾病如系统性红斑狼疮（SLE）、Graves 病、HIV 感染、抗磷脂抗体综合征、慢性肝病、普通变异型免疫缺陷病（CVID）等可继发免疫性血小板减少；药物（肝素、奎宁、卡马西平、抗菌药物、抗肿瘤药物等）诱导的 PLT 减少；输血相关的同种免疫性血小板减少；淋巴系统增殖性疾病、AA、MDS、各种恶性血液病、肿瘤浸润等继发的 PLT 生成减少；脾功能亢进症、DIC、血栓性血小板减少性紫癜（TTP）、感染等引起的继发性 PLT 消耗性减少；妊娠期血小板减少；先天性血小板减少及假性血小板减少。继发性血小板减少症可发现相关基础原发病。

【病情评估】

成人 ITP 预后一般良好，但是停药、感染或劳累后容易复发。颅内出血是本病致死的主要原因。老年 ITP 患者致命性出血风险明显高于年轻 ITP 患者。

（一）分期与分型

1. 新诊断的 ITP　指确诊后 3 个月以内的患者。

2. 持续性 ITP　确诊后 3~12 个月 PLT 持续减少的患者，包括未自发缓解和停止治疗后不能维持完全缓解的患者。

3. 慢性 ITP　PLT 持续减少超过 12 个月的患者。

4. 重症 ITP　PLT 计数 $<10\times10^9$/L 伴活动性出血，或出血评分 ≥5 分。

5. 难治性 ITP　指对一线治疗药物、二线治疗中的促 PLT 生成药物及利妥昔单抗治疗均无效，或脾切除术治疗无效或手术后复发，进行诊断再评估仍确诊为 ITP 的患者。

（二）出血评分

ITP 出血严重程度与 PLT 计数呈负相关，即 PLT 越低，出血越严重，但也有部分患者为无症状 PLT 减少，老年患者严重出血的发生率明显高于年轻患者，仅用 PLT 计数评估出血严重程度不够全面与客观。增加出血风险的因素：①高龄和长 ITP 病史。②PLT 功能缺陷。③凝血障碍。④高血压。⑤外伤或手术。⑥感染。⑦抗血小板、抗凝或非甾体类药物治疗。国内血液病专家根据 ITP 国际工作组的 ITP 出血评估制定了中文版成人 ITP 出血评分量表（见表 44-1）。

表 44-1　成人 ITP 出血评分量表

分值	年龄（岁）≥65	≥75	皮肤下出血（淤点/淤斑/皮下血肿）头面部	其他部位	黏膜（鼻腔/齿龈/口腔血疱/结膜）偶发、可自止	多发、难止	伴贫血	深部器官出血 内脏（肺、胃肠、泌尿生殖系统）无贫血	伴贫血	危及生命	中枢神经系统
1	√			√	√						
2		√	√			√					
3							√	√			
5									√		
8										√	√

注：ITP 患者的出血分值=年龄评分+出血症状评分（所有出血症状中最高的分值）。

【治疗】

治疗原则：遵循个体化原则，鼓励患者参与治疗决策，兼顾患者意愿，在治疗不良反应最小化基础上提升 PLT 计数至安全水平，减少出血事件，降低病死率，关注患者健康相关生活质量（HRQoL）。PLT ≥30×10^9/L，无明显出血且不从事高出血风险工作或活动，无出血风险因素的 ITP 患者，一般无须治疗，可观察和随访。如患者有活动性出血症状（出血症状评分 ≥2 分），无论血小板减少程度如何，均应积极治疗。

（一）紧急治疗

ITP 患者发生危及生命的出血（如颅内出血）或需要急症手术时，应迅速提升 PLT 计数至安全水平。可给予输注血小板或静脉注射免疫球蛋白（IVIg）1g/（kg·d）×（1~2）天，和/或静脉输注甲泼尼龙 1000mg/d×3 天，和/或皮下注射重组人血小板生成素（rhTPO）300U/（kg·d）。其他治疗措施包括停抗血小板聚集药物，控制高血压，局部加压止血，口服避孕药控制月经量过多等。

（二）一线治疗

1. 糖皮质激素　各种糖皮质激素制剂的疗效相近，其作用机制包括抑制抗原抗体反应，抑制巨噬细胞对 PLT 的吞噬，降低毛细血管通透性，刺激骨髓造血及 PLT 释放。常用药物：①大剂量地塞米松 40mg/d×4 天，口服或静脉给药，无效或复发患者可重复 1 个周期。②泼尼松 1mg/（kg·d）（最大剂量 80mg/d，分次或顿服），起效后应尽快减量，6~8 周内减停，减停后不能维持疗效者考虑二线治疗。近期有效率约为 80%。使用糖皮质激素常见的不良反应有高血压、高血糖、急性胃黏膜病变、骨质疏松、股骨头坏死等，应注意防治。如 HBV-DNA 复制水平较高的患者慎用糖皮质激素，可参照 2019 年版《中国慢性乙型肝炎防治指南》用药。

2. 丙种球蛋白　其作用机制可能为通过封闭单核-巨噬细胞系统的 Fc 受体和抗独特型抗体效应。停药后疗效不持久。主要用于紧急治疗及分娩、不耐受糖皮质激素或有禁忌证的患者，也用于脾切除术前准备、慢作用药物发挥作用之前。常用剂量为 400mg/（kg·d）×5 天，或 1g/（kg·d）×（1~2）天。IgA 缺乏、糖尿病和肾功能不全患者应慎用。

（三）二线治疗

1. 促血小板生成药物　rhTPO 是利用基因重组技术提纯制成的全长糖基化血小板生成素，一般应用 300U/（kg·d）×14 天，皮下注射，治疗后达到 PLT>100×10⁹/L 时停药，治疗 14 天仍未起效的患者应停药。非肽类 TPO 类似物艾曲波帕 25mg/d 空腹顿服，2 周后无效加至 50mg/d，最大剂量不超过 75mg/d，根据 PLT 计数调整剂量，维持 PLT≥50×10⁹/L。使用最大剂量治疗 2~4 周无效则停用。要注意使用该药引起骨髓纤维化及血栓形成的风险。

2. 利妥昔单抗（CD20 单抗）　是人鼠嵌合的抗 CD20 单克隆抗体，可清除血液、淋巴结和骨髓中 B 淋巴细胞。标准剂量方案：375mg/m² 静脉滴注，每周 1 次，共 4 次，平均起效时间 4~6 周。

小剂量方案：100mg 静脉滴注，每周 1 次，共 4 次，或 375mg/m² 静脉滴注 1 次，起效时间略长。有效率 50% 左右，长期反应率为 20%~25%。活动性乙型肝炎及丙型肝炎患者禁用。

3. 联合治疗　针对 ITP 不同的发病环节，联合治疗可以尽快提升患者 PLT 至安全水平。常用免疫抑制剂与促血小板生成药、起效快与起效慢的药物联合的方案，如大剂量地塞米松联合艾曲波帕、利妥昔单抗联合艾曲波帕、rhTPO 联合利妥昔单抗等。

4. 脾切除术　是治疗 ITP 的重要方法，其机制在于减少血小板自身抗体的产生，消除 PLT 的破坏场所。脾切除术适用于糖皮质激素正规治疗无效、泼尼松安全剂量不能维持疗效及存在糖皮质激素应用禁忌证的患者。脾切除术应在 ITP 确诊 12~24 个月进行，术中留意有无副脾，如发现则应一并切除。脾切除术的缓解率可达 75%~90%，30%~50% 病例复发。对术后血小板计数上升过高、过快者应进行血栓风险评估，对中高危患者给予血栓预防治疗。脾切除术前应进行病情再诊断及评估。

（四）三线治疗

全反式维甲酸（ATRA）联合达那唑应用 16 周。地西他滨静脉滴注，间隔 3 周后再次给药，共 3~6 个周期。

（五）其他药物

硫唑嘌呤、CsA、达那唑、长春新碱等，用于治疗 ITP 有一定疗效，但缺乏足够的循证医学证据，医师可根据临床经验及患者状况进行选择。

（六）疗效判断

1. 完全反应（CR） 治疗后 PLT 计数 ≥ $100 \times 10^9/L$ 且无出血表现。

2. 有效（R） 治疗后 PLT 计数 ≥ $30 \times 10^9/L$，比基础 PLT 计数增加至少 2 倍，且无出血表现。

3. 无效（NR） 治疗后 PLT 计数 < $30 \times 10^9/L$，或 PLT 计数增加不到基础值的 2 倍，或有出血。

4. 复发 治疗有效后，PLT 计数降至 $30 \times 10^9/L$ 以下，或降至不到基础值的 2 倍，或出现出血症状。

5. 持续有效 患者疗效维持至开始治疗后 6 个月及以上。

6. 早期反应 治疗开始 1 周达到有效标准。

7. 初步反应 治疗开始 1 个月达有效标准。

8. 缓解 治疗开始后 12 个月时 PLT 计数 ≥ $100 \times 10^9/L$。

在定义 CR 或 R 时，应至少检测 2 次 PLT 计数，间隔至少 7 天。定义复发时至少检测 2 次，至少间隔 1 天。

（七）预防

ITP 病情容易反复，患者要保持良好的心态，饮食结构合理，适当锻炼，休息充足，在专业医生指导下规范治疗，预防感染，以防病情加重或复发。

（八）健康教育与人文关怀

ITP 虽然预后良好，但与正常人群比较，其健康相关生命质量（HRQoL）明显降低，甚至比部分恶性肿瘤患者还要差。因此，在诊治 ITP 患者的过程中，应充分告知患者治疗目标是降低出血风险及治疗药物的副作用，全程关注 ITP 患者 HRQoL，而不是单纯将 PLT 数值提升至正常水平。温暖有效的医患沟通有助于改善患者的 HRQoL。给予生活、心理、用药等指导，选择适合患者的治疗方案，提高治疗依从性。每年的 3 月 20 日为"中国血小板日"，旨在向公众宣传推广 PLT 相关知识，关注、关爱血小板疾病，提高公众对血小板疾病的认知，规范使用血小板。近年来，中医药或中西医结合在治疗 ITP 上取得了不少成果，因此，鼓励 ITP 患者选择中医药或中西医结合治疗，提高临床疗效，从而改善生存质量。

思考题

1. 试述 ITP 的诊断标准及鉴别诊断。
2. 简述 ITP 的治疗原则。
3. ITP 紧急治疗的措施有哪些？
4. 试述 ITP 的一线、二线治疗的内容。
5. 试述 ITP 的分期与分型。

第六篇
内分泌及代谢疾病

扫一扫，查阅本章数字资源，含PPT、音视频、图片等

一、内分泌疾病

内分泌系统包括垂体、甲状腺、甲状旁腺、肾上腺、性腺和胰岛等内分泌腺，以及分布在心血管、胃肠、肾、脂肪组织、脑（尤其是下丘脑）的内分泌组织和细胞。它们分泌的激素，通过血液、细胞外液、邻近组织、自身细胞等传输，与激素受体结合，再通过第二信使在细胞内进行信号放大和转导，促进蛋白合成和酶促反应等过程，表达其生物学活性。

（一）内分泌系统功能的调节机制

内分泌系统由神经系统通过下丘脑而调节，神经系统也受内分泌系统的调节。下丘脑、垂体与靶腺（甲状腺、肾上腺皮质和性腺）之间存在反馈调节。下丘脑产生释放激素，促使垂体产生促激素，后者刺激周围靶腺激素的合成和分泌，此过程称为正反馈；反之，周围靶腺激素产生释放增多，抑制垂体、下丘脑激素的合成和分泌，此为负反馈。生理情况下，内分泌激素水平和功能活动处于相对平衡的状态，并且内分泌、神经和免疫系统相互配合、调控，使各器官系统的活动协调一致，共同调节机体的代谢、生长、发育和生殖、脏器功能等生命活动。

（二）内分泌疾病的病因

内分泌疾病是指内分泌腺或内分泌组织在各种病因作用下本身的分泌功能和（或）结构异常时发生的一类疾病，表现为激素来源异常、激素受体异常和由于激素或物质代谢失常引起的生理功能紊乱所发生的症候群。

1. 激素产生减少　是常见的内分泌紊乱，主要的病因如下。

（1）内分泌腺破坏　如自身免疫性疾病、肿瘤、出血、梗死、炎症、坏死、手术切除、放射性损伤等。

（2）内分泌腺激素合成缺陷　激素、激素受体、转录因子、酶及离子通路基因缺失或突变。

（3）内分泌腺以外的疾病　如肾脏严重病变时，因 $1,25-(OH)_2D_3$ 及促红细胞生成素减少，以致分别影响骨代谢和红细胞生成。

2. 激素产生过多　常见病因如下。

（1）内分泌腺肿瘤，垂体各种肿瘤（如泌乳素瘤等）、促性腺激素瘤、甲状腺瘤、胰岛素瘤、醛固酮瘤、嗜铬细胞瘤及多发性内分泌腺瘤等。

（2）异位内分泌综合征，肿瘤分泌过多激素或类激素所致。

（3）激素代谢异常，如严重肝病。

（4）自身免疫性疾病，如 Craves 病。

（5）医源性内分泌紊乱，多见于使用各类激素的替代治疗及药物影响。

3. 激素的靶组织抵抗　主要有膜或核受体和（或）受体后信号转导缺陷，使激素不能发挥正常作用。虽然患者血中激素水平常异常增高，但临床却大多表现为功能减退或正常。

（三）内分泌疾病的临床分类

1. 根据病变部位分类　根据原始病理改变出现的腺体组织部位，分为下丘脑疾病、垂体疾病、甲状腺疾病、肾上腺疾病、性腺疾病等。

2. 根据腺体功能分类　分为腺体功能亢进症与腺体功能减退症，如甲状腺功能亢进症、甲状腺功能减退症等。

3. 根据功能异常程度分类　可分为临床功能异常及亚临床功能异常等，如亚临床甲减和临床甲减等。

4. 根据病变发生部位分类　根据病变在下丘脑、垂体或周围靶腺，分为原发性和继发性。原发性内分泌疾病是内分泌靶腺本身的病变所致；继发性是下丘脑或垂体病变引起的周围靶腺病变。

（1）下丘脑病　具有功能性和器质性两类。

（2）垂体病　①腺垂体异常：激素产生过多，如巨人症、肢端肥大症等；功能减退，如垂体性侏儒症、腺垂体功能减退症等。②神经垂体异常：如尿崩症。

（3）甲状腺病　甲状腺肿、甲状腺功能亢进症、甲状腺功能减退症、甲状腺炎、甲状腺结节和肿瘤等。

（4）甲状旁腺病　甲状旁腺功能亢进症、甲状旁腺功能减退症。

（5）肾上腺病　①肾上腺皮质疾病：肾上腺皮质功能亢进，糖皮质激素增多如 Cushing 综合征；盐皮质激素增多如原发性醛固酮增多症等；肾上腺皮质功能减退如 Addison 病和急性肾上腺危象。②肾上腺髓质疾病如嗜铬细胞瘤。

（6）其他内分泌疾病　尚有卵巢病、睾丸病、肾脏内分泌疾病、异位激素内分泌综合征、胃肠内分泌疾病等。

（四）内分泌疾病的诊断原则

1. 内分泌功能的诊断　是内分泌疾病诊断的首要步骤，依据临床表现、实验室检查等，对内分泌疾病做出功能亢进、减退或正常的判断。

（1）临床表现　内分泌系统的每个腺体都有其特定的功能，功能异常时常有特征性的临床表现，其典型症状和体征对诊断内分泌疾病有重要参考价值，也应注意从非特异性临床表现中寻找内分泌功能紊乱和内分泌疾病的诊断线索。

（2）实验室检查及其他资料分析　①代谢紊乱证据：测定基础状态下血糖、血脂及血钠、钾、钙、磷、碳酸氢根等。②激素分泌情况：根据具体情况测定生长激素（GH）、泌乳素（PRL）、促肾上腺皮质激素（ACTH）、促甲状腺激素（TSH）、促黄体生成素（LH）/卵泡刺激素（FSH）、血清总三碘甲状腺原氨酸（TT_3）、血清总甲状腺素（TT_4）、游离三碘甲状腺原氨酸（FT_3）、血清游离甲状腺素（FT_4）、皮质醇、睾酮、雌二醇、孕酮、甲状旁腺素、胰岛素、C肽、醛固酮、儿茶酚胺等。③动态功能测定：兴奋试验多适用于分泌功能减退的情况，可估计激素的贮备功能，应用促激素试验探测靶腺的反应，如 ACTH、TSH、葡萄糖耐量试验、胰岛素和

C 肽释放试验等。抑制试验多适用于分泌功能亢进的情况，观察其正常反馈调节是否消失，有无自主性激素分泌过多，是否有功能性肿瘤存在，如地塞米松抑制试验等。

2. 定位诊断 包括确定病变的部位和性质。

（1）影像学检查 是确定病变内分泌腺结构或功能改变的主要手段。X 线平片、分层摄影、CT、MRI 等常用于垂体、肾上腺皮质或髓质、胰腺肿瘤的检查；B 超检查常用于甲状腺、卵巢、睾丸等检查。放射性核素检查，如甲状腺扫描、肾上腺皮质扫描等。

（2）静脉导管检查 双侧肾上腺静脉采血用于原发性醛固酮增多症的分型诊断。

3. 病因诊断

（1）自身抗体检测，如抗甲状腺抗体、抗胰岛抗体、抗肾上腺抗体等检测，有助于明确疾病的性质、发病机制，亦可作为早期诊断和长期随访的依据。

（2）细胞学检查，如细胞病理活检、免疫细胞检测、精液检查、激素受体检测等。

（3）染色体检查，如白细胞染色体检查有无畸变、缺失、增多等。

（4）基因检测。

（五）内分泌疾病的防治原则

1. 功能亢进的防治原则 针对功能亢进性质的内分泌疾病，可以通过手术切除、放射性破坏及抑制性药物治疗，必要时 3 种治疗可以相互配合，以提高疗效。

（1）手术切除 部分切除或完全切除导致功能亢进的肿瘤或增生组织。

（2）放射治疗 通过射线毁坏肿瘤或增生组织，减少激素的分泌。

（3）药物治疗 抑制激素的合成和释放，有时也可使用阻断激素受体的药物对抗分泌过量的激素。

2. 功能减退的防治原则

（1）激素替代或补充治疗 是最常用的方法。

（2）内分泌腺组织移植 胰岛细胞或胰腺移植、甲状旁腺组织移植等。

二、代谢和营养性疾病

新陈代谢是人体生命活动的基础，体内合成或分解代谢过程中某个环节出现障碍，则引起代谢性疾病。一种或多种营养物质不足、过多或比例不当，则导致营养性疾病。营养性疾病和代谢性疾病关系密切，往往并存，彼此影响。

（一）代谢和营养性疾病的病因和发病机制

1. 代谢性疾病的病因和发病机制

（1）遗传性代谢缺陷病 基因突变引起，DNA 结构改变，引起机体的许多物质，如各种酶、受体、细胞膜蛋白、血红蛋白等结构和功能紊乱，继而引起器官和细胞功能异常。

（2）获得性代谢病 较多见，因环境因素或遗传因素和环境因素相互作用引起，常见原因有食物、药物、理化因素、创伤、感染、器官疾病、精神疾病等。

2. 营养性疾病的病因和发病机制

（1）原发性营养失调 摄取营养物质不足、过多或比例不当引起。

（2）继发性营养失调 器质性或功能性疾病所致，如口、咽、食管疾病，精神因素，胃肠疾病，肝功能异常，消耗过多或减少，丢失过多等。

（二）代谢和营养性疾病的临床分类

1. 代谢性疾病 是指代谢过程中一个或多个环节障碍所导致的疾病。按照中间代谢的主要途径分为以下几类。

（1）蛋白质代谢障碍 ①先天性，如白化病、血红蛋白病等。②继发性，如严重肝病、肾病综合征时的低白蛋白血症。

（2）糖代谢障碍 ①先天性，如半乳糖血症、果糖不耐受症等。②糖尿病、糖耐量减低及低血糖症等。

（3）脂类代谢障碍 原发性血脂异常及继发性糖尿病、甲状腺功能减退症等所致的血脂或脂蛋白异常。

（4）水、电解质代谢障碍 多为获得性。

（5）无机元素代谢障碍 如肝豆状核变性、含铁血黄素沉着症等。

（6）其他代谢障碍 如痛风、血卟啉病、骨质疏松症等。

2. 营养性疾病 一般按照某一营养物质的不足或过多分类。

（1）蛋白质营养障碍 蛋白质和氨基酸不足，如蛋白质-能量营养不良症、蛋白质缺乏症等；氨基酸过多，如肝硬化肝功能失代偿期酪氨酸、蛋氨酸过多可诱发肝性脑病。

（2）糖类营养障碍 糖类摄取过多致肥胖症，摄取不足伴能量不足时致消瘦症。

（3）脂类营养障碍 脂类摄取过多易引起肥胖症或血脂异常，摄取过少易引起脂溶性维生素缺乏。

（4）维生素营养障碍 各种维生素缺乏症或过多症。

（5）水、盐营养障碍 水、盐不足或过多。

（6）无机元素营养障碍 微量元素不足或过多。

（7）复合营养障碍 多种营养物质障碍的不同组合。

（三）代谢和营养性疾病的诊断原则

1. 病史询问 症状的发生、发展和相互关系，并从现病史和个人史中了解发病因素、病理特点、每日进食情况等，必要时做详细的家系调查。

2. 体格检查 注意发育和营养状态、体型和骨骼、智能、神经精神状态、毛发、皮肤、视力、听力、舌、齿、肝、脾及四肢等。

3. 实验室检查 是确诊的主要依据来源。

（1）血、尿、粪便和各项生化检查，以及激素、物质代谢的正常或异常产物等。

（2）溶血及凝血检查，主要用于遗传性血液病的鉴别诊断。

（3）代谢试验，如糖耐量试验，水、钠、钾、钙、磷平衡试验等。

（4）影像学检查，如 CT、MRI 和骨密度测定等。

（5）组织病理和细胞学检查，以及细胞染色体、酶系检查等。

（6）血氨基酸分析诊断氨基酸异常所引起的先天性代谢病。

（7）基因诊断遗传性代谢病。

（四）代谢和营养性疾病的防治原则

1. 病因和诱因的防治 对营养性疾病和以环境因素为主引起的代谢性疾病，推广平衡饮食，合理摄取营养和促进健康。以先天性代谢缺陷为主的代谢性疾病，一般只能针对诱因和发病机制进行治疗。

2. 临床前期和早期的防治　早期诊断和采取防治措施可避免不可逆的形态和功能改变，使病情不致恶化。糖尿病如在早期使病情得到良好控制，可避免出现严重并发症。

3. 针对发病机制的治疗

（1）避开和限制环境因素　如遗传性葡萄糖-6-磷酸脱氢酶（G6PD）缺乏症患者应避免进食蚕豆和伯氨喹等药物。

（2）替代治疗　如蛋白缺乏症患者补充蛋白质，血友病患者给予抗血友病球蛋白，维生素合成不足者补充相应维生素等。

（3）调整治疗　痛风患者，使用别嘌醇抑制尿酸合成；先天性肾上腺皮质增生症者，用皮质醇治疗；肝豆状核变性患者，用青霉胺促进铜排出等。

（4）遗传咨询和生育指导　产前羊水检查对防治遗传性代谢病有重要意义。

思考题

1. 内分泌疾病如何进行临床分类？
2. 代谢和营养疾病的防治措施有哪些？
3. 内分泌疾病的防治原则是什么？

第四十六章
甲状腺功能亢进症

扫一扫，查阅本章数字资源，含PPT、音视频、图片等

甲状腺功能亢进症（hyperthyroidism）简称甲亢，是指由于甲状腺腺体本身合成或分泌甲状腺激素（thyroxin,TH）过多，引起甲状腺毒症（thyrotoxicosis）的一组临床综合征。弥漫性毒性甲状腺肿（Graves 病）为最常见病因，其次为多结节性毒性甲状腺肿和甲状腺自主高功能腺瘤。甲状腺毒症是指血循环中甲状腺激素过多，引起以神经、循环、消化等系统兴奋性增高和代谢亢进为主要表现的一组临床综合征。甲状腺毒症的常见原因见表46-1。

表 46-1　甲状腺毒症的常见原因

甲状腺功能亢进原因	非甲状腺功能亢进原因
弥漫性毒性甲状腺肿（Graves 病）	亚急性甲状腺炎
多结节性毒性甲状腺肿	无症状性甲状腺炎
甲状腺自主高功能腺瘤	桥本甲状腺炎（包括萎缩性甲状腺炎）
碘致甲状腺功能亢进症（碘甲亢）	产后甲状腺炎
桥本甲状腺毒症	外源甲状腺激素替代
新生儿甲状腺功能亢进症	异位甲状腺激素产生（卵巢甲状腺肿等）
垂体 TSH 腺瘤	

本章主要介绍 Graves 病（Graves disease,GD）。GD 是一种伴甲状腺激素分泌增多的器官特异性自身免疫病。临床主要表现：①甲状腺毒症。②弥漫性甲状腺肿。③眼征。本病占全部甲亢的80%~85%，2010 年我国 10 个城市甲状腺疾病患病率调查，甲亢、亚临床甲亢和 Graves 病患病率分别为 0.89%、0.72% 和 0.61%。2013 年国际甲状腺知识宣传周新闻发布会上数据显示，目前我国有超过 1500 万的甲亢患者。女性多见，女：男为（4~6）：1，30~60 岁为高发年龄。

【病因和发病机制】

目前公认本病的发生与自身免疫有关，属于器官特异性自身免疫病。

1. 遗传因素　本病有显著的遗传倾向，是一个复杂的多基因疾病，目前发现与组织相容性复合体（MHC）基因相关。

2. 自身免疫　GD 患者的血清中存在针对甲状腺细胞促甲状腺激素（TSH）受体的特异性自身抗体，称为 TSH 受体抗体（TRAb）。TSH 受体抗体有两种类型，即 TSH 受体刺激性抗体（TSAb）和 TSH 受体刺激阻断性抗体（TSBAb）。TSH 受体刺激性抗体与 TSH 受体结合，激活腺苷酸环化酶信号系统，导致甲状腺细胞增生和甲状腺激素合成、分泌增加。TSH 受体刺激性抗体是 GD 的致病性抗体。50%~90% 的 GD 患者也存在针对甲状腺的其他自身抗体，如甲状腺球蛋白

抗体（TgAb）、甲状腺过氧化物酶抗体（TPOAb）等。

GD 浸润性突眼主要与细胞免疫有关，病理基础是在眶后组织浸润的淋巴细胞、浆细胞分泌细胞因子（干扰素-γ 等）刺激成纤维细胞分泌黏多糖等，堆积在眼外肌和眶后组织，刺激眼外肌纤维增粗、纹理模糊、透明变性、断裂破坏等，导致突眼。

部分患者伴有其他自身免疫性甲状腺病（慢性淋巴细胞性甲状腺炎、特发性黏液性水肿等），还可伴有甲状腺以外的其他自身免疫疾病（重症肌无力、恶性贫血、1 型糖尿病等）。

3. 环境因素　在具有遗传易感的人群（特别是女性）中，吸烟、高碘饮食、使用含碘药物（如胺碘酮）、应激、感染、妊娠等环境因素，可使具有潜在性甲亢高危的患者发生甲亢；另外，垂体 TSH 腺瘤可自主性过多分泌 TSH，导致甲状腺增生肿大和甲状腺激素分泌增多，发生甲亢。

总之，以遗传易感为背景，在环境因素的作用下，产生自身免疫反应，出现针对甲状腺细胞 TSH 受体的特异性自身抗体，不断刺激甲状腺细胞增生和甲状腺激素合成、分泌增加而致 GD。

【病理】

1. 甲状腺　呈不同程度弥漫性肿大。甲状腺内血管增生、充血。滤泡上皮细胞增生，呈高柱状或立方状，滤泡腔内的胶质减少或消失。细胞内高尔基器肥大，内质网发育良好，核糖体、线粒体常增多。滤泡间的淋巴组织增生，淋巴细胞以 T 细胞为主，伴少数的 B 细胞和浆细胞。

2. 眼浸润性突眼　球后结缔组织增生，脂肪细胞浸润，黏多糖和糖胺聚糖沉积，透明质酸增多，淋巴细胞及浆细胞浸润。眼肌纤维增粗、纹理模糊、透明变性、断裂破坏。

3. 胫前黏液性水肿　光镜下可见黏蛋白样透明质酸沉积，肥大细胞、巨噬细胞和成纤维细胞浸润。

4. 其他　骨骼肌、心肌也有类似眼肌的改变，但较轻。病久肝脏脂肪浸润、坏死，乃至肝硬化。少数病例出现骨质疏松。

【临床表现】

本病多见于女性，30~60 岁最多见，多数缓慢起病，少数在精神创伤或感染等应激后急性起病。典型患者有甲状腺毒症、甲状腺肿及眼征三组临床表现，可单独或先后出现，程度可不一致。

（一）甲状腺毒症表现

1. 高代谢综合征　患者表现有怕热多汗、皮肤潮湿、低热、多食善饥、体重锐减和疲乏无力。

2. 精神神经系统　神经过敏、多言好动、烦躁易怒、失眠不安、思想不集中、记忆力减退，甚至幻想、躁狂症或精神分裂症，舌、手指和闭睑细震颤、腱反射亢进，偶尔表现为寡言抑郁、淡漠。

3. 心血管系统　症状有心悸、气短、胸闷等。体征：①心动过速，常为窦性，休息和睡眠时心率仍快。②第一心音亢进，心尖区常有 2/6 级以下收缩期杂音。③收缩压升高、舒张压降低，脉压增大，周围血管征阳性。④心脏肥大和心力衰竭。⑤心律失常，以心房颤动、房性早搏等房性心律失常多见，偶见房室传导阻滞。

4. 消化系统　食欲亢进，稀便、排便次数增加。重症可有肝大、肝功能异常，偶有黄疸。

少数患者可出现食欲减退、厌食、恶心、呕吐。

5. 肌肉骨骼系统 表现为肌无力和肌肉消瘦,主要是甲状腺毒症性周期性瘫痪,多见于青年男性患者,发病诱因有剧烈运动、高碳水化合物饮食、注射胰岛素等,病变主要累及下肢,发作时血钾降低,病程呈自限性。部分患者发生甲亢性肌病,呈进行性肌无力和肌肉萎缩,多见于近心端的肩胛和骨盆带肌群。少数可见指端粗厚、重症肌无力和骨质疏松。

6. 生殖系统 女性月经量减少或闭经,男性阳痿,偶有乳腺增生。

7. 造血系统 外周血白细胞总数和粒细胞数可降低,淋巴细胞增多,可有低色素性贫血,可伴血小板减少性紫癜。

8. 皮肤及指端 小部分患者有典型的对称性黏液性水肿,局部皮肤增厚变粗,可伴继发感染和色素沉着;增生性骨膜下骨炎,类杵状指(趾)。

(二) 甲状腺肿大

大多数患者有程度不等的甲状腺肿大。甲状腺呈弥漫性、对称性肿大,质软,久病较硬或呈橡皮感;无压痛,随吞咽而上下移动。可触及震颤,闻及血管杂音。少数呈不对称性肿大,或无甲状腺肿大。

(三) 眼征

有25%~50%的患者伴有眼征,部分可为单侧,按病变程度可分为单纯性(良性、非浸润性)和浸润性(恶性)突眼两类。

1. 单纯性突眼 主要与交感神经兴奋和TH的β肾上腺素能样作用致眼外肌和提上睑肌张力增高有关,常无明显症状,仅有下列眼征:①轻度突眼,突眼度一般不超过18mm(正常<16mm)。②Stellwag征:瞬目减少,睑裂增宽,炯炯发亮。③von Graefe征:双眼向下看时,由于上眼睑不能随眼球下落,显现白色巩膜。④Joffroy征:向上看时前额皮肤不能皱起。⑤Mobius征:两眼看近物时,眼球聚合不良。

2. 浸润性突眼 又称Graves眼病,与自身免疫炎症引起眶后炎症反应有关,眶内软组织肿胀、增生和眼肌明显病变所致,多见于成年男性,常有明显症状,如眼内异物感、眼部胀痛、畏光、流泪、复视及视力减退等。眼征较单纯性突眼更明显,双眼球明显突出,超过中国人群眼球突出度参考值(女性16mm、男性18.6mm)3mm以上,左右眼可不等(相差>3mm)。查体可见眼睑肿胀、结膜充血水肿、眼球活动受限,严重者眼球固定、眼睑闭合不全、角膜外露而形成角膜溃疡、全眼炎,严重者失明。多数病例眼征可自发性减轻,少数持续恶化。

(四) 特殊临床表现及类型

1. 甲状腺危象 也称甲亢危象,是甲状腺毒症急性加重致多系统损伤的一组综合征,多发生于较重的甲亢未予治疗或治疗不充分的患者,死亡率在20%以上。其发病机制:①血TH迅速明显升高。②机体对TH的耐受性下降。③肾上腺素能神经兴奋性增高,主要诱因有感染、手术、创伤、精神刺激及放射性碘治疗等。

临床表现:高热(>39℃)、心率增快(>140次/分)、烦躁不安、大汗淋漓、厌食、恶心、呕吐、腹泻,严重者发生心力衰竭、休克甚至昏迷,危及生命。白细胞总数及中性粒细胞常升高。血三碘甲状腺原氨酸(T_3)、甲状腺素(T_4)升高,TSH显著降低,病情轻重与TH值可不平行。

2. 甲状腺毒症性心脏病　甲状腺毒症对心脏有 3 个作用：①增强心脏 β 受体对儿茶酚胺的敏感性。②直接作用于心肌收缩蛋白，增强心肌的正性肌力作用。③继发于甲状腺激素所致的外周血管扩张，阻力下降，心脏输出量代偿性增加。上述作用导致心动过速、心脏排出量增加、心房颤动和心力衰竭。

此病并发的心力衰竭分为两种类型：一类为"高排出量型心力衰竭（射血分数保留的心衰）"，是心动过速和心脏排出量增加后失代偿引起，主要发生在年轻甲亢患者，甲亢控制后心功能恢复；另一类为心脏泵衰竭，是诱发和加重已有的或潜在的缺血性心脏病发生的心力衰竭，多发生在老年患者。心房颤动也是诱发或加重心力衰竭的重要因素。甲亢控制后上述心脏情况可好转或明显改善。

甲亢患者有至少 1 项下述心脏异常表现者，应考虑诊断为甲亢性心脏病：①心脏增大。②心律失常。③充血性心力衰竭。④心绞痛或心肌梗死。需排除同时存在其他原因引起的心脏改变。

3. 淡漠性甲亢　多见于老人。起病隐袭，高代谢症候群、眼征及甲状腺肿均不明显。主要表现为神志淡漠、嗜睡、反应迟钝、心动过缓、明显消瘦或仅有腹泻、厌食或房颤，或以慢性肌病、甲亢性心脏病表现为主。老年人不明原因的突然消瘦、新发生心房颤动时应考虑本病。本病易发生甲状腺危象。

4. T_3 型甲状腺毒症　甲亢时，T_3 产生量显著多于 T_4 所致。Graves 病、多结节性毒性甲状腺肿和甲状腺自主高功能腺瘤都可以发生 T_3 型甲亢。老年人多见，TT_4、FT_4 正常，TT_3、FT_3 升高，TSH 减低，^{131}I 摄取率增加，症状较轻。

5. 亚临床型甲亢　其特点是血 T_3、T_4 正常，TSH 降低，不伴或伴有轻微的甲亢症状。主要依赖实验室检查结果诊断。可能是本病早期或经药物、手术或放射碘治疗控制后的暂时性临床表现，也可持续存在。可能不良结果：①发展为临床甲亢。②引起心血管系统表现：全身血管张力下降、心率加快、心输出量增加、心房颤动等。③骨质疏松。

6. 妊娠期甲亢　有其特殊性，需注意以下几个问题：①妊娠期甲亢应依据血清 FT_4、FT_3 和 TSH 诊断。②妊娠 3 个月左右易出现一过性甲状腺毒症。③母体甲亢可引起胎儿或新生儿甲亢。④产后易出现甲亢。⑤患者甲亢未控制，建议不要怀孕，否则加重病情。

【辅助检查】

（一）甲状腺功能评估指标

1. 血清总三碘甲状腺原氨酸（TT_3）和血清总甲状腺素（TT_4）　T_4 全部由甲状腺产生，血清中的 T_4 绝大部分与甲状腺激素结合球蛋白（TBG）结合。TT_4 测定的是这部分结合于蛋白的激素。20% 的血清 T_3 由甲状腺产生，80% 的 T_3 在外周组织由 T_4 转换而来。大多数甲亢患者血清 TT_3 与 TT_4 同时升高。T_3 型甲状腺毒症时仅有 TT_3 增高。TT_3 对初期甲亢、复发及疗效评判更敏感。因腺体破坏，甲状腺素释放过多时，则 TT_4 升高更明显。

血清甲状腺结合球蛋白（TBG）水平、蛋白与激素结合力的变化都会影响测定的结果。妊娠、口服避孕药、急性病毒性肝炎等可引起 TBG 升高，导致 TT_3、TT_4 增高；雄激素、糖皮质激素、低蛋白血症等可以引起 TBG 降低，导致 TT_3、TT_4 减低。

2. 血清游离三碘甲状腺原氨酸（FT_3）和血清游离甲状腺素（FT_4）　游离甲状腺激素是不与蛋白结合具生理活性的甲状腺素，且不受血中 TBG 浓度和结合力的影响，较 TT_3、TT_4 更能直接反映甲状腺功能状态，尤其适用于甲状腺球蛋白水平存在变化的患者，故是诊断临床甲亢的首选指标。但因血中 FT_4、FT_3 含量甚微，测定的稳定性不如 TT_4、TT_3。

3. TSH 测定　TSH 是反映甲状腺功能最敏感的指标，测定高敏 TSH（sTSH）灵敏度更高。在原发性甲亢时 TSH 降低，继发性甲亢时 TSH 升高。对亚临床型甲亢（甲状腺激素水平正常，仅有 TSH 水平的改变）和甲减的诊断具有更重要意义。TSH 也是反映下丘脑-垂体-甲状腺轴功能的敏感指标。传统的 ^{131}I 摄取率和 TRH 刺激试验诊断不典型甲亢的方法已经被 sTSH 测定所取代。

（二）甲状腺自身抗体测定

TRAb 包括 TSH 受体刺激抗体（TSAb）和 TSH 受体刺激阻断性抗体（TSBAb）。检测的临床意义：①未治疗的 Graves 病 80% 以上 TRAb 和 TSAb 阳性，随治疗转阴。②甲状腺功能正常的 Graves 眼病 TSAb 也增高。③为评价治疗效果、确定停药时机及预测复发的重要指征。④甲状腺过氧化物酶抗体（TPOAb）和甲状腺球蛋白抗体（TgAb）测定：Graves 病患者可见 TPOAb、TgAb 阳性。

（三）甲状腺摄^{131}I率

甲亢时摄^{131}I率表现为总摄取量增加，高峰前移。本方法现在主要用于甲状腺毒症病因的鉴别：甲状腺功能亢进类型的甲状腺毒症摄^{131}I率增高；非甲状腺功能亢进类型的甲状腺毒症摄^{131}I率减低，如亚急性甲状腺炎。此外，本法也用于计算^{131}I治疗甲亢时需要的活度。

（四）其他检查

CT、MRI 等有助于异位甲状腺肿和球后病变性质的诊断。B 超示甲状腺多呈弥漫性肿大。放射性核素静态显像主要用于可触及的甲状腺结节性质的判定，对多结节性甲状腺肿和自主高功能腺瘤有较大诊断价值。如鉴别困难时，可用细针穿刺活检进行鉴别。

【诊断与鉴别诊断】

（一）甲亢的诊断

诊断依据：①高代谢症状和体征。②甲状腺肿大或甲状腺结节。③血清 TT_3、FT_3、TT_4、FT_4 增高，TSH 减低。具备以上三项，并排除"非甲亢性甲状腺毒症"诊断即可成立。

应注意淡漠型甲亢的高代谢症状不明显，少数患者无甲状腺肿大，T_3 型甲亢仅有血清 T_3 增高。另外有部分不典型甲亢患者可以仅表现为单一系统症状为首发表现，如心房颤动、低钾性周期性麻痹、腹泻等。

（二）GD 的诊断

诊断依据：①符合甲亢的诊断。②甲状腺弥漫性肿大（触诊和 B 超证实）。③眼球突出和其他浸润性眼征。④胫前黏液性水肿。⑤TRAb 或 TSAb 阳性。

①~②项为诊断必备条件；③~⑤项为诊断的辅助条件。

（三）鉴别诊断

1. 亚急性甲状腺炎　有甲状腺肿大及发热等表现，早期血中 T_3、T_4 增高，需要与甲亢鉴别。

但本病的发病与病毒感染有关，短期内甲状腺肿大，触之坚硬而疼痛；白细胞正常或升高，血沉增高，TgAb、TPOAb 正常或轻度升高。

2. 慢性淋巴细胞性甲状腺炎　可见甲状腺肿大，注意与甲亢鉴别。该病的发病与自身免疫有关，多见于中年女性，甲状腺弥漫肿大，尤其是峡部肿大更为明显，质较坚实；TgAb、TPOAb 阳性，且滴度较高；B 超显示甲状腺内部不均匀低密度回声，核素扫描显示甲状腺功能减低，甲状腺细针穿刺可见成堆淋巴细胞。本病常可逐渐发展成甲减。

3. 多结节性毒性甲状腺肿、甲状腺腺瘤及恶性肿瘤　多有甲状腺肿大，鉴别的主要手段是甲状腺 B 超和甲状腺放射性核素扫描。高分辨力的超声对甲状腺结节诊断，尤其是结节良恶性的鉴别有较大诊断的价值。甲状腺放射性核素扫描，GD 患者核素均质性地分布增强；多结节性毒性甲状腺肿者核素分布不均，增强和减弱区呈灶状分布；甲状腺自主高功能腺瘤则仅在肿瘤区有核素浓聚，其他区域的核素分布稀疏。

4. 单纯性甲状腺肿　甲状腺呈弥漫性或结节性肿大，但无甲亢症状，T_3、T_4、TSH 均正常。

5. 神经症　可有心悸、出汗、急躁、失眠等类似甲亢的表现；但安静时心率不快，无甲状腺肿，无突眼，甲状腺功能正常。

6. 其他　以消瘦、低热为主要表现者，应与结核、恶性肿瘤相鉴别；腹泻者应与慢性结肠炎、结肠癌相鉴别；心律失常应与风湿性心脏病、冠心病、病毒性心肌炎相鉴别；突眼应与眶内肿瘤、慢性肺心病等相鉴别。

【病情评估】

（一）甲状腺肿大的分级

GD 患者甲状腺肿大的程度一般与病情有相关性，除老年人的淡漠型甲亢外，基本表现为甲状腺肿大越明显，功能亢进越严重。甲状腺肿大分为 3 度：①Ⅰ度肿大：视诊未见肿大，触诊能触及。②Ⅱ度肿大：视诊、触诊均发现肿大，但外缘在胸锁乳突肌以内。③Ⅲ度肿大：肿大的甲状腺外缘超过胸锁乳突肌外缘。

（二）根据基础代谢率的病情分度

甲亢患者的主要临床表现的病理基础是甲状腺激素分泌过多，导致甲状腺毒症，其中以高代谢综合征为特征，可以通过对患者基础代谢率的检测评估病情。基础代谢率与病情呈正相关，轻度甲亢一般为 15%～30%；中度甲亢为 30%～60%；重度甲亢大于 60%，应结合患者的高代谢综合征表现综合判断。

（三）Graves 眼病的临床评估

1. Graves 眼病活动度评估　国际 Graves 眼病活动评分方法（CAS）：①自发性球后疼痛。②眼球运动时疼痛。③结膜充血。④结膜水肿。⑤肉阜肿胀。⑥眼睑水肿。⑦眼睑红斑。每项 1 分，CAS 积分达到 3 分判断为疾病活动，积分越高，活动度越高。

2. Graves 眼病的病情分级及活动评分　欧洲研究组（EUGOGO）应用突眼度、复视和视神经损伤 3 个指标评估 Graves 眼病（Graves' ophthalmopathy，GO）病情的程度，见表 46-2。

表 46-2　Graves 眶病病情的分级标准 （EUGOGO，2006）

分级	突眼度 （mm）	复视	视神经损伤
轻度	19~20	间歇性发生	视神经诱发电位异常，视力>9/10
中度	21~23	非持续性存在	视力 8/10~5/10
重度	>23	持续性存在	视力<5/10

注：间歇性复视，仅在劳累和行走时发生；非持续性存在复视，眨眼时发生复视；持续性存在复视，阅读时发生复视。

（四）各系统严重症状的识别

各系统临床表现以循环系统及消化系统为主：①合并甲状腺毒症心脏病时，出现心动过速、心律失常、心脏增大和心力衰竭。甲状腺毒症性心脏病的心力衰竭分为两种类型，一类是心动过速和心脏排出量增加导致的心力衰竭，主要发生在年轻甲亢患者；另一类是原有器质性心脏病被甲亢加重而诱发或加重心力衰竭，多见于老年人，预后不良。②病情严重的甲亢患者可出现肝大、肝功能异常、黄疸等严重的消化系统表现。

（五）甲状腺危象的评估

甲状腺危象是甲状腺毒症急性加重的表现，多发生于较重的甲亢且未予治疗或治疗不充分的患者，常见诱因有感染、手术、创伤、精神刺激等，严重患者发生心力衰竭，休克甚至昏迷等，死亡率高达 20%。1993 年，Burch 和 Wartofsky 开发了一种评分系统，用于识别甲状腺危象，见表 46-3。

表 46-3　甲状腺危象的诊断评分

症状与体征	分数
体温 （℃）	
37.2~	5
37.8~	10
38.3~	15
38.9~	20
39.4~	25
≥40	30
中枢神经系统症状	
轻度 （焦虑）	10
中度 （谵妄、精神症状或昏睡）	20
重度 （癫痫、昏迷）	30
消化系统症状	
中度 （腹泻、恶心、呕吐、腹痛）	5
重度 （不能解释的黄疸）	10
心率 （次/分）	
99~	5
110~	10
120~	15
130~	20
≥140	25

续表

症状与体征	分数
充血性心力衰竭	
轻度（足部水肿）	5
中度（双侧肺底湿啰音）	10
重度（肺水肿）	15
心房颤动	10
有诱因	10

注：分数≥45 分提示甲亢危象，分数 25~44 分提示危象前期，分数<25 分不支持甲亢危象。

【治疗】

目前尚不能对 GD 进行病因治疗，主要针对甲亢进行包括抗甲状腺药物、放射性碘、手术治疗 3 种疗法。

（一）一般治疗

适当休息，避免精神紧张及过度劳累。补充足够热量和营养，包括糖、蛋白质和 B 族维生素及钙、磷。减少碘摄入量是甲亢的基础治疗之一，过量碘的摄入会加重和延长病程，增加复发率。平时不宜喝浓茶、咖啡等刺激性饮料，如出汗多，应保证水分摄入。适当休息，避免情绪激动、感染、过度劳累等，精神紧张和失眠患者可酌用镇静剂。

（二）甲状腺功能亢进的治疗

1. 抗甲状腺药物（ATD）治疗　是甲亢的基础治疗，有硫脲类和咪唑类两类药物。硫脲类有丙硫氧嘧啶（PTU），咪唑类有甲巯咪唑（MMI）和卡比马唑（CMZ），均通过抑制甲状腺过氧化物酶活性，抑制碘化物形成活性碘，从而阻滞 TH 合成，但对甲状腺内已合成的甲状腺素无作用。甲巯咪唑半衰期长，每日单次使用。丙硫氧嘧啶半衰期短，每日 3 次使用，丙硫氧嘧啶的肝毒性较强，其中显著性肝损伤发生率约为 1.3%，甚至可能导致致命性肝损伤和肝衰竭，故临床首选 MMI。但 PTU 通过胎盘和进入乳汁的量较少，还能阻抑 T_4 转换成 T_3，故严重病例、甲状腺危象、妊娠早期（1~3 个月）伴发甲亢时优先选用 PTU。抗甲状腺药物治疗可以保留甲状腺分泌激素的功能，但治疗时间长，治愈率低，复发率高。

（1）适应证　①病情轻、中度患者。②甲状腺轻、中度肿大。③孕妇、高龄或由于其他严重疾病不适宜手术者。④手术前和 ^{131}I 治疗前的准备。⑤手术后复发且不适宜 ^{131}I 治疗者。⑥中至重度活动的甲亢突眼患者。

（2）禁忌证　外周血白细胞计数<3×10^9/L 或对该类药物发生过敏反应，以及有其他不良反应的甲亢患者。

（3）剂量与疗程　为提高远期缓解率，应连续用药 1 年半以上，治疗分为 3 个阶段：①初始阶段：MMI 起始剂量为 20~40mg/d，每日 1 次或 2 次口服。PTU 起始剂量为 300 mg/d，视病情轻重 150~400mg/d，最大量 600mg/d，分次口服。因甲状腺存储的甲状腺激素消耗需 4~6 周，故一般需 4~6 周控制症状，用药后也应在用药 4 周后复查甲状腺功能以评估治疗效果。②减量阶段：当症状好转、血清甲状腺激素接近正常时可逐步减少药物用量。每次减少 MMI 5mg 或者 PTU 50mg，不宜减量过快，此阶段需 2~3 个月。在减量过程中，每 2~4 周随访 1 次。每次随访要监测患者的代谢状况及检测甲状腺功能，尽量维持甲状腺功能的正常和稳定。如果减量后病情有反复，则需要重新增加剂量并维持一段时间。③维持期：维持甲状腺功能所需的最低药量，维持剂量每次 MMI 5~10mg，每日 1 次口服；或者 PTU 每次 50mg，每日 2~3 次。维持时间 1~2 年或以上；每 1~2 个月复查血清甲状腺激素。

采取 ATD 治疗甲亢时需要定期监测甲状腺功能，及时调整药物剂量，尽量避免发生药物性甲减。治疗期间一般不主张联用左甲状腺素。出现甲状腺功能低下或甲状腺明显增大时，可酌情加用小剂量甲状腺素（L-T$_4$）或甲状腺片。

（4）不良反应 ①粒细胞减少：较为常见。应在 ATD 治疗前常规检查外周血白细胞计数，并每周随访其变化，如白细胞计数持续<3×10^9/L，不宜起始 ATD 治疗。发生白细胞减少（<4×10^9/L），但中性粒细胞>1.5×10^9/L 时，通常不需要停药，应减少 ATD 剂量，加用一般促进白细胞增生药。严重时出现粒细胞缺乏症（PTU 发生率低），中性粒细胞<1.5×10^9/L 时，应当停药。不应当换用另外一种 ATD，因为两种药物的不良反应风险可能存在交叉。②药疹：发生率为 1%~5%，可加用抗组胺药物或糖皮质激素，如治疗效果不佳或进一步加重应考虑停 ATD，改为^{131}I 或手术治疗。如有剥脱性皮炎等严重的皮肤过敏反应，应立即停药，亦不能更换另一种 ATD。③中毒性肝病：ATD 可引起药物性肝炎，如果患者在服用 ATD 后发生肝功能异常或肝功能异常加重，应考虑为 ATD 的不良反应。药物性肝炎主要发生在大剂量用药和老年患者。因甲亢本身可以引起轻度的肝功异常，需要与 ATD 的肝脏毒性副作用鉴别。所以，ATD 治疗前后必需每 2~4 周检测肝功能，如转氨酶持续上升或转氨酶>3 倍参考值上限，需考虑停药。PTU 主要引起肝细胞损伤，部分患者转氨酶高于 3 倍参考值上限，偶见致命的暴发性肝细胞损伤和肝衰竭；MMI 肝细胞损伤极为罕见，主要为胆汁淤积症，故优先选择 MMI。

（5）停药与复发

1）停药的指征：①症状完全缓解，肿大的甲状腺明显缩小，局部杂音消失，甲状腺功能正常。②所需抗甲状腺药物维持量很小（咪唑类 5~10mg 或硫脲类 50~100mg/d）。③TRAb 转阴（主要为 TSAb）转阴等。推荐在停 ATD 前检测 TRAb 水平。

甲亢缓解的定义：停药 1 年，血清 TSH 和甲状腺激素正常。甲亢不易缓解的因素包括男性、吸烟、甲状腺显著肿大、TRAb 持续高滴度、甲状腺血流丰富等。ATD 治疗的复发率大约在 50%，75%患者在停药后的 3 个月内复发。轻中度病情、甲状腺体积较小、TRAb 转阴性、小剂量 ATD 即能长期维持正常甲状腺功能的患者治疗缓解率高，复发率低。

2）复发：是指甲亢完全缓解，停药半年后又有反复者，多在停药后 3~6 个月发生，复发率为 40%~60%。复发患者可以选择继续小剂量口服 ATD、^{131}I 或者手术治疗。

2. 放射性^{131}I 治疗 甲状腺能高度摄取和浓集碘，^{131}I 释出的 β 射线（在组织内的射程约 2mm）可破坏甲状腺滤泡上皮，使部分甲状腺滤泡细胞变性和坏死，甲状腺激素合成和分泌减少，甲状腺体积也随之缩小，由此达到治疗甲亢的目的，并可抑制甲状腺内淋巴细胞的抗体生成。此法安全简便，费用低廉，总有效率、临床治愈率高，复发率低。一般在治疗 1 个月左右显效，治疗 3~4 个月约 60%患者的甲状腺功能恢复至正常。

（1）适应证 ①成人 Graves 病伴甲状腺肿大Ⅱ度以上。②对 ATD 过敏。③经 ATD 治疗或手术治疗后复发。④甲状腺毒症心脏病或甲亢伴其他病因的心脏病。⑤甲亢伴血白细胞和（或）血小板减少或全血细胞减少。⑥甲亢合并肝、肾等脏器功能损害。⑦拒绝手术治疗或者有手术禁忌证。⑧浸润性突眼。

对轻度和稳定期的中、重度病例可单用^{131}I 治疗甲亢，对病情处于进展期患者，可在^{131}I 治疗前后加用泼尼松。

（2）禁忌证　妊娠和哺乳期妇女。

（3）剂量与疗程　据估计的甲状腺重量及最高摄^{131}I率，由核医学工作者推算剂量并开展治疗。

（4）并发症　甲状腺功能减退为主要并发症，年发生率2%~3%。发生甲减后均需用甲状腺素替代治疗。

3. 手术治疗　手术对Graves病有较高的治愈率，行甲状腺全切除术后复发率几乎为0，而次全切除术后5年持续甲亢未缓解率或复发率为8%。

（1）适应证　①中、重度甲亢，长期服药无效或停药后复发，或不能坚持用药者。②甲状腺显著肿大（>80g），对周围脏器有压迫。③胸骨后甲状腺肿大。④细针穿刺细胞学证实甲状腺癌或者怀疑恶变者。⑤妊娠期甲亢药物控制不佳或过敏者可在妊娠中期（第13~24周）进行手术。

（2）禁忌证　①伴严重Graves眼病。②合并较重心、肝、肾疾病，不能耐受手术。③妊娠初1~3个月和第6个月以后，因妊娠早期或晚期可出现麻醉剂致畸、流产等副作用。

（3）术前准备和手术方式　药物控制至心率<80次/分，T_3、T_4正常。于术前7~10天加服复方碘液，每次3~5滴，每日3次，以减少术中出血和避免术后危象。手术方式通常为甲状腺次全切除术，两侧各留下2~3g甲状腺组织，或一侧行甲状腺全切除，另一侧次全切，留4~6g甲状腺组织。

（4）并发症　最常见的并发症为手术损伤甲状旁腺所致低钙血症（暂时性或永久性）、喉返或喉上神经损伤（暂时性或永久性）、创口出血和麻醉相关并发症，如呼吸道梗阻、感染等。

4. 其他药物治疗

（1）β受体阻滞剂　作用机制：①阻断甲状腺激素对心脏的兴奋作用。②抑制外周组织T_4转换为T_3。本药主要在ATD治疗初期使用，可较快改善烦躁、怕热、多汗、心动过速、肌肉震颤等症状，老年患者、静息心率>90次/分或合并心血管疾病的患者均可应用该类药物。通常应用普萘洛尔，每次10~40mg，每日3~4次。对于有哮喘及慢性阻塞性肺疾病者禁用，可选用β_1受体阻滞药美托洛尔或比索洛尔。甲亢妊娠患者及心力衰竭时慎用，合并心脏传导阻滞患者禁用。

（2）复方碘液　能减少甲状腺充血，主要阻抑TH释放，但作用维持时间短暂。适应证：①甲状腺危象。②甲状腺次全切除术术前准备。③甲亢患者接受急诊外科手术。

（三）Graves眼病的治疗

轻度Graves眼病病程一般呈自限性，治疗以局部治疗和控制甲亢为主。

1. 一般治疗　①高枕卧位，限制钠盐及使用利尿剂，可减轻眼部水肿。②注意眼睛保护：白天使用人工泪液，可戴有色眼镜；夜间使用1%甲基纤维素眼药水，睡眠时眼睛不能闭合者可使用盐水纱布或眼罩保护角膜。③戒烟。④应积极控制甲亢，尽量维持患者的甲状腺功能正常，使TRAb水平下降。

2. 糖皮质激素　可根据病情轻重酌情确定治疗方案。

（1）非活动性GO　治疗甲亢时不需要加用糖皮质激素。

（2）轻度活动性GO　当伴有危险因素之一者或者选择^{131}I治疗时，需要同时使用糖皮质激素。加重GO的危险因素包括吸烟、T_3>5nmol/L（325ng/dL）、活动期持续>3个月、甲亢治疗后发生甲减等。

（3）中、重度活动性GO　治疗甲亢时可以选择抗甲状腺药物或手术治疗，同时给予糖皮质激素治疗。活动性 GO 给予泼尼松 40~80mg/d，每日 2 次口服，持续 2~4 周。然后每 2~4 周减量 2.5~10mg/d。如果减量后症状加重，要减慢减量速度。糖皮质激素治疗需要持续 3~12 个月。严重病例用甲泼尼龙 500~1000mg/d 冲击治疗，隔日 1 次，连用 3 次。但需要注意该药的肝脏毒性。

3. 球后外照射 一般不单独使用，多与糖皮质激素联合使用，以增加疗效。严重病例或不能耐受大剂量糖皮质激素时采用本疗法。糖尿病和高血压视网膜病变者为禁忌证。

4. 眶减压手术 目的是切除眶壁和（或）球后纤维脂肪组织，增加眶容积。适应证：①视神经病变可能引起视力丧失。②复发性眼球半脱位导致牵拉视神经可能引起视力丧失。③严重眼球突出引起角膜损伤。但手术也可能引起复视或加重复视。

（四）甲状腺危象的治疗

去除诱因，如积极防治感染和做好术前准备，积极治疗甲亢是预防危象发生的关键。抢救措施如下。

1. 一般治疗 严密监测患者血压、心率、体温的变化情况，保证足够热量和液体补充，每日补充液体 3000~6000mL，并迅速纠正电解质及酸碱平衡紊乱。对症治疗包括降温（高热者予物理降温，避免用乙酰水杨酸类药物，因该类药物会增加 FT_3、FT_4 和机体代谢率），镇静，保护脏器功能、防治感染等。

2. 抑制 TH 合成 使用大量抗甲状腺药物，首选 PTU，因为该药可阻断外周组织中 T_4 向具有生物活性的 T_3 转换。首剂 500~1000mg，首次口服或者经胃管注入，以后每次 250mg，每 4 小时口服。若无 PTU，则 MMI 首剂 60mg，继之 20mg，每 8 小时 1 次。

3. 抑制 TH 释放 服用 PTU 1 小时后开始服用复方碘溶液，每次 5 滴（0.25mL 或者 250mg），每 6 小时 1 次，一般使用 3~7 天。作用机制是抑制甲状腺激素释放。

4. 糖皮质激素 适用于有高热或休克者，抑制 T_4 转换为 T_3，阻滞 TH 释放，降低周围组织对 TH 的反应，增强机体的应激能力。氢化可的松 200~300mg/d，静滴，或静注地塞米松 2mg，每 6 小时 1 次，以后逐渐减少剂量。

5. β 受体阻滞剂 作用机制是阻断甲状腺激素对心脏的刺激作用，起到抑制儿茶酚胺升高的作用，改善烦躁、怕热、多汗、心动过速、肌肉震颤等症状，抑制外周组织 T_4 转换为 T_3，阻断甲状腺激素对心肌的直接作用。无心力衰竭或心力衰竭控制后，普萘洛尔 60~80mg，每 4 小时口服 1 次。如心力衰竭患者必须使用 β 受体阻滞剂，可慎用超短效的选择性 $β_1$ 受体阻滞剂艾司洛尔。必要时可考虑使用非二氢吡啶类钙离子通道阻滞剂（如地尔硫䓬）控制心率。

6. 其他 上述治疗效不佳时，为减低血 TH 浓度，可选用血液透析、腹膜透析或血浆置换等措施，迅速清除血中过多的甲状腺激素。但血浆置换疗法的有效作用是一过性的，仅能维持 24~48 小时。

经上述治疗后，有效者病情常在 1~2 天内明显改善，1 周内恢复，以后碘剂和糖皮质激素逐渐减量，直至停药。

（五）妊娠期甲亢的治疗

1. 抗甲状腺药治疗

（1）首选药物：治疗妊娠期甲亢的目标是使用最小有效剂量的 ATD，在尽可能短的时间内达到和维持血清 FT_4 在正常值的上限，避免 ATD 通过胎盘影响胎儿的脑发育。治疗妊娠早期应首选 PTU，由于丙硫氧嘧啶有潜在肝毒性，在妊娠中后期，应将丙硫氧嘧啶换为甲巯咪唑。

（2）血清 FT_3、FT_4：是妊娠期甲亢的主要监测指标，每 2 周~1 个月测定 1 次，维持在轻度高于非妊娠成人参考值上限的水平。TSH 一般不作为监测指标。

（3）在妊娠的后 6 个月，由于妊娠的免疫抑制作用，抗甲状腺药的剂量可以减少；分娩以后，免疫抑制解除，GD 易于复发，剂量需增加。

（4）在哺乳期应用 ATD 对后代是安全的，母亲应在哺乳完毕后服用 ATD，之后间隔 3~4 小时再进行下一次哺乳。由于 MMI 在乳汁中的排泌量是 PTU 的 7 倍，故哺乳期治疗甲亢首选 PTU。

2. 甲状腺次全切除术 必要时可在妊娠中期（4~6 个月）进行手术治疗。

3. 放射性碘治疗 妊娠和哺乳期禁用。

4. 防止新生儿甲亢 母体的 TRAb 可通过胎盘引起胎儿或新生儿甲亢，妊娠 20~24 周监测母体 TRAb 尤为重要，如果阳性需要对胎儿和新生儿实行甲亢监测。

思考题

1. 简述甲状腺毒症患者的临床表现。
2. 甲亢患者心血管系统的临床表现有哪些？
3. 简述甲亢的诊断程序。甲亢、GD 的诊断要点分别有哪些？
4. 甲亢患者的病情评估内容有哪些？
5. 常用抗甲状腺药物有几类？临床如何正确使用？
6. 甲状腺危象如何进行治疗？

第四十七章
甲状腺功能减退症

扫一扫，查阅本章数字资源，含PPT、音视频、图片等

甲状腺功能减退症（hypothyroidism），简称甲减，是由于结构和功能异常导致甲状腺激素分泌及合成减少或组织利用不足所引起的全身代谢减低的临床综合征。临床特点有高 TSH、低 T_4、低 T_3、易疲劳、怕冷、反应迟钝、抑郁、心动过缓、厌食等全身性低代谢表现。病理特征是亲水性的黏蛋白沉积于皮肤和皮下组织、肌肉、内脏等，表现为黏液性水肿。

国外报告甲减的患病率 5%~10%，亚临床甲减患病率高于临床甲减。我国甲减年发病率为 2.9‰，女性患病率高于男性，随年龄增长患病率升高。

【分类】

1. 根据病变部位分类

（1）原发性甲减　最多见，占全部甲减的 99%，是由甲状腺腺体本身病变引起的甲减，如自身免疫、甲状腺手术和甲状腺[131]I 治疗等引起。

（2）中枢性甲减　下丘脑和垂体病变引起的促甲状腺激素释放激素（TRH）或促甲状腺激素（TSH）产生和分泌减少所致。

（3）甲状腺激素抵抗综合征　甲状腺激素在外周组织实现生物效应障碍引起。

2. 根据病因分类　分为药物性甲减、手术后甲减、[131]I 治疗后甲减、特发性甲减、垂体或下丘脑肿瘤术后甲减等。

3. 根据甲状腺功能减低的程度分类　分为临床甲减和亚临床甲减。

【病因】

甲减病因复杂，其中自身免疫、甲状腺手术和甲亢[131]I 治疗三大原因占 90% 以上。成人甲减的主要病因如下。

1. 自身免疫性损伤　为最常见的原因，包括桥本甲状腺炎、萎缩性甲状腺炎、产后甲状腺炎等。

2. 甲状腺组织被破坏　甲状腺手术后、[131]I 治疗后等。

3. 碘过量　可诱发和加重自身免疫性甲状腺炎，也可引起具有潜在性甲状腺疾病患者发生甲减。含碘药物胺碘酮诱发甲减的发生率 5%~22%。

4. 抗甲状腺药物应用　如硫脲类、咪唑类、锂盐等。

【临床表现】

本病起病隐匿，进展缓慢，患者可缺乏特异性症状和体征。主要的表现有代谢率减低和交感

神经兴奋性下降。

（一）病史

如甲状腺手术史、^{131}I 治疗史，桥本甲状腺炎、Graves 病等病史和家族史，详细询问病史有助于本病的诊断。

（二）甲状腺功能减退表现

1. 一般表现　易疲劳、怕冷、体重增加、嗜睡、抑郁等。查体可见表情淡漠、面色苍白、皮肤干燥发凉、水肿、声音嘶哑、毛发稀疏等。

2. 肌肉与关节表现　乏力、肌强直、痉挛疼痛且遇冷加重、肌萎缩或肥大等。

3. 心血管系统　心动过缓、心排血量下降、脉压缩小，伴高血压时易并发冠心病，但不易发生心绞痛，可出现心包积液和心力衰竭。ECG 显示低电压。

4. 精神神经系统　言语及反应缓慢，记忆力下降，智力减退，嗜睡，或出现偏执、抑郁、焦虑的精神症状，重者发生黏液水肿型癫痫。

5. 消化系统　以厌食、腹胀、便秘多见，严重者出现麻痹性肠梗阻等。

6. 内分泌系统　性欲减退，男性患者出现阳痿，女性患者出现月经量过多或闭经。

7. 黏液性水肿昏迷　老人多见，死亡率高。发生诱因包括感染、寒冷、手术、创伤、麻醉或伴发其他系统严重疾病。临床表现有嗜睡、低体温、呼吸过缓、心动过缓、血压下降、四肢肌肉松弛、反射减弱或消失。本病累及心脏可以出现心包积液和心力衰竭，严重者甚至昏迷，出现休克、肾功能衰竭，危及生命。

【辅助检查】

1. 甲状腺功能检查　血清 TSH 和 FT_4、TT_4 是诊断原发性甲减的第一线指标。原发性甲减者血清 TSH 增高，TT_4、FT_4 均降低，是诊断甲减的必备条件。TSH 增高，TT_4 和 FT_4 降低的水平与病情程度相关，T_3 不作为诊断原发性甲减的必备指标。TT_3、FT_3 早期正常，晚期减低。仅有 TSH 升高，TT_4 和 FT_4 正常称为亚临床甲减。

2. 病因诊断相关检查

（1）自身抗体检查　TPOAb 和 TgAb 滴度显著增高，是确定原发性甲减病因的重要指标和诊断自身免疫甲状腺炎（包括桥本甲状腺炎、萎缩性甲状腺炎）的主要指标。一般认为，TPOAb 的意义较为肯定，如果 TPOAb 阳性伴血清 TSH 水平增高，说明甲状腺细胞已经发生损伤。

（2）甲状腺针吸细胞学检查　可明确甲状腺炎、甲状腺肿等病变。

3. 其他检查　患者可有轻、中度正细胞正色素性贫血，可能与甲状腺激素不足，影响促红细胞生成素的合成有关；血总胆固醇、低密度脂蛋白胆固醇、LP（a）、甘油三酯升高，血肌酸激酶、天门冬氨酸氨基转移酶、乳酸脱氢酶可以升高，但肌红蛋白升高并不明显。

【诊断与鉴别诊断】

（一）诊断要点

有甲减的症状和体征，血清 TSH 增高，TT_4、FT_4 均降低，即可诊断原发性甲减，应进一步明确甲减的原因；血清 TSH 减低或者正常，TT_4、FT_4 降低，应考虑为中枢性甲减，需进一步进行下丘脑和垂体的相关检查，明确下丘脑和垂体病变。

（二）鉴别诊断

1. 垂体瘤 影像学检查发现蝶鞍增大者，应与垂体瘤鉴别。原发性甲减 TRH 分泌增加可导致高泌乳素血症、溢乳及蝶鞍增大，与垂体泌乳素瘤相似，经 MRI 检查可鉴别。

2. 甲状腺癌 患者甲状腺肿质地坚硬，需注意排除甲状腺癌。甲状腺癌患者甲状腺多呈结节性，质地坚硬而固定，可伴局部淋巴结肿大，超声及核素检查可见孤立病灶，穿刺细胞学检查有助于确定诊断。

3. 水肿的鉴别 有黏液性水肿时要与肾性水肿和特发性水肿等鉴别。

【病情评估】

1. 病因评估 确诊为甲减的患者，首先应进行抗自身抗体检测，必要时结合甲状腺组织细胞学检查，明确甲减的病因诊断，包括桥本甲状腺炎、萎缩性甲状腺炎、甲状腺腺肿等。通过病史采集，重点明确有无甲状腺疾病病史、用药史及甲状腺手术史、[131]I 治疗史，确定是否为原发性甲减。

当甲状腺激素下降，而 TSH 正常或降低时提示继发性甲减。TRH 兴奋试验显示 TRH 给药后 TSH 缓慢上升呈延迟反应，提示病变在下丘脑；反应减慢或无反应，提示病变在垂体。蝶鞍区 MRI 或 CT 可发现局部占位病变，有助于继发性甲减的病因诊断。甲减病变部位鉴别见表 47-1。

表 47-1 甲减病变部位鉴别

分类	T_3/FT_3	T_4/FT_4	TSH	TRH 兴奋试验
正常甲状腺功能	正常	正常	正常	正常
原发性甲减	正常或降低	降低	升高	反应过度
继发性甲减	正常或降低	降低	正常或降低	延迟或无反应
激素抵抗综合征	升高	升高	升高	正常或增高

2. 病情评估 根据患者起病情况、临床表现尤其是低代谢的临床表现，结合实验室检查结果，重点是血清 TSH、TT_4、FT_4 水平，综合判断患者病情，指导临床药物治疗。

【治疗】

治疗目标：将血清 TSH 和甲状腺激素水平恢复到正常范围，临床症状和体征消失。左旋甲状腺素（L-T_4）替代治疗。TSH 目标值为 0.5~2mIU/L。

（一）一般治疗

注意保暖，避免感染等各种应激状态。有贫血者可补充铁剂、维生素 B 和叶酸。对于碘缺乏所致的甲减，可以补充含碘食物治疗，但是对桥本甲状腺炎等引起的甲减，应适当限制碘摄入，以免加重病情。

（二）临床甲减的甲状腺素补充或替代治疗

针对临床甲减主要给予甲状腺素补充或替代治疗，需要长期甚至终生服药。目前临床上最常用的是左甲状腺素（L-T_4），为甲减长期补充或替代治疗的首选药物，可在体内转变成 T_3，每日

1 次口服，剂量取决于患者的病情、年龄、体重和个体差异。替代剂量按照标准体重计算为 1.6~1.8μg／（kg·d），儿童约 2μg／（kg·d），老年人约 1μg／（kg·d），甲状腺癌术后患者约为 2.2μg／（kg·d），妊娠时替代剂量需要增加 20%~30%。

起始剂量和达到完全替代剂量所需时间要根据患者年龄、心脏状态、特定状况确定。年轻体健的成年人，可以完全替代剂量起始；一般人群起始剂量 25~50μg/d，每 3~7 天增加 25μg，直至需要的剂量；老年或有缺血性心脏病者，应更小剂量起始，增加剂量更缓慢，防止诱发和加重心脏病。一般从 12.5μg/d 开始，每日早晨服药 1 次，每 1~2 周增加 12.5μg，直达治疗目标。

补充甲状腺激素。重建下丘脑-垂体-甲状腺轴的平衡一般需要 4~6 周，治疗初期每 4~6 周测定激素指标。治疗达标后，每 6~12 个月复查甲状腺激素指标，同时监测体重、心脏各项参数，避免药物过量加重绝经期后的骨质疏松，增加中老年人心房颤动的危险。

另有干甲状腺素，每片 40mg，使用方法与 L-T₄ 相似，但因其甲状腺激素含量不稳定和 T₃ 含量过高已很少使用。碘塞罗宁是人工合成的三碘甲状腺原氨酸钠，作用快，持续时间短，适用于黏液性水肿昏迷的抢救。

（三）亚临床甲减的治疗

亚临床甲减引起的血脂异常可以促进动脉粥样硬化的发生、发展，部分亚临床甲减可发展为临床甲减。亚临床甲状腺功能减退症的治疗要根据不同年龄与状况分层治疗。

1. 重度亚临床甲减　TSH≥10mIU/L 的患者，建议给予 L-T₄ 替代治疗，治疗的目标与临床甲减一致。

2. 轻度亚临床甲减　TSH<10mIU/L 的患者，如果伴有甲减症状、TPOAb 阳性、血脂异常或动脉粥样硬化性疾病，应予 L-T₄ 治疗。治疗过程中要监测血清 TSH，以避免过度治疗。

3. 孕妇　应尽快达到血清 TSH<2.5mIU/L，以免导致胎儿智力发育障碍。年轻患者特别是 TPOAb 阳性者，需接受治疗将 TSH 降到 2.5mIU/L 以下。处于正常高值的人群（TSH 2.5~5mIU/L），未来更有可能发展为甲状腺功能减退。

4. 老年患者　老年亚临床甲减患者的治疗目前存在争议，治疗应谨慎选择，治疗后 TSH 控制目标要适当放宽。

（四）黏液水肿性昏迷的治疗

1. 去除或治疗诱因　感染占诱因的 35%，应积极控制感染，治疗原发疾病。禁用镇静、麻醉剂等。

2. 补充甲状腺激素　首选碘塞罗宁静脉注射，首次 40~120μg，以后每 6 小时 5~15μg 至患者清醒改为口服。如无注射剂，可用碘塞罗宁片剂鼻饲（20~30μg，每 4~6 小时 1 次）；或 L-T₄ 200~400μg 立即静脉注射，继之 L-T₄ 50~100μg/d，静脉注射，直至患者可以口服后换用片剂。也可用干甲状腺片（每次 30~60mg，每 4~6 小时 1 次）。黏液性水肿昏迷时 T₄ 向 T₃ 转换受到严重抑制，口服制剂肠道吸收差，补充甲状腺激素过急、过快可以诱发和加重心力衰竭。有心脏病者起始量为常规用量的 1/5~1/4。

3. 保温、供氧、保持呼吸道通畅　提高室温，但应避免外源性加热措施（如使用电热毯），因其可以导致血管扩张，血容量不足。必要时行气管切开、机械通气等。

4. 糖皮质激素　静脉滴注氢化可的松 200~400mg/d，待患者清醒及血压稳定后减量。

5. 保持水钠平衡　一般每日补液量控制在 600~1000mL，有低钠血症时补充高张盐水，有低血糖者适当补充葡萄糖溶液。

6. 对症治疗　伴发呼吸衰竭、低血压和贫血的患者，采取相应的抢救治疗措施。

思考题

1. 甲状腺功能减退症的主要病因有哪些？
2. 甲减常见的临床表现有哪些？
3. 怎样诊断甲减？
4. 如何合理使用甲状腺素治疗甲减？

甲状腺炎是以炎症为主要表现的甲状腺疾病，其病因复杂，可由自身免疫、病原体感染、放射性损伤、肉芽肿、药物、创伤等多种原因引起。甲状腺炎分为急性化脓性甲状腺炎、亚急性甲状腺炎、慢性淋巴细胞性甲状腺炎（或称桥本病）、亚急性无痛性甲状腺炎、产后甲状腺炎等。其病因不同，组织学特征各异。同一类型的甲状腺炎，在不同时期可表现为甲状腺功能亢进或甲状腺功能减退，临床表现及预后差异较大。

第一节　亚急性甲状腺炎

亚急性甲状腺炎（subacute thyroiditis）又称 De Quervain 甲状腺炎、亚急性肉芽肿甲状腺炎、病毒性甲状腺炎、巨细胞甲状腺炎等。亚急性甲状腺炎是最常见的痛性甲状腺疾病，约占甲状腺疾病的5%，为一种与病毒感染有关的自限性甲状腺炎，以短暂疼痛的破坏性甲状腺组织损伤伴全身炎性反应为特征，30~50 岁为发病高峰年龄，男女比例1：（4~7），绝大多数患者可以治愈，一般不遗留甲状腺功能减退症。

【病因和发病机制】

本病病因尚不明确，一般认为与病毒感染及病毒感染后变态反应有关。多种病毒如流感病毒、柯萨奇病毒、腮腺炎病毒等与本病有关，在患者甲状腺组织可以发现这些病毒，患者血清中存在这些病毒抗体。

【病理】

甲状腺多肿大，质地较实。组织学上，初期可见甲状腺滤泡破坏，胶质外溢或消失，其中有多量的中性粒细胞浸润。随后出现大量的淋巴细胞或组织细胞侵袭滤泡上皮细胞。组织细胞、淋巴细胞、多核巨细胞围在胶质块周围，出现巨细胞，故又称巨细胞甲状腺炎。巨细胞内吞噬有胶质，形成类似结核结节样的肉芽肿，伴大量炎性浸润，形成微脓肿，间质有炎症反应和水肿。病灶呈灶性分布，滤泡间出现不同程度的纤维化和滤泡细胞再生区域。当炎症消退后，甲状腺组织恢复正常形态。

【临床表现】

本病发病有明显的季节性，夏、春季节高发；发病前1~3周常有病毒性咽炎、腮腺炎、麻疹等病毒感染的表现；起病多较急，主要表现为发热、甲状腺部位疼痛或压痛，可放射至颌下、耳部，吞咽时疼痛加重。

在起病早期，如炎症病变广泛，可致甲状腺滤泡内甲状腺激素一时大量释放入血，使患者出现甲亢的表现，包括心悸、多汗、怕热及手颤等。而后当病变致甲状腺滤泡破坏，甲状腺激素耗竭，而甲状腺滤泡尚未修复前，患者可出现一过性甲减，多数持续 6~8 周。随症状逐渐改善，甲状腺功能一般均能恢复正常，极少数患者发生永久性甲状腺功能减退。

查体可见甲状腺弥漫性或不对称性肿大，多数有结节感，触痛明显，无震颤及血管杂音。甲状腺区疼痛可由一侧向对侧转移，少数患者有颈部淋巴结肿大。甲状腺肿痛持续 4~6 周，部分患者肿痛反复或持续存在，病程一般可持续 2~3 个月，少数患者可迁延 1~2 年。有些患者亚急性甲状腺炎可反复发生。

【辅助检查】

1. 甲状腺功能检查　在本病的不同阶段可有不同的表现：①早期血沉增快，C 反应蛋白浓度升高，T_3、T_4升高，TSH 降低，摄^{131}I 率减低（24 小时<2%），其原因是甲状腺滤泡被炎症破坏，其内储存的甲状腺激素释放进入循环，形成"破坏性甲状腺毒症"；而炎症损伤又引起甲状腺细胞摄碘功能减低，形成本病特征性的血清甲状腺激素水平和甲状腺摄碘能力的"分离现象"。②中期随储存的甲状腺激素释放殆尽，甲状腺细胞逐渐恢复，血清 T_3、T_4逐渐下降至正常水平以下，TSH 回升至高于正常值，摄^{131}I 率逐渐恢复。③最后进入恢复期，血清 T_3、T_4、TSH 和摄^{131}I 率恢复至正常水平。

2. 甲状腺超声　对诊断有一定价值，在早期出现与压痛部位一致的低回声区。

3. 细针穿刺细胞学诊断（FNAC）　涂片可见巨核细胞和其他炎症细胞浸润。

【诊断与鉴别诊断】

（一）诊断要点

1. 甲状腺肿大、疼痛、质硬、触痛，常伴上呼吸道感染症状和体征（发热、乏力、食欲缺乏、颈淋巴结肿大等）。

2. 血沉增快。

3. 甲状腺摄碘功能受抑制。

4. 一过性甲状腺毒症。

5. 血清 TgAb 和（或）TPOAb 阴性或低滴度。

6. FNAC 或活组织检查可见多核巨细胞或肉芽肿改变。

符合上述中的 4 项即可诊断亚急性甲状腺炎。

（二）鉴别诊断

1. 甲状腺癌　肿瘤快速生长可出现甲状腺局部疼痛，但无感染的病史，无全身中毒症状，甲状腺质硬、表面不光滑、活动性差，并可出现区域淋巴结肿大，可见肿瘤细胞。

2. 疼痛性桥本甲状腺炎　血中甲状腺自身抗体 TPOAb 和 TgAb 普遍增高，但血沉正常，FNAC 表现为淋巴细胞浸润，淋巴滤泡形成，胶质稀少。

【病情评估】

亚急性甲状腺炎为一种与病毒感染有关的自限性甲状腺炎，以短暂疼痛的破坏性甲状腺组织损伤伴全身炎性反应为特征，绝大多数患者可以治愈，一般不遗留甲状腺功能减退症，约10%的患者可能发生永久性甲状腺功能减退，需要进行甲状腺替代治疗。

【治疗】

轻型患者仅需应用非甾体类抗炎药，如阿司匹林、布洛芬、吲哚美辛等；中、重型患者可给予泼尼松30~40mg/d，分3次口服，能明显缓解甲状腺疼痛，1~2周后逐渐减量，总疗程6~8周。少数患者有复发倾向，复发后泼尼松治疗仍然有效。针对甲状腺毒症表现可给予β肾上腺素受体阻滞剂普萘洛尔等，症状缓解即停药。不用抗甲状腺药物，一过性甲减者，如症状明显、持续时间久者可适当给予左甲状腺素短期、小剂量使用。永久性甲减需长期替代治疗。

第二节　自身免疫性甲状腺炎

自身免疫性甲状腺炎（autoimmune thyroiditis，AIT）是一组由遗传和环境因素共同作用而引起的器官特异性自身免疫性甲状腺病，包括桥本甲状腺炎（Hashimoto thyroiditis，HT）、特发性黏液性水肿或称慢性萎缩性甲状腺炎（atrophic thyroiditis，AT）、甲状腺相关性眼病（TAO）、甲状腺功能正常的甲状腺炎（euthyroid thyroiditis，ET）、散发性无痛性甲状腺炎（painless thyroiditis）和产后甲状腺炎（postpartum thyroiditis，PTT）、药物性甲状腺炎等。

本节重点介绍HT。HT是AIT的经典类型，1912年由日本学者Hakaru Hashimoto首次报告，是甲状腺炎最常见的临床类型，甲状腺显著肿大，50%的患者伴临床甲减，各年龄段均可发病，主要发生于中年女性人群，高发年龄在30~50岁。

【病因和发病机制】

本病具有一定的遗传倾向，10%~15%的患者有家族史。目前认为本病是一种器官特异性自身免疫病，患者血液有效价很高的抗甲状腺过氧化物酶抗体（TPOAb）及抗甲状腺球蛋白抗体（TgAb）。TPOAb和TgAb都具有固定补体和细胞毒作用，参与甲状腺细胞的损伤。甲状腺受多种细胞攻击和抗体介导的自身免疫过程，最终导致原发性甲状腺功能减退。

碘、硒及某些病毒或细菌均与本病的发展相关。随着碘摄入量增加，本病的发病率显著增加，特别是碘摄入量增加可以促进隐性的患者发展为临床甲减。

【病理】

HT患者的甲状腺坚硬、肿大，腺组织被大量淋巴细胞和浆细胞所浸润，并形成淋巴滤泡，甲状腺滤泡孤立，呈小片状，滤泡变小、萎缩，内含胶质稀疏。但残余的滤泡上皮细胞增大，胞浆呈嗜酸性染色，称为Askanazy细胞，为损伤性上皮细胞的一种特征。甲状腺组织纤维化程度不等，间质内可见淋巴细胞浸润。发生甲减时，90%的甲状腺滤泡被破坏。病变一般不超出甲状腺固有被膜，因而腺体与周围组织不粘连，亦不累及喉返神经。

【临床表现】

本病的临床表现多种多样，常见症状有怕冷、脱发、记忆力下降等，此外还有一些比较常见的体征或者是特征性表现，如面部浮肿和眶周水肿，皮肤干燥、粗糙，心跳变慢，甲状腺肿大、坚硬等。多数病例以甲状腺肿大或甲减症状而首次就诊。

本病一般经历 3 个临床时期：早期一般呈无症状性甲状腺肿大，偶有咽部不适、吞咽不畅等症状，或有颈部压迫感。多数患者可仅表现为 TPOAb 阳性，没有临床症状。中期患者可出现甲状腺功能亢进的临床表现，多呈一过性。病程晚期出现甲状腺功能减退的表现，出现怕冷、心动过缓、便秘等症状，可伴有黏液性水肿。

【辅助检查】

1. 甲状腺功能检查　甲状腺功能正常时，TPOAb 和 TgAb 滴度显著增高，是最有意义的诊断指标。发生甲状腺功能损伤时，可出现亚临床甲减（血清 TSH 增高，TT_4、FT_4 正常）和临床甲减（血清 TSH 增高，血清 FT_4、TT_4 减低）。

2. 放射性核素检查　甲状腺 ^{131}I 摄取率减低，甲状腺扫描核素分布不均，可见"冷结节"。

3. 甲状腺细针穿刺细胞学检查（FNAC）　可见浸润的淋巴细胞。

【诊断与鉴别诊断】

（一）诊断

凡是弥漫性甲状腺肿大，特别是伴峡部锥体叶肿大，不论甲状腺功能有否改变，都应怀疑 HT，如血清 TPOAb 和 TgAb 显著增高，诊断即可成立。

（二）鉴别诊断

1. 毒性弥漫性甲状腺肿（GD）　也属于甲状腺的自身免疫性疾病，出现甲状腺肿大，血清中含有 TSH 受体抗体（TRAb）。但 GD 患者临床主要表现为甲状腺功能亢进的症状和体征，如烦躁、失眠、肌肉无力、心率增快、怕热、体重减轻，此外还有胫前黏液水肿及突眼；实验室检查为甲亢（血清 TSH 降低，TT_4、FT_4 增高）；组织学主要表现为甲状腺滤泡的肥大和增生。

2. 萎缩性慢性甲状腺炎（AT）　是一种罕见的自身免疫性甲状腺功能减退，其特点是阻断 TSH 受体的自身抗体的存在，故 AT 患者甲状腺 TSH 受体刺激阻断性抗体显著增高，伴甲减的临床表现，但甲状腺无肿大。

【病情评估】

HT 患者的临床表现一般以晚期明显，主要为甲状腺功能减退的症状，疾病后期女性患者比男性患者病情进展速度快，尤其年龄超过 45 岁的女性患者。检测 TPOAb 和 TgAb 滴度显著增高常提示病情进展。

【治疗】

目前尚无针对病因的治疗措施。临床治疗主要针对甲减和甲状腺肿大的压迫症状，仅有甲状腺肿大、无甲减者一般不需要治疗。

（一）一般治疗

限制碘摄入量可能有助于阻止甲状腺自身免疫破坏的进展。

（二）甲状腺功能替代治疗

患者有甲减或亚临床甲减时主要给予 $L-T_4$ 替代治疗，具体方法参见甲减章节（见本篇第四十七章）。左甲状腺素（L-T$_4$）治疗可以减轻甲状腺肿，但是尚无证据表明能阻止病情的进展。

（三）解除压迫症状

甲状腺迅速肿大，伴局部疼痛或压迫症状时，可给予糖皮质激素治疗，常用泼尼松 30mg/d，分 3 次口服，症状缓解后减量。

（四）手术治疗

仅用于压迫症状明显、药物治疗后不缓解者或可疑合并甲状腺恶性肿瘤者，但是术后如发生甲减，需终生接受甲状腺激素替代。

（五）预防

本病有很多患者可能不会出现明显的临床表现，特别是当处于亚临床状态时，这些患者通常只能通过筛查或健康体检来发现。所以，对于有甲状腺疾病家族史人群或者在怀孕之前，有条件者需要筛查甲状腺功能。

（六）健康教育与人文关怀

桥本甲状腺炎甲减的替代疗法可能是终身的，故需提醒患者做好长期服药的准备，同时要告知患者服药的重要性，不能随便自行停药。要定期监测甲状腺功能，避免服药量不足或过量。

思考题

1. 亚急性甲状腺炎有什么临床表现？
2. 如何诊断亚急性甲状腺炎？
3. 桥本甲状腺炎的诊断要点是什么？
4. 桥本甲状腺炎如何进行治疗？

第四十九章

糖尿病

扫一扫，查阅本章数字资源，含PPT、音视频、图片等

糖尿病（diabetes mellitus，DM）是一组多种病因引起，胰岛素分泌和（或）作用缺陷，以慢性高血糖为特征的内分泌代谢性疾病。典型临床表现为多饮、多食、多尿及消瘦。长期碳水化合物及脂肪、蛋白质代谢紊乱可引起多系统损害，导致眼、肾、神经、心脏、血管等组织器官的慢性进行性病变、功能减退及衰竭。病情严重或应激时可发生急性代谢紊乱，如酮症酸中毒、高血糖高渗综合征，且易并发各种感染。

糖尿病为常见病、多发病，患病人数随着人民生活水平的提高、人口老龄化、生活方式的改变及诊断技术的进步而迅速增加。由中华医学会内分泌学分会组织的糖尿病大型流行病学调查（简称TIDE项目）显示，在2015~2017年间中国18岁及以上人群中，根据ADA标准诊断的糖尿病患病率为12.8%，根据WHO标准诊断的糖尿病患病率为11.2%。与2013年我国慢性病及其危险因素监测结果显示糖尿病患病率10.4%相比显著升高。糖尿病前期的患病率为35.2%，与2013年的35.7%的报道相近。糖尿病的治疗率为48.9%，与2013年的32.2%相比显著升高，但是糖尿病的控制率为49.4%，与2013年的49.2%相比没有变化。据糖尿病和糖尿病前期患病率统计结果，我国近一半成人血糖异常。中国糖尿病患者总人数估计为1.298亿（男性7040万、女性5940万）。糖尿病的慢性血管并发症对患者的生命和生活质量威胁极大，给患者个人及家庭带来沉重的经济负担，成为严重威胁人类健康的世界性公共卫生问题。

【分型】

糖尿病的病因分类目前采用2019年WHO分类标准，见表49-1。本章主要介绍1型糖尿病（type 1 diabetes mellitus，T1DM）及2型糖尿病（type 2 diabetes mellitus，T2DM）。

表 49-1　糖尿病的分类（2019，WHO）

1 型糖尿病
β 细胞破坏（主要是免疫介导）和绝对胰岛素缺乏；最常见于儿童和成年早期
2 型糖尿病
最常见的类型，不同程度 β 细胞功能障碍和胰岛素抵抗，通常与超重和肥胖有关
混合型糖尿病
缓慢进展的免疫介导成人糖尿病
酮症倾向的 2 型糖尿病

续表

其他特殊类型糖尿病
1. 单基因糖尿病
β 细胞功能的单基因缺陷
胰岛素作用的单基因缺陷
2. 胰腺外分泌疾病
3. 内分泌疾病
4. 药物或化学品所致的糖尿病
5. 感染相关糖尿病：先天性风疹、巨细胞病毒感染及其他
6. 不常见的免疫介导性糖尿病
7. 其他与糖尿病相关的临床综合征
未分类糖尿病仅在糖尿病分型无法明确特别是在糖尿病初诊时暂时使用
妊娠期首次发现的高血糖
妊娠期诊断的 T1DM 或 T2DM
妊娠糖尿病

【病因和发病机制】

糖尿病病因尚未完全阐明，目前认为是遗传易感性与环境因素共同作用的多基因遗传病。胰岛素由胰岛 β 细胞合成和分泌，经血循环到达体内各组织器官的靶细胞，与特异受体结合并引发细胞内物质代谢效应，整个过程中任何一个环节发生异常均可导致糖尿病。

（一）1 型糖尿病

遗传因素和环境因素共同作用的自身免疫性疾病，某些环境因素作用于遗传易感性个体，激活 T 淋巴细胞介导的一系列自身免疫反应，选择性引起胰岛 β 细胞破坏和功能衰竭，胰岛素分泌绝对缺乏导致 1 型糖尿病。

1. 多基因遗传因素 不少患者有阳性家族史，1 型糖尿病患者第六对染色体短臂上 HLA 某些位点出现频率增减，提示遗传易感性倾向，且随种族而异。大量 HLA 研究总结认为 HLA-DQ 及 DR 抗原与 1 型糖尿病的关联最为重要，DQβ57 非天门冬氨酸和 DQα52 精氨酸可明显增强本病的易感性。

2. 环境因素 病毒感染包括风疹病毒、腮腺炎病毒、柯萨奇病毒、脑心肌炎病毒等，可直接损伤胰岛 β 细胞，其主要机制是损伤 β 细胞后暴露其抗原成分，启动自身免疫反应，进一步导致胰岛 β 细胞破坏。化学毒物如链脲佐菌素、四氧嘧啶，饮食因素如牛乳制品等，直接损伤或通过免疫机制破坏胰岛 β 细胞。近来动物模型研究发现，1 型糖尿病的发病也可能与胃肠道中微生物失衡有关。

3. 自身免疫机制 众多证据提示 1 型糖尿病为自身免疫性疾病，与体液免疫、细胞免疫均有关，免疫细胞释放各种细胞因子（如 IL-1β、TNF-α、INF-γ 等）或其他介质单独或协同、直接或间接造成 β 细胞损伤。在 1 型糖尿病患者血清中可出现一组胰岛细胞抗体，比较重要的有胰岛细胞抗体（ICA）、胰岛素自身抗体（IAA）、谷氨酸脱羧酶（GAD）抗体、胰岛细胞抗原 2（IA-2）抗体和锌转运蛋白 8 抗体（ZnT8-Ab）等。

（二）2 型糖尿病

主要发病机制有两个基本环节，即胰岛素抵抗和 β 细胞胰岛素分泌缺陷。不同患者两个环节出现的先后及程度各异。

1. 遗传因素与环境因素　2 型糖尿病是由多个基因及环境因素综合作用引起的多基因遗传性疾病。现有资料显示遗传因素主要影响 β 细胞，2 型糖尿病患者 38% 的兄妹和 1/3 后代有糖尿病或糖耐量减低，发病与胰岛素受体底物-1 基因、解偶联蛋白 2 基因等相关。常见的环境因素有肥胖（尤其是中心性肥胖）、少动、营养过剩、老龄、感染、精神应激、化学毒物等。

2. 胰岛素抵抗（IR）和 β 细胞功能缺陷　胰岛素抵抗指胰岛素作用的靶器官（主要是肝脏、肌肉和脂肪组织）对胰岛素作用的敏感性降低，一定量的胰岛素的生物学反应低于正常预计水平。出现临床糖尿病前数年患者机体早已存在 IR。早期 β 细胞代偿性分泌更多的胰岛素，形成高胰岛素血症以维持正常血糖水平；此后 IR 加重，虽有高胰岛素血症仍代偿不足，从而出现高血糖（先餐后，后空腹）；最后 IR 仍然存在，β 细胞代偿功能衰竭，高胰岛素血症转为低胰岛素血症。β 细胞功能缺陷主要表现如下。

（1）胰岛素分泌模式异常　糖尿病患者第一时相胰岛素分泌减弱或消失，第二时相分泌延迟。

（2）胰岛素分泌量的缺陷　葡萄糖刺激后胰岛素分泌代偿性增多相对不足，其后血糖浓度进一步增高时，胰岛素分泌反应反而逐渐降低。

3. 胰岛 α 细胞功能异常和胰高血糖素样肽-1（GLP-1）分泌缺陷　胰岛 α 细胞主要分泌胰高血糖素，以维持血糖稳态。在正常情况下，当餐后血糖升高时会刺激早时相胰岛素和 GLP-1 分泌，抑制 α 细胞分泌胰高血糖素，使肝糖输出减少，防止出现餐后高血糖。2 型糖尿病患者由于胰岛 β 细胞数量明显减少，α 细胞对葡萄糖敏感性下降，从而导致胰高血糖素水平升高，肝糖输出增加。

GLP-1 由肠道 L 细胞分泌，其主要功能是刺激 β 细胞葡萄糖介导的胰岛素合成和分泌、抑制胰高血糖素分泌，同时也有抑制食欲和摄食、延缓胃内容物排空、促进 β 细胞增殖和减少凋亡、改善内皮功能和保护心脏功能等生物学效应。2 型糖尿病患者负荷后 GLP-1 释放曲线低于正常人。提高 2 型糖尿病患者 GLP-1 水平后，已发现葡萄糖依赖性的促胰岛素分泌和抑制胰高血糖素分泌，同时 α 细胞对葡萄糖的敏感性恢复。

【病理】

胰岛 β 细胞数量减少，细胞核深染，胞浆颗粒减少。胰岛内毛细血管旁有纤维组织增生。此病理改变以 1 型糖尿病较明显，2 型糖尿病较轻。部分 1 型糖尿病病例，胰岛及其周围可见淋巴细胞及粒细胞浸润，称为胰岛炎。

多数糖尿病患者出现全身小血管和微血管病变，称为糖尿病性微血管病变，常见于视网膜、肾、神经等。病变特征为毛细血管基底膜增厚，常伴有微循环异常。糖尿病患者的大、中血管病变主要是动脉粥样硬化，称为糖尿病性大血管病变。

糖尿病性神经病变以周围神经最为常见，神经纤维呈轴突变性，继以节段性或弥漫性脱髓鞘改变。病变有时累及神经根、椎旁交感神经节和脑神经。脊髓和脑实质病变罕见。

【病理生理】

糖尿病的基本病理生理改变为胰岛素的绝对或相对不足，引起机体一系列的代谢紊乱。

1. 糖代谢紊乱　胰岛素不足时，葡萄糖的利用减少，肝糖原合成减弱而分解加强，糖异生作用加强，使血糖升高。同时，皮质醇、生长激素及肾上腺素等升糖激素，特别是胰高血糖素常增高，亦促发高血糖症。

2. 脂肪代谢紊乱　胰岛素不足，脂肪组织摄取葡萄糖及从血浆移除甘油三酯减少，同时脂蛋白酯酶活性低下，使血游离脂肪酸、甘油三酯、胆固醇浓度升高。低密度脂蛋白（LDL）、极低密度脂蛋白（VLDL）增高促进动脉粥样硬化的发生、发展。在胰岛素极度缺乏时，脂肪组织大量动员分解，产生大量酮体，超过机体代谢酮体能力后，酮体蓄积，引发酮症酸中毒。

3. 蛋白质代谢紊乱　胰岛素不足，蛋白质合成减弱，分解加速，导致负氮平衡。患者消瘦、乏力、抵抗力差。持久高血糖可使蛋白发生过度非酶糖化，使蛋白质的结构和功能发生异常，导致血黏度增加、血流淤滞、抗凝机制异常和自由基增加等。这些改变与糖尿病大、小血管慢性并发症的发生密切相关。

【临床表现】

糖尿病系慢性进行性疾病，除 1 型糖尿病起病较急外，2 型糖尿病一般起病隐匿，轻症早期常无症状，至症状出现常历时数年至数十年不等。

（一）无症状期

多数 2 型糖尿病者无任何症状，仅于健康体检或因各种原因就诊时进行血液化检查发现高血糖。不少患者先前常有肥胖、高血压、动脉硬化、高脂血症或心血管疾病，出现临床症状前数年患者常已存在高胰岛素血症、胰岛素抵抗。糖耐量减低（IGT）和空腹血糖受损（IFG）普遍被认为是糖尿病的前期状态。

（二）代谢紊乱症状群

典型"三多一少"，即多尿、多饮、多食及体重减轻。血糖升高，因渗透性利尿引起多尿，继而因口渴而多饮。为补偿损失的体内糖分以维持机体活动，常出现易饥多食。体内葡萄糖利用障碍，蛋白质和脂肪消耗增多，引起体重减轻。1 型糖尿病起病急者易出现上述症状。

另外，患者可有皮肤瘙痒，尤其是外阴瘙痒。高血糖可使眼部房水渗透压改变而致视物模糊。女性常见月经失调，男性可见阳痿等。

【并发症】

本病的并发病分为急性、慢性并发症和感染 3 类。

1. 急性并发症　主要有酮症酸中毒、高血糖高渗综合征、乳酸性酸中毒等，详见本章"附1：糖尿病酮症酸中毒"及"附2：高血糖高渗综合征"。

2. 慢性并发症　DM 的慢性并发症遍及全身各组织器官，发生与糖尿病遗传易感性、发病年龄、病程、代谢紊乱和病情控制程度有关。慢性并发症可单独或以不同组合同时或先后出现。约半数新诊断的 2 型糖尿病患者常已有不同类型、不同程度的慢性并发症。

（1）糖尿病肾脏病（diabetic kidney disease，DKD）　是指由糖尿病所致的慢性肾脏疾病

（CKD），是糖尿病主要的微血管并发症之一，现已成为 CKD 和终末期肾病的主要原因，是 1 型糖尿病患者的主要死因。临床上以持续性白蛋白尿和（或）GFR 进行性下降为主要特征，可进展为终末期肾病（ESRD）。糖尿病患者中 20%～40% 发生糖尿病肾脏病。病理改变有 3 种类型：①结节性肾小球硬化型。②弥漫性肾小球硬化型。③渗出性病变。

推荐采用随机尿测定尿白蛋白/肌酐比值（UACR）反映尿白蛋白的量。随机尿 UACR 30～300mg/g 称为微量白蛋白尿，UACR>300mg/g 称为大量白蛋白尿。UACR 测定受多种因素影响，如感染、发热、血糖过高、血压过高、心力衰竭、24 小时内剧烈运动、月经期等，分析结果时需考虑这些影响因素。在 3～6 个月内重复检查 UACR，3 次中有 2 次尿白蛋白排泄增加，排除感染等其他因素即可诊断白蛋白尿。检测血清肌酐浓度估算肾小球滤过率（eGFR），是反映肾功能的主要指标。在诊断糖尿病肾病时需排除其他肾脏疾病，必要时需做肾穿刺病理检查进行鉴别。糖尿病患者慢性肾脏病分期见表49-2。

表 49-2   糖尿病患者慢性肾脏病分期（CKD 分期）

分期	肾脏损害程度	eGFR［mL/（min·1.73m²）］
1 期（G1）	肾脏损伤并 eGFR 正常	≥90
2 期（G2）	肾脏损伤伴 eGFR 轻度度下降	60～89
3a 期（G3a）	eGFR 中度度下降	45～59
3b 期（G3b）	eGFR 重下降	30～44
4 期（G4）	eGFR 重下降	15～29
5 期（G5）	肾衰竭	<15 或透析

注：肾脏损害主要指白蛋白尿（尿白蛋白/肌酐比≥30mg/g），也包括血尿、其他尿沉渣异常、影像学或病理异常等；eGFR：预估肾小球滤过率。

（2）糖尿病视网膜病变（DR）   是糖尿病患者的高度特异性微血管并发症。病程超过 10 年的患者，大部分合并程度不等的视网膜病变，是成年人失明的主要原因之一。临床分级见表49-3。

表 49-3   糖尿病视网膜病变（DR）的国际临床分级标准（2002 年）

病变严重程度	散瞳眼底检查所见
无明显 DR	无异常
非增生型 DR	
轻度	仅有微动脉瘤
中度	微动脉瘤，存在轻于重度 NPDR 的表现
重度	出现以下任何 1 个表现，但尚无增生型 DR （1）4 个象限中所有象限均有多于 20 处视网膜内出血 （2）在 2 个以上象限有静脉串珠样改变 （3）在 1 个以上象限有显著的视网膜内微血管异常
增生型 DR	出现以下 1 种或多种体征：新生血管形成、玻璃体积血或视网膜前出血
糖尿病性黄斑水肿分级	
无明显糖尿病性黄斑	后极部无明显视网膜增厚或硬性渗出
轻度糖尿病性黄斑	后极部存在部分视网膜增厚或硬性渗出，但远离黄斑中心
中度糖尿病性黄斑	视网膜增厚或硬性渗出接近黄斑但未涉及黄斑中心
重度糖尿病性黄斑	视网膜增厚或硬性渗出涉及黄斑中心

（3）糖尿病性心肌病　　心脏微血管病变和心肌代谢紊乱可引起心肌广泛灶性坏死，称为糖尿病性心肌病，可诱发心力衰竭、心律失常、心源性休克和猝死。

（4）动脉粥样硬化性心血管疾病（ASCVD）　　糖尿病是 ASCVD 的独立危险因素之一，可发生于 ASCVD 之前，也可发生于之后，可引起或加重 ASCVD。动脉粥样硬化的危险因素如血脂异常、高血压、肥胖、不健康生活方式等在糖尿病患者群中伴发概率非常高，糖尿病患者群中动脉粥样硬化的发病率高、发病早、病情进展快，主要侵犯主动脉、冠状动脉、脑动脉、肾动脉和肢体动脉，引起冠心病、脑血管病、肾动脉硬化、肢体动脉硬化等大血管病变，是 2 型糖尿病患者首位致死原因。

（5）糖尿病神经病变　　是糖尿病最常见的慢性并发症之一，病变可累及中枢神经及周围神经，以后者多见。糖尿病周围神经病变（DPN）是指周围神经功能障碍，包含脊神经、颅神经及自主神经病变，其中以远端对称性多发性神经病变（DSPN）最具代表性。DPN 的分型及临床表现如下。

1）远端对称性多发性神经病变（DSPN）：起病隐匿，进展缓慢，以感觉障碍为主，伴有程度不同的自主神经症状，而运动障碍相对较轻。四肢末端麻木、刺痛、感觉异常，双侧对称，呈手套或袜套样分布，夜间加重，多从肢体远端开始，逐渐向近端蔓延，下肢较上肢严重。疼痛可以是钝痛、烧灼痛、刺痛、刀割痛等多种疼痛表现。感觉异常可表现为麻木、发冷、蚁行感、烧灼感、触电样等感觉，可出现深感觉（关节位置觉与振动觉）障碍、步态异常与站立不稳的症状，闭目时更为明显，即感觉性共济失调。患者常诉有踩棉花感或地板异样感。由于行动不稳，容易造成跌倒、外伤甚至骨折。还可有温、痛觉的减退或缺失。

2）近端运动神经病变：一侧下肢近端严重疼痛为多见，可与双侧远端运动神经同时受累，伴迅速进展的肌无力和肌萎缩。

3）局灶性单神经病变（或称为单神经病变）：可累及单颅神经或脊神经。颅神经损伤以上睑下垂（动眼神经）最常见，其次为面瘫（面神经）、眼球固定（外展神经）、面部疼痛（三叉神经）及听力损害（听神经）。

4）非对称性的多发局灶性神经病变：同时累及多个单神经的神经病变，称为多灶性单神经病变或非对称性多神经病变，可出现麻木或疼痛。

5）多发神经根病变：最常见为腰段多发神经根病变，主要为 L2、L3 和 L4 等高腰段的神经根病变引起的一系列单侧下肢近端麻木、疼痛等症状。

6）自主神经病变：可累及心血管、消化、呼吸、泌尿生殖等系统，还可出现体温调节、泌汗异常及神经内分泌功能障碍，常表现为静息性心动过速、心率固定、直立性低血压、无痛性心肌梗死、胃轻瘫、顽固性腹泻、便秘、腹泻与便秘交替出现、尿失禁、尿潴留等。

（6）糖尿病足　　是指与下肢远端神经异常和不同程度周围血管病变相关的足部溃疡、感染和（或）深层组织破坏，为糖尿病较为特征性的病变。轻者表现为足部畸形、皮肤干燥和发凉、胼胝（高危足）；重者可出现下肢疼痛、间歇性跛行、足部溃疡和坏疽。糖尿病足的基本发病因素是神经病变、血管病变和感染。糖尿病足是糖尿病最严重和治疗费用最高的慢性并发症之一，严重者可造成截肢、致残、致死。

（7）其他　　白内障是糖尿病患者双目失明的主要原因之一。此外，糖尿病还常伴有青光眼、视网膜黄斑病变和虹膜睫状体病变等。皮肤病变也很常见。牙周病为糖尿病最常见的口腔并发症。

3. 感染　糖尿病患者免疫功能降低，易合并各种感染。感染又可加重糖尿病病情。

（1）化脓性细菌感染　多见于皮肤化脓性感染，如疖、痈，其他如牙周炎、齿槽脓肿、上呼吸道感染、肺部感染、尿路感染、胆道感染等。慢性感染常顽固、难治，反复发作；急性感染易扩散，引起脓毒症等。

（2）肺结核　糖尿病合并肺结核者比非糖尿病患者高4~5倍。病灶多呈渗出干酪性，易扩散，形成空洞，且疗效差，多需胰岛素和抗结核药物联合治疗。

（3）真菌感染　常见的真菌感染如体癣、甲癣等，真菌性肠炎、泌尿道及呼吸道真菌感染常为重症患者的死因。女性常见真菌性阴道炎和巴氏腺炎。

【辅助检查】

（一）糖代谢相关检测

1. 尿糖测定　是诊断糖尿病的重要线索，但非诊断依据。并发肾小球硬化症时，血糖虽升高，而尿糖可呈假阴性。尿糖阴性不能排除糖尿病可能。肾糖阈降低时（如妊娠），血糖虽正常，尿糖可呈阳性。

2. 血糖测定　是诊断糖尿病的主要依据，也是长期监控病情和判断疗效的主要指标。常用葡萄糖氧化酶法测定，可用血浆、血清或全血检测。诊断糖尿病时必须用静脉血浆测定血糖。治疗过程中监测血糖控制情况时可用便携式血糖仪（毛细血管全血测定）。

3. 口服葡萄糖耐量试验（OGTT）　当血糖高于正常范围而又未达到糖尿病诊断标准时，用OGTT评估糖代谢状态。现多采用WHO推荐的75g葡萄糖标准OGTT，即试验当日将75g葡萄糖溶于250~300mL水中，5分钟内饮完，分别检测空腹血糖（FPG）及糖负荷后2小时静脉血浆葡萄糖（2hPG）。临床上也常测空腹血糖及糖负荷后30分钟、1小时、2小时、3小时的5次血糖。儿童服糖量按每千克体重1.7g计算，总量不超过75g。糖代谢状态分类见表49-4。

表49-4　糖代谢状态分类（WHO，1999）

糖代谢分类	静脉血浆葡萄糖（mmol/L）	
	空腹血糖	糖负荷后2小时血糖
正常血糖	<6.1	<7.8
空腹血糖受损（IFG）	6.1~<7	<7.8
糖耐量减低（IGT）	<7	7.8~11.1
糖尿病	≥7	≥11.1

注：IFG和IGT统称为糖调节受损，也称糖尿病前期。

4. 糖化血红蛋白A1（GHbA1）测定　GHbA1是葡萄糖或其他糖与血红蛋白的氨基发生非酶催化反应的产物，其量与血糖浓度呈正相关。GHbA1有a、b、c 3种，主要测定HbA1c，参考值为4%~6%。血红蛋白与葡萄糖的非酶糖基化速度主要取决于血糖浓度及血糖与血红蛋白的接触时间。HbA1c可反映取血前8~12周的平均血糖状况，是监测糖尿病病情的重要指标，HbA1c 7%是2型糖尿病启动临床治疗或需要调整治疗方案的重要判断标准。2011年WHO建议在条件具备的国家和地区采用HbA1c诊断糖尿病，诊断切点为HbA1c 6.5%。对于采用标准化检测方法并有严格质量控制的医院，可以用HbA1c诊断糖尿病。

5. 糖化血浆白蛋白（GA）　测定血浆蛋白（主要为白蛋白）与葡萄糖发生非酶催化的糖化反应而形成果糖胺，其形成的量与血糖浓度相关。参考值为1.7~2.8mmol/L。由于白蛋白半衰期为19天，故糖化白蛋白反映近2~3周内总的血糖水平，为糖尿病患者近期病情监测的指标。

（二）胰岛功能检测

1. 血浆胰岛素、C 肽测定　为可评估胰岛 β 细胞的功能检查。C 肽是从胰岛素原裂解后的肽链和胰岛素等分子分泌，也能反映胰岛素的水平，且不受外源性胰岛素及其抗体的影响，故能更好地反映胰岛 β 细胞的功能情况。1 型糖尿病者明显降低，2 型糖尿病可呈现高、正常及低的变化。在 OGTT 测血糖的同时测血浆胰岛素称为胰岛素释放试验。正常人服葡萄糖后 30~60 分钟达高峰，峰值比基础值高 5~10 倍，3~4 小时恢复到基础水平。在做 OGTT 时同时测定血清 C 肽称为 C 肽释放试验，正常人餐后 30~60 分钟达高峰，峰值比基础值高 5~6 倍。两试验均反映基础和葡萄糖介导的胰岛素释放功能（β 细胞的贮备功能）。1 型糖尿病呈无峰值的低平曲线。

2. 其他　静脉注射葡萄糖-胰岛素释放试验检测 β 细胞功能，了解胰岛素释放第一时相；胰升糖素–C 肽刺激试验反映 β 细胞储备功能等。

（三）自身免疫反应的标志性抗体检测

85%~90%的 1 型糖尿病在发现高血糖时，胰岛细胞抗体（ICA）、谷氨酸脱羧酶抗体（GA-DA）、人胰岛细胞抗原 2 抗体（IA-2A）、锌转运蛋白 8 抗体（ZnT8-Ab）测定，其中 1 种或几种自身抗体可呈阳性。自身抗体是胰岛 β 细胞遭受免疫破坏的标志物，是诊断 1 型糖尿病的重要指标。

（四）共患病及并发症相关检测

糖尿病患者应进行血脂及心、肝、肾等有关检查。眼底血管荧光造影可发现早期视网膜病变；肌电图及运动神经传导速度检查可发现糖尿病周围神经病变；尿白蛋白排泄率测定有助于糖尿病肾病的早期诊断。疑有酮症酸中毒、高血糖高渗性昏迷者应进行血及尿酮体、血气分析、二氧化碳结合力、血电解质、血浆渗透压等检测。心电图检查、超声多普勒心动图评估心脏病变，超声多普勒检查颈动脉、下肢动脉内膜中层厚度与斑块评估大血管病变。

【诊断与鉴别诊断】

（一）诊断线索

糖尿病诊断以静脉血浆糖升高及糖化血红蛋白作为依据。临床上对有"三多一少"症状，原因不明的酸中毒、脱水、昏迷、休克，反复发作的皮肤疖或痈、真菌性阴道炎、结核病等，血脂异常、高血压、冠心病、脑卒中、肾病、视网膜病、周围神经炎、下肢坏疽及代谢综合征高危人群等，均为糖尿病的重要诊断线索。应注意单纯空腹血糖正常不能排除糖尿病的可能性，应加验餐后血糖，必要时进行 OGTT。

1. "三多一少"症状。

2. 以糖尿病的并发症或伴发病首诊的患者；原因不明的酸中毒、脱水、昏迷、休克；反复发作的皮肤疖或痈、真菌性阴道炎、结核病等；血脂异常、高血压、冠心病、脑卒中、肾病、视网膜病、周围神经炎、下肢坏疽及代谢综合征等。

3. 高危人群：糖调节受损（IFG 和/或 IGT）、年龄超过 45 岁、肥胖或超重、巨大胎儿史、糖尿病或肥胖家族史。

此外，30~40 岁人群健康体检或因各种疾病、手术住院时应常规排除糖尿病。

（二）诊断标准

2019 年 WHO 公布新糖尿病诊断标准。空腹血糖值≥7.0mmol/L（126mg/L）、OGTT 糖负荷后 2 小时血糖≥11.1mmol/L（200mg/L）、HbA1c≥6.5%（48mmol/L）或有糖尿病症状和体征、随机血糖≥11.1mmol/L（200mg/L），符合上述 4 条中的 1 条可诊断糖尿病。符合上述标准但对于无症状者建议在随后的 1 天重复检测以确认诊断。此外，血糖 6.1~6.9mmol/L 为空腹血糖受损，口服糖耐量试验 2h 血糖 7.8~11.0mmol/L 为糖耐量减低，见表 49-5。

诊断注意事项如下。

1. 对于无糖尿病症状、仅一次血糖值达到糖尿病诊断标准者，必须在另一天复查核实而确定诊断。如复查结果未达到糖尿病诊断标准，应定期复查。IFG 或 IGT 的诊断应根据 3 个月内的两次 OGTT 结果，用其平均值判断。在急性感染、创伤或各种应激情况下可出现血糖暂时升高，不能以此诊断为糖尿病，应追踪随访。

2. 儿童糖尿病诊断标准与成人相同。

3. 推荐采用葡萄糖氧化酶法测定静脉血浆葡萄糖，不主张测定血清葡萄糖。

表 49-5　糖尿病诊断标准（WHO，2019）

诊断标准	静脉血浆葡萄糖或糖化血红蛋白水平
空腹血糖值	≥7.0mmol/L（126mg/L）
OGTT 糖负荷后 2 小时血糖	≥11.1mmol/L（200mg/L）
HbA1c	≥6.5%（48mmol/L）
有糖尿病症状和体征，随机血糖	≥11.1mmol/L（200mg/L）

注：随机血糖指不考虑上次用餐时间，一天中任意时间的血糖，不能用来诊断空腹血糖受损或糖耐量异常；空腹状态指至少 8 小时没有进食热量。

（三）分型诊断

最重要的是鉴别 1 型糖尿病和 2 型糖尿病，见表 49-6。

表 49-6　1 型糖尿病与 2 型糖尿病的鉴别要点

鉴别项	1 型糖尿病	2 型糖尿病
年龄	多见于儿童和青少年	多见于中、老年
起病	急	多数缓慢
症状（"三多一少"）	明显	较轻或缺如
酮症酸中毒	易发生	少见
自身免疫性抗体	阳性率高	阴性
血浆胰岛素和 C 肽	低于正常	正常、高于正常或轻度降低
治疗原则	必须胰岛素	基础治疗、口服降糖药，必要时用胰岛素

（四）并发症和伴发病诊断

对糖尿病的各种并发症及代谢综合征的其他组分异常，如经常伴随出现的肥胖、高血压、血脂异常等也须进行相应检查和诊断以便给予治疗。

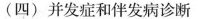

（五）鉴别诊断

应与其他原因的尿糖阳性进行鉴别，如甲亢、胃空肠吻合术后可出现餐后尿糖阳性，是因为甲亢患者肠蠕动增快，碳水化合物吸收增快，餐后 0.5~1 小时血糖升高，尿糖阳性，但 FPG 及 2hPG 正常，不属于糖尿病。还有严重肝病，因为肝糖原合成受阻，餐后 0.5~1 小时血糖升高，尿糖阳性，FPG 及 2hPG 没达到糖尿病标准时也不属于糖尿病。

1. 肾性糖尿　因肾糖阈降低所致，虽尿糖阳性，但血糖及 OGTT 正常。

2. 继发性糖尿病　肢端肥大症、库欣综合征、嗜铬细胞瘤等表现有血糖高、糖耐量异常，但有相应的临床表现、血中相应激素水平增多及影像学改变。

【病情评估】

（一）识别高危人群

糖尿病的高危人群是指年龄超过 18 岁，存在 1 个及以上高危因素的个体。高危因素：①年龄 ≥40 岁。②有糖尿病前期病史。③BMI ≥24kg/m² 或中心性肥胖（腰围男性 ≥90cm，女性 ≥85cm）。④缺乏体力活动。⑤一级亲属中有 2 型糖尿病患者。⑥有巨大胎儿生产史或妊娠糖尿病病史。⑦有高血压或正在降压治疗。⑧有血脂异常或正在进行调脂治疗。⑨有动脉粥样硬化性心脑血管病史。⑩有一过性类固醇糖尿病史。⑪多囊卵巢综合征病史。⑫长期使用抗精神病或抗抑郁药治疗。

（二）评估与死亡相关的并发症

糖尿病的主要死亡原因是各种并发症，1 型糖尿病的主要死因是糖尿病肾病，2 型糖尿病的主要死因是心血管并发症。确诊的糖尿病患者，根据分型不同，进行慢性并发症的相关辅助检查。

1. 明确糖尿病肾病的诊断及分期　Ⅲ 期及以上糖尿病肾病可出现肾功能快速恶化，导致尿毒症及相关死亡。糖尿病肾损害的发生、发展分 5 期：Ⅰ 期为糖尿病初期，肾体积增大，肾血浆流量增加，肾小球内压增加，肾小球滤过率（GFR）明显升高；Ⅱ 期肾小球毛细血管基底膜增厚，尿白蛋白排泄率（UAER）多数正常，可间歇性增高（如运动后、应激状态），GFR 轻度增高；Ⅲ 期早期肾病，出现微量白蛋白尿，即 UAER 持续在 20~200μg/min（正常 <10μg/min），GFR 仍高于正常或正常；Ⅳ 期临床肾病，尿蛋白逐渐增多，UAER>200μg/min，尿白蛋白排出量 >300mg/24h，相当于尿蛋白总量 >0.5g/24h，GFR 下降，可伴有水肿和高血压，肾功能逐渐减退；Ⅴ 期尿毒症，UAER 降低，血肌酐升高，血压升高。

2. 确定动脉粥样硬化病变的程度及受累脏器　合并心脑血管并发症，尤其是冠心病，因动脉粥样硬化病变多种而弥漫，发生急性心肌缺血事件后死亡风险高。

3. 及时发现与诊断急性并发症　1 型糖尿病具有酮症酸中毒自发倾向，2 型糖尿病在感染、应激等诱因下易并发高渗高血糖综合征，均可使患者进入病危状态。高渗高血糖综合征发生在老年患者预后不良。

4. 评估致残性并发症　糖尿病的慢性并发症可导致患者多系统功能障碍及残疾：①眼部并发症如黄斑变性、白内障等可导致失明，是成年人后天失明的主要原因之一。②周围神经病变、脑血管并发症、糖尿病足是导致患者肢体功能缺失的重要原因。③脑血管病病变尤其是急性大面积脑梗死可导致患者失认、失语、失读等，并可导致远期的血管性痴呆等。

（三）糖尿病心血管风险分层

糖尿病心血管风险分层见表49-7。

表 46-7　糖尿病心血管风险分层简易评估法

危险分层	评估依据
极高危	糖尿病合并已确诊的心血管疾病 或其他靶器官损害 或≥3 个主要危险因素 或早发 1 型糖尿病，病程>20 年
高危	糖尿病不伴有靶器官损害，且病程≥10 年或合并任意 1 个及以上危险因素
中危	年轻患者（1 型糖尿病<35 岁或 2 型糖尿病<50 岁）且糖尿病病程<10 年，不伴有其他危险因素

注：①靶器官损害：蛋白尿、肾脏损害［eGFR≤30ml/（min・1.73m^2）］、左心室肥厚、视网膜病变等。②心血管危险因素：年龄、高血压、血脂异常、吸烟、肥胖等。

【治疗】

治疗原则：糖尿病治疗的近期目标是控制高血糖，纠正代谢紊乱，消除症状，防止出现急性代谢并发症；远期目标是预防各种慢性并发症，提高糖尿病患者的生活质量和延长寿命。糖尿病的治疗应遵循综合管理的原则，在生活方式干预的基础上进行必要的药物治疗，包括控制高血糖、高血压、血脂异常、超重肥胖、高凝状态等心血管多重危险因素。根据患者的年龄、病程、预期寿命、并发症或共患病病情严重程度等确定个体化的控制目标。综合控制目标见表49-8。

表 49-8　中国 2 型糖尿病的控制目标

目标值	
血糖（mmol/L）*	空腹 3.9~7.2 mmol/L（70~130mg/dL） 非空腹<10.0 mmol/L（180mg/dL）
HbA1c（%）	<7.0
血压（mmHg）	<130/80
HDL-C（mmol/l）	男性>1.0（40mg/dL） 女性>1.3（50mg/dL）
TG（mmol/l）	<1.7（150mg/dL）
LDL-C（mmol/l）	未合并冠心病<2.6（100mg/dL） 合并冠心病<1.8（70mg/dL）
体重指数（BMI，kg/m^2）	<24
尿白蛋白/肌酐比值（mg/mmol）	男性<2.5（22mg/g） 女性<3.5（31mg/g）
尿白蛋白排泄率	<20μg/min（30mg/d）
主动有氧活动（分钟/周）	≥150

注：* 毛细血管血糖。

（一）糖尿病健康教育

教育有利于提高糖尿病患者的治疗信心和自我保健能力，有利于积极配合治疗并使疾病控制达标。内容：患者和家属应知道糖尿病的性质、症状；并发症及其危害性；医学营养治疗和体育锻炼的具体要求；降血糖药物及注意事项；治疗目标；血糖和尿糖自我监测的意义和技巧；如何应付低血糖反应；危重情况的警告信号；生活应有规律，戒烟和烈性酒，讲究个人卫生，预防各种感染。

（二）医学营养治疗

医学营养治疗（medical nutrition therapy，MNT）是糖尿病基础管理措施。患者对医学营养治疗的依从性是决定能否达到理想血糖控制的关键影响因素。

1. 医学营养治疗目标 医学营养治疗是各型糖尿病患者为达到正常代谢这一全面治疗目的所必需的治疗，其治疗目标如下。

（1）维持合理体重：超重或肥胖患者的减重目标是 3~6 个月减轻体重 5%~10%，消瘦者恢复和维持理想体重。

（2）提供均衡营养的膳食。

（3）达到并维持理想的血糖水平。

（4）减少心血管病的危险因素，如血脂异常、高血压等。

（5）降低胰岛 β 细胞负荷，减轻胰岛素抵抗。

部分轻症患者只需饮食治疗即可达到理想或良好控制，关键是控制每日摄入的总热量，合理搭配营养成分，定量定时进餐。

2. 计算总热量

（1）理想体重 理想体重（kg）= 身高（cm）−105。理想体重±10%以内均属正常范围，低于此值的 20% 为消瘦，超过 20% 为肥胖。

（2）体重指数 BMI18.5~23.9kg/m² 为正常，<18.5kg/m² 为消瘦，≥24kg/m² 为超重，≥28kg/m² 为肥胖。

（3）总热量 计算理想体重后，参考患者的工作性质和具体情况计算每日所需的总热量，见表 49-9。肥胖者适当减少，消瘦、慢性消耗性疾病、营养不良者，儿童、孕妇、哺乳期妇女酌情增加，同时在治疗、随访过程中还应根据病情适当调整。

表 49-9 糖尿病患者热量计算表 ［kcal/（kg·d）］

劳动强度	消瘦	正常	超重及肥胖
卧床休息	20~25	15~20	15
轻体力劳动	30	30	20~25
中体力劳动	40	35	30
重体力劳动	45	40	35

（4）营养成分分配 三大营养素每日所提供的热能在总热能中所占的百分比：碳水化合物（谷类、薯类、豆类）提供的能量应占全日总热能的 50%~65%；蛋白质［动物性蛋白（各种瘦肉、鱼、虾等）、植物性蛋白（黄豆及其制品、谷类）］提供的能量应占全日总热能的 15%~20%；脂肪（饱和脂肪酸、多不饱和脂肪酸、单不饱和脂肪酸）提供的能量应占全日总热能的 20%~30%。1g 碳水化合物提供 4kcal（1kcal=4.184kJ）热能，1g 蛋白质提供 4kcal 热能，1g 脂肪提供 9kcal 热能。

（5）三餐热量分配 确定每日饮食总热能和糖类、蛋白质、脂肪的组成后，并根据生活习惯、病情和配合药物治疗需要进行安排，可按 1/3、1/3、1/3 或 1/5、2/5、2/5 分配，也可按四餐或六餐分配。

（6）糖尿病饮食估算　食物交换份与食物交换法。中国人膳食营养宝塔中食物多样化，同类的食物可以交换。食物交换份是根据食物的来源、性质及所含营养成分的比例而分为 4 大类、8 小类，包括谷薯类、蔬菜类、水果类、大豆类、奶油、肉蛋类、硬果类和油脂类。同类食物在一定重量内所含的蛋白质、脂肪、碳水化合物和能量相似，但是食物中的维生素和矿物质的量变化较大。能够提供 90kcal 能量的各类食物重量，叫作一个食物交换份。也就是说各类食物每份提供 90kcal 能量，以便食物交换使用。制订食谱时，可将计算热量值换算成各类食物具体重量，而且各类食品可以在糖尿病治疗原则允许的情况下，灵活互换。采用食物交换份进行膳食搭配，称为食物交换法。

临床为方便患者估算饮食，也可以用饮食略估法。例如：主食根据体力活动量来确定，每日至少三餐，休息 200~250g/d（即每日 4~5 两）、轻体力劳动 250~300g/d（每日 5~6 两）、中体力劳动 300~400g/d（每日 6~8 两）、重体力劳动>400g/d（每日 8 两以上）。副食包括新鲜蔬菜 500g（1 斤）以上、牛奶 250mL、鸡蛋 1 个、瘦肉 100g（2 两）、豆制品 50~100g（1~2 两）、烹调油 2~3 汤匙（1 汤匙=10g）、盐 6g。

（7）膳食模式　目前多种饮食模式供糖尿病患者选择，并在不断研究中，如地中海饮食、素食主义者和严格素食主义者膳食、低脂膳食、低碳水化合物饮食、预防高血压饮食（DASH）、生酮饮食等。部分模式研究显示一定优势，但目前指南尚未形成共识。不同的膳食干预模式要求在专业人员的指导下，结合患者的代谢目标和个人喜好（如风俗、文化、宗教、健康理念、经济状况等），设计个体化的饮食治疗方案。

（三）运动治疗

长期坚持体育锻炼应作为糖尿病治疗的一项基本措施，适用于病情相对稳定者，尤其是适合于肥胖的 2 型糖尿病患者。运动可提高胰岛素的敏感性，并有降糖、降压、减肥等作用。应根据年龄、性别、体力、病情及有无并发症等不同条件，循序渐进、中等强度（每周活动至少 150 分钟）和长期坚持。空腹血糖>16.7mmol/L、反复低血糖或血糖波动较大、有糖尿病急性并发症和严重心、脑、肾并发症者禁忌运动，病情控制稳定后可逐步恢复运动。

（四）口服降糖药物治疗

目前我国临床常用的口服降糖药物有胰岛素促分泌剂（磺脲类、格列奈类、DPP-4 抑制剂）和通过其他机制降血糖药物（双胍类、α-葡萄糖苷酶抑制剂、噻唑烷二酮类、SGLT2 抑制剂）。2 型糖尿病是一种进展性的疾病。在 2 型糖尿病的自然病程中，对外源性的血糖控制手段的依赖会逐渐增大。临床上常需要联合使用口服降糖药，或口服降糖药与注射降糖药（胰岛素、GLP-1 受体激动剂）的联合治疗。

1. 双胍类（BG）　目前使用的主要是盐酸二甲双胍。二甲双胍是 2 型糖尿病患者的一线治疗用药。如无禁忌且能耐受药物者，二甲双胍应贯穿全程治疗。

（1）作用机制　①抑制肝糖异生及肝糖输出。②增加外周组织（肌肉等）对胰岛素的敏感性，改善肌肉糖原合成，降低游离脂肪酸（FFA），增加对葡萄糖的摄取和利用。③作用于肠道，抑制肠壁细胞摄取葡萄糖，提高 GLP-1 水平。④激活单磷酸腺苷依赖的蛋白激酶，改善肌肉、脂肪、肝脏的能量代谢。近年认为二甲双胍不增加体重，并可改善血脂水平，增加纤溶活性，降低血小板聚集性，抑制动脉壁平滑肌细胞和成纤维细胞生长等，可能有助于延缓或改善糖尿病血管并发症；可使 HbA1c 下降 1%～1.5%。

（2）适应证　①2 型糖尿病，尤其是无明显消瘦及伴血脂异常、高血压或高胰岛素血症的患者作为一线用药，可单用或联合应用其他药物。②1 型糖尿病，与胰岛素联合应用可能减少胰岛素用量和血糖波动。

（3）常用药物及用法　二甲双胍片每次 250～500mg，每日 2～3 次。二甲双胍可在进餐时服用或餐后立即服用，普通片成人可用的最大剂量为 2550mg/d。

（4）不良反应　①胃肠道反应如恶心、呕吐、腹泻等，饭后服用或减少剂量可减轻。②过敏反应如皮肤红斑、荨麻疹等。③乳酸性酸中毒为最严重的不良反应，因其能促进无氧糖酵解，乳酸产生增多，在肝、肾功能不全［肾小球滤过率<60mL/（min·1.73m^2）］、低血容量性休克或心力衰竭等缺氧情况时易发生。④单独使用二甲双胍不导致低血糖。

（5）禁忌证　①伴发酮症酸中毒、非酮症高渗昏迷、乳酸酸中毒等急性代谢紊乱者。②严重肝肾功能不全者。③严重贫血、缺氧、心力衰竭、酗酒等。④感染、手术等应激情况。⑤妊娠、哺乳期妇女。⑥在使用碘化造影剂进行造影检查时，应暂时停用二甲双胍。

2. 磺脲类（SU）

（1）作用机制　主要是刺激胰岛 β 细胞分泌胰岛素，还有加强胰岛素与受体结合的作用，增加靶组织对胰岛素的敏感性。SU 与位于胰岛 β 细胞膜上的相应受体结合后，关闭 ATP 敏感钾离子通道，细胞内的钾离子外流减少，细胞膜去极化，开放钙离子通道，细胞内钙离子增加，促进胰岛素释放；可使 HbA1c 下降 1%～1.5%。

（2）适应证　经饮食与运动治疗未能良好控制的非肥胖 2 型糖尿病患者。单药治疗血糖不能达标，需要与其他不同作用机制降糖药联合治疗的 2 型糖尿病患者。

（3）常用药物及用法　一般从小剂量开始，以后根据血糖水平调整，直至疗效满意为止。格列喹酮主要经肝脏代谢，适用于轻、中度肾功能不全者。本类药物需在餐前半小时服用。不宜同时使用多种磺脲类，也不宜与其他胰岛素促分泌剂（如格列奈类）合用。磺脲类降糖药治疗开始有效，以后无效者，称为继发失效，多系胰岛 β 细胞功能衰竭所致，常需换用胰岛素治疗。常用药物及用法见表49-10。

表 49-10　磺脲类药物作用特点及应用

中文名称	药物名称	作用时间（h）	峰值时间（h）	半衰期（h）	日剂量（mg）	日服次数	代谢或排泄
格列本脲	优降糖	20～24	4	10～14	2.5～15	1～2	肝>肾
格列齐特	达美康	10～15	3～6	6～15	40～240	1～2	
格列美脲		24	3～5	4～7	1～6	1	肝>肾
格列吡嗪	美吡哒	12～14	1～2	2～4	2.5～30	1～2	肝>肾
格列喹酮	糖适平	4～6	2～3	1.5	15～120	2～3	

（4）不良反应　以低血糖反应为主，常见于用量过大、使用长效制剂、体力活动过度，或饮食不当时，老年患者和肝肾功能不全者尤易发生。格列本脲作用强、价廉，应用仍较广泛，易发生低血糖。部分患者可出现消化道反应、肝肾功能损伤、贫血、白细胞减少、血小板减少、皮肤过敏、高胰岛素血症和体重增加。

（5）禁忌证　①严重肝肾功能不全。②非酮症高渗性昏迷、酮症酸中毒。③严重急性感染、大手术及创伤时宜用胰岛素治疗。④DM 妊娠和哺乳期。

3. α-糖苷酶抑制剂（AGI）

（1）作用机制　抑制小肠黏膜上皮细胞表面刷状缘的 α-葡萄糖苷酶的活性，延缓碳水化合物的吸收而降低餐后高血糖；可使 HbA1c 下降 0.5%~1.1%。

（2）适应证　适用于 2 型糖尿病或糖耐量受损（IGT），尤其是餐后高血糖为主者。1 型糖尿病用胰岛素时加用本药，可增加疗效，减少胰岛素剂量，避免发生餐前低血糖。

（3）常用药物及用法　阿卡波糖 50~100mg 或伏格列波糖 0.2mg，每日 3 次，在进餐时与第一口饭嚼服。桑枝总生物碱片有 α-糖苷酶抑制作用，具有较好的降糖作用，还能调节脂代谢，保护胰岛细胞，促进 GLP-1 分泌，改善胰岛素抵抗，改善肠道微生态，是中国首个原创降血糖天然药物。

（4）不良反应　常见肠胀气、矢气增多及腹泻等。肝功能异常者慎用，胃肠功能障碍者忌用。儿童、孕妇、哺乳妇女不宜使用。单独使用不引起低血糖。如果出现低血糖，治疗需使用葡萄糖，而食用淀粉类食物纠正低血糖的效果差。

（5）禁忌证　对本品过敏者禁用。孕妇及哺乳期禁用。患肠炎、肠梗阻、肌酐清除率低于 25mL/min 者，18 岁以下患者，肝肾功能不全、腹部手术史的患者禁用，因产气增加可使病情恶化。

4. 噻唑烷二酮类（TZDs，格列酮类）

（1）作用机制　主要通过结合和活化过氧化物酶体增殖物激活受体 γ（PPARγ）起作用，增强靶组织对胰岛素的敏感性，减轻胰岛素抵抗，故被视为胰岛素增敏剂；还可改善血脂水平。TZDs 可使 HbA1c 下降 0.7%~1%。

（2）适应证　主要应用于 2 型糖尿病，尤其是肥胖、胰岛素抵抗明显者；可单独使用，也可与其他降糖药等联合应用。

（3）常用药物及用法　罗格列酮 4~8mg，每日 1 次或分 2 次口服；吡格列酮 15~30mg，每日 1 次口服。

（4）不良反应　体重增加和水肿是 TZDs 的常见不良反应。这些不良反应在与胰岛素联合使用时表现更加明显。TZDs 的使用与骨折和心力衰竭风险增加相关。单独使用 TZDs 不引起低血糖，但与胰岛素或胰岛素促敏剂联合使用时可增加低血糖风险。

（5）禁忌证　有心力衰竭［纽约心脏学会（NYHA）心功能分级Ⅲ级以上］、活动性肝病或转氨酶升高超过正常上限 2.5 倍及严重骨质疏松和有骨折病史的患者应禁用本类药物。因罗格列酮的心血管相关安全性问题，其使用在我国受到限制，应评估患者的心血管疾病风险，在权衡用药利弊后决定是否用药。

5. 格列奈类（glinides）

（1）作用机制　非磺脲类促胰岛素分泌剂，也作用在胰岛 β 细胞膜上的 KATP，但结合位点与 SU 不同，刺激胰岛素的早时相分泌而降低餐后血糖；具有吸收快、起效快和作用时间短的特点；轻、中度肾功能不全者不必调整剂量；可使 HbA1c 下降 1%~1.5%。

（2）适应证　同 SU，适合于 T2DM 早期餐后高血糖阶段或以餐后高血糖为主的老年患者。

（3）常用药物及用法　①瑞格列奈，每次 0.5~4mg，每日 3 次。②那格列奈，每次 60~120mg，每日 3 次。③米格列奈，每次 10~20mg，每日 3 次。

（4）不良反应　常见低血糖和体重增加，但低血糖的风险和程度较 SU 轻。

（5）禁忌证　与 SU 相同。

6. 二肽基肽酶-4（DPP-4）抑制剂

（1）作用机制　通过抑制 DPP-4 而减少胰高血糖素样肽-1（GLP-1）在体内的失活，提高内源性 GLP-1 的水平。GLP-1 以葡萄糖浓度依赖的方式增强胰岛素分泌，抑制胰高血糖素分泌；可使 HbA1c 下降 0.4%~0.9%。

（2）适应证　可单独使用，也可与其他降糖药等联合应用治疗 2 型糖尿病。

（3）常用药物及用法　①沙格列汀 5mg，每日 1 次。②维格列汀 50mg，每日 1~2 次。③利格列汀（linagliptin）5mg，每日 1 次。在有肝、肾功能不全的患者中使用利格列汀时不需要调整剂量。

（4）不良反应　总体不良反应发生率低。胃肠道反应相对较常见，主要表现为恶心、呕吐和腹泻等，但一般持续时间较短；可出现鼻咽炎、尿路感染、上呼吸道感染、皮肤干燥、过敏反应、接触性皮炎和皮疹、肝酶升高等不良反应。单独使用 DPP-4 抑制剂不增加低血糖发生的风险。

（5）禁忌证　孕妇、儿童和对 DPP-4 抑制剂有超敏反应的患者。

7. 钠-葡萄糖共转运蛋白 2 抑制剂（SGLT-2i）

（1）作用机制　通过抑制肾小管管腔侧细胞膜上的钠-葡萄糖共转运蛋白 2，从而抑制肾小管葡萄糖重吸收，降低肾糖阈，促进尿葡萄糖排泄降糖；可使 HbA1c 下降 0.5%~1.0%。

（2）适应证　可单独使用，也可与其他降糖药等联合应用治疗 2 型糖尿病，尤其适合 2 型糖尿病合并动脉粥样硬化性心血管疾病、心力衰竭、慢性肾脏病及肥胖患者。

（3）常用药物及用法　①达格列净 5~10mg，每日 1 次。②卡格列净 100~300mg，每日 1 次。③恩格列净 10~25mg，每日 1 次。

（4）不良反应　常见生殖泌尿道感染，罕见的不良反应包括酮症酸中毒（主要发生在 1 型糖尿病患者）。单独使用不引起低血糖。

（5）禁忌证　SGLT-2i 发挥降糖作用依赖于一定的残存肾功能，故不推荐 eGFR<45mL/（min·1.73m^2）的患者使用该类药物。

（五）胰高血糖素样肽-1 受体激动剂（GLP-1RA）

1. 作用机制　①与胰岛 β 细胞的 GLP-1 受体结合后，可葡萄糖依赖性地刺激胰岛素合成和分泌。②减少胰高血糖素释放。③可作用于中枢神经系统 GLP-1 受体，进而减少食物摄入。④通过促进棕色脂肪组织的生热作用和白色脂肪组织分解增加能量消耗。⑤胃排空延迟。GLP-1RA 可使 HbA1c 下降 1%~1.5%。

2. 适应证　可单独使用，也可与其他降糖药等联合应用治疗 2 型糖尿病，尤其适合 2 型糖尿病合并动脉粥样硬化性心血管疾病、心力衰竭、慢性肾脏疾病及肥胖患者。

3. 常用药物及用法　①艾塞那肽注射液 5μg，每日 2 次皮下注射，于早餐和晚餐前 60 分钟内给药。治疗 1 个月后，可根据临床反应将剂量增加至 10μg，每日 2 次。长效艾塞那肽缓释剂型，1 周只需注射 1 次。②利拉鲁肽注射液，每日 0.6mg 皮下注射，至少 1 周后，剂量可增加至每日 1.2mg，部分患者可能需要增加至每日 1.8mg。③度拉糖肽注射液，每次 1.5mg，每周 1 次，皮下注射。

4. 不良反应　主要是恶心呕吐、腹泻、消化不良等消化道症状。上呼吸道感染和注射部位结节是常见的不良反应，低血糖的发生率很低。消化道不良反应症状一般会随着治疗时间的延长而减轻。

5. 禁忌证　胰腺炎、1型糖尿病及急性代谢紊乱。

（六）胰岛素治疗

应用胰岛素为控制高血糖的重要手段。1型糖尿病患者需依赖胰岛素维持生命和控制高血糖。2型糖尿病虽然不需要胰岛素来维持生命，但由于口服降糖药失效或出现口服药物使用的禁忌证时，仍需要使用胰岛素控制高血糖，以减少糖尿病急、慢性并发症，尤其是病程较长时，胰岛素治疗常为最佳降糖治疗，甚至是必需的血糖控制措施。

1. 适应证　①1型糖尿病需终身胰岛素替代治疗。②2型糖尿病经饮食、运动和口服降糖药（大剂量多种联合）治疗未获得良好控制，HbA1c仍大于7%时。③2型糖尿病无明显诱因而体重显著下降时，应该尽早使用胰岛素治疗。④新诊断2型糖尿病患者HbA1c>9%，或空腹血糖>11mmol/L，可首选胰岛素治疗。⑤糖尿病酮症酸中毒、高血糖高渗综合征和乳酸性酸中毒伴高血糖时。⑥各种严重的糖尿病合并急性或慢性并发症。⑦糖尿病患者手术、妊娠和分娩。⑧某些特殊类型糖尿病。

2. 常用制剂　根据来源和化学结构，胰岛素可分为动物胰岛素（猪、牛）、人胰岛素和胰岛素类似物。根据作用时间特点，可分为超短效胰岛素类似物、常规（短效）胰岛素、中效胰岛素、长效胰岛素（包括长效胰岛素类似物）和预混胰岛素（包括预混胰岛素类似物）。临床试验证明，胰岛素类似物与人胰岛素相比，在模拟生理性胰岛素分泌和减少低血糖发生的危险性方面优于人胰岛素。其制剂和作用时间见表49-11。

表49-11　各种胰岛素作用特点

作用类别	制剂	注射途径	作用开始时间	高峰时间	持续时间	注射时间
超短效	门冬胰岛素	皮下	10~15分钟	1~2小时	4~6小时	餐前0~10分钟
	赖脯胰岛素	皮下	10~15分钟	1~1.5小时	4~5小时	
短效	普通胰岛素	皮下	0.5小时	2~4小时	6~8小时	餐前30分钟
	普通胰岛素	静脉	即刻	0.5小时	2小时	
	人胰岛素R	皮下	15~60分钟	2~4小时	5~8小时	餐前30分钟
中效	中效胰岛素（NPH）	皮下	2.5~3小时	5~7小时	13~16小时	
长效	甘精胰岛素	皮下	2~3小时	无峰	长达30小时	
	地特胰岛素	皮下	3~4小时	3~14小时	长达24小时	
	德谷胰岛素	皮下	1小时	无峰	长达42小时	
预混	人胰岛素30R	皮下	0.5小时	2~12小时	14~24小时	餐前30分钟
	人胰岛素50R	皮下	0.5小时	2~3小时	10~24小时	餐前30分钟
	门冬胰岛素30	皮下	10~20分钟	1~4小时	10~24小时	餐前0~10分钟
	赖脯胰岛素25	皮下	15分钟	30~70分钟	16~24小时	餐前0~10分钟

3. 用药选择　短效胰岛素静脉注射可用于抢救糖尿病酮症酸中毒，短效胰岛素和速效胰岛素类似物皮下注射后起效快，持续时间短，主要用于控制餐后高血糖。对于病情比较稳定、需长期注射胰岛素者可选择中效、长效、中效加短效或长效加短效等治疗。中、长效胰岛素只能皮下注射，不能静脉注射。中效胰岛素主要控制第1、2餐后高血糖，以后者为主；长效胰岛素无明显作用高峰，主要提供基础胰岛素。

胰岛素类似物控制血糖的能力与人胰岛素相似，但更能模拟生理胰岛素分泌且低血糖发生率更低。某些患者需要混合使用短、中效人胰岛素，有一定比例的预混制剂，可按具体情况选用。

此外，胰岛素"笔"型注射器是预先装满胰岛素的笔芯，故不必抽吸和混合胰岛素，剂量准确，使用方便且便于携带。

4. 使用原则　①胰岛素治疗应在综合治疗基础上进行。②根据血糖水平、β细胞功能缺陷程度、胰岛素抵抗程度、饮食和运动状况等，决定胰岛素剂量。③一般从小剂量开始，用量、用法必须个体化，及时稳步调整剂量。④可模拟生理性胰岛素分泌的模式，包括基础胰岛素和餐时胰岛素两部分的补充。

5. 使用方案

（1）基础胰岛素的使用　包括应用中效人胰岛素和长效胰岛素类似物。使用方法：继续口服降糖药物治疗，联合中效或长效胰岛素睡前注射。起始剂量为0.2U/（kg·d）。根据患者空腹血糖水平调整胰岛素用量，通常每3~5天调整1次，每次调整1~4U直至空腹血糖达标。如用长效胰岛素类似物，FPG目标可定为5.6mmoL/L。如3个月后空腹血糖控制理想，但HbA1c不达标，应考虑调整胰岛素治疗方案。

（2）预混胰岛素的使用　①每日1次预混胰岛素，起始的胰岛素剂量一般为0.2U/（kg·d），晚餐前注射。根据患者空腹血糖水平调整胰岛素用量，至空腹血糖达标。调整频率、幅度可参考基础胰岛素的使用。②每日2次预混胰岛素，是目前最常用的2型糖尿病胰岛素治疗方案。起始的胰岛素剂量一般为0.4~0.6U/（kg·d），按照1∶1的比例分配到早餐前和晚餐前。根据空腹血糖、早餐后血糖和晚餐前后血糖分别调整早餐前和晚餐前的胰岛素用量，3~5天调整1次，根据血糖水平每次调整的剂量为1~4U，直到血糖达标。使用每日2次预混胰岛素治疗时应停用胰岛素促泌剂（酌情使用其他口服降糖药物）。

（3）胰岛素多次注射方案　大多数1型糖尿病及部分2型糖尿病血糖水平仍未达标者可用胰岛素的多次注射方案：①多次皮下注射，餐时+基础胰岛素，每日三餐前注射短效胰岛素或速效胰岛素类似物，睡前注射中效或长效胰岛素（或胰岛素类似物）以提供基础胰岛素。胰岛素初始用量0.5~1U/（kg·d），其中全天剂量的40%~50%用于提供基础胰岛素，剩余部分分别于每餐前皮下注射。每日3次预混胰岛素类似物，根据睡前和三餐前血糖水平进行胰岛素剂量调整，直到血糖达标。②持续皮下胰岛素输注（又称胰岛素泵），用微型电子计算机控制胰岛素（速效或超短效）输注，模拟胰岛素的持续基础分泌和进餐时的脉冲式释放。此法更接近生理性胰岛素分泌模式，在控制血糖方面优于多次皮下注射且低血糖发生的风险小，主要适用1型糖尿病、计划受孕和已孕的糖尿病妇女、需要胰岛素强化治疗的2型糖尿病患者。

多次注射方案治疗后空腹血糖仍较高，其可能的原因：①夜间胰岛素不足；"黎明现象"，即夜间血糖控制良好，也无低血糖发生，可能因黎明时皮质醇、生长激素等对抗激素分泌增多所致。②再次Somogyi现象，因夜间低血糖后，体内胰岛素拮抗激素反应性分泌增加，清晨发生反跳性高血糖。

6. 不良反应

（1）低血糖反应　最为多见，多由剂量过大或与饮食、运动配合不当引起。

（2）过敏反应　皮肤瘙痒、荨麻疹，罕见过敏性休克。

（3）局部反应　注射局部红肿，皮下脂肪萎缩或增生，应经常更换注射部位以防止其发生。

（4）胰岛素水肿　治疗初期可因钠潴留而发生轻度水肿。

（5）视力模糊　为晶状体屈光改变所致。

（七）2型糖尿病的代谢手术治疗

2010年《中国2型糖尿病治疗指南》中均已正式将代谢手术列为治疗肥胖症伴2型糖尿病

的措施之一。

代谢手术的适应证：①BMI≥32.5kg/m² 的 2 型糖尿病患者，经生活方式干预和各种药物治疗难以控制的 2 型糖尿病或伴发疾病（HbA1c>7%），年龄在 18~60 岁，一般状况较好。②BMI 27.5~32.5kg/m² 且有 2 型糖尿病，尤其存在其他心血管风险因素时，可慎重选择减重手术。

1 型糖尿病、胰岛 β 细胞功能已严重衰竭的 2 型糖尿病、BMI≤25kg/m²、有外科手术禁忌证、妊娠期糖尿病或其他特殊类型的糖尿病为手术禁忌证。

（八）血糖监测

血糖监测是糖尿病管理中的重要组成部分，其结果有助于评估糖尿病患者糖代谢紊乱的程度，制订合理的降糖方案，反映降糖治疗的效果并指导治疗方案的调整。目前临床上血糖监测方法包括利用血糖仪进行的毛细血管血糖监测、持续葡萄糖监测（CGM）、HbA1c 和 GA 的检测等。血糖监测基本指标包括空腹血糖、餐后血糖，建议患者应用便携式血糖仪进行自我血糖监测（SMBG），指导调整治疗方案。患者进行 SMBG 是血糖监测的基本形式，而 HbA1c 是反映长期血糖控制平均水平的金标准，也是临床指导调整治疗方案的重要依据之一。CGM 可提供连续、全面、可靠的全天血糖信息，了解血糖波动的趋势，发现不易被传统监测方法所探测的隐匿性高血糖和低血糖，是传统血糖监测方法的一种有效补充。

（九）慢性并发症治疗原则

糖尿病慢性并发症是患者致残、致死的主要原因。应定期进行各种慢性并发症筛查，以便早期诊断，早期防治。首先要全面控制共同危险因素，包括积极控制高血糖，严格控制血压，纠正脂代谢紊乱，抗血小板治疗，控制体重，戒烟和改善胰岛素抵抗等，并要求达标。严格代谢控制可显著延缓糖尿病并发症和周围神经病变的发生与发展。已发生 ASCVD 或伴有多个心血管危险因子的患者，应早期和积极全面控制 CVD 危险因素。

1. 伴动脉粥样硬化性心血管疾病（ASCVD）或具有心血管高危风险　在伴发 ASCVD 及具有心血管高危风险的 2 型糖尿病患者中，应用 SGLT-2i 的临床研究结果显示，该类药物可使主要心血管不良事件和肾脏事件复合终点发生发展的风险显著下降，心力衰竭住院率显著下降。基于 GLP-1RA 和 SGLT-2i 的心血管结局研究的证据，国内外多部指南推荐对于 2 型糖尿病合并 ASCVD 或心血管风险极高危患者，不论其 HbA1c 是否达标，只要没有禁忌证都应在二甲双胍的基础上加用具有心血管获益证据的 GLP-1RA 或 SGLT-2i。阿司匹林（75~150mg/d）可用于 CVD 的一级和二级预防。对不适用阿司匹林的患者，可使用氯吡格雷（75mg/d）替代。

2. 伴高血压病　血压一般应控制在 130/80mmHg 以下；如果尿蛋白排泄量>1g/24h，血压应控制在<125/75mmHg。可选择血管紧张素转化酶抑制剂（ACEI）、血管紧张素 Ⅱ 受体拮抗剂（ARB）、钙通道阻滞剂（CCB）、利尿剂、β 受体阻滞剂等药物，其中首选 ACEI 或 ARB。常需要多种降压药物联合应用。

3. 伴血脂异常　调脂治疗的首要目标是 LDL-C，其控制目标值<2.6mmol/L，首选他汀类药物；TG>4.5mmol/L，应先用贝特类药物，以减少发生急性胰腺炎的风险。

4. 糖尿病肾病　应用 ACEI 或 ARB，除可降低血压外，还可减轻微量白蛋白尿，延缓肾衰竭的发生和发展。多项临床研究评估了 SGLT-2i 和 GLP-1RA 对主要不良肾脏事件的影响，结果显示 SGLT-2i 和一些 GLP-1RA 具有肾脏获益。推荐对于 2 型糖尿病合并 CKD 患者，不论其 HbA1c 是否达标，只要没有禁忌证都应加用 SGLT-2i 或 GLP-1RA。

5. 糖尿病视网膜病变　可使用羟苯磺酸钙等，必要时尽早应用激光光凝治疗，争取保存视力。

6. 糖尿病周围神经病变　可用甲钴胺、前列腺素类似物、醛糖还原酶抑制剂、肌醇、α-硫辛酸，以及对症治疗等。

7. 糖尿病足　强调注意预防，防止外伤、感染，积极治疗血管病变和末梢神经病变，严重者多需要外科手术治疗。

（十）胰腺移植和胰岛细胞移植

治疗对象主要为1型糖尿病患者，目前常局限于伴终末期肾病的糖尿病患者。单独胰腺移植或胰肾联合移植可解除对胰岛素的依赖，改善生活质量。胰岛细胞移植技术已取得一定进展，移植成功率有一定提高，但许多问题有待解决，目前仍处于试验阶段。

（十一）预防

1. 三级预防：一级预防是避免糖尿病发病；二级预防是及早检出并有效治疗糖尿病；三级预防是延缓和（或）防治糖尿病并发症。

2. 应在各级政府和卫生部门领导下，发动社会支持，医院、社区及患者密切配合，共同参与糖尿病的预防、治疗、教育和保健计划。

3. 提倡合理膳食，经常运动，防止肥胖。对2型糖尿病的预防，关键在于筛查IGT人群，在IGT阶段通过生活方式或药物干预，有可能使其保持在IGT或转变为正常糖耐量状态。

（十二）健康教育与人文关怀

糖尿病是一种长期慢性疾病，患者日常行为和自我管理能力是糖尿病控制与否的关键之一。因此，糖尿病的控制不是传统意义上的治疗而是系统的管理。糖尿病自我管理教育可促进患者不断掌握疾病管理所需的知识和技能，结合不同糖尿病患者的需求、目标和生活经验，并受循证指导。糖尿病自我管理教育应以患者为中心，尊重和响应患者的个人爱好、需求和价值观，并以此指导临床决策。

附　1：　糖尿病酮症酸中毒

糖尿病酮症酸中毒（diabetic ketoacidosis，DKA）是由于糖尿病胰岛素重度缺乏和拮抗胰岛素激素过多共同作用所致的严重代谢紊乱综合征，是由于糖尿病患者发生胰岛素重度缺乏及升糖激素异常升高，引起糖、脂肪、蛋白质代谢紊乱，出现以高血糖、酮症、代谢性酸中毒和脱水为主要表现的严重急性并发症，为最常见的糖尿病急症。糖尿病加重时，胰岛素绝对缺乏，不但血糖明显升高，而且脂肪分解增加，蛋白分解增加，血中成糖、成酮氨基酸均增加，使血糖、血酮升高。

【病因和发病机制】

DKA多发生在1型糖尿病，在一定诱因下2型糖尿病也可发生。常见的诱因有感染、停用或减用胰岛素、急性胰腺炎、心肌梗死、外伤、手术、麻醉、急性脑血管病、诱发高血糖危象的药物、精神因素、妊娠与分娩等。

【病理生理】

血中胰岛素作用减弱，同时多种胰岛素拮抗性激素水平升高（如胰高血糖素、儿茶酚胺、糖皮质激素、生长激素等）。由于这些激素水平的变化而导致肝肾葡萄糖生成增加，外周组织对葡萄糖的利用降低而导致高血糖，同时使脂肪组织分解为游离脂肪酸而释放入血液循环，并在肝脏氧化分解产生酮体，包括 β-羟丁酸、乙酰乙酸和丙酮，超出机体代谢酮体的能力，从而造成酮体在体内蓄积，形成酮血症及代谢性酸中毒。高血糖引发渗透性利尿，从而使机体脱水，失钠、钾及其他电解质成分。许多研究表明，高血糖患者发生高血糖危象时，常伴有一系列细胞因子（如肿瘤坏死因子 α、白细胞介素、C 反应蛋白、活性氧、脂质过氧化和纤溶酶原激活抑制剂 1）的增加，当 DKA 纠正后，这些炎性介质逐步恢复正常。

1. 代谢性酸中毒 脂肪分解加速，使 β-羟丁酸、乙酰乙酸及蛋白质分解产生的有机酸增加，循环衰竭、肾脏排出酸性代谢产物减少，导致代谢性酸中毒。

2. 严重脱水 严重高血糖、高血酮和各种酸性代谢产物引起渗透压性利尿，大量酮体从肺排出又带走大量水分，厌食、恶心、呕吐使水分入量减少，从而引起细胞外失水；血浆渗透压增加，水从细胞内向细胞外转移，引起细胞内失水。

3. 电解质紊乱 渗透性利尿使钠、钾、氯、磷酸根等大量丢失，厌食、呕吐使电解质摄入减少及丢失。在治疗过程中，补液、尿量增加、纠正酸中毒及应用胰岛素等使 K^+ 转入细胞内，可发生严重低血钾及其他电解质紊乱。

4. 携氧系统失常 DKA 时红细胞糖化血红蛋白增加，2,3-二磷酸甘油酸减少，血红蛋白与氧亲和力增高。治疗过程中，若纠正酸中毒过快，可加重组织缺氧，尤其是脑缺氧。

5. 周围循环衰竭和肾功能障碍 严重脱水、血容量减少和微循环障碍，可导致低血容量性休克。肾灌注量减少，引起少尿或无尿，严重者发生急性肾衰竭。

6. 中枢神经功能障碍 严重酸中毒、脱水、缺氧、体循环及微循环障碍、补碱不当、血糖下降过快或输液过多过快等，可导致脑细胞脱水或水肿、中枢神经功能障碍。

【临床表现】

DKA 分为 3 个阶段：①早期血酮升高，称为酮血症；尿酮排出增多，称为酮尿症，统称为酮症。②酮症酸中毒：酮体为酸性代谢产物，消耗体内储备碱，初期血 pH 正常，属代偿性酮症酸中毒；晚期血 pH 下降，为失代偿性酮症酸中毒。③病情进一步发展，出现神志障碍，称为糖尿病酮症酸中毒昏迷。

酮症早期"三多一少"、疲倦等症状加重。酸中毒时则出现食欲减退、恶心、呕吐、极度口渴、尿量增多、呼吸深快、呼气有烂苹果味。后期尿少、脱水、眼眶下陷、皮肤黏膜干燥、血压下降、心率加快、四肢厥冷。晚期常有不同程度的意识障碍，反射迟钝、消失，昏迷。

【辅助检查】

实验室检查尿糖及尿酮呈强阳性；血糖>13.9mmol/L，甚至更高；血酮体增高>1mmol/L 为高血酮，>3mmol/L 提示酸中毒，是诊断 DKA 最关键的指标；二氧化碳结合力降低，失代偿后 pH<7.35，BE 负值增大，阴离子间隙增大；血钠、血氯降低；血钾在治疗前高、低或正常，治疗后钾可迅速下降；白细胞计数增高，常以中性粒细胞增多为主。

【诊断与鉴别诊断】

（一）诊断要点

"三多一少"症状加重，有恶心、厌食、酸中毒、脱水、休克、昏迷，尤其是呼吸有酮味（烂苹果味）、血压低而尿量多者，不论有无糖尿病病史，均应考虑 DKA 的可能。如血糖升高、尿糖强阳性、尿酮体阳性、血酮升高即可确诊糖尿病酮症。如兼有血 pH、二氧化碳结合力下降及 BE 负值增大，即可诊断为 DKA（表 49-12）。

表 49-12　DKA 及 HHS 的诊断

指标	DKA			HHS
	轻度	中度	重度	
血糖（mmol/L）	>13.9	>13.9	>13.9	>33.3
pH	7.25~7.3	7~<7.25	<7	>7.3
血 HCO_3^-（mmol/L）	15~18	10~15	<10	>18
尿酮	阳性	阳性	阳性	微量
血酮	阳性	阳性	阳性	微量
有效渗透压（mmol/L）	可变的	可变的	可变的	>320
阴离子间隙	>10	>12	>12	<12
精神状态	清醒	清醒或嗜睡	木僵或昏迷	木僵或昏迷

注：HHS，高血糖高渗综合征。

（二）鉴别诊断

DKA 主要与其他类型糖尿病昏迷鉴别，如低血糖昏迷、高血糖高渗综合征及乳酸性酸中毒等，见表 49-13。

表 49-13　糖尿病并发昏迷的鉴别

	酮症酸中毒	低血糖昏迷	高血糖高渗综合征	乳酸性酸中毒
病史	DM 史，青少年，常有感染、胰岛素治疗中断等病史	DM 史，应用胰岛素、降糖药不当，进食过少，重体力活动等	可无 DM 史，老年人，常有感染、呕吐、腹泻等病史	常有肝、肾功能不全，心衰，服双胍类降糖药等病史
症状及体征	起病急，厌食、恶心呕吐、口渴、多尿、昏睡、呼吸深快等	起病急，饥饿感、多汗、心悸、手抖等	起病慢，口渴、嗜睡、幻觉、震颤、抽搐等	起病急，厌食、恶心、昏睡、呼吸深快及伴有发病症状
血糖（mmol/L）	>13.9	<2.8	>33.3	正常或升高
pH	降低	正常	基本正常	降低
CO_2CP	降低	正常	基本正常	降低
BE 负值	增大	正常	基本正常	增大
阴离子间隙	升高	正常或轻度升高	正常	升高
其他	血酮显著升高，尿酮阳性	低血糖纠正症状很快缓解	血钠正常或显著升高，血浆渗透压显著升高>320mOsm/L	乳酸显著升高

【治疗】

治疗原则：积极补液以恢复血容量，纠正脱水，降低血糖，纠正电解质及酸碱平衡紊乱，同时积极寻找和消除诱因，防治并发症，降低病死率。主要治疗方法包括补液、胰岛素、补钾、补碱及磷酸盐治疗。

（一）救治措施

1. 静脉补液　补液是治疗的关键环节，根据具体病情把握补液量和速度，DKA 失水量可达体重 10%以上，故应按照患者原有体重及失水程度计算补液量，一般为原有体重的 10%左右，常规首先补充 0.9%氯化钠注射液，开始时输液速度较快，在 1~2 小时内输入 0.9%氯化钠 1000~2000mL，前 4 小时输入所计算失水量 1/3 的液体，以改善周围循环和肾功能。以后根据血压、心率、每小时尿量、末梢循环情况及有无发热、吐泻情况等决定输液量和速度。老年患者及原有心、肾疾病的患者，补液过程中应严密监测心肾功能，一般每 4~6 小时输液 1000mL。24 小时输液量应包括已失水量和部分继续失水量，一般为 4000~6000mL，严重失水者可达 6000~8000mL。当血糖下降至 13.9mmol/L 时可开始应用含糖的液体如 5%葡萄糖液，并按每 2~4g 葡萄糖加入 1U 短效胰岛素。

2. 应用胰岛素　目前采用持续小剂量（短效）胰岛素治疗方案，即每小时每公斤体重给予 0.1U 胰岛素，使血清胰岛素浓度恒定达到 100~200μU/mL。有休克和/或严重酸中毒及昏迷的重症患者，可静脉注射首次负荷剂量胰岛素 10~20U。血糖下降速度一般以每小时降低 3.9~6.1mmol/L 为宜，每 1~2 小时复查血糖，及时调节输液中胰岛素的比例，病情稳定后过渡到胰岛素常规皮下注射。

3. 纠正电解质及酸碱平衡失调

（1）纠正酸中毒　经输液和胰岛素治疗后，酮体水平下降，酸中毒可自行纠正，一般不必补碱。补碱指征为血 pH<6.9，方法为 $NaHCO_3$ 8.4g 及 KCL 0.8g 配于 400mL 无菌用水（等渗等张液）中，以 200mL/h 速度滴注至少 2 小时，直至 pH>7。此后，静脉血 pH 应该每 2 小时测定 1 次，直到 pH 维持在 7 以上。如果需要，治疗应该每 2 小时重复进行 1 次。补碱过多、速度过快可使脑脊液反常性酸中毒加重，组织缺氧加重，血钾下降和反跳性碱中毒等，应予以注意。

（2）纠正低血钾　DKA 患者有不同程度失钾，治疗前的血钾水平不能真实反映体内缺钾程度，补钾应根据血钾和尿量。治疗前血钾<3.3mmol/L，应优先补钾；血钾<5.2mmol/L 时，尿量>40mL/h，也立即开始补钾；血钾正常、尿量<30mL/h，暂缓补钾，待尿量增加后再开始补钾；血钾>5.2mmol/L，暂缓补钾。氯化钾部分稀释后静脉滴注，部分口服。治疗过程中定时监测血钾、心电图和尿量，调整补钾量和速度。病情恢复后仍应继续口服钾盐数天。一般在每升输入溶液中加氯化钾 1.5~3g，以保证血钾在正常水平。

（3）磷酸盐治疗　血浆磷酸盐浓度<0.3mmol/L 的患者，可出现与低磷有关的心肌、骨骼肌麻痹及呼吸抑制，对心力衰竭、贫血、呼吸抑制的患者可补充磷酸盐。方法为磷酸钾 4.2~6.4g 加入输液中缓慢滴注。氯化钾滴注过量可能会导致高氯性酸中毒，补钾量按照 2/3 给予氯化钾、1/3 量给予磷酸钾的配比方案治疗。在磷酸盐治疗过程中须监测血钙。

4. 去除诱因及防治并发症

（1）防治脏器功能衰竭　在抢救过程中要注意治疗措施之间的协调，特别是预防脑水肿、心力衰竭和肾功能衰竭，预防上消化道出血，维持重要脏器功能。

（2）控制感染　严重感染是常见诱因，亦可是发病后的合并症，应积极处理。

（二）预防

酮症酸中毒是糖尿病最常见的急性并发症，也是重要的死亡原因，主要预防措施：①规范、有效控制血糖，使糖尿病治疗达到控制目标，使病情得到良好控制。②及时防治感染等并发症和其他诱因。③掌握胰岛素治疗的适应证，病情变化及时调整胰岛素治疗方案。④通过健康教育与随访，要求患者不可随意自行调整胰岛素用量，感知病情变化及时就诊。

附 2：　高血糖高渗综合征

高血糖高渗综合征（hyperglycemic hyperosmolar status，HHS）是糖尿病急性代谢紊乱之一，以严重高血糖、高血浆渗透压、脱水为特点，常有不同程度的意识障碍或昏迷的临床综合征。高血糖高渗综合征与以前所称"高渗性非酮症性糖尿病昏迷"略有不同，部分患者无昏迷，部分患者可伴有酮症。

本病多见于老年人，原无糖尿病病史，或仅有轻度症状，用饮食控制或口服降糖药治疗的 2型糖尿病患者。诱因常为感染、脱水、外伤、手术、急性脑血管疾病、心血管疾病、严重肾脏疾病、使用糖皮质激素或利尿剂等。

病理生理改变是血糖明显升高（>33.3mmol/L），大量失水，血钠升高（>145mmol/L），使血浆渗透压明显升高［常>320mOsm/（kg·H_2O）］，引起组织细胞内脱水。本病起病缓慢，逐渐出现严重脱水和神经精神症状，表现为迟钝、烦躁或淡漠、嗜睡、幻觉、定向障碍、抽搐、偏瘫，甚至昏迷。晚期尿少甚至尿闭，严重脱水、休克。

临床上凡遇原因不明的脱水、休克、意识障碍甚至昏迷的患者，尤其是老年人，均应想到本病的可能性，尤其是血压低而尿量多者，不论有无糖尿病病史，均应进行有关检查以确诊或排除本病。血糖达到或超过 33.3mmol/L，有效血浆渗透压达到或超过 320mOsm/（kg·H_2O）可诊断本病。

治疗大致与酮症酸中毒相似，补液、小剂量胰岛素静脉滴注、补钾等。关于补液的种类和浓度，目前多主张治疗开始时首选 0.9%等渗氯化钠溶液，休克患者应另给予血浆或全血。与 DKA治疗的不同在于以下几点：①如无休克或休克已纠正，在输入生理盐水后血浆渗透压仍高于350mOsm/（kg·H_2O），血钠高于 155mmol/L，可考虑输入适量低渗溶液，如 0.45%或 0.6%氯化钠。②多无酮症酸中毒，一般不必补碱。

附 3：　代谢综合征

代谢综合征（metabolic syndrome，MS）是一组以肥胖、高血糖（糖尿病或糖调节受损）、血脂异常［高 TG 血症和（或）低 HDL-C 血症］及高血压等聚集发病，严重影响机体健康的临床症候群，是一组在代谢上相互关联的危险因素的组合。这些因素直接促进了 ASCVD 的发生，也增加了发生 2 型糖尿病的风险。

随着经济发展和生活方式改变，代谢综合征的患病率逐渐增高，并造成心血管疾病大流行。我国流行病学调查发现，本病患病率为 14%~16%，随着年龄增加而增高。

【病因和发病机制】

MS 的病因和发病机制目前未完全阐明，一般认为是复杂的遗传与环境因素相互作用的结果。

发病的中心环节是胰岛素抵抗，而肥胖特别是腹型肥胖与胰岛素抵抗的发生密切相关。

1. 胰岛素抵抗为 MS 的基本特征　胰岛素抵抗、高胰岛素血症通过一系列病理生理机制与 2 型糖尿病、高血压、脂蛋白代谢异常、血管内皮细胞功能异常、血液凝溶异常、慢性低度炎症状态直接相关。

2. 腹型肥胖与胰岛素抵抗及 MS 关系密切　胰岛素抵抗的主要原因是脂肪代谢异常，即脂肪分布异常、过度堆积。研究发现，患者腹部脂肪堆积与 MS 的关系及体重指数更加密切。肥胖时，脂肪组织分泌多种生物活性因子失调（炎症因子如游离脂肪酸、肿瘤坏死因子、瘦素、抵抗素、纤溶酶原抑制因子等增多，脂联素减少），参与了胰岛素抵抗、MS 的发生。

MS 中每一种疾病状态都是动脉粥样硬化的危险因素，每一单个异常组分都增加心血管病死亡的风险，组分数越多，心血管病死亡率就越高。目前还发现具有 MS 的人群并不一定都有胰岛素抵抗，而有胰岛素抵抗的人群也不一定有 MS，提示这种多种代谢危险因素集结在个体的现象可能具有更为多元或复杂的病理基础。

【临床表现】

MS 的临床表现即是其所包含的各个疾病及其并发症、共患病的临床表现，这些疾病可同时或先后出现于同一患者。各疾病的临床表现，如肥胖症、血脂异常、糖尿病、高血压、心脏病和脑卒中等，分别参见相关章节。

【诊断与鉴别诊断】

2017 年《中国 2 型糖尿病防治指南》对 MS 的诊断标准如下。

1. 腹型肥胖（即中心型肥胖）　腰围男性≥90cm，女性≥85cm。

2. 高血糖　空腹血糖≥6.1 mmol/L，或糖负荷后 2 小时血糖≥7.8mmol/L，和（或）已确诊为糖尿病并治疗者。

3. 高血压　血压≥130/85mmHg 及（或）已确诊高血压并治疗者。

4. 血脂　TG≥1.7mmol/L。

5. 脂蛋白　HDL-C<1.04mmol/L。

具有以上中的 3 项或更多者可诊断为 MS。

【治疗】

防治原则：预防临床心血管病和 2 型糖尿病的发生，对已有心血管病者则应预防心血管事件再发。原则上应先启动生活方式治疗，然后是针对各种危险因素的药物治疗。

1. 生活方式干预，合理饮食、适当体力活动和运动、减轻体重及戒烟，是防治 MS 的基础。

2. 针对各种危险因素，如糖尿病、高血压、血脂异常及肥胖等选用相应药物治疗。肥胖症、糖耐量减低和糖尿病、血脂异常、高血压等务必控制达标，可参考相关章节。二甲双胍可改善胰岛素敏感性；肥胖症有必要时可应用奥利司他等减重药物。此外，还需根据不同年龄、性别、家族史等制订群体及个体化的防治方案。

思考题

1. 简述糖尿病的分型。

2. 1 型糖尿病与 2 型糖尿病如何鉴别？

3. 试述 2 型糖尿病主要发病机制的两个基本环节。

4. 糖尿病有哪些慢性并发症?

5. 糖尿病肾脏病变如何进行临床分期?

6. 血糖、糖化血红蛋白测定分别有何临床意义?

7. 糖尿病的诊断线索有哪些? 简述目前我国糖尿病的诊断标准。

8. 口服降糖药物有哪几类? 请分别说明其作用机制、使用方法与代表药物。

9. 试述胰岛素治疗的适应证。使用胰岛素可出现哪些不良反应?

10. 何谓 DKA? 何谓 HHS? 两者的鉴别要点是什么?

11. 简述 DKA 的救治措施。

扫一扫，查阅本章数字资源，含PPT、音视频、图片等

低血糖症（hypoglycemia）是由多种病因引起的血中葡萄糖水平降低，并引起相应的临床表现，随着血中葡萄糖浓度升高，症状和体征则消退的临床综合征。低血糖是由多种原因引起的血糖浓度过低状态，血糖降低并出现相应的症状及体征时，称为低血糖症。目前对低血糖生化检测阈值的定义尚未达成共识，已采取药物治疗的糖尿病患者，血糖≤3.9mmol/L就属于低血糖范畴；非糖尿病患者低血糖症诊断标准通常为血糖≤2.8mmol/L。患者通常以交感神经兴奋和（或）神经精神及行为异常表现为主，血糖严重降低时可以出现癫痫样发作、昏迷和死亡。

【病因和发病机制】

成人低血糖症病因复杂，分类方法有很多，最常见病因是糖尿病患者使用胰岛素或胰岛素促泌剂导致的药物性低血糖症，其他病因均少见（表50-1）。

表50-1 成人低血糖病因

一般情况	具体病因
差或药物治疗者	药物性：胰岛素或胰岛素促泌剂、部分非降糖药
	严重的系统性疾病：严重的肝、肾、心功能不全，脓毒症，进食极少等
	内分泌疾患致升糖激素缺乏：皮质醇、肾上腺素、胰高血糖素
	胰外肿瘤
良好者	内源性胰岛素分泌过多：胰岛素瘤、功能性胰岛β细胞病、非胰岛素瘤性胰源性低血糖、胃旁路术后低血糖
	自身免疫性低血糖：胰岛素抗体或胰岛素受体抗体
其他	偶发或人为的低血糖

注：引自2009年美国内分泌协会关于成人低血糖症诊断和治疗临床实践指南推荐的、被广泛接受和使用的分类法。

1. 一般情况差或药物治疗导致的低血糖症

（1）药物性 降糖药物引起的低血糖，包括胰岛素和促胰岛素分泌剂等。非降糖药有时也可导致低血糖症，如喹诺酮类、喷他脒、奎宁、β受体阻滞剂、血管紧张素转化酶抑制剂和胰岛素样生长因子-1（IGF-1）。

（2）严重系统性疾病 见于严重的肝、肾、心功能不全，脓毒症，进食极少等情况，属于非胰岛素介导的低血糖症。

（3）内分泌疾患致升糖激素缺乏 肾上腺皮质功能减退症或腺垂体功能减退症等疾病，使皮质醇、肾上腺素、胰高血糖素等激素缺乏。

（4）胰外肿瘤 通常是间叶细胞型或上皮细胞型巨大肿瘤。这些患者发生低血糖通常是由于

肿瘤合成不完整的胰岛素样生长因子-2（IGF-2）所致。

2. 一般情况良好的低血糖症

（1）内源性胰岛素分泌过多　胰岛素瘤、功能性胰岛 β 细胞病、非胰岛素瘤性胰源性低血糖、胃旁路术后低血糖等。

（2）胰岛素自身免疫性低血糖　指体内存在针对内源性胰岛素的抗体或存在胰岛素受体抗体，可能进餐分泌的胰岛素会与抗体结合，然后以一种不受调节的方式解离，引起高胰岛素血症和低血糖。对于存在胰岛素受体抗体的患者（通常先前就存在糖尿病，且已接受胰岛素治疗），低血糖为刺激性抗体激活受体所致。

3. 其他　少数低血糖可以是人为的、意外的，如胰岛素低血糖激发试验，用于检测生长激素水平诊断生长激素缺乏。

【病理】

短暂的血糖过低未必引发可见的组织病理改变，但反复发作且历时较久或严重的低血糖可严重损害脑组织。早期表现为脑组织充血，多发性出血性淤点，后期脑细胞水肿及缺血性点状坏死，晚期较多神经细胞坏死，坏死脑组织软化，尤多见于胰岛素瘤患者。

【病理生理】

当血糖浓度接近低血糖范围及进一步下降，人体发生防御低血糖的一系列反应，通过神经信号、激素、代谢底物的网络调控进行代偿，任何引起血糖来源减少和（或）血糖利用增加且肝脏、肾脏、中枢神经系统和（或）内分泌系统的调节失常，均可导致低血糖症的发生、发展。

1. 正常人血糖降至 4.5mmol/L 左右时，首先胰岛素停止分泌。

2. 血糖继续下降至 3.6~3.9mmol/L 时，升糖激素分泌增加，促进糖原分解和糖异生维持血糖。在对抗低血糖的急性反应中，胰高血糖素是最早、最重要的反应激素，同时肾上腺素也起着重要的作用，尤其在糖原储存不充分时，还能限制胰岛素敏感组织对葡萄糖的利用。随着低血糖时间的延长，如超过 4 小时，生长激素和皮质醇起着减少葡萄糖利用和促进葡萄糖生成的作用，但其对急性低血糖的防御作用有限。

3. 血糖在 2.8~3mmol/L 时出现交感神经兴奋症状，感知低血糖而主动进食，属于行为防御低血糖。如血糖进一步降低，则出现认知功能障碍。

大脑几乎完全依靠葡萄糖提供能量，且不能合成和储存葡萄糖，需要持续地从循环中摄取充足的葡萄糖以维持正常的脑功能。所以，低血糖对人体的影响主要以神经系统功能障碍为主。

临床上出现低血糖症状和体征的血糖阈值并非一个固定的数值，而是根据不同病因、血糖下降速度、低血糖发生的频率和持续时间等因素的不同而存在较大差异。

【临床表现】

（一）症状

典型的低血糖症具有 Whipple 三联征：①与低血糖相一致的症状。②症状存在时通过精确方法（而不是家庭血糖监测仪）测得血糖浓度偏低。③血糖水平升高后上述症状缓解。

1. 低血糖症状　主要表现两方面：自主神经低血糖症状和神经系统缺糖症状。

（1）自主神经低血糖症状　出现儿茶酚胺介导的肾上腺素能症状，如震颤、心悸和焦虑；乙酰胆碱介导的胆碱能症状，如出汗、饥饿和感觉异常。其主要由交感神经激活造成，其次是肾上腺髓质激活所致。

（2）神经系统缺糖症状 包括认知损害、行为改变、精神运动异常，以及血糖浓度更低时出现的癫痫发作和昏迷。一般人群血糖低于 3.3mmol/L（60mg/dL）时，出现低血糖症状；血糖低于 2.8mmol/L（50mg/dL）时，出现中枢神经系统功能紊乱的表现；血糖低于 2.2mmol/L（40mg/dL）时，出现神志改变或昏迷。机体对低血糖的反应和适应能力相差悬殊，故诊断低血糖症时不仅关注发作时的血糖值，还应重点考虑血糖值的前后比较。

2. 糖尿病伴低血糖症 临床上分以下几类。

（1）严重低血糖症 是指发生低血糖症后，患者不能自救，需要他人协助才能恢复神智。

（2）症状性低血糖症 是指低血糖的症状明显，血糖≤3.9mmol/L。

（3）无症状性低血糖症 患者无低血糖症状，但血糖≤3.9mmol/L。

（4）可疑的症状性低血糖症 有低血糖症状，但未检测血糖。

（5）相对性低血糖症（或称低血糖反应） 低血糖的症状明显，但血糖≥3.9mmol/L。

（二）体征

多数患者出现面色苍白和出汗。心率和收缩压上升，血压上升幅度不会很大。震颤，严重时发生抽搐或各类意识障碍，有时出现短暂性神经功能缺陷。永久性神经功能损害可见于长期、反复严重低血糖患者和严重低血糖未能及时纠正的患者。

【辅助检查】

1. 血糖检测 是诊断低血糖症最基本的检查。患者出现疑似低血糖症状和（或）体征时是检测血糖的最佳时机。患者不能即刻采集静脉血检测血糖时，可用血糖仪测定毛细血管血糖协助初步判断。动态血糖监测有助于发现无症状性低血糖。

2. 血清胰岛素和 C 肽检测 低血糖时检测血清胰岛素和 C 肽对低血糖症的鉴别诊断非常重要。空腹血浆胰岛素和血糖测定属于基础检查。通过胰岛素/血糖比值（胰岛素释放指数）可以判断高胰岛素血症性低血糖症和非胰岛素介导的低血糖症。同时结合胰岛素原和 C 肽可以分辨内源性高胰岛素血症和外源性高胰岛素血症。

3. β-羟丁酸检测 胰岛素具有抗生酮作用，β-羟丁酸水平可以间接反映胰岛素水平。低血糖时，β-羟丁酸水平低于 2.7mmol/L 提示为胰岛素介导的低血糖，否则为非胰岛素介导的低血糖。

4. 机体对胰高血糖素的反应 高胰岛素血症性低血糖症患者，注射 1mg 胰高血糖素后血糖升高幅度超过 1.4mmol/L，而正常人血糖上升幅度较小。

5. 胰岛素抗体或胰岛素受体抗体 有助于自身免疫性低血糖症的诊断。

6. 延长禁食试验 为低血糖症的经典诊断试验。因低血糖呈发作性，如就诊时无发作，且随访数次都无发作，患者应入院进行该试验，以明确是否存在低血糖症，并探查低血糖症的病因是否胰岛素分泌过多。餐后发作低血糖者无论混合餐试验是否诱发类似的发作，均应进行禁食试验。延长禁食最长可达 72 小时。禁食结束时，测定血糖、胰岛素、胰岛素原、C 肽，必要时进一步检测皮质醇、生长激素、β-羟丁酸等，以及机体对胰高血糖素的反应。

7. 影像检查 通过超声显像、CT（或 MRI）扫描、生长抑素受体闪烁扫描和选择性动脉造影等，为胰岛素瘤和胰外肿瘤所致低血糖症提供诊断依据。

【诊断与鉴别诊断】

（一）诊断

1. 低血糖症的确立 根据低血糖典型表现（Whipple 三联征）可确定低血糖症。

2. 病因诊断 检测血浆或血清胰岛素、C 肽、β-羟丁酸、胰岛素原，并结合功能试验，判断低血糖可能病因。

3. 定位诊断 对于内源性胰岛素介导的低血糖患者，病因包括胰岛素瘤、胰岛细胞增生症、胰岛细胞肥大、口服降糖药诱发的低血糖，以及胰岛素自身免疫性低血糖等。CT、MRI 及经腹超声检查能检测出大部分胰岛素瘤。经腹超声检查作为优先的初步检查。影像学检查阴性不能排除胰岛素瘤，需要进一步检查，包括超声内镜或选择性动脉钙刺激试验（SACS）。同位素标记的生长抑素受体显像对定位诊断有一定帮助。

（二）鉴别诊断

1. 伴有交感神经兴奋的其他疾病 低血糖症出现的震颤、心悸、焦虑、出汗、饥饿和感觉异常等表现应与伴有交感神经兴奋的其他疾病鉴别，包括甲亢、嗜铬细胞瘤、自主神经功能紊乱、糖尿病自主神经病变及更年期综合征等。这些疾病除了交感神经兴奋症状特点有不同外，不伴有血糖降低。

2. 其他中枢神经系统疾病 神经系统缺糖症状应与精神病、脑炎、多发性硬化、癫痫、脑血管意外、糖尿病酮症酸中毒昏迷、高血糖高渗综合征和药物中毒等鉴别，常规血糖监测有助于诊断。

【治疗】

治疗原则：低血糖发作时紧急纠正低血糖以避免不可逆转的脑损伤及其他脏器损伤。病因去除前多次进食预防低血糖的再次发作。针对病因进行治疗，可有效解除低血糖状态和防止低血糖复发。

（一）低血糖治疗

病情较轻且神志清楚患者，口服葡萄糖水或进食含糖食物即可。病情较重尤其是有神志改变的患者，必须立即送往医院，静脉注射 50% 葡萄糖注射液 50mL，严密监测血糖及病情，必要时重复使用，并继续静脉输入 5%～10% 葡萄糖注射液，待病情缓解及时进食以维持血糖正常。

接受降糖治疗的糖尿病患者，当血糖浓度骤降或低于 3.9mmol/L（70mg/dL）时，应采取措施，调整治疗方案，注意预防发生低血糖的可能。糖尿病患者发生低血糖，较轻者只需进食含碳水化合物的食物。如患者服 α-糖苷酶抑制剂，应选择单糖类如葡萄糖以纠正低血糖。胰高血糖素可快速有效升高血糖，必要时可选用，常用剂量为 1mg 皮下、肌内或静脉给药（国内临床上不易获取）。经治疗后低血糖纠正，但神志仍不能转清的患者，可适当使用糖皮质激素。

（二）病因治疗

查找引起低血糖的病因，如胰岛素瘤予以手术治疗。

（三）预防

糖尿病患者治疗不当是低血糖症最常见的病因，定期对糖尿病患者进行随访及宣传教育，根据病情及时调整治疗方案，使糖尿病患者充分认识到定时定量进食及用药的必要性，以及出现低血糖的危害及解决方法。

思考题

1. 成人低血糖症的常见原因有哪些？
2. 低血糖症的主要症状和体征是什么？
3. 低血糖症的诊断要点及治疗原则是什么？

血脂异常（dyslipidemia）是指血浆中脂质代谢与转运异常，表现为高胆固醇血症（total cholesterol，TC）和（或）高甘油三酯血症（triglyceride，TG），以及低高密度脂蛋白胆固醇血症（high-density lipoprotein cholesterol，HDL-C）等一系列血脂紊乱。由于脂质不溶或微溶于水，在血浆中必须与蛋白结合以脂蛋白的形式存在，故血脂异常实际上表现为脂蛋白异常血症。临床上将血脂异常分为原发性和继发性血脂异常两类。血脂异常可作为代谢综合征的组成部分之一，与多种疾病如肥胖症、2型糖尿病、高血压、冠心病、脑卒中等密切相关。随着生活水平的提高和生活方式的改变，我国血脂异常的患病率已明显升高。2012年全国调查结果显示，成人高TC血症患病率为4.9%，高TG血症患病率13.1%，低HDL-C血症的患病率为33.9%，中国成人血脂异常总体患病率高达40.4%，儿童、青少年高TG血症患病率也明显升高。以LDL-C或TC升高为特点的血脂异常是动脉粥样硬化性心血管疾病（ASCVD）重要的危险因素，降低LDL-C水平，可显著减少ASCVD发病及死亡危险。其他类型的血脂异常，如TG增高或HDL-C降低与ASCVD发病危险的升高也存在一定关联。

【脂蛋白的构成与代谢】

血脂是血浆中的中性脂肪（甘油三酯和胆固醇）和类脂（磷脂、糖脂、固醇、类固醇）的总称。脂蛋白是由蛋白质、胆固醇、甘油三酯和磷脂所组成的球形大分子复合体。

脂蛋白有两种分类法：①超速离心法：根据脂蛋白颗粒的大小、密度分为乳糜微粒（CM）、极低密度脂蛋白（VLDL）、低密度脂蛋白（LDL）、中间密度脂蛋白（IDL）和高密度脂蛋白（HDL）5种。其密度依次增加，而颗粒则依次变小。此外还有脂蛋白（a）[Lp（a）]，其密度及颗粒均较LDL大。②电泳法：按血浆蛋白质的迁移率不同而分为乳糜微粒、前-β、β和α4种，分别对应于离心法的CM、VLDL、LDL-C和HDL-C。

5种脂蛋白的物理性质、化学组成和功能各不相同。多数脂蛋白在肝和小肠组织中合成，并主要在肝脏进行分解代谢。脂蛋白的蛋白部分与脂质结合担负运载血浆脂类的功能，故称为载脂蛋白，能介导脂蛋白与细胞膜上的脂蛋白受体结合并被摄入细胞，在多种酯酶作用下代谢，按其组成分为ApoA、ApoB、ApoC、ApoD、ApoE。由于氨基酸组成的差异，每一型又可分为若干亚型：ApoA可分A1、A2、A4、A5；ApoB可分B_{48}、B_{100}；ApoC可分C1、C2、C3；ApoE可分E2、E3、E4等。

1. 乳糜微粒　食物中的脂肪在肠道中水解后被小肠黏膜吸收，在细胞内酯化合成甘油三酯、胆固醇酯与ApoA、ApoB，组装成CM后释放入淋巴液。CM是颗粒最大的脂蛋白，含丰富的甘油三酯。CM及其残体的进一步代谢参与了LDL-C和HDL-C的形成。CM的作用是将外源性甘油三酯运送到脂肪组织和肝脏。由于 CM 颗粒大，不易进入动脉壁内，但易诱发胰腺炎。正常人空腹 12 小时后采血时，血清中无 CM。餐后及某些病理状态下血液中含有大量的 CM 时，因其颗粒大能使光发生散射，血液外观混浊。

2. 极低密度脂蛋白　VLDL 大部分由肝脏合成，小部分由小肠合成，其 TG 含量约占 55%，与 CM 一起统称为富含 TG 的脂蛋白。在没有 CM 存在的血清中，TG 浓度能反映 VLDL 的多少。VLDL 的功能：①将内源性甘油三酯转运到肝外组织。②形成 LDL，为 LDL 的主要前体物质。VLDL 具有较强的致动脉粥样硬化作用。血浆 VLDL 水平升高是冠心病的危险因素。

3. 低密度脂蛋白　LDL 由 VLDL 和 IDL 转化而来（其中的 TG 经酯酶水解形成 LDL），较 VLDL 颗粒小，密度高，含胆固醇约 55%，是血液中含胆固醇最多的脂蛋白，故称为富含胆固醇的脂蛋白。单纯性高 TC 血症时，TC 浓度的升高与血清 LDL 水平呈平行关系。LDL 的功能是将胆固醇由肝脏转运到肝外组织。血浆中 LDL 通过血管内皮进入血管壁，在内皮下层滞留的 LDL-C 被修饰成氧化型 LDL（ox-LDL），巨噬细胞吞噬 ox-LDL 后形成泡沫细胞，后者不断增多、融合，构成动脉粥样硬化斑块的脂质核心。LDL 水平升高与动脉粥样硬化、冠心病的患病率和病死率密切相关。

4. 高密度脂蛋白　HDL 由肝和小肠合成，是颗粒最小的脂蛋白，其中脂质和蛋白质部分几乎各占一半，载脂蛋白以 ApoA1 为主。HDL 将胆固醇从周围组织（包括动脉粥样硬化斑块）中转运到肝脏进行再循环，或以胆酸的形式排泄，此过程称为胆固醇逆转运，可能是 HDL 抗动脉粥样硬化作用的主要机制。HDL 水平明显受遗传因素影响，严重营养不良者伴随血清 TC 明显降低，HDL 也低下；肥胖者 HDL 也多偏低；吸烟可使 HDL 水平下降；糖尿病、肝炎和肝硬化等疾病可伴有低 HDL；高 TG 血症往往伴有低 HDL；而运动和少量饮酒会升高 HDL 水平。

5. 脂蛋白（a）　其脂质成分与 LDL 相似，蛋白质部分由 ApoB$_{100}$ 和特异性 Apo（a）组成，是直接由肝脏产生的一类独立脂蛋白，不能转化为其他种类脂蛋白。血浆 Lp（a）浓度 >300mg/L，患冠心病的危险明显升高。LP（a）浓度主要与遗传有关，基本上不受性别、年龄、体重和大多数降胆固醇药物的影响。正常人血浆脂蛋白的特性和功能见表 51-1。

表 51-1　正常人血浆脂蛋白的特性和功能

脂蛋白	电泳	密度	颗粒大小（nm）	主要成分	载脂蛋白	来源	功能
CM	原位	0.95	80~500	甘油三酯	B$_{48}$、A1、A2	小肠合成	将食物中的 TG 和胆固醇从小肠中转运到其他组织
VLDL	前-β	0.95~1.006	30~80	甘油三酯	B$_{100}$、E、C3	肝脏合成	转动内源性 TG 运至外周组织，经酯酶水解后释放游离脂肪酸
IDL	前-β	1.006~1.019	27~30	甘油三酯、胆固醇	B$_{100}$、E	VLDL 中甘油三酯经酯酶水解后形成	LDL 前体，部分经肝脏代谢
LDL	β	1.019~1.063	20~27	胆固醇	B$_{100}$	VLDL 和 IDL 中甘油三酯经酯酶水解后形成	胆固醇的主要载体，以 LDL 受体介导而被外周组织摄取和利用，与 ASCVD 直接相关

续表

脂蛋白	电泳	密度	颗粒大小（nm）	主要成分	载脂蛋白	来源	功能
Lp（a）	前-β	1.055~1.085	26	胆固醇	B_{100}（a）	在肝脏载脂蛋白（a）通过二硫键与LDL形成的复合物	可能与ASCVD相关
HDL	α	1.063~1.210	8~10	磷脂，胆固醇	A1、A2、CS	主要是肝脏和小肠合成	促进胆固醇从外周组织移去，转运胆固醇至肝脏或其他组织再分布，HDL与AS-CVD呈负相关

【血脂及其代谢】

1. 胆固醇　食物中的胆固醇主要在小肠腔内与磷脂、胆酸结合，吸收后在小肠黏膜内合成胆固醇酯，大部分胆固醇酯形成CM，少量组成VLDL，经淋巴系统进入体循环。内源性胆固醇由肝、小肠合成。碳水化合物、氨基酸、脂肪酸代谢产生的乙酰辅酶A是合成胆固醇的原料，合成过程受羟甲基戊二酸单酰辅酶A（HMG-CoA）还原酶催化。循环中胆固醇的去路包括构成细胞膜、生成类固醇激素、维生素D、胆酸盐，储存于组织等。未被吸收的胆固醇在小肠下段转化为类固醇随粪便排出，经胆道排入肠腔的胆固醇和胆酸盐可再吸收经肠肝循环回到肝脏再利用。

影响TC的主要因素：①年龄与性别：TC水平常随年龄而上升，但70岁以后不再上升甚至有所下降。中青年女性低于男性，女性绝经后TC水平较同年龄男性高。②饮食习惯：长期高胆固醇、高饱和脂肪酸摄入可使TC升高。③遗传因素：与脂蛋白代谢相关酶或受体基因发生突变，是引起TC升高的主要原因。血清总胆固醇与冠心病发病有关，水平越高，发病越早。

2. 甘油三酯　外源性TG来自食物，消化、吸收后成为CM的主要成分。内源性TG主要由小肠和肝合成，构成脂蛋白后（主要是VLDL）进入血浆，成为机体供能的来源。TG水平受遗传和环境因素的双重影响，与种族、年龄、性别及生活习惯（如饮食、运动等）有关。任何TG来源过多或分解代谢障碍，均可引起高甘油三酯血症。同一个体TG水平受饮食和不同时间等因素的影响，故同一个体在多次测定中，TG值可能有较大差异。人群中血清TG水平呈明显正偏态分布。

3. 磷脂　主要由肝及小肠黏膜合成，食物（蛋黄、瘦肉等）也含有磷脂，是生物膜的重要组成成分，对脂肪的吸收、运转、储存起重要作用，也是维持CM结构稳定的因素。

4. 游离脂肪酸（FFA）　由长链脂肪酸与白蛋白结合而成，是机体的主要能源。其代谢途径：①供肌肉细胞利用。②被肝摄取，再合成甘油三酯，组成VLDL或氧化成为乙酰辅酶A。血浆FFA上升表示脂肪动员加强，见于糖尿病患者，尤其是患糖尿病酮症酸中毒时更明显。

【血脂异常的分类】

分类比较复杂，最简单的是病因分类和临床分类两种，其中以临床分类最为实用。

（一）临床分类

1. 高胆固醇血症　血清TC水平增高。

2. 高甘油三酯血症　血清TG水平增高。

3. 混合型高脂血症　血清 TC 与 TG 水平均增高。

4. 低高密度脂蛋白血症　血清 HDL-C 水平减低。

（二）病因分类

1. 原发性高脂血症　除了不良生活方式（如高能量、高脂、高糖饮食）与血脂异常有关外，大部分原发性高脂血症由单一基因或多个基因突变所致。由于基因突变所致的高脂血症多具有家族聚集性，有明显的遗传倾向，特别是单一基因突变者，故临床上通常称为家族性高脂血症。分类如下：①家族性高胆固醇血症（FH），LDL 受体基因的功能缺失型突变是 FH 的主要病因。②家族性高 TG 血症，是单一基因突变所致，通常是参与 TG 代谢的脂蛋白脂解酶或 ApoC2 或 ApoA5 基因突变导致。

2. 继发性高脂血症　常由多种疾病所致，如糖尿病、肥胖、甲状腺功能减退症、肾病综合征、肝脏疾病、系统性红斑狼疮、骨髓瘤、多囊卵巢综合征等；也可由某些药物（利尿剂、β 受体阻滞剂、糖皮质激素等）引起。

【临床表现】

血脂异常可见于不同年龄、性别的人群，患病率随年龄而增高，高胆固醇血症的发病高峰年龄为 50~69 岁，但某些家族性血脂异常于婴幼儿期即可发病。多数血脂异常患者无任何症状和体征，而于常规血液生化检查时被发现。

血脂异常主要表现为黄色瘤、早发性角膜环及脂血症眼底改变，以黄色瘤较为常见。黄色瘤最常见于眼睑周围，是一种局限性皮肤隆起，可为黄色、橘黄色或棕红色，多呈结节、斑块或丘疹状，质地一般柔软。严重的高胆固醇血症有时可出现游走性多关节炎。更多的临床表现是血脂异常导致的各种 ASCVD 的临床表现，也是患者就诊的主要原因。

【诊断】

（一）诊断方法

家族史及个人生活方式、查体（营养状态、体型、腰臀比等）可提供诊断线索，实验室检测可明确诊断。为了及时发现血脂异常，《中国成人血脂异常防治指南（2016 修订版）》建议，20~40 岁成年人至少每 2 年检测 1 次血脂；40 岁以上男性和绝经期后女性应每年检测血脂；ASCVD 患者及其高危人群，每 3~6 个月测定 1 次血脂。因 ASCVD 原因住院的患者，应在入院 24 小时内检测血脂。首次发现血脂异常时应在 2~4 周复查血液生化，若仍属异常，则可确立诊断。发现血脂异常，应进行其他代谢指标包括空腹血糖、糖化血红蛋白及血尿酸等指标的检测，排除代谢异常综合征。

（二）血脂重点检查人群

①有 ASCVD 病史者。②存在多项 ASCVD 危险因素（如高血压、糖尿病、肥胖、吸烟）的人群。③有早发性心血管病家族史者（指男性一级直系亲属在 55 岁前或女性一级直系亲属在 65 岁前患缺血性心血管病），或有家族性高脂血症者。④皮肤或肌腱黄色瘤、跟腱增厚者。

（三）诊断标准

血脂异常的诊断标准依据《中国成人血脂异常防治指南（2016 年修订版）》的分层标准

（见表51-2）。血脂合适水平和异常切点主要适用于 ASCVD 一级预防的目标人群。

表 51-2 中国 ASCVD 一级预防人群血脂合适水平和异常分层标准 ［mmol/L（mg/dL）］

分层	总胆固醇	LDL-C	HDL-C	非 HDL-C	TG
理想水平		< 2.6（100）		< 3.4（130）	
合适水平	< 5.2（200）	< 3.4（130）		< 4.1（160）	< 1.7（150）
边缘升高	≥ 5.2（200）且<6.2（240）	≥ 3.4（130）且<4.1（160）		≥ 4.1（160）且<4.9（190）	≥ 1.7（150）且<2.3（200）
升高	≥ 6.2（240）	≥ 4.1（160）		≥ 4.9（190）	≥ 2.3（200）
降低			<1（40）		

【病情评估】

血脂异常作为心血管疾病危险因素之一，是心血管疾病进展的主要依据，对血脂异常进行危险分层是病情评估的重要内容，依据 ASCVD 发病危险采取不同强度的干预措施是血脂异常防治的核心策略。

（一）病因评估

确诊的血脂异常患者应根据性别、年龄及共患病病史、家族史、药物治疗史等，结合血脂异常的具体检测结果，判断是原发性血脂异常还是继发性血脂异常。

1. 原发性血脂异常 家族性脂蛋白异常血症是由于基因缺陷所致，大多数原发性血脂异常原因不明，认为是由多基因缺陷与环境因素相互作用的结果。临床上血脂异常多与肥胖症、高血压病、糖耐量异常或糖尿病等疾病伴发共存，与胰岛素抵抗有关，如超重、高血压、高血糖、高血浆胰岛素水平及血脂异常共存，互相影响，称为代谢综合征。

2. 继发性血脂异常 ①某些全身系统性疾病如糖尿病、甲状腺功能减退症、库欣综合征、肝肾疾病、过量饮酒等，可引起各种类型的血脂异常。②某些药物如噻嗪类利尿剂、β 受体阻滞剂等长期服用，长期大量使用糖皮质激素等，均可导致血浆 TC 和 TG 水平升高。

（二）血脂异常 ASCVD 发病危险分层

血脂异常的危害除了与血脂水平有关外，更重要的是取决于患者共存的 ASCVD 的危险因素，如患者男性，年龄>40 岁，有吸烟史，有早发冠心病家族史及 2 型糖尿病病史等。血脂异常对心脑血管的危险显著增加，因此，《中国成人血脂异常防治指南》将 LDL-C 的控制目标与 ASCVD 的危险分层密切结合在一起，指导临床有效控制血脂异常。对于高甘油三酯血症患者，TG≥11.3mmol/L，极易诱发急性胰腺炎，应视为高风险患者加以干预，预防急性胰腺炎的发生。

1. 极高危 已确诊的 ASCVD 患者。

2. 高危 ①LDL-C≥4.9mmol/L（190mg/dL）或 TC≥7.2mmol/L（280mg/dL）。②糖尿病患者，LDL-C 1.8~4.9mmol/L（70~190mg/dL），或 TC 3.1~7.2mmol/L（120~280mg/dL），且年龄在 40 岁以上的。

3. ASCVD 10 年发病危险 评估血脂异常 ASCVD 10 年发病危险见表51-3。

表 51-3 评估 ASCVD 10 年发病危险

危险个数	血清胆固醇水平分层（mmol/L）		
	3.1≤TC<4.1 或 1.8≤LDL-C<2.6	4.1≤TC<5.2 或 2.6≤LDL-C<3.4	5.2≤TC<7.2 或 3.4≤LDL-C<4.9
无高血压 0~1	低危（<5%）	低危（<5%）	低危（<5%）
无高血压 2	低危（<5%）	低危（<5%）	中危（5%~9%）
无高血压 3	低危（<5%）	中危（5%~9%）	中危（5%~9%）
有高血压 0	低危（<5%）	低危（<5%）	低危（<5%）
有高血压 1	低危（<5%）	中危（5%~9%）	中危（5%~9%）
有高血压 2	中危（5%~9%）	高危（≥10%）	高危（≥10%）
有高血压 3	高危（≥10%）	高危（≥10%）	高危（≥10%）

注：危险因素包括吸烟、低 HDL-C、男性≥45 岁或女性≥55 岁。

4. ASCVD 10 年发病为中危且年龄<55 岁者，评估余生危险 具有以下任意 2 项及以上危险因素者，定义为 ASCVD 高危人群：①收缩压≥160mmHg 或舒张压≥100mmHg。②非 HDL-C≥5.2mmol/L（200mg/dL）。③HDL-C<1mmol/L（40mg/dL）。④BMI≥28kg/m²。⑤吸烟。

【治疗】

血脂异常与冠心病及其他动脉粥样硬化的患病率和病死率密切相关，应坚持长期综合治疗。重视治疗性生活方式改变（TLC），尤其以饮食控制、运动锻炼为基础，根据病情、危险因素、血脂水平决定药物治疗方案，强调个体化治疗原则。对继发性高脂血症应积极防治原发病。

（一）治疗原则及控制目标

1. 治疗原则

（1）根据患者个体 ASCVD 危险程度，决定是否启动药物治疗。

（2）以生活方式干预为基础，生活方式改善可以同时干预其他 ASCVD 的危险因素。

（3）将控制 LDL-C 水平达标作为防控 ASCVD 危险的首要干预靶点，非 HDL-C 作为次要干预靶点。

（4）明确患者个体干预目标值，并使调脂治疗达到目标值。因各种原因不能达到目标值的患者，LDL-C 应至少降低 50%；LDL-C 基线在目标值以内的极高危患者，LDL-C 仍应降低 30% 左右。

（5）调脂药物首选他汀类。开始应用中等强度剂量的他汀类药物，根据调脂疗效和患者耐受情况调整剂量。

（6）单用他汀类药物胆固醇水平不能达标者，可与其他调脂药物如依折麦布或中药制剂联合使用。

2. 血脂异常的控制目标 防控 ASCVD，降低心肌梗死、缺血性卒中或冠心病死亡等心血管病临床事件发生危险。根据 ASCVD 危险程度决定干预策略，以降低 LDL-C 为首要干预靶点，降低非 HDL-C 作为次要干预靶点。根据 ASCVD 危险分层，制订调脂治疗干预靶点的达标值，见表 51-4。

表 51-4　不同 ASCVD 危险人群 LDL-C 和非 HDL-C 治疗达标值 [mmol/L（mg/dL）]

危险等级	LDL-C	非 HDL-C
低/中危	<3.4（130）	<4.1（160）
高危	<2.4（100）	<3.4（130）
极高危	<1.8（70）	<2.6（100）

如果患者 LDL-C 水平较高，不能达标，至少应降低 50%；对极高危者，起始 LDL-C 即在达标范围内，仍需进一步降低 30%。

（二）治疗性生活方式改变

治疗性生活方式改变是控制血脂异常的基本和首要措施。无论是否选择药物调脂治疗都必须坚持控制饮食和改善生活方式。TLC 是针对已明确且可改变的危险因素，如饮食、缺乏体力活动和肥胖等，在满足每日营养需要的基础上，采取积极的生活方式改善措施（表 51-5）。

表 51-5　生活方式改变基本要素

要素		建议
限制 LDL-C 升高的膳食成分	饱和脂肪酸	<总能量的 7%
	膳食胆固醇	<300mg/d
增加降低 LDL-C 的膳食成分	植物固醇	2~3g/d
	水溶性膳食纤维	10~25g/d
总能量		调节到能够保持理想体重或减轻体重
身体活动		保持中等强度锻炼，每日至少消耗 200kcal 热量

1. 饮食治疗　为各种血脂异常首要的基本治疗措施。其目的是调整血脂异常，减轻肥胖及超重者的体重。应控制总热量，对高甘油三酯血症者，应限制总热量和糖类入量。

2. 运动治疗　超重患者积极的运动锻炼极为重要，体重减轻后可降低 LDL-C 和 TG，并可升高 HDL-C。

3. 改变生活方式　针对其他心血管病危险因素的 TLC 包括戒烟、限盐、降低血压、平衡心态等；坚持规律的中等强度代谢运动，建议每周 5~7 天，每次 30 分钟。

（三）药物治疗

1. 主要降低胆固醇的药物

（1）他汀类　亦称 3 羟基 3 甲基戊二酰辅酶 A（HMG-CoA）还原酶抑制剂，通过对胆固醇合成限速酶 HMG-CoA 还原酶特异的竞争性抑制作用，阻断胆固醇的合成，降低血胆固醇水平，继而上调细胞表面 LDL 受体、加速血清 LDL 分解代谢，此外还可抑制 VLDL 合成。因此，他汀类能显著降低 TC、LDL-C 和 ApoB，轻度升高 HDL-C，轻度降低 TG。他汀类药物适用于高胆固醇血症、混合型高脂血症和 ASCVD 患者。目前常用的有阿托伐他汀 10~20mg、瑞舒伐他汀 5~10mg、普伐他汀 40mg、氟伐他汀 80mg 和匹伐他汀 2~4mg 等，每日 1 次口服。他汀类药物应用取得预期疗效后应继续长期应用，如能耐受应避免停药。如果发生不良反应，可采用换用另一种他汀类药物或减少剂量、隔日服用或换用非他汀类调脂药等方法处理。不良反应主要为胃肠道功能紊乱、皮疹、肌肉触痛，少数可造成肝源性转氨酶及肌酸激酶升高，甚至发生横纹肌溶解症，停药后可恢复正常，故活动性肝病者禁用，用药期间应定期检测肝功能，对于转氨酶升高达正常值上限 3 倍以上合并胆红素升高患者应予减量或停药。他汀类药物不宜用于儿童、孕妇、哺乳期妇女。

（2）胆固醇吸收抑制剂　能有效抑制肠道内胆固醇的吸收，常用依折麦布 10mg/d。不良反应轻微，多为一过性，主要表现为头痛和消化道症状，禁用于妊娠期和哺乳期。研究显示，他汀类药物加依折麦布能够进一步降低急性冠脉综合征的心血管事件。

（3）普罗布考　通过掺入 LDL 颗粒核心中，影响脂蛋白代谢，使 LDL 易通过非受体途径被清除。普罗布考常用剂量为每次 0.5g，每日 2 次。其主要适用于高胆固醇血症。不良反应为胃肠道反应及头晕、头痛、失眠、皮疹等，极少见的严重不良反应为 QT 间期延长。禁忌证为室性心律失常、QT 间期延长、低钾血症。

（4）胆酸螯合剂　为碱性阴离子交换树脂，通过阻止肠道吸收胆酸或胆固醇，使其随粪便排出，故可降低 TC 和 LDL-C。该药对高 TG 无效。主要制剂有考来烯胺、考来替泊，从小剂量开始至每次 4~5g，每日 3 次。该药与他汀类合用，可明显提高调脂疗效。不良反应主要为消化道症状。服药期间应定时复查血常规、肝功能。禁忌证为异常 β 脂蛋白血症和血清 TG>4.5mmol/L（400mg/dL）。

2. 主要降低 TG 的药物

（1）贝特类　可激活脂蛋白酯酶（LPL）和过氧化物酶体增殖物激活受体 α（PPARα），抑制腺苷酸环化酶（cAMP），使肝脏 VLDL 合成及分泌减少，加速 VLDL 和 TG 的分解，故可降低 TG，升高 HDL-C。常用药物：非诺贝特 100mg，每日 3 次，或微粒型非诺贝特 200mg，每日 1 次；吉非贝齐 600mg，每日 2 次；苯扎贝特 200mg，每日 3 次，或缓释片 400mg，每晚 1 次。其不良反应为恶心、腹胀等胃肠道反应，一过性血清转氨酶或肌酸激酶升高。肝肾功能不全者、孕妇、哺乳期妇女忌用。

（2）烟酸类　烟酸也称为维生素 B_3，大剂量时有降脂作用，通过抑制 cAMP 的形成，降低甘油三酯酶活性，减少肝脏 VLDL 合成及降低 LDL，并抑制肝细胞利用乙酰辅酶 A 合成 TC，故可降低 TC、TG、LDL-C，并可升高 HDL-C，适用于高 TG 血症和以 TG 升高为主的混合型高脂血症。药物有普通型和缓释型两种剂型，常用缓释片，剂量每次 1~2g，每日 1 次。建议从小剂量开始，即从 0.375~0.5g/d 开始，逐渐增加至 1~2g。主要不良反应有面部潮红、瘙痒、胃肠道症状，严重时可见消化道溃疡恶化，偶见肝损、高尿酸血症、高血糖、棘皮症。慢性活动性肝病、活动性消化性溃疡和痛风者禁用。糖尿病者不宜使用。

（3）高纯度鱼油制剂　鱼油主要成分为 n-3 脂肪酸即 ω-3 脂肪酸，常用剂量为每次 0.5~1g，每日 3 次，主要用于治疗高 TG 血症。不良反应少，主要有消化道症状，少数出现转氨酶、肌酸激酶轻度升高，偶见出血倾向。

3. 新型调脂药物

（1）前蛋白转化酶枯草溶菌素 9（PCSK9）抑制剂　PCSK9 是肝脏合成的分泌型丝氨酸蛋白酶，可与 LDL 受体结合并使其降解，从而减少 LDL 受体对血清 LDL-C 的清除。该药物通过抑制 PCSK9 可阻止 LDL 受体降解，促进 LDL-C 的清除。PCSK9 抑制剂依洛优单克隆抗体，在我国获批治疗纯合子型（HoFH）家族性高胆固醇血症。

（2）ApoB$_{100}$ 合成抑制剂　是 ApoB 信使核糖核酸的反义寡核苷核，通过抑制 ApoB 转录减少 VLDL 合成和分泌，降低 LDL-C。常用药物为米泊美生。常见不良反应为注射部位肿痛、瘙痒。

4. 调脂药物的选择

（1）以 TC、LDL-C 增高为主者首选他汀类，如单用他汀类不能使血脂达到治疗目标值可加用依折麦布。

（2）LDL-C 已达标，TG 增高者首选贝特类、烟酸、ω-3 脂肪酸。

（3）伴糖尿病或代谢综合征的高甘油三酯血症患者，可单用贝特类或需要联合他汀类治疗，此时贝特类首选非诺贝特。

（4）混合性高脂血症应谨慎他汀类与贝特类联合用药，避免严重不良反应（肝功能损伤和横纹肌溶解症）。联合用药从小剂量开始，采用早上服贝特类，晚上服他汀类的给药方式。

（5）他汀类与 PCSK9 抑制剂联合应用。尽管 PCSK9 抑制剂尚未上市，但已有的研究证实，联合应用治疗严重血脂异常尤其是 FH 患者，较任何一种药物降 LDL-C 效果更好。

（四）其他治疗措施

脂蛋白血浆置换、肝移植、部分回肠旁路手术和门腔静脉分流术，作为辅助治疗措施用于 FH 患者。脂蛋白血浆置换效果肯定，最佳治疗频率是每周 1 次，但价格昂贵，耗时且存在感染风险，不良反应包括低血压、腹痛、恶心、低钙血症、缺铁性贫血和过敏反应。

（五）特殊人群血脂异常的管理

1. 糖尿病　糖尿病患者常合并血脂异常，主要表现为 TG 升高、HDL-C 降低，LDL-C 升高或正常。调脂治疗可以显著降低糖尿病患者心血管事件发生的危险。根据心血管疾病危险程度而确定 LDL-C 目标水平，40 岁以上糖尿病患者 LDL-C<2.6mmol/L，HDL>1mmol/L。治疗原则：进行危险分层干预管理，根据血脂异常特点，首选他汀类药物治疗，合并高 TG 血症可采用他汀类与贝特类药物联合应用。

2. 高血压　高血压合并血脂异常者，根据危险分层确定目标值。调脂治疗使多数高血压患者获得很好的治疗效果，特别是减少心血管事件。

3. 代谢综合征　是一组以肥胖、高血糖（糖调节受损或糖尿病）、高血压及血脂异常［高 TG 血症和（或）低 HDL-C 血症］集结发病的临床综合征，特点是同一个体同时存在代谢上相互关联的危险因素，直接促进 ASCVD 的发生，是心血管疾病发生的高危人群。防治目标是预防 ASCVD 及 2 型糖尿病，对已有 ASCVD 者要预防心血管事件的再发。积极持久的生活方式干预是达到目标的重要措施。血脂代谢异常的治疗目标是 LDL-C<2.6mmol/L（100mg/dL）、TG<1.7mmol/L（150mg/dL）、HDL-C≥1mmol/L（40mg/dL）。

（六）预防

1. 健康宣教　提高群众对本病的认识，提倡科学膳食、规律的体育锻炼，戒烟、戒酒，防止肥胖，控制血脂。

2. 健康体检　定期体检有助于早诊断、早治疗，预防冠心病、动脉粥样硬化，从而提高生活质量与延长寿命。

（七）健康教育与人文关怀

对血脂异常患者，尤其合并有糖尿病、高血压、冠心病、代谢综合征患者，应加强患者对血脂异常知识的掌握，了解血脂异常的危害，定期随访，提高患者对血脂异常的认知率和控制率，达到有效防控 ASCVD 的目标。

思考题

1. 简述各种脂蛋白及血脂的代谢与功能。
2. 简述血脂异常的危险分层。
3. 试述《中国成人血脂异常防治指南（2016 年修订版）》中提出的血脂重点检查人群。
4. 成年人血 TC、TG、HDL-C 和 LDL-C 的合适范围是什么？
5. 简述各类降脂药物的作用机制、适应证与主要不良反应。
6. 简述血脂异常的治疗性生活方式改变措施。
7. 简述不同 ASCVD 危险人群 LDL-C 和非 HDL-C 治疗达标值。

扫一扫，查阅本章数字资源，含PPT、音视频、图片等

高尿酸血症（hyperuricemia，HUA）是嘌呤代谢紊乱引起的代谢异常综合征。无论男性、女性非同日 2 次检测血尿酸超过 420μmmol/L，称为高尿酸血症。血尿酸超过其在血液或组织液中的饱和度，可在关节局部形成尿酸钠晶体并沉积，诱发局部炎症反应和组织破坏，即痛风；尿酸盐可在肾脏沉积引发急性肾病、慢性间质性肾炎、肾结石，称之为尿酸性肾病，严重者呈关节畸形和（或）肾衰竭。高尿酸血症与痛风是慢性肾病、高血压、心脑血管疾病的独立危险因素，是过早死亡的独立预测因子。

随着经济发展、生活方式改变，高尿酸血症与痛风发病率显著上升，高尿酸血症在不同种族患病率为 2.6%~36%，痛风为 0.03%~15.3%。我国高尿酸血症的总体患病率为 13.3%，痛风为 1.1%。本病已成为继糖尿病、高脂血症之后又一常见代谢性疾病，其发生发展是一个连续、慢性的病理生理过程，因此，对其管理也应是一个连续的过程，需要长期甚至是终生的病情监测与管理。

【病因和发病机制】

尿酸为人体内嘌呤核苷酸的分解代谢产物。嘌呤核苷酸的 80% 由人体细胞代谢产生，20% 由食物获得。嘌呤经肝脏氧化代谢变成尿酸，之后由肾脏和肠道排出。正常人每日尿酸量的产生与排泄处于动态平衡，如生产过多或排出减少，均可引起高尿酸血症。

（一）高尿酸血症

1. 尿酸生成过多　约占高尿酸血症的 10%，人体尿酸来源分为外源性和内源性。

（1）外源性　占 20%，由食物中核苷酸分解而来。食物中核苷酸分解的嘌呤碱和嘧啶碱主要被分解而排出体外，若短时间内摄入大量含有嘌呤的食物，而摄入的嘌呤碱基不能被组织利用，经过氧化后生成大量尿酸。

（2）内源性　占 80%，由体内的氨基酸、磷酸核糖、CO_2 等化合物合成或核酸分解而来。参与尿酸代谢的嘌呤核苷酸有 3 种，即次黄嘌呤核苷酸、腺嘌呤核苷酸、鸟嘌呤核苷酸。在酶的催化下转变为尿酸的直接前体黄嘌呤，黄嘌呤经水解、脱氨及氧化作用形成尿酸。在嘌呤代谢过程中，各环节都有相关的酶参与调控，当酶的调控异常即可发生血尿酸增多。其中，磷酸核糖酰胺转移酶（amidoPRT）与磷酸核糖焦磷酸合成酶（PRPPS）及谷胺酰胺是决定嘌呤生成和尿酸产生速率的主要途径。调节嘌呤生成的次要途径是次黄嘌呤磷酸核糖转移酶（HPRT）、腺嘌呤磷酸核糖转移酶（APRT）与 PRPP 共同催化腺嘌呤和鸟嘌呤分别形成腺嘌呤核苷酸和鸟嘌呤核苷酸。APRT 缺乏症和 HPRT 缺乏症均为家族遗传性高尿酸血症。因细胞增殖（白血病、淋巴瘤、骨髓

瘤等）或因细胞过量破坏（溶血、烧伤、外伤、放疗、化疗等），均加速嘌呤核苷酸降解，增加尿酸形成。

2. 尿酸盐排出减少　尿酸约 2/3 通过肾脏排出，1/3 通过肠道、胆道等肾外途径排出。肾脏排尿酸缺陷占高尿酸血症的 90%。肾小球的滤过率减少是慢性肾功能不全引起高尿酸血症的原因。肾小管对尿酸盐的重吸收增加和分泌减少，均可降低尿酸盐的排泄，导致高尿酸血症，如酮症酸中毒、药物中毒等因素及细胞外液减少时（脱水、使用利尿剂等），使肾小管的分泌后重吸收增加，从而降低尿酸盐的排出。氢氯噻嗪、呋塞米、乙胺丁醇、吡嗪酰胺、烟酸及葡萄糖、果糖等可促进尿酸再吸收，也使血尿酸升高。事实上，尿酸的排出减少常与生成增多同时存在。

（二）痛风

1. 高尿酸血症　5%～15% 高尿酸血症患者发展为痛风。
2. 遗传因素　与环境因素共同导致痛风，主要机制是尿酸排泄障碍。
3. 其他　某些疾病如肾脏疾病、恶性肿瘤化疗、长期应用某些药物等，可引发痛风。

【高尿酸血症与痛风的分类】

（一）高尿酸血症

临床上，高尿酸血症分为原发性和继发性两类。
1. 原发性 HUA　多由先天性嘌呤代谢障碍和/或尿酸排泄减少所致。
2. 继发性 HUA　继发于其他疾病，如血液病、肾功能不全、使用某些药物或肿瘤放化疗等。

（二）痛风

痛风根据有无病因及病因特点，分为原发性、继发性与特发性。
1. 原发性痛风　为先天性，由遗传因素与环境因素共同致病，具有家族遗传易感性。
2. 继发性痛风　有某些原发病作用或药物导致的痛风，见于肾脏疾病、恶性肿瘤化疗或放疗等。
3. 特发性痛风　部分痛风患者无明显原因，称为特发性痛风。

【病理生理】

血液尿酸盐浓度达到饱和状态，在酸性条件下，出现尿酸盐结晶沉淀，沉积在骨关节、关节周围软组织、肌腱、肾脏，趋化中性粒细胞、巨噬细胞释放炎症因子白介素-1、白介素-6，金属蛋白酶 9 等，导致关节、软骨、肾脏炎症反应及痛风石和痛风性肾病。痛风的形成与尿酸的溶解度有关，影响溶解度的因素除浓度外，还与雌激素、温度、H^+ 浓度等有关。流行病学调查发现，即使长期高尿酸血症，也不一定发生痛风性关节炎、痛风性结石和痛风性肾病。

【临床表现】

原发性痛风常有家族遗传史，发病年龄多在 40 岁以上，肥胖者、经济优裕者发病率高。发病率随年龄渐增，男女之比为 20∶1，女性发病多在绝经后。大多数原发性高尿酸血症患者没有症状，常伴有肥胖、高脂血症、高血压、2 型糖尿病、动脉硬化和冠心病。

（一）分期及临床表现

高尿酸血症与痛风的自然病程分为以下 3 期。

1. 无症状期　仅有波动性或持续性高尿酸血症，从血尿酸升高至症状出现时间可达数年，也可终身不出现症状。

2. 急性关节炎期与间歇期　急性关节炎多是痛风的首发症状，起病前可无先兆，多于半夜因剧痛而惊醒。半数以上首发于足大趾的跖趾关节，其他易受累部位依次为踝、跟、膝、腕、指、肘等关节。受累关节红肿灼热，皮肤紧绷、局部触痛、功能受限。初发时多为单个关节，反复发作时受累关节增多。常有多种诱因，如饱餐、饮酒、劳累、受冷、感染等。发作可持续数小时、数天或数周，常自然缓解。部分患者可有发热、寒战等全身症状，可伴有外周血白细胞数升高、红细胞沉降率增快。间歇期是急性关节炎发作后的无症状期，急性关节炎缓解后一般无明显后遗症，有时仅有患部皮肤色素沉着、脱屑、刺痒等，很长时间可能处于无症状阶段。但随着病情的进展，发作次数逐渐增多，症状持续时间延长，受累关节增多，疼痛的程度、频率及局部的体征并不完全一致，无明显规律。

3. 慢性痛风石病变期　痛风石常与慢性痛风性关节炎并存。痛风石为本期的特征性表现，因尿酸盐产生速度过快发生沉积，而形成结晶，多在关节附近及耳轮中沉积，形成黄白色、大小不一的赘生物，初起质软，渐硬如石，常使表皮菲薄而破溃成瘘管，并可使关节僵硬畸形或侵蚀骨质乃至骨折。急性关节炎反复发作成为慢性关节炎，表现为多关节受累，持续关节肿胀、压痛、畸形、功能障碍。慢性期也可有急性发作加重。

（二）痛风性肾病

痛风性肾病是指尿酸盐结晶沉积于肾组织而引起的间质性肾炎，表现为轻度腰酸痛、夜尿增多、蛋白尿、血尿，进而发生高血压、肾功能不全等。但由于痛风患者常伴有高血压、动脉硬化、肾结石等疾患，故肾病可能是综合因素所致。

（三）尿酸性肾结石

发病率占原发性痛风的 10%~25%，继发性高尿酸血症者则更高。细小泥沙样结石可随尿液排出而无症状，较大者常引起肾绞痛、血尿、尿路感染。大量尿酸结晶堵塞肾小管、肾盂甚至输尿管，患者可突然出现少尿或无尿，发生急性肾功能衰竭。纯尿酸盐结石 X 线检查不显影，而超声检查可显影。

（四）其他表现

可出现眼部病变，表现为睑缘炎、眼睑皮下组织痛风石等。

【辅助检查】

1. 血尿酸测定　采用血清尿酸氧化酶法检测，血尿酸>420μmol/L 为高尿酸血症。但血尿酸波动性大，受进水、利尿及药物的影响，故须反复监测。

2. 尿尿酸测定　本病患者半数以上尿尿酸正常，故诊断意义不大。但对选择治疗方案及判断结石性质具有参考价值。如限制嘌呤饮食 5 天后，每日尿尿酸排出量超过 3.57mmol（600mg），提示尿酸生成增多。

3. X 线检查   急性关节炎可见受累关节周围非特异性软组织肿胀。慢性期可见软骨分离破坏，关节面不规则，关节间隙狭窄，软骨面、骨内、腔内可见痛风石沉积，骨质凿孔样、虫噬样缺损。尿酸性和混合性尿路结石可分别通过静脉肾盂造影及尿路平片确诊。

4. 关节液检查   急性关节炎期行关节腔穿刺，抽取滑囊液，在偏振光显微镜下见双折光的针形尿酸盐结晶。

5. 高频超声   尿酸性、混合性尿路结石均在超声检查时显影，能较敏感地发现尿酸盐沉积征象。超声检查关节肿胀患者有双轨征或不均匀低回声与高回声混合团块影，可辅助诊断痛风。

6. 双能 X 线骨密度检查   可早期发现受损关节骨密度下降。

7. 双能 CT 扫描   受累关节及周围组织可出现尿酸盐晶体甚至骨侵蚀现象。受累部位可见不均匀的高密度斑点状痛风石影像。

【诊断与鉴别诊断】

（一）诊断

1. 高尿酸血症   在日常饮食时，非同日 2 次检测空腹血尿酸超过 $420\mu mmol/L$ 且无临床症状者，诊断为高尿酸血症。在无嘌呤或严格限制嘌呤 5 天后，检测血尿酸和尿尿酸排泄情况，根据尿酸排泄率（UUE）和尿酸排泄分数（FE_{UA}）综合判定，高尿酸血症可分为肾脏排泄不良型、肾脏负荷过多型、混合型和其他型，见表 52-1。

表 52-1   高尿酸血症的分型标准

分型	UUE〔$\mu mol/（d \cdot 1.73m^2）$〕	EF_{UA}（%）
肾脏排泄不良型	≤600	<5.5
肾脏负荷过多型	>600	≥5.5
混合型	>600	<5.5
其他型	≤600	≥5.5

注：UUE〔$\mu mol/（d \cdot 1.73m^2）$〕=尿尿酸（$\mu mol/d$）/体表面积（$1.73m^2$）。

FE_{UA}（%）=〔尿尿酸（$\mu mol/d$）×血肌酐（$\mu mol/L$）/〔血尿酸（$\mu mol/L$）×尿肌酐（$\mu mol/L$）〕×100%。

2. 亚临床痛风   无症状高尿酸血症患者，如影像学检查发现尿酸盐结晶沉积和（或）痛风性骨侵蚀，可诊断为亚临床痛风。

3. 痛风   目前仍采用 2015 年美国风湿病学会（ACR）和欧洲风湿病联盟（EULAR）共同制定的痛风分类标准，见表 52-2。

表 52-2   2015 年 ACR/EULAR 痛风分类标准

第一步：适用标准（符合准入标准方应用本标准）	存在至少 1 个外周关节或滑囊肿胀、疼痛或压痛
第二步：确定标准（金标准，直接确诊，不必进入分类诊断）	偏振光显微镜镜检证实在（曾）有症状关节或滑囊或痛风石中存在尿酸钠结晶
第三步：分类标准（符合准入标准但不符合确定标准时）	8 分即可诊断为痛风

续表

临床表现		评分
受累的有症状关节、滑囊分布	累及踝关节或足中段（非第 1 跖趾关节）单或寡关节炎	1
	累及第 1 跖趾关节的单或寡关节炎	2
发作时关节症状特点：①受累关节皮肤发红（主诉或查体）。②受累关节触痛或压痛。③活动障碍		
	符合 1 个特点	1
	符合 2 个特点	2
	符合 3 个特点	3
发作时间特点（符合以下 3 条中的 2 条，无论是否进行抗炎治疗）：①疼痛达峰时间<24 小时。②症状缓解 ≤14 天。③2 次发作期间疼痛完全缓解		
	有 1 次典型发作	1
	反复典型发作	2
有痛风石临床证据：皮下灰白色结节，表面皮肤薄，血供丰富，皮肤破溃后可向外排出粉笔屑样尿酸盐结晶；典型部位：关节、耳廓、鹰嘴滑囊、手指、肌腱（如跟腱）		4
实验室检查		
血尿酸水平（尿酸氧化酶法）：应在距离发作 4 周后，还未行降尿酸治疗的情况下进行检测，有条件者，可重复检测；取检测的最高值进行评分		
	<4mg/dL（<240mol/L）	−4
	6～<8mg/dL（360～<480μmol/L）	2
	8～<10mg/dL（480～<600μmol/L）	3
	≥10mg/dL（≥600μmol/L）	4
对发作关节或者滑囊的滑液进行分析（应由受过培训者进行评估）		
	未做	0
	尿酸盐阴性	−2
影像学特征		
存在（曾经）有症状关节滑囊尿酸沉积的影像学表现：关节超声有"双轨征"；双能 CT 有尿酸盐沉积（任一方式）		4
存在痛风关节损害的影像学证据：X 线显示手和（或）足至少 1 处骨侵蚀		4

4. 难治性痛风　具备下列中的 1 项：①单用或联合应用常规降尿酸药物足量、足疗程，但血尿酸≥360μmol/L。②接受规范治疗，痛风仍发作 ≥2 次/年。③存在多发性和（或）进展性痛风石。

从诊断标准可以看出，从无症状高尿酸血症到亚临床痛风、痛风、难治性痛风是一个连续逐渐进展的病理生理和临床过程，早期发现、规范治疗、长期监测，对改善预后非常重要。

（二）鉴别诊断

1. 继发性痛风或继发性高尿酸血症　如因肾脏病、血液病等疾病或药物等引起者，可诊断为继发性痛风或继发性高尿酸血症。其中以肾脏病引起的高尿酸血症最为多见，表现为多种肾脏疾病发展至肾功能不全，血尿酸可升高，且与血肌酐、尿素氮升高程度相一致，常有肾脏疾病史及临床表现，而无急、慢性关节炎及痛风石。如有明确家族史或原因未明者，则诊断为原发性高尿酸血症或原发性痛风。

2. 类风湿关节炎　以青中年女性多见，关节肿痛，好发于手指小关节和腕、踝、膝关节，伴明显晨僵，关节畸形、僵硬。血尿酸正常，但有高滴度的类风湿因子。X 线示关节面粗糙，间隙狭窄，甚至关节面融合。

3. 风湿性关节炎 多见于年轻女性，主要症状为大关节游走性、对称性红肿热痛，无关节畸形，可伴其他风湿活动的表现（全心炎、环形红斑等）。血尿酸正常，有风湿活动的实验检查表现如血沉增快、抗"O"增高。X线检查无关节畸形。

4. 创伤性关节炎及化脓性关节炎 前者有外伤史，后者伴发热、白细胞数增高等全身感染中毒表现，血、尿尿酸均正常。

5. 非尿酸性尿路结石 尿酸性结石需与其他成分的结石鉴别，如含钙结石（草酸钙、磷酸钙、碳酸钙结石），X线显影易与痛风混合型尿路结石混淆，但后者有高尿酸血症及相应的痛风的临床表现。此外，胱氨酸结石X线也不显影，但血尿酸不高。

【病情评估】

（一）病因评估

根据患者发病年龄、家族史及既往病史，有无导致尿酸代谢异常的原发病，以及是否长期使用影响尿酸排泄的药物，评估患者致病因素，做出分类诊断。

（二）病变程度评估

1. 关节损害评估 根据患者血尿酸升高水平及时间，关节症状，受累关节的部位、数量、局部红、肿、热、痛程度，结合病变部位影像学检查结果，做出关节损害程度判断。有严重关节损害的患者，存在关节残毁的风险。

2. 肾功能评估 长期的高尿酸血症及痛风，可导致肾功能不全。肾功能不全起病隐匿，患者一旦出现明显的夜尿量增加，尿比重下降，蛋白尿或尿隐血阳性、镜下血尿，则提示出现早期肾功能损伤。急性发作的高尿酸血症及痛风，由于大量尿酸盐结晶导致肾小管堵塞，患者出现少尿甚至无尿，伴有氮质血症，提示发生急性肾损伤。原发性痛风无肾脏疾病者大多预后良好，但大约15%患者死于肾功能衰竭。

【治疗】

防治目标：纠正高尿酸血症，迅速终止急性关节炎发作症状，防止急性关节炎复发，防治尿酸结石和肾功能损害。

（一）非药物治疗

保持健康生活方式：包括控制体重、规律运动；限制酒及高嘌呤、高果糖饮食的摄入；鼓励奶制品和新鲜蔬菜的摄入及多饮水；不推荐也不限制豆制品（如豆腐）的摄入。可食用的低嘌呤蔬菜，如卷心菜、芹菜、刀豆、黄瓜、西红柿、西葫芦，另外花生、核桃等亦为低嘌呤食物，忌高嘌呤食物（虾、蟹、贝类、沙丁鱼等海产品，动物内脏、肉类、啤酒等）。急性发作期后可适量摄入中等嘌呤食物（鱼类、干豆、蘑菇、笋、菠菜等）。

高尿酸血症和痛风患者均应知晓并终生关注血尿酸水平变化，始终将血尿酸水平控制在理想范围 $240\sim420\mu mol/L$。大部分患者需终生降尿酸药物治疗，部分患者若低剂量药物能够维持长期尿酸达标且没有痛风石的证据，可尝试停用降尿酸药物，仍需定期监测血尿酸水平，维持血尿酸在目标范围。

（二）药物治疗

1. 无症状高尿酸血症药物治疗原则　出现下列情况时，开始降尿酸药物治疗：血尿酸水平 ≥540μmol/L 或血尿酸水平 ≥480μmol/L 且有下列合并症之一：高血压、脂代谢异常、糖尿病、肥胖、脑卒中、冠心病、心功能不全、尿酸性肾结石、肾功能损害 2 期及以上。无症状者，建议血尿酸控制在<420μmol/L；伴合并症时，建议控制在<360μmol/L。肾脏排泄不良型高尿酸血症患者适用促进尿酸排泄的药物治疗；肾脏负荷过重的高尿酸血症患者，适用抑制尿酸生成的药物治疗；混合型高尿酸血症患者，可两类药物联合治疗。

2. 痛风药物治疗原则　患者血尿酸 ≥480μmol/L 或血尿酸 ≥420μmol/L，合并下列情况之一需进行药物治疗：痛风发作 ≥2 次/年、痛风石、慢性痛风性关节炎、肾结石、慢性肾脏病、高血压、糖尿病、血脂异常、脑卒中、缺血性心脏病、心力衰竭和发病年龄<40 岁。

3. 降尿酸药物

（1）尿酸排泄促进剂　尿酸排泄减少是原发性痛风的主要原因。本类药物主要是抑制肾小管的重吸收而增加尿酸排泄。由于这类药物可使尿中尿酸含量增高，对每日尿中尿酸排出 >3.57mmol/L，有尿路结石及内生肌酐清除率<30mL/（min·1.73m^3）者，不宜使用。急性尿酸性肾病禁用。在用药期间，特别是开始用药数周内应碱化尿液并保持尿量。常用药：苯溴马隆，开始每次 25mg，可增至 100mg，每日 1 次服用，控制后改为维持量。不良反应有胃肠道反应、肾绞痛及诱发急性关节炎发作，皮疹、发热少见；血肌酐>250μmol/L 者禁用。在应用排尿酸药物治疗时须多饮水，保持每日尿量在 2000mL 以上，以利于尿酸排出。

（2）尿酸合成抑制剂　①别嘌醇：抑制黄嘌呤氧化酶阻断黄嘌呤转化为尿酸，适用于尿酸生成过多者。初始剂量每次 50~100mg，每日 2~3 次。2~3 周增至 300mg，肾功能下降，如根据血肌酐水平预估肾小球滤过率（eGFR）<60mL/（min·1.73m^2），应减量，50~100mg/d；如 eGFR <15mL/（min·1.73m^2）则禁用。不良反应为消化道反应、皮疹、发热、肝损伤、血白细胞降低等。大约 5%患者不能耐受不良反应，偶有严重的超敏反应综合征，表现为高热，嗜酸性粒细胞增高，毒性上皮坏死及剥脱性皮炎，进行性肝、肾功能损伤，甚至死亡。②非布司他：黄嘌呤氧化酶抑制剂，尤其适用于慢性肾功能不全患者。起始剂量 20mg/d，如 2~4 周血尿酸仍未达标，可增加 1 倍剂量，最大剂量为 80mg/d。

4. 痛风急性发作期抗炎镇痛药物治疗

（1）秋水仙碱　能减少或终止因白细胞或滑膜内皮细胞吞噬尿酸盐后所分泌的趋化因子，故有抗炎止痛特效，起效快。用法：一般首次剂量 1mg，以后 0.5mg/h，总量 4~8mg/d，12 小时后改为 0.5mg，每日 1~2 次，维持数天后停药。eGFR 在 30~50mL/（min·1.73m^2）时应减量使用，eGFR<30mL/（min·1.73m^2）时禁用。该药毒副作用较大，不良反应有恶心、呕吐、腹泻、肝损伤、骨髓抑制及脱发。禁用于有骨髓抑制，肝、肾功能不全和白细胞减少者。使用后无效者应改用非甾体类抗炎药。

（2）非甾体类抗炎药（NSAIDs）　为目前治疗痛风的一线用药，通过抑制前列腺素的合成、抑制白细胞的聚集、减少缓激肽的形成、抑制血小板凝聚等作用发挥消炎镇痛作用。常用药：选择性环氧化酶 2 抑制剂，如依托考昔；非选择性环氧化酶 2 抑制剂：如吲哚美辛 50mg，每日 3 次，症状缓解后可减量，5~7 天停用。另有双氯芬酸、布洛芬、美洛昔康等。不良反应有消化道症状、间质性肾炎。

（3）糖皮质激素　为二线用药，上述治疗无效或严重不良反应或发作累及 2 个以上大关节者，可短程使用糖皮质激素。糖皮质激素治疗急性痛风有明显的疗效，常用于不能耐受 NSAIDs、秋水仙碱或有肾功能不全者。常用泼尼松 0.5mg／（kg·d），3~5 天停药；其他药物有地塞米松、倍他米松等。曲安西龙 5~20mg，关节腔注射，24~36 小时可缓解关节症状。

5. 慢性期的治疗　旨在将血尿酸控制至正常水平，保护肾功能。目前主张急性发作缓解 2 周后，开始使用促进尿酸排泄剂或抑制尿酸生成剂降尿酸药物，从小剂量开始，逐渐加量。在单一药物治疗疗效不佳时，合用两类降尿酸药物。如急性发作期已使用降尿酸药物，发作期间不必停药。

6. 碱性药物的应用　尿中的尿酸存在非离子化（即游离尿酸）和离子化（即尿酸盐）两种形式，作为弱有机酸，在碱性环境中，尿酸可转化为溶解度更高的尿酸盐，有利于肾脏排泄。痛风患者在降尿酸治疗的同时，通过使用药物碱化尿液，促进尿酸溶解，特别是在开始服用促尿酸排泄药期间，应定期监测尿 pH，如晨尿 pH<6，可使用枸橼酸制剂、碳酸氢钠碱化尿液，使晨尿 pH 保持在 6.2~6.9，同时保持一定的尿量，是预防和治疗痛风相关性肾脏病的必要措施。常用碳酸氢钠片每次 0.5~2g，每日 3 次口服。

7. 其他治疗

（1）合并高血压时，建议降压药物首选氯沙坦钾和（或）钙通道阻滞剂等，禁用或慎用利尿剂。

（2）合并高甘油三酯血症时，调脂药首选非诺贝特等。

（3）合并高胆固醇血症时，调脂药首选阿托伐他汀等。

（4）合并糖尿病时，优先选择有降尿酸作用的降糖药，如 α-糖苷酶抑制剂、胰岛素增敏剂、二肽基肽酶抑制剂、钠-葡萄糖协同转运蛋白2抑制剂和二甲双胍等。

（5）关节活动困难者，应予以理疗和适当的康复锻炼。

（6）痛风石破溃或有瘘管者，应手术治疗。

8. 继发性痛风的治疗　除上述治疗外，还需积极治疗原发病。

9. 急性肾衰竭的治疗　常用治疗方案：乙酰唑胺先用 0.5g，以后 0.25g，每日 3 次，并静脉滴注碳酸氢钠同时静脉注射呋塞米，以起到溶石利尿的作用。必要时可透析治疗。

（三）预防

1. 宣传教育　加强对高尿酸血症与痛风的管理，使每一个患者都知晓高尿酸血症和痛风的危害，坚持健康生活方式，坚持必要的药物治疗。

2. 定期筛查　监测靶器官损害和相关合并症，以期早期发现、早期治疗，改善患者总体预后。

（四）健康教育与人文关怀

痛风发作时疼痛剧烈，除及时镇痛外，需暂时限止患肢运动，要关心患者生活，协助患者解决日常生活困难。急性发作期过后，应积极对患者及其家属开展健康教育，协助患者分析急性发作的可能原因，加以避免，并督促患者做好自我治疗，防止再次急性发作。

思考题

1. 简述痛风的临床分期。
2. 简述高尿酸血症的诊断。
3. 简述痛风急性发作期的治疗措施。
4. 简述痛风间歇发作期和慢性期的治疗。

第七篇
风湿性疾病

风湿性疾病（rheumatic diseases）是指病因各不相同，但均累及骨、关节及其周围组织的一类疾病。其病因复杂，可以是感染性、免疫性、代谢性、内分泌性、退行性、遗传性、肿瘤性等。本病发病机制尚不明确，多数与结缔组织病变相关，有自身免疫参与。风湿性疾病可以是系统性的，也可以是局限性的。风湿性疾病发病率高，有一定的致残率。随着社会老龄化的进程，风湿性疾病危害人类健康的同时，给家庭和社会带来沉重的负担。

一、风湿性疾病的病理特点

风湿性疾病的病理改变包括炎症性和非炎症性病变，不同的风湿性疾病所累及的靶器官、靶组织的倾向性不同，所对应的临床症状也有各自相应的特征。

风湿性疾病的病理学基础为结缔组织受累的炎症性病变，可由于血管壁的炎症，导致血管壁增厚、管腔狭窄，也可是血管舒缩功能障碍，以此引发血栓形成，导致局部组织器官缺血；部分弥漫性结缔组织病导致多系统损害的临床表现的主要病理学基础是血管炎。

二、风湿性疾病的分类

风湿性疾病的病因和发病机制复杂多样，尚未明确，至今尚无完善的分类。目前临床常用的分类方法仍沿用 1983 年美国风湿病协会（American Rheumatology Association，ARA）所制定的分类方法。根据风湿性疾病的发病机制、病理及临床特点分为 10 大类：①弥漫性结缔组织病。②并发脊柱炎的关节炎。③退行性变。④与感染相关的风湿病。⑤与遗传、代谢或内分泌相关的风湿病。⑥肿瘤相关风湿病。⑦神经血管疾病。⑧骨及软骨疾病。⑨非关节性风湿病。⑩其他有关节症状的疾病。

1. 弥漫性结缔组织病　简称结缔组织病（connective tissue disease，CTD），是风湿性疾病的重要组成部分。结缔组织病包括类风湿关节炎（RA）、系统性红斑狼疮（SLE）、干燥综合征（SS）、系统性硬化病、皮肌炎/多发性肌炎、结节性多动脉炎、结节性脂膜炎、嗜酸性筋膜炎、贝赫切特病等多种自身免疫性疾病。这类疾病除具有风湿病的骨、关节及其周围软组织慢性疼痛外，还具有以下特点：①属于自身免疫病，由免疫系统对自身组织产生异常免疫反应，分泌大量自身抗体及致炎性细胞因子，造成组织损伤。②以血管炎和结缔组织慢性炎症为基本病理改变。③多系统损害。④在患同一种疾病的患者之间，临床表现和预后差异大。⑤糖皮质激素和免疫抑制剂治疗有一定疗效。⑥疾病多为慢性病程，逐渐累及多个系统脏器，应早期诊断，积极合理治疗。

2. 并发脊柱炎的关节炎　包括强直性脊柱炎（AS）、反应性关节炎、银屑病关节炎、炎性肠病关节炎等。

3. 退行性变 如原发性与继发性骨关节炎（OA）。

4. 与感染相关的风湿病 如反应性关节炎、风湿热等。

5. 与遗传、代谢或内分泌相关的风湿病 如痛风、假性痛风等。

6. 肿瘤相关风湿病 包括原发性与继发性肿瘤相关的风湿性疾病。

7. 神经血管疾病 包括压迫性神经病变、神经性关节病、反射性交感神经营养不良等。

8. 骨及软骨疾病 包括骨质疏松症、骨炎、骨软化病、肥大性骨关节病等。

9. 非关节性风湿病 包括疼痛综合征、关节周围病变、椎间盘疼痛等。

10. 其他有关节症状的疾病 如慢性活动性肝炎、间歇性关节积液、周期性风湿病等。

三、风湿性疾病的病史采集和体格检查

因风湿性疾病涉及多学科、多系统和多脏器，故详细的病史采集和体格检查仍是确定诊断的重要依据。

患者的发病年龄、性别、家族史对病情的发生与诊断具有参考价值，如系统性红斑狼疮（SLE）多见于 20~40 岁育龄女性；强直性脊柱炎多见于青年男性，部分有家族史；骨关节炎（OA）常发生于中老年人。

临床诊断除遵循系统问诊及全身的体格检查外，尚要仔细问诊和检查患者的关节、肌肉、皮疹等病变情况。尤其不同的关节炎（RA、AS、OA、痛风、SLE、银屑病关节炎等）的发病、累及关节部位、疼痛性质、病情演变等都不尽相同。

（一）症状

1. 疼痛 关节、软组织疼痛是风湿性疾病最常见的症状之一，且常有各自的临床特征。

2. 僵硬和肿胀 僵硬是指经过一段静止或休息后（如清晨），患者关节的活动范围和程度受到限制，常与关节的疼痛、肿胀相伴，其中最典型的是类风湿关节炎的晨僵。

3. 疲乏、乏力和运动困难 疲乏是风湿性疾病最常见，也是最易被忽视的症状。乏力、运动困难可随着疼痛、僵硬等症状出现。

4. 系统症状 常有多系统受累，出现发热、体重下降、食欲减退等全身表现，需要全面系统地了解、归纳。

（二）体征

1. 关节检查 检查要点在于受累关节有无红、肿、压痛，有无关节畸形和功能障碍。关节检查时应避免动作粗暴。常见关节炎的特点见表 53-1。

表 53-1 常见关节炎的特点

病名	起病方式	首发部位	疼痛特点	肿胀特点	关节变形特点	受累关节	脊柱炎和（或）骶髂关节病变
类风湿关节炎	缓	近端指间关节、掌指关节、腕	持续、休息后加重	软组织为主	常见	对称性关节炎（常累及4个及以上关节）	偶见
痛风性关节炎	急骤	第1跖趾关节	剧烈，夜间尤甚	红、肿、热	少见	负重关节明显	无

续表

病名	起病方式	首发部位	疼痛特点	肿胀特点	关节变形特点	受累关节	脊柱炎和（或）骶髂关节病变
强直性脊柱炎	缓	膝、髋、踝	休息后加重，活动后减轻	软组织为主	外周关节少见，中轴关节常见	对称下肢大关节炎	有，功能受限
骨关节炎	缓	膝、腰、远端指间关节	活动后加重	骨性肥大	可见	关节炎（常累及3个及以下关节）	腰椎增生，唇样变
系统性红斑狼疮	不定	手关节或其他部位	不定	软组织为主	多数无变形	反复发作	无

2. 关节外其他系统检查　体格检查应全面而重点突出。患者的发育、营养状况、步态等，为诊断提供了初步印象；而疾病的特异性体征，如 SLE 的颊部蝶形皮疹、痛风常见于耳廓的痛风石、干燥综合征的猖獗龋齿等，对诊断的建立均极有帮助（见表 53-2）。尤其对弥漫性结缔组织病而言，各系统的受累情况、重要脏器功能及严重合并症的有无，则直接关系治疗方案和预后。

表 53-2　常见弥漫性结缔组织病的特异性临床表现

病名	特异性表现
系统性红斑狼疮（SLE）	颊部蝶形红斑，蛋白尿，溶血性贫血，血小板减少，多浆膜炎
原发性干燥综合征（pSS）	口、眼干，腮腺肿大，猖獗龋齿，肾小管性酸中毒，高球蛋白血症
皮肌炎（DM）	上眼睑红肿，Gottron 征，颈部呈 V 形充血，肌无力
系统性硬化病（SSc）	雷诺现象，指端缺血性溃疡，硬指，皮肤肿硬，失去弹性
Wegener 肉芽肿（GPA）	鞍鼻，肺迁移性浸润影或空洞
大动脉炎（TA）	无脉，颈部、腹部血管杂音
贝赫切特病（BD）	口腔溃疡，外阴溃疡，针刺反应
类风湿关节炎（RA）	指（趾）畸形，梭形肿胀

四、风湿性疾病的辅助检查

各种风湿性疾病常用的辅助检查见表 53-3。

表 53-3　常见风湿性疾病的病变性质及辅助检查

代表性疾病	病变性质	辅助检查
类风湿关节炎	滑膜炎	类风湿因子，血沉，C 反应蛋白，抗核抗体谱
强直性脊柱炎及其他脊柱关节病	附着点炎	关节 CT，MRI，B 超，HLA-B27
关节炎	软骨退变	X 线，MRI
痛风，假性痛风	晶体性关节炎	滑液分析和偏振光显微镜检查，血尿酸
化脓性关节炎、骨髓炎、骨结核	关节或骨感染	滑液分析培养，影像学，病理或病原学检查
骨坏死	缺血性骨病变	MRI，X 线
多发性肌炎或皮肌炎	炎性疾病	肌酶，肌电图，肌活检，MRI，肌肉组织电镜检查
系统性红斑狼疮	小血管炎	抗核抗体谱，补体，肾活检病理
干燥综合征	唾液腺炎、泪腺炎	自身抗体，唇活检，泪腺、涎腺功能检测

（一）一般检查

一般检查包括血、尿、粪便常规、肝肾功能、血沉、C反应蛋白、球蛋白定量、补体等，为必须且很有意义的检查，可以作为诊断分类，判断疾病累及的范围、程度，也是判断预后的重要指标。

（二）特异性检查

1. 关节镜及关节液检查　关节镜检查对病变关节的诊断（直视观察、活检组织病理检查等）和治疗（关节液引流、清除坏死组织、滑膜切除等）有重要作用。关节液可通过关节腔穿刺获取，关节液的白细胞计数在 $2\times10^9/L$ 以下，提示非炎症性关节炎；白细胞计数超过 $3\times10^9/L$ 且中性粒细胞超过50%时，提示炎症性关节炎；关节液外观呈脓性且白细胞计数更高时，提示化脓性关节炎。若在关节液中找到尿酸盐结晶或细菌涂片/培养阳性，分别提示痛风性关节炎和感染性关节炎。

2. 自身抗体检测　患者血清中产生针对自身组织、器官、细胞及细胞成分的自身抗体是风湿性疾病的一大特点，自身抗体的检测对风湿性疾病的诊断和鉴别诊断，尤其是弥漫性结缔组织病的诊断与鉴别至关重要，但任何抗体检测的敏感性、特异性有一定范围，而且检测技术也存在假阳性或假阴性结果。因此，临床的判断仍是诊断的基础。目前应用于风湿性疾病临床诊断的主要自身抗体有抗核抗体（ANAs）、类风湿因子（RF）、抗中性粒细胞胞浆抗体（ANCA）、抗磷脂抗体、抗角蛋白抗体谱。

3. 人类白细胞抗原（HLA）检测　人类白细胞抗原Ⅰ类分子 B27（HLA-B27）与有中轴关节受累的脊柱关节病存在密切的关联，在强直性脊柱炎患者中，阳性率为90%以上，在正常人群中也有10%的阳性率，亦可见于反应性关节炎、银屑病关节炎等脊柱关节病。此外，HLA-B5与BD，HLA-DR2、DR3与SLE，HLA-DR3、DR8与pSS，HLA-DR4与RA有一定关联。

4. 补体　常用的指标有总补体（CH50）、C3、C4的检测。C3下降是SLE活动的指标之一。除SLE外，其他CTD出现补体水平降低者少。

（三）影像学检查

影像学检查包括X线平片、CT（高分辨CT）、MRI、血管造影等，对风湿性疾病的诊断、病情严重性判断、治疗方案选择及预后判断均有重要意义。一方面，影像学检测结果有助于各种关节、脊柱受累疾病的诊断、鉴别诊断，疾病发展进程、药物疗效等的判断；另一方面可用于评估肌肉、骨骼系统以外的其他脏器受累情况。

（四）病理学检查

活组织检查所见病理改变对诊断有决定性意义，并有指导治疗的作用，如唇腺活检对于干燥综合征的诊断、肾组织活检对狼疮性肾炎的病理分型、关节滑膜病变对不同病因所致的关节炎，都有重要的意义。

五、风湿性疾病的诊断

风湿性疾病的诊断缺乏金标准，主要依据病史、临床表现、辅助检查、医生的临床经验进行综合性诊断。现有诊断标准均为分类标准。分类标准敏感性及特异性均为95%，早期诊断标准仍在探讨中。

六、风湿性疾病的治疗

风湿性疾病种类繁多，且多为慢性疾病，明确诊断后应尽早开始治疗。综合治疗应包括教育、改善生活方式、物理及体育治疗、药物治疗、手术治疗、心理治疗等，其中药物治疗是主要的治疗手段，也是其他治疗的基础。治疗目的是保持关节和各脏器系统的功能，缓解相关症状，提高生活质量，改善预后。

（一）药物治疗

治疗原则是早期、合理、联合用药。常用的抗风湿药物有以下几种。

1. 非甾体类抗炎药（NSAIDs） 抑制环氧化酶（COX），从而抑制花生四烯酸转化为前列腺素，产生解热止痛、抗炎作用，对解除疼痛有较好的效果，但不能改变疾病的病程。人体 COX 有两种同工酶（COX-1 和 COX-2），生理情况下两者同时表达于肾、脑、卵巢等组织。COX-1 主要表达于黏膜，血小板仅有 COX-1，炎症部位主要诱导 COX-2 表达，产生前列腺素，介导红、肿、热、痛和功能障碍的炎症表现。临床常用的 COX-1 抑制剂有阿司匹林、消炎痛、炎痛喜康等，以抑制 COX-1 为主；非选择性 COX 抑制剂有双氯芬酸、布洛芬等，对 COX-1 和 COX-2 的作用相近。两者有胃肠道和肾脏副作用。选择性 COX-2 抑制剂美洛昔康、尼美舒利、塞来昔布等对胃肠道副反应明显减少。NSAIDs 对消化道、肾脏及心血管系统等都有副作用，故临床应用时需谨慎并进行随访。

2. 改善病情抗风湿药物（DMARDs） 多用于类风湿关节炎及脊柱关节病，对病情有一定控制作用，能够改善并维持关节功能，减轻滑膜炎症，防止或降低关节结构破坏和病情进展。该类药物起效较慢，又称为慢作用药。常用的药物有甲氨蝶呤、羟氯喹、柳氮磺砒啶、来氟米特、雷公藤多苷等。

3. 糖皮质激素（GC） 抗炎及免疫抑制作用迅速、强大，是多种 CTD 治疗的必须用药。根据该类药物的半衰期可以将其分为短效、中效、长效，其中短效糖皮质激素包括可的松、氢化可的松；中效糖皮质激素包括泼尼松、泼尼松龙、甲泼尼龙等；长效糖皮质激素包括地塞米松、倍他米松等。因该类药物长期大量使用不良反应较多，故应严格掌握适应证及使用剂量。常见不良反应有感染、停药反跳、高血压、糖尿病、骨质疏松、股骨头无菌性坏死、肥胖、精神症状、消化性溃疡等。用药时应权衡其疗效和副作用，掌控药物适应证和用药量，严格监控其不良反应，并强调用药个体化。

4. 细胞毒药物 通过不同途径产生免疫抑制作用，明显改善系统性红斑狼疮等结缔组织病的预后。常用的药物有环磷酰胺、甲氨蝶呤、硫唑嘌呤、霉酚酸酯、环孢素等。此类药物副作用较多且严重，如骨髓抑制、性腺损害、胎儿致畸和肝肾毒性等。

5. 生物制剂 是针对参与免疫应答或炎症过程的特定致病性靶分子的拮抗物，是近年来风湿免疫疾病治疗领域取得的最大进展之一。抗肿瘤坏死因子（TNF-α）、白细胞介素（IL-1）拮抗剂和抗 CD20 单克隆抗体等生物制剂有特异性"靶"拮抗作用，可以阻断免疫反应中某个环节而起效，是用于治疗风湿性疾病的重要发展方向之一。

生物制剂目前发展迅速，已成为抗风湿性疾病药物的重要组成部分。目前主要的不良反应是感染、过敏等，部分药物有增高肿瘤发生率的风险。临床使用时应严格掌握适应证，注意筛查感染，尤其是乙型肝炎和结核病，监控其不良反应。

（二）外科治疗

外科治疗包括不同的矫形手术、滑膜切除、人工关节置换等。手术不能从根本上控制疾病的发展，但有助于改善晚期关节炎患者的关节功能和提高生活质量。

（三）其他治疗

其他治疗包括教育、改善生活方式、物理治疗、康复训练、职业训练、心理治疗等。

思考题

1. 简述结缔组织病的共同特征。
2. 简述风湿性疾病常见的关节表现。
3. 论述治疗风湿性疾病常用药物的分类、特点及代表药物。

第五十四章
类风湿关节炎

扫一扫,查阅本章数字资源,含PPT、音视频、图片等

    类风湿关节炎(rheumatoid arthritis,RA)是一种以外周关节骨质损害为特征的全身性自身免疫性疾病。本病以双手和腕等小关节受累为主的对称性、持续性多关节炎。除关节损害外,心、肺、肾、神经系统等器官或组织也可受累,血清中可出现多种自身抗体。未经规范治疗的类风湿关节炎可迁延不愈,最终导致关节畸形和功能丧失。随着慢作用抗风湿药的规范使用及新疗法的不断出现,已使 RA 的预后显著改善,如能早期诊断、规范化治疗,RA 患者的病情均可得到控制,只有少数患者最终致残。早期诊断、早期治疗对改善预后至关重要。

    我国 RA 的患病率略低于 0.5%~1% 的世界平均水平,为 0.2%~0.4%。本病任何年龄均可发病,但好发于 30~50 岁,女性多见,男女之比约为 1∶3。

【病因和发病机制】

(一)病因

    本病为一种抗原驱动、T 淋巴细胞介导及遗传相关的自身免疫病。感染和自身免疫反应是 RA 的中心环节,而自身免疫反应导致的免疫损伤和修复是发生 RA 的基础,同时遗传、神经内分泌和环境因素增加了患者的易感性。RA 在多因素作用下,病因和发病机制复杂。

    1. 感染因素 已经证明一些病毒和细菌可通过其体内的抗原性蛋白或多肽片段介导患者的自身免疫反应,从而影响 RA 的发病和病情的进展。

    2. 遗传因素 流行病学调查显示,RA 的发病与遗传因素紧密相关。家系调查显示,RA 患者家族患病率远远高于一般人群,提示本病有一定遗传倾向。分子生物学检测发现,RA 患者中的 HLA-DR4 阳性率明显高于正常人群,且其表达量与病情严重程度成正比。

    3. 内分泌因素 女性患者月经前雌激素水平增高时,症状加重;月经后症状减轻。口服避孕药也可缓解病情。雌激素或其代谢产物对 RA 的发生和演变产生影响。

    4. 其他因素 寒冷潮湿的生活环境、疲劳、外伤、吸烟及精神刺激等,均可诱导易感个体发生 RA。

(二)发病机制

    免疫功能紊乱被认为是 RA 的主要发病机制。由易感基因参与、感染因子及自身免疫反应介导的免疫损伤和修复,是 RA 发病及病情演变的基础。抗原多肽通过抗原提呈细胞激活 T 淋巴细胞,导致其他免疫细胞的活化,免疫球蛋白、致炎性细胞因子及氧化自由基等炎症介质产生增多,进而引起血管炎、滑膜增生、软骨及骨破坏等类 RA 的特征性病理变化。此外,众多的细胞

如吞噬细胞、活化的 B 细胞和滑膜成纤维细胞等也在 RA 的炎症病变中发挥重要作用。

【病理】

RA 的基本病理改变为滑膜炎。在急性期，滑膜间质水肿并被中性粒细胞浸润，滑膜下层小血管扩张，内皮细胞肿大，细胞间隙增加。进入慢性期后，病理改变主要为滑膜炎导致的滑膜、软骨乃至软骨下骨组织的破坏。

滑膜与软骨连接处，滑膜细胞增生显著，新生血管尤为丰富，形成许多绒毛突入关节腔内，覆于软骨表面，称为血管翳。它可阻断软骨从关节腔滑液中吸取营养，并释放金属蛋白酶类，是造成关节骨质破坏的病理学基础。滑膜下层弥散性或聚集分布着淋巴细胞，大部分为 T 细胞。

RA 血管炎可发生在关节以外的组织，并累及中、小动静脉，导致血管腔狭窄或堵塞。血管炎也可表现为类风湿结节，结节被肉芽组织外被，其中心为纤维素样坏死组织，周围浸润上皮样细胞，并排列成环状。

【临床表现】

本病多以缓慢、隐匿方式发病，且患者个体间的临床表现差异性较大。初发病时可能 1~2 个小关节受累，以后逐步发展为对称性多关节炎。受累关节以腕关节、掌指关节和近端指间关节最常见，其次为足、膝、踝、肘、肩、颈、颞颌及髋关节，常伴有晨僵。除关节表现外，常伴有发热、肌肉酸痛、乏力、体重下降等全身症状，以及肺、心、神经系统和骨髓等受累表现，少数患者可因感染、创伤、过度劳累等刺激，于数日内急性发病，出现典型的关节症状。

（一）关节表现

1. 晨僵　见于 95% 以上患者，经夜间休息后，晨起时受累关节出现较长时间的僵硬、胶黏着样感觉，晨起时最明显，活动后感觉减轻，一般持续 1 小时以上。其持续时间长短反映滑膜炎症的严重程度，可作为观察本病活动性的指标之一，但主观性较强。在众多关节炎症中，RA 表现最为突出。

2. 疼痛　疼痛及压痛往往是出现最早的表现。最常出现的部位为腕、掌指关节、近端指间关节，其次是趾、膝、踝、肘、肩等关节。疼痛多呈对称性、持续性，但时轻时重，关节的疼痛多伴有压痛，受累关节的皮肤可出现色素沉着。

3. 肿胀　多因关节腔积液及关节周围软组织炎症引起，病程长者可因滑膜慢性炎症后肥厚而引起肿胀，呈对称性，以腕、掌指关节、近端指间关节、膝关节最常受累。受累关节均可肿胀，且多与疼痛关节部位相同。

4. 关节畸形　多见于较晚期患者，可为关节骨质破坏造成的纤维性强直或骨性强直，也可为关节周围肌腱、韧带受损，肌肉痉挛或萎缩，致使关节不能保持正常位置，出现关节脱位或半脱位。常见的有手指关节的尺侧偏斜、鹅颈样畸形、纽扣花畸形及腕和肘关节强直等。

5. 关节功能障碍　关节肿痛和结构破坏都可引起关节的活动障碍，病情及病程不同，关节功能障碍的程度不同。

6. 特殊关节改变

（1）颞颌关节一般表现为说话或咀嚼时疼痛加重，严重者可出现张口活动受限。

（2）超过 80% 的患者颈椎关节出现受累，尤其是病情长期控制不佳者，主要表现为颈部疼痛、活动受限，严重者出现 C1~C2 寰枢关节半脱位，从而导致脊髓受压。

（3）肩、髋关节周围被肌腱等众多软组织包围，很难发现患者出现关节肿胀。常见症状为关节局部疼痛、活动受限，髋关节多出现臀部及下腰部疼痛。

（二）关节外表现

1. 类风湿结节 是本病较特异性的皮肤表现，出现在 15%～30% 患者，多有 RF 阳性，多见于男性，多伴有长期吸烟史。若 RF 显示阴性则需要进行鉴别诊断。结节可出现在各个部位，多在关节的隆突部位及皮肤的受压部位，如上肢的鹰嘴突、腕部及下肢的踝部出现皮下小结，大小不一、质硬、无压痛、对称性分布，常提示疾病处于活动阶段。此外，结节可累及各个脏器，如心、肺、眼等。

2. 类风湿血管炎 多见于病程长、血清 RF 阳性且病情活动的患者。重症患者可见出血性皮疹，或指（趾）端坏疽、皮肤溃疡、巩膜炎等。整体发生率较低。

3. 肺脏受累表现 很常见，男性多于女性，可为首发症状。

（1）肺间质病变 最常见的肺病变，见于约 30% 的患者。患者逐渐出现气短等肺功能不全的症状，少数患者出现慢性纤维性肺泡炎，预后较差。肺功能和肺部高分辨 CT 有助于早期诊断。

（2）结节样改变 肺内出现单个或多个结节，属于肺内的类风湿结节。

（3）Caplan 综合征 尘肺患者合并 RA 时易出现大量肺结节，称 Caplan 综合征，也称类风湿尘肺病。临床和胸部 X 线表现均类似肺内类风湿结节，数量多，体积较大，可突然出现并伴关节症状加重。

（4）胸膜炎 见于约 10% 的患者，多表现为单侧或双侧性的少量胸腔积液，积液呈渗出性，糖含量很低。

4. 心脏受累表现 急性和慢性 RA 患者均可出现心脏受累，其中以心包炎最常见，多见于 RF 阳性、有类风湿结节的患者，但多数患者无相关临床表现。

5. 神经系统表现 神经受压是 RA 患者出现神经系统表现的主要原因，受压的周围神经病变与相应关节的滑膜炎的严重程度相关。最常受累的神经有正中神经、尺神经及桡神经，正中神经在腕关节处受压而出现腕管综合征。随着炎症的减轻，患者的神经病变可逐渐减轻。脊髓受压表现为逐渐加重的双手感觉异常和肌力的减弱，伴有腱反射亢进、病理反射阳性。

6. 血液系统表现 贫血的程度与病情活动度相关，尤其是和关节的炎症程度相关。贫血属于正细胞正色素性贫血，如出现小细胞低色素性贫血，多因服用非甾体类抗炎药而造成胃肠道长期少量出血所致；此外，亦与慢性疾病性贫血（ACD）有关。炎症控制后，贫血也可以得以改善。病情活动期患者常有血小板增多，其增高的程度和滑膜炎活动的关节数正相关。

7. Felhy 综合征 是指 RA 患者伴有脾大、中性粒细胞减少，甚至有贫血和血小板减少。RA 患者出现 Felty 综合征时并非都处于关节炎活动期，其中很多患者合并下肢溃疡、色素沉着、皮下结节、关节畸形，以及发热、乏力、食欲减退和体重下降等全身表现。

8. 干燥综合征 30%～40% 的 RA 患者在疾病的各个时期均可伴有干燥综合征。随着病程的延长，干燥综合征的患病率逐渐增多。口干、眼干是干燥综合征的主要表现。

【辅助检查】

1. 血常规 有轻度至中度贫血。活动期血小板可增高，白细胞总数及分类大多正常。

2. 血沉（ESR）和 C 反应蛋白（CRP） 有助于判断 RA 活动程度。活动期 ESR 增快，CRP 升高；经治疗缓解后下降。

3. 类风湿因子（RF） 是一种自身抗体，分为 IgM 型、IgG 型、IgA 型。临床上常规检测的 RF 为 IgM 型，RA 患者阳性率为 70%～80%，且其滴度与疾病的活动性和严重性成正比。但是，RF 并不是检测 RA 的特异性抗体，也可见于系统性红斑狼疮、系统性硬化病、混合结缔组织病等其他结缔组织病，甚至 1%～5% 的正常人也可出现低滴度 RF；同时 RF 阴性也不能排除 RA 的可能性。

4. 抗瓜氨酸化蛋白抗体（ACPA） 包括抗角蛋白抗体（AKA）、抗核周因子（APF）和抗环瓜氨酸肽抗体（CCP）等自身抗体，是一类针对含有瓜氨酸化表位自身抗原的抗体的统称。其中尤以抗 CCP 抗体的敏感性和特异性高，在疾病早期出现，与疾病预后相关，对 RA 的诊断有较高的特异性，有助于 RA 的早期诊断。但敏感性不如 RF。

5. 抗磷脂抗体 抗磷脂抗体综合征有动脉和静脉栓塞、习惯性流产伴抗心磷脂抗体二次阳性和（或）有狼疮抗凝物质、血小板减少等临床症状。临床上常用的测定方法包括抗心磷脂抗体和狼疮抗凝物两种。抗磷脂抗体综合征分为原发性和继发性，而继发性多出现在系统性红斑狼疮等自身免疫性疾病中。

6. 关节影像学检查

（1）X 线摄片 对疾病的诊断、关节病变分期均很重要。临床首选双手指及腕关节摄片检查，骨损害的 X 线表现分为 4 期：①I 期：可见关节周围软组织肿胀或关节端骨质疏松。②Ⅱ期：可见关节间隙狭窄。③Ⅲ期：可见关节面出现虫蚀样破坏。④Ⅳ期：可见关节脱位或半脱位或关节强直（纤维性强直或骨性强直）。

（2）CT 和 MRI 对早期诊断有重要意义。CT 有助于发现早期骨侵蚀和关节脱位等改变，常用于颈椎寰枢关节检查。MRI 有助于发现关节内透明软骨、滑膜、肌腱、韧带和脊髓病变，较 X 线更敏感。

（3）肌骨超声 高频超声能够清晰反映关节腔及关节腔内包括滑膜、滑囊、积液、软骨等病变，可用于指导关节穿刺。

7. 关节滑液 正常人关节腔内滑液不超过 3.5mL。类风湿关节炎时滑液增多，微混浊，黏稠度降低，呈炎性特点，滑液中白细胞升高。临床上以此标准诊断关节炎，并与其他关节炎进行鉴别，如痛风等，但目前不能用来确诊 RA。

8. 关节镜 对诊断及治疗均有一定的价值。

【诊断与鉴别诊断】

（一）诊断依据

RA 的临床诊断主要基于慢性关节炎的症状、体征及辅助检查结果。

典型病例按照美国风湿病学会（ACR）1987 年修订的分类标准，共 7 项，见表 54-1。但对早期、不典型及非活动期的 RA 容易出现漏诊。

表 54-1 ACR 1987 年修订的 RA 分类标准

诊断要点	具体表现
1. 晨僵	关节或周围晨僵持续至少 1 小时（≥6 周）
2. ≥3 个关节肿胀	观察到 14 个关节区域（两侧的近端指间关节、掌指关节、腕、肘、膝、踝及跖趾关节）中有 3 个以上关节处出现肿胀或积液（≥6 周）
3. 手关节炎	腕关节或掌指关节或近端指间关节肿胀（≥6 周）

续表

诊断要点	具体表现
4. 对称性关节肿	左、右两侧关节同时受累（不一定绝对对称）（≥6 周）
5. 类风湿皮下结节	在骨突位置、伸肌表面或关节周围有皮下结节
6. 影像学改变	手和腕关节的 X 线片有关节端骨质疏松和关节间隙狭窄
7. 类风湿因子（RF）阳性	血清中 RF 含量升高（该滴度在正常的阳性率<5%）

注：上述 7 项中，符合 4 项即可诊断为 RA。

2010 年，美国风湿病学会（ACR）和欧洲抗风湿病联盟（EULAR）联合提出了新的分类标准和评分系统，见表 54-2，包括 4 个部分，总得分 6 分以上可确诊 RA。

表 54-2　2010 年 ACR/EULAR 的 RA 分类标准

内容		分值
关节受累情况		（0~5 分）
中大关节	1 个	0
	2~10 个	1
小关节	1~3 个	2
	4~10 个	3
至少 1 个为小关节	>10 个	5
急性时相反应物		（0~1 分）
CPR 和 ESR 均正常		0
CPR 或 ESR 异常		1
滑膜炎持续时间		（0~1 分）
<6 周		0
≥6 周		1
血清学指标		（0~3 分）
RF 和抗 CCP 抗体均阴性		0
RF 或抗 CCP 抗体低滴度阳性		2
RF 或抗 CCP 抗体高滴度阳性（正常上限 3 倍）		3

注：受累关节指关节肿胀疼痛；小关节包括掌指关节、近端指间关节、第 2~5 跖趾关节、腕关节，不包括第 1 腕掌关节、第 1 跖趾关节和远端指间关节；大关节指肩、肘、髋、膝和踝关节。

（二）鉴别诊断

1. 骨关节炎　①发病年龄多在 50 岁以上。②主要累及膝、髋等负重关节和手指远端指间关节。③关节活动后疼痛加重，可出现肿胀和积液，经休息后明显减轻。④血沉轻度增快，RF 阴性。⑤X 线显示关节边缘呈唇样骨质增生或骨疣形成。⑥手指关节炎常影响远端指间关节，在指间关节出现结节时有助于诊断。

2. 痛风性关节炎　①患者多为中年男性。②关节炎的好发部位为第 1 跖趾关节。③高尿酸血症。④关节附近或皮下可见痛风结节。⑤血清自身抗体阴性。

3. 强直性脊柱炎　①青年男性多见，起病缓慢。②主要侵犯骶髂关节及脊柱，或伴有下肢大关节的非对称性肿胀和疼痛。③当周围关节受累时，以膝、踝、髋关节为首发症状，需要和 RA 相鉴别。④X 线片可见骶髂关节侵蚀、破坏或融合。⑤90%~95% 患者 HLA-B27 阳性而 RF

为阴性。⑥有家族发病倾向。

4. 系统性红斑狼疮　早期出现手部关节炎时，须与 RA 相鉴别。系统性红斑狼疮的特点如下：①X 线检查无关节骨质改变。②多为女性。③关节病变大多为非侵蚀性，常伴有面部红斑、脱发、皮疹、蛋白尿等多系统症状。④多数有肾损伤或多脏器损伤。⑤血清抗核抗体和抗双链 DNA 抗体显著增高。

5. 银屑病关节炎　有多年银屑病史，多表现为对称性关节炎，累及远端指间关节，导致手指炎和附着端炎，同时还可伴有骶髂关节炎和脊柱炎。血清 RF 多阴性。

【病情评估】

RA 是一种异质性疾病，少数患者的病程可表现为自限性，即一次发作后自行缓解，不再发作，但大部分患者呈间歇性发作，逐渐进展，少数为快速进展性的"恶性型"。早期诊断对于及时治疗，预防肢体功能残疾很重要。病情反复活动进行性加重的患者，可导致不同程度的关节损伤，确诊的患者应对其受累关节功能进行评估，以指导治疗。病情评估的指标包括疲劳的程度，晨僵持续的时间，关节疼痛、肿胀和功能受限的数目和程度，以及炎症指标（如 ESR、CRP）等。另外，病程、躯体功能障碍评分、关节外表现、血清中自身抗体情况及 X 线骨破坏情况，都影响疾病的预后，在就诊时应针对这些方面进行分析。

美国风湿病学会将关节功能障碍分为 4 级：①Ⅰ级：能照常进行日常生活和各项工作。②Ⅱ级：可进行一般的日常生活和某种职业工作，但参与其他项目活动受限。③Ⅲ级：可进行一般的日常生活，但参与某种职业工作或其他项目活动受限。④Ⅳ级：日常生活的自理和参与工作的能力均受限。

【治疗】

目前 RA 不能根治，需要临床医生和患者之间共同协商并制订最佳的治疗方案。临床医生密切监测病情，尽量避免伤残的发生。治疗目的在于控制病情，改善关节功能和预后。本病的治疗应强调早期治疗、联合用药和个体化治疗的原则。

（一）一般治疗

强调患者教育及整体和规范治疗的理念，包括营养支持，适度休息，急性期关节制动，恢复期关节功能锻炼，配合适当物理治疗等。

（二）药物治疗

1. 非甾体类抗炎药（NSAIDs）　主要是抑制环氧化酶（COX）活性，减少前列腺素合成而具抗炎、止痛、退热及减轻关节肿胀的作用，是临床最常用的 RA 治疗药物。NSAIDs 能有效缓解症状，但不能控制病情进展，故不应单独使用。常用药物：①布洛芬：0.4~0.8g，每日 3 次。②萘普生：0.25~0.5g，每日 2 次。③双氯芬酸：50mg，每日 2 次。

近年的研究发现，环氧化酶有两种异构体，即 COX-1 和 COX-2，选择性 COX-2 抑制剂与传统 NSAIDs 类药物相比，胃肠道不良反应明显减少，但可能增加心血管事件的发生率，常用药物：①塞来昔布：100mg，每日 2 次。②依托考昔：120mg，每日 1 次。

用药应遵循个体化原则，一种药物服用 2 周以上疗效仍不明显者，可改用另外一种 NSAIDs 类药物，不宜联合应用。由于该药同时抑制胃黏膜合成生理性前列腺素，故常有胃肠道不良反应，如腹痛，严重者可致出血、穿孔，临床使用时宜合用保护胃黏膜药物。本药在消化性溃疡活动期禁用，共患心血管病及肝、肾疾病的患者应慎用。经治疗，关节肿痛及晨僵消失后，可停用 NSAIDs。

2. 改善病情的抗风湿药（DMARDs）及免疫抑制剂 起效缓慢，一般需要 1~6 个月，对疼痛的缓解作用及抗炎效果较差，但能延缓或阻止关节的侵蚀及破坏。一旦确诊为 RA，早期均需要使用 DMARDs 药物，治疗方案和药物选择应根据患者病情的活动性和严重性，视病情选择单用或两种及以上药物联合使用。各种 DMARDs 药物的作用机制和不良反应各不相同，故在使用时需要实时监测患者情况。

（1）甲氨蝶呤（MTX） 常用剂量 7.5~20mg，每周 1 次，以口服为主，亦可肌内注射或静脉注射，通常 4~6 周起效，疗程至少半年。因为该药疗效肯定、费用低，是目前治疗 RA 的首选药物之一，也是联合治疗的基本药物。其主要不良反应为骨髓抑制、胃肠道反应和肝损伤等，用药期间应定期复查血常规和肝肾功能。

（2）柳氮磺吡啶（SSZ） 常用剂量 1.5~3g/d，分 2 次服用。宜从小剂量 500mg/d 开始。其不良反应有恶心、食欲下降、皮疹。对磺胺过敏者禁用。

（3）来氟米特（LEF） 常用剂量 10~20mg，每日 1 次。其不良反应有腹泻、肝酶增高、皮疹、白细胞下降、骨髓抑制和高血压等。服药期间应定期复查血常规和肝功能。本药有致畸作用，孕妇禁用。

（4）抗疟药 氯喹 250mg，每日 1 次；羟氯喹 200mg，每日 1~2 次，应用较多。长期服用可引起视网膜病变，严重者可致失明，服药半年左右应检查眼底。但本药对肝、肾相关的毒副作用较小，无须常规监测。

（5）环孢素 主要优点为很少有骨髓抑制，可用于病情较重或病程长及有预后不良因素的 RA 患者，常用剂量 1~3mg/（kg·d）。其主要不良反应有高血压、肝肾毒性、胃肠道反应、齿龈增生及多毛等。不良反应的严重程度、持续时间与剂量和血药浓度有关。服药期间应复查血常规、血肌酐和血压等，密切监测患者身体状况。

3. 糖皮质激素 抗炎效果较强，能迅速改善关节肿痛和全身症状。在重症 RA 伴有心、肺或神经系统等受累的患者，可给予短效激素，其剂量依据病情严重程度而定。针对关节病变，如需使用，通常为小剂量激素（泼尼松≤7.5mg/d）仅适用于少数 RA 患者。糖皮质激素可用于以下几种情况：①伴有血管炎等关节外表现的重症 RA。②不能耐受 NSAIDs 的 RA 患者作为"桥梁"治疗。③其他治疗方法效果不佳的 RA 患者。④伴局部糖皮质激素治疗指征（如关节腔内注射）。在治疗初始阶段，小至中剂量的糖皮质激素在联合用药时有利于控制病情，当患者临床条件许可下应当尽快递减用量直至停药。当 RA 患者继发血管炎，或累及心、肺和神经系统等器官时，可以应用中到大剂量糖皮质激素治疗。当 RA 患者关节炎症严重时，可在关节腔内注射糖皮质激素，有利于缓解关节炎症，但 1 年之内应当小于 3 次使用，避免过量频繁的关节腔穿刺引起感染或发生类固醇晶体性关节炎。糖皮质激素治疗 RA 的原则是小剂量、短疗程。使用糖皮质激素必须同时应用 DMARDs。在糖皮质激素治疗过程中，应补充钙剂和维生素 D，避免患者骨质疏松，并需警惕感染、高血压、血糖增高等副作用。

4. 植物药制剂

（1）雷公藤多苷 是治疗 RA 的常用药物，对缓解关节肿痛有效，是否减缓关节破坏尚缺乏研究结论。常用剂量为 30~60mg/d，分 3 次服，病情缓解后逐步减量；应当从小剂量开始，并且严格控制药物的剂量和疗程，一般不宜连续用药超过 3 个月。本药长期使用对性腺有一定毒性。

用药期间密切监测肝肾功能、血常规、尿常规及心电图等。孕妇、哺乳期妇女及心、肝、肾功能不全的患者禁用，未婚未育患者应慎用。

（2）白芍总苷　对减轻关节肿痛有效。常用剂量为 600mg，每日 2~3 次。其不良反应较少，主要有腹痛、腹泻、纳差等，但大多数患者减量或者停药后，症状自行缓解。

（3）青藤碱　可减轻关节肿痛，常用剂量为 20~60mg，每日 3 次。RA 患者可连续服药 2~3 个月，病情缓解后，为巩固疗程仍可继续服药，但剂量可适当减少。由于青藤碱有较强的组胺释放作用，服药初期部分患者可出现一过性的关节潮红、出汗、皮肤瘙痒、白细胞减少等反应，一般不需要特殊处理，可自行消失。与组胺药物联合使用时，镇痛效果消失。长期服药应定期检查血常规。严重哮喘者、妊娠期妇女及哺乳期妇女慎用。

5. 生物制剂　可治疗 RA 的生物制剂主要包括肿瘤坏死因子（TNF）-α 拮抗剂、白细胞介素（IL）-1 和 IL-6 拮抗剂、抗 CD20 单抗及 T 淋巴细胞共刺激信号抑制剂等。其特点主要是生物活性功能较多，且具有抗肿瘤、抗病毒的免疫调节作用。尤其是 TNF-α 拮抗剂与其他传统的抗风湿药物相比，起效更快，可以更明显地抑制骨破坏，患者的耐受性更好，可以显著提高患者的生活质量。TNF-α 拮抗剂可快速缓解 RA 患者的临床症状并降低疾病的活动度，但应根据患者本身的活动度及严重度决定是否开始 TNF-α 拮抗剂的治疗。目前国内常用的 TNF-α 拮抗剂有伊纳西普、阿达木单抗和英夫利昔单抗等。TNF-α 拮抗剂的使用可导致原本存在潜伏结核感染的患者结核病复发，故在治疗前需要进行严格的结核筛查。服药期间密切注意患者的肝功能及血常规变化。

（三）外科治疗

急性期患者采用滑膜切除术，可使病情得到一定缓解，但容易复发，必须同时应用 DMARDs 药物治疗。晚期患者关节畸形，失去功能，可采用关节成形术或关节置换术，改善关节功能，有利于提高患者的生活质量。

（四）预防

1. 预防发病　RA 的发病与遗传易感因素、环境因素及免疫系统失调密切相关，为一种与遗传相关的自身免疫病，目前对其病因的认识包括环境因素中的某些细菌、支原体和病毒感染，以及遗传易感性。因此，RA 的预防重点对象是家系调查发现 RA 先证者的一级亲属，其发生 RA 的概率为 11%。应注意改善生活方式，规律饮食起居，减少各种机会性感染，一旦出现感染症状，及时就诊治疗，必要时进行免疫辅助治疗。

2. 预防肢体功能残疾　RA 是慢性进展的致残性疾病，肢体残疾主要发生在上肢尤其是手部，出现关节功能障碍，发生的危险性与 RA 的活动性有关。因此，确诊的 RA 患者应进行个体化规范治疗，严格执行联合治疗方案及减药原则，注重一般治疗，尽量减少急性关节炎的反复发作。已经出现关节畸形的患者，结合中西医康复治疗维护关节基本功能。

思考题

1. 简述类风湿关节炎关节损害的表现。
2. 简述糖皮质激素治疗类风湿关节炎的适应证。

第五十五章

系统性红斑狼疮

系统性红斑狼疮（systemic lupus erythematosus，SLE）是一种以致病性自身抗体和免疫复合物形成并且导致器官、组织损伤的自身免疫病。血清中出现以抗核抗体为代表的多种自身抗体和多系统受累是 SLE 的两个主要临床特征。SLE 全球平均患病率为（12~39）/10 万。SLE 患病率因人群而异，北欧大约为 40/10 万，而黑种人患病率大约为 100/10 万。我国的患病率约为 70/10万，妇女则高达 113/10 万，好发于生育年龄女性，多见于 15~45 岁年龄段，女性与男性的发病比例为（7~9）∶1。全世界种族之中，汉族发病率位居第 2 位。通过早期诊断及综合性治疗，本病的预后目前明显改善。

【病因和发病机制】

本病的病因和发病机制尚未明确，目前的研究认为，与遗传、内分泌及环境因素等有关。

（一）病因

1. 遗传因素　SLE 属多基因病，多个基因在某种条件（环境）下相互作用而改变了正常免疫耐受性而致病，基因与临床亚型及自身抗体有一定相关性。遗传与发病的相关性：①患者家族中本病患病率可高达 13%。②本病患病率在同一地区不同人种之间有明显差异。③同卵孪生子发病率 5~10 倍于异卵孪生子。④SLE 自身抗体易感基因在患者中的发生频率明显高于正常人。

2. 内分泌因素　①育龄期女性患者比同龄男性患者高 9~15 倍。②妊娠可诱发 SLE。③SLE患者体内雌激素水平增高，雄激素水平降低。

3. 环境因素　可诱发发病的环境因素：①紫外线照射可导致患者发病或病情加重。②某些化学药品可使 DNA 甲基化程度降低，导致药物性狼疮，如普鲁卡因胺、磺胺嘧啶、肼苯哒嗪、异烟肼、卡托普利等。③在 SLE 患者体内发现有多种抗病毒抗体，因而病毒感染可能是 SLE 的诱发因素。

（二）发病机制

SLE 的发病机制非常复杂，目前尚未完全阐明，主要认为是由于外来抗原（如病原体、药物等）引起人体 B 细胞活化。易感者因为免疫耐受能力减弱，B 细胞经过交叉反应和模拟自身组织成分的外来抗原相结合，并把抗原提呈给 T 细胞使其活化，在 T 细胞活化刺激下，B 细胞得以产生大量不同类型的自身抗体，从而造成多种组织损伤。患者体内有多种自身抗体及由其形成的循环免疫复合物。

1. 致病性自身抗体　自身抗体以 IgG 型为主，与自身抗原有很高的亲和力。自身抗体包括以下几种：①抗红细胞膜抗体、抗血小板膜抗体、抗淋巴细胞膜抗体，可直接造成相应靶细胞损伤，引起血液中细胞数量减少。②抗 SSA 抗体，经胎盘进入胎儿心脏引起新生儿心脏传导阻滞。③抗磷脂抗体，引起抗磷脂综合征；抗核糖体抗体与狼疮脑病有关。

2. 致病性免疫复合物 循环免疫复合物随着血流经肾小球滤过时可沉积于肾小球基底膜，造成狼疮性肾炎；还可以在全身各种组织、器官小血管壁沉积，造成血管炎，引起局部炎性病理损害。本病中免疫复合物（IC）增高的原因：①IC 的形成过多。②机体清除 IC 的机制异常。③因IC 的大小不当而不可以被吞噬或排出。

3. NK 细胞和 T 细胞功能失调 SLE 患者的 CD8$^+$ T 细胞和 NK 细胞功能失调，不能产生抑制 CD4$^+$T 细胞的作用，在 CD4$^+$T 细胞的刺激下，B 细胞会持续活化产生自身抗体。T 细胞的功能异常会导致新抗原不断出现，使自身免疫持续存在。

【病理】

SLE 的基本病理改变是坏死性血管炎，是造成多系统损害的病理学基础。中小血管因免疫复合物的沉积或抗体的直接侵袭出现血管壁的炎症和坏死，继发血栓导致局部组织缺血和功能障碍。受损器官的特征性改变：①苏木紫小体：抗核抗体与细胞核结合，使之变性为嗜酸性团块。②洋葱皮样改变：小动脉周围有显著向心性纤维增生，明显表现于脾中央动脉，以及心瓣膜的结缔组织反复发生纤维蛋白样变性，而形成赘生物。

狼疮性肾炎的肾脏免疫荧光多呈现多种免疫球蛋白和补体成分沉积；典型免疫病理表现为肾小球 IgG、IgA、IgM、C3、C4、C1q 均呈阳性，常称为"满堂亮"。

【临床表现】

本病的临床表现复杂多样，早期表现不典型，容易漏诊与误诊。大多数患者呈发作与缓解交替过程。

（一）全身症状

活动期患者常伴有发热，以长期低、中度热多见，合并感染时可见持续高热，同时多伴有疲乏、不适、食欲减退、消瘦等症状。

（二）皮肤与黏膜表现

80%的患者在病程中会出现皮疹，包含颊部呈蝶形红斑、盘状红斑、指掌部和甲周红斑、指端缺血、躯干及面部皮疹，但无明显瘙痒，其中鼻梁和双颧颊部呈蝶形分布的红斑是 SLE 特征性的改变。其他表现包括光敏感、脱发、手足掌面和脂膜炎、网状青斑、雷诺现象等。SLE 口或鼻黏膜溃疡常见，提示处于疾病活动期。

（三）关节和肌肉表现

患者常有对称性多关节疼痛、肿胀，通常不引起骨质破坏。少数患者可因关节周围肌腱受损而导致 Jaccound 关节病，其特点是可恢复的非侵蚀性关节半脱位，可以维持正常的关节功能，关节 X 线检查多显示无关节骨破坏。糖皮质激素治疗中的 SLE 患者出现髋关节区域或膝关节隐痛不适，需排除糖皮质激素引发的缺血性股骨头坏死。SLE 可出现肌痛和肌无力，少数可有肌酶谱的增高。

（四）浆膜炎

50%以上的患者在急性发作期出现多发性浆膜炎，其中包含双侧中小量胸腔积液，中小量心包积液。但SLE合并心肌病变或肺动脉高压，狼疮性肾炎合并肾病综合征引起的低蛋白血症时，亦可出现胸腔和心包积液，易被误诊为狼疮浆膜炎，在临床评估狼疮活动性时要仔细甄别。

（五）狼疮性肾炎（LN）

50%~70%的SLE患者在病程中会出现肾脏受累，肾活检显示几乎所有的SLE患者均有肾脏病理学改变。LN对SLE预后影响甚大。WHO将LN病理分为6型：Ⅰ型为正常或微小病变；Ⅱ型为系膜增殖性；Ⅲ型为局灶节段增殖性；Ⅳ型为弥漫增殖性；Ⅴ型为膜性；Ⅵ型为肾小球硬化性。病理分型对于评估预后和指导治疗有积极的意义，通常Ⅰ型和Ⅱ型预后较好，Ⅳ型和Ⅵ型预后较差。肾脏病理改变还可提供LN活动性的指标，如肾小球细胞增殖性改变、纤维素样坏死、核碎裂、细胞性新月体、透明栓子、金属环、炎细胞浸润、肾小管间质的炎症等，均提示LN活动；而肾小球硬化、纤维性新月体、肾小管萎缩和间质纤维化，则是LN慢性指标。

（六）各系统受累表现

1. 神经系统表现　神经精神狼疮（NP-SLE），又名狼疮脑病，外周神经系统和中枢神经系统均可累及。轻者仅有偏头痛、性格改变、记忆力减退或轻度认知障碍；重者可表现为脑血管意外、昏迷、癫痫持续状态等。在除外感染、药物等继发因素的情况下，结合影像学、脑脊液、脑电图等检查可诊断神经精神狼疮。

2. 呼吸系统表现　患者常有干性胸膜炎或胸腔积液，性质为渗出液。狼疮性肺炎的影像学特征是阴影分布较广、易变。SLE所引起的肺脏间质性病变主要是处于急性和亚急性期的肺间质磨玻璃样改变和慢性肺间质纤维化，表现为活动后气促、干咳、低氧血症，肺功能检测常显示弥散功能下降。极少数患者合并弥漫性肺泡出血（DAH），病情凶险，病死率高达半数以上。肺泡灌洗液呈血性，或者肺活检标本的肺泡腔中或肺泡灌洗液发现大量充满含铁血黄素的巨噬细胞，对于DAH的诊断具有重要意义。肺动脉高压是SLE预后不良的因素之一，主要表现为活动后气短和进行性加重的干咳，超声心动图和右心漂浮导管可帮助确定诊断。肺动脉高压和弥漫性出血性肺泡炎是SLE重症的表现。

3. 心血管系统表现　SLE常出现心包炎，可为渗出性心包炎或纤维蛋白性心包炎，表现为心包积液，但心包填塞少见；可有心肌炎、心律失常，重症SLE可伴有心功能不全，提示预后不良；还可出现疣状心内膜炎（Libman-Sack心内膜炎），病理表现为瓣膜赘生物，其常见于二尖瓣后叶的心室侧，并且不引起心脏杂音性质的改变。一般情况下，疣状心内膜炎不引起临床症状，但可以脱落引起栓塞或并发感染心内膜炎。约10%的患者有心肌损伤，出现气促、心律失常、心前区不适，严重者可因发生心力衰竭导致死亡。冠状动脉炎、长期使用糖皮质激素加速动脉粥样硬化和部分患者存在抗磷脂抗体导致动脉血栓形成，都可能是冠状动脉病变的原因。冠状动脉受累表现为心绞痛和心电图ST-T改变，甚至出现急性心肌梗死。

4. 消化系统表现　可出现肠系膜血管炎、急性胰腺炎、蛋白丢失性肠炎、肝脏损伤等。患者有不同程度的食欲减退、恶心、呕吐、腹痛腹泻、便血等症状，其中部分症状可能为首发。活动期SLE可出现肠系膜血管炎，其表现类似急腹症，易被误诊。血清转氨酶常升高，但仅少数患者出现严重肝损伤和黄疸。此外，SLE还可出现肝肠病变和失蛋白肠病。早期使用糖皮质激素后，这些表现通常会很快得到缓解。

5. 血液系统表现 活动期约半数患者有贫血及白细胞减少和（或）血小板减少，其中 10% 属于 Coombs 试验阳性的溶血性贫血。短期内出现重度贫血常是自身免疫性溶血所致。血小板减少常引起女性患者月经量过多，血小板低于 $20×10^9/L$ 时，易出现皮肤黏膜及内脏出血。血小板减少与血清中存在抗血小板抗体、抗磷脂抗体及骨髓巨核细胞成熟障碍有关。部分患者在起病初期或疾病活动期伴有淋巴结肿大和（或）脾肿大。

6. 其他表现 眼部受累包括结膜炎、葡萄膜炎、眼底改变、视神经病变等。SLE 常伴有继发性干燥综合征，有外分泌腺受累，表现为口干、眼干。SLE 可与皮肌炎、系统性硬化病、类风湿关节炎、贝赫切特病、干燥综合征、重症肌无力、桥本甲状腺炎等自身免疫性疾病重叠，表现相应症状。SLE 患者妊娠会使病情加重或复发。抗磷脂抗体阳性者可出现异常妊娠，如习惯性流产、早产等。

【辅助检查】

1. 一般检查 不同系统受累可出现相应的血常规、尿常规、影像学检查和肝肾功能异常。血常规检查可有贫血、白细胞减少和（或）血小板减少。尿常规检查可有蛋白尿、红细胞和各种管型。血沉在活动期常增快。有狼疮脑病的患者常有脑脊液压力及蛋白含量的升高，但细胞数、葡萄糖和氯化物水平多正常。

2. 自身抗体 患者血清中可以检测到多种自身抗体，可以是疾病活动性及 SLE 诊断的标记抗体，还能提示可能出现的临床亚型。常见的自身抗体依次为抗核抗体谱、抗磷脂抗体和抗组织细胞抗体。

（1）抗核抗体（ANA） 几乎所有 SLE 患者呈阳性，可作为 SLE 过筛性试验。

（2）抗双链 DNA（dsDNA）抗体 为诊断 SLE 的标记抗体之一。活动期患者阳性率可达 95%，特异性强，对确诊 SLE 和判断其活动性有较大参考价值。抗体滴度高，常提示有肾损伤。

（3）抗 ENA 抗体谱 是一组临床意义各不相同的抗体：①抗 SSA（Ro）抗体：与 SLE 中出现皮损、白细胞减低、光过敏、新生儿狼疮、血管炎、平滑肌受累等相关。②抗 Sm 抗体：是诊断 SLE 的标记抗体，特异性 99%，但敏感性仅 25%，有助于不典型和早期患者的诊断或回顾性诊断。③抗 rRNP 抗体：往往提示有 NP-SLE 或其他重要脏器损伤。④抗 SSB（La）抗体：与抗 SSA 抗体相关联，与继发干燥综合征有关，但阳性率低于抗 SSA（Ro）抗体。⑤抗 RNP 抗体：阳性率 40%，对 SLE 诊断特异性不高，往往与 SLE 的肺动脉高压和雷诺现象相关。

（4）抗磷脂抗体 阳性率为 30%~40%，阳性患者容易发生动、静脉血栓、习惯性流产及血小板减少，称为抗磷脂综合征。

（5）抗核糖体 P 蛋白抗体 阳性率约为 15%，阳性患者常有神经系统损伤。

（6）其他 少数患者可出现抗中性粒细胞胞浆抗体，部分患者血清中可出现 RF。

3. 补体检测 目前常用 C3、C4 和总补体（CH50）检测。患者在活动期有补体 C3、C4 减少。C3、C4 减少有助于 SLE 的诊断，并提示狼疮活动。

4. 狼疮带试验 取皮损部位或腕上方伸侧部位皮肤活检，用直接免疫荧光法检测，70%~90% 患者可见在真皮与表皮连接处有荧光带，为免疫球蛋白（主要为 IgG，也有 IgM 和 IgA）与补体沉积所致。

5. 肾穿刺组织活检 对狼疮性肾炎的分型诊断、治疗、估计预后均有一定价值。

6. 其他检查 X 线、CT、超声心动图、心电图、眼底检查、肝肾功能、心肌酶谱等，有利于早期发现 SLE 对各系统的损伤。如 CT、神经系统磁共振有助于发现脑部的梗死性或出血性病灶；胸部高分辨率 CT 有助于发现早期的肺间质性病变。超声心动图对心瓣膜病变、心包积液、心肌病变、肺动脉高压等有较高的敏感性，有利于早期诊断。

【诊断与鉴别诊断】

（一）诊断标准

本病的诊断普遍采用美国风湿病学会（ACR）1997 年推荐的 SLE 分类标准。2012 年系统性红斑狼疮国际协作组（SLICC）对 SLE 的分类标准进行了提高诊断敏感性的修订，有助于 SLE 的早期诊断。

美国风湿病学会 1997 年推荐的 SLE 分类标准共 11 项：①颊部红斑：固定红斑，扁平或高起，在两颧突出部位。②盘状红斑：片状隆起于皮肤的红斑，有角质脱屑和毛囊栓；陈旧病变可见萎缩性瘢痕。③光过敏：对日光有明显的反应，引起皮疹，从病史中得知或医生观察到。④口腔溃疡：经医生观察到的口腔或鼻咽部溃疡，一般为无痛性。⑤关节炎：非侵蚀性关节炎，累及 2 个或更多的外周关节，有压痛、肿胀或积液。⑥浆膜炎：胸膜炎或心包炎。⑦肾脏病变：尿蛋白定量>0.5g/24h 或+++，或有管型。⑧神经病变：癫痫发作或精神病，除外药物或已知的代谢紊乱。⑨血液学疾病：溶血性贫血，或白细胞减少，或淋巴细胞减少，或血小板减少。⑩免疫学异常：抗 dsDNA 抗体阳性，或抗 Sm 抗体阳性，或抗磷脂抗体阳性（后者包括抗心磷脂抗体，或狼疮抗凝物，或至少持续 6 个月的梅毒血清试验假阳性，三者中具备 1 项阳性）。⑪抗核抗体：在任何时候和未用药物诱发"药物性狼疮"的情况下，抗核抗体滴度异常。上述 11 项中，符合 4 项或 4 项以上者，在除外感染、肿瘤和其他结缔组织病后，即可诊断为 SLE。其敏感性和特异性分别为 95% 和 85%。上述标准中，免疫学异常和高滴度抗核抗体更具有诊断意义。

（二）鉴别诊断

1. 药物性狼疮　是由长期应用某些药物所致，可引起类似 SLE 表现，其特点如下：①发病年龄较大。②肺、胸膜、心包受累较多，皮肤、肾、神经系统受累少。③抗 dsDNA 或抗 Sm 抗体多为阴性，血清补体大多正常。④相关药物停用后病情可自行缓解。

2. 其他　SLE 应与类风湿关节炎、皮炎、癫痫、原发免疫性血小板减少症及原发性肾小球肾炎等鉴别。根据多系统损害的特征，鉴别诊断不困难。

SLE 早期症状不典型，容易被诊断为原发性肾小球肾炎，原发免疫性血小板减少症、各种皮炎，甚至癫痫、精神病。关键是要有临床诊断敏感性，想到 SLE 的可能性，进行抗核抗体和抗 dsDNA 抗体检测，以便早期发现。有时 SLE 也容易与其他结缔组织病混淆，抗 dsDNA 抗体或抗 Sm 抗体阳性是 SLE 的主要鉴别依据。

（三）并发症

SLE 患者可合并高血压、糖尿病、动脉粥样硬化、感染等，往往使病情加重，预后更差。

【病情评估】

（一）病情活动性和严重性评估

明确诊断后，要对各种指标进行动态观察，尤其是新近出现的症状。指标恶化，表示疾病活动；指标好转，表示趋向缓解。疾病的严重性依据受累器官的部位和程度进行评估。重型 SLE 是指有重要脏器受累并影响其功能的情况；狼疮危象是指急性的危及生命的重型 SLE。

1. 疾病的活动性评估　有多种标准可用于进行疾病活动度评估。现用的标准有 SLAM、SIS、SLEDAI、BILAG 等，较为简明实用的为 SLEDAI，见表 55-1。根据患者前 10 天内是否出现以下症状进行计分，凡总分≥10 分者考虑 SLE 处于活动状态。

表 55-1　系统性红斑狼疮疾病活动度评估标准

评分	表现	定义
8	视觉障碍	狼疮视网膜病变，包括细胞状小体、视网膜出血、脉络膜出血或渗出性病变、视神经炎，除外由于高血压、药物或感染引起
8	精神病	由于严重的现实感知障碍导致正常活动能力改变，包括幻觉，思维无连贯性，思维奔逸，思维内容贫乏、不合逻辑，行为异常，行动紊乱；需除外尿毒症或药物所致者
8	脑神经病变	近期出现的运动性、感觉性脑神经病变
8	脑血管意外	近期出现，除外动脉粥样硬化
8	器质性脑病综合征	智力改变，如定向差、记忆力差、智能差；起病突然并有波动性，包括意识模糊、注意力减退、不能持续注意周围环境，加上至少下述两项：知觉力异常、语言不连贯、失眠、白天困倦、抑郁或亢奋，除外由于代谢、药物或感染引起者
8	抽搐	近期出现，除外代谢、感染、药物所导致者
8	狼疮性头痛	严重、持续的疼痛，可以是偏头痛，镇静止痛剂无效
8	血管炎	破溃、坏死，手指压痛性结节、甲床周围梗死、片状出血，或为活检或血管造影证实之血管炎
4	关节炎	至少两个关节痛并有炎性体征，如压痛、肿胀或积液
4	肌炎	近端肌痛、无力，并有肌酸激酶（CK）升高，肌电图改变或活检证实有肌炎
4	血尿 蛋白尿 脓尿	>5 个红细胞/高倍视野，除外其他原因 蛋白>0.5g/24h，近期出现或近期增加 0.5g/24h 以上 尿液>5 个白细胞/高倍视野，除外感染
4	管型	红细胞管型、颗粒管型或混合管型
2	黏膜溃疡	新出现或反复出现的口腔、鼻腔溃疡
2	脱发	新出现或反复出现的异常，斑片状或弥漫性脱发
2	心包炎	心包炎导致疼痛及心包摩擦音或积液（心电图或超声检查证实）
2	皮疹	新出现或反复出现的炎性皮疹
2	胸膜炎	胸膜炎所致胸痛，并有摩擦音或积液或胸膜肥厚
2	低补体	CH50、C3、C4 下降，低于正常范围的低值
2	抗 dsDNA 升高	Farr 方法检测应>25%，或高于正常
1	发热 血小板减少 白细胞计数下降	>38℃，除外感染 血小板含量<100×10^9/L 白细胞数<3×10^9/L，除外药物所致

2. 病情的严重性评估　依据受累器官的部位和程度进行评估。

（1）出现脑受累表明病变严重。

（2）出现肾脏病变者，其严重性高于仅有发热、皮疹者。

（3）有肾功能不全者较仅有蛋白尿的狼疮性肾炎严重。

（4）狼疮危象是指急性的危及生命的重症 SLE，包括急进性狼疮性肾炎、严重的中枢神经系统损伤、严重的溶血性贫血、血小板减少性紫癜、粒细胞缺乏症、严重心脏损伤、严重狼疮性肺炎、严重狼疮性肝炎和严重的血管炎，是病情危重状态。

（二）并发症评估

有肺部或其他部位感染、高血压、糖尿病等往往使病情加重。

（三）预后评估

患者的预后较过去已明显改善。经过正规治疗，1 年存活率为 96%，5 年存活率为 90%，10 年存活率为 80%；急性期的主要死因是多脏器功能衰竭、感染，远期死亡的主要原因为慢性肾衰竭和药物副反应。

【治疗】

本病目前尚无根治办法，但治疗要个体化。规范合理的治疗可使大多数患者达到病情缓解。强调早期诊断和早期治疗，以避免或延缓不可逆的组织脏器的病理损害。其中免疫抑制剂和肾上腺皮质激素依然是主要的治疗方法。治疗原则是急性期积极药物治疗诱导缓解，尽快控制病情活动，在病情得到缓解后再调整用药，并维持缓解治疗使缓解状态得到保持，减少药物副作用并保护重要脏器的功能。

（一）一般治疗

急性活动期卧床休息，缓解期病情稳定患者可适当工作，但要避免过劳，并且防疫注射只能在缓解期进行，尽可能不使用活疫苗；避免日晒或其他紫外线照射；预防感染，及时发现和治疗感染；注意避免可能诱发狼疮的药物或食物，如避孕药；正确认识疾病，调节不良情绪，必要时可以进行心理治疗，保持患者对待疾病的乐观态度。

（二）对症治疗

若有关节痛及发热者可以辅以非甾体类抗炎药，对于有血脂异常、骨质疏松、高血压、糖尿病等患者给予相应的治疗。而对于 SLE 神经精神症状可以给予相应的抗癫痫、抗抑郁、降颅内压等治疗。

（三）药物治疗

1. 轻型 SLE 的治疗 患者虽有疾病活动，但症状轻微，仅表现光过敏、皮疹、关节炎或轻度浆膜炎，而无明显内脏损伤。

（1）非甾体类抗炎药（NSAIDs） 用于控制关节炎。应注意消化性溃疡、出血、肾和肝功能等方面的不良反应。

（2）抗疟药 可控制皮疹和减轻光敏感，常用氯喹 0.25g，或羟氯喹 0.2~0.4g，每日 1 次。其主要不良反应是眼底病变，用药超过 6 个月者，应每半年检查眼底。有心动过缓或传导阻滞者禁用抗疟药。

（3）糖皮质激素 可短期局部应用激素治疗皮疹，但面部应尽量避免使用强效糖皮质激素类外用药，一旦使用，不应超过 1 周。口服泼尼松≤10mg/d，有助于控制病情。

（4）其他药物 权衡利弊，必要时可用硫唑嘌呤、甲氨蝶呤等免疫抑制剂。应注意轻型 SLE

可因过敏、感染、妊娠生育、环境变化等因素而加重。

2. 重型 SLE 的治疗 主要分为两个阶段，即诱导缓解阶段和巩固阶段治疗。诱导缓解治疗的目的在于迅速控制病情，阻止或逆转内脏损伤，力求疾病完全缓解。但应注意过分免疫抑制诱发的并发症，尤其是感染和性腺抑制。

（1）糖皮质激素 具有显著的抗炎作用和免疫抑制作用，是治疗 SLE 的基础药物。根据病情轻重，以泼尼松 0.5~1mg/（kg·d）的剂量口服，通常晨起 1 次服用。病情好转并稳定，2 周或 6 周后缓慢减量，以每 1~2 周减 10% 的速度逐渐减量，以小剂量维持治疗。如果病情允许，泼尼松维持治疗的剂量尽量<10mg/d。在减药过程中，如果病情不稳定，可暂时维持原剂量不变或酌情增加剂量或加用免疫抑制剂联合治疗。糖皮质激素的不良反应除感染外，还包括高血压、高血糖、高血脂、诱发感染、低钾血症、骨质疏松、无菌性股骨头坏死等。治疗开始应检查记录血压、血糖、血钾、血脂、骨密度、胸部 X 线片等作为评估基线，并定期随访。

如果出现对大剂量糖皮质激素治疗无效、癫痫发作，或有明显精神症状，或严重溶血性贫血，或血小板减少而有出血倾向，或出现急性肾衰竭，或病情急剧恶化的患者，可以使用甲泼尼龙冲击治疗，剂量 500~1000mg 溶于 250mL 葡萄糖溶液中，静脉滴注，每日 1 次，连续 3 天为 1 个疗程。间隔期 5~30 天，疗程多少与间隔时间视病情而定。冲击后口服泼尼松 0.5~1mg/（kg·d），病情好转稳定 4 周后可逐步减量，直至维持量 5~15mg/d。

（2）环磷酰胺（CTX） 对体液免疫的抑制作用较强，能抑制 B 细胞增殖和抗体生成，且抑制作用较持久，是治疗重症 SLE 的有效的药物之一。目前普遍采用标准环磷酰胺冲击疗法：环磷酰胺注射液按体表面积 0.5~1g/m² 加入生理盐水 250mL 中静脉滴注，每月 1 次。多数患者 6~12 个月后病情缓解，而在巩固治疗阶段，常需要继续环磷酰胺冲击治疗，延长用药间歇期至 3 个月 1 次，维持 1~2 年。由于对环磷酰胺的敏感性存在个体差异，年龄、病情、病程和体质使患者对药物的耐受性有所区别。该药的不良反应为外周血白细胞减少、胃肠道反应、脱发、肝损伤及出血性膀胱炎、性腺抑制、远期致癌性等。

（3）霉酚酸酯（MMF） 能有效控制Ⅳ型狼疮性肾炎活动，一般剂量为 1~2g/d，分 2 次口服。该药对外周血白细胞、肝肾功能影响很小，不良反应有胃肠道反应、感染、致畸、骨髓抑制等。

（4）环孢素（CsA） 对狼疮性肾炎（特别是Ⅴ型）有效，一般剂量 3~5mg/（kg·d），分 2 次服。该药的不良反应为肝、肾损伤及高血压、高尿酸血症、高血钾、多毛、胃肠道反应等。

（5）硫唑嘌呤（AZA） 控制肾脏和神经系统病变效果不及环磷酰胺冲击疗法，但对浆膜炎、皮疹等效果较好，常用剂量为 50~100mg/d，分 2 次服，病情稳定后改为 50mg/d。该药的不良反应为骨髓抑制、胃肠道反应、肝损伤等。

（6）甲氨蝶呤（MTX） 主要用于以关节炎、肌炎、浆膜炎和皮肤损害为主的 SLE，长期用药耐受性较佳。其常用剂量为 10~15mg，每周 1 次。该药的不良反应可见口腔黏膜糜烂、胃肠道反应、肝功能损伤、骨髓抑制，偶见肺纤维化。

（7）其他药物 ①来氟米特：10~20mg/d，不良反应为皮疹、肝功能损伤、腹泻、外周血 WBC 下降、脱发、致畸等。②他克莫司（FK506）：2~6mg/d，不良反应为胃肠道反应、高血压、高尿酸血症、高血钾、肝肾功能损伤等。③羟氯喹：0.1~0.2g，每日 2 次，不良反应为胃肠道反应、眼底病变、神经系统症状，偶有肝功能损伤。④雷公藤多苷：20mg，每日 2 次或 3 次，不良反应为胃肠道反应、骨髓抑制、性腺抑制、皮损、肝功能损伤等。

（四）其他治疗

1. 血浆置换 通过清除血浆中循环免疫复合物、游离的抗体、免疫球蛋白及补体成分，使血浆中抗体滴度减低，并改善网状内皮系统的吞噬功能，对于危重患者或经多种药物治疗无效的患者有迅速缓解病情的功效。

2. 造血干细胞移植 通过异体或自体的造血干细胞植入受体内而获得造血和免疫功能重建的医疗手段。造血干细胞移植可以使传统免疫抑制剂治疗无效的患者病情得以缓解。

3. 生物制剂 ①改变细胞因子活化和调节。②抑制 T 细胞活化并诱导 T 细胞耐受，阻断 T-B 细胞相互作用。③作用于 B 细胞以减少 B 细胞产生抗 dsDNA 抗体。④抑制补体活化等药物。

（五）合并抗磷脂综合征的治疗

对于反复发生血栓的患者，可能需要长期或者终身进行抗凝治疗。根据抗磷脂抗体滴度和临床情况，应用华法林或肠溶阿司匹林抗血小板聚集、抗凝治疗。

（六）狼疮危象的治疗

治疗目的在于挽救生命、保护受累脏器、防止后遗症。通常需要大剂量甲泼尼龙冲击治疗，针对受累脏器的对症治疗和支持治疗，以帮助患者度过危象。后继的治疗可按照重型 SLE 的原则，继续诱导缓解和维持巩固治疗。

（七）SLE 患者的妊娠生育

患者无重要脏器损伤、病情稳定 1 年以上，没有中枢神经系统、肾脏或者其他脏器严重损伤，细胞毒免疫抑制剂（环磷酰胺、甲氨蝶呤等）停用半年以上，泼尼松维持量<10mg/d，一般能安全地完成妊娠，分娩出正常的婴儿。由于妊娠早期及产后 6 周容易复发，故妊娠期可适当增加糖皮质激素剂量。有习惯性流产史或抗磷脂抗体阳性者，应加服低剂量阿司匹林 50~100mg/d，有利于预防血栓形成和流产。非缓解期的 SLE 患者，容易出现早产、流产和死胎，发生率大约为 30%，故处于此期的患者应该避孕。大部分的免疫抑制剂在妊娠前 3 个月至妊娠期应用均可能影响胎儿的生长发育，故必须停用半年以上才可以妊娠。目前认为，硫唑嘌呤和羟氯喹、钙调蛋白酶抑制剂对妊娠的影响相对较小，其中羟氯喹可以全程使用。妊娠可以诱发 SLE 活动，尤其是在妊娠早期和产后 6 个月以内。应用大剂量糖皮质激素和免疫抑制剂的患者产后应该避免哺乳。

（八）预防

1. 预防发病 系统性红斑狼疮的发病与遗传因素、内分泌因素和环境因素有关，研究显示，SLE 患者第 1 代亲属中患 SLE 者 8 倍于无 SLE 患者家庭，且好发于 20~40 岁的育龄女性。诱发患病的环境因素主要有紫外线、药物、化学试剂、微生物病原体等，且与雌激素水平升高有关。因此，SLE 的预防措施主要是针对有家族史的婚育期女性的保护性措施，包括维持正常激素水平，加强紫外线防护，尽量减少药物、化学试剂的暴露，增强机体抗病能力，预防各种感染等。

2. 预防狼疮危象 对于已经确诊的患者，尽早进行病情评估，进行个体化治疗，预防狼疮危象的发生。

思考题

1. 简述 SLE 的心血管表现。

2. 如何诊断 SLE？

3. 简述 SLE 的治疗原则及重型 SLE 治疗的主要药物。

第八篇
神经系统疾病

神经系统是人体结构最精细、功能最复杂的系统，按照解剖结构可分中枢神经系统和周围神经系统。中枢神经系统包括脑和脊髓，主管分析、整合、协调体内外环境传递来的信息，并使机体做出适当的反应；周围神经系统包括脑神经和脊神经，主管神经冲动的传递。此外，神经系统按照其功能又可区分为调整人体适应外环境变化的躯体神经和稳定内环境的自主神经系统。人类的语言、记忆、思维、判断、推理等高级神经活动，以及运动、感觉等都是由神经系统管理和支配的。精神活动由感觉、知觉、注意、记忆和思维等组成，与认识活动、情感活动及意志活动等过程相互联系、紧密协调，维持着精神活动的完整统一。

　　神经系统疾病是指神经系统和骨骼肌由于感染、血管病变、外伤、肿瘤、中毒、免疫反应、变性、遗传、代谢障碍和先天性异常等引起的疾病，如急性脑血管病（脑梗死、脑出血等）是神经系统疾病中最常见的疾病，成为严重威胁人类健康和寿命的重要疾病；病原体直接侵入神经系统，可引起病毒性脑炎、脊髓灰质炎、化脓性脑膜炎等感染性疾病；自身免疫反应可引起多发性硬化；神经系统变性可引起阿尔茨海默病、帕金森病等。同时，神经系统疾病与全身各系统疾病有着密切关系，如高血压、糖尿病、心脏病是脑血管病的重要危险因素；机体重要器官的功能障碍和代谢障碍也会引起神经系统损害，如肝性脑病、肺性脑病、糖尿病酮症酸中毒、低钠性脑病等；神经系统功能紊乱又可引起其他器官功能障碍，如脑卒中可影响心血管系统、消化系统等。精神疾病是指在各种生物学、心理学及社会环境因素影响下，造成中枢神经系统功能失调，进而导致出现以认知、思维、情感、意志和行为等各种精神活动异常为主要临床表现的疾病，如精神分裂症、情感障碍等。

　　神经系统疾病和精神疾病虽属不同的学科，但又有紧密的联系。尤其是神经系统疾病患者常有精神症状表现，如感染、中毒、颅脑损伤、代谢营养障碍、脑肿瘤等原因均可引起精神症状，统称为器质性精神病。因此，在神经系统疾病诊治过程中常涉及对精神症状的诊断和处理。

一、神经系统疾病的临床表现

　　神经系统疾病的症状、体征主要有头痛、头晕、高级神经活动障碍（如意识、认知、语言）、感觉障碍（如肢体麻木、疼痛、感觉缺失）、运动障碍（如瘫痪、不自主运动、步态异常、共济失调）、反射异常及自主神经功能障碍等。按照其病理学基础可分为以下4组。

　　1. 缺损症状　神经系统遭受损伤时正常功能的减弱或丧失为缺损症状，如内囊出血时运动及感觉传导束损伤，对侧肢体出现瘫痪、感觉缺失。

　　2. 释放症状　高级中枢损伤后，对低级中枢的抑制解除，使其功能活动增加，此即释放症状。例如，上运动神经元损伤可出现锥体束征，表现为瘫痪肢体肌张力增高、腱反射亢进、病理反射阳性。

3. 刺激症状 指神经组织受激惹后产生的过度兴奋表现，如癫痫、三叉神经痛、坐骨神经痛等。

4. 休克症状 指中枢神经系统的急性严重病变时，引起在功能上与受损部位有密切联系的远端部位的神经功能暂时性缺失，如急性脊髓横贯性损伤时，病变水平以下出现弛缓性瘫痪（脊髓休克）；休克期过后，逐渐出现缺损症状或释放症状。

二、神经系统疾病的诊断原则

对于神经系统疾病的诊断，详细完整的病史资料、准确的神经系统体格检查十分重要，需要通过不断的临床实践积累经验。

神经系统疾病的诊断特点还包括定向诊断、定位诊断和定性诊断。

1. 定向诊断 首先判断患者是神经科或非神经科疾病。例如：一个急性头痛的患者，要注意询问症状和查体排除青光眼；昏迷的患者除了考虑神经科的脑血管病外，要注意全面查体，明确是否为内科系统性疾病引起，如糖尿病酮症酸中毒、低血糖昏迷、药物中毒等。这就要求我们既要有专科知识又要有扎实的全科知识，既要有个体观又要有整体观。

2. 定位诊断 是根据疾病所表现的神经系统症状和体征，应用神经解剖、生理知识分析和判断有关临床资料，初步确定病变的部位。不同部位的病变综合征是定位诊断的依据，定位诊断往往有助于疾病性质的决定。定位诊断分三步进行：①判断病变是否是神经系统或骨骼肌病变。②判断病变分布是多灶性、弥漫性、局灶性还是系统性。③确定具体病变部位，如病变是位于大脑半球的哪个部位，还是脑干的哪个位置、脊髓的哪个节段等。通过以上三步，不依赖辅助检查可以推断临床定位诊断，再整合电生理或影像学等辅助检查，得出综合定位诊断。定位诊断是考验每位神经科医生基本功是否扎实的一个方面，需要借助丰富的神经解剖、生理、神经病学的基础知识和基本理论，需要不断地临床实践。

3. 定性诊断 是根据病史、体格检查结果，结合起病方式、疾病过程、伴随症状及各种辅助检查效果，分析判断疾病的性质及病因，如炎症、肿瘤、血管病变、免疫反应等。常见的神经系统疾病性质可以概况为 "MIDNIGHTS"：M——metabolism，代谢性；I——inflammation，炎症；D——degeneration，变性、退变；N——neoplasm，肿瘤；I——infection，感染；G——gland，腺体、内分泌；H——hereditary，遗传；T——toxication，中毒，或 trauma，外伤；S——stroke，卒中。神经系统疾病的诊断思维模式是神经科疾病诊断的精华，最能体现临床思维能力和综合各种知识的能力，在每一个环节都需要大胆假设，小心求证，如同解谜一样，不断迎接临床神经科带来的充满魅力的挑战。

随着现代诊疗设备和技术的飞速发展，神经系统疾病的诊断获得了显著进步。脑脊液检查和其他实验室检查、肌电图、脑电图往往能为疾病诊断提供重要线索。近 30 年来，尤其是神经系统影像学检查，如 CT 和 MRI 在一些疾病的诊断上起到重要作用。CT 血管造影（CTA）、CT 灌注（CTP）、功能性磁共振成像，包括弥散加权成像（DWI）、灌注成像（PWI）、磁敏感加权成像（SWI）等。正电子发射型计算机断层显像（PET）、单光子发射计算机断层显像（SPECT）、经颅多普勒超声（TCD）、诱发电位（EP）、数字减影脑血管造影（DSA）等新技术，均有助于神经系统疾病的诊断。随着分子生物学的发展，部分疾病的诊断被提高到基因水平。

但是，任何一种辅助检查都不能替代基本临床诊断方法，还要依据基本的临床资料进行综合分析，从而确定临床诊断。

三、神经系统疾病的治疗原则

神经系统疾病的治疗原则包括病因治疗、药物治疗、对症治疗、心理治疗和康复治疗。许多神经系统疾病是可以治愈的，如颅内感染、急性炎症性脱髓鞘性多发性周围神经病、特发性面神经麻痹、轻症脑血管病等；有些疾病虽不能根治，但经过治疗可以得到控制或缓解，如多发性硬化、重症肌无力等。还有部分疾病目前仍缺乏有效的治疗方法，如遗传代谢疾病、变性疾病等。随着医学科学的快速发展，神经系统疾病的治疗技术也得到前所未有的进步，除了大量新药进入临床外，其他新的治疗手段也不断进入临床并逐渐成熟，如脑血管病介入治疗、功能外科立体定向技术、脑出血外科治疗等。相信在不久的将来，神经系统许多难治性疾病，一定能够找到更有效的治疗方法。

思考题

1. 神经系统疾病的主要临床表现有哪些?
2. 简述神经系统疾病的诊断原则。

第五十七章
急性脑血管病

脑血管病（cerebrovascular diseases，CVD）是指各种原因所致脑部血管性疾病的总称。急性脑血管病是因急性脑部血液循环障碍所引起的脑功能障碍的一组疾病，根据症状持续时间及结构影像学（CT或MRI）检查有无组织学损伤，分为短暂性脑缺血发作（transient ischemic attack，TIA）和脑卒中（stroke）。脑卒中根据其病理性质，又分为缺血性卒中和出血性卒中两大类，均以急性起病，迅速出现局灶性或全面性神经功能缺损为共同临床特征，是脑血管病的主要临床类型。

本组疾病是具有高发病率、高死亡率、高致残率和高复发率的严重疾病。我国是脑卒中的高发国家之一，目前全国有脑卒中患者1300万。脑血管病是导致我国人口死亡的主要疾病之一。据统计，2017年全国居民脑卒中死亡率为147.04/10万，占总死亡人数的22.4%，为死因顺位的第3位，位列恶性肿瘤（158.06/10万）和心脏病（150.08/10万）之后；而且50%~70%的存活者中遗留不同程度的残疾。

【脑血液循环及病理生理】

脑部的血液供应来自颈内动脉系统和椎-基底动脉系统。

1. 颈内动脉系统 双侧颈内动脉起自颈总动脉，入颅后主要分支有眼动脉、脉络膜前动脉、后交通动脉、大脑前动脉和大脑中动脉（终末支）等，供应大脑半球前3/5的血液，又称前循环。

2. 椎-基底动脉系统 双侧椎动脉由锁骨下动脉发出，穿行第6颈椎至第1颈椎的横突孔经枕骨大孔入颅后，于延髓上缘汇合成基底动脉，主要分支有小脑后下动脉、小脑前下动脉、脑桥支、内听动脉、小脑上动脉和大脑后动脉（终末支）等，供应大脑半球后2/5、丘脑、脑干和小脑的血液，又称后循环。

两侧大脑前动脉由前交通动脉相互沟通，颈内动脉或大脑中动脉与大脑后动脉由后交通动脉相互沟通，使双侧大脑前动脉、颈内动脉或大脑中动脉、大脑后动脉和前后交通动脉在脑底形成环状吻合，称为脑底动脉环（willis环）。该环对颈内动脉与椎-基底动脉系统之间，特别是两侧大脑半球的血流供应有重要的调节和代偿作用（图57-1、图57-2）。

脑是神经系统的高级中枢，其代谢活动极其旺盛。正常人脑的重量约占体重的2%，正常成人脑血流量为800~1000mL/min，占每分心搏出量的20%，葡萄糖和耗氧量约占全身总供给量的20%。脑组织中几乎无葡萄糖和氧储备，故脑组织对缺血缺氧十分敏感。当脑供血中断2分钟后脑电活动停止，5分钟后神经细胞开始出现不可逆性损伤。

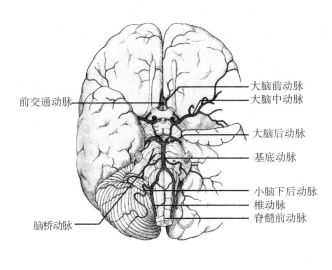

图 57-1　脑底动脉环图

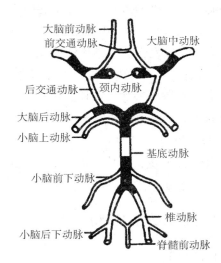

图 57-2　脑部各动脉分支示意图

【病因及危险因素】

（一）病因

脑血管病的病因归为以下几类。

1. 血管壁病变　高血压动脉硬化和动脉粥样硬化是脑血管病最主要的病因。其他病因包括结核、梅毒、结缔组织病等所致的动脉炎，先天性动脉瘤与血管畸形，外伤、肿瘤、药物所致的血管损伤等。

2. 心脏病和血流动力学改变　各种原因的心脏疾病，如风湿性心脏病、冠心病、心房颤动及亚急性细菌性心内膜炎等，均可能产生附壁血栓，血栓脱落并随血流至脑动脉而发生脑栓塞。血压急骤波动、心力衰竭常易引起急性脑血管病。

3. 血液成分改变和血液流变学改变　如高黏血症、高纤维蛋白原血症、血液病（血小板减少性紫癜、红细胞增多症、白血病等）、凝血机制异常（应用抗凝剂、避孕药物等）。

4. 其他病因　包括空气、脂肪、癌细胞和寄生虫栓子等。

（二）危险因素

脑血管病的危险因素是指经流行病学研究证明的与脑血管病发生、发展有直接关联的因素。对危险因素进行积极有效的识别和干预，可以明显降低脑卒中发病率，减轻卒中的疾病负担。脑卒中的危险因素分为可干预与不可干预两种。

1. 不可干预因素　主要包括年龄、性别、种族、遗传因素等。

2. 可干预因素　主要包括高血压、糖尿病、血脂异常、心房颤动和其他心脏病、无症状性颈动脉狭窄、高同型半胱氨酸血症、吸烟，以及其他不良生活方式，如饮酒、不合理饮食、缺乏运动、肥胖等。

第一节　短暂性脑缺血发作

短暂性脑缺血发作（transient ischemic attack，TIA）是指脑或视网膜局灶性缺血所致的不伴急性脑梗死证据的短暂性神经功能障碍。临床特征为突发短暂性、局灶性神经功能缺损的症状和体征。症状一般持续 10~15 分钟，通常在 1 小时内完全缓解，不遗留神经功能缺损的症状和体征，多有反复发作史。结构性影像学（CT、MRI）检查无责任病灶。传统定义的 TIA 只是基于时限，症状在 24 小时内恢复，不遗留神经功能缺损的体征。但超过 1 小时的 TIA，绝大部分神经影像学检查（磁共振弥散加权成像）可显示单发或多发的小的脑梗死征象。因此，凡神经影像学检查有明确病灶者不应诊断为 TIA，而应诊断为小卒中。但在无条件做磁共振检查时，仍应用基于 24 小时传统定义的 TIA 进行诊断。TIA 早期发生卒中的风险很高，TIA 患者 7 天内的卒中风险为 4%~10%，90 天内卒中风险为 10%~20%。未经治疗或治疗无效的病例，部分发展为脑梗死，部分继续反复发作，部分可自行缓解。

【病因和发病机制】

（一）病因

TIA 的病因主要为动脉粥样硬化，其他还有心房颤动等心脏病、动脉狭窄、血液成分异常等。

（二）发病机制

1. 血液动力学改变　颈内动脉系统和椎-基底动脉系统某一支动脉在严重粥样硬化狭窄或闭塞的基础上，平时靠侧支循环尚能勉强维持该局部脑组织血液供应，在急性一过性血压降低时，脑血流量下降，该处脑组织因侧支循环供血减少而发生短暂性缺血症状。

2. 微栓子　颈动脉和颅内大动脉粥样硬化的不稳定性斑块或附壁血栓的碎屑、心源性微栓子脱落，可散落在血流中成为微栓子，随血流进入颅内，引起相应小动脉栓塞，出现局部缺血症状。随后微栓子经酶的作用而崩解或移向远端时，则血供恢复，症状消失。

3. 其他　锁骨下动脉窃血综合征、血液成分改变（如真性红细胞增多症、血小板增多症）、各种原因所致的高凝状态等，也可导致本病。

【临床表现】

TIA 常见于中老年人，男性多于女性。患者多有高血压、糖尿病、心脏病、血脂异常等病史。本病常突然起病，出现局灶性神经功能缺损的症状和体征；持续时间短暂，一般 10~15 分钟，多在 1 小时内缓解，最长不超过 24 小时。患者恢复完全，一般不遗留神经功能缺损。本病多有反复发作史，每次发作症状基本相似。总体来说，其临床表现取决于受累血管。

1. 颈内动脉系统 TIA　最常见症状为病变对侧发作性轻偏瘫、单肢瘫或面瘫，优势半球病变可出现一过性失语。颈内动脉主干病变的特征性症状表现为同侧单眼一过性黑蒙，对侧偏瘫（眼动脉交叉瘫），同侧 Horner 征，对侧偏瘫（Horner 征交叉瘫）。还可能出现的症状有病变对侧偏身或单肢感觉障碍、对侧同向性偏盲等。

2. 椎-基底动脉系统 TIA　最常见症状为眩晕、平衡障碍，伴或不伴有耳鸣。特征性症状：①跌倒发作：表现为患者转头或仰头时，下肢突然失去张力而跌倒，无意识丧失，常可很快自行站起，系下部脑干网状结构缺血所致。②短暂性全面性遗忘症：发作时出现短时间记忆丧失，患者对此有自知力，持续数分钟至数十分钟。发作时对时间、地点定向障碍，但谈话、书写和计算能力保持，是大脑后动脉颞支缺血累及边缘系统的颞叶海马、海马旁回和穹窿所致。③双眼视力障碍发作：因双侧大脑后动脉距状支缺血而致枕叶视皮层受累，引起暂时性皮质盲。其他还可能出现的症状有复视、吞咽困难和构音障碍、交叉性运动障碍或感觉障碍等。

【辅助检查】

1. 头部 CT 及 MRI　具有鉴别诊断的重要意义，绝大多数患者正常或无责任病灶。进一步行 CTA、MRA、DSA 检查可见血管狭窄、动脉粥样硬化斑块。

2. TCD、颈动脉及椎-基底动脉 B 超　TCD 有助于初步诊断颅内、外血管狭窄或闭塞，频繁发作的 TIA 患者 TCD 监测可发现微栓子信号，判断及监测栓子来源、性质等。颈动脉超声可显示颈动脉和椎-基底动脉颅外段动脉硬化斑块或狭窄，发现斑块的部位、性质、大小及血管狭窄程度。

3. 其他检查　监测血压、血糖、血脂、凝血功能和同型半胱氨酸等常规实验室检查项目，心电图、心脏彩色超声检查对查找危险因素、判断预后及预防卒中也有十分重要的意义。

【诊断与鉴别诊断】

（一）诊断

1. 诊断要点　TIA 患者就诊时临床症状大多已经消失，故诊断主要依靠详细的病史采集。中老年人突然出现局限性神经功能缺失症状，如偏盲、局限性瘫痪、局限性感觉障碍、失语、共济失调、构音困难等，且符合颈内动脉系统与椎-基底动脉系统及其分支缺血的表现，并在短时间内症状完全缓解（多数不超过 1 小时），应高度怀疑为 TIA。头颅 CT 和 MRI 正常或未显示责任病灶，在排除其他疾病后，可诊断为 TIA。

2. 责任血管定位诊断　一旦诊断为 TIA，还要注意根据其临床表现区分是颈内动脉系统 TIA 还是椎-基底动脉系统 TIA，并明确是血液动力学异常引起的低灌注还是微栓塞所致，对指导治疗和判断预后有非常重要的价值。

3. 病因诊断　依据病史及辅助检查，明确引起 TIA 的可能基础原发病，确定是血管性病因如脑动脉粥样硬化，还是血液性病因如动脉系统微栓子，为病因治疗提供依据。

（二）鉴别诊断

1. 脑梗死　一般神经系统局灶性症状和体征持续存在，且头颅 DWI 早期局部有缺血灶存在，但 TIA 在临床症状消失前需与脑梗死相鉴别，其临床价值在于明确是否须进入卒中诊疗通道。若患者神经功能缺损症状已持续 1 小时以上，通常应考虑脑梗死诊断；若患者神经功能缺损范围广泛且程度严重，基本应诊断急性脑梗死，积极按卒中溶栓流程进行筛查和治疗。

2. 癫痫单纯部分性发作　表现为单个或一侧肢体抽搐或感觉异常而非瘫痪，持续数秒至数分钟时间，多由脑部局灶性病变引起，脑电图可有局限性异常或痫样放电，CT 或 MRI 可发现病灶。

3. 梅尼埃病　发病年龄较轻，表现为发作性眩晕、恶心、呕吐伴耳鸣、进行性听力减退，除眼球震颤外，无神经系统定位体征，症状持续时间多超过 24 小时。

4. Adams-Strokes 综合征　即阿-斯综合征，又称为心源性脑缺血综合征。本组疾病可引起阵发性头晕、晕厥、抽搐，但通常缺乏神经系统局灶性症状和体征，心电图、动态心电图、心脏超声等可有异常发现。

5. 其他　与偏头痛鉴别，TIA 无闪光、暗点等偏头痛的典型先兆症状及典型枕颈部头痛、恶心、呕吐等头痛发作过程。还需除外其他一过性黑矇的原因，如青光眼、视乳头水肿、视网膜出血等。

【病情评估】

TIA 是脑卒中的紧急预警信号，尤其是发病后的 1 周内为卒中的高风险期，快速评估病情并予以干预治疗，可显著降低卒中的发生率。因此，合理评价 TIA 进展为脑卒中的风险至关重要。

TIA 发病 1 周内，有下列指征者建议入院治疗：①进展性 TIA（发作持续时间逐渐延长、发作间隔时间缩短、症状逐渐加重的 TIA）。②临床症状持续超过 1 小时。③栓子来源可能为心脏（如心房颤动）。④存在高凝状态。⑤TIA 存在高危风险。

若症状发作在 72 小时内并存在下列情况之一者，建议入院治疗：①ABCD^2 评分超过 2 分。②ABCD^2 评分在 0 至 2 分，但门诊检查不能在 2 天内完成或 DWI 已显示责任缺血灶。

常用的 TIA 早期卒中风险分层工具为 ABCD^2 评分量表，见表 57-1。

表 57-1　短暂性脑缺血发作的 ABCD^2 评分量表

	TIA 的临床特征	得分（总分 7 分）
年龄（A）	≥60 岁	1
血压（B）	收缩压>140mmHg 或舒张压>90mmHg	1
临床症状（C）	单侧肢体无力	2
	不伴肢体无力的言语障碍	1
症状持续时间（D）	≥60 分钟	2
	10~59 分钟	1
糖尿病（D）	有	1

【治疗】

治疗原则：明确基础病因，控制危险因素，积极治疗 TIA，有效防止脑梗死的发生。

（一）药物治疗

1. 抗血小板治疗　为急性非心源性 TIA 的首选治疗，常用药物：①肠溶阿司匹林 50~325mg，每日 1 次口服。主要不良反应为消化道反应，严重者可引起上消化道出血。②氯吡格雷 75mg，每日 1 次口服，与阿司匹林相比，上消化道出血的发生率减少。③肠溶阿司匹林 25mg+缓释型双嘧达莫 200mg，每日 2 次；或西洛他唑 100mg，每日 2 次，可作为阿司匹林和氯吡格雷的替代治疗药物。④发病 24 小时内，具有高卒中复发风险（ABCD^2 评分≥4 分）的急性非心源性 TIA 患者（根据 24 小时传统时间定义），应尽早给予氯吡格雷联合阿司匹林治疗 21 天（氯吡格雷首日负荷量 300mg）。TIA 患者发病 30 天内有症状性颅内动脉严重狭窄者（狭窄率 70%~99%），应尽早给予氯吡格雷联合阿司匹林治疗 90 天，其他 TIA 可单独长期服用氯吡格雷或肠溶阿司匹林。

2. 抗凝治疗　心源性 TIA 可选用抗凝治疗，频繁发作的 TIA 或椎-基底动脉系统 TIA 患者，对抗血小板聚集药治疗无效时可考虑抗凝治疗。常用药物：①华法林：从较低剂量开始，一般1.5~3mg/d，特殊人群应从更低剂量（<1.5mg/d）开始用药，治疗初期，至少每 3~5 天检测 1

次国际标准化比值（INR），根据结果调整药物剂量，目标剂量是维持 INR 在 2~3。消化性溃疡、有出血倾向的其他疾病、严重高血压者禁用。②新型口服抗凝剂：达比加群 110~150mg，每日 2 次；或利伐沙班 20mg，每日 1 次；或阿哌沙班 5mg，每日 2 次，可作为华法林的替代药物，无须监测凝血功能。③肝素：100mg 加入 0.9%氯化钠注射液 500mL 中静脉滴注，每分钟 20~30 滴；或低分子肝素 4100~5000IU，每日 2 次皮下注射，一般作为短期治疗使用。

3. 扩容治疗　血压偏低或考虑存在血流动力学病因的患者，可给予扩容药物静脉滴注，常用低分子右旋糖酐等静脉滴注，使用过程中注意观测血压，避免血压过高。

4. 溶栓治疗　对于新近发生的符合传统定义的 TIA 患者，神经影像学检查发现明确脑梗死责任病灶，临床再次发作时不应等待，须进入卒中诊疗流程，积极进行溶栓治疗。

5. 降纤药物　血浆纤维蛋白含量明显增高时，可考虑降纤治疗，常用巴曲酶、安克洛酶和蚓激酶等，需检测血浆纤维蛋白含量。

6. 中药治疗　活血化瘀中药丹参、川芎、桃仁、红花等，有活血化瘀、改善微循环、降低血液黏度的作用，对治疗 TIA 有一定作用。

（二）控制危险因素

积极查找病因，针对脑血管病危险因素，如高血压、糖尿病、心脏病、血脂异常和动脉粥样硬化等，应尽早启动治疗方案，详见本章第二节脑梗死内容。

（三）手术和介入治疗

脑血管造影、颈部血管超声、经颅多普勒证实有颅内外大动脉严重狭窄者，药物治疗无效时，可考虑手术治疗。常用的手术方法包括颈动脉内膜剥脱术（CEA）和动脉血管成形术（PCA）。

（四）预防

TIA 的预防措施包括控制饮食，低盐低脂饮食，适当活动锻炼，保持心态平和，控制引起脑血管病的危险因素，如高血压、高血脂、糖尿病、心脏病、高同型半胱氨酸血症等。

（五）健康教育与人文关怀

TIA 只要及时发现、及时诊治，是相对预后较好的一类脑血管病，要注意给予患者耐心的指导，避免因为患者轻视病情而延误诊治，造成难以逆转的后果，并做好患者的随访，预防复发。

第二节　脑梗死

脑梗死（cerebral infarction，CI）又称缺血性脑卒中，是指由于脑局部血液供应障碍，导致该血管供血区脑组织缺血、缺氧性坏死或脑软化，临床表现为急性出现相应的脑功能缺损的症状和体征，如偏瘫、失语等。本病约占全部脑卒中的 70%。

【脑梗死的分类】

1. 脑梗死的临床分型　常采用牛津社区卒中研究（OCSP）分型法。

（1）完全性前循环梗死（TACI）　大脑高级神经活动障碍，同向偏盲，对侧较严重的 3 个部位（面部、上肢、下肢）运动和感觉障碍。

（2）部分前循环梗死（PACI）　偏瘫、偏盲、偏身感觉障碍及高级神经活动障碍，较 TACI 局限。

（3）后循环梗死（POCI）　表现为椎-基底动脉综合征，如同侧脑神经麻痹及对侧感觉运动障碍，小脑功能障碍。

（4）腔隙性脑梗死（LACI）　表现为各种腔隙综合征，如纯运动性轻瘫、纯感觉性卒中、共济失调性轻偏瘫等。梗死灶直径 1.5~2cm。

2. 脑梗死的病因学分型　目前临床常用的分类方法，采用 TOAST 病因分型。

（1）大动脉粥样硬化型　颅内或颅外大动脉狭窄>50%，血管病变为粥样硬化，脑组织梗死灶直径大于 1.5cm，临床表现有皮质损害体征，至少有 1 个以上的动脉硬化卒中的危险因素，如高龄、高血压、血脂异常等，排除心源性脑栓塞。

（2）心源性脑栓塞型　临床表现与大动脉粥样硬化型相似，至少存在 1 种心源性卒中高度或中度危险因素。

（3）小动脉闭塞型　无明显临床表现或表现为各种腔隙综合征，无大脑皮层受累的表现，梗死灶直径<1.5cm。

（4）其他病因型　除以上 3 种病因明确的类型外，其他少见的病因如凝血功能障碍性疾病、血液成分异常、血管炎、血管畸形、结缔组织病、大动脉夹层等导致的脑梗死。

（5）不明原因型　两种或多种病因相关的辅助检查阴性，未查明病因者。

3. 病理生理分型　①脑血栓形成。②脑栓塞。③血流动力学机制导致的脑梗死。

动脉粥样硬化性脑梗死

动脉粥样硬化性脑梗死（atherosclerotic cerebral infarction，ACI）是脑梗死中最常见的类型。

【病因和发病机制】

本病最常见的病因为动脉粥样硬化，主要发生在大动脉，以动脉分支处多见。由于主动脉弓或颅内外大动脉粥样硬化病变，动脉粥样硬化斑块破裂或形成溃疡，血小板、血液中其他有形成分及纤维蛋白黏附于受损的粗糙的动脉内膜上，形成附壁血栓，斑块迅速增大导致管腔闭塞；或动脉粥样硬化斑块或附壁血栓脱落形成栓子，引起远端动脉管腔闭塞导致脑梗死；或在脑动脉粥样硬化性斑块导致管腔狭窄的基础上，平时靠侧支循环尚能勉强维持该局部脑组织血液供应，当血压下降、血流缓慢、血容量减少、血液黏度增加和血管痉挛等情况影响下，局部脑血流量进一步降低，最终形成脑梗死。糖尿病、高脂血症和高血压病等可加速脑动脉粥样硬化的发展。

【病理】

梗死后的脑组织由于缺血、缺氧发生软化和坏死。病初 6 小时以内，肉眼尚见不到明显病变；12~24 小时出现形态学改变，神经元凝固性坏死；24~48 小时梗死灶边界脑组织模糊水肿，脑沟变窄，脑回扁平，脑灰白质界限不清，大量炎性细胞浸润，毛细血管和内皮细胞增生；3~5 天达脑水肿高峰期，大面积脑梗死可致脑疝形成；7~14 天脑组织的软化、坏死达到高峰，并开始液化。其后软化和坏死组织被吞噬和清除，胶质增生形成瘢痕，大的软化灶形成囊腔。完成此修复过程有时需要几个月甚至 1~2 年。

【病理生理】

脑组织对缺血、缺氧非常敏感。脑血流中断 30 秒即发生脑代谢异常，1 分钟后神经元停止功能活动，超过 5 分钟即可造成脑组织梗死。

急性脑梗死病灶由中心坏死区及周围的缺血半暗带组成。坏死区中脑细胞死亡，缺血半暗带由于存在侧支循环，尚有大量存活的神经元。如果能在短时间内迅速恢复缺血半暗带血流，该区的脑组织损伤是可逆的，可挽救神经细胞恢复其功能。挽救缺血半暗带脑组织是缺血性卒中患者溶栓治疗的病理生理基础。

缺血半暗带脑组织损伤的可逆性是有时间限制的，即治疗时间窗。目前研究认为，溶栓治疗时间窗为 6 小时，机械取栓治疗时间窗为 8 小时，个别患者可延至 24 小时。如果脑血流再通超过治疗时间窗，不仅不能挽救神经细胞存活，还可产生再灌注损伤和继发脑出血。再灌注损伤主要是通过自由基过度产生及其"瀑布式"缺血连锁反应、神经细胞内钙超载及兴奋性氨基酸细胞毒性作用、神经细胞凋亡等一系列变化，导致神经细胞损伤。

【临床表现】

（一）一般表现

本病多见于 50~60 岁人群，常有高血压、糖尿病、冠心病、血脂异常等病史，部分患者发病前有 1 次或多次短暂性脑缺血发作史，常于安静时或睡眠中发病，出现神经功能缺损的症状和体征，1~2 天症状逐渐达到高峰。临床表现取决于梗死的部位和大小。除脑干梗死和大面积梗死外，多数患者意识清楚，颅内压增高不明显。

（二）脑的局限性神经症状

1. 颈内动脉系统（前循环）脑梗死　责任血管不同，脑梗死的部位不同而临床表现不同。临床类型包括以下几种。

（1）颈内动脉闭塞　如侧支循环良好，临床上可不出现症状，症状性闭塞以偏瘫、偏身感觉障碍、偏盲三偏征为多见，主侧半球病变尚有不同程度的失语、失用和失认，还可出现特征性的眼动脉交叉性瘫痪、Horner 征交叉瘫，如颅外段动脉严重狭窄时，颈部可听到异常血管杂音。

（2）大脑中动脉闭塞　最为常见，主干闭塞时有三偏征，主侧半球病变时尚有失语；中动脉表浅分支前中央动脉闭塞时可有对侧面肌、舌肌无力，主侧受累时可有运动性失语；中央动脉闭塞时可出现对侧上肢单瘫或不完全性偏瘫和轻度感觉障碍，顶后、角回或颞后感觉性失语和失用；豆纹动脉外侧支闭塞时可有对侧偏瘫。

（3）大脑前动脉闭塞　由于前交通动脉提供侧支循环，近端阻塞时可无症状；周围支受累时，常侵犯额叶内侧面，瘫痪以下肢为重，可伴有下肢的皮质性感觉障碍及排尿障碍；深穿支阻塞，影响内囊前肢，常出现对侧中枢性面、舌瘫及上肢轻瘫；双侧大脑前动脉闭塞时可出现精神症状伴有双侧瘫痪。

2. 椎-基底动脉系统（后循环）脑梗死

（1）小脑后下动脉闭塞　又称 Wallenberg 综合征，引起延髓背外侧部梗死，出现眩晕，眼球震颤，病灶侧舌咽、迷走神经麻痹，小脑性共济失调及 Horner 征，病灶侧面部与对侧躯体、肢体痛温觉减退或消失。

（2）小脑前下动脉闭塞　出现眩晕、眼球震颤，两眼球向病灶对侧凝视，病灶侧耳鸣、耳聋，Homer 征及小脑性共济失调，病灶侧面部和对侧肢体感觉减退或消失。

（3）大脑后动脉闭塞　表现为枕顶叶综合征，以偏盲和一过性视力障碍如黑蒙等多见，此外还可有体象障碍、失认、失用等。

（4）基底动脉闭塞　出现高热、昏迷、针尖样瞳孔、四肢软瘫及延髓麻痹，急性完全性闭塞时可迅速危及生命。部分患者出现基底动脉尖综合征，表现为眼球运动障碍及瞳孔异常，觉醒和行为障碍，可伴有记忆力丧失、偏盲或皮质盲。

（5）基底动脉供应脑桥分支闭塞　可出现下列综合征：①脑桥旁正中综合征（Foville 综合征），表现为病灶侧外展不能，两眼球向病灶对侧凝视，对侧偏瘫。②脑桥腹外综合征（Millard-Gubler 综合征），表现为病灶侧周围性面瘫及外直肌麻痹，伴病灶对侧偏瘫，可有两眼向病灶侧凝视不能。③脑桥被盖综合征（Raymond-Cestan 综合征），表现为病灶侧有不自主运动及小脑体征，对侧肢体轻瘫及感觉障碍，眼球向病灶侧凝视不能。

（三）特殊类型的脑梗死

1. 大面积脑梗死　通常由大动脉病变所致，如颈内动脉主干、大脑中动脉主干或皮质支闭塞，出现病变对侧肢体全瘫、偏身感觉障碍及凝视病灶侧，梗死病灶大，病情重，易出现严重的脑水肿和颅内高压征象，甚至急性期发生脑疝而死亡。

2. 分水岭脑梗死　由相邻血管末端供血区的交界处脑组织发生缺血所致，多由于血液动力学改变导致脑组织低灌注，如大脑前、中动脉皮层支交界区或大脑中、后动脉皮质支或大脑前、中动脉深穿支分水岭区梗死。不同血管支配区病变临床症状各异，但一般积极补充血容量、纠正病因后病情易得到有效控制。

3. 出血性脑梗死　多见于大面积脑梗死后，在梗死的基础上出现出血。其原因为脑梗死发生后，其梗死灶内的动脉自身滋养血管同时缺血，导致动脉管壁损伤、破裂、出血而致出血性脑梗死。

4. 多发性脑梗死　两个或两个以上不同供血系统动脉闭塞引起的梗死，常见于近心端的血管附壁血栓或心源性栓子脱落随血流进入颈内动脉和椎-基底动脉系统，也见于反复多次发生脑梗死所致者。

【辅助检查】

1. 头颅 CT　是疑似脑卒中患者首选的、最方便、快捷的影像学检查手段。一旦发病，立即行头颅 CT 平扫检查，虽早期不能显示病灶，但有助于准确识别绝大多数颅内出血及初步排除脑肿瘤等非血管性病变。通常在起病 24 小时后脑 CT 逐渐可见与闭塞血管一致的低密度灶，并能显示周围水肿的程度，有无合并出血等（图 57-3）。在超早期阶段（发病 6 小时内），CT 可发现一些早期征象，如大脑中动脉（MCA）高密度征、豆状核模糊征、岛带征、逗点征、灰白质界限不清、脑沟变浅、侧裂变窄等。但 CT 有时不能显示脑干、小脑较小的梗死灶。多模式 CT 如 CTP，可区别可逆性与不可逆性缺血，故可识别缺血半暗带，对指导急性脑梗死溶栓治疗及机械取栓有一定参考价值。

2. 头颅 MRI　可清晰显示早期梗死、小脑及脑干梗死等，梗死数小时即可出现 T_1 低信号、T_2 高信号病灶；DWI 在发病数分钟内即可显示缺血病变，发病 3 小时后显示的高信号缺血灶基本代表了梗死灶的大小，可早期确定病灶大小、部位，对早期发现小梗死灶较标准 MRI 更敏感，为早期治疗提供重要信息（图 57-4）。SWI 可发现无症状性微出血灶，但对治疗的指导意义尚在

探索中。PWI 可显示脑组织血流灌注状况和缺血范围，弥散-灌注不匹配（PWI 低灌注区大于
DWI 梗死灶区）提示可能存在的缺血半暗带。

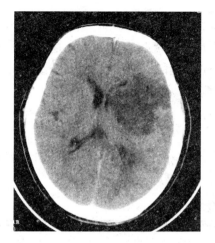

图 57-3　CT 显示低密度梗死灶

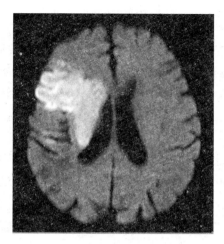

图 57-4　DWI 显示早期脑梗死

3. 血管病变检查　颅内、外血管病变检查有助于了解卒中的发病机制及病因，发现血管狭
窄或闭塞的部位和程度，指导选择治疗方法。常用检查包括颈部血管超声、TCD、MRA、CTA 和
DSA 等。CTA 和 MRA 有助于发现颅内外血管狭窄、闭塞、血管畸形、动脉夹层、动脉瘤、动脉
炎等；而 DSA 是评价脑血管的"金标准"，并可为下一步血管内介入治疗提供依据，但属于有创
性检查，存在一定的风险。

4. 其他常规检查　包括血常规、血沉、血糖、血脂、凝血功能、肾功能、血电解质、血同
型半胱氨酸及心电图、动态心电图、超声心动图等，均应列为常规检查项目，可以协助了解基础
原发病情况、重要代谢指标情况及患者心血管系统情况等。

【诊断与鉴别诊断】

（一）诊断要点

①中老年人既往有高血压、糖尿病、心脏病等病史。②急性起病，突然出现局灶神经功能缺
损（一侧面部或肢体无力或麻木、语言障碍等），少数为全面神经功能缺损。③症状或体征持续
时间不限（当影像学显示有责任缺血性病灶时），或持续 24 小时以上（当缺乏影像学责任病灶
时）。④脑 CT 或 MRI 检查出现与闭塞血管一致的病灶有助于确诊。

当诊断为急性脑梗死后，应仔细询问发病时间，了解是否在溶栓治疗时间窗内，肯定发病时
间在时间窗内后，应迅速评估卒中的严重程度，筛查适应证、禁忌证，完成知情同意沟通等，对
有指征患者进行血管再灌注治疗。

（二）鉴别诊断

1. 脑出血　脑梗死有时与小量脑出血的临床表现极为相似，但活动中起病、病情进展快、
高血压病史常提示脑出血，头颅 CT 检查可以确诊。

2. 颅内占位性病变　颅内肿瘤、硬膜下血肿和脑脓肿可呈卒中样起病，出现偏瘫等局灶体
征，多伴有颅内压增高的表现，可资鉴别。如颅内压增高不明显时，须高度警惕，CT 或 MRI 检
查可以确诊。

【病情评估】

（一）病因与发病机制分型

对急性缺血性脑卒中患者进行病因/发病机制分型有助于判断患者的预后、指导治疗和选择二级预防措施。病情平稳时应参照急性缺血性卒中 TOAST 分型的病因/发病机制分型，行颈部血管超声、TCD、MRA、CTA 和 DSA 等，尽快明确脑血管病变，评估病因/发病机制。

（二）严重程度评估

常用卒中量表评估病情严重程度。美国国立卫生研究院卒中量表（the national institutes of health stroke scale，NIHSS）是目前国际上最常用量表（表 57-2）。

表 57-2　美国国立卫生研究院神经功能缺损评分（NIHSS）

	检查	评分	得分
1	意识水平	0＝清醒，反应敏锐 1＝嗜睡，最小刺激能唤醒患者完成指令，回答问题或有反应 2＝昏睡或反应迟钝，需要强烈反复刺激或疼痛刺激才能有非固定模式的反应 3＝仅有反射活动或自发反应，或完全没反应，软瘫，无反应	
2	凝视 只测试水平眼球运动	0＝正常 1＝部分凝视麻痹（单眼或双眼凝视异常，但无被动凝视或完全凝视麻痹） 2＝被动凝视或完全凝视麻痹（不能被眼头动作克服）	
3	视野 用手指数或视威胁方法 检测上、下象限视野	0＝无视野缺失 1＝部分偏盲 2＝完全偏盲 3＝双侧偏盲（全盲，包括皮质盲）	
4	面瘫	0＝正常 1＝最小（鼻唇沟变平，微笑时不对称） 2＝部分（下面部完全或几乎完全瘫痪，中枢性瘫） 3＝完全（单或双侧瘫痪，上下面部缺乏运动，周围性瘫）	
5	上肢运动 上肢伸展：坐位 90°，卧位 45°。要求坚持 10 秒；仅评定患侧	0＝上肢于要求位置坚持 10 秒，无下落 1＝上肢能抬起，但不能维持 10 秒，下落时不撞击床或其他支持物 2＝能对抗一些重力，但上肢不能达到或维持坐位 90°或卧位 45°，较快下落到床面 3＝不能抗重力，上肢快速下落 4＝无运动 9＝截肢或关节融合，解释： 　5a 左上肢　5b 右上肢	
6	下肢运动 下肢卧位抬高 30°，坚持 5 秒钟；仅评定患侧	0＝于要求位置坚持 5 秒，不下落 1＝在 5 秒末下落，不撞击床 2＝5 秒内较快下落到床面，但可抗重力 3＝快速落下，不能抗重力 4＝无运动 9＝截肢或关节融合，解释： 　6a 左下肢　6b 右下肢	

续表

	检查	评分	得分
7	共济失调 双侧指鼻、跟膝胫试验，其济失调与无力明显不成比例时记分。如患者不能理解或肢体瘫痪不记分	0=没有共济失调 1=一侧肢体有 2=两侧肢体均有 如有共济失调：左上肢 1=是 2=否 9=截肢或关节融合	
8	感觉 用针检查。昏迷或失语者可记1或0分，脑干卒中双侧感觉缺失、无反应及四肢瘫痪者，昏迷患者记2分	0=正常，没有感觉缺失 1=轻到中度，患侧针刺感不明显或为钝性或仅有触觉 2=严重到完全感觉缺失，面、上肢、下肢无触觉	
9	语言 命名，阅读测试，昏迷患者3分	0=正常，无失语 1=轻到中度，流利程度和理解能力有一些缺损，但表达无明显受限 2=严重失语，交流是通过患者破碎的语言表达，听者须推理、询问、猜测，能交换的信息范围有限，检查者感交流困难 3=哑或完全失语，不能讲或不能理解	
10	构音障碍 若患者气管插管或其他物理障碍不能讲话，记9分	0=正常 1=轻到中度，至少有一些发音不清，虽有困难，但能被理解 2=言语不清，不能被理解 9=气管插管或其他物理障碍	
11	忽视症 若患者失语，但确实表现为关注双侧，记分正常	0=没有忽视症 1=视、触、听、空间觉或个人的忽视；或对任何一种感觉的双侧同时刺激消失 2=严重的偏身忽视；超过一种形式的偏身忽视；不认识自己的手，只对一侧空间定位	

　　NIHSS 评分用于评估卒中患者神经功能缺损程度，基线评估可以评估卒中严重程度，治疗后可以定期评估治疗效果。基线评估>16 分的患者具有死亡风险，而<6 分的患者很有可能恢复良好；每增加 1 分，预后良好的可能性降低 17%。评分范围为 0～42 分，分数越高，神经受损越严重。分级判断：①0～1 分：正常或近乎正常。②1～4 分：轻度卒中/小卒中。③5～15 分：中度卒中。④15～20 分：中～重度卒中。⑥ 21～42 分：重度卒中。

（三）溶栓适应证评估

　　所有疑为卒中者都应尽快进行头颅影像学（CT 或 MRI）检查，排除出血性卒中，确立缺血性卒中的诊断，并立即评估是否适合溶栓治疗，发病时间是否在 3 小时、4.5 小时或 6 小时内，有无溶栓适应证（见治疗部分相关内容）。

（四）预后评估

　　急性期病死率为 5%～15%，死亡原因多为严重脑水肿引起的脑疝、肺部感染和多脏器功能衰竭等，存活者 70% 以上留有程度不同的后遗症。

【治疗】

　　治疗原则：①尽早治疗：力争早诊断，确诊后尽早应用最佳方案开始治疗，以挽救缺血半暗区脑组织，减轻致残。②个体化治疗：依据患者年龄、卒中类型、病情严重程度、基础原发病及重要脏器功能状况制订最佳治疗方案。③综合性治疗：采取有轻重缓急的针对性治疗，同时进行支持治疗、对症治疗及早康复治疗。

（一）一般治疗

1. 保持呼吸道通畅 合并低氧血症患者应给予吸氧，气道功能严重障碍者应给予气道支持（气管插管或切开）及机械通气。

2. 调整血压 约70%的脑梗死患者急性期血压升高，通常不需特殊处理。应先处理紧张焦虑、疼痛、恶心呕吐及颅内压增高等情况。血压持续升高，收缩压≥200mmHg或舒张压≥110mmHg，或伴有严重心功能不全、主动脉夹层、高血压脑病的患者，可给予谨慎的降压治疗，一般在发病24小时内血压降低幅度不宜超过原有血压水平的15%，可选用拉贝洛尔、尼卡地平等静脉降压药物，并严密观察血压变化，避免使用引起血压急剧下降的药物，如舌下含服硝苯地平。准备溶栓者及桥接血管内取栓者，血压应控制在收缩压<180mmHg、舒张压<100mmHg。卒中后若病情稳定，血压持续≥140/90mmHg，无禁忌证，可于起病数天后恢复使用发病前服用的降压药物或开始启动降压治疗。

3. 控制血糖 血糖超过10mmol/L时可给予胰岛素治疗，使血糖水平控制在7.8~10 mmol/L。血糖低于3.3mmol/L时，可给予10%~20%葡萄糖口服或静脉注射治疗。

4. 降颅压治疗 颅内压增高是急性重症脑梗死的常见并发症，是死亡的主要原因之一。根据病情酌情选用20%甘露醇125~250mL，快速静脉滴注，每6~8小时1次；呋塞米20~40mg静脉注射，每日2~3次；10%人血白蛋白10g，静脉滴注，每日1~2次；甘油果糖每次250mL静脉滴注，每日1~2次。

5. 防治感染 脑梗死患者急性期易合并呼吸道、泌尿道感染，是导致病情加重的重要原因。尤其对意识障碍患者应特别注意翻身拍背，防止误吸。尽量避免留置尿管，一旦发生感染应做细菌培养及药物敏感试验，给予敏感抗生素治疗。

6. 防治消化道出血 对大面积脑梗死及重症患者可预防性应用抑酸护胃药物防治应激性溃疡出血。发生上消化道出血可静脉注射质子泵抑制剂，如奥美拉唑40mg，静脉注射，每日1~2次；口服或鼻饲凝血酶、云南白药等。

7. 营养支持 注意水、电解质及热量平衡，如起病48~72小时仍不能自行进食者，应给予鼻饲流质饮食以保障营养供应。

8. 预防深静脉血栓 卧床患者可用低分子肝素4000IU皮下注射，每日1~2次，防止深静脉血栓形成，降低发生肺栓塞的风险。

（二）特殊治疗

1. 静脉溶栓治疗 是目前最重要的恢复血流措施。

（1）溶栓药物 包括重组组织型纤溶酶原激活剂（rt-PA）、尿激酶（UK）和替奈普酶。rt-PA和尿激酶是我国目前使用的主要溶栓药物。急性脑梗死发病4.5小时内，符合溶栓条件的患者，尽快静脉给予rt-PA溶栓治疗。使用方法：rt-PA 0.9mg/kg（最大剂量为90mg）静脉滴注，其中10%在最初1分钟内静脉推注，其余药量于1小时持续滴注。发病6小时内的脑梗死且符合溶栓条件者，可静脉给予尿激酶。使用方法：尿激酶100万~150万IU，溶于生理盐水100~200mL，持续静脉滴注30分钟。在静滴溶栓药物期间及用药24小时内应予心电监护、血氧饱和度监测，密切监护患者的生命体征、血压，定时检查神经功能，一旦出现血压明显升高、严重头痛、呕吐等，应警惕溶栓后出血的风险，立即停用药物并及时行头颅 CT 检查。

（2）rt-PA 静脉溶栓的适应证　①发病 3 小时内者：缺血性卒中导致的神经功能缺损；症状持续<3 小时；年龄≥18 岁；患者或家属签署知情同意书。②发病 3~4.5 小时者：缺血性卒中导致的神经功能缺损；症状持续时间 3~4.5 小时；年龄≥18 岁；患者或家属签署知情同意书。

（3）UK 静脉溶栓的适应证　有缺血性卒中导致的神经功能缺损症状；症状出现<6 小时；年龄 18~80 岁；意识清楚或嗜睡；脑 CT 无明显早期脑梗死低密度改变；患者或家属签署知情同意书。

（4）rt-PA 静脉溶栓的相对禁忌证　下列情况需谨慎考虑和权衡溶栓的风险与获益（即虽然存在 1 项或多项相对禁忌证，但并非绝对不能溶栓）。轻型非致残性卒中；症状迅速改善的卒中；惊厥发作后出现的神经功能损害（与此次卒中发生相关）；颅外段颈部动脉夹层；近 2 周内严重外伤（未伤及头颅）；近 3 个月内有心肌梗死史；孕产妇；痴呆；既往疾病遗留较重神经功能残疾；未破裂且未经治疗的动静脉畸形、颅内小动脉瘤（<10mm）；少量脑内微出血（1~10 个）；使用违禁药物；类卒中。发病 3~4.5 小时内的患者相对禁忌证还包括使用抗凝药物，INR≤1.7，PT≤15 秒；严重卒中（NIHSS 评分>25 分）。

（5）rt-PA 与 UK 静脉溶栓的禁忌证　颅内出血（包括脑实质出血、脑室内出血、蛛网膜下腔出血、硬膜下/外血肿等）；既往颅内出血史；近 3 个月有严重头颅外伤史或卒中史；颅内肿瘤、巨大颅内动脉瘤；近期（3 个月）有颅内或椎管内手术；近 2 周内有大型外科手术；近 3 周内有胃肠或泌尿系统出血；活动性内脏出血；主动脉弓夹层；近 1 周内有在不易压迫止血部位的动脉穿刺；血压升高，收缩压≥180mmHg，或舒张压≥100mmHg；急性出血倾向，包括血小板计数<100×10^9/L 或其他情况；24 小时内接受过低分子肝素治疗；口服抗凝剂且 INR>1.7 或 PT>15 秒；48 小时内使用凝血酶抑制剂或 Xa 因子抑制剂，或各种实验室检查异常（如 APTT、INR、血小板计数、ECT、TT 或 Xa 因子活性测定等）；血糖<2.8mmol/L 或>22.22mmol/L；头 CT 或 MRI 提示大面积梗死（梗死面积>1/3 大脑中动脉供血区）。

2. 血管内介入治疗　包括动脉溶栓、桥接、机械取栓、血管成形和支架术等，对 rt-PA 静脉溶栓治疗无效的大血管闭塞患者，给予补救机械取栓（再通血管），可能提高疗效。

3. 抗血小板聚集治疗　应尽早开始使用阿司匹林（溶栓患者在溶栓 24 小时后使用），每日 150~300mg 口服，急性期后改为每日 50~300mg 口服。对阿司匹林不能耐受者，可选用氯吡格雷每日 75mg 口服。发病 24 小时内的急性轻型缺血性卒中（NIHSS 评分≤3 分），应尽早给予氯吡格雷联合阿司匹林治疗 21 天。

4. 抗凝治疗　急性脑梗死患者一般不常规使用抗凝剂。长期卧床患者或合并高凝状态者，为预防深部静脉血栓形成及预防肺栓塞，可选用低分子肝素 4000IU，每日 1~2 次皮下注射。

5. 降纤治疗　用于不适合溶栓并经过严格筛选的病例，尤其适用于高纤维蛋白原血症的患者。常用巴曲酶首剂 10BU，以后隔日 5BU，用 2~3 次。用药期间监测血浆纤维蛋白水平，不低于 1.3g/L。其他降纤制剂有降纤酶、安克洛酶、蚓激酶等。

6. 扩容治疗　急性缺血性卒中一般不推荐扩容治疗，但对于低灌注导致的急性脑梗死如分水岭梗死可考虑扩容治疗，但应注意观察心功能等，防止可能出现脑水肿加重、心力衰竭等并发症。

7. 应用他汀类药物　急性脑梗死患者在发病前已服用他汀类药物的，可继续使用，以改善预后。对动脉粥样硬化性脑梗死患者发病后可考虑尽早使用他汀类药物，如阿托伐他汀、瑞舒伐他汀、氟伐他汀等，根据患者的实际情况选择药物种类及剂量。

8. 脑保护治疗 神经保护剂可减少细胞损伤，提高脑组织对缺血、缺氧的耐受性。目前常用的药物有胞磷胆碱 0.5~1g，静脉滴注，每日 1 次；新型自由基清除剂依达拉奉 30mg，静脉滴注，每日 1~2 次。亚低温（32~35℃）对脑缺血有确切的保护作用。

9. 其他药物治疗 丁基苯酞、人尿激肽原酶可有利于改善脑侧支循环，增加脑血流量；也可应用中药制剂如丹参、三七、川芎等。

10. 外科治疗 对大面积脑梗死，可施行开颅减压术和（或）部分脑组织切除术；颈动脉狭窄超过 70% 的患者可考虑颈动脉内膜切除术。

11. 康复治疗 应尽早进行，并遵循个体化原则，制订短期和长期康复治疗计划，以促进神经功能恢复。

（三）预防

脑卒中是最常见的急性脑血管病，具有发病率高、致残率高、死亡率高的流行病学特点，应积极按照规范的慢性病三级预防措施，进行个体化预防。

1. 一级预防 针对首次脑血管病发病的预防，对有卒中风险但尚无卒中病史的人群，通过改善生活方式，控制各种易患因素，达到阻止或延缓卒中发生的预防目的。预防措施：①积极控制血压使血压达标，一般人群血压≤140/90 mmHg，低于 60 岁、合并糖尿病或肾功能不全者≤130/80mmHg。②戒烟。③纠正血脂异常：将 LDL-C 控制在 2.59mmol/L 以下或较基线值下降 30%~40%，合并有糖尿病、高血压者应控制在<2.07mmol/L。④控制糖尿病：控制糖尿病各项指标达到中国 2 型糖尿病控制目标的综合目标水平。⑤心房颤动：进行抗凝治疗，使 INR 维持在理想范围。⑥其他：包括合理膳食、限酒、适当锻炼、随访颈动脉超声及血同型半胱氨酸水平等。

2. 二级预防 是针对再次卒中的预防，包括对 TIA 的治疗。预防措施：①控制可调控的易患因素：将 LDL-C 控制在 1.81mmol/L 以下，有症状的颈动脉狭窄>70%者行颈动脉内膜剥脱术，规范治疗 TIA 等。②抗血小板聚集治疗：非心源性栓塞患者使用阿司匹林或氯吡格雷常规剂量治疗。③抗凝治疗：已确诊的心源性栓塞或有慢性房颤的患者，应用华法林治疗，使 INR 维持在达标范围。

3. 三级预防 是针对卒中急性期患者，预防严重并发症及脑水肿、脑疝等致死性并发症的预防，主要预防措施：①通过高危人群的健康教育，使患者掌握就诊的最佳时机。②尽早对可疑患者做出诊断，制订并实施个体化的最佳治疗方案。③及时处理各种并发症。④重视脑保护措施及早期康复的应用，降低残疾率与死亡率。

（四）健康教育与人文关怀

急性脑梗死治疗中要注意与患者及家属充分沟通病情、治疗措施、治疗费用、预后等，交代获益与风险，充分沟通评估后，制订最优治疗方案。在关注肢体功能恢复的同时注重患者的情绪变化，及时进行心理疏导。同时要加强脑梗死的宣传和教育，快速识别脑卒中，一旦出现一侧肢体（伴或不伴面部）无力或麻木、口角歪斜、言语不清等表现，及时到医院急诊就诊。做好患者的长期慢病管理。通过健康教育使民众了解当地卒中中心及绿色通道的使用技巧，尽量缩短发病到开始治疗的时间。

心源性脑栓塞

心源性脑栓塞（cardiogenic cerebral embolism，CCE）是指由于心源性栓子通过血循环进入脑动脉系统，引起动脉管腔栓塞，导致该动脉供血区局部脑组织坏死。本病占缺血性脑卒中的 15%～20%，其中 80% 发生于颈内动脉系统，20% 发生于椎-基底动脉系统。

【病因和发病机制】

心源性栓子的来源包括心房颤动、慢性心脏瓣膜病、心肌梗死、心内膜炎，心脏手术等。其中半数来源于非瓣膜性的房颤，其次是心肌梗死、风湿性心脏瓣膜病、扩张性心肌病、人工心脏瓣膜、先天性心脏病（如卵圆孔未闭、房间隔缺损）等。

上述疾病导致心房与心室内血栓、赘生物脱落，或静脉系统栓子从右心分流到左心，随动脉血流进入颅内，导致脑动脉栓塞而发病。大多数心源性脑栓塞多见于颈内动脉系统的大脑中动脉，也可见于椎-基底动脉系统，或同时见于不同的动脉，形成多发性梗死灶。

【临床表现】

（一）一般表现

任何年龄均可发病，多在动态下急骤发病，症状在数分钟内达到高峰。如栓子散落成许多碎片进入脑动脉的一些分支，可导致全脑一过性缺血，出现一过性意识障碍，甚至抽搐发作，多数栓子较小时，栓子很快通向远端或自溶而症状缓解。当颅内大动脉或椎-基底动脉栓塞时，患者可迅速出现昏迷和颅内压增高表现。

（二）局部神经缺失症状

临床表现取决于栓塞的动脉（详见本节"动脉粥样硬化性脑梗死"部分）。大约 30% 的脑栓塞可发生出血转化，使病情加重，如出现意识障碍突然加重或肢体瘫痪加重时应注意鉴别。

【辅助检查】

1. 颅脑 CT 和 MRI　发病 24~48 小时颅脑 CT 示脑内可有低密度区，部分在低密度区域中间有高密度影（出血性梗死）。起病在 24~48 小时以内 CT 检查正常的患者，可选择 MRI 检查，可更早、更准确地显示梗死的部位、范围。

2. 心电图　应常规检查，可能发现心律失常、心肌梗死等异常。24 小时动态心电图可准确检测心律失常的发生规律，对判断心律失常的性质有较大诊断价值。

3. 心脏超声检查　超声心动图检查可证实是否存在心源性栓子；心脏超声检查对左心室血栓、二尖瓣脱垂、感染性心内膜炎、卵圆孔未闭、房间隔动脉瘤、心脏黏液瘤和左房血栓等的诊断具有重要价值。

【诊断与鉴别诊断】

（一）诊断要点

①有冠心病心肌梗死、心脏瓣膜病、心房颤动等心源性栓子来源的基础原发病病史。②体力

活动中骤然起病，迅速出现局限性神经缺失症状，症状在数秒钟到数分钟达到高峰，并持续 24 小时以上，神经系统症状和体征可用某一血管综合征解释。③意识常清楚或轻度障碍，多无脑膜刺激征。④脑部 CT、MRI 检查可显示梗死部位和范围，并可排除脑出血、肿瘤和炎症性疾病。

（二）鉴别诊断

1. 动脉粥样硬化性脑梗死 具有起病急、病情迅速达高峰的特点，且既往多存在能提供栓子来源的其他病史；动脉粥样硬化性脑梗死则多起病于安静状态下，病情进展相对缓慢，CT、MRI、超声心动图等可明确诊断。

2. 脑出血 脑栓塞与脑出血都具有起病迅速的特点，但脑出血患者既往多有高血压病史，脑栓塞往往具有能提供栓子的其他病史，借助 CT 和 MRI 等手段可明确诊断。伴昏迷者须排除可引起昏迷的其他全身性或颅内疾病。

【病情评估】

脑栓塞的病情评估参考"动脉粥样硬化性脑梗死"相关内容。脑栓塞预后多与栓子的大小、数量、被栓塞的血管等因素相关，急性期病死率为 5%~15%，多死于严重的脑水肿、脑疝、肺部感染、心力衰竭等并发症。如栓子来源不明，10%~20% 的患者可能在病后 1~2 周内再发，再发病死率高。

【治疗】

（一）心源性脑栓塞治疗

基本同"动脉粥样硬化性脑梗死"。颈内动脉或大脑中动脉栓塞可导致大面积梗死，引起严重脑水肿和继发脑疝，小脑梗死也易发生脑疝，应积极脱水、降颅压治疗，必要时需行去骨瓣减压术。当发生出血性脑梗死时，要立即停止溶栓、抗凝和抗血小板的药物，防止出血加重和血肿扩大；感染性栓塞禁用溶栓、抗凝治疗，防止感染扩散，并应用抗生素。

（二）原发病治疗

治疗脑梗死的同时，应积极治疗原发病，如治疗心肌梗死、心脏瓣膜病等，及时纠正心力衰竭及心律失常等，根除栓子来源，防止复发。

（三）抗栓治疗

急性期一般不主张抗凝治疗，有增加脑出血或其他部位出血的风险。大多数心源性脑栓塞患者，可根据病情在发病 4~14 天开始口服抗凝药，急性期后口服抗凝药物是心源性脑卒中重要的预防措施，常用抗凝药物是华法林，目标剂量是 INR 维持在 2~3。新型口服抗凝剂包括达比加群、利伐沙班等，用于非瓣膜性心脏病并发脑栓塞的预防，一般不需要调整剂量和监测 INR，具有较好的安全性，可替代华法林。若不能接受口服抗凝药物治疗，可选择肠溶阿司匹林单药治疗或阿司匹林联合氯吡格雷抗血小板治疗。

腔隙性脑梗死

腔隙性脑梗死（lacunar infarction，LI）是指大脑半球深部或脑干的小穿通动脉闭塞形成的缺血性微梗死灶（梗死灶直径 1.5~2cm），经吞噬细胞清除后，在脑实质中遗留不规则的腔隙。本病最主要的病因是高血压性小动脉硬化，约占脑梗死的 20%。病变主要累及基底节区、丘脑、脑桥、放射冠区等。本病常见于 50 岁以上老年人，部分患者有高血压或短暂性脑缺血发作病史，一般预后较好，致死率、致残率较低，但是复发率较高。

【病因和发病机制】

目前认为本病的主要病因为高血压导致脑部小动脉及微小动脉壁脂质透明变性及纤维素性坏死，或部分患者有糖尿病史，发生小血管病变，最终导致管腔闭塞，形成微小梗死灶，经吞噬细胞清除后，产生腔隙病变。有研究证实，舒张压增高对于多发性腔隙性梗死的形成更为重要。

【临床表现】

本病多见于中老年人，半数以上的患者有长期高血压病史。临床症状一般较轻，体征单一，预后较好。许多患者并不出现临床症状而由头颅 CT 或 MRI 检查时发现。Fisher 将本病归纳为 21 种综合征，常见下列 5 种。

1. 纯运动性卒中　表现为面、舌、肢体不同程度瘫痪，而无感觉障碍、视野缺失、失语等。病灶位于放射冠、内囊、基底节、脑桥、延髓等。

2. 纯感觉性卒中　患者主诉半身麻木、受到牵拉、发冷、发热、针刺感、疼痛、肿胀、变大或变小感及沉重感。检查可见一侧肢体、身躯感觉减退或消失。感觉障碍偶可见越过中线影响双侧鼻、舌、阴茎、肛门等，提示为丘脑性病灶。

3. 共济失调性轻偏瘫　表现为病变对侧的纯运动性轻偏瘫和小脑性共济失调，以下肢为重，也可有构音不全和眼震颤，系基底动脉的旁正中动脉闭塞而导致脑桥基底部上 1/3 与下 1/3 交界处病变。

4. 感觉运动性卒中　多以偏身感觉障碍，继而出现轻偏瘫，为丘脑后腹核并累及内囊后肢的腔隙性脑梗死所致。

5. 构音不全手笨拙综合征　患者严重构音不全，吞咽困难，一侧中枢性面、舌瘫，该侧手轻度无力伴有动作缓慢、笨拙（尤以精细动作如书写更为困难），指鼻试验不准，步态不稳，腱反射亢进和病理反射阳性。病灶位于脑桥基底部上 1/3 和下 2/3 交界处，也可能有同侧共济失调。

本病常反复发作，引起多发性腔隙性脑梗死，称为腔隙状态（lacunar state），常累及双侧皮质脊髓束和皮质脑干束，出现认知功能下降、假性球麻痹、类帕金森综合征和大小便失禁等。

【辅助检查】

头颅 CT 检查可在大脑半球深部、基底节区、丘脑、脑桥发现单个或多个圆形、椭圆形低密度灶，边界清楚。MRI 呈长 T_1、长 T_2 信号，较 CT 更为清晰。

【诊断与鉴别诊断】

（一）诊断要点

①中年以后发病，且有长期高血压、糖尿病等病史。②临床症状符合上述腔隙性脑梗死典型表现之一者。③头颅 CT 及 MRI 检查证实与临床一致的腔隙病灶。④预后良好，短期内有完全恢

复的可能。

（二）鉴别诊断

本病应与动脉粥样硬化性脑梗死、脑栓塞和脑实质小出血鉴别。本病与动脉粥样硬化性脑梗死、脑栓塞临床表现上具有相似性，但是与脑栓塞相比，发病速度较之缓慢，CT 或 MRI 可有助于鉴别。脑实质小出血临床表现与本病相同，占脑出血的 10%，出血量 0.3~10mL 不等，仅能依靠 CT 或 MRI 检查明确诊断。

【病情评估】

（一）认知功能评估

腔隙性脑梗死虽然致残率、死亡率低，但复发率高，多发腔隙梗死常出现认知功能障碍，评估认知功能、记忆力及高级神经功能是否有障碍。

（二）危险因素评估

进行血压、血糖、血脂、血同型半胱氨酸检测及吸烟、肥胖、饮酒等脑血管病危险因素评估，积极干预危险因素。通过颈动脉超声、TCD、CTA 等检查脑血管有无病变。

【治疗】

本病的治疗基本上同"动脉粥样硬化性脑梗死"。强调控制危险因素，尽早开始进行脑血管病的二级预防，尤其应积极治疗高血压，同时应注意降压不能过快、过低。

第三节　脑出血

脑出血（intracerebralhemorrhage，ICH）是指非外伤性脑血管自发性破裂所致的脑实质内出血，占全部脑卒中的 10%~30%。高血压是脑出血最常见的病因，其他病因包括血管淀粉样变性、动静脉畸形、血液病、梗死后出血、抗凝或溶栓治疗后等。临床表现以突发头痛、呕吐、意识障碍伴局灶性神经功能障碍为特点。脑出血的发病率为每年 60~80/10 万人，急性期病死率为 30%~40%，是死亡率最高的脑卒中类型。

【病因和发病机制】

（一）病因

高血压合并小动脉硬化是脑出血的主要病因，其他病因有先天性脑动脉瘤、脑血管畸形、脑肿瘤、血液病（如再生障碍性贫血、白血病、血小板减少性紫癜、血友病、红细胞增多症和镰状细胞病等）、感染、药物（如抗凝及溶栓治疗等）、脑血管淀粉样变性、脑动脉炎等所致。

（二）发病机制

脑内动脉具有动脉壁薄，中层肌细胞及外膜结缔组织均少，且缺少外弹力层的特点。长期高血压可导致脑内细小动脉或深穿支动脉壁纤维素样坏死或脂质透明变性，小动脉瘤或微夹层动脉瘤形成，当血压骤然升高时，血液自血管壁渗出或动脉瘤壁直接破裂，血液进入脑组织形成血肿。脑内小动脉随着年龄增长变得弯曲呈螺旋状，使深穿支动脉成为出血的主要部位。豆纹动脉自大脑中动脉近端呈直角分出，受高压血液冲击易发生粟状动脉瘤，是脑出血最好发部位，其外侧支被称为出血动脉。

其他非高血压性因素引起的脑出血由于病因不同，有各自不同的发病机制。

一般高血压性脑出血患者临床神经功能缺损仅在出血 30~90 分钟内进展，是由于出血一般在 30 分钟内停止，血肿相对保持稳定。有研究发现，72.9% 的脑出血患者可出现不同程度的血肿体积增大，但一般局限在 90 分钟内。仅有少数高血压性脑出血患者，发病后 3 小时内血肿仍表现为迅速扩大，其密度不均且形态不规则，尤其在严重高血压控制不良及应用抗凝治疗时，故其临床神经功能缺损的进展可延长至 24~48 小时。而脑肿瘤、血液病及淀粉样血管病等患者则可出现多发性的脑实质出血。

【病理】

1. 出血部位 70% 的 ICH 发生在基底核的壳核及内囊区，主要由高血压引起，而剩余的 30% 则分别发生在脑叶、脑干及小脑齿状核，三者各占 10%。非高血压性 ICH 出血灶多位于皮质下。对于高血压性 ICH，受累血管好发顺序依次为大脑中动脉深穿支豆纹动脉、基底动脉脑桥支、大脑后动脉丘脑支、小脑上动脉分支（供应小脑齿状核及深部白质）、顶枕交界区和颞叶白质分支。

2. 病理改变 脑出血一般单发，也可多发或复发，出血灶大小不等。较大新鲜出血灶，其中心是血液或血凝块（坏死层），周围是坏死脑组织，其内含有点、片状出血（出血层），外周为明显水肿伴炎细胞浸润并形成占位效应。脑室系统受压变形及向对侧移位，又加上部分血肿破入脑室系统形成血凝块，造成脑室系统的脑脊液循环严重梗阻。血肿向脑表面、外侧裂等处穿破，血液进入蛛网膜下腔后可造成脑沟、脑池及上矢状窦蛛网膜颗粒阻塞，构成继发性脑脊液回吸障碍，增加脑水肿，严重病例可发生脑疝。如幕下的小脑大量出血可发生枕大孔疝；幕上的大脑半球出血后血肿向下挤压下丘脑和脑干，使之移位，常常出现小脑幕疝；而下丘脑及脑干等中线结构下移可形成中心疝。

脑出血后 1~6 个月，中心血肿溶解，周围胶质增生，进而小出血灶形成胶质瘢痕，而大出血灶则形成椭圆形中风囊，其中黄色透明黏液及含铁血黄素等血红蛋白降解产物满布囊腔。

【临床表现】

脑出血多见于 50 岁以上患者，男性略多于女性，多有高血压病史，通常在情绪激动、劳动或活动时急性起病，寒冷季节多发，少数也可静态起病。出血早期血压多突然升高，并出现头痛、呕吐、意识障碍等全脑症状及肢体瘫痪、失语等局灶性神经功能缺失症状。发病后症状在数分钟至数小时达高峰。患者的临床表现，特别是局灶性神经功能缺失症状，与出血的部位、出血量有关。

（一）基底节区出血

1. 壳核出血 最常见，占 ICH 病例的 50%~60%，系豆纹动脉尤其是其外侧支破裂引起。典型表现可见"三偏征"，即病灶对侧偏瘫、偏身感觉障碍和同向性偏盲。双眼球常向病灶侧凝视；优势半球病变可有失语；大量出血可出现意识障碍。

2. 丘脑出血 占 ICH 病例的 10%~15%，系丘脑穿通动脉和丘脑膝状体动脉破裂所致，可分为局限型（血肿仅局限于丘脑）和扩延型。如属一侧丘脑出血，且出血量较少时，表现为对侧轻瘫，对侧偏身感觉障碍，通常感觉障碍重于运动障碍，特别是深感觉障碍更明显。如果出血量大，受损部位波及对侧丘脑及丘脑下部，则出现呕吐咖啡样物、呕吐频繁呈喷射状、四肢瘫痪、双眼向鼻尖注视等症状，且有多尿，实验室检测可见尿糖阳性。优势侧丘脑出血可出现丘脑性失语、人格改变、认知障碍和精神障碍等。

3. 尾状核头出血　较少见，多由血管畸形破裂和高血压动脉硬化所致。一般出血量不多，多经侧脑室角破入脑室。临床表现常见头痛、呕吐、颈强直和精神症状，神经功能缺损症状不多见。由于出血早期即破入脑室，故临床表现酷似蛛网膜下腔出血。

（二）脑干出血

1. 脑桥出血　脑桥是脑干出血的好发部位，约占 ICH 病例的 10%，多由基底动脉脑桥支破裂引起，出血灶多位于脑桥被盖部与基底部之间。一侧小量出血，可无意识障碍，表现为交叉瘫痪（如病侧周围性面瘫、对侧肢体中枢性瘫痪）、双眼向出血对侧凝视等；大量出血（血肿 > 5mL）时常累及双侧基底部和被盖部，并破入第四脑室，患者迅速出现昏迷、眼球浮动、针尖样瞳孔、呕吐咖啡样胃内容物、去大脑强直、中枢性高热、中枢性呼吸障碍等，死亡率高。

2. 中脑出血　少见，患者常有意识障碍和头痛、呕吐，轻症表现为同侧肢体共济失调、一侧或双侧动眼神经不全麻痹、眼球不同轴，也可表现为 Benedikt 或 Weber 综合征；重症表现为深昏迷，四肢弛缓性瘫痪，可迅速死亡。

3. 延髓出血　更为少见，轻症患者可表现为不典型的 Wallenberg 综合征，重症患者可表现为突然意识障碍，影响呼吸、心率、血压等生命体征，继而死亡。

（三）小脑出血

小脑出血约占 ICH 病例的 10%，多由小脑齿状核动脉破裂引起，常有突发眩晕、头痛、频繁呕吐、走路不稳、后枕部疼痛。小脑出血起病突然，暴发型常突然昏迷，数小时内迅速死亡。出血量较多者，尤其是小脑蚓部出血，发病时或病后 12~24 小时出现昏迷及脑干受压征象，双侧瞳孔缩小至针尖样、呼吸不规则等。出血量较少者，主要表现为小脑性语言、眼震颤和患侧共济失调等，多无瘫痪。

（四）脑叶出血

脑叶出血占 ICH 病例的 5%~10%。脑叶出血也称为皮质下白质出血，老年人常因脑动脉硬化或淀粉样变引起，青壮年多由先天性脑血管畸形所致；表现为头痛、呕吐、脑膜刺激征阳性和出血脑叶的定位症状。顶叶出血最常见，其次为颞叶、枕叶、额叶，也有多发脑叶出血的病例。顶叶出血可见偏身感觉障碍、空间构象障碍；颞叶出血可见感觉性失语、精神异常；枕叶出血出现对侧偏盲或皮质盲；额叶出血可见偏瘫、运动性失语、摸索、强握等症状。

（五）脑室出血

脑室出血占 ICH 病例的 3%~5%，一般分为原发性和继发性。原发性脑室出血为脑室内脉络丛破裂出血，较为少见；继发性者是由于脑内出血量大，穿破脑实质流入脑室。临床表现为呕吐、多汗、皮肤发绀或苍白，发病后 1~2 小时便陷入深昏迷，伴高热、脑膜刺激征、眼球或浮动或出现分离性斜视、针尖样瞳孔、四肢瘫或呈强直性抽搐、血压不稳、呼吸不规律、脉搏不稳定等症状，临床上易被误诊为蛛网膜下腔出血。

【辅助检查】

1. 颅脑 CT 检查　为确诊 ICH 的首选检查。急性期血肿呈边界清楚的肾形、类圆形或不规则形均匀的高密度影，并可显示出血部位、血肿大小和形状、是否破入脑室、脑室有无移位受压和积血，以及出血周围脑组织水肿等。出血病灶多呈边界清楚、均匀卵圆形或圆形高密度区（图57-5）。大量出血积聚于脑室时可呈高密度铸型，脑室扩大。较大的脑实质内血肿一般需 6~7 周方可彻底消散，脑室积血多在 2~3 周即可完全吸收。

多模式 CT 扫描包括 CTP 和增强 CT。前者能够反映 ICH 后脑组织的血供变化，并可了解血肿周边血流灌注情况。后者如发现造影剂外溢，是提示患者血肿扩大风险高的重要证据。

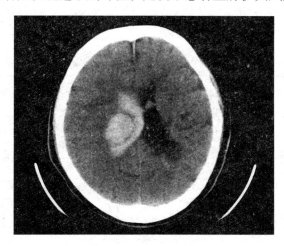

图 57-5　CT 显示脑出血

2. MRI 检查　对发现结构异常、明确脑出血的病因很有指导价值。MRI 对急性脑出血诊断不及 CT，但对检出小脑和脑干的出血灶并监测脑出血的演进过程却优于 CT 扫描。脑内血肿的信号随着血肿期龄而变化。超急性期（<24 小时）血肿为长 T_1、长 T_2 信号，与脑水肿、梗死不易区别；急性期（2~7 天）为等 T_1、短 T_2 信号，显示不如 CT 清楚；亚急性期（8 天~4 周）为短 T_1、长 T_2 信号；慢性期（>4 周）为长 T_1、长 T_2 信号，周边可见含铁血黄素沉积所致低信号环，此期 MRI 探测比 CT 敏感。

多模式 MRI 扫描如 SWI，对早期 ICH 及微出血较敏感，MRA 可发现血管瘤、脑血管畸形等病变。

3. DSA　脑出血患者一般不需要进行 DSA 检查，除非疑有血管畸形、血管炎或 moyamoya 病需外科手术或血管介入治疗时，才考虑进行。DSA 可清楚显示异常血管和造影剂外漏的破裂血管及部位。特别是患者安全度过急性期、病情稳定之后，如 CT 显示的血肿不在高血压性脑出血的好发部位，为进一步明确病因，可进行 DSA，或 MRA、CTA 检查，以明确有无脑动脉瘤、血管畸形等病因。

4. 其他检查　脑脊液检查颅内压力多数增高，并呈血性，但约25%的局限性脑出血脑脊液外观也可正常。腰椎穿刺易导致脑疝形成或使病情加重，故考虑为脑出血诊断的患者，一般不做腰椎穿刺，只在无条件进行 CT 检查并考虑脑出血可能破入蛛网膜下腔时，才慎重选择。同时，要进行血常规、尿常规、血糖、肝功能、肾功能、凝血功能、电解质及心电图等检查，以了解患者的全身状态。

【诊断与鉴别诊断】

（一）诊断依据

诊断要点：①50岁以上中老年患者，有长期高血压等病史。②在情绪激动或体力活动时突然发病，出现头痛、呕吐、意识障碍等症状。③发病后血压明显增高。④有偏瘫、失语等局灶性神经功能缺损的症状和体征，应高度怀疑脑出血。⑤头颅CT扫描见脑内高密度影可确诊。

（二）鉴别诊断

1. 其他脑血管病　本病与动脉粥样硬化性脑梗死（ACI）、心源性脑栓塞（CCE）、脑出血（ICH）、蛛网膜下腔出血（SAH）的鉴别见表57-3。

表57-3　常见脑卒中的鉴别诊断

鉴别要点	ACI	CCE	ICH	SAH
发病年龄	60岁以上多见	青壮年多见	50~60岁多见	不定
常见病因	动脉粥样硬化	心脏病、房颤	高血压及动脉粥样硬化	动脉瘤、血管畸形
起病状态	多于安静时、血压下降时	不定	活动、情绪激动、血压升高时	活动、激动时
起病速度	较缓（小时、天）	最急（秒、分）	急（分、小时）	急（分）
意识障碍	较少	少、短暂	常有，进行性加重	少、轻、谵妄
头痛、呕吐	少有	少有	常有	剧烈
偏瘫等	有	有	多有	多无
脑膜刺激征	无	无	偶有	明显
头颅CT	脑内低密度灶	脑内低密度灶	脑内高密度灶	蛛网膜下腔高密度影
脑脊液	多正常	多正常	血性，压力高	均匀血性
DSA	可见阻塞的血管	可见阻塞的血管	可见破裂的血管	可见动静脉畸形或动脉瘤

2. 全身性疾病　应注意与引起昏迷的全身性及代谢性疾病鉴别，如酒精中毒、药物中毒、CO中毒、糖尿病高渗性昏迷、低血糖昏迷、肝性脑病及尿毒症性昏迷等。有相关疾病的病史，无神经系统缺损定位体征，有相关实验室检查异常，头颅CT无出血病灶等，可以鉴别。

【病情评估】

（一）出血部位评估

不同出血部位，患者的预后不同，一般壳核出血、脑叶出血、小脑出血患者，出血量不大时，预后较好。根据患者神经功能缺损体征特点，结合颅脑影像学检查，判断出血部位。脑干出血、丘脑出血，尤其是出血量较大破入侧脑室时，患者颅内压升高迅速，易诱发脑疝而预后不良。

（二）Glasgow昏迷量表（GCS）评估意识障碍程度

绝大多数脑出血患者出现昏迷，出血量越多颅内高压越严重，昏迷越严重，提示病情越严重。以睁眼反射、语言反应、运动反应三部分判断得分相加评估病情，得分值越高，提示意识状态越好。Glasgow昏迷评分法最高分为15分，表示意识清楚；12~14分为轻度意识障碍；9~11

分为中度意识障碍；8 分以下为昏迷；分数越低则意识障碍越重。选评判时的最好反应计分。注意运动评分左侧、右侧可能不同，用较高的分数进行评分（表 57-4）。

表 57-4　Glasgow 昏迷量表

睁眼反应	语言反应	运动反应
自动睁眼 4 分	正确答对 5 分	可按指令动作 6 分
呼唤睁眼 3 分	回答错误 4 分	能确定疼痛部位 5 分
刺痛睁眼 2 分	语无伦次 3 分	对疼痛刺激有肢体退缩反应 4 分
无反应 1 分	只有发音 2 分	对疼痛刺激时肢体过屈 3 分
	无反应 1 分	对疼痛刺激时肢体过伸 2 分
		对疼痛刺激时无反应 1 分

（三）根据 ICH 评分表评估病情

综合 Glasgow 昏迷量表评分结果、血肿大小、血肿是否破入脑室、患者年龄等综合判断病情，估计死亡风险（表 57-5、表 57-6）。

表 57-5　ICH 评分表

项目	评分
GCS 评分	
3~4 分	2
5~12 分	1
13~15 分	0
血肿	
≥30mL	1
<30mL	0
血肿破入脑室	
是	1
否	0
血肿源于幕下	
是	1
否	0
患者年龄	
≥80 岁	1
<80 岁	0
总计	0~6 分

表 57-6　ICH 评分表与 30 天病死率

ICH 评分表得分	30 天病死率
0	0%
1	13%
2	26%
3	72%
4	97%
5	100%

（四）血肿扩大风险的判断

脑出血后数小时内常出现血肿扩大，加重神经功能损伤，应密切监测。CTA 和增强 CT 的"点样征"（spot sign）对预测血肿扩大风险有重要意义，必要时可行有关评估。血常规、凝血功能等检查有助于预测血肿扩大的风险。

（五）预后评估

脑出血的主要致死原因为脑水肿、颅内压增高和脑疝形成。其预后与出血量、出血部位、病因及全身状况有关。脑干、丘脑和大量脑室出血预后差，1 周后多死于并发症。不同于脑梗死，不少脑出血患者起初的严重神经功能缺损症状可以相对恢复良好，甚至可以完全恢复如常；且血压如果控制良好，高血压脑出血的复发率一般相对较低，但动-静脉血管畸形所致脑出血是例外，其年再发率接近 2%。

【治疗】

治疗原则：安静卧床，脱水降颅压，减轻脑水肿；调整血压；防止继续出血；保护神经功能，促进恢复；加强护理，防止并发症。

（一）内科治疗

1. 一般治疗

（1）护理与监护　安静卧床休息 2~4 周，避免情绪激动和不必要的搬动。一般需送重症监护病房，需要一级护理或特级护理，观察生命体征、意识障碍水平、瞳孔改变和神经系统定位体征等的变化。保持呼吸道通畅，将患者头偏向一侧，及时清理口腔分泌物，必要时行气管切开。对于脑组织压增高患者，应抬高床头约 30°，目的是增加颈静脉回流，降低颅内压。加强护理，定时翻身拍背，口腔护理，防止肺炎、压疮等。

（2）氧疗　有意识障碍、缺氧的患者应给予吸氧。

（3）饮食管理　有消化道出血、意识障碍者宜禁食 24~48 小时，必要时应排空胃内容物。

（4）保持营养和水电解质平衡　有昏迷或有吞咽困难的患者发病后 2~3 天应给予鼻饲饮食。

（5）头颅降温　头部可用冰帽或冰水以降低脑部温度，降低脑组织新陈代谢，有利于减轻脑水肿及颅内高压。

2. 降低颅内压　ICH 后一般会出现脑水肿，特别是出血量大的脑出血，脑水肿在 48~72 小时达高峰。其中约有 2/3 发生颅内压增高，严重高颅压可导致脑疝形成，是脑出血死亡的主要原因。因此，积极控制脑水肿、降低颅内压为脑出血急性期治疗的重要环节。降低颅内压可选用下列药物：①20% 甘露醇 125~250mL，30 分钟内滴完，每 6~8 小时 1 次。②呋塞米 20~40mg，静脉注射，8~12 小时 1 次。③10% 复方甘油注射液 250~500mL，静脉滴注，每日 1~2 次。④人血白蛋白 50mL，静脉滴注，每日 1~2 次。其他治疗包括适当控制液体输入，高流量给氧降低动脉血二氧化碳分压至 30~35mmHg，控制躁动、疼痛等。不建议应用糖皮质激素减轻脑水肿。

3. 调整血压　ICH 后的血压升高是对颅内压升高的一种反射性自我调节，应先降颅压，之后再根据血压情况决定是否给予降压治疗。一般来说，当平均动脉压 > 130mmHg 或收缩压 >

180mmHg 时，应给予降压治疗。如果同时有疑似颅内压增高的证据，要考虑监测颅内压。可用间断或持续静脉应用降压药物降低血压，但要保证脑灌注压为 60~80mmHg；如果没有颅内压增高的证据，降压目标则为平均动脉压在 110mmHg 或血压在 160/90mmHg；当平均动脉压>150mmHg 或收缩压>200mmHg 时，应持续静脉应用降压药物积极降低血压。降血压不能过快，要加强监测，防止因血压下降过快引起脑低灌注。

脑出血恢复期应积极控制高血压，尽量将血压控制在目标值范围内。常用静脉降压药物有尼卡地平、乌拉地尔等，常用口服降压药物有血管紧张素Ⅱ受体阻滞剂、长效钙通道阻滞剂等。

4. 止血治疗　对于凝血功能正常的患者，一般不建议常规使用止血药。对高血压动脉硬化性出血而言，止血药物如巴曲酶（立止血）、氨甲苯酸、氨基己酸等作用不大。合并严重凝血功能障碍，如口服抗凝药物（华法林）引起的相关脑出血，可静脉应用维生素 K 对抗；普通肝素引起的相关脑出血，可用硫酸鱼精蛋白治疗；溶栓药物引起的相关脑出血，可选择输注凝血因子和血小板治疗。

5. 防治并发症　保持呼吸道通畅，定时翻身、拍背、吸痰，防止吸入性肺炎或窒息，如呼吸道分泌物过多影响呼吸时，应行气管切开。有呼吸道感染时，可根据经验或药物敏感试验选择抗生素。防止压疮和尿路感染。预防应激性溃疡出血，可用西咪替丁 0.2~0.4g/d，静脉滴注。发生上消化道出血可给予奥美拉唑 40mg，静脉注射，每日 1~2 次。有癫痫发作或脑电检测有痫样放电者，应给予抗癫痫药物治疗。中枢性高热为下丘脑下部散热中枢受损所致，大多采用物理降温治疗。鼓励患者尽早活动，腿抬高，尽可能避免下肢、特别是瘫痪侧肢体静脉输液，以预防深静脉血栓。

（二）外科治疗

急性期外科治疗的目的在于消除血肿，降低颅压，解除脑组织受压，挽救患者生命。一般认为手术宜在发病后 6~24 小时进行。常用的手术方法有开颅血肿清除术、锥孔穿刺血肿抽吸、立体定向血肿引流术、脑室引流术等。基底节区中等量出血（壳核出血≥30mL，丘脑出血≥15mL）可根据病情、出血部位和医疗条件，在合适时机选择微创穿刺血肿清除术或小骨窗开颅血肿清除术清除血肿；大量出血或脑疝形成者，多需外科行去骨片减压血肿清除术，以挽救生命。小脑出血易形成脑疝，是外科治疗的第一个适应证，出血量≥10mL，或直径≥3cm，出现神经功能恶化或脑干受压，在有条件的医院应尽快手术治疗。脑室出血形成脑室铸型，需脑室穿刺引流治疗。

恢复期的患者，如考虑合并脑血管畸形、动脉瘤等血管病变或已经确诊的患者，也需考虑手术治疗。

（三）康复治疗

脑出血后，只要患者病情不再进展、生命体征平稳，宜尽早进行康复治疗。早期将患肢置于功能位；如病情允许，危险期过后，应及早进行肢体功能、言语障碍及心理的康复治疗。

（四）预防

脑出血最主要的病因是高血压性脑动脉硬化，其他有机体出血倾向、脑动脉瘤、脑血管畸形、抗凝或溶栓治疗不当等。

1. 控制危险因素　一级、二级预防基本同脑梗死的预防措施。积极控制吸烟、酗酒及高血压、高血脂等危险因素，尤其是对血压的严格管控。防治措施包括减轻体重、减少膳食中脂肪含量、限制食盐摄入量、减少饮酒量、适当运动及严格遵医嘱应用降压药物治疗。目标血压值如下：对高血压合并糖尿病或肾病者，血压一般应控制在130/80mmHg以下，而对普通高血压患者一般应控制在140/90mmHg以下。对年龄>65岁老年人收缩压一般应控制至在150mmHg以下，如可耐受，则还可进一步降低。良好的控制血压使血压持续达标，可延缓脑动脉粥样硬化及微动脉夹层动脉瘤的形成。

2. 避免诱因　避免引起血压显著波动的因素如用力抬举重物、情绪波动、大量饮酒等。

3. 合理应用抗凝、溶栓、活血化瘀治疗　避免医源性因素引起脑出血。

（五）健康教育与人文关怀

对患者进行多种形式的有关ICH知识的宣教，增强治疗疾病与康复的信心。指导患者控制危险因素，尤其是对高血压的严格管理。指导患者合理就诊。

第四节　蛛网膜下腔出血

蛛网膜下腔出血（subarachnoid hemorrhage，SAH）是指脑底或脑表面血管（如先天性动脉瘤、高血压脑动脉硬化所致的微动脉瘤、脑血管畸形等）破裂后，血液直接流入蛛网膜下腔，称自发性SAH。脑实质或脑室出血、脑外伤后血液流入蛛网膜下腔，称为继发性SAH。临床表现以突发头痛、呕吐及脑膜刺激征为特点，严重病例可伴有意识障碍。SAH约占急性脑卒中的10%，年发病率为6~20/10万，女：男为（1.3~1.6）：1。SAH的预后与病因、出血部位、出血量、有无并发症及是否得到适当治疗有关。SAH预后总体较差，其病死率高达45%，即使存活也有很高的致残率。

【病因和发病机制】

1. 颅内动脉瘤　是最常见的病因，占75%~80%。其中先天性粟粒样动脉瘤约占75%，还可见高血压、动脉粥样硬化所致的梭性动脉瘤、夹层动脉瘤和感染所致的真菌性动脉瘤等。90%以上的颅内动脉瘤为囊性动脉瘤，位于脑底大动脉的分叉处，破裂后血液注入颅底脑池的蛛网膜下腔，好发于脑底Willis环的分支部位，其前半部占80%~90%，最常见的部位为后交通动脉与颈内动脉的接合处（约40%），前交通动脉与大脑前动脉的接合处（约30%），大脑中动脉在外侧裂第一个主要分支处（约20%）。后循环动脉瘤最常见于基底动脉尖端或椎动脉与小脑后下动脉的连接处。动脉瘤多为单发，约20%为多发，多发者多位于两侧相同动脉（又称"镜像动脉瘤"）。

随着年龄的增长，动脉瘤破裂的概率增加，高峰年龄为35~65岁。不规则或多囊状、位于穹窿处的动脉瘤易破裂，与动脉瘤大小有关，直径大于10mm极易出血。囊性动脉瘤可能与遗传和先天性发育缺陷有关，目前也有学者认为相当一部分囊性动脉瘤是后天长期生存过程中形成的。随着年龄的增长，动脉壁弹性逐渐减退，先天性或后天性血管壁的薄弱部位在血流冲击下向外突出形成囊状动脉瘤，体积为2mm~3cm不等，平均可达7.5mm。动脉硬化性动脉瘤又称梭形动脉瘤，约占颅内动脉瘤的7%。

2. 血管畸形　约占SAH病因的10%，其中动静脉畸形（AVM）占血管畸形的80%，多见于青年人，常见于大脑中动脉分布区，90%以上位于幕上。AVM是发育异常形成的畸形血管团，血管壁薄弱，处于破裂临界状态，激动或不明显的诱因，甚至是咳嗽都可致破裂。

3. 其他　如脑底异常血管网病（moyamoya 病）占儿童 SAH 的 20%，还可见颅内肿瘤卒中、血液系统疾病、颅内静脉系统血栓形成和抗凝治疗不当等。此外，原因不明者约占 10%。

【病理】

SAH 可见呈紫红色的血液沉积在脑底池和脊髓池中，如鞍上池、脑桥小脑脚池、环池、小脑延髓池和终池等。出血量大时可形成薄层血凝块覆盖于脑、神经和颅底血管表面，蛛网膜呈无菌性炎症反应及软膜增厚，导致脑组织与神经或血管粘连。脑实质内皮质可见多发斑片状缺血灶，有广泛白质水肿。

血液进入蛛网膜下腔后，血性脑脊液可激惹血管、脑膜和神经根等邻近组织，引起无菌性脑膜炎反应。脑表面常有薄层凝块掩盖，有时可找到破裂的动脉瘤或血管。随着时间的推移，大量红细胞开始溶解，释放含铁血黄素，使软脑膜呈现铁锈色并出现不同程度的粘连。如脑沟中的红细胞溶解，蛛网膜绒毛细胞间小沟再开通，则脑脊液的回吸收可以恢复。

SAH 急性期可出现继发性的血管痉挛，严重者导致脑梗死。病理检查可表现出缺血性脑梗死的病理变化。恢复期的患者由于蛛网膜粘连，使脑脊液回流障碍，出现交通性脑积水，引起脑室扩张，严重者脑组织受压。

【病理生理】

当血管破裂，血流入脑蛛网膜下腔后，刺激痛觉敏感结构引起头痛，颅腔内容物增加使颅内压增高（此外，蛛网膜下腔出血后，血细胞崩解释放各种炎症物质引起化学性脑膜炎，脑脊液增多也可致颅内压增高），可加剧头痛，导致玻璃体下视网膜出血，甚至发生脑疝。当颅内压增加到系统灌注压时脑血流急剧下降，而血管瘤破裂伴发的冲击作用可能是导致约 50% 的患者发病时出现意识丧失的原因。血液释放的血管活性物质如 5-HT、血栓烷 A2（TXA2）和组胺等可刺激脑血管和脑膜，引起血管痉挛，严重者可导致脑梗死。另外，脑室内或颅底凝固的血液可使脑脊液回流受阻，致 30%~70% 的患者早期出现急性阻塞性脑积水，而血红蛋白及含铁血黄素沉积于蛛网膜颗粒也可致脑脊液回流受阻，进而导致交通性脑积水及脑室扩张。以上这些因素均可使患者病情稳定好转后，再次出现意识障碍或出现局限性神经症状。此外，血液及分解产物直接刺激可引起下丘脑功能紊乱，如发热、急性心肌缺血、心律失常和血糖升高等。

【临床表现】

各年龄均可发病，以青壮年多见，女性略多于男性。本病多在情绪激动中或用力情况下突然起病，常以数秒或数分钟的速度骤然发生头痛，患者常能清楚地描述发病时间和情景。部分患者起病前数天或数周可有反复发作头痛史。

（一）症状

剧烈头痛呈爆裂样，患者常将头痛描述为"一生中经历的最严重的头痛"，多呈持续性全头痛，可放射至枕后或颈部，伴喷射性呕吐。如头痛局限某处，常可提示破裂动脉瘤的部位。多数患者无意识障碍或伴有一过性意识障碍，少数可出现癫痫样发作和烦躁、谵妄等精神症状。少数病例病情凶险，起病后迅速进入深昏迷，出现去脑强直，因中枢性呼吸衰竭而猝死。

（二）体征

发病数小时后可见颈强直、Kernig 征和 Brudzinski 征等脑膜刺激征阳性。脑膜刺激征常于发病后数小时出现，3~4 周消失。老年、衰弱患者或小量出血者，可无明显脑膜刺激征。少数患者可有局灶性体征，如短暂或持久的单瘫、偏瘫、失语等。一侧后交通动脉瘤破裂时，可出现同侧动眼神经麻痹。

部分患者有玻璃体下片状出血、视乳头水肿和视网膜出血等。其中玻璃体下出血是 SAH 的典型表现，约 20% 患者于发病 1 小时内即可出现，是急性颅内压增高和眼静脉回流受阻所致，对诊断具有重要的提示意义。

动脉瘤的定位体征：颈内动脉海绵窦段动脉瘤患者在前额和眼部疼痛的基础上，可出现血管杂音、突眼及Ⅲ、Ⅳ和Ⅵ脑神经损害所致的眼动障碍；颈内动脉-后交通动脉瘤患者常表现为动眼神经受压的表现；大脑中动脉瘤患者可出现偏瘫、失语和抽搐等；大脑前动脉-前交通动脉瘤患者常表现为精神症状、单侧或双侧下肢瘫痪和意识障碍等；大脑后动脉瘤患者表现为同向偏盲、Weber 综合征和第Ⅲ脑神经麻痹等；椎-基底动脉瘤患者则表现为在枕部和面部疼痛的基础上，出现面肌痉挛、面瘫及脑干受压等。

（三）并发症

1. 再出血　为 SAH 主要的急性并发症，以 5~11 天为高峰，80% 发生在 1 个月内。动静脉畸形患者急性期再出血者较少见，而约 20% 动脉瘤患者于病后 10~14 天可再出血，导致死亡率约增加 1 倍。具体表现：经治疗病情好转的情况下，突然发生剧烈头痛、恶心呕吐，意识障碍加重，原有局灶症状和体征加重或重新出现等，腰椎穿刺或头颅 CT 检查可确定有无再出血。

2. 脑血管痉挛　常于病后 3~5 天开始发生，5~14 天为迟发性血管痉挛高峰期，2~4 周逐渐消失。临床症状取决于发生痉挛的血管，有时还受脑灌注压和侧支循环的影响，常表现为波动性的失语或轻偏瘫，是致残和死亡的重要原因。但腰椎穿刺或头颅 CT 检查无再出血表现。TCD 或 DSA 可帮助确诊。

3. 急性或亚急性脑积水　急性脑积水发生于 SAH 后 1 周内脑室急性扩大，出现剧烈头痛、呕吐、意识障碍等进行性颅内压增高的表现，复查头颅 CT 可以诊断；亚急性脑积水出现于起病数周后，表现为精神异常、步态异常和尿失禁。

4. 其他　不少患者发生低钠血症，而 5%~10% 的患者可有癫痫发作。

【辅助检查】

1. CT 检查　为诊断 SAH 的首选方法，安全性高，诊断敏感性在出血 24 小时内高达 90% 以上。CT 显示大脑外侧裂池、前纵裂池、鞍上池、桥小脑角池、环池和后纵裂池高密度出血征象，并可确定有无脑内出血或脑室出血（图 57-6）。动态 CT 检查还可对病情进行观察，了解出血吸收的情况，以及有无再出血、脑积水或脑梗死等。增强 CT 可发现多数动静脉畸形和大的动脉瘤。CT 可显示约 15% 的患者仅中脑环池少量出血，称为非动脉瘤性 SAH。CTA 检查比 DSA 创伤小、更快捷，尤适用于危重患者，大量研究证实对较大动脉瘤的诊断灵敏度接近于 DSA，可对 DSA 的结果进行补充。目前，随着 CTA 检查设备不断改进，在国际高水准的卒中中心已逐渐取代 DSA 成为诊断有无动脉瘤的首选方法。

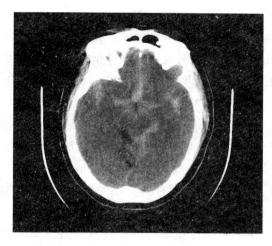

图 57-6　CT 显示蛛网膜下腔出血

2. MRI 检查　CT 扫描阴性时，可行 MRI（液体衰减反转恢复序列、质子密度加权成像、弥散加权成像和梯度回波序列）进一步明确诊断。当病后数天 CT 的敏感性降低时，MRI 也可发挥较大的作用。发病 4 天后，T_1 像能清楚显示血液的高信号，可持续至少 2 周，在 FLAIR 像则持续更长时间。当颅内未发现出血原因时，应行脊柱 MRI 检查排除脊髓动静脉畸形或海绵状血管瘤等。而对确诊 SAH 但 DSA 阴性的患者，MRI 则可用来检查其他引起 SAH 的原因。MRA 检查不使用放射线和对比剂，且对直径 3～15mm 的动脉瘤检出率高达 84%～100%，但其空间分辨率较差，不能清晰地显示动脉瘤颈和载瘤动脉，而且急诊应用受许多因素限制。

3. DSA 检查　DSA 仍是目前临床明确有无动脉瘤的诊断"金标准"，可清楚显示动脉瘤的位置、大小，与载瘤动脉的关系，有无血管痉挛等。同时也能清楚显示血管畸形、烟雾病等，为 SAH 病因诊断提供可靠依据。造影时机一般选择在出血 3 天内或 3～4 周，以避开脑血管痉挛和再出血的高峰期。

4. 腰椎穿刺　当临床表现高度怀疑 SAH，而 CT 扫描结果阴性时，强烈建议行腰椎穿刺术。SAH 的特征性表现是脑脊液在起病 12 小时后呈特征性改变，为均匀血性，压力增高。将血性脑脊液（CSF）离心后上清液发生黄变，或者发现含胆红素结晶或含铁血黄素的吞噬细胞及吞噬的红细胞，均提示 CSF 中红细胞已存在一段时间，均支持 SAH 的诊断。区别于 SAH 的均匀血性 CSF，腰椎穿刺时误伤血管所致的血性 CSF，其颜色从第 1 管至第 3 管趋于变淡。但腰椎穿刺有诱发脑疝的危险，通常 CT 检查已确诊者，腰椎穿刺不作为临床常规检查。

5. 其他　TCD 对迟发性脑血管痉挛的动态监测有积极意义。血常规、凝血功能、肝功能及免疫学等检查，有助于寻找出血的其他原因。

【诊断与鉴别诊断】

（一）诊断要点

①突发剧烈头痛伴呕吐，颈项强直等脑膜刺激征阳性，伴或不伴意识模糊，反应迟钝。②查体无局灶性神经体征，高度提示蛛网膜下腔出血。③如颅脑 CT 证实脑池和蛛网膜下腔高密度出血征象，腰椎穿刺压力明显增高和均匀一致的血性脑脊液，眼底检查玻璃体下片块状出血等，可临床确诊。DSA、MRI、CTA 等脑血管影像学检查有助于明确病因。

（二）鉴别诊断

1. 脑出血 也可有血性脑脊液，但明显局灶性体征如失语、偏瘫等可资鉴别。原发性脑室出血、小脑出血、尾状核头出血等因无明显肢体瘫痪，易与蛛网膜下腔出血混淆，头颅 CT 和 DSA 检查可以鉴别。

2. 颅内感染 结核性、真菌性、细菌性和病毒性脑膜炎等可有头痛、呕吐、脑膜刺激征，但常先有发热，脑脊液检查提示炎性改变，且头颅 CT 无出血改变。

3. 脑肿瘤 约 1.5% 的脑肿瘤可发生瘤卒中，继而形成瘤旁或瘤内血肿合并 SAH；脑部肿瘤破坏血管也可致血性脑脊液，但在出血前先有脑受损的局灶性症状、体征及颅内压增高的表现，脑强化 CT 扫描或脑 MRI 检查能明确诊断。

4. 其他 要特别注意某些老年 SAH 患者，以突发精神障碍为主要临床表现，但头痛、呕吐不显著。另外，要注意 CO 中毒、酒精中毒、偏头痛等部分症状与 SAH 类似的疾病。

【病情评估】

动脉瘤性 SAH 早期再出血风险很高，而且再出血预后差。推荐对疑似 SAH 患者进行紧急评估和治疗。应用简单的量表快速确定 SAH 患者的严重程度。

（一）Hunt-Hess 分级法

Hunt-Hess 分级法是决定 SAH 手术治疗选择和判断预后的方法，Hunt-Hess 分级 ≤ Ⅲ 级的患者，应尽早实施手术治疗或介入治疗，Ⅳ、Ⅴ 级患者预后较差（表 57-7）。

表 57-7 Hunt-Hess 分级

判断标准	级别
动脉瘤未破裂	0 级
无症状，或轻度头痛	Ⅰ 级
中等至重度头痛、脑膜刺激征、脑神经麻痹	Ⅱ 级
嗜睡、意识混乱，轻度局灶性神经体征	Ⅲ 级
昏迷，中或重度偏瘫，有早期去脑强直或自主神经功能紊乱	Ⅳ 级
深昏迷，去大脑强直，濒死表现	Ⅴ 级

（二）WFNS 分级法

据 Glasgow 昏迷量表（GSC）和有无运动障碍制定的世界神经外科联盟（WFNS）分级也广泛应用于临床（表 57-8）。

表 57-8 WFNS 分级法（1988 年）

GCS 评分	运动障碍	分级
15	无	Ⅰ 级
14~13	无	Ⅱ 级
14~13	有局灶症状	Ⅲ 级
12~7	有/无	Ⅳ 级
6~3	有/无	Ⅴ 级

（三）预后评估

10%~50%的SAH死于首次发作，5年的生存率为50%~85%。度过首次SAH发作的患者，5%~30%发生第2次SAH，死亡率达30%~60%。1/3以上的复发存活者会第3次发作。动脉瘤性SAH较非动脉瘤性SAH预后差。动脉瘤性SAH死亡率高，约12%在抵达医院前死亡，20%死于入院后，存活者一半遗留永久性残疾，主要是认知功能障碍，而未经外科治疗者约20%死于再出血，多在出血后最初数日死亡。90%的颅内动静脉畸形（AVM）破裂患者可以恢复，再出血风险较小。

【治疗】

治疗原则：防治再出血，降低颅内压，防治迟发性脑血管痉挛，减少并发症，寻找出血原因，治疗原发病和预防复发。

（一）一般处理

避免一切可能引起血压和颅压增高的诱因。绝对卧床4~6周，避免搬动和过早起床。头痛、烦躁者给予止痛、镇静药物，如强痛定30mg，肌内注射；地西泮10mg，肌内注射；苯巴比妥0.2g，肌内注射。频繁咳嗽时，应用强力止咳剂。频繁呕吐者，给予止吐药。保持大便通畅，可用缓泻剂，避免用力。稳定血压，收缩压应维持在160mmHg以下，可选依那普利10mg，每日2次口服；卡托普利12.5~25mg，每日2~3次口服。慎用哌替啶、吗啡等可能影响呼吸中枢功能的药物及阿司匹林等可能影响凝血功能的非甾体类抗炎镇痛药物。

（二）降低颅压

常用药物有20%甘露醇125~250mL，静脉滴注，30分钟内滴完，每6~8小时1次；呋塞米20~40mg，静脉注射，8~12小时1次；10%复方甘油注射液250~500mL，静脉滴注，每日1~2次；人血白蛋白10g，静脉滴注，每日1~2次。

（三）防治再出血

抗纤溶药物可延迟动脉瘤破裂后凝血块的溶解，有利于血管内皮的修复，降低再出血率。常用6-氨基己酸，4~6g溶于0.9%氯化钠注射液中静脉滴注（15~30分钟），再以1g/h剂量静脉滴注12~24小时；之后24g/d，持续1周，逐渐减量至8~12g/d，维持2~3周。新近的研究发现，早期短程（<72小时）应用抗纤溶药结合早期治疗动脉瘤，随后停用抗纤溶药，并预防低血容量和血管痉挛（包括同时使用尼莫地平），是较好的治疗策略。

（四）防治迟发性脑血管痉挛

尼莫地平可有效减少SAH引发的不良结局。应尽早使用尼莫地平，常用剂量10~20mg/d，静脉滴注，1mg/h，连续用10~14天。静脉治疗后可口服尼莫地平片，每次60mg，每4~6小时1次，共7天。迟发性脑缺血时，不建议采用球囊血管成形术和容量扩张预防脑血管痉挛的发生，推荐升高血压治疗。

（五）脑积水处理

SAH后合并慢性症状性脑积水患者，推荐行永久的脑脊液分流术。而SAH急性期合并症状性脑积水时应行脑脊液分流术治疗。

（六）防治癫痫

在 SAH 出血后早期，可对患者预防性应用抗惊厥药。不推荐长期使用抗惊厥药，除非患者有癫痫发作史、大脑中动脉动脉瘤或脑实质血肿时，可考虑使用。

（七）治疗低钠血症及低血容量

使用高张盐水和醋酸氟氢可的松纠正低钠血症。注意避免给予大剂量低张液体和过度使用利尿药，但可用等张液纠正低血容量。

（八）放脑脊液疗法

每次释放 CSF 10~20mL，每周 2 次，可缓解头痛和促进血液吸收，也能减少脑积水和脑血管痉挛的发生，但应特别警惕颅内感染和再出血的危险。

（九）手术治疗

血管内治疗或动脉瘤夹闭是预防 SAH 再出血最有效的治疗方。建议 SAH 诊断明确后，及时经神经外科会诊，确定有无手术指征，早期进行病因治疗。可选择手术夹闭动脉瘤或介入栓塞动脉瘤。

（十）预防

1. 控制危险因素 积极控制吸烟、酗酒、高血压、吸毒等可能诱发动脉瘤或促发血管破裂的危险因素。

2. 筛查随访高危人群 筛查处理高危人群尚未破裂的动脉瘤意义重大，尤其对于经治疗后，每年新发动脉瘤的概率仍有 1%~2% 的动脉瘤患者，进行远期的影像学随访有一定意义。但对未破裂动脉瘤行预防性处理的争议很大，应谨慎处理，充分权衡利弊。

（十一）健康教育与人文关怀

对患者进行多种形式的有关 SAH 知识的宣教，增强治疗疾病与康复的信心，指导患者控制危险因素、定期随访监督，指导患者合理就诊。

思考题

1. 简述脑梗死的 TOAST 分型。
2. 何谓 TIA？简述 TIA 的临床表现。
3. 脑梗死急性期有哪些治疗措施？
4. 心源性脑栓塞的诊断要点是什么？
5. 何谓腔隙性脑梗死？常见的临床类型（综合征）有哪些？
6. 脑出血的病因有哪些？
7. 简述常见不同部位脑出血的主要临床表现。
8. 简述脑出血的诊断要点。
9. 如何鉴别脑出血与动脉粥样硬化性脑梗死？

10. 简述脑出血急性期的治疗原则与救治措施。
11. 何谓蛛网膜下腔出血？蛛网膜下腔出血的病因有哪些？
12. 如何诊断蛛网膜下腔出血？
13. 蛛网膜下腔出血的并发症有哪些？
14. 简述蛛网膜下腔出血的抢救治疗方法。
15. 如何鉴别脑出血与蛛网膜下腔出血？

第五十八章

癫　痫

扫一扫，查阅本章数字资源，含PPT、音视频、图片等

　　癫痫（epilepsy）是多种原因所致脑部神经元高度同步化异常放电而引起的以中枢神经功能失常为特征的临床综合征，具有突发性、短暂性、反复发作性和刻板性的特点，表现为运动、感觉、意识、精神、行为和自主神经等不同障碍。每次发作的短暂过程称为痫性发作（seizure），一个患者可有1种或数种形式的痫性发作。在癫痫发作中，一组具有相似症状和体征特性所组成的特定癫痫现象，称为癫痫综合征。

　　癫痫是神经系统常见病，流行病学统计显示"终生患病率"约7‰，我国目前约有900万以上患者，各个年龄组均可发病，青少年和老年人为高发人群。癫痫患者经过正规的抗癫痫药物治疗，约70%患者其发作可以得到控制，其中50%~60%的患者经2~5年的治疗可以痊愈，患者可以和正常人一样地工作和生活。手术治疗和神经调控治疗可使部分药物难治性癫痫患者的发作得到控制或治愈，从一定程度上改善了难治性癫痫的预后。

【病因和发病机制】

（一）病因分类

　　1. 特发性（原发性）癫痫　指目前病因不明，尚未发现有引起癫痫发作的脑部结构性损伤或功能异常，但有明显的遗传倾向，常在特定年龄段发病，有特征性临床及脑电图表现，如发病于婴幼儿和青少年期，见于家族性颞叶癫痫、良性家族性新生儿惊厥、伴中央颞区棘波的良性儿童癫痫。特发性（原发性）癫痫占全部癫痫的2/3，抗癫痫药物疗效较好。

　　2. 症状性（继发性）癫痫　指由多种明确的脑部疾病或导致脑组织代谢障碍的一些全身性疾病引发的癫痫症状或癫痫综合征，占全部癫痫的23%~39%，抗癫痫药物治疗疗效较差。常见的病因分为局限或弥漫脑部疾病和全身或系统性疾病，前者包括脑外伤、脑血管病、颅内肿瘤、中枢神经系统感染、先天性脑发育障碍、神经系统变性疾病、遗传代谢性疾病，后者包括缺氧、中毒、妊娠高血压综合征、高热、内分泌及代谢疾病、心血管疾病等。

　　3. 隐源性癫痫　指目前尚未找到确定的致痫病因，但随着科学技术发展，尤其是基因和分子医学的广泛应用，部分癫痫在分子水平的病因被确定，故此类型将逐渐减少。

（二）影响发作的因素

　　1. 遗传因素　癫痫有明显的家族聚集性，特发性癫痫近亲中患病率为2%~6%，症状性癫痫近亲患病率为1.5%，均高于一般人群。有报告单卵双胎儿童失神和全面强直-阵挛发作一致率为100%。某些症状性癫痫本身是遗传性疾病，或在有遗传倾向的患者中发生。

2. 年龄　年龄对癫痫的发病率、发作类型、病因和预后均有影响。多种特发性癫痫与年龄密切相关，如婴儿痉挛症多在1周岁内起病，儿童失神癫痫多在6~7岁起病，肌阵挛癫痫多在青春期前后起病，中央颞区棘波的良性儿童癫痫多在4~10岁起病，青春期后自愈。各种年龄段癫痫的常见病因也不同。

3. 睡眠　有些癫痫发作与睡眠-觉醒周期有密切关系，如全面强直-阵挛发作常在晨醒后发作；婴儿痉挛症常在醒后和睡前发作；伴中央颞区棘波的良性儿童癫痫常在睡眠中发作。

4. 诱发因素　女性患者中，任何类型的发作常在经期、排卵期或妊娠早期频发或加重；睡眠不足、疲劳、饥饿、便秘、饮酒、闪光、情感冲动及一过性电解质紊乱、代谢紊乱和过敏反应等，都可影响神经元放电阈值，从而继发癫痫发作。

（三）发病机制

癫痫发作的机制十分复杂，现尚未完全阐明，但一些发病的重要环节已有所明确。

神经元高度同步化异常放电是癫痫发病的电生理基础，可能由于各种病因使离子通道蛋白和神经递质或调质异常，出现离子通道结构和功能改变，神经细胞膜电位改变，引起离子异常跨膜运动所致。神经递质的异常如兴奋性递质谷氨酸、门冬氨酸增多及抑制性递质氨基丁酸（GABA）减少，电解质紊乱和遗传易感性等易于促成癫痫发作。

关于神经元异常放电起源需要区分两个概念：①癫痫病灶：是癫痫发作的病理基础，指可直接或间接导致痫性放电或癫痫发作的脑组织形态或结构异常，CT或MRI通常可显示病灶，有的需要在显微镜下才能发现。②致痫灶：是脑电图出现1个或数个最明显的痫性放电部位，痫性放电可因病灶挤压、局部缺血使局部皮质神经元和胶质增生所致。而直接导致痫性发作的是致痫灶而非癫痫病灶，单个病灶（如肿瘤、血管畸形等）产生的致痫灶多位于病灶边缘，广泛癫痫病灶（如颞叶内侧硬化或外伤性瘢痕等）所致的致痫灶常包含在病灶内，有时可在远离癫痫灶的同侧或对侧脑区。

癫痫病灶中，一组病态神经元异常过度放电，可导致其周围及远处的神经元同步放电。如痫性放电局限于大脑皮质某一区域，表现为部分性发作。如在皮质突触环内长期传导，则造成部分性发作持续状态。如痫性放电通过电场效应和传导通路同侧其他区域甚至一侧半球扩散，表现为Jackson发作。如痫性放电不仅波及同侧半球，同时扩散到对侧大脑半球，表现为继发全面性发作。如痫性放电广泛投射至双侧大脑皮质，并当网状脊髓束受到抑制时，表现为全面强直-阵挛发作。若异常放电的起始部分在丘脑和上脑干，并仅扩及脑干网状结构上行激活系统时，表现为失神发作。

【癫痫的分类】

癫痫发作分类是依据发作时的临床症状和脑电图特征制订的，癫痫综合征分类是依据癫痫的病因、发病机制、临床表现、疾病演变过程、疗效等综合因素进行分类。过去临床应用最广泛的是国际抗癫痫联盟（ILAE）1981年癫痫发作分类和1989年癫痫或癫痫综合征分类。2001年和2010年ILAE更新癫痫发作分类，将部分性发作修正为局灶性发作，并定义为恒定起源于一侧大脑半球内，呈局限性或更广泛分布的致痫网络，可以继发累及对侧半球。新旧版的癫痫发作分类对比见表58-1。随着现代神经影像学、遗传学和分子生物学技术的不断发展，癫痫发作的分类还将持续更新。

表 58-1 1981 年和 2010 年 ILAE 癫痫发作分类对比

1981 年分类			2010 年分类		
全面性发作	部分性发作	不能分类的发作	全面性发作	局灶性发作	发作类型不明
强直-阵挛发作（大发作）	简单部分性发作（无意识障碍）		强直-阵挛	根据需要，对局灶性发作具体描述	癫痫性痉挛
失神	复杂部分性发作（有意识障碍）		失神		
肌阵挛	继发全面性发作		典型失神		
阵挛			不典型失神		
强直			伴特殊形式失神		
失张力			肌阵挛失神		
			眼睑肌阵挛		
			肌阵挛		
			肌阵挛		
			肌阵挛失张力		
			肌阵挛强直		
			阵挛		
			强直		
			失张力		

【临床表现】

（一）癫痫发作的临床表现

癫痫发作的临床表现有多种类型，但均具有以下共性：①发作性，即突然发作，持续一段时间后迅速恢复，间歇期正常。②短暂性，即发作持续时间短，数秒或数分钟，除癫痫持续状态外，很少超过半小时。③重复性，即反复发作，如只发作 1 次，不能诊断为癫痫。④刻板性，即每次发作的临床表现几乎一致。常见发作类型如下。

1. 部分性发作 是指起源于大脑半球局部神经元的异常放电，包括单纯部分性发作、复杂部分性发作和部分性发作继发全面性发作，前者无意识障碍，为局部性异常放电，后两者异常放电从局部扩展到双侧脑部，有意识障碍。

（1）单纯部分性发作 发作一般不超过 1 分钟，发作时无意识障碍，发作后能复述发作的细节，可作为复杂部分性发作或全面强直-阵挛发作的先兆。

1）部分运动性发作：身体某一局部出现不自主抽动，多见于一侧口角、眼睑、手指或足趾，也可累及一侧面部或肢体，有时表现为言语中断，病灶多位于中央前回及附近：①发作自身体某一部位开始沿大脑皮质运动区分布的部位扩散，如抽搐自一侧手指→上肢→同侧口角→面部逐渐扩展，称为 Jackson 发作；严重者发作后可留下短暂性（0.5～36 小时内消除）肢体瘫痪，称为 Todd 麻痹。②发作时双眼、头或可伴躯干向一侧偏转，但很少超过 180°，称为旋转性发作，常发展成全面强直-阵挛。③发作性一侧上肢外展，肘部屈曲，头向同侧扭转，眼睛注视着同侧，称为姿势性发作。④不自主重复发作前的单音或单词，称为语言性发作，偶有语言抑制。

2）部分感觉性发作：①躯体感觉性发作为发生在口角、舌、手指或足趾等身体某一部位的发作性麻木感、针刺感、冷感、烧灼感、触电感等。②特殊感觉性发作，视觉性（如闪光、暗点、黑影等）、听觉性（如嗡嗡声、嘀嗒声等）、嗅觉性（如焦味等）、味觉性（如苦味、金属味等）、眩晕性（如眩晕感、飘浮感、下沉感等）。

3）自主神经性发作：发作性自主神经功能紊乱表现为皮肤发红或苍白、血压升高、心悸、多汗、立毛、瞳孔散大、恶心、呕吐、腹痛、烦渴、头痛、嗜睡、大小便失禁等。这类发作多为伴随症状，易扩散出现意识障碍，成为复杂部分性发作的一部分。

4）精神性发作：①各种类型的记忆障碍，如似曾相识感、陌生感、快速回顾往事、强迫思维等。②情感异常，如无名恐惧、愤怒、忧郁和欣快等。③错觉，如视物变大或变小，声音变强或变弱，感觉本人肢体变化等。上述发作较少单独出现，多为复杂部分性发作的先兆，也可继发全面强直-阵挛发作。

（2）复杂部分性发作（CPS）　又称精神运动性发作，占成人抽搐发作的50%以上。发作时均有不同程度的意识障碍，患者对外界刺激无反应，发作后不能或部分不能复述发作的细节。病灶多在颞叶及边缘系统。其典型发作特征为发作起始（先兆）出现错觉、幻觉、似曾相识感、恐惧、胃气上升感、心悸等精神、特殊感觉症状和自主神经症状，随后出现意识障碍、自动症（automatisms）和遗忘症。有时发作开始即有意识障碍，表现为意识突然中断，两眼凝视，面色苍白，全身呈虚脱状，持续数分钟至数十分钟，有的仅有意识障碍。自动症患者往往先瞪视不动，然后出现协调无意识的活动，如刻板重复原来的动作，或出现吮吸、咀嚼、舔舌、吞咽、清喉、搓手、抚面、解扣、脱衣、穿衣、摸索等动作；有的表现为精神运动性兴奋，如游走、奔跑、开门、关门、乘车、上船；也可自动言语或叫喊、唱歌等。每次发作持续数分钟或偶见持续数天甚至数月。神志逐渐清醒，对发作情况完全不能回忆。自动症发病机制可能为高级控制功能解除，原始自动行为的释放。

（3）部分性发作继发全面性发作　单纯部分性发作可发展为复杂部分性发作，单纯或复杂部分性发作均可继发为全面性发作，最常见继发全面强直-阵挛发作。

2. 全面性发作　发作最初的症状和脑电图提示发作起源于双侧脑部，多在发作初期即有意识丧失。

（1）全面强直-阵挛发作（GTCS）　通常称为大发作，以意识丧失和全身对称性强直后阵挛为特征，可由部分性发作演变而来，也可一起病即表现为全面强直-阵挛发作，可分为3期。

1）强直期：突然意识丧失，摔倒在地，全身骨骼肌持续性收缩；眼肌收缩出现上睑抬起，眼球上窜或凝视，咀嚼肌收缩出现口先强张，而后突闭，可咬伤舌；喉肌和呼吸肌强直性收缩，发出尖叫声，呼吸停止；颈部和躯干部肌肉强直性收缩，使颈部和躯干先屈曲后反张，上肢先上举后旋再内收旋前，双手握拳，拇指内收，下肢自屈曲转为强烈伸直。强直期持续10~20秒后肢端出现微颤转入阵挛期。脑电图见逐渐增强的每秒10次的棘波，然后频率不断降低，波幅不断增高。

2）阵挛期：震颤幅度增大并延及全身，发作呈对称性、节律性四肢抽动，先快后慢。不同肌群呈强直和松弛交替出现，阵挛频率渐慢，松弛期逐渐延长，本期持续0.5~1分钟；最后一次强烈阵挛后抽搐停止，所有肌肉松弛。在以上两期中可见舌咬伤，心率增快，血压升高，呼吸暂时中断，皮肤发绀及汗液、唾液、支气管分泌物增多，合并瞳孔扩大，对光反射、深反射和浅反射消失，病理反射阳性等，脑电图见弥漫性慢波及间歇性棘波。

3）发作后期：仍有短暂强直阵挛，造成牙关紧闭和大小便失禁，呼吸先恢复，口鼻喷出泡沫或血沫，随后心率、血压、瞳孔等恢复正常，肌张力松弛，意识逐渐恢复。自发作至意识恢复一般5~15分钟。醒后对抽搐全无记忆，感头昏、头痛、全身酸痛、乏力、嗜睡，部分患者有恶心、呕吐及意识模糊。脑电图呈明显脑电抑制，发作时间越长，抑制越明显。

（2）强直性发作　多见于弥漫性脑损害的儿童，睡眠中发作较多。表现为与强直-阵挛发作中强直期相似的全身骨骼肌强直性收缩，使身体固定于特殊体位，头眼偏斜，躯干呈角弓反张，呼吸暂停，瞳孔散大，常伴有自主神经症状，如面色苍白等。发作一般不超过 1 分钟。发作期脑电图呈暴发性多棘波。

（3）阵挛性发作　几乎都发生在婴幼儿，肢体呈节律性反复阵挛性抽动，无强直期，伴意识丧失，持续 1 分钟至数分钟。脑电图可呈快活动、慢波或不规则棘-慢波。

（4）肌阵挛发作　表现为全身或某一肌群突发的、短暂的、触电样肌肉收缩，声、光等刺激可诱发，可见于任何年龄。发作期脑电呈多棘-慢波或棘-慢、尖-慢波。

（5）失张力性发作　表现为部分或全身肌肉肌张力突然丧失，不能维持原有的姿势，表现为头部和肢体下垂，或跌倒，持续数秒至 1 分钟，发作后可立即清醒站起，脑电图呈多棘-慢波或低电位活动。

（6）失神发作　突然发生和突然终止的意识丧失是失神发作的特征。典型失神发作通常称为小发作，多见于儿童或少年，青春期前停止发作。患者突然有短暂的意识丧失，进行中的活动停止，呼之不应，两眼凝视不动，持续 5～30 秒，无先兆和局部症状；可伴有简单的自动性动作，如擦鼻、咀嚼、吞咽等，手中持物可坠落，一般不会跌倒。发作后立即清醒，无明显不适，可继续先前活动，但对发作不能回忆，每日可发作数次至数百次。脑电图呈双侧同步对称 3Hz 棘-慢波。不典型失神发作起始和终止均较典型失神发作缓慢，除意识丧失外，常伴肌张力降低，偶有肌阵挛。发作脑电图呈 2～2.5Hz 不规则棘-慢波或尖-慢波，背景活动异常，多见于有弥漫性脑损害的患儿。

（二）常见癫痫和癫痫综合征分类及部分类型的临床表现

癫痫和癫痫综合征是一组疾病或综合征的总称。有特殊病因，由特定症状和体征组成的特定癫痫现象，称为癫痫综合征。

1. 癫痫和癫痫综合征分类（表 58-2）

表 58-2　1989 年癫痫和癫痫综合征分类

1. 与部位有关的（局灶性、局限性和部分性）

（1）特发性癫痫（与年龄有关）：①伴中央-颞区棘波的良性儿童癫痫。②伴枕叶阵发性放电的良性儿童癫痫。③原发性阅读性癫痫

（2）症状性癫痫：①颞叶癫痫。②额叶癫痫。③顶叶癫痫。④枕叶癫痫。⑤儿童慢性进行性部分性持续性癫痫状态。⑥特殊促发方式的癫痫

（3）隐源性

2. 全面性癫痫和癫痫综合征

（1）特发性癫痫（与年龄有关）：①良性家族性新生儿惊厥。②良性新生儿惊厥。③良性婴儿肌阵挛癫痫。④儿童失神癫痫（癫痫小发作）。⑤青少年失神癫痫。⑥青少年肌阵挛癫痫。⑦觉醒时全面强直-阵挛发作性癫痫。⑧其他全面性特发性癫痫。⑨特殊活动诱发的癫痫

（2）隐性或症状性癫痫：①West 综合征（婴儿痉挛症）。②Lennox-Gastaut 综合征（林-戈综合征）。③肌阵挛-站立不能性癫痫。④肌阵挛性失神癫痫

（3）症状性或继发性癫痫和癫痫综合征：①无特殊病因：早发性肌阵挛性脑病、伴暴发抑制的早发性婴儿癫痫性脑病、其他症状性全面性癫痫。②特殊综合征：其他疾病状态下的癫痫

续表

3. 不能确定为部分性或全面性的癫痫和癫痫综合征
（1）兼有全身性或部分性发作：①新生儿癫痫。②婴儿重症肌阵挛性癫痫。③慢波睡眠中持续性棘-慢波癫痫。④获得性癫痫失语。⑤其他不能确定的癫痫
（2）无明确的全身性或局灶性特点
4. 特殊综合征
（1）发热惊厥，其他全面性特发性癫痫
（2）孤立性发作或孤立性癫痫状态，特殊活动诱发的癫痫
（3）出现于由非酮症性高渗性昏迷、药物、酒精等因素引起的急性代谢或中毒情况的发作

2. 部分类型的临床表现

（1）颞叶癫痫 多于青年或儿童期发病，成人占50%以上，表现为单纯或复杂部分性发作及继发全面性发作。典型发作持续时间长于1分钟，常有发作后意识模糊，事后不能回忆，可逐渐恢复。40%以上有热性惊厥史，部分患者有阳性家族史。脑电图呈一侧或双侧颞叶棘波。

（2）额叶癫痫 发病于任何年龄，表现为单纯或复杂部分性发作，常继发全面性发作。发作时间短，形式刻板，强直或姿势性发作及双下肢复杂的运动性自动症，易出现癫痫持续状态，可仅在夜间入睡中发作。发作期脑电图呈暴发性快或慢节律，暴发性棘波、尖波或棘-慢波。

（3）儿童失神癫痫 多于6~7岁起病，女性较多，与遗传因素关系密切，表现为频繁的典型失神发作，一天多次，但无肌阵挛性失神。脑电图呈双侧同步对称的3Hz棘-慢波。本病大部分预后良好。

（4）觉醒时全面强直-阵挛发作 多于10~20岁起病，有遗传倾向，清晨醒来或傍晚休息时发病，表现为全面强直-阵挛发作，可伴失神或肌阵挛发作。脑电图可呈棘-慢波或多棘-慢波。

（5）West综合征（婴儿痉挛症） 多在3个月~1岁发病，男孩多见。表现为典型肌阵挛性发作，如快速点头状痉挛、双上肢屈曲上抬、下肢和躯干屈曲、下肢偶可伸直，肌阵挛性发作、智力和运动发育障碍、高度节律失常脑电图是本病特征性三联征。5岁之前60%~70%发作停止，40%转为其他类型发作。

（6）Lennox-Gastaut综合征 多于1~8岁起病，少数出现在青春期，常有弥漫性脑损害，可具有多种全面性发作的形式，如强直性发作、失张力性发作、肌阵挛发作、非典型失神发作和全面强直-阵挛发作等，多种发作类型并存。精神发育迟滞、脑电图呈棘-慢波（1~2.5Hz）和睡眠中10Hz的快节律是本病的三大特征，易出现癫痫持续状态。本病预后多不良。

（7）青少年肌阵挛癫痫 于8~18岁起病，有明显遗传倾向，表现为肢体的阵挛性抽动，多合并全面强直-阵挛发作和失神发作。脑电图可呈棘-慢波或多棘-慢波。

（三）癫痫持续状态

癫痫持续状态（status epilepticus，SE）传统定义为一次癫痫发作持续30分钟以上，或反复多次发作持续>30分钟，且发作间期意识不恢复至发作前的基线状态。但对于30分钟的时间界定一直存在争议。基于SE的早期临床控制和对脑的保护，ILAE在2001年提出临床上更为实用的定义，即一次癫痫发作（包括各种类型癫痫发作）持续时间大大超过了该型癫痫发作大多数患者发作的时间，或反复发作，在发作间期患者的意识状态不能恢复到基线状态。从临床实际操作角度，全面性惊厥发作持续超过5分钟，或者非惊厥性发作或部分性发作持续超过15分钟，或者5~30分钟内2

次发作间歇期意识未完全恢复者，即为 SE。因为，此期绝大多数发作不能自行缓解，需紧急治疗以阻止其演变成完全的癫痫持续状态。任何类型癫痫均可出现癫痫持续状态，但通常是指全面强直-阵挛发作持续状态。感染、中毒、代谢障碍、循环衰竭、慢性脑部疾病、突然停服抗癫痫药等可引起癫痫持续状态，导致不可逆的脑及其他系统损害，出现高热、脑水肿、酸中毒、水和电解质平衡紊乱，继而发生心、肝、肾、肺多脏器功能衰竭，致残率和死亡率均很高。

【诊断与鉴别诊断】

（一）诊断

癫痫诊断步骤和内容包括癫痫发作及癫痫和癫痫综合征的诊断、分类、病因诊断，主要依据以下 3 个方面。

1. 病史 详细而准确的痫性发作表现是诊断的主要依据。除单纯部分性发作外，患者本人很难表述发作过程，还需向家属及目睹者了解整个发作起始和终止形式，包括发作的环境、时程，发作时姿态、面色、声音，有无肢体抽搐及大致顺序，发作后表现，有无怪异行为和精神失常，既往的发作史，发作的年龄、诱因，是否有先兆，发作频率，治疗经过，母亲妊娠期有无异常及用药史，围生期有无异常，有无产伤、头颅外伤、脑膜炎、脑炎、心脏疾病、肝肾疾病、寄生虫感染史及家族史等。

2. 脑电图 是诊断癫痫最重要的辅助诊断依据。结合多种激发方法，特殊电极、24 小时长程脑电监测或视频脑电图（video-EEG），阳性率在 80% 以上。即使在发作间歇期，50% 以上的癫痫患者仍有异常的脑电图，表现为棘波、尖波、棘-慢波或尖-慢波，或暴发节律等。脑电图对癫痫的发作类型及局限性癫痫的定位有重要意义，也为临床治疗提供了参考。但 1%~3% 正常成人可有痫性放电，癫痫发作间歇期相当数量的患者脑电图正常，故不能仅依据脑电图确诊癫痫。

3. 影像学及实验室检查 通常脑部影像学检查如 CT、MRI、SPECT 及各种实验室检查如血常规、血糖、血钙、大便虫卵、脑脊液等，有助于明确症状性癫痫的病因。神经影像学检查中 MRI 较敏感，特别是冠状位和海马体积测量能较好地显示海马病变。功能影像学检查如 SPECT、PET 等能从不同角度反映局部代谢变化，协助癫痫灶定位。有条件者还可进行基因分析和染色体检查。

（二）鉴别诊断

1. 假性癫痫发作 即分离性抽搐，旧称癔症性发作，是精神障碍而非脑电紊乱引起的脑部功能异常。两者的鉴别见表 58-3。

表 58-3 癫痫发作与假性癫痫发作鉴别要点

鉴别项	癫痫发作	假性癫痫发作
发病地点	无规律	有来自他人的诱因
临床表现	突然发作	发作形式多样化，伴有哭闹、手足抽动、过度换气等
眼球与瞳孔改变	上睑及眼球上翻、瞳孔扩大、对光反射消失	双目紧闭、眼球运动活跃、瞳孔大小正常
皮肤黏膜改变	常伴有发绀	无改变或发白、发红
抗阻力运动	不能完成	可以完成
伴随情况	常有摔伤、舌咬伤、尿失禁	无
持续时间与缓解方式	数分钟，可自行终止	持续时间长，安抚后可缓解
病理反射	巴宾斯基征阳性	阴性

2. 晕厥　是由于脑部短暂缺血、缺氧引起的一过性意识丧失，因肌张力低而不能保持正常姿势；多有剧痛、久立、情绪激动、寒冷、排便、咳嗽、哭泣、大笑等明显诱因，发作前常有头晕、胸闷、心悸、黑蒙、出汗、无力等先兆，发作时面色苍白而无发绀，脉细缓，一般跌倒后无抽搐，偶有抽动和尿失禁，少数出现四肢强直-阵挛，多于意识丧失 10 秒钟以后出现，且持续时间短，强度较弱，平卧后大多能很快恢复并完全清醒，无发作后嗜睡或意识模糊。间歇期脑电图正常。

3. 发作性睡病　可出现意识丧失和猝倒，根据突然发作的不可抑制的睡眠、睡眠瘫痪、入睡前幻觉及猝倒四联症可鉴别。

4. 短暂性脑缺血发作（TIA）　多见于老年人，常有动脉硬化、冠心病、高血压、糖尿病病史，临床表现为感觉丧失或减退、肢体瘫痪、肢体抽动不规则，常持续 15 分钟到数小时，脑电图无明显痫性放电。

5. 低血糖症　血糖低于 2mmol/L 时可产生局部癫痫样抽动或四肢强直发作，伴意识丧失，常见于服降糖药的 2 型糖尿病或胰岛 β 细胞瘤患者。

6. 偏头痛　表现为双侧或偏侧剧烈头痛，常伴恶心、呕吐，意识丧失较少见，发作持续时间较长，几小时或几天，发作前可有先兆，如视幻觉、失语，逐渐扩展的麻木和偏瘫，视幻觉多为闪光、暗点、偏盲、视物模糊，较少有复杂视幻觉。脑电图示非特异性慢波。

【病情评估】

应区分癫痫和癫痫发作。癫痫是疾病或综合征，而癫痫发作是癫痫的临床表现。符合癫痫发作的电生理特性和临床特征的发作性事件可以诊断为癫痫发作，但并不一定意味着能够诊断癫痫。对于良性新生儿惊厥、热性惊厥、反射性发作、外伤性、酒精阶段性、药物或化学物质诱发性无反复发作者，均不列入癫痫。

（一）病因评估

根据发病年龄初步判断病因，对病因干预及预防发作有积极意义。

1. 0~2 岁患儿常见病因是围生期脑损伤、先天性疾病及先天性代谢障碍。
2. 2~12 岁患儿常见病因是各种严重感染、特发性癫痫、高热惊厥等。
3. 12~18 岁患者多为特发性癫痫、颅脑外伤、脑血管畸形等。
4. 18~35 岁患者多为颅脑外伤、颅内肿瘤、特发性癫痫等。
5. 35~65 岁多为颅内肿瘤、颅脑外伤、急性脑血管病、代谢异常等。
6. 超过 65 岁多为急性脑血管病、颅内肿瘤、阿尔茨海默病等。

（二）癫痫持续状态的识别

癫痫持续状态是神经内科常见急危重症，不及时诊断与处理可因高热、循环衰竭、电解质紊乱和不可逆性脑损害，导致残疾及死亡。癫痫持续状态可发生于任何类型的癫痫发作，其中以 GTCS 最常见。评估时除依据临床表现外，应详细阐明是否有不恰当停用或减量抗癫痫药物情况，以及是否伴发急性脑血管病、颅脑损伤、颅内感染、急性中毒等疾病，综合判断快速做出诊断，及时救治。

（三）难治性癫痫的识别

难治性癫痫指经过合理规范的药物治疗，癫痫发作仍迁延不愈者。难治性癫痫对患者健康造成严重的危害，而且病死率显著高于正常人群。目前将难治性癫痫定义为频繁的癫痫发作至少每月 4 次以上，适当的抗癫痫药正规治疗且达到药物治疗浓度，观察至少 2 年，仍不能控制且明显影响日常生活，除外进行性中枢神经系统疾病及颅内占位性病变。对于难治性癫痫应尽早识别，尽早采取更加积极的治疗措施，降低死亡率。

【治疗】

癫痫的最终治疗目标不仅是控制发作，更重要的是提高患者生活质量。随着医学的进步，针对癫痫已经发展了多种治疗方案，可在不同情况下进行优化选择或综合干预，重视疾病的长期病程管理。

（一）药物治疗

1. 药物治疗原则

（1）确定是否用药　癫痫的诊断一经确立，半年内发作 2 次以上者，均应及时服用抗癫痫药（AEDs）。但对首次发作、1 年或数年发作 1 次、症状轻、检查无异常者，应密切观察，暂不用药。用药应取得患者及家属的充分配合，说明药物治疗的长期性、不良反应及注意事项。

（2）选药与用药个体化　按照癫痫的类型选用 AEDs，首先单药治疗。从小剂量开始，逐渐增大剂量，使用最少的药物和最小的剂量，直至完全控制癫痫发作，无效时可以联合用药。

（3）严密观察药物的不良反应　多数 AEDs 均有不同程度的不良反应，如卡马西平、苯妥英钠的不良反应为皮疹、血细胞减少、肝功能损害等，并可加重失神和肌阵挛发作；丙戊酸钠的不良反应有骨髓抑制和肝损害等；苯巴比妥的不良反应有嗜睡、认知和行为异常；乙琥胺有嗜睡、胃肠道不良反应等。因此，用药后需及时定期监测血、尿常规，肝肾功能，药物浓度等，调整药量或逐渐更换 AEDs。

（4）增减药物、停药及换药原则　增药可适当地快，减药须慢，且逐一增减，严禁无故减药或停药，以免导致癫痫持续状态。一种一线药物用到最大可耐受剂量仍不能控制发作，可加用另一种药物，但应避免有相似毒副作用的药物叠加。停药应缓慢且逐渐减量，一般全面强直-阵挛发作、强直性发作、阵挛性发作完全控制 4~5 年后，失神发作完全控制半年后可考虑停药，停药前缓慢减量过程不少于 1~1.5 年，有自动症者可能需长期服药。

（5）病因治疗　不论哪种类型癫痫发作，均应在控制发作的同时积极查找病因，并及时纠正，对于控制和避免复发有非常重要的意义。

2. 常用抗癫痫药（antiepileptic drugs，AEDs）　①传统 AEDs：卡马西平、苯妥英钠、丙戊酸钠、苯巴比妥、乙琥胺、扑痫酮、氯硝西泮。②新型 AEDs：托吡酯、拉莫三嗪、加巴喷丁、奥卡西平、左乙拉西坦、氯巴占、吡仑帕奈等。通常根据发作类型和癫痫综合征选择 AEDs，详见表 58-4、表 58-5。

表 58-4　根据发作类型选择抗癫痫药物

发作类型	一线药物	二线药物	可以考虑的药物	可能加重发作的药物
全面强直-阵挛发作	卡马西平、拉莫三嗪、奥卡西平、丙戊酸钠	左乙拉西坦、托吡酯	苯妥英钠、苯巴比妥	若合并失神或肌阵挛慎用卡马西平、奥卡西平、苯妥英钠、加巴喷丁
肌阵挛发作	左乙拉西坦、丙戊酸钠、托吡酯	拉莫三嗪、氯硝西泮		卡马西平、奥卡西平、苯妥英钠、加巴喷丁
强直发作	丙戊酸钠	左乙拉西坦、拉莫三嗪、氯硝西泮、托吡酯	苯妥英钠、苯巴比妥	卡马西平、奥卡西平
失张力发作	丙戊酸钠、拉莫三嗪	左乙拉西坦、托吡酯、氯硝西泮	苯巴比妥	卡马西平、奥卡西平
失神发作	乙琥胺、拉莫三嗪、丙戊酸钠	托吡酯		卡马西平、奥卡西平、苯妥英钠、加巴喷丁
局灶性发作	卡马西平、拉莫三嗪、左乙拉西坦、奥卡西平、丙戊酸钠	托吡酯	苯巴比妥、苯妥英钠	

表 58-5　癫痫综合征的选药原则

癫痫综合征类型	一线药物	二线药物	可能加重发作的药物
儿童、青少年失神癫痫	丙戊酸钠、拉莫三嗪	左乙拉西坦、托吡酯	卡马西平、奥卡西平、苯妥英钠
青少年肌阵挛癫痫	丙戊酸钠、拉莫三嗪	左乙拉西坦、托吡酯、氯硝西泮	卡马西平、奥卡西平、苯妥英钠
仅有全身强直-阵挛发作的癫痫	丙戊酸钠、拉莫三嗪、卡马西平、奥卡西平	左乙拉西坦、托吡酯、苯巴比妥	
婴儿痉挛症	类固醇、氨己烯酸	氯硝西泮、丙戊酸钠、托吡酯、拉莫三嗪	卡马西平、奥卡西平
Lennox-Gastaut 综合征	丙戊酸钠	托吡酯、拉莫三嗪、左乙拉西坦	卡马西平、奥卡西平、加巴喷丁、氨己烯酸
伴中央颞区棘波的儿童良性癫痫	卡马西平、奥卡西平、丙戊酸钠、拉莫三嗪	左乙拉西坦、托吡酯、苯妥英钠、苯巴比妥	
肌阵挛站立不能癫痫	丙戊酸钠、托吡酯、氯硝西泮	左乙拉西坦、拉莫三嗪	卡马西平、奥卡西平
获得性癫痫性失语	丙戊酸钠、类固醇、拉莫三嗪	左乙拉西坦、托吡酯	卡马西平、奥卡西平
癫痫性脑病伴慢波睡眠期持续棘慢波	丙戊酸钠、类固醇、氯硝西泮	左乙拉西坦、托吡酯、拉莫三嗪	卡马西平、奥卡西平
婴儿期严重肌阵挛癫痫（Dravet 综合征）	丙戊酸钠、托吡酯	左乙拉西坦、氯硝西泮	卡马西平、奥卡西平、拉莫三嗪、苯妥英钠

（二）发作时的治疗

1. 一般处理　对全面强直-阵挛性发作患者，要注意防止跌伤和碰伤，解松衣领及裤带，保持呼吸道通畅。牙关紧闭者可考虑放入牙套。抽搐时不可过分按压患者肢体，以免发生骨折或脱白。阵挛后期，将头部转向一侧，让分泌物及呕吐物流出口腔，以防窒息。如抽搐时间偏长，或当日已有过发作，可给予苯巴比妥 0.2g 肌内注射。对精神症状发作者，应防止其自伤或伤人。

2. 癫痫持续状态的急救

（1）全面性惊厥性癫痫持续状态（GCSE）　①安定类药物为首选药，起效快，作用时间短。成年患者用地西泮 10~20mg（2~5mg/min，儿童首剂 0.25~0.5mg/kg，不超过 10mg）缓慢静脉注射，每分钟不超过 2mg。10~20 分钟后如复发可酌情重复 1 次，或肌注 10mg 咪达唑仑，劳拉西泮、苯巴比妥也可选用。②若苯二氮䓬类初始治疗失败，可选择丙戊酸钠 15~45 mg/kg 静脉推注后续 1~2mg/（kg·h）静脉泵注，或苯巴比妥 15~20mg/kg（50~100mg/min）静脉注射，或苯妥英钠 18mg/kg（<50mg/min），或左乙拉西坦 1000~3000mg 静脉注射。③约有 1/3GCSE 患者会转为难治性癫痫持续状态（RSE），需转入重症监护室治疗。可使用麻醉药物，如静脉输注咪达唑仑［0.2mg/kg 负荷量静注，后续持续静脉泵注 0.05~0.4mg/（kg·h）］，或丙泊酚［2mg/kg 负荷量静注，追加 1~2mg/kg 直至发作控制，后续持续静脉泵注 1~10mg/（kg·h）］。

（2）其他类型癫痫持续状态　对于非惊厥性癫痫持续状态需要寻找病因，个体化治疗，也可临时应用苯二氮䓬类药物；失神发作持续状态、无运动症状的简单部分发作持续状态、复杂部分性发作持续状态、轻微发作持续状态用药均从静脉注射苯二氮䓬类 AEDs 开始，过渡到静脉或肌注 1 种或 2 种非苯二氮䓬类 AEDs。

（3）对症治疗　保持呼吸通畅，必要时吸氧或人工呼吸。进行心电、血压、呼吸、脑电的监测，定时复查血气分析、血生化等。积极防治并发症，脑水肿可用 20% 甘露醇 125~250mL 静脉滴注；预防性应用抗生素，控制感染；高热给予物理降温；纠正酸中毒、低血糖、低血钠、低血钙、高渗状态及肝性脑病等代谢紊乱，并予以营养支持。

（4）维持治疗　发作控制后，可给苯巴比妥 0.1~0.2g 肌内注射，每 8~12 小时 1 次维持控制。同时鼻饲或口服丙戊酸钠或左乙拉西坦，待口服药物达到有效血药浓度后（2~3 天），可逐渐停用苯巴比妥。

（三）非药物治疗

1. 手术治疗　癫痫外科手术治疗是除药物治疗外一项最主要的治疗方案。对于脑部有器质性病变的症状性癫痫、药物难治性癫痫，如不在脑的主要功能区的致病灶，可考虑手术治疗。

2. 生酮饮食　是一种高脂肪，低碳水化合物，蛋白质及其他营养素适量的特殊医学配方饮食。通过饮食的调整，让进入体内的脂肪分解代谢，其代谢产物称为酮体，既能提供能量，又能抑制癫痫放电，从而达到控制癫痫发作的目的。该法可用于儿童难治性癫痫、葡萄糖转运体 1 缺陷症、丙酮酸脱氢酶缺乏症的治疗。

3. 神经调控治疗　迷走神经刺激术、经颅电刺激、重复经颅磁刺激术等，均可作为辅助治疗。

（四）预防

1. 减少发病　提倡优生优育，禁止近亲结婚，避免病毒、细菌感染，适当的围产期保健，可减少因分娩损伤造成的新发癫痫病例。热带地区应做好寄生虫防治工作。小儿发热应及时就诊，避免高热惊厥和脑外伤。

2. 预防复发　已有发作史的患者应注意避免可诱发自身癫痫发作的已知诱因，如睡眠不足、情绪波动、过度疲劳、便秘、饮酒、声光刺激等；避免各种原因引起的电解质紊乱、内分泌失调及代谢异常。癫痫患者应按医嘱严格按时服药，长期巩固治疗，不可擅自停药。早期识别预警先兆，及时调整治疗方案。日常生活中注意保证充足睡眠，减轻压力，避免刺激性食物，尽量不使用喹诺酮类药物。

3. 预防发生癫痫状态 尤其是 GTCS 患者一旦出现发作及时有效治疗，防治持续时间延长，出现癫痫状态，增加残疾及死亡风险。缓解期合理调整抗癫痫药物，达到有效控制发作的治疗目的。

（五）健康教育与人文关怀

癫痫是一项重大的公共卫生问题，患者经常会受到各种歧视和偏见，需要全社会共同努力保障其获得卫生保健服务、就业等方面的人权，缩小国家或地区之间治疗差距，提高其生活质量。

思考题

1. 癫痫发作如何进行分类？
2. 简述癫痫的药物治疗原则。
3. 简述癫痫持续状态的定义及处理原则。

帕金森病（Parkinson's disease，PD）是一种常见的中老年神经系统退行性疾病，以临床上出现运动迟缓、静止性震颤、肌强直和姿势平衡障碍的运动症状为主要特征，并可伴有睡眠障碍、嗅觉障碍、自主神经功能障碍、认知和精神障碍等非运动症状。本病由英国医师詹姆士·帕金森（James Parkinson）于1817年首先报道并系统描述。

流行病学调查研究显示，我国65岁以上人群帕金森病患病率为1.7%，与欧美国家相似。目前我国帕金森病患者约270万人，占全球帕金森病患者人数的一半，预期2030年将达到500万。该病患病率随年龄增加而升高，男性略高于女性。帕金森病是一种慢性进展性疾病，无法治愈。多数患者在疾病的前几年可继续工作，但数年后逐渐丧失工作能力。到疾病晚期，由于全身僵硬，导致活动困难、吞咽和呼吸障碍、长期卧床，常死于肺炎、泌尿系感染、压疮等各种并发症。

【病因和发病机制】

帕金森病的病因迄今尚未完全明确，目前认为本病与环境因素、遗传因素及老化有关。

1. 环境因素　20世纪80年代初发现一种嗜神经毒1-甲基-4-苯基1,2,3,6-四氢吡啶（MPTP），在人和灵长类均可诱发典型的帕金森综合征，其临床、病理、生化及对左旋多巴替代治疗的敏感性等特点，均与人类帕金森病很相似。MPTP在脑内经单胺氧化酶B（MAO-B）催化转变为强毒性的1-甲基-4-苯基吡啶离子（MPP$^+$），后者被多巴胺转运体（DAT）选择性地摄入黑质多巴胺能神经元内，抑制线粒体呼吸链复合物I活性，使ATP生成减少，并促进自由基产生和氧化应激反应，导致多巴胺能神经元变性、丢失。MPTP与某些杀虫剂和除草剂化学成分类似，有学者认为环境中与该神经毒结构类似的化学物质可能是帕金森病的病因之一。帕金森病患者黑质中复合物I活性和还原型谷胱甘肽含量明显降低，以及氧化应激增强，提示抗氧化功能障碍及氧化应激损伤可能参与帕金森病发病和病情进展。

2. 遗传因素　帕金森病在一些家族中呈聚集现象。在家族性帕金森病患者中最早发现的是α-突触核蛋白（α-synuclein）基因突变，其表达产物是路易小体的主要成分。目前为止，至少发现有23个单基因与家族性帕金森病连锁的基因位点，其中6个基因已被克隆，分别是α-synuclein（Park-1）、Parkin（Park-2）、UCH-L1（Park-5）、PINK1（Park-6）、DJ-1（Park-7）和LRRK2（Park-8）基因。α-synuclein和LRRK2呈常染色体显性遗传，Parkin、PINK1、DJ-1呈常染色体隐性遗传。但研究发现，约10%帕金森病患者有家族史，绝大多数患者为散发病例。

3. 神经系统老化　流行病学资料显示，该病主要发生在中老年人，40岁以前发病较为少见，随年龄增长，PD发病率明显升高，且从病理学角度看黑质多巴胺能神经元也随年龄增长而进行性减少。这些均提示神经系统老化是 PD 发病的因素之一。

4. 多因素交互作用 目前认为，帕金森病并非单因素致病，而是多因素交互作用的结果。环境因素、遗传基因、神经系统老化共同作用下，通过氧化应激、线粒体功能障碍、蛋白酶体功能异常、炎症或免疫反应、兴奋性毒性、细胞凋亡等机制导致黑质多巴胺能神经元大量变性、丢失，最终发病。

【病理】

（一）病理特征

帕金森病主要病理改变有两大特征：①黑质致密部多巴胺能神经元及其他含色素神经元大量变性、丢失，出现临床症状时至少丢失 50% 以上。其他部位含色素的神经元，如蓝斑、脑干的中缝核、迷走神经背核等也有较明显的丢失。②残留神经元胞浆中出现嗜酸性包涵体——路易小体（Lewy bodies）。路易小体是细胞质蛋白质组成的玻璃样团块，α-突触核蛋白、泛素、热休克蛋白是路易小体的重要组成成分。近来研究发现 α-突触核蛋白在外周多部位（如胃窦部、结肠、下颌下腺、周围神经等）异常聚积，故有学者认为，帕金森病可能是一种全身性疾病。这对于进一步深刻认识帕金森病的早期病理改变、寻找疾病的早期生物学标记物均有重要的意义。

（二）生化改变

帕金森病最显著的生物化学特征为脑内多巴胺含量减少。黑质多巴胺能神经元通过黑质-纹状体通路将多巴胺输送到纹状体，参与基底核的运动调节。纹状体中多巴胺和乙酰胆碱（Ach）两大递质系统的功能相互拮抗，二者平衡对维持运动功能起重要调节作用。帕金森病由于黑质多巴胺能神经元变性、丢失，黑质-纹状体通路变性，纹状体多巴胺含量显著降低，乙酰胆碱系统功能相对亢进，故表现为肌张力增高、运动减少等临床症状。此外，中脑-边缘系统和中脑-皮质系统多巴胺含量显著减少，是导致认知功能减退、情感障碍等高级神经活动异常的生化基础。通常多巴胺递质含量降 70%~80% 及以上时出现临床症状，且多巴胺递质减少程度与患者症状严重程度相关。

【临床表现】

本病平均患病年龄约为 55 岁，多在 60 岁以后发病，起病隐匿，缓慢进行性加重。

（一）运动症状

常始自一侧上肢，逐渐累及同侧下肢，继而对侧上肢及下肢，呈"N"型进展。

1. 运动迟缓 表现为随意运动减少，主要是动作速度缓慢和幅度减小。具体表现：①手指精细动作障碍，书写字迹弯弯曲曲，越写越小，呈"写字过小征"（micrographia）。②系鞋带、解纽扣、持筷夹物等精细动作不能顺利进行。③面肌强直、运动减少致表情缺乏，眼球凝视，瞬目减少，呈"面具脸"（masked face）。④口、舌、腭及咽部肌肉运动障碍，自动的吞咽唾液动作消失，使唾液难以咽下，可致流涎。⑤病情严重时可有吞咽困难、饮水呛咳，构音含糊不清、音量降低、语言单调、平坦而无韵律等，有时有加速倾向，呈暴发性语言。

2. 静止性震颤 早期表现为静止性震颤，多从一侧上肢的远端（手指）开始，常为规律性的手指屈曲和拇指对掌动作，呈"搓丸样动作"：震颤频率一般为 4~6Hz，随意运动时减弱或消失，疲劳、紧张及情绪激动时震颤加剧，睡眠时停止。少数患者可不出现震颤，部分患者合并姿势性震颤。

3. 肌强直 由于协同肌与拮抗肌的肌张力均增高，出现伸、屈肌张力都增高，受累肢体运动缓慢，在关节做被动运动时，有均匀的阻力，呈"铅管样强直"。若合并震颤时，被动伸屈关节时在均匀阻力上出现断续停顿的"齿轮样强直"。面部、颈部、躯干及四肢肌肉均可受累。颈部、躯干、四肢肌强直可使患者出现特殊屈曲姿势，表现为头部前倾、躯干俯屈、肘关节屈曲、腕关节伸直、前臂内收、髋及膝关节略弯曲，严重者可引起肢体的疼痛，称为痛性痉挛。

4. 姿势平衡障碍 疾病早期表现为患侧上肢摆臂幅度减小或消失，下肢拖曳，逐渐发展为起步、转弯困难，步伐变小变慢，或行走中全身僵住，不能动弹，称为"冻结步态"；或迈开步后，即以极小步伐（小碎步）向前冲去，越走越快，不能及时停步，称为"慌张步态"。

（二）非运动症状

非运动症状是十分常见和重要的临床症状，可早于或伴随运动症状而发生。

1. 感觉障碍 疾病早期可出现嗅觉减退。中、晚期常有肢体麻木、疼痛，甚至伴有不宁腿综合征（RLS）。

2. 自主神经功能障碍 临床常见，如便秘、尿频、排尿不畅、尿失禁等；交感神经功能障碍导致体位性低血压；汗液分泌增多或减少；头面部皮脂分泌增多呈"油脂面容"，伴有脂溢性皮炎倾向。

3. 精神和认知障碍 多数表现出无欲和迟钝的精神状态，近半数患者抑郁，常伴有焦虑、淡漠、疲劳。15%~30%的患者逐渐发生认知障碍乃至痴呆，以及幻觉、妄想及冲动控制障碍等。

4. 睡眠障碍 常伴有失眠、快速眼动睡眠行为障碍、白天过度嗜睡（EDS）等。

（三）运动并发症

运动并发症包括症状波动和异动症，是中晚期帕金森患者常见症状。症状波动是指随病情进展及长期药物治疗，患者对药物产生波动性反应，包括剂末现象、开-关现象、冻结步态等。异动症是患者出现舞蹈样、投掷样、肌张力障碍等刻板重复的不自主运动，可分为剂峰异动、"关"期肌张力障碍、双相性异动。

【辅助检查】

1. 血、唾液、脑脊液检测 常规检查均正常。少数患者血液采用 DNA 印记技术、聚合酶链反应（PCR）、DNA 序列分析、全基因组扫描等，可发现基因突变。脑脊液和唾液中 α-突触核蛋白、DJ-1 蛋白含量可发生改变。

2. 嗅觉测试 嗅棒测试可发现早期患者的嗅觉减退。

3. 黑质超声检查 经颅超声可通过耳前的听骨窗探测黑质回声，可以发现大多数帕金森病患者的黑质回声增强（单侧回声面积>20mm^2）。

4. 心脏交感神经检查 心脏间碘苯甲胍（MIBG）闪烁照相术可显示心脏交感神经功能。帕金森病患者的总 MIBG 摄取率下降或消失。

5. 影像学 头颅 CT、MRI 检查一般无特征性改变，通常用于排除血管性帕金森病及其他颅内结构异常。近年来，随着功能磁共振技术的不断发展，发现 PD 患者弥散张量成像（DTI）、血氧水平依赖功能磁共振成像（BOLD-fMRI）均可出现异常改变，PET 或 SPECT 可进行特定的放射性核素检测（图 59-1）。

（1）DA 神经递质显像　以 ^{18}F-多巴做示踪剂行多巴脱羧酶（AADC）摄取 PET 显像可见多巴胺代谢下降，对中晚期 PD 有诊断价值。

（2）DA 转运体显像　以 ^{123}I-CIT、^{11}C-CFT、^{11}C-DTBZ 做示踪剂显示双侧纹状体突触前膜多巴胺转运体（DAT）、Ⅱ型囊泡单胺转运体（VMAT2）摄取率显著降低，且 DAT 显像敏感度高，是早期诊断 PD 的最佳指标。

（3）DA 受体显像　以 ^{123}I-IBZM 做示踪剂行 D2 多巴胺受体功能显像，其活性在早期呈失神经超敏，后期低敏，可评估内源性 DA 的释放量，常用于 PD 鉴别诊断。

（4）葡萄糖代谢显像 ^{18}F-FDG PET　最为成熟，早期 PD 患者纹状体可见糖代谢较健侧降低，对 PD 诊断、鉴别诊断、病情及疗效评估价值均较高。

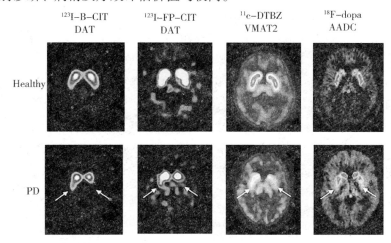

DAT：多巴胺突触前膜转运体；VMAT2：Ⅱ型突触囊泡单胺转运体；AADC：芳香族 L-氨基酸脱羧酶。

图 59-1　多巴胺相关分子显像图

（图片来源：匹兹堡大学多巴胺相关分子显像图）

6. 病理检查　外周组织，如胃窦部和结肠黏膜、下颌下腺、周围神经等部位可检测出 α-突触核蛋白异常聚积。

【诊断与鉴别诊断】

（一）诊断依据

由于帕金森病表现的复杂性，在国际运动障碍协会（MDS）最新的诊断标准及《中国帕金森病的诊断标准（2016 年版）》中，将帕金森病的特征分解为核心症状、支持标准、警示标准和绝对排除标准，满足必要的条件后即可诊断为临床确诊和临床可能的帕金森病。

1. 帕金森综合征（Parkinsonism）的诊断标准　帕金森综合征诊断的确立是诊断帕金森病的先决条件。诊断帕金森综合征基于 3 个核心运动症状，即必备运动迟缓和至少存在静止性震颤或肌强直 2 项症状的 1 项。上述症状必须是显而易见的，且与其他干扰因素无关。对所有核心运动症状的检查，必须按照统一帕金森病评估量表（UPDRS）中所描述的方法进行。值得注意的是，UPDRS 仅能作为评估病情的手段，不能单纯地通过该量表中各项的分值界定帕金森综合征。

2. 帕金森综合征的核心运动症状

(1) 运动迟缓　即运动缓慢和在持续运动中运动幅度或速度的下降（或者逐渐出现迟疑、犹豫或暂停）。该项可通过 UPDRS 中手指敲击（3.4）、手部运动（3.5）、旋前-旋后运动（3.6）、脚趾敲击（3.7）和足部拍打（3.8）来评定。在可以出现运动迟缓症状的各个部位（包括发声、面部、步态、中轴、四肢）中，肢体运动迟缓是确立帕金森综合征诊断所必需的。

(2) 肌强直　即当患者处于放松体位时，四肢及颈部主要关节的被动运动缓慢。强直特指"铅管样"抵抗，不伴有"铅管样"抵抗而单独出现的"齿轮样"强直是不满足强直的最低判定标准的。

(3) 静止性震颤　即肢体处于完全静止状态时出现 4~6 Hz 震颤（运动起始后被抑制）。可在问诊和查体中以 UPDRS 中 3.17 和 3.18 为标准判断。单独的运动性和姿势性震颤（UPDRS 中 3.15 和 3.16）不满足帕金森综合征的诊断标准。

3. 帕金森病的诊断　一旦患者被明确诊断存在帕金森综合征表现，可按照以下标准进行临床诊断。

(1) 临床确诊的帕金森病　需要具备以下几点：①不存在绝对排除标准。②至少存在 2 条支持标准。③没有警示征象。

(2) 临床很可能的帕金森病　需要具备以下几点：①不符合绝对排除标准。②如果出现警示征象则需要通过支持标准抵消；如果出现 1 条警示征象，必须需要至少 1 条支持标准抵消；如果出现 2 条警示征象，必须需要至少 2 条支持标准抵消；如果出现 2 条以上警示征象，则诊断不能成立。

4. 支持标准、绝对排除标准和警示征象

(1) 支持标准

1) 患者对多巴胺能药物的治疗明确且显著有效。在初始治疗期间，患者的功能可恢复或接近至正常水平。在没有明确记录的情况下，初始治疗的显著应答可定义为以下两种情况：①药物剂量增加时症状显著改善，剂量减少时症状显著加重。以上改变可通过客观评分（治疗后 UPDRS-Ⅲ 评分改善超过 30%）或主观描述（由患者或看护者提供的可靠而显著的病情改变）来确定。②存在明确且显著的开/关期症状波动，并在某种程度上包括可预测的剂末现象。

2) 出现左旋多巴诱导的异动症。

3) 临床查体观察到单个肢体的静止性震颤（既往或本次检查）。

4) 以下辅助检测阳性有助于鉴别帕金森病与非典型性帕金森综合征：存在嗅觉减退或丧失，或头颅超声显示黑质异常高回声（>20mm²），或心脏间碘苄胍闪烁显像法显示心脏去交感神经支配。

(2) 绝对排除标准　出现下列任何 1 项即可排除帕金森病的诊断（但不应将有明确其他原因引起的症状算入其中，如外伤等）。

1) 存在明确的小脑性共济失调，或者小脑性眼动异常（持续的凝视诱发的眼震、巨大方波跳动、超节律扫视）。

2) 出现向下的垂直性核上性凝视麻痹，或者向下的垂直性扫视选择性减慢。

3) 在发病后 5 年内，患者被诊断为高度怀疑的行为变异型额颞叶痴呆或原发性进行性失语。

4）发病3年后仍局限于下肢的帕金森样症状。

5）多巴胺受体阻滞剂或多巴胺耗竭剂治疗诱导的帕金森综合征，其剂量和时程与药物性帕金森综合征相一致。

6）尽管病情为中等严重程度（即根据UPDRS，评定肌强直或运动迟缓的计分大于2分），但患者对高剂量（不少于600mg/d）左旋多巴治疗缺乏显著的治疗应答。

7）存在明确的皮质复合感觉丧失（如在主要感觉器官完整的情况下出现皮肤书写觉和实体辨别觉损害），以及存在明确的肢体观念运动性失用或进行性失语。

8）分子神经影像学检查突触前多巴胺能系统功能正常。

9）存在明确可导致帕金森综合征或疑似与患者症状相关的其他疾病，或者基于全面诊断评估，由专业医师判断其可能为其他综合征，而非帕金森病。

（3）警示征象

1）发病后5年内出现快速进展的步态障碍，以至于需要经常使用轮椅。

2）运动症状或体征在发病后5年内或5年以上完全不进展，除非这种病情的稳定是与治疗相关。

3）发病后5年内出现球麻痹症状，表现为严重的发音困难、构音障碍或吞咽困难（需进食较软的食物，或通过鼻胃管、胃造瘘进食）。

4）发病后5年内出现吸气性呼吸功能障碍，即在白天或夜间出现吸气性喘鸣或者频繁的吸气性叹息。

5）发病后5年内出现严重的自主神经功能障碍：①体位性低血压，即在站起后3分钟内，收缩压下降至少30mmHg或舒张压下降至少20mmHg，并排除脱水、药物或其他可能解释自主神经功能障碍的疾病。②发病后5年内出现严重的尿潴留或尿失禁（不包括女性长期存在的低容量压力性尿失禁），且不是简单的功能性尿失禁（如不能及时如厕）。对于男性患者，尿潴留必须不是由前列腺疾病所致，且伴发勃起障碍。

6）发病后3年内由于平衡障碍导致反复（>1次/年）跌倒。

7）发病后10年内出现不成比例的颈部前倾或手足挛缩。

8）发病后5年内不出现任何一种常见的非运动症状，包括嗅觉减退、睡眠障碍（睡眠维持性失眠、日间过度嗜睡、快速眼动睡眠行为障碍）、自主神经功能障碍（便秘、日间尿急、症状性体位性低血压）、精神障碍（抑郁、焦虑、幻觉）。

9）出现其他原因不能解释的锥体束征。

10）起病或病程中表现为双侧对称性的帕金森综合征症状，没有任何侧别优势，且客观查体亦未观察到明显的侧别性。

（二）临床诊断标准的应用流程

1. 根据该标准，该患者可诊断为帕金森综合征吗？如果答案为否，则既不能诊断为很可能的帕金森病，也不能诊断为临床确诊的帕金森病；如果答案为是，进入下一步评测。

2. 存在任何的绝对排除标准吗？如果答案为是，则既不能诊断为很可能的帕金森病，也不能诊断为临床确诊的帕金森病；如果答案为否，则进入下一步评测。

3. 对出现的警示征象和支持标准进行评测，方法如下：①记录出现警示征象的数目。②记录支持标准的数目。③至少有2条支持标准且没有警示征象吗？如果答案为是，则患者符合临床确诊的帕金森病的诊断；如果答案为否，进入下一步评测。④多于2条警示征象吗？如果答案为是，不能诊断为很可能的帕金森病；如果答案为否，进入下一步评测。⑤警示征象的数目等于或少于支持标准的数目吗？如果答案为否，不能诊断为很可能的帕金森病；如果答案为是，则患者符合很可能的帕金森病的诊断。

（三）鉴别诊断

1. 特发性震颤 各年龄段均可发病，多双侧缓慢起病，以双上肢 4～12Hz 的动作性震颤为特征，可伴有下肢、头部、口面部或声音震颤。无肌强直和运动迟缓，饮酒或服用普萘洛尔后震颤减轻。30%～70%有家族史，多呈常染色体显性遗传。

2. 帕金森综合征

（1）继发性帕金森综合征

1）血管性帕金森综合征（VP）：多发生在基底节区或丘脑的腔隙性脑梗死后，以双下肢对称的步态障碍为主要特征。有高血压、动脉硬化表现及锥体束征、假性球麻痹等，颅脑 CT、MRI 检查有助诊断。

2）药源性帕金森综合征：有服用吩噻嗪类及丁酰苯类等抗精神病药、利血平、甲氧氯普胺、锂剂、氟桂利嗪等。停药后部分症状可消失。

3）中毒性帕金森综合征：有 MPTP 及其结构类似的杀虫剂、除草剂、CO、锰、汞、二硫化碳、甲醇、乙醇等毒物接触史。

4）其他：外伤、感染、甲状腺功能异常、铁代谢相关疾病、肝性脑病、颅内占位、正常颅压脑积水等也可引起类似帕金森样症状，通过病史及相关检查可帮助鉴别。

（2）帕金森叠加综合征（PPS） 具有类似 PD 的临床表现，又有其他神经系统受累表现的一类中枢神经系统变性疾病，常见以下几种。

1）多系统萎缩（MSA）：是一种罕见病，影响大脑中多个系统的功能，有以帕金森症状为主要表现的 MSA-P 型和以小脑性共济失调为主要表现的 MSA-C 型。MSA-P 早期出现严重的进展性自主神经功能障碍，头颅 MRI 可见脑桥萎缩的"十字征"、壳核裂隙征及小脑萎缩。本病对左旋多巴疗效欠佳。

2）路易体痴呆（DLB）：伴随大脑皮质路易小体的形成，与 PD 病理改变极为相似，均属于路易小体疾病谱系。50 岁以后发病，可出现自发的运动迟缓、静止性震颤或肌强直，特征性表现为波动性认知功能下降，特别是注意力、执行功能和视空间缺陷在早期更为突出，反复发作的形象生动的视幻觉，可出现快速眼动睡眠行为障碍。临床需要与帕金森病痴呆鉴别。DLB 认知障碍多出现于运动症状起始 1 年之内，1 年以上者多诊断帕金森病痴呆；DLB 患者头颅 MRI 可见颞、顶、枕叶灰质严重萎缩，PiB PET 显像呈现更为严重的 Aβ 沉积。

3）进行性核上性麻痹（PSP）：50～65 岁发病，临床表现为姿势不稳，早期即出现反复向后跌倒，眼球垂直运动受限为其特征性表现，眼球扫视速度减慢。起病 1 年内出现皮质下痴呆和假性球麻痹症状，如吞咽困难、构音障碍、情绪不稳、惊恐表情。中轴性肌强直及左旋多巴抵抗。头颅 MRI 可见以中脑萎缩为主的特征性征象，如中脑背盖上缘平坦及蜂鸟征。嗅觉检查和 MIBG 闪烁显像正常。对左旋多巴治疗反应差。

4）皮质基底节变性（CBD）：60～80 岁发病，常无家族史，临床出现进行性非对称性肌强直和失用，也可出现震颤，但为静止性、姿势性和动作性震颤的混合形式，常发展至肌阵挛。除失用外还可出现异己肢现象、皮层复合感觉障碍、认知障碍、行为障碍及失语。头颅 MRI 可见大脑额、颞、顶部不对称皮质萎缩，多巴胺转运体（DAT）PET 成像显示不对称性皮质和基底节 DAT 活性下降。Tau 蛋白 PET 成像显示皮质和基底节 Tau 蛋白沉积。对左旋多巴几无反应。

3. 肝豆状核变性（HLD）　也称 Wilson 病，是常染色体隐性遗传的铜代谢障碍疾病，特点是铜沉积在肝、脑、肾、角膜。发病年龄 3~60 岁，7~12 岁多见，可出现类似帕金森病运动迟缓、肌强直、震颤等锥体外系症状，但舞蹈样动作和手足徐动多见，或伴有小脑损害症状、锥体束征、下丘脑损害、精神障碍等。除脑部症状外，还可见肝肾受累、角膜铜盐沉着环（K-F 环）等。实验室检查可见血清铜降低、尿铜和肝铜含量增加，血清铜蓝蛋白降低及铜氧化酶活性下降。

【病情评估】

临床常用 Hoehn-Yahr 5 分期法记录病情轻重，其中 I ~ II 为早期，IV ~ V 为晚期。

I 期：单侧肢体症状。

II 期：双侧肢体轻度病变，姿势平衡正常。

III 期：双侧肢体病变伴早期平衡障碍，需要少量他人协助。

IV 期：严重病变，需要较多帮助，但无协助下仍能站立或行走。

V 期：限制在轮椅或床上，完全需要照顾。

另外，PD 患者的运动和非运动功能障碍及对治疗的评判通常采用统一帕金森病评分量表（UPDRS）。

【治疗】

治疗原则：①综合治疗：帕金森病症状复杂多样，应针对帕金森病患者的运动症状和非运动症状采取全面综合治疗，包括药物治疗、手术治疗、肉毒毒素治疗、运动疗法、心理干预、照料护理等。首选药物治疗，手术治疗则是药物治疗不佳时的一种有效补充手段，肉毒毒素注射是治疗局部痉挛和肌张力障碍的有效方法，运动与康复治疗、心理干预与照料护理则适用于帕金森病治疗全程。多学科协作的模式能更有效地治疗和管理帕金森病患者。②长期管理：目前无论哪种治疗手段都只能改善症状，不能阻止病情的发展，更无法治愈。因此，治疗不仅立足当前，而且需长期管理，以达到长期获益。

（一）用药原则

药物治疗应遵循以下几点：①以达到有效改善症状、提高工作能力和生命质量为目标。②早期诊断、早期治疗，不仅能更好地改善症状，还能最大限度地延缓病情的恶化。③坚持"剂量滴定"以避免产生药物的急性不良反应，力求实现"尽可能以小剂量达到满意临床效果"的用药原则。④治疗应强调个体化特点，综合考虑患者疾病特点和严重程度、有无认知障碍、发病年龄、职业、共患病、患者意愿和经济能力等，尽量避免、延迟或减少药物副作用和运动并发症。⑤进行抗帕金森病药物治疗时，特别是使用复方左旋多巴制剂及多巴胺受体激动剂时不能突然停药，以免发生撤药恶性综合征。药物治疗流程见图 59-2。

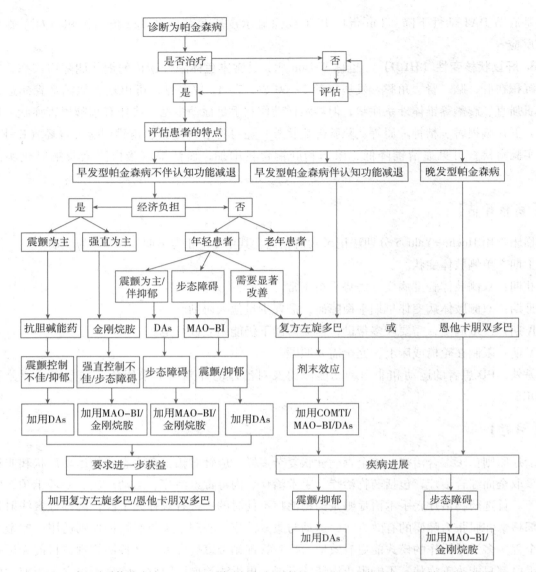

DAs：多巴胺受体激动剂；MAO-BI：单胺氧化酶抑制剂；COMTI：儿茶酚-O-甲基转移酶抑制剂。

图 59-2　帕金森病药物治疗流程图

（图片来源：《中国帕金森病治疗指南（第四版）》2020）

（二）常用药物

1. 复方左旋多巴（苄丝肼左旋多巴、卡比多巴左旋多巴）　是治疗 PD 最基本、最有效的药物，对强直、少动、震颤均有良好疗效，适用于晚发型帕金森病患者，或伴智能减退的早发型患者。左旋多巴可以脱羧生成多巴胺，初始用量为 62.5~125mg，每日 2~3 次，根据病情而逐渐增加剂量至疗效满意和不出现不良反应的适宜剂量维持，餐前 1 小时或餐后 1.5 小时服药。现有证据提示早期应用小剂量（≤400 mg/d）并不增加异动症的发生，建议复方左旋多巴单药治疗时剂量不超过 400mg/d（以左旋多巴含量计）。长期及高剂量左旋多巴诱发症状波动和异动症，活动性消化道溃疡者慎用，闭角型青光眼、精神病患者禁用。

2. 多巴胺受体（DR）激动剂　适用于早发型患者病程初期。在疾病早期推荐左旋多巴和多巴胺受体激动剂均小剂量联合使用。主要有两种类型：麦角类 DR 激动剂和非麦角类 DR 激动剂，其中麦角类由于可能引起瓣膜病变的严重不良反应，临床已不主张使用，而主要推荐采用非麦角类，包括普拉克索、罗匹尼罗、吡贝地尔、罗替高汀和阿扑吗啡等。DR激动剂大多有嗜睡和精神不良反应发生的风险，需从小剂量开始逐渐递增剂量。DR激动剂的不良反应有体位性低血压、脚踝水肿和精神异常（幻觉、食欲亢进、性欲亢进等）。最常用的普拉克索有常释剂和缓释剂，初始剂量0.125mg，每日3次，每周增加0.125mg，每日3次，通常有效剂量为0.5~0.75mg，每日3次。

3. 儿茶酚-O-甲基转移酶（COMT）抑制剂 主要有恩他卡朋、托卡朋与复方左旋多巴组合的恩他卡朋双多巴片（为恩他卡朋/左旋多巴/卡比多巴复合制剂，按左旋多巴剂量不同分成几种剂型）。在疾病早期首选恩他卡朋双多巴片治疗可以改善症状，以及在疾病中晚期添加COMT抑制剂治疗可以进一步改善症状。恩他卡朋必须与复方左旋多巴同服，单用无效，托卡朋每日首剂与复方左旋多巴同服，此后可以单用，一般每间隔6小时服用，但需严密监测肝功能。其药物不良反应有腹泻、头痛、多汗、口干、转氨酶升高、腹痛、尿色变黄等。

4. 单胺氧化酶B型（MAO-B）抑制剂 适用于早发型或者初治的帕金森病患者。本药物抑制多巴胺的重摄取及突触前受体，主要有司来吉兰和雷沙吉兰等，对于运动症状有改善作用。本药与抗抑郁药物联合应用时应谨慎或避免联用。

5. 抗胆碱能药 主要适用于有震颤的患者，目前国内主要应用苯海索，药理作用为选择性阻断纹状体的胆碱能神经通路，剂量为1~2mg，每日3次。对60岁以下的患者，需告知长期应用可能会导致认知功能下降，故要定期筛查认知功能，一旦发现认知功能下降则应停用。对60岁以上的患者尽可能不用或少用；若必须应用则应控制剂量。

6. 金刚烷胺 适用于有少动、强直、震颤的帕金森病患者，并且对改善异动症有帮助。本药物能够促进纹状体多巴胺的合成和释放，减少神经细胞对多巴胺再摄取，剂量为50~100mg，每日2~3次，末次应在下午4点前服用。肾功能不全、癫痫、严重胃溃疡、肝病患者慎用，哺乳期妇女禁用。

（三）非运动症状的药物治疗

睡眠障碍如有失眠伴RBD可加用褪黑素或氯硝西泮，调整MAO-B抑制剂或金刚烷胺的服用时间；自主神经功能障碍中便秘可服用缓泻剂或胃肠动力药，对尿频、尿急、尿失禁患者可加用外周抗胆碱能药物，如奥昔布宁、托特罗定等，体位性低血压首选α肾上腺能激动剂米多君。精神障碍中抑郁、焦虑、淡漠首选五羟色胺去甲肾上腺素再摄取抑制剂文拉法辛和DR激动剂普拉克索，若出现幻觉、妄想推荐使用氯氮平和喹硫平，认知障碍可考虑使用胆碱酯酶抑制剂，如多奈哌齐或加兰他敏。

（四）运动并发症的治疗

对出现剂末现象的患者可通过增加服药次数、换用缓释剂型、加用长半衰期DR激动剂、COMT抑制剂或MAO-B抑制剂，或行单侧苍白球毁损术；存在开-关现象者选用长半衰期DR激动剂或脑深部电刺激（DBS）手术。异动症患者可调整左旋多巴服药次数、加用DR激动剂、COMT抑制剂、MAO-B抑制剂、金刚烷胺或非典型抗精神病药物如氯氮平，或行DBS手术。

（五）手术及干细胞疗法

手术及干细胞疗法适用于早期药物治疗显效明显，而长期治疗的疗效明显减退，或出现严重的运动波动及异动症者。手术可以明显改善肢体震颤和肌强直运动症状，但对步态障碍无明显疗效，且不能根治疾病，术后仍需应用药物治疗，但可相应减少剂量。继发性帕金森综合征和帕金森叠加综合征不适合手术治疗。手术方法有神经核毁损术和DBS，手术靶点选取包括苍白球内侧部、丘脑腹中间核和丘脑底核。

有临床试验显示，将异体胚胎中脑黑质细胞移植到患者的纹状体，可纠正多巴胺递质缺乏造成的运动症状，但存在供体来源有限和伦理问题。目前各种干细胞移植结合神经营养因子、基因治疗成为潜在的较有前景的新疗法。

（六）中医、康复和运动疗法

中药、针灸和康复对帕金森病运动和非运动症状改善乃至对延缓病程的进展可能都有一定的帮助，特别是帕金森病患者多存在步态障碍、姿势平衡障碍、语言和（或）吞咽障碍等轴性症状，单纯西药治疗效果不佳。物理与运动治疗、作业治疗、言语与语言治疗、吞咽治疗等起到很好的辅助治疗作用，需要针对不同的患者特点制订个体化和适应性康复和运动训练计划。目前人工智能和移动技术越来越多地应用到帕金森病的治疗中，具有广阔的发展前景。

（七）心理疏导和治疗

帕金森病患者多存在抑郁、焦虑等心理障碍。抑郁是影响患者生命质量的主要危险因素之一，同时也会影响抗帕金森病药物的疗效。因此，对帕金森病的治疗不仅需要关注改善患者的运动症状，而且要重视改善患者的心理障碍，予以有效的心理疏导和抗抑郁药物治疗。

（八）预防

1. 帕金森病和帕金森综合征、帕金森叠加综合征在疾病早期往往容易混淆，故不能仅凭症状妄下结论，通常需要长期的随访观察明确诊断。对于有家族史的人群一旦出现运动或非运动症状应及时就诊，早期诊断，早期治疗。

2. 对于诊断明确的帕金森病患者，不应因为惧怕药物的副作用而拖延用药，也不能所有的药物都尝试失败后再考虑DBS手术治疗，从而错过了DBS最佳治疗时机。应在专业医生的指导下选择治疗措施。

3. 运动对PD患者不仅可以缓解运动症状，还能预防认知功能障碍，改善精神心理状态，应根据具体病情制订不同的"运动处方"，如太极拳对改善中期PD患者姿势平衡障碍有较好的效果。

（九）健康教育与人文关怀

对帕金森病长期管理的目标是提高患者的生活质量，尽量延缓病情的进展。在药物治疗、饮食、康复训练、心理调护中都应取得家属配合，积极引导，注重规范性，每日坚持，提高治疗的依从性，从而达到更好的治疗效果。

思考题

1. 帕金森病的临床表现有哪些？
2. 试述帕金森病的诊断标准及诊断流程。
3. 针对帕金森病运动症状常用的治疗药物有哪几种？

阿尔茨海默病（Alzheimer's disease, AD）是一种起病隐匿、以进行性认知功能障碍和行为损害为特征的中枢神经系统退行性疾病，主要表现为记忆障碍、失语、失用、失认、视空间能力受损、思维和计算力受损、执行功能障碍及人格和行为改变。目前认为，AD 在痴呆阶段前存在极为重要的临床前或痴呆前阶段，此阶段可有 AD 病理生理改变，但没有或仅有轻微临床症状。

据 WHO 报道，目前全球有 5000 万人患有痴呆，其中 AD 是最常见的类型。65 岁以上老年人群 AD 的患病率为 4%~7%。我国最新数据显示，60 岁以上人群 AD 患者已达 1000 万。AD 患病率与年龄密切相关。AD 是造成老年人丧失日常生活能力的最常见疾病，不仅给患者带来巨大的痛苦，同时给家庭和社会带来了沉重的压力和医护负担。AD 是一种不可逆的慢性进展性疾病，现有的治疗措施均不能逆转发展；其进展速度亦无法预测，且个体差异大。本病病程 5~10 年，平均 7 年左右，晚期多死于严重的并发症，如肺部感染、营养不良、泌尿系感染、压疮等。

【病因和发病机制】

AD 分为家族性和散发性。家族性 AD 为常染色体显性遗传疾病，65 岁以前起病，最常见的是位于 21 号染色体的淀粉样前体蛋白（APP）基因、位于 14 号染色体的早老素 1（PS1）基因及位于 1 号染色体的早老素 2（PS2）基因突变。散发性 AD 与载脂蛋白 E（APOE）基因关系最密切。APOEε4 携带者是散发性 AD 的高危人群。有研究显示，携带 1 个 APOEε4 等位基因的人群，患 AD 风险为正常人的 3.2 倍，携带有 2 个 APOEε4 等位基因的人群，患病风险为正常人的 8~12 倍。

对于 AD 的发病机制，目前尚未完全清楚，存在以下几种学说。

1. β-淀粉样蛋白（Aβ）学说 Aβ 是神经元细胞膜上一种跨膜蛋白，为 APP 的一小片段。许多研究发现 Aβ 沉积导致 AD 发病，减少 Aβ 在脑内的沉积可延缓或减轻 AD 的症状。Aβ 沉积的原因有合成代谢异常、分解代谢水平降低和转运失衡。家族性 AD 的 3 种基因突变均可导致 Aβ 的过度生成。Aβ 可通过诱导产生氧自由基而使活性氧增加，还可通过激活小胶质细胞加剧氧化应激反应，而氧自由基也可促进 APP 裂解，增加 Aβ 产生。Aβ 是氧化应激反应和 AD 神经元死亡之间的偶联分子。

2. tau 蛋白学说 tau 蛋白是存在于轴突中的一种微管相关蛋白。正常修饰的 tau 蛋白具有稳定微管、调节轴突运输和维持 DNA 结构稳定的作用。而 tau 的病理修饰如过度磷酸化、聚合及纤维化、异常折叠影响了神经元骨架微管蛋白的稳定性，导致突触丢失、神经元功能障碍和 tau 聚集，进而神经原纤维缠结形成，增强兴奋性氨基酸如谷氨酸的信号传导，细胞内钙离子超载，又反过来增加 tau 蛋白磷酸化，导致膜去极化、氧化应激及神经元凋亡等，从而引发 AD。

3. 神经炎症 AD 患者炎症标志物水平升高及免疫功能相关的 AD 风险基因的发现提示神经

炎症在 AD 的发病机制中起着重要作用。由于感染、创伤、缺血和毒素累积等病理性损伤，小胶质细胞和星形胶质细胞被激活，促炎细胞因子大量产生，如白介素（IL-1β、IL-6、IL-18）、肿瘤坏死因子（TNF）、趋化因子配体（CCL1、CCL5）、小分子信使（前列腺素、NO、活性氧）等，诱发神经系统炎性反应或直接损伤神经元，并产生补体，导致中枢神经系统自身免疫反应，加重神经元变性或损伤。另外，Aβ 也可刺激小胶质细胞产生 IL-1β，可诱导神经元发生 Tau 蛋白磷酸化，提示神经炎症也可能是 β-淀粉样蛋白斑块和 tau 缠结的重要中间环节。

此外，还有神经血管学说、细胞周期调节蛋白障碍、氧化应激、炎性机制、线粒体功能障碍等多种假说。

AD 发病的危险因素有增龄、高血压、高血脂和肥胖、糖尿病、高同型半胱氨酸、吸烟、大量饮酒、低教育水平、睡眠障碍及膳食因素、体力活动少、社会经济地位低和抑郁等。

【病理生理】

AD 患者脑的体积缩小、重量减轻，脑沟加深、变宽，脑回萎缩，颞叶特别是海马区萎缩。组织病理学上典型改变为大脑 β 淀粉样物质在神经细胞外沉积造成的神经炎性斑（NP）和过度磷酸化的 tau 蛋白在神经细胞内聚集形成的神经原纤维缠结（NFT），神经元缺失和胶质细胞增生。NP 也叫老年斑（SP），是 AD 病理学标志物之一，其核心成分 Aβ 在脑内出现时间可比 AD 患者出现症状早 20 年。AD 患者 Aβ 广泛沉积于颞叶、额叶和顶叶。NFT 常见于 AD 患者的大脑皮层、海马、皮质下神经核，如杏仁核、基底神经核和丘脑，大脑皮质和海马中存在大量 NFT，此类神经元细胞多数呈退行性变化，也可见于杏仁核、前脑基底神经核、下丘脑神经核、脑干中缝核和脑桥的蓝斑。

AD 的病理改变可早于症状出现。病理改变和认知功能受损同时存在时，患者多为中度或重度 AD。而出现认知功能受损但仅观察到轻度的 AD 病理改变，则很可能存在其他疾病，不能诊断 AD。

【临床表现】

AD 起病隐匿，持续性进行性发展，主要临床表现为认知功能减退和非认知性神经精神症状。尽管在 AD 出现症状前很多年就已经出现 AD 的病理改变，如 Aβ 沉积等生物学标志物异常，此时称为临床前期阶段，但从出现临床表现起通常分为两个阶段，即痴呆前阶段和痴呆阶段。

（一）痴呆前阶段

此阶段分轻度认知障碍发生前期和轻度认知障碍期（MCI）。前者没有任何认知功能障碍的临床表现或仅有极轻微的记忆力减退主诉。MCI 主要表现为记忆力轻度受损，学习和保存新知识的能力下降，计算、定向、视空间、执行功能等认知领域也可出现轻度受损，但不影响日常生活能力。

（二）痴呆阶段

痴呆阶段即传统意义上的 AD。此阶段患者认知功能受损导致日常生活能力下降，可根据认知损害的程度大致分为轻、中、重 3 度。

1. 轻度 发病早期主要表现为近事记忆力下降，对患者的一般生活功能影响不大，但是从事高智力活动的患者会出现工作能力和效率下降。随着病情进展，出现远期记忆减退，对发生已久的事情和人物遗忘。部分患者出现视空间障碍，如外出后找不到回家的路。患者也会出现精神和行为的改变，如变得主动性缺乏、活动减少、孤独、自私、对周围环境兴趣减少、对周围人较为冷淡，甚至对亲人也漠不关心，情绪不稳。

2. 中度　除记忆障碍继续加重之外，工作、学习新知识和社会接触能力减退，特别是原本已掌握的知识和技能出现明显的衰退，还可出现失语、失用、失认等，有些患者还会出现癫痫等。此时患者有较明显的行为和精神异常，暴躁易怒，对任何事情提不起兴趣，甚至做出一些丧失羞耻感的行为。

3. 重度　除了上述各项症状逐渐加重外，几乎所有的认知领域受损，出现失语、失认、失用。此时患者在包括个人卫生、吃饭、穿衣和洗漱等各个方面都需要完全由他人照顾。长期卧床，四肢出现强直或屈曲瘫痪。此外，可并发全身系统疾病的症状，如肺部感染、尿路感染、压疮等。

【辅助检查】

1. 实验室检查　血尿常规、生化检查正常。脑脊液中 Aβ1-42 水平下降，总 Tau 蛋白或磷酸化 Tau 蛋白水平升高。几种生物学标记物的联合检测对 AD 诊断的敏感性和特异性可达 90%以上。

2. 影像学检查　海马的影像学评估是 AD 诊断和鉴别诊断的首选方法，头颅 MRI 是主要手段。AD 的主要特征为内侧颞叶萎缩，尤其是海马、内嗅皮层及杏仁核的萎缩。其萎缩程度可用 MTA 分级法：①0 分，没有萎缩。②1 分，仅有脉络膜裂增宽。③2 分，同时伴有侧脑室颞角扩大。④3 分，海马体积中度缩小（高度下降）。⑤4 分，海马体积重度缩小（图 60-1）。

MTA 结果判定标准：①<75 岁，2 分或以上为异常。②≥75 岁，3 分或以上为异常。另外，还有评估全脑萎缩的 GCA 量表和 AD 白质病变的 Fazekas 直观评分量表，有助于 AD 的诊断和鉴别。

SPECT 灌注成像和 ^{18}F-FDG PET 成像可见顶叶、颞叶和额叶，尤其是双侧颞叶的海马区血流和代谢降低，后者甚至在 AD 患者出现肉眼可见的萎缩前即可发生改变，故对早期诊断 MCI 和 AD，以及与其他痴呆类型的鉴别均有一定意义。淀粉样蛋白 PET 借助各种配体（如 PIB-PET、AV45-PET）可显示 Aβ 沉积，有助于 AD 早期诊断和与其他痴呆类型鉴别（图 60-2）。Tau PET 示踪剂可与异常折叠的 Tau 蛋白结合，AD 患者颞顶叶 Tau 示踪剂摄取增高，更适合评估 AD 的病情严重程度。

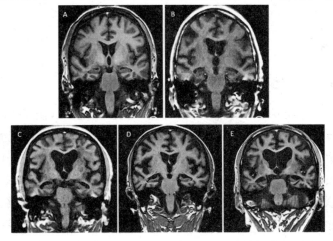

冠状位海马体层：A，正常，0 分；B，1 分；C，2 分；D，3 分；E，4 分。

图 60-1　头颅 MRI 内侧颞叶萎缩评估（MTA）

[图片来源：《阿尔茨海默病 MR 检查规范中国专家共识（2019）》]

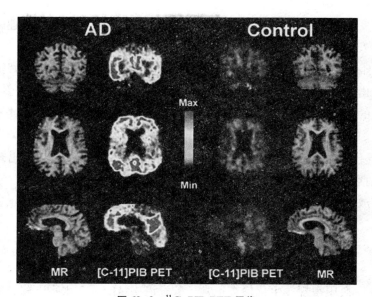

图 60-2 ^{11}C-PIB PET 显像

（图片来源：匹兹堡大学淀粉样蛋白 PET 成像组）

3. 脑电图 AD 早期脑电图改变主要是波幅降低和 α 节律减慢，少数患者早期就有脑电图 α 波明显减少，甚至完全消失。随着病情进展，可逐渐出现较广泛的 θ 活动，以额、顶叶明显。晚期则表现为弥漫性慢波。

4. 神经心理学 认知评估包括记忆、言语、定向力、应用能力、注意力、知觉（视、听、感知）和执行功能 7 个领域。大体认知评定量表包括简易智能精神状态检查量表（MMSE）、蒙特利尔认知评估量表（MoCA）、AD 认知功能评价量表（ADAS-cog）等；分级量表如临床痴呆评定量表（CDR）；精神行为评定量表，如汉密尔顿抑郁量表（HAMD）、神经精神问卷（NPI）；专门针对某个特定认知维度的评估如记忆力评估（霍普金斯词语学习测验修订版）、语言能力评估（波士顿命名测验）、注意力/工作记忆评估（数字广度测验）、视觉空间能力评估（画钟测验）、执行功能评估（连线测验）等。

5. 基因检查 有明确家族史的可以行 APP、PS1、PS2 和 APOEε4 基因检查，有助于 AD 的确诊及提前预防。

【诊断与鉴别诊断】

（一）诊断依据

1984 年，美国国立神经病、语言障碍和卒中研究所-阿尔茨海默病及相关疾病协会（NINCDS-ADRDA）首次发布国际公认的 AD 诊断标准，将 AD 分为"很可能、可能、确定的" 3 个等级，根据病史采集、临床查体、神经心理评估先诊断痴呆，继而排除引起痴呆的其他原因，如脑血管病、脑变性疾病和神经系统肿瘤等，最后根据尸检发现 AD 的特异性病理改变后做出确定的诊断。2011 年，美国国立老化研究所（NIA）和阿尔茨海默病协会（AA）发布了新标准，将 AD 病程分为临床前无症状期、AD 源性 MCI 阶段、AD 源性痴呆 3 个阶段，其中临床前阶段的诊断必须依靠生物学标记物的检测才能做出，为 AD 早期诊断提供了依据。

以上 2 个诊断标准为临床诊断 AD 提供了依据。另外，国际工作组织（IWG）先后发布了 3 版科研用 AD 诊断标准，认为只要满足 1 个核心临床诊断标准和至少 1 种 AD 病理相关的生物学标志物改变即可诊断 AD。不论"NIA-AA 标准"还是"IWG 标准"，在 AD 分为临床前期、痴呆早期和痴呆期上已达成一致意见，同时将生物学标志物纳入到各自的诊断标准中。

1. AD 所致 MCI 的诊断标准

（1）核心临床诊断标准 ①患者主诉或知情人或医师发现的认知功能改变。②1 个或多个认知领域受损的客观证据，尤其是记忆受损。③日常生活能力基本正常。④未达到痴呆标准。

（2）发病机制符合 AD 的病理生理过程 ①排除血管性、创伤性、医源性引起的认知功能障碍。②有纵向随访发现认知功能持续下降的证据。③有与 AD 遗传因素相关的病史。

（3）结合生物学标记物可以将 AD 所致 MCI 分为 4 个等级 即符合核心临床诊断标准的 MCI、中等可能、高度可能和不可能的 AD 所致 MCI，见表 60-1。

表 60-1 纳入生物标记物的 AD 所致 MCI 诊断标准

诊断级别	AD 病因生物标记物的可能等级	Aβ（PET 或脑脊液）	神经元损伤（Tau、FDG、MRI）
符合核心临床诊断标准 MCI	不明确	矛盾/不确定/未测	矛盾/不确定/未测
中等可能 AD 所致 MCI	中等	阳性	未测
		未测	阳性
高度可能 AD 所致 MCI	最高	阳性	阳性
不可能的 AD 所致 MCI	最低	阴性	阴性

注：Aβ，β 淀粉样蛋白；PET，正电子发射型计算机断层扫描；FDG，18 氟脱氧葡萄糖；MRI，磁共振。

2. 痴呆阶段的临床诊断标准

（1）很可能的 AD ①符合痴呆的临床核心诊断标准，包括日常工作和一般活动能力受损，且生活能力和执行能力下降，且无法用谵妄或其他严重精神疾病解释，且有认知损害病史及客观评价，且 2 种以上认知或行为受损（学习和记忆、推论和处理复杂任务的能力及判断力、视空间能力、语言功能、人格和行为举止）。②隐匿起病，缓慢进展，通常数月至数年。③明确的认知功能恶化。④早期和最显著的认知损害属于以下分类：遗忘表现和非遗忘表现，前者以学习和回忆新近习得知识功能受损为主，以及至少 1 项上述其他认知功能缺损，后者包括语言、视空间、执行功能障碍。⑤不符合排除标准。

（2）可能的 AD ①符合痴呆的临床核心诊断标准。②非典型病程，认知功能障碍突然发生，或进行性加重特征不明显。③混合性痴呆表现：伴随脑血管病、多发或严重的脑梗死或重度白质高信号。④有路易体痴呆认知障碍外的其他表现，如视幻觉、帕金森样运动症状、睡眠障碍及自主神经功能紊乱、性格改变等。⑤有其他神经系统疾病证据、非神经系统疾病或药物导致的认知障碍。

（3）排除标准 ①伴有与认知障碍发生或恶化相关的卒中史，或存在多发或广发脑梗死，或严重脑白质病变。②有路易体痴呆的核心症状。③额颞叶痴呆的显著特征。④有原发性进行性失语的显著特征。⑤病程早期出现抽搐发作和步态障碍。

（4）确诊的 AD ①符合很可能的 AD 的临床诊断标准。②尸检或脑活检组织病理改变符合 AD 的特征表现。

（二）鉴别诊断

1. 血管性痴呆（VD） 有缺血性或出血性卒中史，认知障碍发生在脑血管病事件后 3 个月内，痴呆发生相对突然，呈波动性进程，需注意皮质下小血管性痴呆起病也相对隐匿，发展过程缓慢。人格相对保留，与 AD 突出的早期情景记忆损害不同，VD 情景记忆损害常不明显，执行功能受损常见。神经系统检查可见局灶性体征。Hachinski 缺血评分量表≥7 分提示 VD，≤4 分提示 AD，5~6 分提示为混合性痴呆。影像学检查可显示多发梗死灶或丘脑等部位的梗死灶。

2. 额颞叶痴呆（FTD） 以额颞叶变性为主要病理特征，临床分行为异常型（FTD）和原发性进行性失语（PPA）两种类型。自知力早期即可丧失，食欲旺盛，常见刻板行为，执行功能障碍出现早，常见言语减少、失抑制、欣快或情感淡漠，视空间和计算能力相对保留，记忆受损晚期才出现。CT 或 MRI 有特征性的额叶和前颞叶萎缩，PET 显示不对称额、颞叶代谢减低。

3. 路易体痴呆（DLB） 与 AD 患者相比，言语流畅性、视觉感知及操作任务的完成受损更严重，而回忆和再现功能相对保留，运动和精神障碍更明显，表现为帕金森病症状、视幻觉、波动性认知功能障碍，伴注意力、警觉异常，运动症状通常出现于精神障碍后 1 年以上。患者易跌倒，对精神病药物敏感。FDG-PET 显像为枕叶皮层代谢减低，海马区代谢无明显减低，且后扣带回皮层的代谢相对保留（扣带岛征）。病理检查发现路易小体是确诊的必备条件。

4. 帕金森病痴呆（PDD） 痴呆症状通常在运动症状 10 年甚至更长时间后才出现。PDD 患者执行功能受损严重，记忆力下降程度比 AD 轻，视空间功能缺陷常见，程度较 AD 重。痴呆程度相同的情况下，PDD 患者的颞叶、顶叶及枕叶皮层的萎缩程度较 AD 患者轻。

5. 谵妄 起病较急，常由系统性疾病引起的症候群，表现为注意力不集中，意识水平波动，定向力障碍常见，情绪激动或呆滞，睡眠-清醒周期混乱，可有妄想、幻觉。病情波动，夜间加重，时轻时重。脑电图提示皮层活动弥漫性放电。

6. 其他 AD 还尚需与酒精性痴呆、颅内肿瘤、慢性药物中毒、肝功能衰竭、恶性贫血、甲状腺功能减低或亢进、Huntington 舞蹈病、肌萎缩侧索硬化症、神经梅毒、朊蛋白病等引起的痴呆综合征鉴别，详细病史、特殊检查和头颅影像学可帮助鉴别。

【病情评估】

临床痴呆评定量表（clinical dementia rating，CDR）可帮助评估 AD 的疾病阶段和严重程度，需要有经过规范培训的医师或神经心理师进行操作。通过医者询问患者 6 个方面的问题，搜集资料后，根据专业人员本身对痴呆的认知后获得总分。6 个方面分别是记忆能力、空间定向力、判断和解决问题的能力、社会生活能力、家务和个人爱好及个人生活自理能力，目前广泛用于神经退行性痴呆特别是 AD 的病情评估。

【治疗】

治疗原则：①尽早诊断，及时治疗，终身管理。②现有的抗 AD 药物虽不能逆转疾病，但可以延缓进展，降低死亡率，应尽可能坚持长期治疗。③针对痴呆伴发的精神行为症状，非药物干预为首选，抗痴呆治疗是基本，必要时可使用精神类药物，但应定期评估疗效和副作用，避免长期使用。

（一）药物治疗

1. 改善认知功能药物

（1）胆碱酯酶抑制剂（ChEIs） 主要增加突触间隙乙酰胆碱含量，是现今治疗轻中度 AD 的一线药物，除改善认知、整体和日常功能外，对精神症状也有一定作用，主要包括多奈哌齐、卡巴拉汀、加兰他敏和石杉碱甲等。ChEIs 存在剂量效应关系，中重度 AD 患者可选用高剂量的 ChEIs 作为治疗药物，但应遵循低剂量开始逐渐滴定的给药原则，并注意药物可能出现的不良反应。常见不良反应有腹泻、恶心、呕吐、食欲下降和眩晕等。卡巴拉汀透皮贴剂和多奈哌齐口崩片改变了给药途径，不同程度上降低药物不良反应。多奈哌齐推荐起始剂量为 5mg/d，对药物敏感者可从 2.5mg/d 开始，1 周后增加至 5mg/d，1 个月后增加至 10mg/d。尽量加至足量长期口服。有研究显示，卡巴拉汀对中重度 AD 精神症状效果较多奈哌齐好，多奈哌齐耐受性较卡巴拉汀好。一种 ChEIs 无效或不耐受可换用另外一种。

（2）N-甲基-D-天冬氨酸受体（NMDA）拮抗剂　盐酸美金刚是兴奋性氨基酸受体拮抗剂，也是 AD 治疗一线药物，通过调节谷氨酸活性对中重度痴呆特别是出现妄想、激越等精神行为异常有一定治疗作用。对肾功能有损害的患者，美金刚剂量应酌减。用法为初始剂量 5mg，第 2 周加量至 10mg，第 3 周加量至 15mg，第 4 周加至 20mg，每日 1 次口服。美金刚可显著改善 AD 的行为障碍，并减少抗精神病药物的使用。

（3）脑保护剂　具有神经保护和神经修复功能的脑蛋白水解物，脑代谢赋活剂如奥拉西坦或吡拉西坦等，可作为 AD 患者的协同辅助治疗药物。

（4）联合用药　对出现明显精神行为症状的重度 AD 患者，推荐使用 ChEIs 和美金刚联合治疗可以获得更好的认知、日常生活能力和社会功能，改善精神行为症状。

（5）其他药物　我国原创药甘露特钠胶囊用于治疗轻度至中度 AD。该药为调节肠道菌群药物，以脑-肠轴为作用靶点，用于治疗轻中度 AD。

2. 控制精神症状

（1）非药物干预方法有环境治疗、感官刺激治疗、行为干预、音乐治疗、舒缓治疗、香氛治疗、认可疗法、认知刺激治疗等，以人为本，个体化治疗。

（2）如患者精神行为症状严重，经上述非药物干预和 AD 药物治疗后，仍对自身及照料者生活造成显著影响，可应用精神类药物对症治疗，如抗抑郁药物氟西汀、帕罗西汀、西酞普兰、舍曲林等，抗精神病药物利培酮、奥氮平等，但应遵循"小剂量起始，根据治疗反应及不良反应缓慢增量，症状控制后缓慢减量至停药"的原则，并注意药物之间相互作用。

（二）综合康复治疗

1. 轻中度患者　可采用认知刺激疗法和认知训练，结合计算机辅助认知康复技术，尽可能改善患者的认知功能水平，并结合运动疗法、体育锻炼和失用症康复治疗改善患者的运动能力并促进认知功能改善。此外，音乐治疗、职业训练、怀旧治疗、虚拟现实技术、无创神经调控技术也可用于改善 AD 痴呆期患者的认知功能，缓解或消除精神行为症状，提高日常生活能力。

2. 中重度患者　可通过认知代偿策略、环境改造措施、康复护理措施尽可能改善患者的日常生活独立性，减少并发症，延长生存期，并减轻照料者的负担。

（三）预防

1. 控制危险因素　AD 危险因素中部分是可以预防和干预的，如控制代谢紊乱、戒烟、减重、预防感染、加强文化修养等。

2. 早期诊断、早期治疗　建议对可能的 AD 或有家族遗传史的老年人每年做 1 次认知评估及相关检查，及时给予相应的治疗。

（四）健康教育与人文关怀

虽然 AD 患者的认知功能减退，但仍应尽量鼓励患者参与社会日常活动，包括脑力和体力活动。尤其是早期患者，尽可能多的活动可维持和保留其能力，如演奏乐器、跳舞、打牌、打字和绘画等，有助于患者保持乐观的心情，并有可能延缓疾病的进展。另一方面，AD 的长程管理既需要专科医生（包括精神科、神经科、老年科）的指导，也需要社区卫生人员、养护机构医护人员和亲属的密切配合。对照料者的健康教育、心理支持和实际帮助，可共同改善 AD 患者的生活质量。

思考题

1. 阿尔茨海默病的典型病理表现是什么？
2. 简述阿尔茨海默病的临床分期及表现。
3. 改善阿尔茨海默病认知功能的药物有哪些？

第九篇

理化损伤性疾病

第九篇

第六十一章

概　论

扫一扫，查阅本章数字资源，含PPT、音视频、图片等

由于科学技术的快速发展、人类生存环境的污染及人类通过各种方式与途径直接或间接接触化学物质日益增多，中毒的发生率明显增多；同时，导致中毒的毒物更加繁多、复杂，使中毒成为严重的临床问题。

一定量的化学物质通过各种途径进入机体，产生毒性损害的全身性疾病，称为中毒（poisoning）。引起中毒的物质称为毒物，但毒物的概念是相对的，例如，化学药物用于人体的目的是治疗疾病，但任何药物进入机体超过极限剂量，均可导致机体中毒。一般而言，较小剂量进入机体即可引起中毒的物质，称为毒物。具有毒性作用的物质在短时间内超量进入人体，造成组织器官功能紊乱和器质性损害，甚至危及生命的全身性或局限性疾病，称为急性中毒（acute poisoning）。急性中毒起病急剧，症状严重，变化迅速，常危及患者生命，需及时诊断和抢救。

一、毒物的分类

目前已知的自然和合成的化学物质多达 5000 万种以上，95% 以上意外的或有意的中毒都是由不到 3000 种物质引起的。一般依据毒物的性质与主要用途，将毒物分为以下几类。

1. 工业性毒物　如有机溶剂四氯化碳，有毒气体硫化氢、氯气、一氧化碳等，重金属汞、铅等。

2. 农药　为一类主要用于农业生产的化学物质，用于杀虫、除草等，常见中毒农药如有机磷杀虫药、氨基甲酸酯类、拟除虫菊酯类等，还包括杀鼠剂如毒鼠强、磷化锌等。

3. 药物　各种药物超过治疗极限量使用，均可产生相应毒性而致中毒，尤其是治疗安全窗较小的药物。常见的导致中毒的药物如镇静催眠药、镇痛药、强心苷、抗抑郁药等。

4. 有毒动植物　有毒植物如毒蕈、苦杏仁、发芽马铃薯等。有毒动物一般指含毒的动物内脏、血液、毒液等，如鱼胆、动物甲状腺、河豚，多通过摄入而发生中毒；含有毒液的动物如毒蛇、蜈蚣、毒蜂等，多通过被其蜇咬伤而致中毒。

二、中毒的分类

中毒目前尚无统一的分类方法。

1. 依据起病缓急分类　分为急性中毒与慢性中毒。一定量的毒物短时间内进入机体，产生相应的毒性损害，起病急、病情重，甚至危及生命，称为急性中毒。长时间反复接触小剂量毒物而引起的中毒，起病隐匿，病程长，易漏诊与误诊，称为慢性中毒。

2. 依据中毒途径分类　分为经口服中毒、皮肤黏膜吸收中毒、呼吸道吸入中毒、注射中毒。

3. 依据毒物分类　分为工业性毒物中毒、农药中毒、药物中毒、有毒食物中毒。

三、中毒的病因

1. 职业性中毒 有毒物质在生产、包装、运输、使用过程中，因防护不当或发生意外，毒物经消化道、呼吸道、皮肤黏膜等进入机体而发病，可以导致急性或慢性中毒。

2. 非职业性中毒（生活性中毒） 由于生活中误食、意外接触、自杀、谋杀、用药过量等，毒物进入机体而发生中毒，多数情况下造成急性中毒。

四、中毒机制

（一）毒物的吸收、代谢和排泄

1. 吸收 接触毒物的途径及毒物化学特性不同，毒物的吸收方式不同。有毒物质进入人体的途径主要有呼吸道、消化道、皮肤黏膜、注射吸收等。职业性中毒时，毒物常以粉尘、烟雾、蒸汽、气体等形态经呼吸道进入人体。生活性中毒时，除一氧化碳中毒外，大多数是经口食入。少数脂溶性毒物如苯胺、硝基苯、有机磷杀虫药等，可通过完整的皮肤黏膜侵入。毒蛇咬伤时，毒液经伤口进入体内。

2. 代谢 毒物被吸收后进入血液，可分布于全身各组织、器官而产生毒性作用。毒物主要在肝脏通过氧化、还原、水解、结合等作用进行代谢。大多数毒物经过肝脏解毒后毒性会降低，称为解毒过程；但也有少数在代谢后毒性反而增加，如对硫磷可氧化为毒性更大的对氧磷。

3. 排泄 毒物吸收和在体内进行代谢的同时，也进行排泄。气体和易挥发的毒物吸收后，一部分经呼吸道排出，另一部分由肾脏排出；生物碱及重金属如铅、汞、锰等由消化道排出；少数毒物经皮肤、汗腺、泪腺和乳汁等排出。

（二）影响毒力的因素

1. 毒物的理化性质 化学物质的毒性与它的化学结构密切相关，如苯对骨髓造血功能有抑制作用，而甲苯则无此作用。空气中毒物颗粒越小，挥发性越强，则肺吸入越多，毒性也越大。

2. 毒物的量和接触时间 接触毒物的量越大，时间越长，毒性作用就越强。

3. 毒物进入机体的途径 各种毒物进入机体的途径不同，引起中毒的程度和结果亦不相同，如金属汞口服时，毒性较小，但汞的蒸汽由呼吸道吸入时，其毒性作用就很大。如毒物直接进入血液循环，则毒性大且发病快。

4. 个体敏感性 中毒的轻重与个体对毒物的敏感性有关，个体对毒物的敏感性强，则产生的毒性重，与个体的年龄、性别、营养、健康状况和生活习惯等因素有关。

（三）中毒作用机制

1. 局部刺激和腐蚀作用 强酸、强碱可吸收组织水分，并与蛋白质或脂肪结合，导致细胞变性或坏死，使接触的皮肤或黏膜产生灼伤。

2. 组织和器官缺氧 硫化氢、一氧化碳、氰化物等毒物可通过不同途径阻碍氧的吸收、运转和利用，从而引起机体脏器组织缺氧，尤以对缺氧敏感的脑和心肌更易发生损害。

3. 抑制酶的活性 有些毒物是通过毒物本身或其代谢产物抑制体内酶的活性而产生毒性作用，如氰化物抑制细胞色素氧化酶，有机磷杀虫药抑制胆碱酯酶活性，重金属抑制含巯基的酶。

4. 干扰细胞和细胞器的生理功能　四氯化碳在体内经酶催化形成三氯甲烷自由基，自由基作用于肝细胞膜中不饱和脂肪酸，产生脂质过氧化，使线粒体、内质网变性，肝细胞坏死。二硝基酚、五氯酚、棉酚等可使线粒体内氧化磷酸化作用解偶联，妨碍三磷酸腺苷的形成和贮存。

5. 麻醉作用　有机溶剂和吸入性麻醉药有强亲脂性，脑组织和细胞膜脂类含量高。因此，这类化学物质易蓄积于脑细胞膜，并进入细胞内而抑制脑功能。

6. 与受体竞争　如阿托品过量时，通过竞争性阻断毒蕈碱受体产生毒性作用。

五、急性中毒的临床表现

1. 皮肤黏膜表现　①皮肤及口腔黏膜灼伤：见于强酸、强碱、甲醛、苯酚、甲酚皂溶液等腐蚀性毒物中毒时。②发绀：见于能引起血红蛋白氧合不足的毒物中毒，如麻醉药、有机溶剂抑制呼吸中枢、刺激性气体引起肺水肿等，都可引起发绀。亚硝酸中毒能产生高铁血红蛋白血症出现发绀，因往往是由口服引起，故又称肠源性青紫症。③黄疸：见于四氯化碳、毒蕈、鱼胆等中毒。④樱桃红色：可见于一氧化碳、氰化物中毒。

2. 眼部表现　①瞳孔散大：见于抗胆碱能药（阿托品、颠茄）、肾上腺素类（肾上腺素、去甲肾上腺素、麻黄素等）、乙醇等中毒。②瞳孔缩小：见于有机磷杀虫药、氨基甲酸酯类、镇静药、氯丙嗪、吗啡类、扁豆毒碱、匹罗卡品、哌嗪等中毒。③复视：见于乌头碱中毒。④失明：见于甲醇、硫化氢中毒。

3. 神经系统表现　①昏迷：见于多种毒物中毒，如镇静催眠药、麻醉药、有机溶剂（乙醇、苯、汽油、煤油）、窒息性毒物（一氧化碳、硫化物、氰化物）、高铁血红蛋白生成性毒物、降糖药物（优降糖、胰岛素）、农药（有机磷杀虫药、有机汞杀虫剂、拟除虫菊酯类杀虫剂）。②抽搐：见于中枢兴奋剂（士的宁、樟脑）、氰化物、有机磷杀虫药、有机氯杀虫药、氯丙嗪、硫化氢等中毒。③惊厥：见于有机氯杀虫药、异烟肼等中毒。④肌纤维颤动：见于有机磷杀虫药、氨基甲酸酯杀虫剂等中毒。⑤谵妄：见于阿托品、乙醇和抗组胺药中毒。⑥精神失常：见于二硫化碳、一氧化碳、有机溶剂、阿托品等中毒。⑦瘫痪：见于蛇毒、一氧化碳、肉毒毒素、河豚、可溶性钡盐等中毒。

4. 呼吸系统表现　①呼吸加快：见于甲醛、水杨酸、马钱子、樟脑等中毒。②呼吸减弱：见于镇静催眠药、麻醉药、阿片类、一氧化碳等中毒。③肺水肿：见于刺激性气体、有机磷杀虫药、百草枯、棉籽等中毒。④呼吸异味：常见于有特殊气味的有机溶剂中毒，如氰化物中毒有苦杏仁味，有机磷杀虫药、黄磷、铊类等中毒有蒜味，苯酚和甲酚皂溶液中毒有苯酚味，乙醇、甲醇中毒有酒味。

5. 循环系统表现　①心律失常：某些抗心律失常药物、洋地黄类、夹竹桃、乌头、蟾蜍等兴奋迷走神经，拟肾上腺素药、三环类抗抑郁药等兴奋交感神经，均可引起心律失常。②心脏骤停：见于河豚、夹竹桃、奎尼丁、洋地黄、锑剂、麻醉剂、有机磷杀虫药等中毒。③休克：急性中毒时，很多因素可导致休克，与剧烈吐泻、严重化学灼伤、血管舒缩中枢受抑制和心肌损伤等有关，常见于有机磷杀虫药、强酸、强碱、水合氯醛、氯丙嗪、奎尼丁、蛇毒、一氧化碳等中毒。另外，降压药物、镇静催眠药中毒也可导致休克。

6. 泌尿系统表现　中毒后可引起肾小管堵塞、肾缺血或肾小管坏死，导致急性肾损伤，如毒蕈、蛇毒及临床常用的氨基糖苷类、头孢菌素类抗生素中毒可导致急性肾损伤，出现少尿或无尿。

7. 血液系统表现　砷化氢、苯胺、硝基苯等中毒可引起溶血，出现贫血和黄疸。阿司匹林、氯霉素、抗癌药等中毒可引起血小板质和量的异常。肝素、双香豆素、蛇毒等中毒可引起血液凝固障碍。氯霉素、抗肿瘤药、苯等中毒及放射病可引起外周血白细胞减少和再生障碍性贫血。

8. 消化系统表现　许多毒物都可引起恶心、呕吐、腹痛、腹泻、流涎、腹部胀气等消化道症状，如酸、碱、砷、有机磷、尼古丁、洋地黄、白果等中毒可引起呕吐；毒蕈中毒可出现剧烈腹痛、腹泻；乌头碱、毒蜘蛛、有机磷杀虫药中毒可出现大量流涎；棉籽中毒可出现腹胀、便秘等；腐蚀性毒物、水杨酸类、抗凝剂可引起呕血。

六、急性中毒的诊断

急性中毒的诊断主要依据毒物接触史及临床表现，通过对周围环境的调查和实验室检查，可证实毒物的存在及对人体产生的影响。

（一）获取诊断依据

1. 毒物接触史　是诊断急性中毒的重要依据。对生活性中毒者，如果怀疑因服毒而中毒，要了解患者的精神状态，服药史，身边的药袋、药瓶、剩余药物等。当怀疑为食物中毒时，应询问共餐者中有无相同症状。对一氧化碳中毒要了解室内有无炉火、烟囱及当时同室其他人员的情况。对职业性中毒，应询问患者的工种、工龄，接触毒物的种类、剂量和时间，环境条件和防护措施等。

2. 既往史　对于中毒患者，尚应了解发病前健康状况、生活习惯、嗜好、情绪、行为改变、用药及经济情况。上述情况都有助于对中毒患者进行分析判断。

3. 临床表现　对于既往健康，突然出现原因不明的呕吐、发绀、呼吸困难、惊厥、昏迷、休克者，应考虑中毒的可能。如果患者有明确的毒物接触史，要分析症状、体征的特点，出现时间顺序是否符合该毒物中毒的临床表现特点，同时进行重点体格检查。有些中毒具有特征性的临床表现，对快速做出临床诊断具有重要的临床意义，应注意检查与发现。

4. 辅助检查　对急性中毒者，应常规留取剩余的毒物或含毒标本如呕吐物、胃内容物、尿、粪、血标本等，进行毒物鉴定分析，可获得中毒的客观诊断依据。此外，X线、心电图、脑电图检查也可为诊断提供帮助。

5. 诊断性治疗　结合患者对特异性解毒剂试验性治疗的反应，协助诊断。

（二）诊断内容

急性中毒的诊断应包括毒物、中毒途径、中毒程度、并发症及既往重要疾病的诊断。

七、急性中毒的治疗

治疗原则：①立即脱离中毒现场，留取含毒物送检。②检查并稳定生命体征。③迅速清除体内已被吸收或尚未吸收的毒物。④如有可能，尽早使用特效解毒药。⑤对症支持治疗，预防并发症。

（一）立即中止接触毒物

当毒物被吸入或经皮肤吸收时，应立即将患者转移到空气新鲜的地方，脱去被污染的衣物，彻底清洗接触毒物的皮肤黏膜。口服的毒物立即停止服用。

（二）评估生命体征及紧急复苏

若患者出现呼吸、循环功能不稳定，如严重低氧血症、休克和呼吸、心脏骤停，应保持呼吸道通畅，立即采取有效急救复苏措施，保护和恢复患者重要脏器的功能。

（三）清除尚未吸收的毒物

1. 催吐　适用于神志清楚能配合者，现临床不常规使用。让患者饮温水 300~500mL 后，用手指或压舌板等物刺激咽后壁或舌根部诱发呕吐，反复进行，直到胃内容物完全吐出为止。空腹服毒者要先饮水 500mL 后再施行催吐。患者还可口服吐根糖浆 15~20mL，用少量温水送服，15~30 分钟后发生呕吐。昏迷、惊厥或腐蚀剂中毒者不宜催吐。马钱子中毒及孕妇中毒也不宜催吐。

2. 洗胃　应尽早在服毒后 6 小时内洗胃，中毒时间越长，洗胃效果越差。但对于可吸入胃黏膜皱襞的小颗粒毒物中毒、有机磷杀虫药中毒、镇静催眠药中毒服毒量较大时，即使已超过 6 小时，也有必要洗胃，可最大限度地减少毒物的吸收。吞服强腐蚀性毒物中毒、食管静脉曲张者，一般不宜进行洗胃，因插胃管有可能导致消化道穿孔、曲张静脉破裂。昏迷、惊厥者，插管可能引起吸入性肺炎或诱发惊厥，一般不进行洗胃。洗胃液一般用温水，每次注入 200~300mL，然后尽量抽取，反复进行直至洗出液无色无味为止，一般总量可达 8000~10000mL，甚至更多。如果已知确切的毒物的种类，可选用适当的洗胃液加入解毒物质，如加入解毒剂、保护剂（牛奶、蛋清、植物油等）、吸附剂（活性炭）、中和剂、沉淀剂、溶剂等。

3. 导泻　清除已进入肠道内的毒物，于洗胃后进行，如硫酸钠、硫酸镁 15~30g 溶于水或 20%甘露醇 100mL 口服或由胃管灌入。一般不用油类导泻药，以免促进脂溶性毒物的吸收。镁离子对中枢神经系统有抑制作用，肾功能衰竭或昏迷患者不宜使用硫酸镁。

4. 灌肠　除腐蚀性毒物中毒外，适用于口服其他毒物中毒、服药时间超过 6 小时以上者，方法是用 1%温肥皂水 500mL 高位连续多次灌肠。

5. 清洗　经皮肤接触中毒时，要尽快脱去污染的衣物，用清水或肥皂水清洗皮肤、毛发；经伤口入侵的毒物，常用生理盐水冲洗；如毒物溅入眼内，应立即用清水彻底冲洗；注意局部一般不用化学拮抗药。

（四）促进已吸收的毒物排出

1. 利尿和改变尿液酸碱度　多数毒物经肾脏排泄，故利尿可加速毒物排泄。利尿同时必须补液。心、肾功能正常者补液速度一般每小时 500~1000mL，日总量 5~6L；同时用袢利尿剂（呋塞米、托拉塞米）加速毒物排出。有些毒物属脂溶性的非离子性状态，难于排出体外，但在尿呈酸性或碱性环境下可离子化，利于排出体外，如应用碳酸氢钠碱化尿液，可使弱的有机酸（苯巴比妥、水杨酸盐）由尿排出；用维生素 C 酸化尿液，可促使有机碱（苯丙胺）由尿排出。

2. 氧疗　高压氧是治疗一氧化碳中毒的特效方法，可促使碳氧血红蛋白解离，加速一氧化碳排出，应尽早使用。

3. 血液净化　①血液透析：常用腹膜或血液透析，一般在中毒 12 小时内进行效果好，对清除巴比妥、水杨酸类、甲醇、苯胺、硝基苯中毒有效，但对短效巴比妥类、有机磷杀虫药等中毒效果不佳。②血液灌流：适用于治疗脂溶性或与蛋白质结合的毒物中毒，通过吸附作用排出体外。其方法是将患者的血液流经装有活性炭或树脂的灌流柱，毒物被清除后再将患者的血液输回至体内。③血浆置换：用于清除游离或与蛋白结合的毒物，特别是生物毒（如蛇毒、蕈中毒）及砷化物等溶血毒物中毒，一般需在数小时内置换 3~5L 血浆。

（五）应用特殊解毒药

1. 中枢神经抑制剂解毒药　①纳洛酮：为阿片受体拮抗剂，对麻醉镇痛药如地西泮、安眠酮、巴比妥等引起的呼吸抑制有特异的拮抗作用，能拮抗 β-内啡肽对机体产生的不利影响，用于治疗各种镇静、催眠药中毒；对阿片类药如吗啡、海洛因、哌替啶等中毒引起的昏迷、呼吸抑制有逆转作用；对急性乙醇（酒精）中毒有催醒作用。大剂量应用时可有脑保护作用。剂量 0.4~0.8mg，静脉注射，重症患者必要时可 1 小时后重复使用。②氟马西尼：是苯二氮䓬类中毒的拮抗剂，能通过竞争抑制苯二氮䓬受体而阻断苯二氮䓬类药物的中枢神经系统作用。剂量 0.2mg，缓慢静脉注射，必要时重复注射，总量可达 2mg。

2. 有机磷杀虫药中毒解毒药　阿托品、碘解磷定等，详见第六十四章。

3. 金属中毒解毒药　此类药物多属螯合剂。依地酸钙钠用于铅中毒，其可与多种金属形成稳定而可溶的金属螯合物排出体外。二巯丙醇用于治疗砷、汞中毒；此外尚有二巯丙磺钠、二巯丁二钠等，因其含有活性巯基，能与某些金属形成无毒、难解离、可溶的螯合剂由尿排出。

4. 高铁血红蛋白血症解毒剂　一般应用亚甲蓝（美蓝）解毒治疗，可使高铁血红蛋白还原为正常血红蛋白，用于治疗亚硝酸盐、苯胺、硝基苯等中毒的高铁血红蛋白血症。

5. 氰化物中毒解毒药　一般采用亚硝酸盐-硫代硫酸钠疗法，可使血红蛋白氧化，产生高铁血红蛋白，后者与氰化物形成氰化高铁血红蛋白，与硫代硫酸钠作用，形成低毒的硫氰酸盐排出体外。

6. 乌头碱类急性中毒解毒药　选择抗胆碱药，阿托品每次 0.5~2mg，每 10 分钟至 2 小时 1 次，直至恢复正常窦性心律；利多卡因疗效亦好。同时补液，补充 B 族维生素、维生素 C 及细胞活性药物。

7. 磺酰脲类过量解毒药　奥曲肽能降低胰岛 β 细胞的作用，用于治疗磺酰脲类药物过量引起的低血糖。奥曲肽抑制胰岛素分泌作用是生长抑素的 2 倍。成人剂量 50~100μg，每 8~12 小时皮下注射或静脉输注。

（六）对症治疗

针对中毒后出现的症状、体征及具体病情采取相应有效的治疗措施；应严密检测各重要脏器的功能，早期进行脏器功能支持。

（七）治疗基础共患病

急性中毒作为机体的应激因素，常导致机体处于应激状态，可诱发或加重既往的共患病。因此，在诊断与治疗中，应严密监测重要脏器（肺、心、肝、肾等）的功能状态，及时对症处理。

思考题

1. 急性中毒的概念是什么？常见的毒物有哪些类别？
2. 急性中毒的中毒机制有哪些？
3. 简述急性中毒的诊断原则。
4. 急性中毒时影响毒物毒力的因素有哪些？
5. 简述急性中毒的治疗原则。

第六十二章
急性一氧化碳中毒

扫一扫，查阅本章数字资源，含PPT、音视频、图片等

一氧化碳（CO）是一种无色、无臭和无味的气体，比重0.967。日常生活中的CO主要来源于生产和生活环境中含碳物质的不完全燃烧。吸入过量CO引起的中毒称急性一氧化碳中毒（acute carbon monoxide poisoning，ACOP），俗称煤气中毒。在我国，ACOP是常见的生活及职业性中毒。大部分患者经及时抢救治疗，可于数日内痊愈，不留后遗症；部分重症患者遗留偏瘫、失语、症状性癫痫、颅神经损伤等中毒后遗症；极少数重症患者最终死于脑疝、肺水肿、休克、严重感染、急性肾损伤和多器官功能障碍综合征（MODS）。

【病因和发病机制】

（一）病因

生活中，煤炉燃烧不充分时产生的气体含CO量可高达6%~30%，若使用家用煤炉及燃气热水器不注意防护和通风，易发生中毒。每日吸烟20支，血液碳氧血红蛋白（COHb）浓度可上升5%~6%，连续大量吸烟也可致CO中毒。

工业生产中，高炉煤气和发生炉含CO可达30%~35%，水煤气含CO为30%~40%。在炼钢、炼焦和烧窑等生产过程中，当炉门和窑门关闭不严、煤气管道漏气或煤矿瓦斯爆炸时，可产生大量的CO，防护不当则导致吸入性中毒。各种失火现场易燃物不充分燃烧，可使空气中CO浓度高达10%，也可引起现场人员的急性中毒。

（二）发病机制

CO中毒主要引起组织缺氧。CO进入体内后，85%可与血液中红细胞的血红蛋白结合，形成极其稳定的COHb。CO与血红蛋白的亲和力比氧与血红蛋白的亲和力大240倍，吸入较低浓度CO即可产生大量COHb。COHb不能携带氧，且不易解离，其解离速度是氧合血红蛋白解离速度的1/3600。COHb的存在还抑制氧合血红蛋白向组织中释放氧而造成组织细胞缺氧。CO还能与还原型细胞色素氧化酶二价铁结合，抑制细胞色素氧化酶活性，影响细胞呼吸和氧化过程，阻碍氧的利用。组织缺氧程度与血液COHb浓度密切相关，而血液中COHb百分比又与空气中CO浓度和接触时间有关。

CO中毒时，体内代谢旺盛的器官如大脑和心脏最易受损。颅内小血管迅速麻痹、扩张，在无氧情况下脑组织的三磷酸腺苷（ATP）迅速耗尽，钠泵运转失常，使钠离子蓄积在细胞内出现脑细胞水肿。缺氧还可使血管内皮细胞发生水肿，造成脑部循环障碍。缺氧时，脑内酸性代谢产物蓄积，使血管通透性增加，可发生脑细胞间质水肿。脑血液循环障碍可致脑血栓形成、脑皮质

和基底节局灶性缺血性坏死及广泛的脱髓鞘病变，是部分患者发生迟发性脑病的主要机制与病理学基础。

【病理】

在短时间内死亡的 ACOP 患者，血液呈樱桃红色，各器官可见充血、水肿并有点状出血。昏迷数日后死亡的患者，脑组织可见明显充血、水肿，大脑皮质可见坏死灶，小脑有细胞变性，少数患者大脑半球白质发生散在的局灶性脱髓鞘病变，心肌组织可见缺血性损伤及多发性心内膜下心肌梗死。

【临床表现】

ACOP 的病情严重程度受以下因素影响：①CO 浓度越大，CO 暴露时间越长，中毒越重。②伴有其他有毒气体（如二氧化硫、二氯甲烷等）的吸入会增强其毒性。③处于高温环境，有基础病变及疾病如贫血、心肌缺血、脑供血不足、发热、糖尿病及各种原因所致低氧血症者，常病情严重。ACOP 按中毒程度分为 3 级。

1. 轻度中毒 一般见于接触 CO 时间短暂，或中毒环境 CO 浓度不高的患者，出现轻度乏氧症状，如不同程度的头晕、头痛、恶心、呕吐、心悸和四肢无力等。原有冠心病的患者可诱发心绞痛发作。脱离中毒环境并吸入新鲜空气或氧疗，症状可很快消失。检测血液 COHb 浓度为 10%~20%。

2. 中度中毒 患者出现全身性持续缺氧的表现，如胸闷、气短、呼吸困难、幻觉、视物不清、判断力降低、运动失调，查体可见嗜睡、意识模糊甚至浅昏迷，口唇黏膜、甲床可呈樱桃红色，瞳孔对光反射及角膜反射迟钝。氧疗后，患者可恢复正常，可无明显并发症，无后遗症。检测血液 COHb 浓度为 30%~40%。

3. 重度中毒 见于接触 CO 时间较长或中毒环境 CO 浓度较高的患者。患者迅速出现重度昏迷、呼吸抑制、肺水肿、心律失常或心力衰竭，伴有脑局灶损害表现，如锥体系或锥体外系损害体征，可呈去皮质综合征状态（患者能无意识地睁眼、闭眼，对光反射、角膜反射存在，对外界刺激无反应，无自发性言语及有目的动作，呈上肢屈曲、下肢伸直姿势，可有病理征），部分患者最终因呼吸衰竭和其他严重并发症而短时间内发生死亡。检测血液 COHb 浓度达 40%~60%。

3%~30%严重中毒患者抢救复苏后，经过 2~60 天的"假愈期"，出现痴呆、木僵、定向障碍、行为异常、震颤麻痹综合征、偏瘫、癫痫发作及感觉与运动功能障碍等神经系统功能异常的表现，称为迟发性脑病。

【辅助检查】

1. 血液 COHb 测定 ①分光镜检查法：既能明确诊断，又有助于判断病情及评估预后。②血气分析法：新型全自动微量血气分析仪能及时准确检出动脉血中 COHb 的百分比浓度，而且能提供组织氧合状态的一系列指标，并了解机体酸碱平衡状态，对指导治疗及判断预后有重要意义。③加碱法：敏感度较低，仅在 COHb 浓度超过 50%时才呈阳性反应。多种测定方法显示COHb>10%，结合临床可以确诊 ACOP。

2. 脑电图 可见弥漫性低波幅慢波。

3. 头部 CT 或 MRI 出现脑水肿时，CT 检查可见低密度病灶。重症昏迷患者，特别是需要与其他疾病（如急性脑血管病）进行鉴别诊断时，应及时进行 MRI 检查。

【诊断与鉴别诊断】

（一）诊断

职业性 CO 中毒多为意外事故，多有明确的 CO 接触史；疑为生活性中毒者，应详细询问发病时的环境情况，如炉火燃烧情况及烟囱通风情况，有无外漏现象，同室人有无同样症状等。根据 CO 接触史，急性发生的中枢神经损害症状和体征，结合血液 COHb 测定的结果，可做出 ACOP 的诊断。

（二）鉴别诊断

ACOP 应与急性脑血管病、脑震荡、高血压脑病、糖尿病酮症酸中毒及其他中毒引起的昏迷相鉴别。既往史、体格检查、实验室检查有助于鉴别诊断。血液 COHb 测定对本病诊断有重要意义，但血标本要求在脱离中毒现场 8 小时内尽早抽取并立即检测。

【治疗】

（一）终止 CO 吸入

脱离中毒环境，迅速将患者转移到空气新鲜处，终止继续接触 CO。卧床休息，保持呼吸道通畅，消除紧张情绪。

（二）氧疗

1. 吸氧　有条件立即给予鼻导管或面罩吸氧，促使 COHb 解离，纠正缺氧。

2. 高压氧舱治疗　能增加血液中物理溶解氧，提高总体氧含量，促进氧释放及加速 CO 排出，可迅速纠正组织缺氧，缩短昏迷时间和病程。高压氧舱治疗 CO 中毒，对各脏器均有保护作用，尤其对脑功能保护具有所有药物无法替代的作用，治疗有效率可达 95%～100%，还可预防 CO 中毒引发的迟发性脑病。对昏迷或有昏迷史的患者，以及出现明显心血管系统症状，血液 COHb 浓度大于 25% 者，应尽早开展高压氧舱治疗。

（三）呼吸支持

发生呼吸衰竭的患者，应考虑无创或有创机械通气治疗，保证肺通气量。

（四）防治脑水肿

严重中毒后，脑水肿可在 24～48 小时发展到高峰，因此，积极纠正缺氧的同时，应给予脱水治疗。肾功能正常者通常应用 20% 甘露醇 1～2g/kg 静脉快速滴注，每 6～8 小时 1 次，2～3 天后减量；也可静脉注射呋塞米 20～40mg，每 8～12 小时 1 次。糖皮质激素有助于减轻脑水肿，但其临床价值尚有争议。频繁抽搐者，首选地西泮 10～20mg 缓慢静注，抽搐停止后给予苯妥英钠 0.5～1g 静脉滴注，根据病情 4～6 小时可重复应用。对昏迷时间长、伴高热的患者，给予头部物理降温或人工冬眠治疗。

（五）对症治疗

加强护理，尤其是有呕吐或发生昏迷的患者，注意保持呼吸道通畅。必要时及时行气管切开机械通气。防治肺部感染、压疮等并发症的发生。

（六）预防

加强预防 CO 中毒的宣传工作，尤其是乡镇及农村地区、冬季使用煤炉取暖的地区应加强健康教育，以预防为主。居室内火炉要安装烟筒管道，防止管道漏气。厂矿工作人员应认真执行安全操作规程，煤气发生炉和管道要经常检修以防漏气，加强矿井下空气中 CO 浓度的监测和报警，进入高浓度 CO 环境时，要戴好防毒面具。

思考题

1. 急性一氧化碳中毒的主要中毒机制是什么?
2. 急性一氧化碳中毒的临床表现及治疗措施有哪些?
3. 如何诊断急性一氧化碳中毒? 急性一氧化碳中毒如何进行中毒分级?

扫一扫，查阅本章数字资源，含PPT、音视频、图片等

急性乙醇（酒精）中毒是指由于短时间内饮入大量的白酒或含酒精的饮料所导致的，以中枢神经系统先兴奋而后抑制为特征的急性中毒性疾病，为急诊科常见的急症，我国具有节假日集中发病的特点。乙醇（即酒精）是一种无色无味的碳氢化合物，具有水溶性和脂溶性，能溶于水，进入人体后可以自由地通过细胞膜。各种酒类饮料中均含有不同浓度的乙醇，其中白酒含量最高，为40%~65%，引起中毒的乙醇量为70~80g，致死量为250~500g（5~8g/kg）。

【病因】

各类酒是含乙醇的饮品，是人们经常食用的饮料。工业上，乙醇是重要的溶剂，以容量浓度（L/L）计。谷类或水果发酵制成的酒含乙醇浓度较低，啤酒为3%~5%，黄酒为12%~15%，葡萄酒为10%~25%；蒸馏形成的烈性酒，如白酒、白兰地、威士忌等含乙醇达40%~65%。一次性大量饮用酒类饮品是中毒的主要原因，一次摄入大量白酒或含酒精的饮料超过中毒量，可致急性中毒，但中毒量存在明显个体差异。

【发病机制】

（一）乙醇的体内代谢

乙醇（CH_3CH_2OH）是一种水溶性醇，可快速通过细胞膜，通过胃肠系统吸收，一般经口腔进入消化道的乙醇，约5分钟后即可出现在血液中，空腹状态下乙醇的吸收率明显高于饱腹的情况下。乙醇进入胃腔，10%~20%被胃吸收，随胃肠蠕动进入十二指肠与小肠。小肠是乙醇的主要吸收场所，吸收摄入乙醇的75%~80%。空腹状态下，血液乙醇水平在摄入乙醇后30~60分钟达到峰值。乙醇90%在肝内代谢、分解，部分由肾和肺原形排出。乙醇在肝内由醇脱氢酶氧化为乙醛，乙醛经醛脱氢酶氧化为乙酸，乙酸转化为乙酰辅酶A进入三羧酸循环，最后代谢为CO_2和H_2O。乙醇的代谢是限速反应。

（二）中毒机制

1. 急性毒害作用

（1）中枢神经系统抑制作用　乙醇具有脂溶性，可迅速透过大脑神经细胞膜，并作用于细胞膜上某些酶而影响细胞功能。酒精对中枢神经系统的抑制作用，随着剂量的增加，由大脑皮质向下，通过边缘系统、小脑、网状结构到延髓。小剂量出现兴奋作用，是由于乙醇作用于大脑细胞突触后膜的苯二氮䓬-GABA受体，从而抑制该受体对脑的抑制作用。随着血中乙醇浓度的增高，

则作用于小脑引起共济失调，作用于网状结构引起昏睡和昏迷。极高浓度的乙醇可抑制延髓中枢，引起呼吸及循环衰竭。

（2）代谢异常　乙醇的代谢产物乙醛对肝脏有直接毒性作用。乙醛作用于线粒体等细胞结构引起肝细胞退变，与各种蛋白质结合形成乙醛复合体，加重肝细胞受损，导致肝细胞变性、坏死。乙醇的代谢产物乙酸入血后，通过黄嘌呤氧化酶转化为超氧化物，导致脂质过氧化，破坏细胞膜脂质，促进肝损伤。乙醇可抑制肝糖原异生导致低血糖，并减少肝脏对乳酸的利用，导致乳酸性酸中毒。

2. 乙醇的耐受性、依赖性和戒断综合征

（1）耐受性　饮酒后产生轻松、兴奋的欣快感，继续饮酒后产生耐受性，需要增加饮酒量才能达到原有的效果。

（2）依赖性　为了获得饮酒后的特殊快感而渴望饮酒，属于精神依赖性。生理依赖性是指机体对乙醇产生的适应性改变，一旦停用则产生难以忍受的不适感。

（3）戒断综合征　长期饮酒后形成身体依赖，一旦停止饮酒或减少饮酒量，可出现与乙醇中毒相反的症状。其机制可能是戒酒使乙醇抑制 GABA 的作用明显减弱，同时血浆中去甲肾上腺素浓度升高，出现多汗、战栗等交感神经兴奋的表现。

【临床表现】

一次大量饮酒中毒，可引起中枢神经系统抑制，症状与饮酒量和血乙醇浓度及个人耐受性有关，临床上分为 3 期。

1. 兴奋期　血乙醇浓度达到 11mmol/L（50mg/dL）即感头痛、欣快、兴奋。血乙醇浓度超过 16mmol/L（75mg/dL），出现健谈、饶舌、情绪不稳定、自负、易激怒，可有粗鲁行为或攻击行动，也可表现为沉默、孤僻。浓度达到 22mmol/L（100mg/dL）时，驾车易发生意外事故。

2. 共济失调期　血乙醇浓度达到 33mmol/L（150mg/dL），出现运动不协调、行动笨拙、言语含糊不清、眼球震颤、视物模糊、复视、步态不稳等明显共济失调表现。血乙醇浓度达到 43mmol/L（200mg/dL），出现恶心、呕吐、困倦等。该期患者易发生意外伤害事件。

3. 昏迷期　血乙醇浓度升至 54mmol/L（250mg/dL），患者进入昏迷期，表现为昏睡、瞳孔散大、体温降低。血乙醇浓度超过 87mmol/L（400mg/dL）时，患者陷入深昏迷状态，出现心率快、血压下降、呼吸慢而有鼾音，甚至可出现呼吸、循环中枢麻痹而危及生命。

此外，重症中毒的患者可并发意外损伤，出现酸碱平衡失调，水、电解质紊乱，低血糖症，肺炎，急性肌病，甚至出现急性肾损伤。

【辅助检查】

1. 血清乙醇浓度测定　急性乙醇（酒精）中毒时，呼出气中乙醇浓度与血清乙醇浓度相当。

注：按照国家标准《车辆驾驶人员血液、呼气酒精含量阈值与检验》（GB19522-2004）要求，车辆驾驶人员血液中的酒精含量≥20mg/100mL，<80mg/100mL 的驾驶行为即为饮酒驾车；车辆驾驶人员血液中的酒精含量>80mg/100mL 的驾驶行为即为醉酒驾车。

2. 其他检查　急性乙醇（酒精）中毒时，可出现代谢性酸中毒，低钾血症、低镁血症、低钙血症等电解质紊乱，以及低血糖、肝功能异常、心律失常和心肌损害等，应根据病情进行相关理化检查以明确诊断，指导治疗。

【诊断与鉴别诊断】

（一）诊断要点

有饮酒史结合临床表现，如急性乙醇（酒精）中毒的中枢神经系统抑制症状、呼出气有酒味等，不难诊断。血清或呼出气中乙醇浓度测定是诊断的客观依据。

（二）鉴别诊断

本病需与引起意识障碍的其他疾病相鉴别，如镇静催眠药中毒、急性一氧化碳中毒、急性脑血管病、糖尿病昏迷、颅脑外伤等，根据病史及临床表现，结合相关的辅助检查，不难做出鉴别诊断。

【治疗】

（一）兴奋期及共济失调期

加强护理，注意保暖，避免发生意外伤害。可给予刺激咽喉部催吐，保持呼吸道通畅，避免呕吐物误吸。

（二）昏迷期

1. 一般处理　及时清除咽喉部分泌物，保持呼吸道通畅，加强监护，防止发生窒息，可鼻导管吸氧。

2. 促进酒精排出体外　由于乙醇吸收迅速，催吐、洗胃和活性炭不适用于单纯乙醇中毒的患者。洗胃应评估病情，权衡利弊，建议仅限于以下情况之一者：①饮酒后2小时内无呕吐，评估病情可能恶化的昏迷患者。②同时存在或高度怀疑有其他药物或毒物中毒。③已留置胃管特别是昏迷伴休克患者。胃管可试用于人工洗胃。洗胃液一般用1%碳酸氢钠液或温开水。洗胃液不可过多，每次入量不超200mL，总量多为2000~4000mL，胃内容物吸出干净即可。洗胃时注意气道保护，防止呕吐误吸而发生窒息事件。

3. 药物治疗

（1）促进酒精代谢药物　美他多辛是乙醛脱氢酶激活剂，并能拮抗急、慢性酒精中毒引起的乙醇脱氢酶（ADH）活性下降，加速乙醇及其代谢产物乙醛和酮体经尿液排泄，属于促酒精代谢药。美他多辛能对抗急性乙醇（酒精）中毒引起的ATP下降和细胞内还原型谷胱甘肽（GSH）水平降低，维持体内抗氧化系统的平衡，起到拮抗中毒引起的氧化应激反应的作用，改善饮酒导致的肝功能损伤及改善因酒精中毒而引起的心理行为异常，可以试用于中、重度中毒特别伴有攻击行为、情绪异常的患者。每次0.9g，静脉滴注给药，哺乳期女性、支气管哮喘患者禁用。适当补液及补充维生素B_1、维生素B_6、维生素C有利于乙醇的氧化代谢。

（2）促醒药物　①纳洛酮是阿片类物质的特异性拮抗剂，能迅速透过血脑屏障与阿片肽受体结合，解除阿片肽对神经系统和心血管系统的抑制作用；有抑制氧自由基释放、稳定肝溶酶体膜等非阿片受体作用，对意识障碍有催醒作用，并能促进乙醇在体内转化，降低血中乙醇浓度。常用纳洛酮0.4~0.8mg静脉注射，每30分钟1次，直至患者清醒；重度中毒患者可将纳洛酮0.8~1.2mg加入10%葡萄糖注射液中持续静脉滴注。②纳美芬为具有高度选择性和特异性的长效阿片受体拮抗剂，理论上有更好疗效，已有应用于急性乙醇（酒精）中毒的报道。

4. 对症治疗 ①静脉补液维持水、电解质和酸碱平衡。②积极防治休克。③烦躁或过度兴奋的患者可小剂量使用地西泮，禁用吗啡、氯丙嗪、苯巴比妥类镇静药。④发生脑水肿者，应及时应用脱水剂或高渗葡萄糖注射液治疗。⑤发生呼吸衰竭时，给予人工辅助呼吸，以维持患者的呼吸功能。⑥注意监测患者的血糖水平，及时补充含糖液体，以免发生低血糖而加重神经系统损伤。

（三）预防

急性乙醇（酒精）中毒为可有效预防的疾病，积极响应世界卫生组织《减少有害使用酒精的全球战略》的精神，根据个体能力适度饮酒，尽量不饮用含酒精的饮料。同时，应注意将酒类及含酒精的饮料放置在儿童不易接触获得的地方，杜绝婴幼儿、儿童的意外酒精中毒。一旦出现急性乙醇（酒精）中毒的临床表现，应及时就诊，以免贻误救治时机而发生死亡事件。

思考题

1. 急性乙醇（酒精）中毒的中毒机制及临床表现有哪些？
2. 临床上如何诊断急性乙醇（酒精）中毒？
3. 急性乙醇（酒精）中毒的治疗措施有哪些？

有机磷杀虫药属于有机磷酸酯或硫化磷酸酯类化合物，是广谱杀虫剂，目前我国农作物生产过程中应用较普遍，对人畜均有害。有机磷杀虫药大多为淡黄色至棕色的油状液体，易挥发，有蒜臭味，难溶于水，在酸性环境中稳定，在碱性环境中易分解。目前有机磷杀虫药的品种有百余个，其毒性依据大鼠急性经口进入体内的半数致死量（LD_{50}）可分为以下 4 类：①剧毒类：LD_{50} <10mg/kg，如甲拌磷（3911）、内吸磷（1059）、对硫磷（1605、一扫光）、毒鼠磷、苏他 203（治螟蛉）。②高毒类：LD_{50} 10 ~ 100mg/kg，如甲基对硫磷、甲胺磷、敌敌畏、氧化乐果、磷胺（大灭虫）等。③中毒类：LD_{50} 100 ~ 1000mg/kg，如乐果、敌百虫、久效磷（永伏虫）、杀螟松（速灭磷）、稻丰散（益而散）、大亚仙农等。④低毒类：LD_{50} 1000 ~ 5000mg/kg，如马拉硫磷（4049）、氯硫磷等。

一定量的有机磷杀虫药经口服、呼吸道吸入或经皮肤黏膜吸收等途径进入体内引起的急性全身性化学损害性疾病，称为急性有机磷杀虫药中毒，为我国农村及城乡结合区域常见的急性中毒。

【病因和发病机制】

（一）病因

1. 生产中毒 在生产过程中设备密闭不严或防护不周，有机磷杀虫药通过呼吸道吸入、皮肤及黏膜吸收进入体内引起中毒。

2. 使用中毒 在使用过程中，杀虫药污染皮肤和浸湿衣物，由皮肤吸收引起中毒，也可因吸入空气中的杀虫药所致。

3. 生活中毒 主要是误服、自服或饮用被杀虫药污染的水源、食品或蔬菜、瓜果等，也有因滥用有机磷杀虫药治疗皮肤病而发生中毒。

（二）发病机制

有机磷杀虫药能抑制多种酶的活性，对人畜的毒性主要是抑制胆碱酯酶。

正常情况下，胆碱酯酶主要存在于中枢神经系统的灰质、交感神经节、运动终板及红细胞中，可水解乙酰胆碱。体内胆碱能神经主要包括副交感神经末梢及交感神经节。副交感神经末梢兴奋主要表现：①腺体分泌增加。②平滑肌痉挛。③心脏抑制。④瞳孔括约肌收缩。交感神经节兴奋，其节后交感神经末梢释放儿茶酚胺增加，出现肌纤维颤动、血压升高、心律失常等。

当有机磷杀虫药进入人体后，与胆碱酯酶结合，形成磷酰化胆碱而失去分解乙酰胆碱的能力，导致乙酰胆碱在体内积聚，引起中枢神经和胆碱能神经先兴奋后抑制，出现一系列毒蕈样、烟碱样及中枢神经系统症状与体征，严重者可出现昏迷，患者常死于呼吸衰竭。

【临床表现】

急性有机磷杀虫药中毒的临床表现和发病时间与毒物的种类、剂量、侵入途径及健康状况等有关。口服中毒症状一般在 10 分钟~2 小时出现；经皮肤黏膜吸收中毒，多在 2~4 小时出现症状。

（一）胆碱能危象

胆碱能危象是急性有机磷杀虫药中毒的典型表现。

1. 毒蕈碱样症状　主要是乙酰胆碱对副交感神经末梢兴奋所致，类似毒蕈碱作用。此组症状出现最早。

（1）腺体分泌增加　表现为流泪、流涎、大汗，呼吸道分泌物增多，严重时导致发绀、呼吸困难、肺水肿。

（2）平滑肌痉挛　表现为恶心、呕吐、腹痛、腹泻、大小便失禁等。

（3）心脏抑制　表现为心动过缓。

（4）瞳孔括约肌收缩　表现为瞳孔缩小呈针尖样。

2. 烟碱样症状　主要见于中、重度中毒患者，是乙酰胆碱作用于横纹肌和交感神经节所致，其症状与烟碱中毒症状相似，表现为肌张力增强、肌纤维震颤、肌束颤动。患者出现眼睑、面部、舌、四肢甚至全身肌肉痉挛，而后发生肌力减退和瘫痪；呼吸肌麻痹，可引起呼吸衰竭，甚至临床死亡；交感神经兴奋，可使血压升高、心率加快和心律失常；后期表现为心率减慢、血压下降。

3. 中枢神经系统症状　中枢神经系统受乙酰胆碱刺激后出现头晕、头痛、疲乏、嗜睡、烦躁不安、共济失调、谵妄、抽搐和昏迷，可因中枢性呼吸衰竭而死亡。

（二）特殊表现

1. 迟发性多发神经病　少数急性中度和重度中毒患者在急性症状恢复 2~3 周，出现进行性肢体麻木、刺痛，呈对称性手套、袜套型感觉异常，伴四肢无力、双手不能持物、双下肢行走困难、肢体萎缩无力，重症患者出现全瘫。上述表现可能是由于神经靶酯酶被抑制老化所致，6~12 个月逐渐恢复。

2. 中间综合征　因其发生在急性中毒胆碱能危象之后，迟发性神经病变发生之前而命名，表现为中毒后 1~4 天（个别患者为 7 天）突然出现不能抬头，眼球活动受限、外展障碍，肢体有不同程度的软弱无力，面瘫，严重者呼吸肌麻痹，甚至呼吸衰竭而死亡。中间综合征一般持续 2~3 天，个别长达 1 个月。其发生机制与胆碱酯酶受到抑制，影响神经-肌肉接头处突触后功能有关。

3. 局部皮损　经皮肤黏膜吸收中毒，接触毒物部位可出现过敏性皮炎，并可发生水泡与剥脱性皮炎。

【辅助检查】

1. 血胆碱酯酶活力测定　是诊断有机磷杀虫药中毒特异性实验指标，对中毒程度、疗效和预后判断均极为重要。设健康人胆碱酯酶活力值为100%，急性有机磷杀虫药中毒时，此酶活力有不同程度的下降，以占正常人活力的百分比表示。

2. 尿中有机磷杀虫药代谢产物测定　有助于诊断，如敌百虫中毒时在尿中检测出三氯乙酚；对硫磷和甲基对硫磷在体内分解后，由尿中排出硝基酚。

【**诊断与鉴别诊断**】

（一）诊断要点

1. 病史　有机磷杀虫药接触史，多在接触后0.5~12小时内出现中毒症状，多不超过24小时。

2. 临床特点　呼出气、呕吐物有刺激性蒜臭味，以出现毒蕈碱样症状、烟碱样症状及中枢神经系统症状为临床特点。

3. 辅助检查　测定全血胆碱酯酶活力<70%，为诊断有机磷杀虫药中毒的特异性指标，常作为判断中毒程度、估计预后、评价疗效的重要依据。

（二）鉴别诊断

急性有机磷杀虫药中毒应与急性胃肠炎、中暑及脑炎等相鉴别，还需与拟除虫菊酯类中毒及甲脒类中毒等鉴别。一般根据病史及临床表现，结合血胆碱酯酶检测结果，不难做出鉴别诊断。

【**病情评估**】

急性有机磷杀虫药中毒按病情轻重可分为轻、中、重3级。

1. 轻度中毒　以头痛、恶心呕吐、多汗、视物不清、乏力、瞳孔缩小等毒蕈碱样症状为主要临床表现，全血胆碱酯酶活力70%~50%。

2. 中度中毒　除轻度中毒的表现外，出现肌肉颤动，瞳孔缩小呈针尖样，伴有呼吸困难、流涎、腹痛、腹泻、步态不稳，意识可清醒，全血胆碱酯酶活力50%~30%。

3. 重度中毒　除中度中毒的表现外，出现脑水肿、肺水肿、呼吸肌麻痹及呼吸中枢抑制等，表现为呼吸困难、发绀、大小便失禁、抽搐及昏迷，全血胆碱酯酶活力<30%。

【**治疗**】

（一）迅速清除毒物

1. 清除未吸收的毒物

（1）迅速使患者脱离现场，除去被污染的衣物，用清水或肥皂水清洗被污染的皮肤、毛发和指甲。最好用流动水进行清洗。

（2）口服中毒者应用清水或1∶5000的高锰酸钾液（对硫磷中毒者禁用）或2%碳酸氢钠（敌百虫中毒禁用）反复彻底洗胃，直到胃内洗出液无有机磷杀虫药的特殊臭味为止，然后用硫酸钠或甘露醇导泻。

（3）眼部污染者，可用生理盐水或2%碳酸氢钠彻底冲洗。

2. 促进已吸收的毒物排泄　血液净化在治疗重症有机磷杀虫药中毒时具有显著的疗效。血液净化方式首选血液灌流，应在中毒后24小时内进行，一般2~3次即可，具体需根据患者病情及毒物浓度监测结果来决定。在迅速清除毒物的同时，应争取时间及早用解毒剂治疗，以缓解中毒症状和挽救生命。

（二）应用解毒剂

1. 抗胆碱能药物

（1）阿托品和莨菪碱类　能与乙酰胆碱争夺胆碱受体，起到阻断乙酰胆碱的作用；可拮抗乙酰胆碱对交感神经和中枢神经的作用，减轻毒蕈碱样症状及中枢抑制，但对烟碱样症状和胆碱酯酶活力恢复无效。治疗原则是早期、足量、联合、重复用药。阿托品的具体剂量、临床应用详见表64-1。根据有无异常分泌、体温及脉搏调整阿托品用量，直到毒蕈碱样症状明显好转或出现"阿托品"化（具体表现：瞳孔较前扩大，口干，皮肤干燥和颜面潮红，肺部湿啰音消失，心率加快）。阿托品化后应减少阿托品的剂量或停药。如果出现瞳孔扩大、意识模糊、幻觉、谵妄、抽搐、昏迷、心动过速和尿潴留等，为阿托品中毒，应立即停用阿托品，必要时用毛果芸香碱解毒。山莨菪碱在解除平滑肌痉挛、减少分泌物、改善微循环、调节体温方面优于阿托品，且无大脑兴奋作用。

（2）长托宁（盐酸戊乙奎醚）　是新型抗胆碱能药物，对毒蕈碱（M）受体亚型具有选择性，主要作用于中枢神经（M_1受体）和平滑肌、腺体（M_3受体）；对心脏和神经元突触前膜自身受体（M_2受体）无明显作用；能有效防治中枢性呼吸衰竭；对心率无明显影响，引起尿潴留的程度较轻。本品肌内注射后 $10\sim15$ 秒起效。与阿托品比较，长托宁用药量减少，给药间隔时间延长，并可显著减少中间综合征的发生。其具体剂量、临床应用详见表64-1。本药应用时仍需注意个体化用药的原则。

2. 胆碱酯酶复能剂　能使被抑制的胆碱酯酶恢复活性，对解除烟碱样症状作用明显，常用的药物有碘解磷定（PAM，解磷定），氯磷定（PAM-CI），双复磷（DMO_4），双解磷（TMB_4）等，氯磷定常作为首选药。此类药物的肟基可与磷原子结合，夺取磷酰化胆碱酶中的磷原子，使胆碱酯酶恢复活力，应及早、足量、重复使用。对已老化的胆碱酯酶无复活作用，中毒 $24\sim48$ 小时后使用疗效差。胆碱酯酶复活剂对各种有机磷杀虫药中毒的疗效不同，解磷定对内吸磷、对硫磷、甲胺磷、甲拌磷等中毒疗效好，对敌百虫、敌敌畏等中毒疗效差；双复磷对敌敌畏及敌百虫中毒疗效好。对胆碱酯酶复活剂疗效不好的患者，应以抗胆碱能药物治疗为主或两药合用。两种解毒药联合应用有互补、增效作用。解磷注射液为含有两种解毒剂的复方制剂。其具体剂量、临床应用详见表64-1。

（三）对症治疗

严重有机磷杀虫药中毒的患者，可出现肺水肿、呼吸衰竭、休克、急性脑水肿等多种并发症，是急性中毒的主要死亡原因。

1. 加强监护与护理　注意保持呼吸道通畅，积极给氧，必要时气管插管或切开进行机械通气。重症患者要注意反跳现象，一般至少观察 $3\sim7$ 天。

2. 救治肺水肿　主要应用阿托品治疗。

3. 心肺复苏　心脏停搏时立即行心肺复苏术等。

4. 解除脑水肿　出现脑水肿时，使用脱水剂和糖皮质激素。

5. 其他对症治疗　包括积极防治休克，纠正心律失常，及时纠正电解质和酸碱平衡紊乱，还应注意保护肝、肾功能。

表 64-1　常用有机磷杀虫药中毒解毒剂的剂量和用法

药品	轻度中毒	中度中毒	重度中毒
阿托品	1~2mg 肌内注射，必要时 1~2 小时后给予 0.5~1mg	2~4mg 肌内注射或静脉滴注，10~20分钟后重复 1 次	4~10mg 肌内注射或静脉滴注，以后每 5~10分钟使用 3~5mg
长托宁	2mg 肌内注射，隔 0.5~12 小时后给予首剂的 1/2~1/4 量	4mg 肌内注射，隔 0.5~12 小时后给予首剂的 1/2~1/4 量	6mg 肌内注射，隔 0.5~12 小时后给予首剂的 1/2~1/4 量
解磷定	0.5g 缓慢静脉注射，必要时 2 小时后重复 1 次	0.5~1g 缓慢静脉注射，1~2 小时后重复，亦可静脉滴注维持	1~2g 缓慢静脉滴注，0.5 小时后重复 1 次，以后 0.5g/h 静脉注射或静脉滴注
氯磷定	0.25~0.5g 肌内注射，必要时 2 小时后重复 1 次	0.5~0.75g 肌内注射或静脉注射，1~2 小时后重复 1 次，以后每 2 小时重复 1 次	0.75~1g 肌内注射或静脉滴注，0.5 小时后可重复 1 次，以后每 2 小时重复 1 次
解磷注射液	0.5~1 支肌内注射	1~2 支肌内注射或静脉注射，1 小时后重复 1 次	2~3 支肌内注射或静脉注射，1 小时后重复 1~2 支

（四）预防

　　普及防治中毒的知识，蔬菜、瓜果种植时严格按照相关规定使用有机磷杀虫药，食用前要反复清洗。生产和使用农药时，要严格执行生产操作规程，做好个人防护。对于慢性接触者，应定期监测全血胆碱酯酶活力。

思考题

1. 有机磷杀虫药中毒的发生机制与临床特征是什么？
2. 临床上如何诊断有机磷杀虫药中毒？如何进行中毒程度分级？
3. 有机磷杀虫药中毒的常规治疗措施有哪些？

第六十五章
中 暑

中暑（heat illness）是指人体长时间暴露于高温或强烈热辐射环境中，引起以体温调节中枢功能障碍、汗腺功能衰竭及水、电解质紊乱等对高温环境适应不全的表现为特点的一组疾病。中暑是夏季高温高湿度季节常见的急症，多数在日常生活中发病，部分患者发病与职业环境有关。本病临床以中枢神经系统和心血管系统功能障碍为主要表现，可导致永久性脑损伤、肾衰竭，是一种危及生命的急症。

【病因和发病机制】

（一）病因

大气温度升高（>32℃）、湿度较大（>60%）、对高热环境不能充分适应及工作时间长、剧烈运动或军事训练，又无充分防暑降温措施时，极易发生中暑。此外，在室温较高而无空调时，肥胖、营养不良、年老体弱和慢性疾病患者更易发生中暑。据统计，心肌梗死、脑血管意外等疾病可使中暑发生率增加10倍。

1. 环境温度过高　环境温度>35℃且湿度>80%，或工作环境有产热源，长时间工作，无充分降温措施。

2. 机体产热增加　高温环境中从事重体力劳动，发热、甲状腺功能亢进症或应用苯丙胺等药物。

3. 机体散热减少　环境湿度过高、过度肥胖、衣物透气性差等致机体散热障碍。

4. 汗腺功能障碍　先天性汗腺缺乏症、硬皮病、广泛皮肤烧伤后瘢痕形成等。

5. 其他　年老体弱、过度疲劳、肥胖、饮酒、饥饿、呕吐及腹泻、大量出汗、应用阿托品或其他抗胆碱能药物而影响汗腺分泌等。

（二）发病机制

正常人根据外界环境温度的变化，下丘脑体温调节中枢通过控制产热和散热来维持体温的相对稳定。中暑损伤主要是由于体温过高（>42℃）对细胞产生直接损伤作用，引起酶变性、线粒体功能障碍、细胞膜稳定性丧失和有氧代谢途径中断，导致多器官功能障碍或衰竭。

中暑根据病因及发病机制不同，分为热痉挛、热衰竭和热（日）射病。3种类型的中暑可顺序发展，也可交叉并存，其中热射病病情多危重，病死率较高。

1. 热（日）射病　由于人体受外界环境中热源的作用，体内热量不能通过生理性散热机制以达到热平衡，致使体内热蓄积而体温升高，体温调节中枢失控，汗腺功能衰竭，使散热量减少，体温骤增。当体温>42℃时，蛋白质变性，体温>50℃时数分钟内细胞即可发生死亡。

2. 热痉挛 汗液中含有 0.3%~0.5%氯化钠，高温环境中大量出汗，导致水钠大量丢失，进而仅补充水分，出现低钠血症，表现为肌肉痉挛、疼痛。

3. 热衰竭 由于人体对高温环境不适应，引起周围血管扩张，循环血容量不足，发生虚脱；亦可伴有过多出汗而水钠大量丢失。

【病理】

1. 中枢神经系统 高热能引起大脑和脊髓细胞快速死亡，继发脑局灶性出血、水肿、颅内压增高和昏迷。小脑 Purkinje 细胞对高热反应极为敏感，常发生构音障碍、共济失调和辨距不良。

2. 心血管系统 热射病患者常表现为高动力循环状态，外周血管阻力降低，心动过速（>180 次/分）及心脏指数、中心静脉压（CVP）升高。持续高温引起心肌缺血、坏死，促发心律失常，加重心力衰竭，继而心排血量下降和皮肤血流减少，影响散热，形成恶性循环。

3. 呼吸系统 高热时，呼吸频率增快和通气量增加，持续不缓解会引起呼吸性碱中毒。热射病时可致肺血管内皮损伤，发生 ARDS。

4. 水和电解质代谢 因出汗、排尿丢失及补充不足，体内总钾量减少 20%以上。大量出汗常导致水和钠丢失，引起脱水和电解质平衡紊乱。

5. 肾脏 由于严重脱水、心血管功能障碍和横纹肌溶解等，可发生急性肾衰竭。

6. 消化系统 中暑时的直接热损伤和胃肠道血液灌注减少，可引起缺血性溃疡，容易发生消化道大出血。热射病患者，发病 2~3 天几乎都有不同程度的肝坏死和胆汁淤积。

7. 血液系统 严重中暑患者，发病后 2~3 天可出现不同程度的弥漫性血管内凝血（DIC）。DIC 又可进一步促使重要器官（心、肝、肾）功能障碍或衰竭。

8. 肌肉 劳力性热射病患者由于肌肉局部温度增加、缺氧和代谢性酸中毒，常发生严重肌损伤，引起横纹肌溶解和血清肌酸激酶升高。

【临床表现】

热痉挛、热衰竭和热（日）射病 3 种类型的中暑可按顺序发展，也可交叉并存，临床上可 2 种或 3 种中暑类型同时并存，有时不易截然区分。

（一）热射（日）病

1. 症状 热射病又称为中暑高热，典型的临床表现是高热（体温常>41℃）、无汗和意识障碍（中暑高热三联征），先有全身软弱、乏力、头昏、头痛、恶心、出汗减少，继而体温迅速上升，出现嗜睡、谵妄甚至昏迷。

2. 体征 查体可见皮肤干燥、灼热、无汗，呈潮红或苍白色，周围循环衰竭时出现发绀；脉率增快，血压偏低，脉压增宽，可伴有心律失常；呼吸浅速，病情严重者呈陈-施呼吸，全身肌肉抽搐；瞳孔先缩小后期扩大，对光反应迟钝或消失。危重患者出现休克、心力衰竭、肺水肿、脑水肿、肝肾功能衰竭、DIC 等严重并发症。

（二）热痉挛

1. 症状 常发生在高温环境中强体力劳动后，患者常先有大量出汗，随后四肢肌肉、腹壁肌肉甚至胃肠道平滑肌发生阵发性痉挛和疼痛。热痉挛可为热（日）射病的早期表现。

2. 体征 常有四肢肌肉触痛、心率增快、呼吸加速等表现。

（三）热衰竭

1. 症状 先有头痛、头晕、恶心，继之口渴、胸闷、面色苍白、冷汗淋漓、脉搏细弱或缓慢、血压偏低，严重者出现晕厥、手足抽搐。

2. 体征 查体可见患者精神不振、反应迟钝、出汗多，危重者出现周围循环衰竭表现。

【辅助检查】

1. 实验室检查 外周血白细胞总数增加，血小板减少，中性粒细胞增高；凝血功能异常；血电解质紊乱。严重者常出现肝、肾和横纹肌损伤的实验室指标异常，如血清天冬氨酸氨基转移酶（AST）、丙氨酸氨基转移酶（ALT）、乳酸脱氢酶（LDH）、肌酸激酶（CK）、肌酐（Cr）等明显升高。

（1）热（日）射病 可出现血白细胞总数和中性粒细胞分类增多，蛋白尿和管型尿，血BUN、AST 和 ALT、LDH、CK 增高，血 pH 降低，血钠、钾降低。

（2）热痉挛 多有血钠和血氯降低，血及尿肌酸增高等。

（3）热衰竭 多有低钠和低钾血症。

2. 动脉血气分析 可以协助尽早发现重要器官功能障碍。

3. 颅脑 CT 怀疑有颅内出血或脑水肿时，应行颅脑 CT 检查，对于有意识障碍的患者，颅脑 CT 也是与其他疾病鉴别的重要依据。

4. 心电图 可出现各种心律失常、心肌缺血甚至心肌损伤的表现，多见于热（日）射病患者。

【诊断与鉴别诊断】

（一）诊断

在高温（高湿度）环境中进行重体力劳动，或生活时出现体温升高、肌肉痉挛和（或）晕厥，可大量出汗也可无汗，在排除其他症状相似的疾病后，即可诊断。

（二）鉴别诊断

热（日）射病应与脑炎、有机磷杀虫药中毒、中毒性肺炎、菌痢、疟疾等疾病鉴别；热衰竭应与消化道出血、异位妊娠破裂、低血糖症等鉴别；热痉挛伴腹痛应与各种急腹症鉴别。

【病情评估】

热（日）射病病死率多在20%~70%，50 岁以上患者可高达80%。中暑后体温升高程度及持续时间与病死率直接相关。影响预后的因素主要与神经系统、肝、肾和肌肉损伤程度及血乳酸浓度有关。昏迷超过 6~8 小时或出现 DIC 者预后不良。

（一）评估病因

中暑可发生于个体日常生活中，也可发生在职业环境中，应加以评估判断，预测预后。

1. 劳力性热（日）射病 多在高温、高湿度和无风天气进行重体力劳动或剧烈体育运动时发病；好发于平素健康的年轻人，在从事重体力劳动或剧烈运动数小时后发病，约 50%患者大量出汗，心率可达 160~180 次/分，脉压增大。患者可发生横纹肌溶解、急性肾衰竭、肝衰竭、

DIC 或多器官功能衰竭，病死率较高。

2. 非劳力性热（日）射病 在高温环境下，多见于居住拥挤和通风不良的城市中的老年体弱的居民，其他高危人群包括精神分裂症、帕金森病、慢性酒精中毒及偏瘫或截瘫患者，表现为皮肤干热和发红，84%～100%病例无汗，直肠温度常在 41℃ 以上，最高可达 46.5℃。病初表现为行为异常或癫痫发作，继而出现谵妄、昏迷和瞳孔对称性缩小，严重者可出现低血压、休克、心律失常及心力衰竭、肺水肿和脑水肿。约 5%病例发生急性肾衰竭，可有轻、中度 DIC，常在发病后 24 小时左右死亡。

（二）病情分级

根据我国《职业性中暑诊断标准及处理原则》（GB11508-89），职业性中暑分为 3 级。

1. 先兆中暑 在高温环境中劳动一定时间后，出现头昏、头痛、口渴、多汗、全身疲乏、心悸、注意力不集中、动作不协调等症状，体温正常或略有升高。

2. 轻症中暑 除有先兆中暑的症状外，出现面色潮红、大量出汗、脉搏快速等表现，体温升高至 38.5℃ 以上。

3. 重症中暑 包括热（日）射病、热痉挛和热衰竭三型。

【治疗】

（一）先兆及轻症中暑

立即转移到通风、阴凉的环境，休息，口服含盐清凉饮料或淡盐水。对有循环功能紊乱者，可经静脉补充 5%葡萄糖氯化钠注射液，密切观察，直至恢复。

（二）重症中暑

1. 热痉挛 快速补充氯化钠，静脉滴注 0.9%氯化钠注射液或 5%葡萄糖氯化钠注射液 1000～2000mL。

2. 热衰竭 为防止血压下降，需及时补足血容量，可用 0.9%氯化钠注射液或 5%葡萄糖氯化钠注射液静脉滴注，据情况适当补充血浆，必要时监测中心静脉压以指导补液。

3. 热（日）射病

（1）降温治疗 快速降温是治疗的首要措施，迅速降温决定患者预后，病死率与过高体温及长时间持续密切相关。降低劳力性热（日）射病患者体温的时间段由原来的"黄金 1 小时"改为"黄金半小时"。降温目标为在 10～40 分钟内使核心体温迅速降至 39℃ 以下，2 小时降至 38.5℃ 以下，待达到正常体温时应停止降温，避免体温过低。降温措施：①体外降温：将患者转移到通风良好的低温环境，脱去衣服，同时进行皮肤肌肉按摩，促进散热。无虚脱患者，迅速降温的金标准是冷水浸浴（CWI）或冰浸浴（IWI），将患者身体（除头外）尽可能多地浸入 2～14℃ 的冷水中，并且不停地搅动水，以保持皮肤表面有冷水；在头顶部周围放置用湿毛巾包裹的冰块。此法能在 20 分钟内将体温从 43.3℃ 降至 40℃ 以下。对有虚脱者，采用蒸发散热降温，如用 15℃ 冷水反复擦拭皮肤、用电风扇或空气调节器。体温降至 39℃ 时，停止降温。②体内降温：体外降温无效者，用 4℃ 的 5%葡萄糖氯化钠注射液 1000～2000mL 静脉滴注，开始时滴速控制在 30～40 滴/分，或用 4℃ 盐水 200mL 进行灌胃或灌肠。③药物降温：热（日）射病患者、迅速降温出现寒战者，应用 0.9%氯化钠注射液 500mL 加氯丙嗪 25～50mg 静脉输注，应密切监测血压。

（2）液体复苏　首选晶体液，如林格液、0.9%氯化钠注射液、葡萄糖注射液等，注意输液速度控制在尿量200~300mL/h。第一个24小时内输液总量可达6~10L，动态监测脉搏、血压和尿量，及时调整输液速度。充分补液扩容后，如尿量仍不达标，可给予10~20mg呋塞米静脉注射，并根据尿量追加输液剂量。注意监测血电解质，及时补钾，补充碳酸氢钠碱化尿液，使尿pH>6.5。

（3）血液净化　对体温持续高于40℃、持续无尿、高血钾、严重感染、尿毒症和多器官功能衰竭者，可用床旁血液透析治疗。

（4）对症治疗　保持呼吸道通畅，对昏迷或呼吸衰竭者行气管插管机械辅助通气；对脑水肿患者予以头部低温、脱水和糖皮质激素治疗；应用质子泵抑制剂预防上消化道出血；适当应用抗生素预防感染。发生横纹肌溶解的患者，尿量至少保持在2mL/（kg·h）以上。持续性无尿、急性肾衰竭和高钾血症是血液透析或腹膜透析的指征。DIC患者根据病情输注新鲜冷冻血浆和血小板。

（三）病情监测

1. 降温治疗期间连续监测体温变化，逐渐使体温降到37~38℃。
2. 放置Foley导尿管监测尿量，应保持尿量>30mL/h。
3. 中暑高热患者，监测动脉血气结果，一般体温超过37℃时，每升高1℃，PaO_2降低7.2%，$PaCO_2$增加4.4%，pH降低0.015，应注意监测并加以及时对症治疗。
4. 发病24小时后可出现凝血障碍，应严密监测与DIC有关的实验室指标，如纤维蛋白原、纤维蛋白降解产物、凝血酶原时间和血小板等。

（四）预防

1. 高危人群的预防

（1）高温高湿度季节加强防暑宣传教育工作，改善年老体弱者、慢性病患者及产褥期妇女居住环境，指导高危人群合理生活、穿衣，必要时饮用清凉饮料，保证有效循环血容量。

（2）有慢性心血管、肝、肾疾病和年老体弱者，应积极治疗原发病，注意饮食卫生，一旦出现消化系统症状如呕吐、腹泻等，应及时补充水分与电解质，及时就诊。

（3）在紫外线强烈的时间段，尽量减少外出，并做好防紫外线和热辐射的工作。

2. 一般人群的预防

（1）暑热季节注意改善劳动及工作内环境条件，确保工作环境通风良好，必要时采取环境降温措施。

（2）在高温环境中停留长达2~3周，应日常饮用含钾、镁和钙盐的防暑饮料。

（3）炎热天气应穿宽松透气的棉麻质地、浅色服装，避免穿着紧身、湿闷的服装。

（4）避免常暴露在强阳光的热辐射、强烈紫外线的环境中，如需户外工作，应做好防护措施，并注意间断工作。

（5）发生过中暑的患者，中暑恢复后数周内应避免室外剧烈活动和暴露在阳光下。

思考题

1. 何谓中暑？根据发生机制，中暑分为哪三类？
2. 简述各类中暑的临床表现特点。
3. 如何进行中暑的病情评估？
4. 重症中暑的救治措施有哪些？
5. 如何有效预防中暑的发生？

全国中医药行业高等教育"十四五"规划教材

全国高等中医药院校规划教材（第十一版）

教材目录（第一批）

注：凡标☆号者为"核心示范教材"。

（一）中医学类专业

序号	书　名	主　编		主编所在单位	
1	中国医学史	郭宏伟	徐江雁	黑龙江中医药大学	河南中医药大学
2	医古文	王育林	李亚军	北京中医药大学	陕西中医药大学
3	大学语文	黄作阵		北京中医药大学	
4	中医基础理论☆	郑洪新	杨　柱	辽宁中医药大学	贵州中医药大学
5	中医诊断学☆	李灿东	方朝义	福建中医药大学	河北中医学院
6	中药学☆	钟赣生	杨柏灿	北京中医药大学	上海中医药大学
7	方剂学☆	李　冀	左铮云	黑龙江中医药大学	江西中医药大学
8	内经选读☆	翟双庆	黎敬波	北京中医药大学	广州中医药大学
9	伤寒论选读☆	王庆国	周春祥	北京中医药大学	南京中医药大学
10	金匮要略☆	范永升	姜德友	浙江中医药大学	黑龙江中医药大学
11	温病学☆	谷晓红	马　健	北京中医药大学	南京中医药大学
12	中医内科学☆	吴勉华	石　岩	南京中医药大学	辽宁中医药大学
13	中医外科学☆	陈红风		上海中医药大学	
14	中医妇科学☆	冯晓玲	张婷婷	黑龙江中医药大学	上海中医药大学
15	中医儿科学☆	赵　霞	李新民	南京中医药大学	天津中医药大学
16	中医骨伤科学☆	黄桂成	王拥军	南京中医药大学	上海中医药大学
17	中医眼科学	彭清华		湖南中医药大学	
18	中医耳鼻咽喉科学	刘　蓬		广州中医药大学	
19	中医急诊学☆	刘清泉	方邦江	首都医科大学	上海中医药大学
20	中医各家学说☆	尚　力	戴　铭	上海中医药大学	广西中医药大学
21	针灸学☆	梁繁荣	王　华	成都中医药大学	湖北中医药大学
22	推拿学☆	房　敏	王金贵	上海中医药大学	天津中医药大学
23	中医养生学	马烈光	章德林	成都中医药大学	江西中医药大学
24	中医药膳学	谢梦洲	朱天民	湖南中医药大学	成都中医药大学
25	中医食疗学	施洪飞	方　泓	南京中医药大学	上海中医药大学
26	中医气功学	章文春	魏玉龙	江西中医药大学	北京中医药大学
27	细胞生物学	赵宗江	高碧珍	北京中医药大学	福建中医药大学

序号	书 名	主 编		主编所在单位	
28	人体解剖学	邵水金		上海中医药大学	
29	组织学与胚胎学	周忠光	汪 涛	黑龙江中医药大学	天津中医药大学
30	生物化学	唐炳华		北京中医药大学	
31	生理学	赵铁建	朱大诚	广西中医药大学	江西中医药大学
32	病理学	刘春英	高维娟	辽宁中医药大学	河北中医学院
33	免疫学基础与病原生物学	袁嘉丽	刘永琦	云南中医药大学	甘肃中医药大学
34	预防医学	史周华		山东中医药大学	
35	药理学	张硕峰	方晓艳	北京中医药大学	河南中医药大学
36	诊断学	詹华奎		成都中医药大学	
37	医学影像学	侯 键	许茂盛	成都中医药大学	浙江中医药大学
38	内科学	潘 涛	戴爱国	南京中医药大学	湖南中医药大学
39	外科学	谢建兴		广州中医药大学	
40	中西医文献检索	林丹红	孙 玲	福建中医药大学	湖北中医药大学
41	中医疫病学	张伯礼	吕文亮	天津中医药大学	湖北中医药大学
42	中医文化学	张其成	臧守虎	北京中医药大学	山东中医药大学

（二）针灸推拿学专业

序号	书 名	主 编		主编所在单位	
43	局部解剖学	姜国华	李义凯	黑龙江中医药大学	南方医科大学
44	经络腧穴学☆	沈雪勇	刘存志	上海中医药大学	北京中医药大学
45	刺法灸法学☆	王富春	岳增辉	长春中医药大学	湖南中医药大学
46	针灸治疗学☆	高树中	冀来喜	山东中医药大学	山西中医药大学
47	各家针灸学说	高希言	王 威	河南中医药大学	辽宁中医药大学
48	针灸医籍选读	常小荣	张建斌	湖南中医药大学	南京中医药大学
49	实验针灸学	郭 义		天津中医药大学	
50	推拿手法学☆	周运峰		河南中医药大学	
51	推拿功法学☆	吕立江		浙江中医药大学	
52	推拿治疗学☆	井夫杰	杨永刚	山东中医药大学	长春中医药大学
53	小儿推拿学	刘明军	邰先桃	长春中医药大学	云南中医药大学

（三）中西医临床医学专业

序号	书 名	主 编		主编所在单位	
54	中外医学史	王振国	徐建云	山东中医药大学	南京中医药大学
55	中西医结合内科学	陈志强	杨文明	河北中医学院	安徽中医药大学
56	中西医结合外科学	何清湖		湖南中医药大学	
57	中西医结合妇产科学	杜惠兰		河北中医学院	
58	中西医结合儿科学	王雪峰	郑 健	辽宁中医药大学	福建中医药大学
59	中西医结合骨伤科学	詹红生	刘 军	上海中医药大学	广州中医药大学
60	中西医结合眼科学	段俊国	毕宏生	成都中医药大学	山东中医药大学
61	中西医结合耳鼻咽喉科学	张勤修	陈文勇	成都中医药大学	广州中医药大学
62	中西医结合口腔科学	谭 劲		湖南中医药大学	

（四）中药学类专业

序号	书名	主编		主编所在单位	
63	中医学基础	陈 晶	程海波	黑龙江中医药大学	南京中医药大学
64	高等数学	李秀昌	邵建华	长春中医药大学	上海中医药大学
65	中医药统计学	何 雁		江西中医药大学	
66	物理学	章新友	侯俊玲	江西中医药大学	北京中医药大学
67	无机化学	杨怀霞	吴培云	河南中医药大学	安徽中医药大学
68	有机化学	林 辉		广州中医药大学	
69	分析化学（上）（化学分析）	张 凌		江西中医药大学	
70	分析化学（下）（仪器分析）	王淑美		广东药科大学	
71	物理化学	刘 雄	王颖莉	甘肃中医药大学	山西中医药大学
72	临床中药学☆	周祯祥	唐德才	湖北中医药大学	南京中医药大学
73	方剂学	贾 波	许二平	成都中医药大学	河南中医药大学
74	中药药剂学☆	杨 明		江西中医药大学	
75	中药鉴定学☆	康廷国	闫永红	辽宁中医药大学	北京中医药大学
76	中药药理学☆	彭 成		成都中医药大学	
77	中药拉丁语	李 峰	马 琳	山东中医药大学	天津中医药大学
78	药用植物学☆	刘春生	谷 巍	北京中医药大学	南京中医药大学
79	中药炮制学☆	钟凌云		江西中医药大学	
80	中药分析学☆	梁生旺	张 彤	广东药科大学	上海中医药大学
81	中药化学☆	匡海学	冯卫生	黑龙江中医药大学	河南中医药大学
82	中药制药工程原理与设备	周长征		山东中医药大学	
83	药事管理学☆	刘红宁		江西中医药大学	
84	本草典籍选读	彭代银	陈仁寿	安徽中医药大学	南京中医药大学
85	中药制药分离工程	朱卫丰		江西中医药大学	
86	中药制药设备与车间设计	李 正		天津中医药大学	
87	药用植物栽培学	张永清		山东中医药大学	
88	中药资源学	马云桐		成都中医药大学	
89	中药产品与开发	孟宪生		辽宁中医药大学	
90	中药材加工与炮制	王秋红		广东药科大学	
91	人体形态学	武煜明	游言文	云南中医药大学	河南中医药大学
92	生理学基础	于远望		陕西中医药大学	
93	病理学基础	王 谦		北京中医药大学	

（五）护理学专业

序号	书名	主编		主编所在单位	
94	中医护理学基础	徐桂华	胡 慧	南京中医药大学	湖北中医药大学
95	护理学导论	穆 欣	马小琴	黑龙江中医药大学	浙江中医药大学
96	护理学基础	杨巧菊		河南中医药大学	
97	护理专业英语	刘红霞	刘 娅	北京中医药大学	湖北中医药大学
98	护理美学	余雨枫		成都中医药大学	
99	健康评估	阚丽君	张玉芳	黑龙江中医药大学	山东中医药大学

序号	书 名	主 编		主编所在单位	
100	护理心理学	郝玉芳		北京中医药大学	
101	护理伦理学	崔瑞兰		山东中医药大学	
102	内科护理学	陈 燕	孙志岭	湖南中医药大学	南京中医药大学
103	外科护理学	陆静波	蔡恩丽	上海中医药大学	云南中医药大学
104	妇产科护理学	冯 进	王丽芹	湖南中医药大学	黑龙江中医药大学
105	儿科护理学	肖洪玲	陈偶英	安徽中医药大学	湖南中医药大学
106	五官科护理学	喻京生		湖南中医药大学	
107	老年护理学	王 燕	高 静	天津中医药大学	成都中医药大学
108	急救护理学	吕 静	卢根娣	长春中医药大学	上海中医药大学
109	康复护理学	陈锦秀	汤继芹	福建中医药大学	山东中医药大学
110	社区护理学	沈翠珍	王诗源	浙江中医药大学	山东中医药大学
111	中医临床护理学	裘秀月	刘建军	浙江中医药大学	江西中医药大学
112	护理管理学	全小明	柏亚妹	广州中医药大学	南京中医药大学
113	医学营养学	聂 宏	李艳玲	黑龙江中医药大学	天津中医药大学

（六）公共课

序号	书 名	主 编		主编所在单位	
114	中医学概论	储全根	胡志希	安徽中医药大学	湖南中医药大学
115	传统体育	吴志坤	邵玉萍	上海中医药大学	湖北中医药大学
116	科研思路与方法	刘 涛	商洪才	南京中医药大学	北京中医药大学

（七）中医骨伤科学专业

序号	书 名	主 编		主编所在单位	
117	中医骨伤科学基础	李 楠	李 刚	福建中医药大学	山东中医药大学
118	骨伤解剖学	侯德才	姜国华	辽宁中医药大学	黑龙江中医药大学
119	骨伤影像学	栾金红	郭会利	黑龙江中医药大学	河南中医药大学洛阳平乐正骨学院
120	中医正骨学	冷向阳	马 勇	长春中医药大学	南京中医药大学
121	中医筋伤学	周红海	于 栋	广西中医药大学	北京中医药大学
122	中医骨病学	徐展望	郑福增	山东中医药大学	河南中医药大学
123	创伤急救学	毕荣修	李无阴	山东中医药大学	河南中医药大学洛阳平乐正骨学院
124	骨伤手术学	童培建	曾意荣	浙江中医药大学	广州中医药大学

（八）中医养生学专业

序号	书 名	主 编		主编所在单位	
125	中医养生文献学	蒋力生	王 平	江西中医药大学	湖北中医药大学
126	中医治未病学概论	陈涤平		南京中医药大学	